Fat cosmetic plastic surgery

脂肪美容整形外科学

主编 刘成胜 许龙顺 曹卫刚

中国科学技术出版社
·北京·

图书在版编目（CIP）数据

脂肪美容整形外科学 / 刘成胜，许龙顺，曹卫刚主编 . -- 北京 : 中国科学技术出版社，2024. 9. -- ISBN 978-7-5236-1052-7

Ⅰ . R622

中国国家版本馆 CIP 数据核字第 2024SK3017 号

策划编辑	孙　超　焦健姿
责任编辑	孙　超
文字编辑	魏旭辉
装帧设计	佳木水轩
责任印制	徐　飞

出　　版	中国科学技术出版社
发　　行	中国科学技术出版社有限公司
地　　址	北京市海淀区中关村南大街 16 号
邮　　编	100081
发行电话	010-62173865
传　　真	010-62179148
网　　址	http://www.cspbooks.com.cn

开　　本	889mm×1194mm　1/16
字　　数	944 千字
印　　张	32.5
版　　次	2024 年 9 月第 1 版
印　　次	2024 年 9 月第 1 次印刷
印　　刷	北京盛通印刷股份有限公司
书　　号	ISBN 978-7-5236-1052-7/R·3345
定　　价	298.00 元

（凡购买本社图书，如有缺页、倒页、脱页者，本社销售中心负责调换）

编著者名单

主　编　刘成胜　许龙顺　曹卫刚
副主编　黎　冻　吕京陵　邵文辉　易成刚　齐向东　任学会
编　者　（以姓氏笔画为序）

马晓荣　上海交通大学医学院附属新华医院
王　影　深圳脂宝生物科技有限公司
厉　怡　浙江大学医学院附属第二医院
叶怀挺　上海港华医院
白转丽　西安交通大学第一附属医院
吕京陵　上海悦目佳容医疗美容门诊部
朱凌冬　山东大学齐鲁儿童医院
任学会　北京禾美嘉医疗美容门诊部
刘　晶　西安交通大学第二附属医院
刘成胜　北京京美医疗美容门诊部
刘宏伟　暨南大学附属第一医院
齐向东　南方医科大学珠江医院
许龙顺　西安交通大学第一附属医院
严　竣　北京市海淀区妇幼保健院
李　京　广西科学院大健康研究院
李立威　北京京美医疗美容门诊部
李发成　中国医学科学院整形外科医院
李沁奕　北京华意医疗美容门诊部
吴晓军　上海交通大学医学院附属第九人民医院大沽路门诊部
张亚洁　中国人民解放军总参谋部陆航医院
张若冰　无锡市第二中医医院
张茜玥　澳门科技大学附属中西医结合医院
张胜昌　广州研媄荟医疗美容门诊部
陈伟华　哈尔滨医科大学附属第四医院
陈英艳　北京京美医疗美容门诊部
邵文辉　四川西婵整形美容医院
范荣辉　陕西省人民医院
林才民　高雄林才民医疗美容诊所
欧阳天祥　上海交通大学医学院附属新华医院
易成刚　浙江大学医学院附属第二医院
周　婕　南方医科大学珠江医院
宗宪磊　中国医学科学院整形外科医院

屈　怡	西安顺美医疗美容门诊部
荣向科	中国人民解放军联勤保障部队第987医院
胡守舵	北京市海淀区妇幼保健院
胡葵葵	广东省妇幼保健院
郭磊磊	北京儿童医院顺义妇儿医院
黄金龙	南京中医药大学附属江苏省中医院
曹卫刚	上海交通大学医学院附属第九人民医院
彭　湃	空军军医大学西京医院
彭章松	南方医科大学南方医院
韩　超	浙江中医药大学附属第二医院
韩雪峰	中国医学科学院整形外科医院
鲁树荣	成都高新忠爱美成医疗美容门诊部
曾　高	中日友好医院
蔡景龙	蔡景龙医疗美容门诊部
谭梅军	广东省妇幼保健院
黎　冻	广西医科大学第二附属医院

内容提要

本书由从事美容整形外科工作多年、有丰富的脂肪抽吸与脂肪移植临床经验的刘成胜、许龙顺、曹卫刚主编，并由国内数十位专家教授和长期一线工作的医生共同撰写。全书分为发展历史、基础知识、基本技术与原则、围术期处理及手术并发症、临床应用、未来展望六篇21章，内附800余幅临床案例对比照片（多为各编者主刀手术案例照片）和精美插图。内容详尽，结构清晰，知识丰富，阐释精准，图解充分，编排仔细，可作为美容整形教材的重要补充，是美容整形教育工作者的有益参考书，是美容整形医生的有力助手，适合美容整形专业医师、医学生，以及从事脂肪基础与临床研究的科研人员阅读参考。

主编简介

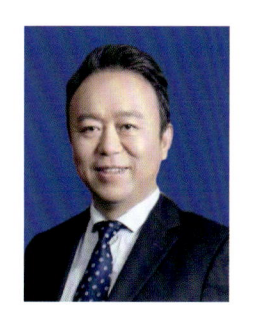

刘成胜

主任医师，现任北京京美医疗美容门诊部美容外科主任，贵州中医药大学第一附属医院、北京航天总医院和河南省直第三人民医院等注册执业医师，曾任北京市中西医结合医院医疗美容科主任、北京新源里医院医疗美容科主任、海南省中医院整形美容中心主任。中国中西医结合学会医学美容专业委员会第4届委员会主任委员、第5届委员会名誉主任委员，中国整形美容协会中西医结合分会秘书长、精准与数字医学分会副会长，中国解剖学会整形美容分会副会长，泛亚洲太平洋地区面部整形与重建外科学会（PAAFPRS）中国分会副会长，北京医学整形美容业协会常务理事。从事美容整形临床工作35年。申领国家专利8项。以第一作者及通讯作者身份发表整形外科学专业论文30余篇，主编及参编专著18部。

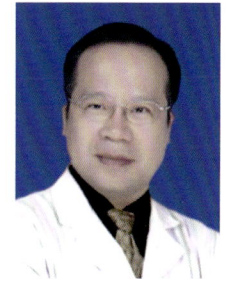

许龙顺

医学博士，副教授，硕士研究生导师，西安交通大学第一附属医院整形美容外科副主任医师，西安顺美医疗美容门诊部创始人。中国中西医结合学会医学美容专业委员会常务委员，中国整形美容协会中西医结合分会副会长，中国中西医美容学会全国临床研究培训基地主任、西北分会主任委员、脂肪美容分会副主任委员，西安医学会医学整形与美容分会顾问，陕西省整形美容协会副会长，陕西省医学会烧伤整形分会常务委员。在国内较早开展局麻下口内入路面部轮廓（颌面）整形手术，目前已成功开展面部轮廓（颌面）整形手术千余例，合作开发研制的颌面整形手术微动力系统被列为国家星火计划项目。近年来，专注整形美容新技术开发应用研究，在激光溶脂紧肤、纳米脂肪移植、面部微拉提升年轻化、丰胸缩胸、眼鼻胸整形美容手术失败修复方面有独到的学术见解和丰富的临床经验。长期担任研究生教学工作，已培养硕士研究生14名。获全军重大医药卫生科技成果扩试项目及科技进步二等奖各1项，申领国家专利4项。以第一作者及通讯作者身份发表学术论文44篇，参编专著3部。

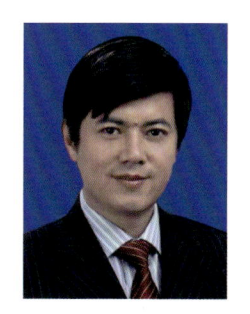

曹卫刚

医学博士，师从整形外科泰斗张涤生院士，上海交通大学医学院附属第九人民医院主任医师。中国中西医结合学会医学美容专业委员会副主任委员、脂肪整形专业委员会主任委员、乳房整形专业委员会副主任委员，中国整形美容协会脂肪医学分会候任会长、中西医结合分会副会长、精准医学分会副会长、乳房整形美容分会常务委员，中华医学会整形外科分会脂肪移植学组副组长，中国医师协会美容与整形医师分会脂肪整形亚专业委员会副主任委员，国际整形与再生外科协会（ISPRES）理事会理事。近年来，致力于脂肪抽吸身体塑形、脂肪移植面部年轻化、脂肪移植隆乳丰臀及抽脂并发症修复的临床治疗及相关研究工作。每年完成脂肪抽吸塑形、脂肪移植相关病例数百例，已积累各类抽吸塑形及脂肪移植5000例以上的治疗经验。以第一作者及通讯作者身份发表学术论文18篇，参编专著3部。

副主编简介

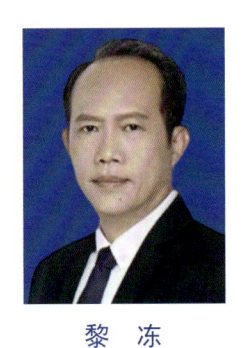

黎 冻

教授，主任医师
广西医科大学第二附属医院医疗美容科

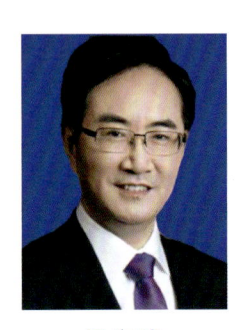

吕京陵

教授，主任医师，硕士研究生导师
上海悦目佳容医疗美容门诊部院长

邵文辉

主任医师
四川西婵整形美容医院院长

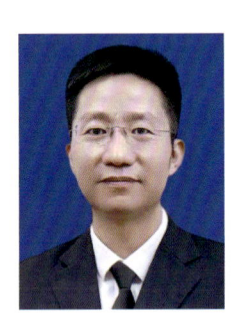

易成刚

主任医师，博士研究生导师
浙江大学医学院附属第二医院整形外科主任

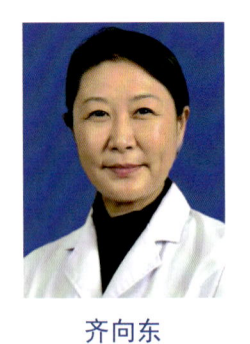

齐向东

医学博士，主任医师，博士研究生导师，
博士后合作导师
南方医科大学珠江医院整形外科主任

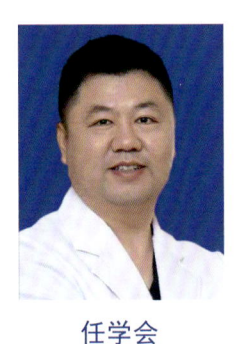

任学会

副主任医师
北京禾美嘉医疗美容门诊部院长

丁 序

爱美是人类的天性。自世界文明史开创以来，人类对美的渴望与追求就从未停歇。崇尚美、塑造美作为一股伟大的精神力量，影响着世界文明的演变。

随着社会的进步及科学技术的发展，如今在医学领域，为了大众的健康与美丽，我们已从既往依靠传统美容整形技术转变并走向无创或微创美容的新时代。30多年以来，由于科技工作者及医生对人体脂肪研究的深入，以及临床应用经验的增多，在脂肪美容整形外科方面，涌现出许多新的认知和技术突破。了解、学习并掌握脂肪整形外科新动向、新知识、新应用、新成果，对提升美容整形工作者的技术水平是十分重要的。但由于目前国内外尚缺乏系统性阐述脂肪医学基础及脂肪整形外科临床应用的专著，因此编写一部较权威的相关著作很有必要！

该书主编是中国中西医结合学会医学美容专业委员会主任委员刘成胜教授，从事美容整形外科工作多年，主攻脂肪抽吸与脂肪移植，积累了近万例脂肪手术的经验，在国内外讲学百余次，在医学核心期刊发表多篇论文，深受同行的好评与求美者的青睐。4年前，他与西安交通大学整形科许龙顺教授，以及中国医学科学院整形外科医院李发成教授、上海交通大学医学院附属第九人民医院曹卫刚教授等十多位国内脂肪美容整形方面的专家学者，参考多部相关专著，查阅了国内外有关脂肪美容整形方面的几乎所有文献资料，从开始酝酿到最终完稿，历经四个春秋，千余个日日夜夜，秉承严谨的科学精神，笔耕不辍，不断雕琢。我认为，本书可以说是国内该领域目前最完整、最全面、最系统，同时也是最新的一部著作。

本书结构清晰，内容翔实，知识丰富，图解充分，编排新颖，内附800余幅医学插图及照片。全书内容分为脂肪美容整形技术发展史、基础知识、基本技术与原则、围术期处理及手术并发症、临床应用、未来展望六篇。本书可作为美容整形教材的重要补充之一，是美容整形教育工作者的有益参考书，也是美容整形医生的有力助手。

相信此书的问世，将为我国乃至世界美容整形外科发展做出重要贡献。

中国中西医结合学会医学美容专业委员会第三届主任委员
北京黄寺美容外科医院创始人、院长

李 序

经过不懈的努力，本书著者终于完成了这样一部理论与实践密切结合且有所发展的美容整形著作。在整形外科，以自体组织移植为主要手段的相关参考书大多以皮肤移植为主。过去，因脂肪移植局限于填充，脂肪存活率低，加之液化、钙化等弊端，只能作为一个补充手段。近些年来，随着对脂肪组织移植理论基础研究的深入，以及技术、器械的发展，脂肪移植达到了生长因子、干细胞层面，脂肪存活率得到了极大提升，操作手段进一步简化，除填充外，还涉及组织培养、再生、修复等方面。本书系统阐述了脂肪医学基础理论及脂肪美容整形外科临床的应用。

脂肪美容整形技术的发展已历经百余年，最早可追溯到 19 世纪末。对于美容整形外科临床医生及脂肪组织基础研究学者来说，了解脂肪医学基础知识、基本理论及脂肪美容整形技术的每一个细节是至关重要的，这其中就包括脂肪组织生理学、解剖学，以及临床技术原理及临床治疗等内容。

脂肪可用于修复重建或美容。对于在这一领域迈出第一步的美容整形外科医生来说，重要的是要多学习、多实践，以便在较小并发症风险的情况下，通过脂肪美容整形技术的应用，取得最佳临床效果。

本书是国内第一部脂肪美容整形外科学专著。主编、副主编及编者均为来自国内脂肪美容整形学界的学者及临床专家。"知而不行等于不知，只有实践才能产生真知"，仅靠纸上谈兵，无法培养出成熟的整形外科医生。本书的编者都是在实践中历练出来的专家。我想，本书最具吸引力之处在于编者根据自己多年从事脂肪美容整形的临床经验，毫无保留地阐述了脂肪移植的原理、知识、方法、注意事项，且表述通俗易懂。本书适合各级整形美容专业医生及从事脂肪基础与临床研究的科研人员学习参考。对有志于整形美容专业的医学生而言，同样也是一部很好的参考书。

美容整形既是一种手术，也是一门艺术，与人们的心理健康息息相关。我们不应只满足于成为一个"手术匠"，而要时刻牢记，我们是美容整形外科医生，我们的工作对象是人，安全有效是我们的宗旨。

中国中西医结合学会医学美容专业委员会第一、二届主任委员
中华医学会整形外科学分会前副主任委员
北京大学第三医院成形科前任主任

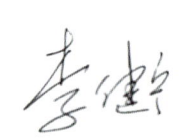

黄 序

美是社会前进的动力，美是巨大的精神力量，推动着社会的进步。随着社会、经济、文化的飞速发展，人们对美的追求日益迫切，美好的容貌、健美的形体及青春活力业已成为人们价值观的一部分，应运而生的"颜值经济"更使人们对自身美的追求变得愈发强烈。

身体是上天赐予人类最美好的事物，能够作为美的载体。然而，先天性缺陷、生活和工作的压力导致的肥胖、衰老等问题和情况的增多，影响了人们对完美形象和保持年轻的追求。

实践证明，吸脂及脂肪移植手术是对"胖、老、丑"最有效的改善和治疗方法。随着手术经验的积累，吸脂及脂肪移植的方法及技术日臻完善。脂肪移植不存在免疫排斥反应，也避免了聚丙烯酰胺、硅油等注射材料的严重并发症。

研究证明，脂肪是最好的生物填充材料。此外，脂肪细胞对瘢痕形成的治疗、人体发育的调节及某些疾病的预防均有一定的辅助作用，是医美手术的"制胜法宝"，成为各级医疗美容机构开展最多的手术之一。近年来，吸脂及脂肪移植手术已成为美容整形外科重要的分支学科。

尽管吸脂及脂肪移植手术已经普及，实施的案例不可胜数，但是，到目前为止，对吸脂及脂肪移植从生命科学的高度进行深入、科学的总结、分析和研究尚显缺乏，手术并发症依然困惑着医患双方，行业发展亟需全面性、系统性及权威性的教科书。

本书主编刘成胜教授，曾任中国中西医结合学会医学美容专业委员会主任委员，现今仍是众多医学专业学术团体的中流砥柱。本书的另外两位主编许龙顺、曹卫刚教授，以及其他编者，也都是行业知名专家。他们有理想、有抱负，数十年如一日，心无旁骛，一以贯之，将吸脂及脂肪移植技术应用于面部美容抗衰、乳房整形、体形雕塑及瘢痕防治等方面，取得了良好效果，赢得了患者及同行的普遍赞誉。

本书介绍了脂肪美容整形技术发展史、基础知识、基本技术与原则、围术期处理及手术并发症、未来展望。对于行业普遍关注的热点问题，进行了全面的描述、讨论和总结。

本书资料翔实，图文并茂，可读性强。在编写过程中，参考了众多国内外文献，博采众长，撷英集萃，研究深入，是一部不可多得的百科全书式参考书。

本书的问世，为行业同道提供了一部案头必备书。我对本书的出版表示衷心的祝贺！同时，我也诚挚感谢本书主编刘成胜教授邀我作序。我相信，这部著作的诞生必将为广大美容整形行业医务人员及从事脂肪研究的科研工作者带来福音！

是为序！

中国医学科学院整形外科医院主任

祁 序

脂肪移植技术是美容整形外科最普遍的软组织填充技术。1986 年，Ellenbogen 在 *PRS* 上发表了关于颗粒状脂肪移植治疗面部凹陷畸形的研究报道，该研究成果有助于提高移植脂肪的存活率，使得颗粒状脂肪移植技术受到广泛的关注。经过 30 余年的临床应用和试验研究，相关理论和技术上不断成熟。本书是一部阐述脂肪医学基础及脂肪美容整形外科临床的参考书，能够指导美容整形外科医生正确应用脂肪移植技术。

对于美容整形外科医生及脂肪组织基础研究学者来说，了解脂肪医学基础知识、基本理论及脂肪美容整形技术的每一个细节至关重要，这其中包括脂肪组织生理学、解剖学，以及临床技术原理及临床治疗等内容。脂肪是一种极好的资源，可用于修复重建外科或美容外科。对于在这一领域迈出第一步的美容外科医生来说，重要的是要多学习、多实践，在降低手术的并发症和血管栓塞的情况下，通过脂肪美容整形技术的应用，取得最佳临床效果。

几个世纪以来，美一直是全世界范围内伟大的精神追求，影响着文明的演变。如今，我们已经走向无创或微创美容整形的时代，其中很重要的转变是随着吸脂技术与脂肪移植技术的出现及发展，特别是脂肪再生修复技术的出现及在美容抗衰领域的广泛应用，通过脂肪雕塑及脂肪再生修复可以很好地帮助人们实现保持年轻漂亮的愿望，而不再仅单纯依靠传统美容整形手术。

本书是国内第一部脂肪美容整形外科学专著，主编、副主编及编者均为来自国内脂肪美容整形领域的专家学者，具有丰富的脂肪基础与临床应用研究经验。内容涵盖了脂肪美容整形外科发展史、基础理论、基本技术、临床应用、试验研究成果及进展，具有较高的实用性。

本书适合各级美容整形专业医生及从事脂肪基础与临床研究的科研人员学习参考。

非常高兴为本书作序。感谢编者为美容整形外科学的发展所做的贡献。

中华医学会整形外科学分会前任主任委员
中国医学科学院整形外科医院前任院长

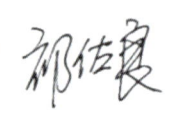

前 言

脂肪是人体重要的组织，除了有重要的生理功能之外，还可以使体表皮肤自然平滑过渡，形成美丽的曲线，展现出形体美。然而，脂肪组织萎缩或堆积，会影响形体美。

一直以来，人们从未停止对形体美的追求。随着社会经济的发展，人们实现美的愿望日益增强，这在一定程度上促进了脂肪美容整形技术的产生及学科发展。脂肪美容整形外科就是为了帮助人们实现形体美而派生出的美容整形外科的学科分支，主要针对影响形体美的各种缺陷或问题，探索去除和增加脂肪组织的方法，对人的形体进行塑造。

据文献记载，吸脂与脂肪移植技术已有百余年的发展历史，但国内相关技术的发展相对滞后。近几十年来，随着新技术、新器械、新设备的发展，尤其是对脂肪基础医学的研究不断深入，脂肪美容整形技术的有效性和安全性已逐步提高，其在面部、胸腹部、四肢、臀部轮廓塑形及皮肤软组织再生修复临床中已得到广泛应用，并已成为最受推崇和欢迎的美容整形技术之一。国内有一些学者编写或翻译出版了脂肪抽吸术和脂肪移植术相关专著或译著，这些工作极大推动了我国脂肪美容整形技术的进步及快速发展，进一步促使脂肪美容整形技术成为形体雕塑最主要的技术方法。不同脂肪细胞及细胞外基质成分在美容抗衰、再生修复等方面显示出令人鼓舞的效果。为了顺应脂肪美容整形技术及学科体系发展的需求，在丁芷林、黄金井、李健宁等老一辈专家的建议下，我们共同主编了这部《脂肪美容整形外科学》。

本书参照外科学教科书编写结构框架要求，全书共分六篇。第一篇总结回顾了脂肪抽吸术与脂肪移植技术的发展历史与现状。第二篇系统介绍了脂肪组织细胞生理学、组织解剖学、脂肪干细胞、脂肪组织移植后的存活机制与转归，以及面型、体型及形体雕塑等方面的基础知识。第三篇按照脂肪美容整形技术发展的历史脉络，分传统脂肪美容整形技术和现代脂肪美容整形技术，着重介绍了现代脂肪美容整形技术方法、要点及发展前景，以及吸脂技术和脂肪移植技术的基本原则。第四篇详细介绍了吸脂术与脂肪移植术围术期的处理、手术并发症的预防。第五篇是全书的重点，共分6章。首先是脂肪雕塑，着重介绍了吸脂与脂肪移植在面型、体型雕塑中的临床应用，全面、系统地介绍了应用脂肪美容整形外科技术纠正形体缺陷的临床经验，通过对人体各部位解剖特点分析，提出分区方法及进针点设计，为临床手术操作安全性及有效性的提高奠定了基础，并进一步对美学标准、主要缺陷及临床表现与分型进行了论述，为临床治疗方法选择提供了依据。详尽的临床技术方法介绍及案例报道也为脂肪雕塑的临床实践及年轻美容整形医生学习脂肪美容整形技术提供了参考。其次是脂肪再生修复，着重介绍了各种脂肪组织提取物在瘢痕、创面、皮肤老化、痤疮、毛发等再生修复治疗中的应用。最后是小儿脂肪整形，主要从小儿脂肪颗粒移植的优势与研究进展、小儿脂肪颗粒移植技术及临床应用方面对小儿脂肪整形进行了总结，拓展了脂肪美容整形的新理念、新思路。第六篇是对脂肪美容整形外科未来发展的展望。

本书编者团队具有丰富的临床技术应用及研究经验。书中有大量临床案例图片及说明，图文并茂，便于读者阅读、学习。

参与本书编写工作的各位编者付出了大量宝贵的时间和精力，但由于编者团队研究方向及临床经验积累等方面的局限性，书中可能遗有疏漏之处，敬请广大读者提出宝贵意见。

西安交通大学第一附属医院

北京京美医疗美容门诊部

上海交通大学医学院附属第九人民医院

目 录

第一篇 脂肪美容整形技术发展史
第1章 脂肪抽吸、移植技术和在国内的发展 ... 002

第二篇 基础知识
第2章 脂肪组织细胞的生理学 ... 010
第3章 组织解剖学 ... 025
第4章 脂肪干细胞 ... 040
第5章 脂肪组织移植后的存活机制与转归 ... 052
第6章 面型、体型及形体雕塑之一 ... 057
第7章 面型、体型与形体雕塑之二 ... 098

第三篇 基本技术与原则
第8章 传统脂肪美容整形技术 ... 108
第9章 现代脂肪美容整形技术 ... 115
第10章 脂肪抽吸手术基本原则 ... 164
第11章 脂肪移植的基本原则 ... 168

第四篇 围术期处理及手术并发症
第12章 围术期处理 ... 176
第13章 手术并发症 ... 184

第五篇 临床应用
第14章 面颈部脂肪雕塑 ... 208
第15章 胸部脂肪雕塑 ... 254
第16章 腰腹背部、上下肢脂肪雕塑 ... 412
第17章 臀部、会阴部脂肪雕塑 ... 429
第18章 脂肪移植在皮肤再生修复治疗中的应用 ... 458
第19章 小儿脂肪整形 ... 480

第六篇 未来展望
第20章 自体脂肪移植技术的应用和展望 ... 488
第21章 脂肪研究的未来展望 ... 493

参考文献 ... 499

第一篇
脂肪美容整形技术发展史

脂肪是人体重要的组织，除了具有重要的生理功能之外，还可以使体表皮肤自然平滑过渡，形成美丽的曲线，展现出人体形态美。随着年龄、饮食与生活方式的变化，脂肪组织会逐渐发生萎缩或堆积，从而影响形体美。一直以来，人们从未停止对形体美的追求。随着社会经济的发展，人们实现美的愿望日益增强，这在一定程度上促进了脂肪美容整形技术的产生与发展。脂肪雕塑或脂肪美容整形外科就是为了实现形体美而派生出的美容整形外科的学科分支，主要针对影响形体美的各种缺陷或问题，探索通过去除和移植脂肪组织的方法对人的形体进行塑造。

近几十年来，随着新技术、新器械、新设备的研制成功，尤其是脂肪基础医学研究的不断深入，脂肪美容整形技术的有效性和安全性已逐步提高，其在面部、胸腹部、四肢、臀部轮廓塑形及皮肤软组织修复再生临床中已得到广泛应用，并成为最受推崇和欢迎的美容整形技术之一。近年来，脂肪美容整形外科发展十分迅猛，学科体系日趋完善。本篇按照脂肪美容整形技术发展演变的时间脉络，系统回顾脂肪美容整形技术的发展历史，并简要介绍现代脂肪美容整形外科技术在国内的发展现状。

第1章 脂肪抽吸、移植技术和在国内的发展

一、脂肪抽吸技术

（一）脂肪组织切除与刮除术

据文献记载，首例脂肪组织切除手术是由法国医生 Marx 和 Demars 于 1890 年开展的，其目的是通过切除腹壁多余的皮肤脂肪组织，以改善腹部松垂。1899 年，Kelly 报道了脐周切口脂肪切除缝合的手术方法，并称之为腹壁脂肪切除术。1916 年，Babcock 对手术切口进行了改进，首次提出了纵行切口的手术方法。1946 年，Somalo 将 Kelly 的脂肪切除术命名为皮肤脂肪切除术。此后，Iturraspe（1952）、Galtier（1955）、Gonzalez-Ulloa（1961）等分别报道了横行切口、纵行切口、横行加纵行切口及胸腹联合切口的腹壁皮肤脂肪切除术；Castanares（1967）还尝试通过减小剥离范围的手术方法来减小损伤，降低手术并发症。然而，由于皮肤脂肪切除术均存在创伤大、恢复慢、有发生严重并发症的风险，一直未得到普遍推广使用。直到 1975 年，Regnault 报道了腹部低位 W 形切口手术方法，皮肤脂肪切除术才逐渐被接受，并形成较为固定的术式，称为腹壁皮肤脂肪切除术。此后，腹壁皮肤脂肪切除术在腹部肥胖、松垂的美容整形治疗中逐步得到推广。

面部皮肤脂肪切除手术在文献中也早有记载，目的是纠正面部老化松垂。1901 年，德国 Eugene 医生开展了首例皮肤脂肪切除面部提升手术。1907 年，Miller 医生报道了梭形皮肤脂肪组织切除面部提升的手术方法。此后，皮肤脂肪切除面部提升术经历多种改进，在皮肤脂肪切除的基础上对面部老化松弛的组织进行提升，取得了良好的临床效果。

在腹壁及面部皮肤脂肪切除术开展的同时，许多学者对胸、髋、臀、大腿、上肢等部位的组织松垂也采取皮肤脂肪切除的方法进行处理。然而，由于皮肤脂肪切除术有皮肤切口，在改善形体缺陷的同时遗留了长而明显的皮肤切口瘢痕，一直以来未被广泛接受。

随着新材料、新技术的发展，皮肤脂肪切除术的皮肤切口在逐渐缩小，位置更为隐蔽。在面部和腹部，可辅助脂肪抽吸及内镜对松弛的肌肉筋膜进行折叠悬吊，手术创伤越来越小。对于皮肤软组织严重松垂者，皮肤脂肪切除术仍不失为一种非常简便、可靠、有效的方法，近年来和脂肪抽吸术联合使用，取得了优良的临床效果。

传统的脂肪切除术是开放式手术，术后均会遗留皮肤切口瘢痕，使众多的求美者望而却步。为了减小手术切口瘢痕，增加求美者的满意度，1921 年，法国 Dujarrier 医生通过皮肤小切口用锐性子宫刮匙为一位舞蹈演员刮除膝部和小腿皮下脂肪，这是文献中脂肪刮除术的最早报道。遗憾的是，手术中损伤血管及术后发生感染导致患者截肢，造成了较大的负面影响。此后数十年，无人再采用此种手术方式进行脂肪去除。

1964 年，德国 Schrudde 医生开始使用子宫刮匙为年轻女性实施大腿、膝、小腿等部位去脂手术，并将此手术称为脂肪去除术。1979 年，美国 Temourian 也报道了此种去除脂肪方法，并提出了与传统风窗刮水器式脂肪刮除术不同的多隧道刮除方法。由于 Temourian 使用的是锐性器械，创伤大，并发症发生率高达 30%，最终不得已只能放弃这种锐性脂肪刮除术。

与开放式脂肪切除术不同，脂肪刮除术只有很小的皮肤切口，手术在盲视下完成，不会遗留明显的皮肤切口瘢痕，也无术后伤口裂开、瘢痕增生等并发症风险。然而，受 Dujarrier 脂肪刮除手术失败及血清肿、血肿、皮肤表面凹凸不平、皮肤坏死等手术并发症发生率高的影响，脂肪刮除术没有被同行认可及推广使用。

（二）脂肪抽吸技术的发展

20 世纪 60 年代，随着比基尼等新潮服饰的出现，女性身体的外露区域逐渐扩大，传统脂肪去除手术遗留的皮肤切口瘢痕及不平整问题不易被掩盖，使得脂肪切除术与脂肪刮除术难以被求美者接受，研发新的脂肪雕塑技术成为美容整形外科医生的重要任务。

1975 年，意大利 Arpad Fischer 和 Giorgio Fischer 父子发明了钝头吸刮器，并用于局部脂肪堆积的处理。其方法是在去脂区先注射生理盐水以方便操作，吸入管内的脂肪组织经旋转刀片切割后由吸管吸出（图 1-1）。Fischer 手术早期有一定比例的血肿、血清肿并发症发生，后期通过对吸脂管的设计改良，血肿、

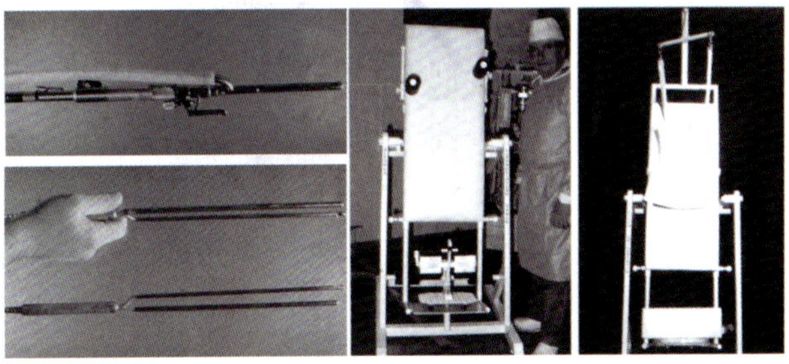

▲ 图 1-1 Fischer 设计的钝头带马达吸刮器、改良的吸脂头及站立位吸脂手术台

引自 Fischer G. AMJ Cosmetic Surg. 1997,14(3):231-239

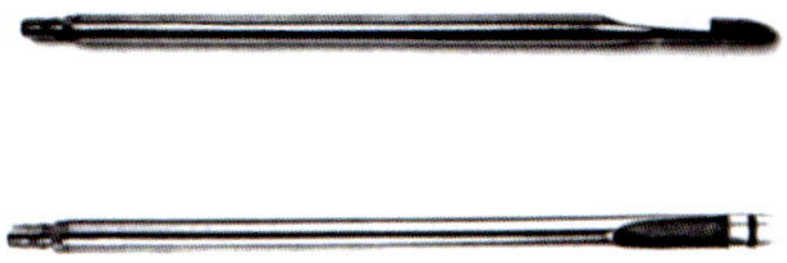

▲ 图 1-2 Kesselring 设计的吸刮器

引自 Kesselring UK. Plast Reconstr Surg. 1978;62:305-306

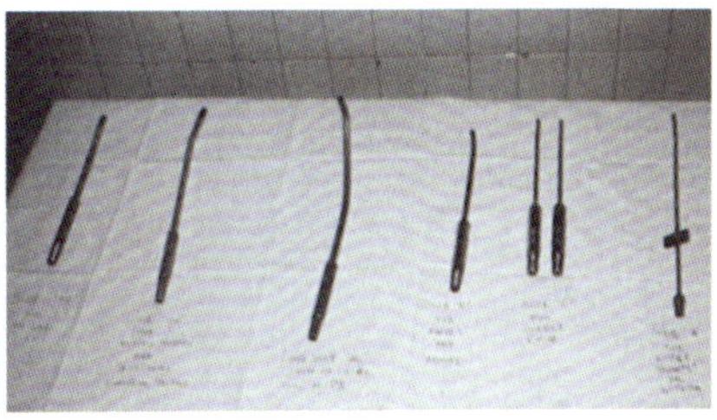

▲ 图 1-3 Illouz 设计的钝性吸头吸脂管

引自 Illouz YG. Aesthetic Plast Surg. 1985, 9:7-21

血清肿发生率明显减少。

Fischer 父子设计的吸脂器械首次实现了脂肪去除与负压吸引技术的结合，他们是现代脂肪抽吸技术的奠基人。

1978 年，瑞士 Kesselring 医生设计了一种吸刮器，长约 40cm，顶端吸头形似鲨鱼嘴，开口处有一桥状刀片，尾端连接吸引装置（图 1-2）。吸入顶端的脂肪组织被桥状刀片切割、吸出，皮下脂肪组织最终被整层切除，形成一层状空隙，此技术称为吸引辅助脂肪切除术。Kesselring 手术主要适于轻至中度骑士臀畸形的青年患者，对操作者的技术水平要求较高，因此，很少有医生使用。

在 Fischer 技术的基础上，1977 年，法国整形医生 Illouz 设计了钝性吸头、圆钝侧孔吸脂管（图 1-3），并提出了"脂肪溶解"的理念，即手术前在皮下注射含适量透明质酸酶的低渗盐水，使细胞肿胀、细胞膜破裂，再用吸管将脂肪吸出。Illouz 的钝性吸头吸脂管湿性吸脂术，减少了吸管对血管的损伤，失血量占吸出物的比例减少至 8%～10%，大大降低了术后并发症的发生，可用于身体各部位脂肪的抽吸，被称为"钝性技术"。

Illouz 开创了钝性吸头吸脂管、湿性技术、隧道技术的先河，确立了高负压、皮下脂肪预处理、非连续切割、皮肤回缩四项脂肪抽吸原则，是现代脂肪抽吸技术的创始人。1989 年，Illouz 出版了具有里程碑意义的著作《脂肪雕塑术》。

然而，Fournier 认为，Illouz 的理念命名为"脂肪溶解术"并不准确，脂肪的乳化并非来自低渗液和透明质酸酶的作用，而是吸脂管往复运动和负压吸力产生的机械性破坏，皮下脂肪组织内被注射液体后，脂肪组织发生变形，既影响抽吸的结果判断，也增加手术时间。为此，Fournier（1983）提出了干性技术，认为干性技术在全麻下进行，抽吸区不注射任何液体药物，使脂肪抽吸更加快速、精确。20 世纪 80 年代，干性技术一度被认为是较理想的技术。然而，由于干性技术损伤大，术中出血多，大容量脂肪抽吸时常需输血，故一直未能得到推广。

1980 年，Norman Martin 将 Illouz 技术引入美国，并在洛杉矶率先开展脂肪抽吸手术。1982 年底，美国整形与重建外科协会评价小组对 Illouz 的技术进行了评估，认为"Illouz 的钝性技术对于训练有素、经验丰富的医生来说是一种十分有效的方法，有迄今为止其他技术所没有的诸多优点"。

1984 年，Hetter 发现，低浓度肾上腺素可以使出血量占吸出物的比例降低至 4%～8%，其出版的《钝性吸脂切除术的理论与实践》一书也备受推崇。1986 年，Fodor 提出超湿性技术，即在脂肪抽吸前注射等量含有肾上腺素的生理盐水（加或不加利多卡因），使出血量占吸出物的比例减少至 1%，手术舒适性也大大提高。

1985 年，Fournier 用注射器对一例膝部吸脂患者进行低温镇痛效果确认时，意外发现注射器内有脂肪组织流出，由此发明了注射器抽脂的新方法。由于注射器法抽脂术需要的设备条件简单、操作安全、负压大小稳定可控，深受广大美容整形医生的欢迎。如今，注射器法脂肪抽吸已广泛应用于小范围脂肪抽吸塑形及脂肪移植时脂肪颗粒的采集。1985 年，Fournier 等在意大利罗马举办了脂肪抽吸技术研讨会，并与现代脂肪抽吸技术奠基人 Fischer 等合影（图 1-4）。Illouz 的"钝性、湿性、隧道技术"是经典的脂肪抽吸技术，但仍存在出血量较大、术中疼痛的问题。为了提高手术的安全性、舒适性及临床效果，1987年，美国皮肤科医生Klein（图1-5）发明了肿胀麻醉技术，又称超量灌注麻醉技术。其方法是在脂肪抽吸前将大量含肾上腺素和利多卡因的生理盐水（肿胀液）灌注在皮下脂肪组织中（预计吸脂量的2~3倍）。肿胀麻醉技术的发明，使得大部分小范围吸脂手术在门诊单纯局部肿胀麻醉条件下即可完成，患者无须进行全身麻醉及住院，极大地方便了患者。同年，Mckayw发现，碳酸氢钠可以提高肿胀液的pH，减轻注射时的疼痛。

肿胀麻醉技术是现代脂肪抽吸术发展史上具有里程碑意义的重大发明，其意义在于一次可以将数千甚至上万毫升含有肾上腺素的利多卡因溶液注射至皮下，利多卡因的安全用量由5~7mg/kg增加到35mg/kg，肿胀麻醉下，每升抽吸物失血量仅在6~7ml，大范围、大容量的脂肪抽吸术无须输血。肿胀麻醉技术的应用突破了传统脂肪抽吸时抽吸范围的限制，单次手术即可完成较大范围的脂肪抽吸。

随着肿胀麻醉技术的发明，吸脂器械与设备的不断完善，脂肪抽吸技术在世界范围内得到广泛推广及应用。在肿胀麻醉技术的基础上，超声辅助脂肪抽吸、激光辅助脂肪抽吸、射频辅助脂肪抽吸等脂肪抽吸新技术，以及注射器法吸脂、浅层脂肪抽吸法等方法得到广泛推广及应用，极大地促进了脂肪美容整形外科的发展。

（许龙顺　刘成胜）

二、脂肪移植技术

脂肪移植技术是将脂肪组织从一个部位（供区）转移到另一部位（受区），使受区达到理想塑形效果的技术。根据脂肪移植方式的不同，可以分为传统脂肪游离移植技术和现代脂肪注射移植技术。由于自体脂肪组织来源丰富，取材容易，无排斥反应，20世纪初，脂肪移植一度受到关注。然而，由于移植的脂肪组织存活率低、并发症发生率高，传统的脂肪移植技术一直未得到推广使用。20世纪80年代后期，现代脂肪抽吸技术的兴起掀起了脂肪移植的热潮。

（一）脂肪组织游离移植

脂肪组织游离移植是指用外科手术刀切取的方法从身体脂肪组织比较丰富的部位（如腹部、大腿等）切取脂肪组织移植到需要填充的部位。

1889年，Meulen将大网膜游离移植到肝脏与膈肌之间，这是最早关于脂肪组织游离移植的报道。1893年，德国医生Neuber报道，将切取的上臂皮下脂肪组织加工成颗粒后用以填充面部结核性骨髓炎引起的凹陷，手术获得了较好的效果，这是最早的皮下脂肪组织游离移植的文献。

1909年，德国医生Lexer应用自体脂肪组织游离（12cm×12cm）移植治疗面部凹陷（半侧颜面萎缩），取得较好的美容效果。1919年，Lexer出版了《组织游离移植》一书（图1-6），该书详细阐述了脂肪获取和应用方法。1920年，意大利医生Pennisi出版了第一本脂肪移植的专著《脂肪移植外科》。此后，又有诸多学者报道了脂肪组织游离移植矫正面部各种原因引起的凹陷、瘢痕。

1986年，Ellenbogen用直径4~6mm脂肪颗粒成功地修复了面部痤疮后瘢痕、创伤后缺损，以及鼻唇沟、木偶纹、面部老化组织萎缩皱纹、萎缩性瘢痕、眼睑凹陷、隆颏等；为了提高脂肪存活率，作者进行口服维生素E、受区注射胰岛素，以及采用精细小块移植和无创、无菌处理技术。

脂肪组织游离移植除了应用于面部缺陷的填充塑形，还用于胸部乳房修复重建和小乳畸形的矫正。1895年，Czerny采用自体脂肪组织移植重建乳房并获得成功，这是自体脂肪组织重建乳房的最早文献。此后数十年，许多学者采用自体脂肪组织游离移植的方

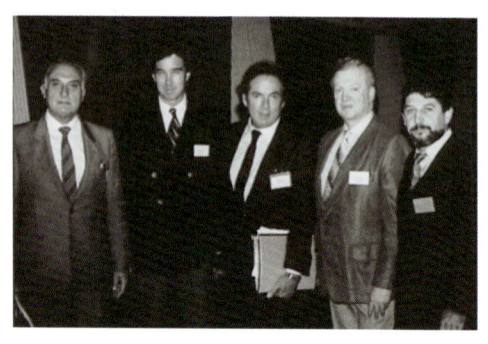

▲ 图1-4　1985年，Fournier、Coleman、Fischer、Field、Felman（左到右）在罗马举办的脂肪抽吸技术研讨会上合影
引自Flynn TC. Dermatol Surg. 2000,26(6): 515-520

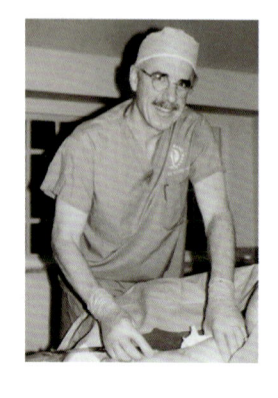

◀ 图1-5　肿胀麻醉技术发明人Klein医生
引自Flynn TC. Dermatol Surg. 2000,26(6):515-520

法对乳房缺损进行了修复再造并取得了良好的效果。1931年Lexer报道了一例慢性囊肿性乳腺炎病例,切除所有乳腺组织后通过转移腋下脂肪组织成功修复了乳房缺损。

胸部移植脂肪组织存活率问题是影响其临床应用的原因。Lexer认为,胸部移植脂肪组织营养不足是引起移植脂肪吸收和后期脂肪组织萎缩的原因。May（1941）通过对一例乳房重建病例研究,发现带筋膜的脂肪组织游离移植可以减少移植脂肪组织萎缩的发生。1953年,Bames报道了带真皮脂肪组织移植治疗乳房损伤的方法,由于保留了真皮对皮下脂肪连续血供的生理特性,真皮表面与乳房组织或胸筋膜接触,1年后移植组织90%的体积会存留下来。

脂肪组织游离移植用于小乳的矫正最早于1957年由Schorcher报道。Schorcher认为,如果保持脂肪组织结构的完整性,术后6～9个月,留存的脂肪组织可以达到原来体积的25%。

此外,在骨科、神经外科、胸外科、耳鼻咽喉科、泌尿外科、口腔科等领域,脂肪组织游离移植在骨及软组织修复中均有良好的临床效果并得到广泛应用。

20世纪60年代开始,显微外科技术的发展使大网膜（脂肪组织）游离移植得到推广。近年来,腔镜技术的普及使大网膜的切取更加微创,可以通过腹腔镜实施大网膜的切取。

（二）脂肪注射移植技术的发展

传统脂肪组织游离移植是采用受区手术剥离的方法进行填充移植,存在损伤大、出血、血肿、感染、皮肤缺血坏死、切口瘢痕等并发症。

1910年,德国医生Holländer首次将切取的脂肪组织制备成颗粒状,然后以注射方式将颗粒状脂肪组织填充到面部凹陷部位,开创了游离脂肪组织注射移植的先河。1912年,Holländer通过脂肪注射移植纠正乳房缺损并获得成功。

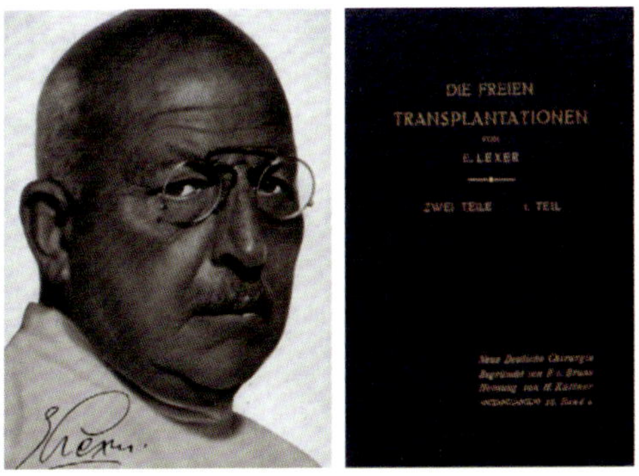

1914年,法国医生Bruning采用注射器将颗粒状脂肪组织注射移植到鼻部进行鼻整形术后畸形矫正,实现了真正意义上的脂肪组织注射移植。1926年,美国医生Miller出版了《针管注射移植及美容外科移植技术回顾》,描述了腹部脂肪切取及注射移植的过程。然而,随着脂肪组织游离移植与注射移植的临床应用的增多,移植的脂肪组织液化、坏死、感染等并发症逐步显现并引起了临床医生的关注和警惕。

1950年,美国医生Peer对脂肪组织移植进行了系统研究,1955年出版了《组织移植》一书。Peer发现,多数移植的脂肪组织在体积和重量上减少了50%以上;存活的脂肪细胞是移植组织存活下来的脂肪细胞,巨噬细胞起清除游离脂质的作用。脂肪细胞的存活包括两种形式,一种是单纯存活;另外一种是脂肪细胞脱去一部分脂滴,变成前脂肪细胞,血供恢复后,释放脂滴的前脂肪细胞会重新聚集脂滴,分化为成熟脂肪细胞。

早期的脂肪组织注射移植都是采用手术切取块状脂肪组织制备成颗粒状脂肪组织,然后进行注射移植,这种采集脂肪的方法除了有供区切口瘢痕、脂肪颗粒大而注射困难的问题,也极易出现填充不均影响美观,以及发生移植脂肪组织坏死、感染、纤维化和假性囊肿等并发症。20世纪60年代后期,随着各种硅胶材料的出现,加之脂肪组织移植的存活率低及并发症问题,脂肪组织移植的临床应用逐渐处于停顿状态。然而,脂肪组织注射移植的理念已经形成,脂肪组织注射移植仍被用于体表软组织凹陷、半侧颜面萎缩、小乳房等的治疗,并成为一种公认的技术方法。

随着Fischer脂肪抽吸技术的普及与发展,通过负压抽吸获取颗粒状脂肪组织成为可能。1982年,Bireo等首次将脂肪抽吸获得的脂肪组织用胰岛素预处理后通过皮下注射的方法填充乳房,跟踪观察3年,效果较好。1986年,Illouz报道了167例多部位脂肪注射移植的远期效果,并提出脂肪颗粒移植理论。Illouz认为,经过抽吸所获得的脂肪不再是一块组织,脂肪细胞彼此分离;部分细胞已无活力,但还有一些细胞完好无缺;细胞被注入自体组织中,能在血供建立之前通过体液渗透保持活力;脂肪颗粒存活是可能的,因为自体组织构成了一个植入脂肪细胞的培养基,细胞比块状移植组织有更多的机会存活。1987年,委内瑞拉整形外科医生Krulig报道了使用注射器和针管进行脂肪移植的病例,并首次提出"脂肪注射"的概念。

▲ 图1-6 Lexer医生及其编写的《组织游离移植》一书

引自 Mazzola RF. J Craniofac Surg. 2019,30(3): 678-681

20世纪80年代后期，由于肿胀麻醉技术的发明，颗粒状脂肪组织的获取更为安全、便利，这些轻而易举就能得到的颗粒状脂肪组织激发了整形外科医生对脂肪组织注射移植的关注。许多医生开始尝试将脂肪抽吸获得的颗粒状脂肪组织应用到临床进行填充注射，由此拉开了现代脂肪组织注射移植的序幕。在肿胀麻醉基础上，将抽吸获取的脂肪组织制备为可注射的颗粒状脂肪细胞，是现代脂肪组织注射移植区别于传统手术切取的脂肪组织游离移植最主要的特征。

1989年，来自阿根廷的2位整形外科医生Chajchir和Benzaguen报道了对253例脂肪颗粒注射移植4年后临床随访研究结果，发现86%的患者对手术效果满意，脂肪移植受区的皮肤质地得到了明显改善；对获取的脂肪颗粒进行纯化、多层次注射及无损伤注射是脂肪颗粒注射移植的重要原则。

1990年，法国医生Fournier积极推广其发明的注射器法脂肪抽吸技术，并将获取的脂肪颗粒进行注射移植。由于注射器法吸脂技术的便利性和可操作性，很快在临床推广应用，是脂肪颗粒采集的常规方法。

影响脂肪移植最关键的问题是存活率低及不稳定。Ersek（1991）经过3年随访研究认为，脂肪移植充其量就是胶原蛋白的填充，结果令人失望。各种并发症及负面信息的发布使脂肪颗粒注射移植技术发展一度陷入了困境。这些问题的发现也引起了人们对脂肪颗粒注射移植的重新审视，并促使了许多学者对移植脂肪的存活机制进行更加深入的研究。

1994年，Heimburg等通过研究提出了前脂肪细胞移植理论。1999年，Amar提出了脂肪细胞微渗透理论。上述理论的提出极大丰富和完善了移植细胞存活理论，促进了脂肪移植技术的发展。Carpaneda、Guerrerosantos分别于1993年和1996年通过实验证实，在血供丰富的条件下，移植的自体脂肪颗粒细胞可以存活；存活的脂肪可以在体内存留10年以上。2位学者的研究否定了Neuhof的"移植的脂肪细胞不能存活"的观点。

为了获得稳定而较高的存活率，减少术后并发症，美国Coleman教授进行了大量的临床研究工作并提出了结构脂肪移植技术，即Coleman技术。该技术对脂肪颗粒注射移植的过程进行了规范，提出了脂肪颗粒的获取、提纯、注射和术后管理等一系列的操作程序，得到了临床医生的广泛认同和接受，极大促进了脂肪颗粒移植术的发展。Coleman技术的核心思想是保证获取的脂肪颗粒具有完整的脂肪组织结构及细胞活性，使移植的脂肪颗粒与受区之间充分接触，以快速建立血供。该技术在一定程度上提高了移植脂肪组织的存活率，减少了脂肪液化、感染、结节和囊肿等并发症的发生。至此，自体脂肪颗粒移植术成为整形外科医生修复软组织凹陷和进行面部填充的常用方法，特别是在半侧颜面萎缩症等的治疗上成为首选方法。

1994年，戚可名等报道脂肪颗粒注射移植治疗面部凹陷、皱纹、半侧颜面萎缩等畸形13例。术后3~6个月随访，效果满意，认为间隔2~3个月可重复注射。1997年，戚可名等报道了30例自体脂肪颗粒注射隆乳术随访结果，发现少量多次注射可以不同程度降低吸收率。

2000年，Guerrerosantos总结了1936例脂肪注射移植在面部美容与修复重建中应用的长期随访结果，认为规范化操作是脂肪注射移植成功的关键。

脂肪注射移植技术作为整形外科领域最常用的技术方法之一，虽然有一些基本问题需要进一步研究，但脂肪注射移植能有效解决多种临床问题，已成为整形外科医生的常规治疗手段和必备技术。

从技术方面看，脂肪注射移植必须遵从无创的原则，在脂肪获取、清洗、提纯，尤其是注射环节，应避免物理、化学等因素对脂肪颗粒造成的损伤。在无创原则的基础上，逐步形成了Coleman技术、3L3M技术、FAMI技术、SNIF技术、纳米脂肪技术等有代表性的脂肪注射移植技术。

1998年，Coleman和Magalon在法国马赛举办了第一届具有重要意义的脂肪移植技术学习班，全面介绍了结构脂肪移植技术在面部美容和修复重建外科的应用，是脂肪组织注射移植在临床领域应用的一个全面总结和展示，标志着脂肪注射移植技术走向成熟。

关于移植脂肪转归，早期临床发现移植脂肪吸收率高、存活少。随着临床技术的不断改进，基础研究的不断深入，移植脂肪存活率稳定提高。移植脂肪存活机制从过去的宿主替代论、细胞存活理论，逐步完善到替代与存活结合的再生理论。

在临床治疗方面，随着临床技术成熟及基础研究的深入，脂肪注射移植已广泛应用到美容整形领域。特别是随着Zuk等（2001）分离出脂肪干细胞、Yoshimura等（2006）提出干细胞辅助脂肪移植技术（cell-assisted lipotransfer，CAL）以来，脂肪注射移植已从临床单纯填充治疗发展到细胞再生修复领域，脂肪干细胞已被应用到创面愈合、瘢痕治疗、皮肤年轻化、毛发再生等方面。

（许龙顺　刘成胜）

三、现代脂肪美容技术在国内的发展

1987年，脂肪抽吸技术传入国内，济南市中心医院韩秉公等医生率先开展，并于1988年报道了102例脂肪抽吸术的经验。戚可名教授是国内最早引入注射器吸脂术的医生。1994年，王雪、戚可名介绍了他们脂肪移植的临床经验。2000年，王志军翻译出版了Tetsuo Shu 的《脂肪移植外科的全身美容术》，这是国内出版的第一本主要面向广大脂肪美容整形求美者的科普读物，其中展示了大量吸脂与脂肪移植病例对比照片（图1-7）。2003年，戚可名、王阳等编写出版了国内首部脂肪抽吸专著《临床脂肪抽吸技术》（图1-8），全面介绍了脂肪抽吸与注射的相关内容，是一部有重要参考价值与指导作用的专业参考书，深受广大医美工作者的欢迎。2004年，李赴朝、丁芷林主编出版了《脂肪抽吸与脂肪移植术》专著，该书全面介绍了脂肪抽吸和脂肪移植术的基础知识、基本技术、操作技巧及当时的最新观点，得到了广大医美工作者的高度评价（图1-9）。2006年，戚可名等又翻译出版了《脂肪抽吸术图谱》，进一步推动了国内脂肪抽吸技术的发展，吸脂与脂肪注射移植技术引起了国内医美工作者的广泛关注（图1-10）。

2010年，李青峰等提出了脂肪移植的"3L3M技术"，即低压抽吸（low pressure liposuction）、低速离心（low speed centrifugation）、少量注射（low amounts injection）、多点（multi-point）、多隧道（multi-tunnel）和多平面（multi-layers）注射移植。2017年，鲁峰等首次报道了脂肪干细胞基质胶（SVF-Gel）的研究工作，得到了国内外学者的认同。

近十几年来，数位学者编写或翻译出版了十余部脂肪抽吸及脂肪移植专著，这些学者的工作极大地推动了我国脂肪美容整形技术的进步及快速发展（图1-11和图1-12）。

如今，脂肪美容整形技术在面部年轻化，修复重建和组织再生方面也得到广泛应用，ADSC、SVF、PRP/PRF已显示出在脂肪美容领域有很大的应用潜力。虽然有关法规在一定程度上限制了ADSC和SVF的推广，但科研及临床工作者对干细胞的应用研究从未间断。随着脂肪基础与临床研究的不断深入与发展，各种不同脂肪细胞的细胞外基质成分（如脱细胞脂肪组织支架、外泌体等）进入商业化开发应用会越来越受关注，也将在美容抗衰、再生修复方面显示出令人鼓舞的效果。

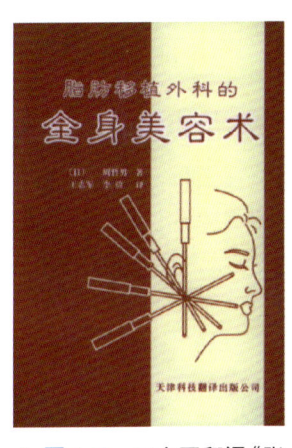

▲ 图1-7　王志军翻译《脂肪移植外科的全身美容术》

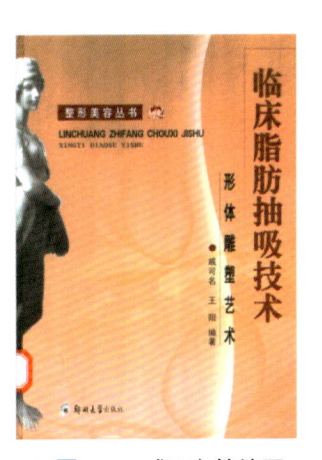

▲ 图1-8　戚可名等编写《临床脂肪抽吸技术》

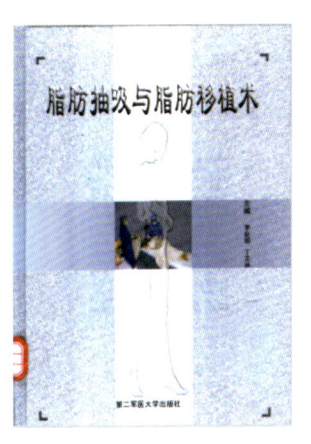

▲ 图1-9　李赴朝等编写《脂肪抽吸与脂肪移植术》

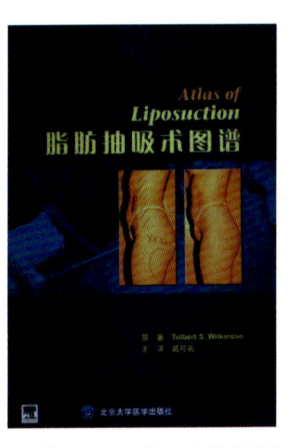

▲ 图1-10　戚可名等翻译《脂肪抽吸术图谱》

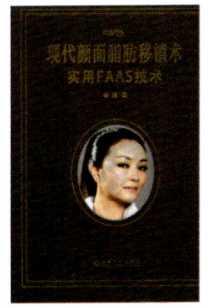

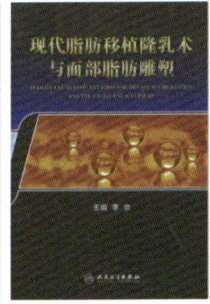

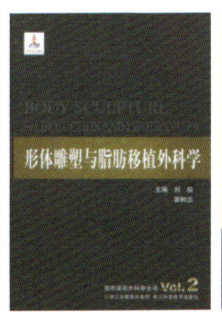

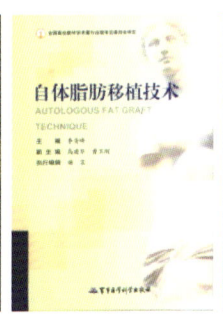

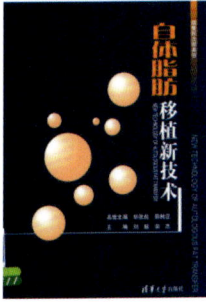

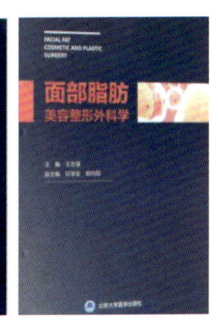

▲ 图1-11　李越、李京、刘毅、李青峰、王志强等编写的脂肪美容整形专著

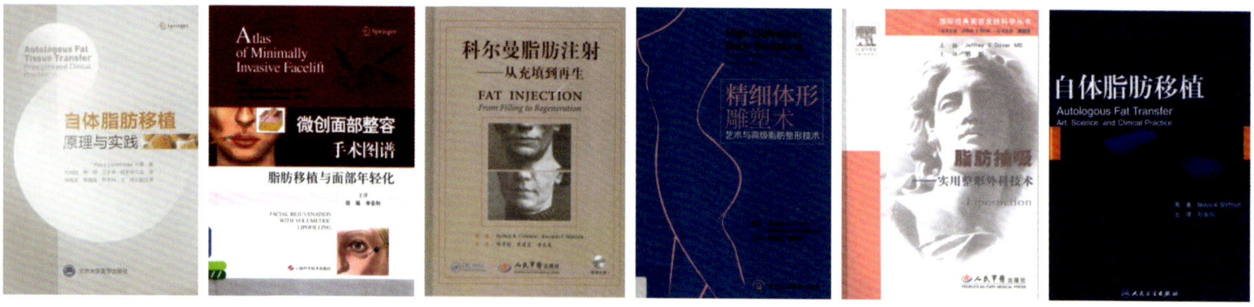

▲ 图 1-12　刘成胜、程飚、陈育哲、李发成、邢新、孙家明等翻译的脂肪美容整形专著

为了顺应脂肪美容整形临床技术的发展与交流，国内各专科学会相继成立脂肪学分会，每年有大量国内、国际权威标志性的脂肪学盛会在国内召开，脂肪美容整形行业如雨后春笋，发展迅猛。然而，繁荣的背后也出现一些问题，特别是脂肪注射移植后血管栓塞导致的严重并发症（如失明、偏瘫、死亡）时有发生，迫使政府加大技术监管。2019年，中国整形美容协会脂肪医学分会颁布了脂肪移植的团体标准，将脂肪移植归为二级手术，臀部、会阴部脂肪注射移植归为四级手术，禁止阴道壁内注射脂肪，并要求整形外科主治医生有4年以上工作经历方有资格实施脂肪注射移植操作。此标准的颁布大大加快了脂肪移植技术标准化、规范化进程，并有利于脂肪移植技术的长远发展。当然，脂肪移植中仍有许多问题尚未得到回答，如脂肪移植的存活机制和再生修复的生物学特性等，期待未来的研究能够为此提供答案。我们相信，脂肪美容整形技术的创新及基础理论研究的深入，将为美容医学、再生医学和修复重建外科打开新的大门。脂肪美容整形外科的发展前景广阔，未来可期。

（刘成胜　许龙顺）

第二篇
基础知识

脂肪组织是人体不可缺少的能量储存和内分泌器官，具有产热、维持体温、内分泌和支持等多种功能。传统观点认为，人出生时含有固定数量的脂肪细胞；减少热量摄入或增加能量消耗可以使脂肪细胞的脂质减少、体积缩小，反之，脂肪细胞的脂质增多、体积增大；儿童及青少年的肥胖表现为脂肪细胞的肥大和增生，而成年人的肥胖只有脂肪细胞的肥大。后期的研究则发现，成年人脂肪细胞的平均寿命为10年，脂肪细胞每年更新10%，新生细胞的数量与凋亡坏死的细胞数量相等。然而，高脂饮食后不但出现脂肪细胞体积的增大，而且还有脂肪细胞数量的增加。随着前脂肪细胞系的建立、瘦素等因子的发现，以及脂肪组织解剖研究的深入，脂肪组织细胞的生理学及组织解剖学等得到了全面发展。本篇系统介绍了脂肪组织细胞生理学、组织解剖学、脂肪干细胞、脂肪组织细胞移植的存活机制与转归、面型体型与形体雕塑等方面的基础知识。

第 2 章 脂肪组织细胞的生理学

一、脂肪组织细胞的起源

(一)概述

脂肪组织于胚胎期第 14 周开始形成,至生后 9 个月之前,脂肪细胞持续增长;出生 9 个月后,脂肪细胞增长速率为零,男女皮下脂肪分布相似;10 岁后,脂肪细胞又开始增长,但青春期男性肢体脂肪减少,女性肢体脂肪则缓慢增长;20 岁后,男性躯体脂肪停止增长,而女性躯体脂肪稳定增长,并蓄积于性别相关部位,如乳房、上臂、下腹部及大腿等处;老年后,随着皮下脂肪组织的萎缩,男女的形体再次接近(图 2-1)。

脂肪细胞分化成熟前,脂肪组织的聚集主要受基因的调控,而分化成熟后,脂肪组织的聚集则取决于环境因素。脂肪细胞的分化增殖因性别和部位的不同而存在差异:青春期后年轻女性机体脂肪总量占体重的 25%,而男性只占 15%;女性脂肪聚集主要在皮下和下肢,男性脂肪聚集主要在腹部和身体上部。

(二)脂肪细胞的起源

关于脂肪细胞的来源,目前仍有分歧。一般认为,脂肪细胞起源于中胚层,但也有研究发现,部分脂肪细胞起源于外胚层神经嵴。

1. 中胚层起源 2014 年,Chau 等通过对 Wt1 阳性细胞示踪研究发现,内脏脂肪组织中大部分脂肪细胞起源于胚胎期表达 *Wt1* 基因的侧中胚层间皮细胞,与皮下脂肪细胞及棕色脂肪细胞的起源不同。Atit(2006)则发现,中央生皮肌节表达 En1 的细胞可以形成棕色脂肪组织、骨骼肌和真皮,但不能发育成为白色脂肪组织。Seale(2008)等通过荧光标记表达特异性 Myf5 阳性祖细胞及其子代,发现棕色脂肪细胞和骨骼肌细胞均表达 Myf5,提示两者起源于轴旁中胚层 Myf5 阳性细胞。棕色脂肪中分离出来的前脂肪细胞具有与肌肉细胞相似的转录调节特征,可以表达 Myf5。但进一步的研究却发现,部分白色脂肪细胞也由 Myf5 阳性祖细胞分化而来,其中肩胛间和腹膜后白色脂肪组织中约有 50% 的脂肪细胞起源于 Myf5 阳性祖细胞,这些 Myf5 阳性细胞与棕色脂肪细胞不同,均可以表达白色脂肪细胞标志性蛋白;米色脂肪细胞由 Myf5 阴性祖细胞分化而来,分布于骨骼肌、皮下和腹膜后的白色脂肪组织中。

以上研究提示,脂肪细胞起源于侧中胚层上表达 Wt1 的间皮层细胞和轴旁中胚层 Myf5 祖细胞;不同部位的脂肪细胞有不同的起源,同一部位的脂肪细胞也可以由不同原始细胞分化而来。

2. 外胚层起源 Billon 等(2006,2007)发现,外胚层神经上皮祖细胞可分化为脂肪细胞。2013 年,Sowa 通过对特异性表达于神经嵴的 *Wnt1* 基因谱系追踪研究发现,头面部脂肪细胞起源于外胚层神经嵴,与内脏和皮下脂肪来源不同;出生后,神经嵴起源的前脂肪细胞比例会逐渐下降,被起源不明的细胞代替,说明脂肪细胞的起源不是一成不变的。

2014 年,Sanchez-Gurmaches 等采用谱系追踪方法证实,皮下脂肪细胞由胚胎早期具有间充质特性的 Pref-1 阳性细胞分化而来。同年,Rosen 采用绿色荧光蛋白标记 Sox10 追踪外胚层神经嵴及其后代细胞,发现小鼠头部从唾液腺到耳区的皮下脂肪细胞起源于外胚层神经嵴,与躯干和四肢的脂肪细胞起源不同。

3. 基质血管成分起源 脂肪组织中除了成熟脂肪细胞外,还有内皮细胞、成纤维细胞、周细胞、炎症细胞等多种细胞成分的基质血管成分(stromal vascular fraction,SVF)。Rodeheffer(2008)通过研究发现,SVF 可分化为脂肪细胞;SVF 移植到营养不良小鼠体

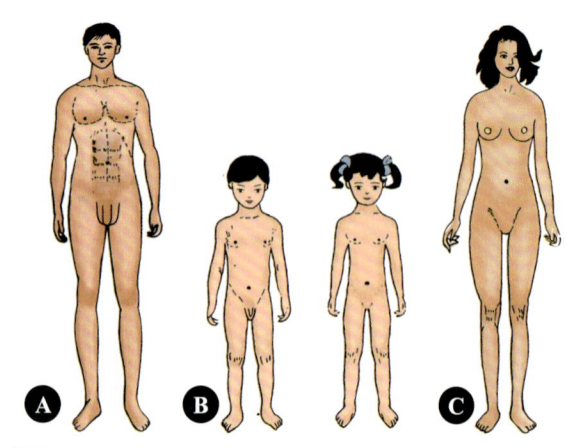

▲ 图 2-1 成人及儿童形体
A. 成年男性;B. 儿童;C. 成年女性

内可发育分化为有功能的脂肪组织,并可改善小鼠的代谢功能。虽然早期研究都发现脂肪细胞的生成与血管密切相关,但由于前脂肪细胞存在于脂肪组织的基质血管成分中,分化早期的前脂肪细胞与成纤维细胞在形态上非常接近,在体定位和区分十分困难。因此,脂肪细胞是否起源于SVF,目前仍难定论。

4. 周细胞起源 周细胞一般分布于毛细血管内皮基底膜,可以表达α-SMA、PDGFRβ等多种标志分子;周细胞有多向分化的能力,可分化为骨、软骨、骨骼肌和脂肪细胞。

2008年,Tang等用PPAR-γ作为启动子标记前脂肪细胞,发现脂肪组织中存在一群位于血管周围早期表达PPAR-γ及周细胞标志性蛋白(α-SMA、PDGFRβ和NG2)的细胞。这群细胞在体外培养时可分化为成熟脂肪细胞,移植到裸鼠体内可形成脂肪组织,说明周细胞的某些亚群可能是脂肪细胞的起源之一。Berry等(2013)通过谱系追踪PDGFRβ阳性细胞及其子代,发现腹膜后和腹股沟脂肪组织可被标记,提示这些特定部位的脂肪细胞可能起源于周细胞。Olson等(2011)应用条件性基因敲除技术,通过增强小鼠体内周细胞PDGFRβ信号通路的活性,发现突变体小鼠在出生早期脂肪组织均正常,但出生3天后白色脂肪组织发育障碍,脂肪组织中几乎没有成熟脂肪细胞,只有大量表达PDGFRβ和Pref-1的前脂肪细胞;分离出前脂肪细胞进行培养,发现这些前脂肪细胞在体外不能分化为脂肪细胞,进一步说明周细胞是脂肪细胞的起源之一。由于突变体小鼠在出生早期脂肪发育正常,提示周细胞不是脂肪细胞的唯一起源。

5. 内皮细胞起源 2012年,Gupta等利用表达于早期前脂肪细胞的锌指蛋白Zfp423作为启动子,通过对绿色荧光蛋白小鼠模型研究,发现在腹股沟白色脂肪组织和肩胛间棕色脂肪组织中部分表达PECAM-1/CD31和PDGFRβ的血管内皮细胞也被标记。Tran等(2012)通过构建血管内皮钙黏附素(VE-cadherin)为启动子研究脂肪形成与血管内皮细胞的关系,发现性腺旁、腹股沟白色脂肪组织和肩胛间棕色脂肪组织内部分脂肪细胞由具有内皮细胞特征的细胞群分化而来。以上研究说明脂肪细胞的内皮细胞起源的可能性。然而,Kanda等(2009)发现,Tie2-Cre条件性敲除PPAR-γ后,脂肪组织并没有明显变化。采用更精确的细胞膜标记方法进行内皮祖细胞的谱系追踪研究时发现,脂肪细胞没有被荧光标记。此外,由于脂肪细胞都被毛细血管包绕,很难确定荧光信号标记的确切位置。因此,脂肪细胞的内皮细胞起源尚不能确定,需要更多的研究去证明。

6. 骨髓造血干细胞起源 1999年,Pittenger等发现,骨髓衍生的基质细胞诱导后可以分化为骨细胞和脂肪细胞。2006年,Crossno等通过研究发现,骨髓造血干细胞可迁移至脂肪组织并分化为脂肪细胞,该部分细胞主要分布于内脏脂肪组织,随着年龄的增长比例逐渐增多。然而,Majak等(2010)通过对标记造血干细胞的转基因小鼠研究,发现荧光信号只出现在巨噬细胞构成的皇冠样结构上,正常喂养与高脂喂养的结果相同,提示骨髓来源的细胞迁移到脂肪组织后并未形成脂肪细胞,不支持脂肪细胞的骨髓起源。Berry等(2013)通过对造血干细胞标志性基因*Vav1*作为启动子的谱系追踪研究也证实,正常饮食或高脂诱导下,脂肪组织中的脂肪细胞均不能被标记,而CD45阳性的血系细胞基本都为阳性标记。因此,脂肪细胞是否起源于骨髓,目前尚不能确定。

总之,脂肪细胞的起源复杂。胚胎发育时期,中胚层是脂肪细胞最重要的来源,但也有部分脂肪细胞起源于外胚层;周细胞、内皮细胞和骨髓造血干细胞可能是出生后脂肪细胞来源。不同部位的脂肪细胞有不同的起源,同一部位的脂肪细胞也可以由不同的细胞分化而来。由于目前还不能对各种细胞进行特异性的纯化分离和在体追踪定位,因此,脂肪细胞的确切起源仍不十分清楚。相信随着新的实验技术的出现及更好的实验模型的建立,脂肪细胞的起源问题将会被精准地阐述,并有希望为肥胖症等代谢性疾病的预防和治疗打下坚实基础。

二、脂肪细胞的分化与调控

(一)概述

脂肪细胞分化调控与局部脂肪堆积、肥胖症、糖尿病、高脂血症等密切相关。因此,对脂肪细胞的分化与调控进行研究具有重要的临床实际意义。

脂肪细胞分化调控方面的研究主要采用的是体外细胞分化系统,常用的有小鼠3T3-F442A、3T3-L1前脂肪细胞系、C3H10T1/2、NIH/3T3多能干细胞系,以及人前脂肪细胞系。研究表明,胚胎干细胞(embryonic stem cell, ESC)、骨髓衍生基质细胞(bone marrow derived stromal cell, BMSC)均可以诱导分化为前脂肪细胞;不同位置的前脂肪细胞,其生长及分化存在差异。

根据脂肪细胞分化过程中脂滴的不同,可将脂肪细胞分为前体脂肪细胞、前脂肪细胞和成熟脂肪细胞。前体脂肪细胞是梭形没有脂滴的细胞,而前脂肪细胞则是刚出现脂滴的细胞。前脂肪细胞由于有多个小的脂滴贮存在于细胞内，故称多室脂肪细胞。当细胞内小的脂滴逐渐融合成一个大的脂滴后，则称为单室脂肪细胞或成熟脂肪细胞（图2-2）。原始细胞（前体脂肪细胞或前脂肪细胞）平均直径为10～20μm，而成熟脂肪细胞平均直径在100μm左右，有的甚至可以达到200μm。

脂肪细胞分化增殖或脂肪生成分为5个过程：①多能干细胞定向分化形成前体脂肪细胞；②前体脂肪细胞继续分化形成前脂肪细胞；③前脂肪细胞进行克隆性增殖；④前脂肪细胞表达特异性分化转录因子，细胞停止克隆性增殖；⑤分化转录因子诱导特异性功能基因的转录和翻译，产物包括脂类合成与分解所需的关键酶类、调控蛋白等。以上过程通常又可以概括为分化决定和终末分化两个阶段。在分化决定阶段，多能干细胞定向分化为脂肪祖细胞或前脂肪细胞；在终末分化阶段，定向的前脂肪细胞进一步分化为成熟脂肪细胞。

通过前脂肪细胞系的体外培养模型研究，终末分化阶段的信号调控网络基本已被阐明，但对早期多能干细胞向前脂肪细胞的定向分化阶段及细胞起源的研究相对较少。

研究表明，脂肪组织堆积依赖于前脂肪细胞的分化增殖和现有脂肪细胞的肥大，并受胰岛素、胰岛素敏感性、饮食、遗传、身体活动和环境的影响。脂肪细胞的数量在成年后基本保持不变，成年人每年大约有10%的脂肪细胞发生更新；极端减肥时，脂肪细胞的数量保持不变，而高脂饮食会出现脂肪细胞增殖；前脂肪细胞的增殖与BMI及性别无关，但不同部位前脂肪细胞增殖存在差异。

皮下脂肪组织（subcutaneous adipose tissues，SAT）的前脂肪细胞的增殖速度比内脏脂肪组织（visceral adipose tissues，VAT）快。SAT的前脂肪细胞增殖率随年龄的增加而下降，而VAT的前脂肪细胞增殖率和年龄无关；VAT的重量主要是由脂肪细胞的数目决定，与细胞增殖密切相关。提示脂肪堆积的部位与年龄相关。

人体主要含有两种类型的脂肪组织，即白色脂肪组织（white adipose tissue，WAT）和棕色脂肪组织（brown adipose tissue，BAT）。前者是脂肪组织的最大组成部分，以甘油三酯（triglyceride，TG）的形式储存机体的大部分能量；后者占的比例很少，主要通过UCP1介导的非寒战产热来维持机体温度。WAT与BAT分布相互独立，功能明显不同。

近年来研究发现，在寒冷刺激或者$β_3$受体激动药处理后，WAT中部分白色脂肪细胞可以转变为米色脂肪细胞，即WAT棕色化。WAT棕色化使机体能量消耗，从而降低机体脂肪含量，减轻体重。寒冷刺激细胞因子鸢尾素结合FGF-21能够上调人棕色脂肪细胞的基因表达及内分泌功能，发挥其抵抗肥胖及预防并发症的作用。因此，WAT棕色化在生物医学治疗方面具有重要意义。

（二）脂肪细胞的分化

脂肪细胞的分化过程是：多能干细胞-白色/棕色前脂肪细胞-成熟脂肪细胞。但白色脂肪细胞和棕色脂肪细胞的起源有所不同（图2-3）。

WAT在出生后不久开始形成，主要特征是前脂肪细胞的增殖。前脂肪细胞退出细胞周期后，其形态会改变并积累甘油三酯，获得成熟脂肪细胞的特征且失去分裂增殖能力。白色脂肪细胞来源于Myf5阴性的成脂/成骨细胞系，棕色脂肪细胞来源于Myf5阳性的成肌谱系。虽然两者起源于两个不同的谱系，但具有共同的转录途径，均涉及C/EBP。

白色脂肪细胞一旦活跃分化，cAMP反应元件结合蛋白就会被磷酸化，然后诱导C/EBP-β的表达，使前脂肪细胞重新进入细胞周期或增加转录因子C/EBP-α和PPAR-γ的水平；PPAR-γ对促进脂质和葡萄糖代谢及脂肪细胞的胰岛素敏感性至关重要。

BAT在出生前就已发育，主要功能是产热，在预防新生儿感冒中起着重要作用。棕色前脂肪细胞向成熟的棕色脂肪细胞的分化分别受BMP7的正向调控

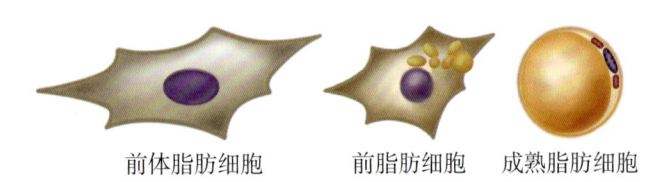

▲ 图2-2 前体脂肪细胞、前脂肪细胞及成熟脂肪细胞

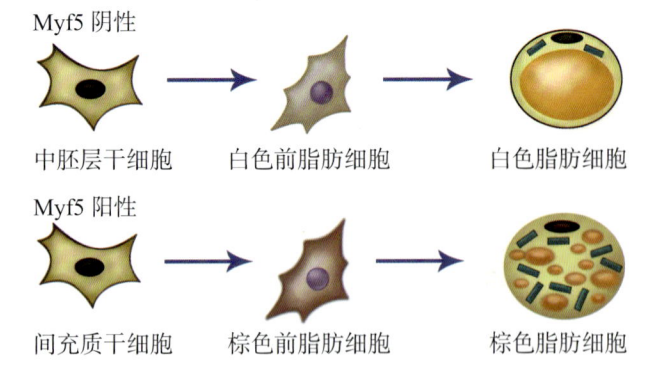

▲ 图2-3 白色脂肪细胞及棕色脂肪细胞的分化

和肌肉生长抑制素的负向调控。C/EBP-β 和 PRDM16 被证明是棕色脂肪细胞分化中的关键转录因子。当 PRDM16 在前体细胞中被抑制时，细胞分化为骨骼肌细胞，异位表达 PRDM16 的成肌细胞可以转分化为棕色脂肪细胞。BAT 的分化取决于 PRDM16 和 C/EBP-β 之间形成的转录复合物，该复合物诱导 PGC-1α 的表达；C/EBP-β 是导致 UCP1 表达并诱导生热过程的关键转录激活因子。

（三）脂肪细胞的去分化

成熟脂肪细胞在体外细胞培养过程中会逐渐失去脂滴，细胞从单脂滴细胞变成多脂滴细胞，最终变成成纤维细胞样形态，此变化过程被称为"脂肪细胞去分化"（dedifferentiated fat，DFAT）（图 2-4）。Liao 等（2015）发现，成熟脂肪细胞在软组织扩张过程中也会发生去分化。

DFAT 细胞的表型和 ADSC 相似，具有多向分化能力。体外及体内研究均证实，DFAT 细胞可以分化为成熟脂肪细胞。

1. DFAT 细胞的分离与鉴定 1986 年，Sugihara 等通过天花板培养法首次发现成熟脂肪细胞去分化为不含脂滴的类成纤维细胞，即 DFAT 细胞。2013 年，宋子仪、Wei 改良了 DFAT 细胞分离方法。宋子仪等发现，脂肪分解的关键基因 *HSL* 和 *ATGL* 的 mRNA 水平分别上调了 40 倍和 10 倍，成脂关键基因 *PPAR-γ*、脂肪细胞型脂肪酸结合蛋白 aP2 和 LPL 的 mRNA 水平分别上调了 8 倍、3 倍和 7.5 倍，说明 DFAT 是以脂解为主并伴有一定水平成脂的脂代谢过程。Peng、Lessard、Ono 等发现，在脂肪细胞去分化过程中，成脂基因显著下降，细胞增殖和分化调控基因表达增加。

DFAT 细胞与 BMSC、ADSC 的表面标志基本相同：CD29、CD44、CD73、CD90、CD105 为阳性，CD14、CD34、CD45、CD117、CD133、CD271、CD309、HLA-DR 等为阴性。此外，DFAT 细胞可以表达 Oct4、Sox2、c-Myc、Nanog 等胚胎干细胞的表面标志，以及 CD140b、NG2、肌间线蛋白等与血管周围细胞高度相关的标志物，但不表达 CD31、CD34、CD309 等血管内皮细胞标志物。

以上研究证明，DFAT 细胞重新获得了前脂肪细胞的增殖分化能力。

2. DFAT 细胞的多向分化潜能

（1）向脂肪细胞分化：DFAT 细胞具有强大的成脂分化能力。2008 年，Nobusue 等将 DFAT 细胞移植到小鼠皮下，发现 14 天后即有高度血管化的脂肪组织生成。Wang 等在动物实验的基础上证实，脂肪细胞在生理状态下存在去分化与再分化现象。将 DFAT 细胞与纤维蛋白胶混合后注射于裸鼠皮下，可以构建出脂肪组织（陈晓炜等，2009）。体外诱导培养研究（Kou 等，2014）发现，DFAT 细胞内明显的脂滴聚集，而且 DFAT 细胞的成脂能力要优于 ADSC。进一步的研究表明，DFAT 细胞的分化过程受 IRS1 介导，miR-145 上调使脂肪生成受到抑制（Guo 等，2012），*Rb1* 基因对 DFAT 细胞成脂分化起负性调节作用（Hu 等，2015）。

（2）向骨及软骨细胞分化：Nakamura 等（2013）发现，BMP9 与 FK506 联合使用可以有效地诱导 DFAT 细胞成骨分化。Oki 等使用全反式维 A 酸在体内、体外均完成了对 DFAT 细胞成骨分化的诱导。

2014 年，Kishimoto 等对 DFAT 细胞与 ADSC 诱导成骨能力进行比较研究，发现 DFAT 细胞在成骨分化方面优于 ADSC。Sakamoto 等则发现，DFAT 细胞成骨诱导后，*Runx2* 基因表达、ALP 活性及 OCN 和钙含量的测定均优于 hMSC。此外，DFAT 细胞与牙周韧带干细胞体外共培养可以增强 *Runx2* 基因的表达（Tansriratanawong 等，2014）。

在新型生物复合材料的研究中，DFAT 细胞种植到 α-TCP/CS 上，可以形成培养骨的矿化细胞外基质沉积；与刚性支架组成的钛纤维网（titanium fiber mesh，TFM）结合，可以制成新型生物材料（Kishimoto 等，2013）；与聚乳酸-羟基乙酸/羟基磷灰石（PLGA/HA）共同应用于大鼠颅骨缺损的模型上，可以取得明显的效果（Shirakata 等，2014）。这些新型生物复合材料的研究成果对骨组织工程技术的发展有重要的意义。

DFAT 细胞还广泛应用于骨病的治疗研究。将 DFAT 细胞注射至骨髓可以使卵巢摘除后产生的骨质疏松得到明显改善。

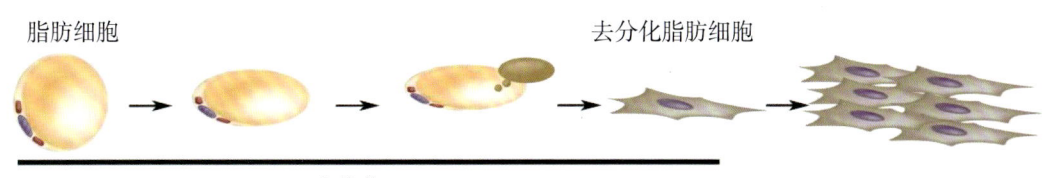

▲ 图 2-4 脂肪细胞去分化

在诱导 DFAT 细胞向软骨分化的研究方面缺少有效方法。Okita 等（2015）发现，添加锶离子可能是提高 DFAT 细胞向软骨分化及用于软骨再生治疗的一种方法。

(3) 向内皮细胞分化：Jumabay 等（2012）发现，DFAT 细胞可以自发向内皮细胞分化，BMP4 和 BMP9 对内皮细胞分化过程有促进作用。然而，在 DFAT 细胞诱导分化研究中，未发现内皮细胞关键标志物 CD31、CD34、CD309 等表达。而 Shimizu 等（2015）将 DFAT 细胞培养于 EGM-2MV 后，检测到有内皮细胞标志物的表达，DFAT 细胞与人齿龈内皮细胞（human gingival endothelial cell，HGEC）共培养，12h 内即可形成丰富的毛细血管样结构，并保持管状结构 24h 以上，共培养的 DFAT 细胞可以明显增强周细胞表面标记的表达，促进微血管的成熟与稳定。Soejim 等和 Asami 等发现，DFAT 细胞与 bFGF 混合应用可以显著缩短人工真皮移植后皮肤再生和血管形成时间，移植后第 2 天即可观察到真皮内有毛细血管生长。Kashimura 等也证实，局部注射 DFAT 细胞可显著增加皮瓣移植区血管生成，促进皮瓣的存活。Sugawara 等将 DFAT 细胞与胶原支架结合用于牙周组织缺损模型研究，证明 DFAT 细胞移植治疗的可行性。

(4) 向肌肉细胞分化：Jumabay 等（2009，2010）发现，注射于心肌梗死区的 DFAT 细胞可以表达肌动蛋白，梗死区的毛细血管密度显著增加；抑制 BMP 和 Wnt 信号通路，可增强 DFAT 细胞向心肌样细胞分化，而且细胞产生自主收缩性。杨华等（2011）应用催产素诱导 DFAT 细胞，检测到心脏特异性 GATA4、Nkx2.5、cTnT 基因表达。李福海等（2015）证实，维生素 C 可以诱导 DFAT 细胞向心肌样细胞分化。

在向平滑肌分化的研究中，Sakuma 等发现，DFAT 细胞注射可有助于膀胱平滑肌组织的再生。Obinata 等（2011）将 DFAT 细胞注射入小鼠尿道扩张模型后，在受损平滑肌层观察到移植的 DFAT 细胞，并且 α-SMA 呈阳性，肌肉层厚度明显增加。Hsiao 等利用组织工程和细胞纤维技术建立的螺旋弹簧状三维细胞结构模型，成功诱导 DFAT 细胞生成平滑肌细胞，并可以精确控制平滑肌细胞的排列与方向，从而为临床治疗研究提供了新思路。

DFAT 细胞向骨骼肌分化也有研究。Kazama 等（2008）发现，DFAT 细胞可以分化为骨骼肌细胞。

(5) 向神经细胞分化：Ohta 等（2008）发现，DFAT 细胞可表达巢蛋白、β 微管蛋白和胶质纤维酸性蛋白等神经标志物，并可明显改善脊髓损伤大鼠模型的后肢运动功能。Yamada 等（2014）通过研究证实，DFAT 细胞在改善脊髓损伤后肢体运动能力的同时，可以促进髓鞘再生和减少胶质瘢痕生成。此外，Matsumine 等（2014）将 DFAT 细胞植入大鼠面神经缺损模型，证明 DFAT 细胞可以促进再生神经的成熟。

3. DFAT 细胞应用前景 DFAT 细胞移植疗法已广泛应用于牙周组织再生、皮肤移植、脊髓损伤、骨质疏松、尿道和膀胱平滑肌损伤等方面的治疗研究并取得了显著的效果。在慢性肾功能不全、肾小球肾炎的治疗中，DFAT 细胞移植疗法已取得了一定的进展。

在糖尿病足等创面治疗研究中发现，糖尿病患者 ADSC 的血管生成能力及自我修复能力减弱。但糖尿病患者 DFAT 细胞的增殖分化能力比 ADSC 更强（Jumabay 等，2015）。此外，Watson 等（2014）证实，DFAT 细胞的端粒酶水平是 ADSC 的 2.5 倍，细胞衰老慢，DFAT 细胞上清液与 ADSC 上清液对人皮肤成纤维细胞的迁移具有相似的作用。因此，DFAT 细胞在慢性创面治疗方面具有巨大潜力。

与通过基因转染等细胞重编程技术获得的诱导的多能干细胞（induced pluripotent stem cell，iPS）不同，DFAT 细胞是从成熟脂肪细胞的去分化过程中自然获得。虽然 iPS 和 DFAT 都表达 Oct4、Sox-2 和 c-Myc（Ono，2011；Gao，2012）胚胎干细胞标记物的基因，但 DFAT 细胞更容易获得尿道和膀胱，成本更低。此外，有研究表明，DFAT 细胞没有任何致瘤性风险；DFAT 细胞体外传代 22 代后仍有增殖和分化能力。因此，DFAT 细胞在组织工程和细胞治疗中具有广阔的应用前景。

（四）脂肪细胞的转分化

在寒冷等特殊条件下，WAT 中白色脂肪细胞可以转变为米色脂肪细胞，这种细胞表型诱导的转分化过程称为 WAT 棕色化（图 2-5）。

最早一篇关于 WAT 棕色化的文章由 Young 等发表于 1984 年，Young 等发现，大鼠子宫周围 WAT 在寒冷刺激下出现大量表达 UCP1 的细胞。进一步的研究证实，寒冷或药物等刺激时，WAT 中出现一些功能与棕色脂肪细胞相似，外观介于白色与棕色之间的米色、多室性、UCP1 阳性脂肪细胞。运动，尤其是长期运动，也可以促使白色脂肪组织转化为米色脂肪组织（Harms 等，2013）；运动可以使肌肉表达 PGC-1α，PGC-1α 的过度表达进一步诱导白色脂肪组织 UCP1 的表达（Handschin 等，2008）。过度表达的 PGC-1α 可能通过促使肌肉释放鸢尾素作用于白色脂肪细胞，使 WAT 发生"棕色化"（Bostrom 等，2012）。此外，$β_3$ 受体（$β_3$ adrenoceptor，$β_3$AR）的激活可以促进白色脂肪组织分解，并加强棕色脂肪组织的非战栗产热，降低血糖。β₃AR 转基因小鼠经 β₃AR 激动药 CL316243 处理后，小鼠的氧消耗增加，胰岛素水平升高，食物摄入量减少。Festuccia 等发现（2010），高能量饮食引起的肥胖大鼠经 β₃AR 激动药 CL316243 处理后，基础代谢率增加 40%～45%，腹膜后 WAT 中出现表达 *UCP1* 基因的棕色脂肪细胞，表明 β₃AR 激动药可以逆转由饮食引起的肥胖症。Timms-Hagen 等（2010）则发现，敲除 β₃AR 基因后的小鼠不会发生转分化；冷暴露的条件下，UCP1mRNA 和蛋白质的表达及多室细胞的密度明显下降。以上研究说明，β₃AR 在 WAT 棕色化过程中起至关重要的作用。

FOXC2 也可以诱导 WAT 棕色化。

总之，PGC-1α、C/EBP-β 和 PRDM16 在 WAT 棕色化过程中起关键作用。运动和冷暴露可以诱导 PGC-1α 表达，PGC-1α 转染的人白色脂肪细胞可以表达 UCP1，PPAR-γ 激活药噻唑烷二酮可以将 WAT 转分化为 BAT 样组织。C/EBP-β 和 PRDM16 是 WAT 棕色化的有力诱导剂，异位表达 C/EBP-β 和 PRDM16 的皮肤成纤维细胞移植可以产生功能性 BAT；PRDM16 转基因表达可以引起 WAT 棕色化，进而增加了能量消耗、抑制高脂饮食后体重增加。

FGF-21 是由肝脏和 BAT 在交感神经系统控制下产生的生长因子。Hondares 的研究（2010）表明，FGF-21 以自分泌/旁分泌的方式通过 β-Klotho 受体增加脂肪组织中 UCP1 和其他产热基因的表达。Fischer 等（2012）认为，FGF-21 通过增强脂肪组织中 PGC-1α 的水平来调节能量消耗及脂肪代谢。

TGF-β 对 WAT 棕色化有负面影响，TGF-β 信号转导的下游分子 Smad3 的缺失会诱导白色细胞转分化为米色脂肪细胞（WAT 棕色化）。

此外，还有研究发现，在妊娠和哺乳期间，白色脂肪细胞失去脂质，获得上皮特征，并形成能够产生和分泌乳汁的腺结构；断乳后，上皮成分又可以转分化为脂肪细胞。

WAT 棕色化后的米色脂肪细胞可以通过分泌细胞因子（如瘦素等）抵抗进食过度引起的肥胖。肥胖的发生与 BAT 的数量减少有着较为密切的关系，BAT 的数量与体重指数（body mass index，BMI）、皮下脂肪含量呈反比，超重和肥胖人群的体内 BAT 的数量明显减少。Castillo-Quan 等（2012）通过研究证实，BAT 可以阻止肥胖等代谢性疾病的发生。因此，促使 WAT 向 BAT 转分化，提高棕色脂肪数量，是有效控制肥胖的新策略。

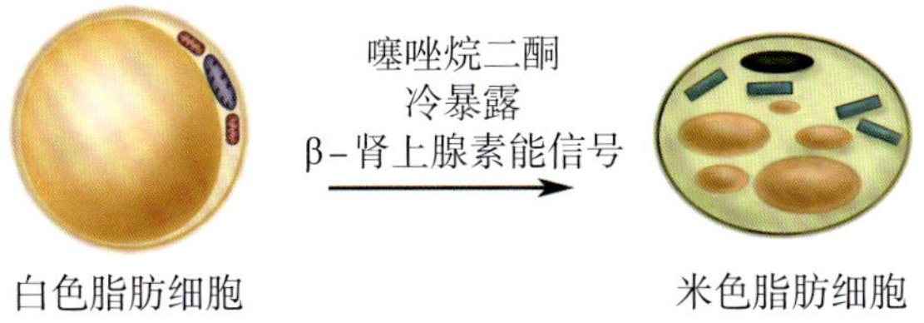

总之，WAT 棕色化与人体健康息息相关，通过诱导 WAT 棕色化来调节能量代谢，进而改善肥胖等相关代谢疾病，理论上是可行的。由于 WAT 棕色化研究仍处于体外实验阶段，在体内作用机制研究不足，加之高代谢的棕色脂肪组织可能会导致其他器官负担加重，其安全性、有效性和特异性等一系列问题都需要明确。然而，WAT 棕色化研究的进一步深入，必将为肥胖等代谢性疾病治疗研究提供新思路和方法。

（五）脂肪细胞的分化调控

现代脂肪细胞发育理论认为，脂肪细胞与前脂肪细胞相互转化，前脂肪细胞缓慢而持续地增殖分化与成熟脂肪细胞的去分化及凋亡处于动态平衡状态，人体脂肪细胞的数量基本保持恒定，机体只有在严重肥胖或消瘦时才可能有细胞数量的改变；脂肪细胞是动态且高度受调控的细胞群，新的脂肪细胞不断形成，以替代凋亡和死亡的脂肪细胞，皮下脂肪组织每 8 年更换约 50% 的脂肪细胞。

脂肪堆积依赖于前脂肪细胞增殖分化成新的脂肪细胞和脂肪细胞的肥大，并受饮食、遗传、运动、环境、胰岛素水平及敏感性的影响。ADSC 的增殖能力与 BMI 及性别无关，但存在部位差异，VAT 比 SAT 增殖能力弱。

极度寒冷条件下，成熟的白色脂肪细胞也具有增殖分化能力，可从储藏组织变为功能组织。冷刺激细胞因子鸢尾素结合 FGF-21 能够上调棕色脂肪细胞基因/蛋白表达。

调控脂肪细胞分化的信号转导途径主要有 IGF-1 激活的酪氨酸激酶途径、GC/PGI2 途径、cAMP- 蛋白激酶 A 途径、脂肪酸激活受体途径等。维生素 A、Pref-1、TNF-α 等可以抑制脂肪细胞的分化。在体内，细胞的分化、增殖及肥大等过程交织在一起，调控方式多样，机制也十分复杂。

脂肪细胞的分化受多种因素调控，包括能量、多不饱和脂肪酸、钙等营养因素，以及生长激素、胰岛素、雌激素等神经内分泌激素等。此外，脂肪细胞产生的瘦素、脂联素、TNF 等因子也会对脂肪细胞分化产生影响。在基因水平，转录因子 PPAR-γ 和 C/EBP

▲ 图 2-5 脂肪细胞的转分化

起着关键性的调控作用。

1. 营养调控　脂肪细胞的分化增殖与母体的营养状况密切相关。研究表明，如果在妊娠早期和中期限制母体营养摄入，妊娠晚期恢复正常营养摄入，会发生胚胎脂肪聚集；如果仅在妊娠晚期增加母体营养摄入，胚胎脂肪含量会减少。

长链不饱和脂肪酸（polyunsaturated fatty acid，PUFA）对脂肪细胞的分化有调控作用，机制是花生四烯酸（ω-6 PUFA）产生的 PG 等与细胞膜 PG 受体结合，通过蛋白激酶的激活使细胞内 cAMP 升高，从而促进转录因子 C/EBP、PPAR 基因表达，进而促进脂肪细胞的分化增殖。相反，25-碳烯酸和 22-碳六烯酸（ω-3 PUFA）通过降低脂肪酸合成酶、LPL 的活性，抑制花生四烯酸介导的促脂肪细胞分化作用，进而抑制脂肪细胞甘油三酯的聚集和细胞的分化增殖。

此外，钙的摄入也对细胞分化有调控作用，增加钙的摄入可以减少体脂和体重，钙的摄入与中年期体重和儿童期脂肪聚集呈负相关。其作用机制是，钙摄入减少，缺钙时，1,25-二羟基维生素 D 的合成增加，钙流向脂肪细胞内，使甘油三酯合成增加、水解减少，产生脂肪聚集；钙摄入增加时，1,25-二羟基维生素 D 合成受抑制，减少脂肪聚集发生。牛奶钙的作用优于其他钙，可能机制是牛奶中含有血管紧张素转换酶抑制肽等能够抑制血管紧张素Ⅱ的生成，进而减少脂肪组织形成。

2. 神经内分泌调控　脂肪组织受交感和副交感神经双重支配，它们对脂肪组织的形成、胰岛素敏感性、细胞因子分泌及细胞数量都有调节作用。有研究表明，交感神经兴奋可抑制脂肪细胞的增殖，而副交感神经兴奋则起促进增殖作用。

神经内分泌调控作用机制比较复杂。当饮食和营养状态发生变化时，外周组织（脂肪、胰腺、小肠、胃）产生的瘦素、胰岛素等物质会随之变化，进而作用于下丘脑食欲调节中枢发挥对食欲的调控。饥饿或瘦素分泌减少可使黑素皮质素受体 4、CART 表达减少，引起阿片促黑素皮质素原及其代谢产物 MSH-α 分泌减少，NPY 和 CART 表达增加，使食欲增加，能量消耗减少；相反，饱食或瘦素分泌增加可使 CART 表达增加，促黑素及其产物 MSH 分泌增多，NPY 和 CART 表达减少，进而抑制食欲并促进能量消耗。此过程中任何环节出现异常，均会引起脂肪细胞的分化增殖紊乱及肥胖的发生。

生长激素在促进 IGF-1 的表达，使前脂肪细胞增殖分化的同时，也可以通过细胞膜上的自身受体途径促进脂肪氧化，抑制甘油三酯的聚集，进而减小成熟细胞的体积。

雌激素可直接作用于前脂肪细胞、脂肪细胞、血管内皮细胞及平滑肌细胞的 ERα 和 β，通过降低 LPL 的活性增强 HSL 活性及肾上腺素的酯解作用，发挥其抑制脂肪生成的作用；与中枢下丘脑部位的 ERα 结合，使能量摄入减少，影响脂肪细胞的甘油三酯聚集。

3. 脂肪细胞自身调控　脂肪组织为一种内分泌组织，可以分泌多种细胞因子，如瘦素、血管紧张素Ⅱ、PG、抵抗素、脂联素、MIF、IL-6、TNF-α 等。这些因子不仅在能量代谢、胰岛素抵抗、免疫反应、心血管疾病等方面发挥重要作用，而且还可通过旁分泌、自分泌形式反馈调节自身细胞的分化增殖。研究表明，脂联素可以缩短 3T3L1 细胞分化成熟的时间，促进 PPAR、C/EBP-α 等转录因子的表达、甘油三酯聚集；提高脂肪细胞的胰岛素敏感性，促进 GLUT4 基因的表达，进而增加细胞对糖的摄取利用，甘油三酯合成。TNF-α 对脂肪细胞分化的调节存在剂量效应关系，高浓度下具有抑制脂肪生成、促进脂肪细胞凋亡的作用；生理状态下可以增加未分化细胞的数量，并诱导其分化。TNF-α 对脂肪细胞分化增殖的影响还与不同亚型 TNFR 有关。TNFR 有 TNFR-p60、TNFR-p80 两种亚型，TNFR-p60 主要介导抑制脂肪生成的功能，TNFR-p80 与 TNFR-p60 的作用相反。

4. 转录因子调控　脂肪细胞分化过程中涉及大量的基因活化和表达，转录因子 PPAR-γ、C/EBP、ADD1/SREBP1 在脂肪细胞分化过程中起着关键性作用，其中 PPAR-γ、C/EBP 对脂肪的分化与调控尤为重要，是前脂肪细胞向成熟脂肪细胞分化的必需因子。

细胞功能研究发现，PPAR-γ 表达可以诱导非脂肪源性成纤维细胞分化为脂肪细胞，PPAR-γ 功能的丧失会减少或消除脂肪的形成，PPAR-γ 阴性表达可以诱导脂肪细胞去分化，成熟脂肪细胞中 PPAR-γ 的诱导性敲除则会导致脂肪细胞死亡。

脂肪细胞分化过程中，PPAR-γ 的表达部分受 C/EBP 转录因子的控制。细胞分化早期，胰岛素、肾上腺皮质激素等诱导 C/EBP-β 和 C/EBP-δ 表达。C/EBP-β 和 C/EBP-δ 的瞬时表达可以促进 C/EBPα 和 PPAR-γ 的表达，加速细胞分化；细胞分化后期，PPAR-γ 激活 C/EBP-α 表达并在 C/EBP-α 和 PPAR-γ 之间形成正反馈，从而促进脂肪细胞分化的完成。

三、脂肪组织的分泌与代谢

脂肪组织是人体最大的内分泌器官，由大量脂肪细胞和少部分基质血管成分组成，被疏松结缔组织隔呈小叶状。脂肪细胞能分泌生长因子、细胞因子、血管功能相关因子等几十种因子，这些因子既可进入血循环作用于远处的靶器官，也可以通过自分泌或旁分泌的方式作用于邻近的组织细胞，参与脂肪细胞的分化增殖，调节能量代谢平衡及免疫功能。

（一）脂肪组织的分泌功能

脂肪组织既是能量储存器官，更是内分泌器官。1953 年，Kennedy 认为脂肪组织可能会产生一种调节脂肪量和食物摄入量的循环因子。1959 年，Hervey 通过对食欲亢进的肥胖大鼠和正常大鼠的共生研究指出，控制食物摄入的循环因子来自肥胖大鼠。后续的研究也支持 Hervey 观点。随着 1964 年第一个脂肪细胞分泌的蛋白质（LPL）、1994 年第一个脂肪细胞激素（瘦素）的发现，1995 年瘦素受体的克隆，逐步形成了脂肪组织是内分泌器官的概念。进一步的研究表明，人脂肪细胞可以分泌超过 250 种因子，不同部位的脂肪组织分泌能力也有差异；脂肪细胞因子通过自分泌/旁分泌机制发挥其生理作用。

1. 白色脂肪组织的分泌功能 白色脂肪组织广泛分布于皮下、骨骼肌间、腹腔、骨髓腔和盆腔内的内脏和性腺周围，主要起贮存能量、分泌脂肪因子、支持与保护皮肤等作用。白色脂肪细胞是 WAT 最主要的组成细胞，其分泌的瘦素、脂联素、抵抗素、TNF 等细胞因子，在能量代谢平衡中起重要作用。

(1) 瘦素

① 瘦素的来源：1994 年，Zhang 等成功克隆了小鼠及人类的肥胖基因（ob 基因），并鉴定了其所表达的蛋白，即瘦素，亦称为苗条素、瘦因子、抗肥胖因子等。ob 基因又称为瘦素基因，ob 基因缺陷的 ob/ob 小鼠及瘦素受体基因突变的 db/db 小鼠均表现为病态肥胖且丧失生殖能力。瘦素的发现使人们对肥胖的认识取得了突破性进展。1998 年，Sakura 等发现，大鼠下丘脑腹外侧有两种与瘦素作用相反的神经肽，命名为增食因子 OX A 和 B。OX 的发现使人们对肥胖发生机制有了进一步的认识，并为肥胖治疗研究提供了新途径。

SAT 是瘦素的主要来源，SAT 中瘦素的表达高于 VAT，瘦素的表达量与 BMI、SAT 含量呈正相关。生理浓度下，瘦素可以刺激胶原分解，脂肪酸 β 氧化，增加肝脏葡萄糖输出，增加葡萄糖转运，提高胰岛素敏感性；作用于中枢可以调节能量摄入与消耗，维持体脂含量及代谢稳定。

② 瘦素的基因定位与结构：人 ob 基因位于染色体 7q31.3，由 2 万个碱基组成，含有 3 个外显子和 2 个内含子。瘦素为单链球形分子，含有 167 个氨基酸，N 端有 21 个氨基酸残基构成的信号肽，分子质量为 16kDa。瘦素主要以游离态和结合态两种形式存在于血浆中，游离态为其活性形式。

③ 瘦素受体的基因定位及结构：人瘦素受体基因位于 4 号染色体，全长 5.1kb，编码 1162 个氨基酸，属于细胞因子受体家族。瘦素受体的正常变异型有 6 种，即 OB-Ra～OB-Rf，其间的差异为分子羧基末端的长度不同，其中 OB-Rb 分子羧基末端的长度最长，其对肥胖的控制功能最为重要；瘦素受体广泛分布于脑、心、肝、肾、肺、脾、胰岛、睾丸及脂肪组织。

④ 瘦素的代谢：瘦素一般由 WAT（尤其是 SAT）的脂肪细胞分泌，BAT、胎盘绒毛组织、肌肉及胃黏膜也分泌瘦素。瘦素主要通过肾脏代谢，经肾小球滤过后，由肾小管的细胞降解。瘦素的血浆浓度存在明显的昼夜节律，午夜至凌晨最高，午后至傍晚最低，肥胖者高于消瘦者。

⑤ 影响瘦素水平的主要因素有：a. 人体脂的百分比；b. 皮下、内脏脂肪组织的比例；c. 胰岛素的水平。其他影响因素还有年龄、性别、皮质类固醇及营养状况。噻唑烷二酮、TNF-α、脂肪酸、雌激素等也会影响瘦素表达和分泌。

⑥ 瘦素的生理效应：包括以下四个方面。

• 调节能量平衡。瘦素是人体代谢调节中最有效的脂肪因子之一，主要作用是调节能量平衡。瘦素通过向下丘脑传递食欲或饱足感信号来控制体重。当机体能量摄入增加及消耗减少时，脂肪细胞体积和体脂量增加，瘦素分泌增加。瘦素经过脉络膜到脑脊液，在下丘脑与瘦素受体结合，引起 NPY 生成下降，从而抑制食欲，增加能量消耗，减少体脂量。瘦素调节能量代谢与体重的神经机制基本框架主要由 MC-4R 系统和 NPY 递质系统两个部分构成。此外，瘦素可以通过抑制脂肪酸合成来调节肝脏的脂肪生成（Cohen, 2002），以及改善肌肉内脂肪酸氧化（Minokoshi, 2002）。

• 维持机体的体脂稳定。研究表明，瘦素可能通过以下三种途径对体脂进行调节：①抑制食欲。瘦素能作用于机体下丘脑的摄食相关受体，抑制下丘脑 NPY 的表达，进而抑制食欲；②增加能量消耗。注射瘦素后，动物活动量和耗氧量均大幅增加，体温明显升高，机体的代谢率升高；③抑制脂肪合成。注射瘦素后，肥胖小鼠的体重明显减轻，血糖和血液中胰岛素水平大幅降低。因此，当瘦素水平明显下降或发生瘦素抵抗时，机体更容易出现肥胖。

- 与糖代谢的关系。瘦素作为一种调节机体能量平衡的重要激素，与2型糖尿病的发生密切相关。体脂含量增加，使瘦素的分泌大幅增加，血液中瘦素水平升高，瘦素作用于下丘脑，抑制NPY，导致摄食减少和能量消耗，并抑制胰岛素的分泌。因此，以胰岛素和瘦素为中介，在脂肪组织和胰岛B细胞之间形成了一个双向负反馈调节环，瘦素的水平过高或过低均会诱发糖尿病。但也有临床研究发现，2型糖尿病患者血液中瘦素水平与健康人无明显差别。

- 与脂代谢的关系。研究表明，胰岛素抑制脂肪酸氧化，而瘦素可以促进脂肪酸在骨骼肌中的分解，削弱胰岛素的脂肪合成作用。高密度脂蛋白、空腹血糖是影响瘦素水平的主要因素，瘦素缺乏或瘦素受体的结构缺陷的肥胖小鼠脂肪易于堆积。

瘦素作为一种能调节能量代谢的激素，其越来越多地受到学者们的关注，它的生物学功能也正在不断地被深入阐明。随着对瘦素功能的研究和相应治疗方案的探索，瘦素终将给肥胖等代谢性疾病患者带来希望。

(2) 脂联素

① 脂联素的来源：脂联素是脂肪组织分泌的一种特有的细胞因子，主要在WAT中表达，BAT、单核细胞、主动脉壁及骨髓细胞等表达较少，也称脂肪细胞补体相关蛋白ACRP30、Gbp28、ApM1、AdipoQ，分子质量为30kDa。1995年由Scherer等发现。1999年，Ouchi等将其命名为"adiponectin"（APN）。

② 脂联素的基因定位与结构：脂联素基因定位于染色体3q27，全长16kb。脂联素单体分子全长244个氨基酸残基，含有胶原样结构域和球形结构域，依靠其球形结构域形成三聚体，再通过胶原样结构域的相互作用形成具有更高分子量的复合体。血浆中的脂联素以单体、三聚体、六聚体和更高分子量的结构形式存在，最多由六个三聚体组成。脂联素分子可分为4个区域，即N端信号序列、高度可变区、胶原蛋白区和C端的球状区。脂联素在血浆中有低相对分子质量、中相对分子质量和高相对分子质量脂联素3种形式，其中高相对分子质量脂联素是主要生物活性形式。

③ 脂联素受体：脂联素受体有3种，即AdipoR1、AdipoR2和钙黏蛋白–T。AdipoR1在全身各组织细胞膜广泛表达，其中骨骼肌细胞表面最丰富。AdipoR2在肝脏广泛表达。脂联素通过激活跨膜受体AdipoR1和AdipoR2来介导其作用。缺乏AdipoR1的小鼠表现出能量消耗的降低、肥胖、不耐葡萄糖；而AdipoR2缺陷的小鼠则表现出能量消耗的增加，高脂饮食时不肥胖。钙黏蛋白–T是近年来发现的新型受体，脂联素与其结合后，通过活化细胞内信号转导通路发挥生物学作用。

④ 生理功能：脂联素是分泌最丰富的脂肪因子，在脂和糖的代谢方面有重要功能。

脂联素具有增强游离脂肪酸氧化、增加葡萄糖摄取、抑制糖原分解、抗动脉粥样硬化、抗炎、抑制肿瘤细胞增生等作用。血浆中脂联素水平与腰围、BMI、内脏脂肪含量、空腹胰岛素水平、空腹血糖、糖耐量呈负相关，与胰岛素敏感性呈正相关。

脂联素可以调节葡萄糖代谢、刺激角质细胞分泌生长因子，影响创伤修复细胞的生物学功能。实验研究证实，脂联素可以增强肥胖小鼠的胰岛素敏感性并部分逆转胰岛素抵抗。目前正在探索提高脂联素水平或脂联素受体活性的策略来治疗肥胖引起的炎症和胰岛素抵抗。大量的研究结果表明，脂联素可以增加胰岛素敏感性，抗动脉粥样硬化。缺少脂联素的小鼠体重尽管正常，但这些小鼠表现出胰岛素抵抗、葡萄糖耐受不良、高血糖和高血压等代谢综合征的所有特征。脂联素过度表达的转基因小鼠由于脂肪细胞分化的抑制而导致体重降低和脂肪积累减少，并可以预防高热量饮食导致的过早死亡。

脂联素的血浆浓度存在性二态性，在女性中观察到更高的水平。性别差异是雄激素调节脂联素的结果。卵巢切除术不影响血浆脂联素的水平，但阉割小鼠的血浆脂联素水平较高，可以通过睾丸激素的治疗降低其水平。研究发现，皮下WAT中脂联素的表达或分泌均高于内脏WAT，但也有研究未发现两者间差异。

肥胖个体的脂联素水平较低，皮下WAT、内脏WAT与脂联素之间的关系目前还不十分清楚。皮下WAT与血浆脂联素之间存在正相关，也有研究报道两者呈负相关，内脏WAT与血浆脂联素之间呈负相关。还有研究发现，腹部SAT与脂联素水平呈负相关，而大腿和下肢的SAT与血浆脂联素水平呈正相关。β受体的刺激会降低脂肪组织中脂联素的表达和释放。

CORS-26是新发现的一种脂肪因子，与脂联素的结构具有高度同源性。有研究表明，CORS-26具有抗炎作用，能够抑制TNF和IL-6的释放。

脂联素主要通过激动PPAR参与脂肪细胞的分化，增强机体对胰岛素的敏感性及糖代谢，具有抑制血管新生、抗炎、抗凋亡的作用，是一种重要的与代谢相关的保护因子。

(3) 抵抗素：抵抗素是抵抗素样分子家族的成员，

因与肥胖、胰岛素抵抗和糖尿病有联系，被称为抵抗素。脂肪细胞是抵抗素的最主要来源，下丘脑垂体、胰岛B细胞也是抵抗素来源。

在饮食诱导的和遗传的肥胖小鼠模型中，脂肪组织中的抵抗素表达增加，并可以被胰岛素敏化药罗格列酮下调，重组抵抗素对正常小鼠胰岛素的作用有损害。在鼠前脂肪细胞分化为脂肪细胞的过程中，抵抗素 mRNA 表达增加；而在小鼠禁食时，脂肪组织中的抵抗素表达下降，重新喂养后抵抗素表达大大增加；胰岛素注射后，糖尿病小鼠的脂肪组织中抵抗素的表达显著上调。

VAT 分泌的抵抗素水平比 SAT 高 250%，抵抗素与 BMI、腰围、胰岛素敏感性呈负相关，与 2 型糖尿病密切相关。脂肪组织仅表达低水平的抵抗素，抵抗素表达和分泌的主要来源是前脂肪细胞、血管内皮细胞、平滑肌细胞、SVF 及巨噬细胞。

研究表明，抵抗素水平与肥胖、胰岛素抵抗及 2 型糖尿病呈正相关，但也有研究认为没有相关性。更多的研究发现，抵抗素可能与动脉粥样硬化、非酒精性脂肪肝、癌症、肠溶性肠病、慢性肾脏疾病和哮喘有关。

(4) 肿瘤坏死因子-α（TNF-α）：1975 年，TNF-α 由 Carswell 等发现，是第一个被发现的细胞因子。TNF-α 由巨噬细胞分泌，因其能够诱导肿瘤坏死而被命名。TNF-α 是分子量为 26kD 的跨膜蛋白，被金属蛋白酶切割后以 17kDa 的可溶性生物活性蛋白分子的形式释放入循环。TNF-α 裂解后能够与 TNFR1 和 TNFR2 结合并介导其作用。

脂肪组织中，TNF-α 主要表达在脂肪细胞和间质的血管内皮细胞上，TNF-α 受体表达在脂肪组织膜上。TNF-α 是肥胖小鼠脂肪组织中发现的首个细胞因子。TNF-α 干扰胰岛素信号传导并阻断胰岛素作用，进而参与肥胖诱导的胰岛素抵抗。通过阻止 C/EBP-α 和 PPAR-γ 表达，诱导抑制脂肪细胞的分化，并诱导成熟脂肪细胞去分化及前脂肪细胞、脂肪细胞的凋亡。

近年来的研究表明，在肥胖小鼠模型和肥胖人脂肪组织中，TNF-α 表达增加。体外和体内研究表明，TNF-α 会损害胰岛素敏感性。TNF-α 通过降低 LPL 表达和活性来影响脂肪酸代谢，降低脂肪酸转运蛋白、ACC 和 FAS、酰基辅酶 A 合成酶的表达，并增加脂解活性，损害肌肉和肝脏的胰岛素敏感性。

(5) 白细胞介素（IL）-6：1985 年，人们首先从人 T 细胞中获得 IL-6 cDNA 克隆。IL-6 曾被命名为 HPGF、BSF-2 和 HSF 等，1986 年命名为 IL-6。1997 年，Mohamed 等证实，IL-6 和 IL-6R 在脂肪组织细胞和脂肪组织的基质中均有表达，健康人脂肪组织 IL-6 占 10%~35%，而网膜 WAT 释放的 IL-6 是皮下 WAT 的 2~3 倍。Kumimura 等的研究发现，IL-6 是一种在肥胖小鼠和肥胖患者脂肪组织中高表达的促炎细胞因子，具有多效性生物作用。缺乏 IL-6 的小鼠会出现肥胖和胰岛素抵抗。

IL-6 基因位于 7 号染色体，分子质量为 26kD。IL-6 受体包括两条肽链，α 链（IL-6R）又称特异性结合链，即 IL-6 结合受体蛋白，为配基特异性受体，分子质量为 80kD；β 链（gp130）又称信号转导链即信号转导蛋白，分子质量为 130kD。IL-6R 与 gp130 均以膜型和可溶性受体的形式存在。

研究表明，肥胖者的脂肪组织能够分泌大量的 IL-6，IL-6 水平上升 25%；IL-6 水平与胰岛素抵抗或 2 型糖尿病之间呈正相关。

IL-6 可以降低周围组织中胰岛素信号，减少胰岛素受体的表达，负性调节瘦素和胰岛素信号，但其作用机制目前仍不明确。

(6) 视黄醇结合蛋白 4（RBP4）：RBP4 是视黄醇（维生素 A）的主要转运蛋白，最早是在 Glut4 缺失小鼠脂肪组织中发现。胰岛素抵抗和葡萄糖耐受小鼠脂肪组织中 RBP4 的表达增加，循环中的 RBP4 升高。有研究表明，胰岛素抵抗的小鼠模型、肥胖症及 2 型糖尿病患者均有 RBP4 高表达，罗格列酮可以使其恢复正常；正常小鼠注射重组 RBP4 可以引起胰岛素抵抗。血清 RBP4 浓度与胰岛素敏感性、2 型糖尿病的发生呈负相关，但也有研究发现没有相关性。

RBP4 的水平与脂肪分布密切相关。血浆 RBP4 与躯干中脂肪的百分比呈正相关，与人体总脂肪的百分比却没有正相关。内脏 WAT 中 RBP4 水平高于皮下 WAT，内脏 WAT 较皮下 WAT 中 RBP4 与血浆中 RBP4 的水平更具相关性。血浆 RBP4 水平表现有性二态性，男性 RBP4 的含量较女性高。RBP4 是女性内脏脂肪蓄积的有力指标。

RBP4 主要作用于肝脏和骨骼肌，增加磷酸烯醇丙酮酸羧化激酶的表达并减少胰岛素信号传导，但确切机制尚不十分清楚。

(7) 内脂蛋白：内脂蛋白是一种具有类胰岛素效应的脂肪因子，2005 年通过对两位女性志愿者的皮下及内脏脂肪细胞基因差异表达的对比分析后发现，因在内脏脂肪组织特异性高表达，遂将其命名为内脏脂肪蛋白，简称内脂蛋白。内脂蛋白在脂质代谢、胰岛素抵抗、炎性反应中具有重要作用。

人内脂蛋白基因位于染色体7q22.1~7q22.33，全长34.7kb，包括10个内含子和11个外显子，转录后的内脂蛋白基因可翻译产生内脂蛋白。它与1994年发现的由周围淋巴细胞分泌的一种细胞因子PBEF的分子结构一致。

内脂蛋白广泛分布在人体组织和细胞内，包括脂肪组织、骨骼肌、肝脏、白细胞、巨噬细胞、结肠及乳腺的上皮细胞，以及许多物种的血清中。体内内脂蛋白水平受多种因素的影响，TNF-α、IL-1β、IL-6等大多数促炎性因子都可增加内脂蛋白的表达。胰岛素、生长激素抑制素、游离脂肪酸等可抑制内脂蛋白的表达。内脂蛋白在细胞内外具有双重作用，在细胞内是一种参与调控细胞周期的生长因子，在细胞外作为参与调控固有免疫和炎症反应的一种细胞因子。

内脂蛋白主要以内分泌、旁分泌、自分泌的形式发挥其病理生理作用。内脂蛋白具有胰岛素样的作用，可以增加脂肪细胞葡萄糖转运和肝糖原的合成，对血糖和胰岛素敏感性有一定的改善作用；内脂蛋白还具有抗炎的作用，同时内脂蛋白与肥胖之间存在密切联系。

(8) 网膜蛋白：网膜蛋白是一种细胞因子。研究发现，腹型肥胖比皮下型肥胖更容易导致胰岛素抵抗（insulin resistance，IR）、2型糖尿病和心血管疾病，可能原因是内脏脂肪和皮下脂肪之间存在解剖和功能上的差异。2004年，从网膜组织DNA库中通过表达序列标签分析，发现一种选择性高表达于网膜组织的蛋白，命名为网膜蛋白。此蛋白在内脏脂肪组织中的表达量为皮下组织中的150倍，是迄今发现在两种脂肪组织中表达差别最大的脂肪因子。

网膜蛋白是一种由1269个碱基对组成的cDNA编码的含313个氨基酸的蛋白质，通过功能鉴定和序列分析，网膜蛋白与其他实验室独立发现的内凝集蛋白、内皮凝集蛋白和小肠乳铁蛋白受体是同一种蛋白质。

网膜蛋白的基因位于染色体1q22~q23，这一区域与2型糖尿病有密切关系，表明网膜蛋白有可能是决定2型糖尿病易感性的一种候选基因。网膜蛋白由脂肪组织中的基质血管细胞分泌，通过激活AMPK/eNOS信号，抑制内脏脂肪组织炎症因子分泌。

网膜蛋白高表达于网膜脂肪，在小肠、肺和心脏中少量表达，在肌肉和肾脏中有微量表达，在其他组织中不表达。网膜蛋白不表达于皮下脂肪组织，与瘦素的表达特点相反。

网膜蛋白主要由脂肪组织内的基质血管成分合成，是一种分泌型蛋白，可以在血清中检出。网膜蛋白可增强胰岛素的敏感性，促进内皮依赖性血管舒张，网膜蛋白通过腺苷酸活化蛋白激酶途径抑制炎症反应。

2. 棕色脂肪细胞的分泌功能 棕色脂肪细胞是棕色脂肪组织的主要组成细胞，细胞内脂滴数量多、体积小，具有丰富的线粒体，并且高表达UCP1。

当机体受到寒冷刺激时，棕色脂肪细胞通过非战栗产热机制，将化学能快速转化为热能，从而维持机体体温的恒定。棕色脂肪细胞通过分泌释放T_3激活BAT产热途径，进而发挥产热和减肥的作用。

BAT可以通过自分泌、旁分泌和内分泌途径释放不同的棕色脂肪细胞因子，参与BAT的自身分化和产热激活过程。

(1) Nrg4：Nrg4是BAT分泌的因子，在棕色脂肪细胞分化过程中可以大量产生；当细胞表面的去甲肾上腺素能受体被激活时，Nrg4的表达进一步增加。

Nrg4具有改善血糖稳态、增加胰岛素敏感性、减少肝脏脂肪合成和对抗肥胖的作用。研究表明，高脂饮食条件下，Nrg4缺失小鼠的血脂水平增高，体重明显增加，而过度表达Nrg4的小鼠则相反；肥胖小鼠的脂肪组织Nrg4表达水平降低，Nrg4的mRNA水平与体脂质量和肝脂含量呈负相关；寒冷刺激和慢性寒冷适应也可以使BAT中Nrg4蛋白及其mRNA水平增加。以上结果说明，Nrg4不足可能是肥胖的一个共同特征。

Nrg4抑制脂肪生成的分子作用机制是Nrg4结合并激活受体酪氨酸激酶ErbB3和ErbB4，导致肝细胞STAT5磷酸化，后者通过激活LXR/SREBP1c通路，以细胞自主的方式减弱诱导脂肪新生。

(2) FGF-21：FGF-21是由肝脏、BAT、骨骼肌等组织产生的生长因子。研究表明，寒冷刺激会显著增加BAT表达FGF-21mRNA，诱导FGF-21分泌，使血浆中FGF-21水平升高。BAT分泌FGF-21的过程受去甲肾上腺素能的cAMP途径调控，与诱导产热基因表达的细胞内途径相同。

FGF-21对糖脂代谢具有重要调节作用，能够刺激BAT产热基因表达及白色脂肪细胞棕色化的发生。体外细胞研究证实，棕色脂肪细胞可以分泌FGF-21；BAT移植可以提高机体内FGF-21的水平，并具有促进代谢稳态、对抗肥胖等作用。

FGF-21降糖作用机制是：①通过促进胰岛素生物合成，抑制B细胞凋亡，增加B细胞数量，改善胰岛B细胞功能和胰岛素敏感性，促进脂肪细胞和骨骼肌摄取葡萄糖，从而改善糖代谢；②通过调控肝脏糖代谢相关的酶及信号通路，改善肝脏的胰岛素敏感性，抑制肝脏葡萄糖输出，从而改善糖代谢。

BAT分泌的FGF-21可以促进多种组织（胰腺、WAT、骨骼肌、肝脏及中枢神经系统）对葡萄糖的利用，预防肥胖和2型糖尿病。全身应用FGF-21可以纠正小鼠肥胖，改善人体代谢平衡。

此外，BAT来源的内分泌因子可能是通过跨越血脑屏障到达中枢神经系统，刺激交感神经，间接调控米色脂肪细胞的生成（白色脂肪细胞棕色化），影响全身的能量代谢。研究发现，UCP1缺失小鼠BAT可以表达大量FGF-21，血清FGF-21水平显著升高；线粒体DNA突变或实验诱导线粒体功能改变时，骨骼肌细胞也可以表达和释放FGF-21。因此，诱导体内FGF-21水平增高可能是治疗肥胖和代谢疾病的一个潜在靶点。

(3) ANGPTL8：ANGPTL8也称为Lipasin、RIFL或促代谢因子。研究表明，小鼠的WAT、BAT和肝脏组织高度富集ANGPTL8的转录物，BAT中的ANGPTL8表达高于WAT。

BAT中的ANGPTL8受温度及营养状况的调节。4℃条件下持续4h，小鼠BAT中的ANGPTL8增加3倍以上；高脂饮食饲喂3个月后，小鼠BAT中的ANGPTL8增加超过2倍；禁食可以显著抑制ANGPTL8的表达。

ANGPTL8是进食后甘油三酯（TG）转运到脂肪组织的主要调节蛋白，其失活可使TG代谢紊乱。

ANGPTL家族中的另外2个关系密切的成员ANGPTL3和ANGPTL4，在脂类、脂蛋白的运输和代谢中起关键作用。其中，ANGPTL3能够通过抑制LPL的活性，提高血浆TG及高密度脂蛋白的水平。

ANGPTL8与ANGPTL3协同作用，能够显著增加血浆中TG的浓度。ANGPTL8表达的ANGPTL3缺失小鼠的TG水平并不增加，提示ANGPTL8不能直接作用于LPL，需要与ANGPTL3或其他家族成员协同作用。但对于ANGPTL3缺失的小鼠，ANGPTL8的表达可以降低血浆TG水平，说明ANGPTL8有独立于ANGPTL3的作用。ANGPTL8对LPL活性的抑制作用可能会与寒冷刺激诱导BAT产热时增加的LPL活性相互抵消。

ANGPTL8在肝脏中高表达促进了胰岛B细胞的增殖及胰岛素分泌，可能引起高甘油三酯血症，也可能在葡萄糖动态平衡中起作用。

(4) 其他因子：棕色脂肪细胞还可以分泌其他因子，如IL-6、BAT来源的GDF-15、ANGPTL6、神经髓磷脂、内脂素等。这些分泌因子的作用主要与能量消耗有关。

总之，BAT分泌的细胞因子对代谢性疾病有多方面益处，BAT及其分泌因子有望成为临床治疗肥胖性疾病的关键靶点和治疗效果监测指标，但需更多的研究来准确识别这些细胞因子，并明确它们在代谢调节中的具体作用机制。

（二）脂肪组织的代谢功能

脂肪代谢是体内重要且复杂的生化反应，指在各种相关酶的帮助下，生物体内脂质的合成与分解及加工成机体所需要的物质的过程。通过脂肪代谢，保证正常生理功能，对于生命活动具有重要意义。

脂肪组织包括白色脂肪组织、棕色脂肪组织、米色脂肪组织。白色脂肪组织以储能为主，过量积聚可诱发肥胖，棕色/米色脂肪组织属于产热脂肪，具有潜在的抗肥胖作用。

1. 白色脂肪组织 细胞对能量的利用是连续的，而能量的摄取却是不连续的。因此，为了维持能量平衡和满足细胞的需要，必须有担负能量运输的载体及储存的场所。血液主要起输送能量作用，WAT则担任能量存储任务，不断地接收血液循环系统输送的能量物质并在需要的时候释放能量物质。

葡萄糖和脂肪酸是主要的能量物质，其以TG的形式储存在WAT。WAT可以吸收葡萄糖并通过脂肪生成将其转化为脂肪酸，脂肪酸与细胞内的甘油通过酯化形成TG。

WAT是主要的储能器官，可将血中的葡萄糖及游离脂肪酸重新合成为TG储存起来，在调节血糖水平及胰岛素敏感性方面具有重要意义。研究发现，WAT分化与功能异常是影响胰岛素抵抗的重要因素。已有研究证实，WAT较SAT对胰岛素敏感性低，内脏型肥胖者葡萄糖氧化代谢和脂质氧化能力显著低于外周型肥胖患者。

WAT过度堆积是肥胖及相关代谢性疾病发生的重要病理机制。代谢指标正常的肥胖者中，脂肪多堆积于外周皮下部位，胰岛素敏感性、脂肪组织功能基本正常。当皮下脂肪储能饱和，脂肪异位存积于内脏等处时，脂肪组织会出现缺氧、血供不足，并伴有炎症、纤维化、胰岛素抵抗与代谢异常，诱发高甘油三酯血症、高胆固醇血症和低高密度脂蛋白胆固醇血症等脂质代谢紊乱，以及凝血纤溶系统功能失衡、动脉粥样硬化，导致心肌肥厚和心功能损害。

WAT脂肪代谢包括脂质的合成和分解两个过程，并受酶和激素的调节。

(1) 脂质的合成：肝脏、脂肪组织和小肠是TG合成的主要场所，其中肝脏的合成能力最强。TG的合成在细胞质中完成，合成的TG在脂蛋白的运输下到达脂肪组织，被脂肪细胞储存起来。此外，脂肪细胞通过对血液中的甘油、脂肪酸进行摄取，在LPL的作用下，进入脂肪细胞内的脂肪酸首先被酯化，与磷酸甘油合成TG。初始TG形成微小脂滴，随着摄取及合成的增加，逐渐融合成大脂滴，同时脂肪细胞体积逐渐增大。胰岛素是调节脂肪合成的主要激素。

(2) 脂质的分解：当禁食、饥饿或交感神经兴奋时，肾上腺素、去甲肾上腺素等分泌增加，作用于脂肪细胞膜的受体，导致细胞质内HSL被激活，储存在脂肪细胞内的TG开始被逐步水解为甘油和脂肪酸，这些游离的脂肪酸及甘油进入血液循环，甘油在肝内被进一步处理利用并分解为糖，脂肪酸在心脏、肝、骨骼肌等组织被氧化分解。糖和脂肪酸被氧化分解生成的ATP为机体提供能量。儿茶酚胺类激素是体内最重要的脂肪分解激素。

2. 棕色/米色脂肪组织 当能量摄入超过能量消耗时，多余的热量会以脂肪形式存储于体内，表现为BMI增加，血糖、血脂等代谢指标水平升高，最终代谢发生紊乱，引发一系列的病变。BAT是一种非战栗产热组织。长期寒冷刺激后，BAT活性增加，血糖和血脂水平下降；与WAT不同，BAT能促进能量的消耗，减少能量的蓄积。

BAT产热机制是细胞内富含线粒体，并且在线粒体内膜上含有大量的UCP1，UCP1能消除线粒体内膜两侧的跨膜质子浓度差，导致产热物质的氧化与ADP的磷酸化解偶联，阻断ATP的产生，并将化学能转换为热能，以维持体温和能量的平衡。

BAT的产热作用主要受交感神经系统和激素（如去甲肾上腺素、性激素、甲状腺激素等）的调节。体内研究发现，BAT细胞含有大量的β_3受体，在寒冷刺激下，BAT细胞周围交感神经末梢释放去甲肾上腺素，并与BAT上的β_3受体结合，阻断ATP的生成，产生的能量并以热能的形式释放。持续性刺激β_3受体能促使*UCP1*基因复制，使UCP1含量增加，线粒体增生，进一步促进BAT细胞增殖和肥大。

总之，BAT的主要功能是消耗能量，棕色脂肪组织的能量消耗是由UCP1参与完成的，机制是通过解除呼吸链中由电子传递来释放能量。由于棕色脂肪组织有适应寒冷和预防肥胖作用，因此，加强对棕色脂肪组织代谢的研究具有重要临床意义。BAT通过增加机体能量消耗，可清除循环血中的葡萄糖和TG。研究报道，冷暴露（4℃）24h即可激活棕色脂肪组织，使小鼠体重减轻，血浆中TG水平显著下降，部分恢复机体对胰岛素的敏感性，因此BAT被认为是葡萄糖、甘油三酯的"代谢库"。在鼠科动物中，β_3受体激动药与棕色脂肪细胞膜表面的受体结合后，可激活腺苷酸环化酶系统，使细胞内cAMP水平升高，进而激活cAMP依赖的PKA，促进脂滴中TG分解为甘油和脂肪酸。同时，激活的PKA还可以磷酸化PGC-1α以增加其活性，进而诱导UCP1高表达，使ATP合成减少并产生热能。

米色脂肪UCP1的基础表达水平较低，但在一定的诱导条件下，UCP1水平迅速升高，发挥与经典棕色脂肪相似的产热耗能效应。产热脂肪活性增加是寒冷条件下适应性非战栗产热的基础。研究发现，产热脂肪功能受损的小鼠可过度分泌促炎因子而诱发胰岛素抵抗和2型糖尿病；高脂饮食诱导的胰岛素抵抗小鼠移植人工诱导的产热脂肪后，脂肪含量及BMI降低，糖耐量和胰岛素敏感性都得到显著改善。因此，产热脂肪可作为控制肥胖及相关疾病的潜在靶点。

然而，人体内的经典BAT有年龄与个体差异，其含量及活性随着年龄的增长逐渐减少，使通过激活BAT治疗肥胖及相关代谢疾病成为困难问题。

米色脂肪广泛分布于WAT中，在寒冷刺激、交感神经兴奋等生理刺激下，可发挥与BAT相似的产热耗能作用，是健康人体主要的产热脂肪。研究表明，诱导米色脂肪活性可抑制饮食诱导的体重增加，提高其血糖稳态；体育锻炼可通过激活交感神经、刺激鸢尾素分泌等诱导WAT棕色化，有效改善肥胖、糖尿病及其他代谢性疾病状态。成人在低温环境主要依赖激活皮下米色脂肪而非经典BAT诱导产热。因此，抑制WAT分化成熟，诱导其向米色脂肪分化可能是未来肥胖及相关疾病防治的新方向。

3. 脂肪组织的代谢差异

(1) 糖代谢：糖原是机体最重要的能量存储形式之一，可迅速转化为葡萄糖，以供机体氧化供能。有研究表明，BAT中的糖原合成活动较WAT强，BAT有较高含量的糖原和较低含量的葡萄糖，对于保持机体在寒冷状态下的葡萄糖平衡起着决定性作用。

(2) 氨基酸代谢：研究表明，BAT较WAT的支链氨基酸（缬氨酸、亮氨酸、异亮氨酸）、谷氨酸、甘氨酸及酪氨酸含量低；BAT具有更高的氨基酸代谢能力，腺苷酸脱氨酶、谷氨酰胺合成酶、谷氨酸脱氢酶及天冬氨酸、丙氨酸和支链氨基酸的转氨酶的活性均比WAT高。氨基酸在相应的转氨酶的作用下首先生成相应的α-酮酸及谷氨酸，谷氨酸在谷氨酸脱氢酶的作用下生成α-酮戊二酸和氨。α-酮酸可以再生为其他非必需氨基酸或者参与能量代谢，转化成糖类及脂类或者直接氧化供能。

(3) 核苷酸代谢：BAT 较 WAT 中 AMP、ADP、IMP、NAD$^+$ 和 NADP$^+$ 含量高，尿苷、腺苷和鸟苷含量比 WAT 低。

BAT 的产热功能与其线粒体内膜氧化磷酸化的解偶联作用有关，而氧化磷酸化的解偶联作用主要依赖于 UCP1。UCP1 是线粒体的膜转运体，能够消除质子的电化学梯度，使氧化磷酸化解偶联，进而导致能量不能以 ATP 的形式存储，只能以热能的形式释放。

BAT 中 IMP、AMP 和 ADP 含量高可能与 BAT 中 ATP 合成抑制有关。由于腺苷和尿苷是合成 IMP 和 AMP 的基础成分，IMP 和 AMP 相互转化，因此，腺苷和尿苷的含量低可能与 IMP、AMP 和 ADP 的合成增加有关。

NAD 是机体最重要的辅酶之一，NAD$^+$ 是 NAD 的氧化形式。NAD$^+$ 能够从一个分子中接受电子转化为还原形式的 NADH，NADH 能够将电子传递给氧化呼吸链的下一个电子。BAT 含有丰富的线粒体，比 WAT 含有更高含量的 NAD$^+$。

NADP$^+$ 也是机体重要辅酶之一，主要参与合成反应，如脂质和核苷酸的合成。BAT 同样也比 WAT 有更高含量 NADP$^+$。

(4) 胆碱代谢：胆碱和乙醇胺是细胞膜结构的重要组成成分，主要以甘油磷脂酰乙醇胺和甘油磷酸胆碱的形式存在。胆碱和乙醇胺激酶能够催化胆碱和乙醇胺生成磷酸胆碱和磷酸乙醇胺，然后再分别转化为甘油磷酸胆碱和甘油磷脂酰乙醇胺。BAT 含有编码胆碱/乙醇胺激酶的基因及更多的线粒体，因此，BAT 中胆碱和乙醇胺含量较 WAT 低，甘油磷酸胆碱含量较 WAT 高。

(5) 脂肪酸代谢：ω-3 和 ω-6 系列不饱和脂肪酸均为机体不可缺少的脂肪酸，在调节糖类和脂类代谢、脂肪细胞的分化方面起着非常重要的作用。ω-6 系列不饱和脂肪酸能够促进脂肪细胞的分化及妊娠期和哺乳期脂肪组织的形成。ω-3 系列不饱和脂肪酸能够抑制脂肪细胞分化过程中的脂肪聚集作用，促进脂质的代谢、预防肥胖和糖尿病等。研究发现，BAT 中 ω-3 脂肪酸含量升高，ω-6/ω-3 比例较 WAT 低，提示两者在脂肪细胞分化和脂质代谢等方面存在差异。由于 BAT 含有丰富的线粒体，可以氧化分解脂肪酸，因此，BAT 不同于 WAT，是机体最主要的产热器官。

通过抑制白色脂肪细胞的分化，减少脂质沉积来防治肥胖是相关研究领域的基本思路。随着对棕色/米色脂肪功能认识的加深，通过激发肥胖者体内米色脂肪活性来抑制肥胖已逐渐成为肥胖及相关疾病研究领域的热点问题。β$_3$ 受体激动药、辣椒素、白藜芦醇等都能有效诱导体内产热脂肪活性。在诱导产热脂肪形成方面，开发特异性更好、不良反应更小的药物仍是当前肥胖治疗研究领域的一大难题。针对白色脂肪、棕色脂肪及米色脂肪的生物学特性及调控机制等方面的差异，有助于筛选特异性靶点，可能为肥胖及其相关代谢疾病的防治开辟新思路。

四、脂肪组织的免疫功能

脂肪组织作为机体重要免疫功能的参与者，通过内分泌和旁分泌作用承担免疫防御、信号转导和免疫调控等多种功能。脂肪组织中的前脂肪细胞、脂肪细胞、巨噬细胞和间质细胞等在机体免疫反应中有重要作用。

1. 脂肪细胞与免疫 前脂肪细胞是机体脂肪组织的重要组成部分，其一方面通过增殖分化补充脂肪细胞参与机体能量平衡维持，另一方面通过不同机制参与机体免疫应答过程。

1999 年，Cousin 等发现，3T3L1 前脂肪细胞和分化后的 3T3L1 脂肪细胞中都有单核巨噬细胞的特征分子 MOMA-2 的表达；3T3L1、3T3F442A 前脂肪细胞有吞噬作用，但前脂肪细胞分化为脂肪细胞后，吞噬活性就丧失；巨噬细胞将微生物吞进后可利用其氧化及非氧化的机制消化微生物体，将其杀灭。3T3L1 前脂肪细胞也有相似的功能，表明前脂肪细胞通过吞噬、清除微生物及缺陷细胞，发挥其免疫作用。此外，脂肪细胞分泌的 TNF-α、IL-1β、IL-6 等脂肪因子不但可以活化、趋化机体单核巨噬细胞，介导免疫炎症反应，而且可以介导淋巴细胞增殖、活化及转化，参与机体适应性免疫应答（Flower, 2003）。

2. 脂肪因子与免疫 脂肪细胞分泌的脂肪因子包括瘦素、脂联蛋白、TNF-α、IL-1、IL-6 等，脂肪组织通过分泌多种脂肪因子诱导免疫反应，间接参与机体免疫反应。

(1) 瘦素与免疫：瘦素通过活化单核巨噬细胞、树突状细胞、NK 细胞等免疫提呈细胞，介导 T 细胞和 B 细胞增殖、分化，参与机体先天性和适应性免疫应答。

早在 1978 年，Fernandes 等发现 ob/ob 瘦素缺陷小鼠和瘦素受体突变 db/db 小鼠 T 淋巴细胞免疫活性减弱。此外，ob/ob 瘦素缺陷小鼠和瘦素受体突变 db/db 小鼠有能量代谢障碍、免疫失调、淋巴器官萎缩，胸腺细胞、外周 T 淋巴细胞和 B 淋巴细胞数目减少（Howard

等，1999）；ob/ob瘦素缺陷小鼠和瘦素受体突变fa/fa大鼠免疫刺激后TNF和IL-6的产生少于正常大鼠，巨噬细胞功能也明显变弱，不能有效地杀死和清除血液中的大肠杆菌（Lofreda等，1998）。Lord等（1998）则发现，不进食的小鼠体内瘦素水平低，T淋巴细胞介导的延迟型超敏反应弱，补给瘦素可使其迟发型超敏反应恢复正常。进一步的研究发现，瘦素受体缺陷的小鼠对革兰阴性菌的宿主天然免疫抵抗力比野生型小鼠弱，感染革兰阴性菌后的死亡率更高，说明瘦素有免疫调节功能。

瘦素在机体天然免疫和获得性免疫中都有重要作用，即瘦素对单核细胞、巨噬细胞的免疫调节，对T淋巴细胞的活化作用。研究表明，瘦素可以诱导人外周血单核细胞的增殖，增强其活性，促进单核细胞免疫刺激后白细胞分化抗原CD25（即IL2受体）、CD38和CD71（铁传递蛋白受体）的表达；诱导单核细胞表达促炎细胞因子IL-6和TNF-α，巨噬细胞表达GM-CSF、G-CSF，活化淋巴细胞，刺激粒细胞功能。LPS刺激巨噬细胞及联合使用瘦素可以使巨噬细胞功能增强，产生更多的TNF、IL-1和IL-6。此外，瘦素可以诱导人单核细胞表达和分泌IL-1的受体拮抗药，发挥其免疫调节作用。

T淋巴细胞膜上也存在各种形式的瘦素受体，但瘦素诱导人外周T淋巴细胞活化和增殖需要有植物凝集素或刀豆素同时存在，瘦素不能刺激获得免疫记忆的T淋巴细胞增殖，只刺激初始T淋巴细胞增殖。研究表明，瘦素可以活化淋巴细胞，促使细胞表面活化标记膜分子（白细胞分化抗原CD69、CD25和CD71）的表达（Gabay，2001）；使受刺激后的T淋巴细胞产生更多的Th1细胞因子（如IL-2、IFN），T细胞向Th1细胞的方向分化。

瘦素除了调控单核细胞、巨噬细胞和T淋巴细胞的免疫功能，对NK细胞亦有影响。瘦素受体缺失小鼠的肝脏、脾脏、肺和外周血中NK细胞数目显著减少。

此外，TGF-α可以作用于脂肪细胞，使脂肪细胞分泌瘦素，达到放大免疫信号的目的。

(2) 脂联蛋白与免疫：脂联蛋白在体内以三聚体的形式循环，类似于胶原凝集素蛋白质家族分子，N端头部有凝集素特征，C端尾部有胶原蛋白的特征。

脂联蛋白可以作用于免疫细胞并参与免疫反应，类似于C1q。补体蛋白主要通过促进微生物与吞噬细胞和补体系统相互识别，参与机体对病原微生物的杀灭、清除，发挥其天然免疫防御作用（Finck，1998）。

有关脂联蛋白在免疫调控中的作用，目前尚存在争议。Yokota等（2000）的研究证实，脂联蛋白可以减少LPS诱导的TNF的表达，抑制成熟的巨噬细胞，降低细胞的吞噬能力及IFN-γ的合成，抑制骨髓单核细胞增殖生长；机制可能是诱导细胞凋亡，抑制巨噬细胞清道夫受体表达及骨髓中B细胞的合成，下调巨噬细胞中前炎症细胞因子IFN-γ的产生，减少单核/巨噬细胞TNF的分泌，降低其生物学作用。Behowski等（2003）的研究表明，脂联蛋白是机体炎症反应的一种负向调控因子，肥胖患者和2型糖尿病患者血清脂联蛋白水平低于正常值。

3. 巨噬细胞与免疫 WAT中的巨噬细胞主要有两种来源：一种来源于前脂肪细胞或间充质干细胞，称为定居巨噬细胞；另一种由循环中募集而来，称为游走巨噬细胞。Krishnan等（1982）的研究表明，脂肪细胞可以合成、分泌MCP1、MCP1R、CCR2、CCR5、MIF等，这些因子可促进单核细胞向巨噬细胞的分化和成熟，有利于巨噬细胞向脂肪细胞募集，并增强巨噬细胞活性，肥胖者单核细胞较正常人下降50%。

综上所述，脂肪组织不仅是重要的内分泌器官，而且是重要的免疫器官。脂肪组织与免疫系统的相互作用，表明机体组成的复杂。随着对相关领域研究的不断深入，脂肪组织免疫功能的研究可能为某些疾病的治疗找到新的途径。

（刘　晶　屈　怡　许龙顺）

第 3 章 组织解剖学

长期以来，脂肪组织一直被医学界忽视。20 世纪 80 年代，Illouz、Markman 对皮下脂肪组织进行了组织解剖学研究，为脂肪抽吸及脂肪移植奠定了坚实的理论基础。

一、脂肪组织的分布与分类

（一）脂肪组织的分布

按脂肪组织所处的位置不同，一般可以将脂肪组织分为皮下脂肪和内脏脂肪。

内脏脂肪包括肾周、肠系膜、性腺、腹膜后、网膜脂肪及心外膜脂肪组织。当机体能量摄入过多，皮下脂肪储能饱和时，脂肪组织开始堆积于内脏周围。

脂肪组织的分布受性别和年龄的影响。男性脂肪多分布于腹部，而女性多堆积于臀部；男性内脏脂肪会因 BMI 和年龄的增加而增加，而女性则较少出现这种现象，这可能与女性体内的雌激素有关（图 3-1）。雌激素可促进皮下脂肪的堆积，女性绝经后雌激素治疗有利于减轻中心性肥胖的发生。

根据脂肪组织分布的部位不同，还可以将脂肪组织分为皮下脂肪组织、胸腹腔内脂肪组织（internal adipose tissue，IAT）、乳腺脂肪组织（mammary adipose tissue，MAT）、肌间脂肪组织（inter-muscular adipose tissue，IMAT）和骨髓脂肪组织（bone marrow adipose tissue，BMAT）。

皮下是脂肪组织最丰富的储存部位，约占机体总脂肪量的 80%，是美容整形外科进行脂肪抽吸和获取脂肪的主要部位。研究表明，去除腹腔内脂肪可以提高胰岛素的敏感性，减轻炎症反应，但去除皮下脂肪既不能提高胰岛素的敏感性，也不能改善机体代谢问题；相反，吸脂后，IAT 会进一步增多，甚至出现异位脂肪组织聚集，加剧组织功能紊乱和代谢性疾病的发生。因此，SAT 抽吸对肥胖症代谢性异常患者可能没有益处。

1. SAT　SAT 分布全身，腰部、腹部、臀部、大腿等部位皮下脂肪会出现沉积。消瘦时，这些区域脂肪组织彼此分离；肥胖时，尤其是下半身肥胖，皮下脂肪聚集在一起，可呈现橘皮样外观。研究表明，缺失编码 GAPT4 的基因小鼠，SAT 完全缺失，腹股沟皮下脂肪垫减少；AGPAT6 基因缺失可以导致 SAT 生成障碍。

2. IAT　胸腔有纵隔脂肪组织和心外膜脂肪组织。纵隔脂肪组织位于上纵隔和后纵隔。心外膜脂肪组织仅存在于大型哺乳动物（如人类），其大小与左心室质量和代谢综合征的其他特征有关。心外膜脂肪组织的增加与腹部肥胖及内脏脂肪的发生密切相关，而与 BMI 无关。

腹腔内肠系膜和网膜含有大量脂肪组织。肥胖者肠系膜脂肪组织增多，覆盖整个肠道，形成围裙样脂肪。腹腔内还有腹膜后肾周脂肪组织和生殖器官周围脂肪组织。肾周脂肪组织主要指肾筋膜上方肾旁脂肪组织。在女性，生殖器官周围脂肪围绕子宫、膀胱和卵巢，称为卵巢周围脂肪组织；在男性，生殖器官周

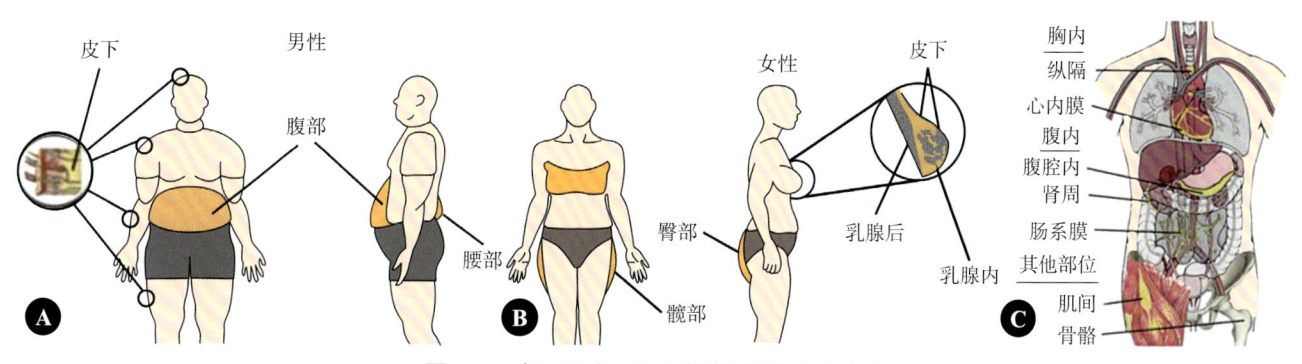

▲ 图 3-1　皮下脂肪组织及内脏脂肪组织分布情况
A. 男性皮下脂肪分布；B. 女性皮下脂肪分布；C. 内脏脂肪分布

围脂肪围绕附睾，沿着腹膜在腹腔内向前突出，称为附睾脂肪组织。

3. MAT 脂肪组织是乳房的重要组成部分。女性MAT分为皮下脂肪、腺内脂肪、胸肌前（乳腺后）脂肪。非哺乳期女性腺组织与脂肪组织的比例为1∶1，哺乳期为2∶1。MAT是许多重要分子的合成的重要来源，这些分子参与乳腺的发育和功能，也与乳腺肿瘤的转移有关，高危乳腺癌患者的乳腺脂肪组织间液中已鉴定出359种独特的蛋白质。

4. IMAT 肌间脂肪组织指沉积于肌肉组织间的脂肪组织，是可见的肌肉脂肪，不同于在肌细胞内蓄积的肌内异位脂肪。随着年龄和肥胖的增加，IMAT增多，女性较男性更为明显。IMAT的功能目前仍不清楚，但有研究表明，IMAT与老年人的肌肉无力密切相关。

5. BMAT 骨髓是红细胞、血小板、白细胞的产生部位。由于造血细胞含量高，骨髓通常呈红色。当BMAT增多后，骨髓颜色会变为黄色。BMAT随着年龄的增长和骨质疏松的发生而增多，称为黄褐变。已有的研究表明，BMAT主要与脂质代谢、能量存储、骨髓细胞分化有关，但与肥胖无关。噻唑烷二酮可使女性糖尿病患者BMAT增多，成骨细胞减少，BMAT是造血微环境的负调节剂，拮抗BMAT生成会增强骨髓移植后的造血功能恢复。

（二）脂肪组织的分类

根据脂肪组织的结构与功能不同，一般可将脂肪组织分为白色脂肪组织、棕色脂肪组织、米色脂肪组织。三种脂肪组织主要含有的细胞在分布、功能等方面有所不同（表3-1）。

1. WAT WAT是最丰富的脂肪组织，主要功能是以TG的形式存储多余的能量，以便为其他细胞提供能量。白色脂肪细胞在分化过程中获得了特定酶，使脂肪得以积累和动员。脂肪积累和动员受激素（如胰岛素和儿茶酚胺）的调节，其分泌的各种脂肪因子可以作用于局部或远位组织，参与人体能量平衡调节。

WAT也称单泡脂肪组织，脂类占60%~80%，水占5%~30%，蛋白质占2%~3%；脂类中90%~99%为甘油三酯。

WAT广泛分布于皮下，肌间、腹腔、盆腔和骨髓腔等也有分布。腹部内脏和皮下是最主要的WAT分布区域，眼睑、耳部、胫骨前、踝部、阴囊等处无或仅有很少的SAT，其他部位皮下均有厚度不一的脂肪组织，是脂肪抽吸的常见部位。

SAT进一步分为浅层和深层SAT。皮下WAT因含不饱和脂肪酸较多，因此熔点较低（22~29℃），流动性大，体表温度降低时，其仍能保持液态，有利于脂肪代谢。腹腔内WAT熔点较高，呈半固体状态，有利于保护内脏器官。

SAT的比例与性别、年龄有关，各部位也有明显差别。男性SAT约占其脂肪组织总量的80%，女性约占90%；男性WAT的比例平均为18%，女性少于男性。在肥胖症中，WAT堆积与包括2型糖尿病在内的相关疾病的发展密切相关，而SAT的堆积与糖尿病等没有相关性。

婴幼儿有连续性SAT，厚度均匀，遍布全身。成年人SAT在有些部位较薄，而在某些特定部位不仅长期保留，而且很厚。这些增厚部位男女有别，并且为

表3-1 三种细胞的特点

特　点	白色脂肪细胞	棕色脂肪细胞	米色脂肪细胞
分布	皮下、内脏脂肪	婴幼儿肩胛、肾周	成人颈部、锁骨、腋窝、脊柱旁，白色脂肪库中
含量	机体绝大多数	少量，随年龄增长而减少	少量
形态	单室，大脂滴	多室，小脂滴，大量线粒体	单室/多室，小脂滴
细胞系起源	Myf5阴性	Myf5阳性	Myf5阴性
分子标记物	Tcf21、Hoxc8等	Cidea、Cox7α、Dio2、Elovl3等	Hoxc9、Slc27al、CD137、TMEM26、CITED等
功能	储存能量	产能耗热	产能耗热
产热能力	无	强	弱
分化与功能异常后与肥胖关联	诱发肥胖及代谢性疾病	对抗肥胖	对抗肥胖

男女体形特点不同的主要原因。

根据SAT的结构和超微特征，Sbarbati等（2010）将皮下WAT分为三型。

Ⅰ型脂肪，或沉积型WAT（deposit WAT, dWAT）：一种非分叶脂肪，主要位于腹部皮下。组织特点是，大脂肪细胞（平均细胞直径为90～100μm），胶原含量极低，几乎没有毛细血管，被认为是代谢库。

Ⅱ型脂肪，或结构型WAT（structural WAT, sWAT）：一种非小叶结构和较小脂肪细胞的基质的脂肪，具有多形性，胶原含量随着部位的变化而变化。主要位于富含肌肉组织的区域，如大转子、耻骨上、腋窝、膝内侧、大腿、臀部、手臂、胸部等。细胞的平均直径比dWAT小（80～85μm）。

Ⅲ型脂肪，或纤维型WAT（fibrous WAT, fWAT）：有较多的纤维成分，脂肪细胞最小，被厚厚的胶原蛋白层包围，多分布在机械应力区域。fWAT有小叶和非小叶两个亚类。小叶fWAT主要分布在跟骨部位，非小叶fWAT是一种硬脂肪组织，具有较高的纤维化程度和低脂质含量，主要出现在假体周围囊壁。

SAT的主要功能为储能并向其他组织提供能量，并有产热、隔离、保护、支持、缓冲、参与代谢和调节免疫、促进脂溶性维生素吸收等功能。此外，SAT含有亚油酸、亚麻酸等不饱和脂肪酸，对皮肤、毛发有营养滋补作用，适量的SAT可增加皮肤滑嫩的质感，并增加皮肤活动度。

皮下WAT是形成女性曲线美的基础，也是第二性征的标志之一，其分布具有明显的性别特征。成年女性胸部、下腹部、腰臀部、大腿前部SAT发达，其形体比例与儿童相似，呈幼稚形态，构成女性脂肪分布。加上女性腰身的收拢，使之在骶骨部和臀部显示出一个特有的第二性征，在两侧形成一个向里的腰眼，即Michaelis腰菱形区的限点。而男性一般颈部、三角肌区、肱三头肌区、上腹部及腰骶区皮下脂肪组织较为丰富。

2. BAT BAT又称多泡脂肪组织，发生于胚胎时期的某些特殊部位。BAT开始发育于胚胎28周至新生儿含量较多，占体重的2%～5%，主要分布于肩胛间区、腋窝、颈后三角、项背、甲状腺附近颈动脉鞘及肾门附近、自主神经节及嗜铬组织周围。出生1年后，BAT开始减少，但男孩BAT减少的速度慢于女孩，有的男孩到青春期还存在棕色脂肪小岛。

以往认为，随着年龄的增长，棕色脂肪组织逐渐减少甚至消失。但近年的研究发现，成年人棕色脂肪仍然存在，主要分布于锁骨上、肾周及脊柱旁子宫颈等区域。

BAT主要功能为非战栗产热，与WAT显著不同。在寒冷的环境下，棕色脂肪细胞的脂类很快被动员，产生的游离脂肪酸大部分在脂肪细胞内进行氧化产热。研究表明，在25℃环境下，新生兔肩胛间棕色脂肪区域的温度（37.8℃），高于结肠温度（36.8℃）和腰部骶棘肌的温度（35.5℃）。在供氧不足（5%O_2）的情况下，棕色区域温度很快下降，与结肠温度相当（34.4℃），或接近骶棘肌的温度（33.8℃）；当重新增加氧供应（20.5%O_2）之后，棕色脂肪区域的温度很快上升，30min后恢复到原来的温度。

BAT可以快速氧化脂肪产生大量热能，在低温环境下调节体温和食物诱导性产热方面起关键性作用。常温下禁食期间，白色脂肪细胞的脂类经脂解而耗尽，但棕色脂肪细胞的脂滴却变化不大，即使动物饥饿致死，棕色脂肪细胞内还保持充分的脂类。

棕色脂肪细胞的脂滴数量多而体积小，呈多房室结构，散布有小脂肪滴，细胞内有大量线粒体等细胞器表达UCP1，并且BAT受交感神经支配，血管及血流量丰富，比WAT有更高的血管分布和神经支配。棕色脂肪细胞的代表蛋白UCP1存在于线粒体内膜，是非战栗产热的主要来源，60g棕色脂肪组织的产热量即可达成人一天产热量的20%。

3. 米色脂肪组织 Cousin等发现，在持续寒冷或肾上腺素刺激下，小鼠WAT内出现新的UCP1阳性脂肪细胞，并将其归为棕色脂肪细胞。然而，新的UCP1阳性细胞与经典棕色脂肪细胞有明显不同：①大部分新的UCP1阳性细胞并非起源于Myf5$^+$祖细胞；②新的UCP1阳性细胞不表达经典棕色脂肪细胞相关的转录因子（如Zic1、Lhx8、Meox2和PRDM16）；③新的UCP1阳性细胞形态和功能均与经典棕色脂肪细胞不同，其UCP1基础表达量低于后者，但激活后的产热能力显著高于经典棕色脂肪细胞。由于新出现的细胞的形态、表型和基因表达介于白色脂肪细胞和棕色脂肪细胞之间，因此称之为米色脂肪细胞。米色脂肪细胞也称为棕色脂肪细胞、Brite脂肪细胞或"可募集"的棕色脂肪细胞，这种WAT中出现的新生棕色脂肪细胞的现象被称为"棕色化"。

米色脂肪细胞主要分布于皮下WAT内，兼有单房室及多房室结构，并含有大量脂滴。在机体未受外界刺激时，米色脂肪细胞为单脂滴细胞，UCP1表达水平较低，起储能作用；在机体受到外界刺激交感神经兴奋后，可引起脂肪细胞形态和功能上发生变化，细胞质中出现散在的小脂滴，UCP1水平和氧化磷酸化效率升高。

人的经典棕色脂肪细胞多分布在锁骨上、主动脉及其分支的周围，啮齿类动物中聚集分布于肩胛间区和肾周区，常温下均呈棕色外观。

关于米色细胞的来源，目前尚有争议，一部分学者认为其由前体细胞分化而来，而另一派学者认为由其他细胞转分化而来。

由前体细胞分化：Wang 等构建了"脂肪追踪"鼠，发现在寒冷及 β₃ 受体激动药刺激下，皮下 WAT 中出现的米色脂肪细胞大多无法染成蓝色，提示其为新分化而并非由白色脂肪细胞转分化而来。

由成熟白色脂肪细胞转分化：Lee 等通过对可被他莫昔芬诱导的"脂肪追踪"小鼠研究，发现腹股沟 WAT 中新出现的米色脂肪细胞由成熟的白色脂肪细胞转分化而来。Barbatelli 等则发现，棕色化过程中白色脂肪细胞数量基本没有变化；米色脂肪细胞产生的过程不涉及细胞分裂和增殖，不支持 Wang 的前体细胞分化观点。然而，他莫昔芬一般难以从脂肪组织中洗去，新分化出的米色脂肪细胞有可能被残余药物标记，因此，没有细胞分裂和增殖也不能排除米色脂肪细胞由前体细胞新分化而来的可能性。此外，大多相关实验选取的是小鼠腹股沟处的皮下 WAT，而其他部位皮下和内脏 WAT、不同品系小鼠及人体米色脂肪细胞的产生过程不完全一致。因此，米色脂肪细胞是否来源于白色脂肪细胞，尚需进一步的研究证实。

由平滑肌细胞转分化：Long 等发现，腹股沟及腋窝皮下 WAT 中的米色脂肪细胞有富集的平滑肌细胞及平滑肌样细胞基因（如 *Acta2*、*Tagln*、*Myh11*、*Myl9* 和 *Cnn1*）的表达；寒冷条件下新生的米色脂肪细胞有一部分来源于平滑肌细胞或平滑肌样细胞，体外实验可以实现平滑肌细胞到 UCP1 阳性脂肪细胞的转化，因此，平滑肌细胞也可能是米色脂肪细胞的来源之一。

虽然米色脂肪细胞的来源不确定，但其功能和分化特点已比较明确。有研究表明，米色或棕色脂肪细胞缺陷的小鼠即使无摄食过量，也会出现肥胖和胰岛素抵抗；激活或增殖米色或棕色脂肪细胞有显著的抗肥胖和抗糖尿病效果。随着体脂指数和年龄的增加，人体棕色脂肪细胞会逐渐减少；长期的寒冷刺激可以增加成人锁骨区域的米色脂肪细胞数量，改善餐后胰岛素的敏感性、提高寒冷诱导的能耗。因此，促使白色脂肪细胞棕色化，提高米色脂肪数量，是有效治疗肥胖症、糖尿病等代谢性疾病的新策略。

除药物以外，通过移植使米色脂肪细胞扩增也是研究的方向之一。Tharp 等在水凝胶基质的辅助下，将 WAT 来源的多能干细胞植入小鼠皮下，可成功地分化出米色脂肪细胞并诱导血管形成，改善小鼠糖代谢，降低体重。

由于米色脂肪细胞产热潜能高、耗能大、不良反应少，有其他减肥药物及手术无法比拟的"无害性"和"无反弹性"优点，因此，诱导米色脂肪细胞是目前肥胖症、糖尿病等代谢性疾病最有前景的治疗及研究的热点。

二、皮下脂肪的组织学

皮下脂肪组织主要成分是脂肪细胞，占 SAT 细胞总数的 15%，体积的 90%。每立方厘米 SAT 中约含 100 万个成熟脂肪细胞、100 万个脂肪干细胞、100 万个血管内皮细胞和 100 万个其他细胞。SAT 的主要功能是储存和供应能量，其通过组织中密集细小的血管网可以有效地转运脂质。

（一）SAT 的组织结构

1. WAT 脂肪小叶是构成 WAT 的基本结构和功能单位。多个脂肪细胞被纤维隔包裹，分隔为若干脂肪小叶，纤维隔内含有动脉、静脉、淋巴管和神经。在有承压或需要缓冲震动的部位，纤维隔尤为明显，多个脂肪小叶依次组成脂肪块（图 3-2）。在身体某些部位，脂肪组织被浅筋膜分隔为深浅两层。

光镜下，每个小叶具有独立的毛细血管网，血管的内径一般小于 5μm；小动脉、引流静脉、淋巴管及神经位于小叶之间的纤维隔内，这些纤维隔与真皮连续。每个小叶由一个小动脉供应，小动脉细分为分支和毛细血管，供应小叶和周围的单个脂肪细胞，毛细血管后小静脉经间隔静脉引流。脂肪细胞和毛细血管之间联系紧密，两者间只有肌膜和少量胶原纤维提供支持。脂肪细胞为圆形或椭圆形，密集时则呈多边形，

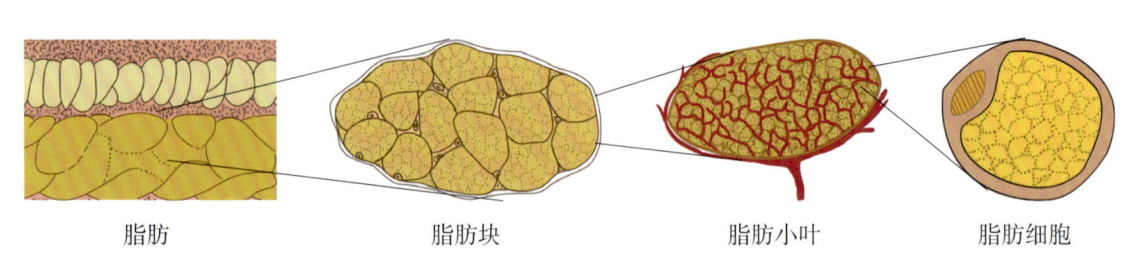

脂肪　　　　脂肪块　　　　脂肪小叶　　　　脂肪细胞

▲ 图 3-2 白色脂肪组织的基本结构

直径 80～120μm。脂肪细胞胞质内含有一个大的脂肪滴，非脂类胞质和细胞核挤向细胞一侧，胞质被挤缩成薄层环形，仅占细胞整个容积的 1/40，故称为单泡性脂肪细胞。由于脂肪滴被脂溶剂溶解，因此只留下细胞膜与薄层胞质，使脂肪细胞呈空泡状。银染色可见每个脂肪细胞都有网状纤维包绕，细胞之间的角形间隙中可见毛细血管横断面，这些毛细血管形成遍布脂肪组织的疏松毛细血管丛（图 3-3）。

电镜下，细胞核周围的胞质含有数个小的高尔基复合体、少量的细丝状线粒体、极少量较短的内质网轮廓及中等数量的游离核糖体。脂滴周围的薄层细胞质虽较稀薄，含有少量的线粒体、纤细的微丝和小泡状滑面内质网，也可见新形成的、尚未与大脂滴融合的小脂滴。脂滴没有膜包被，由相互垂直排列的 4～5nm 微丝与其周围的非脂胞质相分开，非脂胞质内也见其他散乱排列的单个或小束状微丝。细胞膜上有许多被认为是胞饮作用的微小袋状内陷。每个脂肪细胞均包有一层相当于上皮边界层或基板的糖蛋白（图 3-4）。长期断食或有慢性疾病而消瘦时，脂肪组织储备的脂类将大量减少，单泡性脂肪细胞逐渐变成含有多个小脂滴的卵圆形或多角形多泡性脂肪细胞。

2. BAT BAT 也呈分叶状，其血管分布似腺体组织，基质少，血管丰富。

光镜下，棕色脂肪细胞较小，横断面呈多角形，直径可达 60μm。细胞之间及细胞与毛细血管之间的联系较脂肪组织更为紧密。细胞核呈圆形，位于细胞中央，很少移至细胞周边部位；细胞质比较丰富，内含数量较多的大的圆形线粒体和许多大小不等的脂滴，细胞呈泡沫状，故称为多泡性脂肪细胞。银染色时发现，棕色脂肪细胞之间有许多细小的无髓神经纤维，脂肪细胞表面常见贴附的裸露轴突（图 3-5）。

电镜下，线粒体占据细胞质的大部分，并且有许多横贯该细胞器整个宽度的嵴。内质网欠发达，仅见少量较短的滑面内质网轮廓。脂滴不在内质网中产生，而是游离在细胞质的基质中，细胞质基质中含有许多脂滴及散在的核糖体和数量不等的糖原微粒，血管周围聚集有原始脂肪细胞、前脂肪细胞及细小的神经纤维（图 3-6）。

BAT 的颜色主要取决于细胞间丰富的毛细血管、细胞中所含线粒体的数量和细胞色素的含量。由于组织中含有丰富的血管与线粒体，所以 BAT 呈棕色。断食后，BAT 的颜色会逐渐加深，脂肪组织转变为与结缔组织不同的坚实的类上皮细胞性腺样团块。

（二）SAT 的组织构成

SAT 是一个具有多种重要代谢功能的复杂器官，由成熟脂肪细胞、基质血管成分细胞（包括前脂肪细胞、成纤维细胞、内皮细胞、多能干细胞和免疫细胞）、纤维蛋白、毛细血管网等构成。脂肪细胞占据约 90% 的体积。

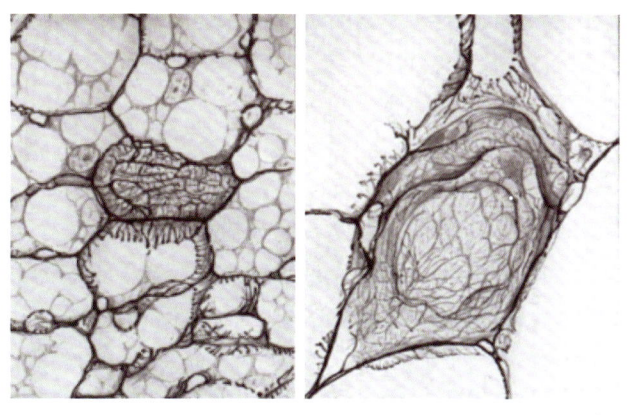

▲ 图 3-3 光镜下白色脂肪组织（WAT）结构及脂肪小叶血液供应

引自 Fawcett DW. J Morphology. 1952, 90:363-405

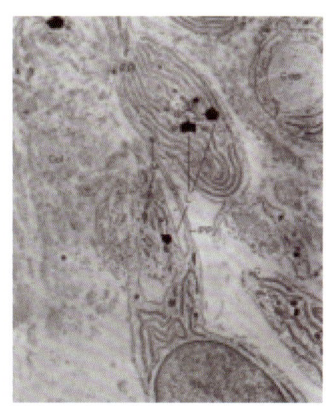

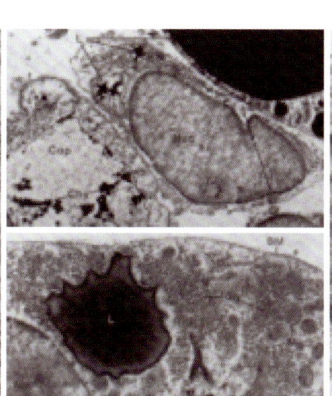

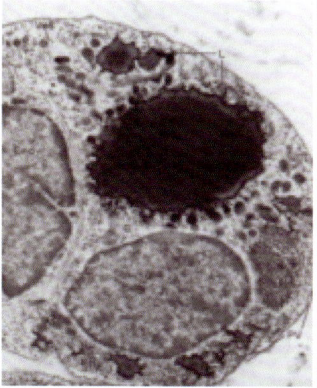

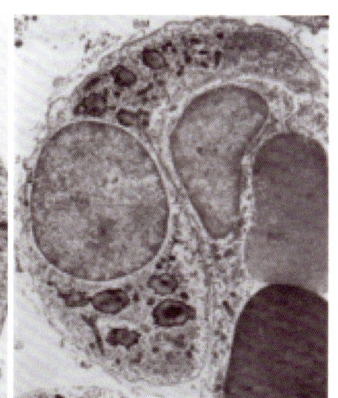

▲ 图 3-4 白色脂肪细胞透射电镜下超微结构

引自 Napolitano L. J Cell Biology. 1963, 18:663-679

1. 脂肪细胞 人体脂肪细胞为长寿细胞，其寿命可达到 10 年，脂肪细胞以每年 10% 左右的速度进行更新。细胞更新主要表现为 1% 的脂肪细胞坏死，20% 的细胞凋亡。新生的脂肪细胞由脂肪组织中分布于脉管系统周围的间充质干细胞（即 ADSC）增殖分化而来，在多种因素的影响下，ADSC 分化为成熟脂肪细胞。

正常人的脂肪细胞有 2.5×10^{10} 个，肥胖者可达 9.05×10^{10} 个，比正常人的脂肪细胞数多近 3 倍。脂肪细胞大小随所含脂类的多少而变化，一般直径为 20~120μm，最大可达 200μm，不同部位有明显差异。女性皮下脂肪细胞自上而下逐渐增大，面部脂肪细胞直径为（67.8±10.5）μm，上腹部为（76.3±15.1）μm，下腹部为（97.2±14.0）μm，臀部为（105.9±16.2）μm。中国女性脂肪细胞平均直径为（91.8+20.9）μm，而 ADSC 的平均直径为 7~9μm。

根据脂肪细胞分化过程中脂滴的变化，可将脂肪细胞分为前脂肪细胞和成熟脂肪细胞。研究表明，通过热量剥夺，成熟脂肪细胞在缺血、缺氧情况下可以去分化为前脂肪细胞，脂肪组织转变为疏松结缔组织。

脂肪细胞含脂肪量约 0.6μg。肥胖时，脂肪细胞明显增大，皮下脂肪细胞所含的脂肪量也增大到 0.9μg，有的甚至达 1.36μg。快速肥胖时一般只是脂肪细胞的肥大，而长期持续缓慢进展肥胖时，脂肪细胞不仅个体肥大，而且数目增加，导致明显肥胖及肥胖症的发生。

2. 细胞外基质 细胞外基质（extracellular matrix, ECM）由脂肪组织中的脂肪细胞及其他细胞合成，并分泌到细胞外的胶原、多糖、蛋白质或蛋白聚糖等一些有机生物大分子，分布在细胞表面或细胞之间，构成脂肪组织复杂的网架结构。由于脂肪组织结构疏松，细胞间隙较大，细胞间有大量 ECM 填充。

ECM 不但对组织细胞有支持、连接作用，而且可以影响细胞的生长、合成及分泌等生理过程。

ECM 主要由 VI 型胶原蛋白组成。胶原由成纤维细胞、巨噬细胞和脂肪细胞分泌，也有一些胶原由肿瘤细胞分泌。VI 型胶原蛋白能增强巨噬细胞样细胞的迁移和侵入，有助于细胞的存活。然而，这种作用也能使肿瘤细胞在组织内增殖。这种蛋白能增加其周围的细胞因子、配体和生长因子含量，对细胞周围的信号传递起作用。

ECM 是一种凝胶状纤维网络，为构成人体组织的细胞提供机械支持和生化信号。主要成分可分为三大类：①糖胺聚糖和蛋白聚糖，为水溶性的胶状物，在这种胶状物中包埋有许多其他的基质成分；②结构蛋白，如胶原和弹性蛋白，它们赋予细胞外基质一定的强度和韧性；③黏着糖蛋白，又称纤维连接蛋白或纤连蛋白，它们促使细胞同基质结合。

扫描电镜研究显示，ECM 胶原呈交联螺旋状规则图案（图 3-7A）；冷冻研磨处理后，胶原仍保留了原结构（图 3-7B）。

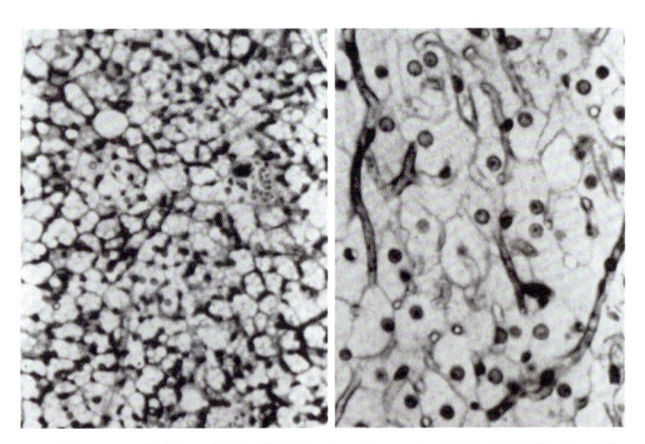

▲ 图 3-5 光镜下棕色脂肪组织（BAT）结构及脂肪小叶血液供应

引自 Fawcett DW. J Morphology. 1952,90:363-405

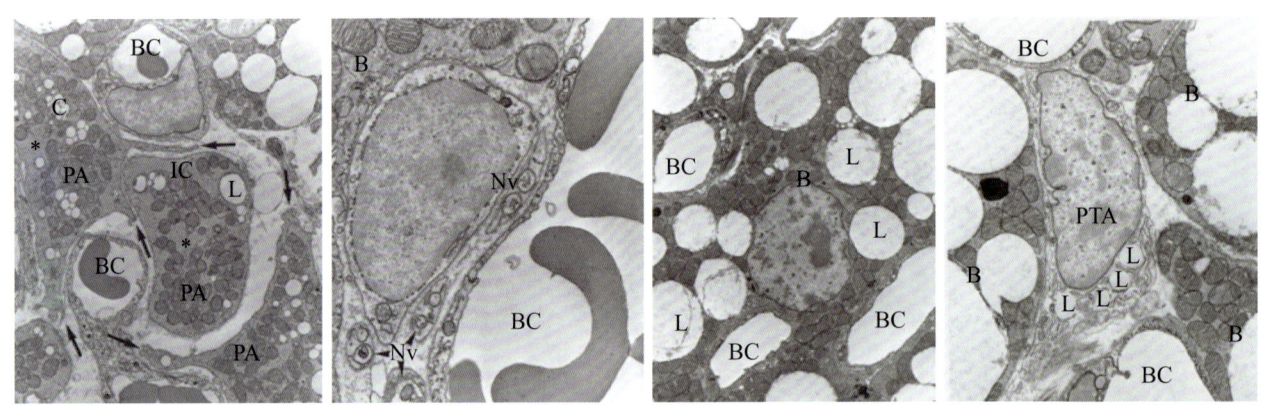

▲ 图 3-6 电镜下棕色脂肪组织

B. 棕色脂肪细胞；BC. 血管；C. 脂滴群；IC. 间质细胞；L. 脂滴；Nv. 神经纤维；PA. 前脂肪细胞；PTA. 原始脂肪细胞
（引自 Napolitno L. J Biophysic and Biochemic Cytology. 1958,4:685-690）

ECM 以胶原和蛋白聚糖为基本骨架，在细胞表面形成纤维网状复合物，这种复合物通过纤连蛋白和层粘连蛋白及其他的连接分子直接与细胞表面受体连接，或附着到受体上。由于受体多数是膜整合蛋白，并与细胞内的骨架蛋白相连，所以 ECM 通过膜整合蛋白将细胞外与细胞内连成了一个整体，可以影响细胞的迁移、分化增殖、血管生成。

ECM 成分对移植脂肪存活影响的研究才刚刚开始，还有许多问题需要进一步明确。如何最大限度地保留 ECM 及 ECM 对移植脂肪有何影响，这些问题都有待进一步的研究。

3. 其他成分 脂肪组织中除脂肪细胞及细胞外基质成分外，还有许多基质细胞。研究发现，每 100 个脂肪细胞中可见 5～10 个巨噬细胞，占基质细胞的 15%。"经典激活" M_1 型巨噬细胞，可以产生促炎细胞因子，如 IL-6 和 IL-1；"交替激活" M_2 型巨噬细胞可以产生 IL-10 和 TGF-β 等因子，具有抗炎特性；巨噬细胞可以根据组织微环境的变化而改变其表型，两种巨噬细胞位于脂肪细胞之间和血管附近的组织中，数量相当。T 淋巴细胞占基质细胞的 6%～10%，而 B 淋巴细胞几乎无法检测。还有研究结果表明，巨噬细胞存在分化为脂肪细胞的可能性，并参与脂肪组织的自我更新和修复重建过程。

三、皮下脂肪的解剖学

（一）大体解剖

皮下脂肪组织位于真皮与深筋膜、肌肉、骨骼等深部结构之间，分为浅层脂肪组织（superficial adipose tissue，SAT）、深层脂肪组织（deep adipose tissue，DAT）及深浅脂肪组织之间的浅筋膜（图 3-8）。

1. SAT 浅层脂肪也称为晕层脂肪，来源于外胚层，有较高活性，存在于全身各个部位。

浅层脂肪组织属于代谢性脂肪，容易合成、储存和分解，随体重变化而改变。浅层脂肪的细胞表面有脂溶性 β 受体，能分泌脂肪酶，脂肪酶能将脂肪细胞空泡内的三酰甘油转换成脂肪酸和甘油，并离开细胞进入全身循环。

浅层脂肪的厚度因部位而异，腹部、腰部、臀部、大腿部等较厚，膝部、胫前部较薄。正常情况下厚度一般为 1cm，肥胖者可达数厘米。浅层脂肪中富含血管、淋巴管、神经、毛囊和汗腺，Klein 将其分为顶层和套层（图 3-9）。

顶层也称附件周围层，脂肪柱紧贴真皮网状层分布，表面凹凸不平，脂肪组织紧实致密，脂肪颗粒小，汗腺、皮脂腺和毛囊等皮肤附属器官位于其浅部，真皮下血管网、皮下淋巴管及表浅神经走行分布在其深面。顶层与真皮网状层连接紧密，是脂肪抽吸时需要重点保护的层次，该层结构的损伤会导致皮肤瘀青、红斑和色素沉着，严重时会导致皮肤坏死。

套层也称覆盖层，位于顶层的下方，由众多垂直排列的柱形脂肪细胞构成（图 3-10）。套层和 DAT 通过浅筋膜分隔，眼睑、鼻背和阴茎等部位没有套层脂肪。

传统的观点认为，脂肪抽吸时不宜抽吸浅层脂肪，以免破坏皮肤的血供，造成术后皮肤表面凹凸不平。近年的临床研究证实，浅层脂肪抽吸有利于皮肤回缩，但术中要保留一定厚度的浅层脂肪，以免损伤真皮下血管网，影响皮肤血供。

2. 浅筋膜系统 Markman（1987）通过尸体解剖与 CT 研究证实，浅筋膜系统广泛存在于躯干和下肢的皮下，将皮下脂肪分隔为深浅两层（图 3-10）。Markman 认为，浅筋膜系统源于肉膜，除颈阔肌外，

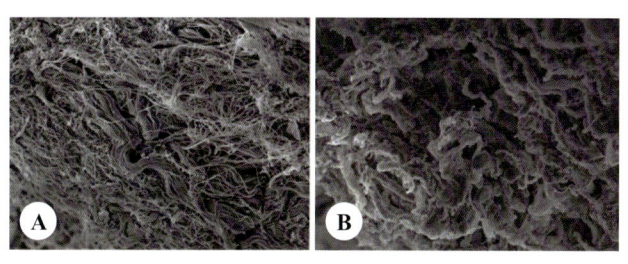

▲ 图 3-7 扫描电镜下 ECM 的结构
引自 Costa A.Cold Spring Harb Perspect Med.2017,7:a025676

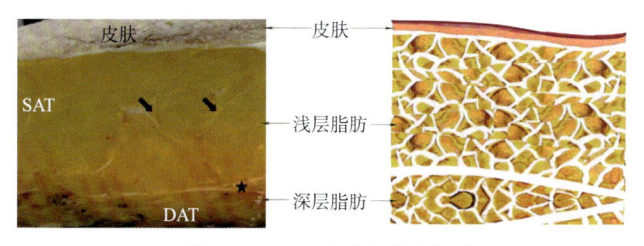

▲ 图 3-8 皮下脂肪的解剖分层
SAT. 浅层脂肪；DAT. 深层脂肪；星号为浅筋膜；箭为脂肪小叶纤维隔

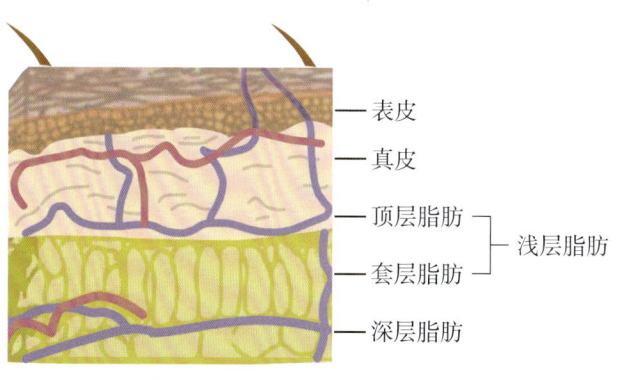

▲ 图 3-9 浅层脂肪的解剖结构示意

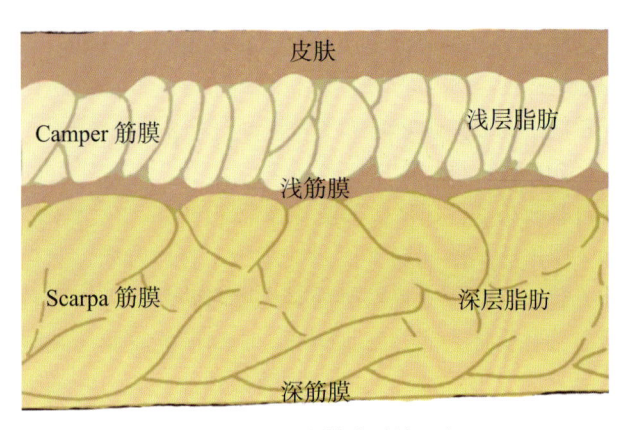

▲ 图 3-10　浅筋膜系统示意

一般已消失或转变为不同形态的纤维筋膜组织，如掌腱膜、跖筋膜、SMAS、Camper筋膜（脂肪层）、Scarpa筋膜（膜样层）等。

下腹部、颈部、大腿等部位浅筋膜比较发达，浅筋膜将浅层小叶状脂肪与深层扁平状脂肪分隔；上腹部、臀部、小腿等部位浅筋膜系统不明显，与肌膜融为一体。

研究表明，浅筋膜系统的主要作用是为皮肤和皮下脂肪组织提供支持。在乳房、臀部等部位，浅筋膜系统对组织形态的维持有重要作用。

年龄、肥胖及日光损害对躯干、四肢的浅筋膜系统的影响较大。肥胖时，纤维层间脂肪增加，纤维层间距离加大，纤维隔被拉长，加之重力作用，最终使其失去原有的支持作用而导致组织松垂。

3. DAT　DAT位于浅筋膜与深筋膜之间，也称板层脂肪，来源于中胚层，与深筋膜、肌肉联系密切，与皮肤联系松散。

DAT仅存在于某些特定部位，其厚度因人而异，中央厚，外周逐渐变薄，其边缘与深、浅筋膜融为一体。

DAT属于静止性脂肪组织，容易合成，不易分解，主要功能是储存能量。一般在长期饥饿与消耗的情况下才提供能量，因此，脂肪堆积一般易发生在有DAT的部位。研究证实，DAT吸收葡萄糖的能力是SAT的2~4倍，运动、禁食或食用减肥药对深层的脂肪堆积无效。因此，对于DAT的局部堆积，理论上需要通过脂肪抽吸的方法进行消除。

DAT与遗传相关，受性别、形态、种族等影响较大。女性局部脂肪堆积多位于下腹部、腰部、臀部、大转子等骨盆部位，男性则以上腹部多见。局部脂肪堆积部位是脂肪抽吸的最佳部位。

研究发现，DAT的脂肪细胞体积较大，属于大脂肪颗粒，等量脂肪组织经消化离心后，油脂层约是浅层脂肪的3倍；SAT的脂肪细胞体积小，脂肪颗粒较深层脂肪小，但脂肪干细胞多，分化能力优于深层脂肪。因此，浅层脂肪更适合用于脂肪移植。

4. 深浅层脂肪的差异　传统观念认为，皮下脂肪组织由同一类型脂肪组织组成。但临床发现，有些部位的脂肪容易减少，有些部位的脂肪则很难减少。

随着脂肪抽吸术的兴起和发展，Illouz等对皮下脂肪组织进行细致的研究，证实人类皮下脂肪组织由两种类型的脂肪组织构成：①代谢性脂肪组织，即SAT，容易合成、储存和分解；②静止性脂肪组织，即DAT，容易合成，但不易分解。在生物化学、代谢、组织学、解剖学等方面，SAT与DAT存在诸多差异。

• 生物化学差异：脂肪细胞有两种不同的儿茶酚胺化学受体：肾上腺素受体和去甲肾上腺素受体。$β_1$受体具有分解脂肪及分泌脂肪酶的作用，通过激活AC，使cAMP升高，进而使脂肪细胞中的三酰甘油分解转化为脂肪酸和甘油，随后进入循环系统进行代谢。儿茶酚胺在饥饿、心理压力过大等状态或烟酒的刺激下，会产生脂解作用。$α_2$受体可以被相同的儿茶酚胺刺激，是$β_1$受体的直接拮抗药，具有阻断脂肪分解作用。局部脂肪堆积部位（深层脂肪）的脂肪细胞$α_2$受体数量多、活性高，因此深层脂肪不易分解。此外，深层脂肪的芳香酸酶（其终结产物为17-β-雄二醇）高于浅层脂肪，而17-β-雄二醇对脂肪细胞的增生有促进作用，因此，深层脂肪再生率高于浅层脂肪。

• 代谢差异：局部脂肪堆积（localized fat deposit，LFD）主要发生在DAT。有研究证实，LFD处脂肪细胞吸收葡萄糖的能力高于其他部位脂肪细胞2~4倍，合成脂肪的速度较快。体重减轻时，局部堆积的脂肪并不减少，而当体重增加时，DAT首先出现堆积，这就是肥胖或LFD产生的原因。

• 组织学差异：SAT由弓状皮肤支持带分隔为小房，弓状隔上与真皮、下与浅筋膜牢固结合。女性SAT的弓状隔发达呈垂直状，而男性的弓状纤维隔薄弱，呈扁平交叉状。弓状隔富有弹性，具有记忆功能，脂肪细胞肥大时随之扩大。由于两端结合牢固，仅能向小房两侧扩张，体重减轻时则恢复原状。皮肤及皮下组织的回缩主要是弓状隔的作用，脂肪抽吸时如损伤弓状隔，则会使皮肤不能回缩而松弛下垂。DAT的颗粒较大，纤维隔较为薄弱，呈水平分布。

• 解剖学的差异：SAT几乎遍布整个人体皮下，其厚度基本一致，属于代谢性脂肪，随体重变化而改变；DAT位于浅筋膜与深筋膜之间，仅存在于身体部分区域，被纤维隔水平分隔，是人体脂肪堆积发生的部位；DAT属于静止性脂肪，容易获得而不易去除。

正常个体 SAT 平均厚度为 3.66mm（1～10mm），DAT 为 3.14mm（0.5～8mm）；肥胖者 SAT 平均厚度为 17.18mm（6～35mm），DAT 为 18.5mm（10～35mm）。

- 胚胎学差异：Illouz 认为，SAT 和 DAT 来源不同。SAT 来源于外胚层，有较高活性，其紧靠皮肤，随皮肤一同移动，对皮肤的弹性和收缩性至关重要。DAT 来源于中胚层，为静止性脂肪组织，类似于深部生理性脂肪瘤。DAT 受性别、形态和人种的影响，仅存在于身体的某些部位，与其下的肌肉、深筋膜联系密切，而与皮肤联系松散。

5. 血液供应 脂肪组织含有丰富的血供，每个脂肪细胞至少有一条毛细血管相连，最终汇集于脂肪小叶间隔内小动脉，这些毛细血管对肾上腺素高度敏感，这是脂肪抽吸术中加入肾上腺素预防出血的理论基础。因此，脂肪移植时，如吸脂量及吸脂部位面积不大，肿胀液中可以加入更高浓度肾上腺素，以防止出血并获取更为纯净的脂肪颗粒。

常态下，每 100g 脂肪组织，血流量为 2～14ml/min，与同等体积的横纹肌相比，其血供更为丰富；血管舒张时血流量可达 20～50ml/(min·100g)，注射肿胀液时降至 1ml/(min·100g)。与其他血供丰富的组织不同，脂肪组织由邻近器官组织的较大血管发出众多细小的血管进入脂肪组织，很少有知名的供应血管，因此，吻合血管的脂肪组织游离移植应与真皮或深筋膜复合移植，以提高存活率。

脂肪组织的血液供应方式与其功能有关。脂肪组织的主要功能为储存和供应能量，吸收或释放脂质均需通过血液循环，密集细小的血管网可以有效地转移脂质。脂肪组织的这种血液供应方式决定了脂肪移植时必须确保移植组织具有良好的血供，才能保证其存活率。除了以吻合血管的方式进行游离脂肪组织移植能够确保所移植的脂肪组织具有良好血供外，无论采用脂肪组织游离移植、真皮脂肪组织游离移植、脂肪颗粒注射移植等任何一种移植方式，都将严重影响到所移植组织的血液供应，导致移植组织液化、坏死、吸收或纤维化，因此，脂肪组织在受区的血供重建是脂肪组织游离移植的关键。

总之，皮下脂肪组织血管丰富，相互吻合形成多层血管丛，包括筋膜血管丛、脂肪血管丛、真皮下血管丛等，各层血管丛之间有垂直血管吻合。脂肪抽吸时应使抽吸针或吸管保持在垂直血管区域进行抽吸，过深或过浅均会损伤各血管丛，同时要注意操作不要粗暴，以免损伤血管，导致术中和术后出血、血肿。

（二）局部解剖

1. 头面部 头面颈部软组织由浅到深分为五层，即皮肤、浅层脂肪、浅表肌肉腱膜系统（superficial muscular aponeurotic system，SMAS）、深层脂肪、深筋膜。这五层结构连续分布于整个头面部。皮下脂肪被 SMAS 分为浅、深两层，其中 SAT 有两种不同的微观结构类型，DAT 又分为深层脂肪室和颊脂垫。

（1）SAT：SAT 由纤维隔分为不同的隔室，不同年龄和种族的个体厚度不同。尸体解剖和影像学研究及组织学分析发现，SAT 有两种不同的类型（图 3-11）。Ⅰ型主要分布于面部正中、眶周、太阳穴、前额和颈部，为结构性 WAT，由纤维隔膜构成的网状结构包裹脂肪小叶，起弹性衬垫作用，与皮肤黏附松弛，容易与皮肤分离。Ⅱ型主要分布在口周、鼻区、眉区，脂肪细胞周围的胶原网和肌肉与皮肤存在很强的联系，胶原纤维和肌纤维直接深入皮肤并将皮肤连接到表情肌，胶原纤维、弹性纤维及肌肉纤维相互混合而成纤维网状结构，脂肪细胞位于纤维网之间，不易与皮肤及深层表情肌分离。

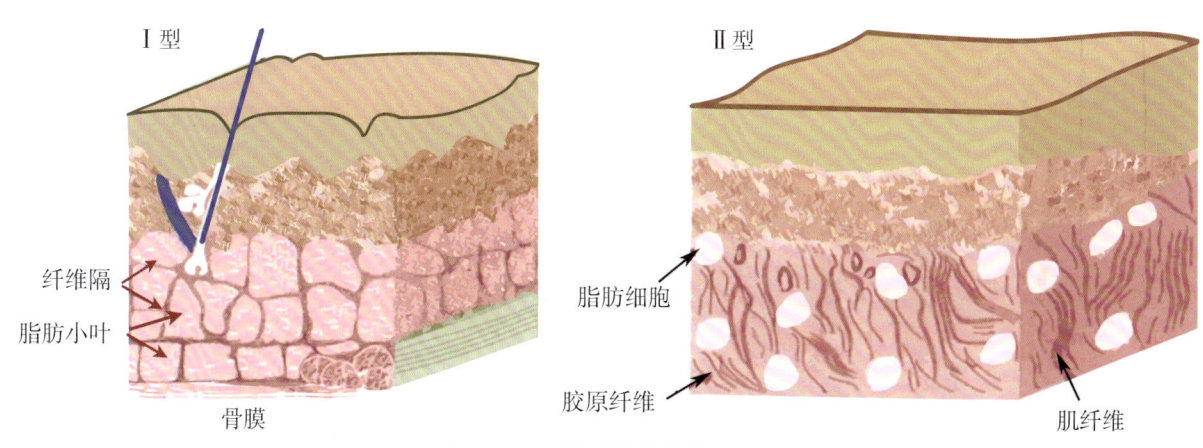

▲ 图 3-11 面部两种类型的 SAT 示意

引自 Ghassemi A. Aesthetic Plast Surg.2003,27(4):258-264

以上两型 SAT 有显著的分界线，如鼻唇沟、唇下颌沟等。在面中部，形成了鼻唇、内侧、中间、外侧和颊部脂肪室，内侧皮下脂肪室也称为颧骨脂肪垫；在额部，有中央、左侧、右侧 3 个浅层脂肪室。

（2）DAT：DAT 分为深层脂肪室及颊脂垫。DAT 的浅面由面中部的 SMAS、颈部的颈阔肌和颞部的颞浅筋膜与 SAT 分隔。DAT 被纤维间隔分成不同的相对独立的脂肪室，这些间隔和脂肪室充当面神经分支、面动脉及面静脉分支的通道。

深层脂肪室的边界由面部表情肌或骨膜起源形成。尸体解剖和影像学研究证实，面颊内侧深部脂肪室靠近眶下孔，被提上唇鼻翼肌和提口角肌包围。面颊外侧深部脂肪室内侧与面静脉相连，外侧与颧大肌相连，上方与颧韧带相连。眼轮匝肌下脂肪室（suborbicularis oculi fat，SOOF）位于颧韧带上方、眼轮匝肌韧带下方、面静脉的外侧、眼轮匝肌的深部。眼轮匝肌后脂肪室（retroorbicularis oculi fat，ROOF）位于由眶上孔穿出的眶上神经血管束外侧。此外，在面中部咬肌表面的外侧，有下、内、上三个咬肌前间隙，在面部提升过程中提供无血管分离路径。

颊脂垫最早于 1801 年由 Bichat 描述，位于颊肌筋膜和咬肌筋膜间的咬肌间隙中，分为沉积型和代谢型，有体部、颊部、翼部、翼腭部和颞部。颊脂垫的颞部即颞深脂肪垫，位于颞深筋膜的深层和颞肌之间；颞浅脂肪垫位于颞深筋膜的浅层和深层之间，颧弓上方。

研究表明，颞深筋膜的浅层前方与眶隔连续，与眶下区的骨膜不连续，在颧骨表面和眼轮匝肌下脂肪室的深面形成一个脂肪室，由颞深筋膜的浅层将之与 SOOF 分隔（图 3-12A）。在颞部入路、眶下缘入路中面部提升时，颧骨骨膜表面间隙进入眶下区是非常好的安全剥离松解通道（图 3-12B 至 C）。

面神经分 5 个分支走行于 SMAS 的深面、颊脂垫的浅层，由表情肌的深层进入表情肌，表情肌附着于皮肤，因此，面部脂肪抽吸时不可过深，以免损伤表情肌及面神经分支。

2. 颈部 颈部皮下脂肪被颈阔肌分隔为颈阔肌内、外脂肪室。脂肪抽吸只能抽吸颈阔肌外脂肪，颈阔肌内脂肪则需开放式手术才能去除。

根据 Kim 解剖观察，颈阔肌分为 4 种类型：① A 型，两侧颈阔肌相互交叉；② B 型，右侧颈阔肌覆盖左侧；③ C 型，左侧颈阔肌覆盖右侧；④ D 型，两侧颈阔肌无交叉（图 3-13）。其中肌肉交叉超过 20mm（下颌骨下缘至肌肉交叉下缘的距离）者占 43%，多于西方人种的比例（15%）。D 型颈阔肌未在中线融合，遗留较大间隙，可通过脂肪抽吸去除颈阔肌外脂肪室。

Rohrich 等通过尸体解剖研究，证实颈阔肌外脂肪室分为颏下中线区、侧区和旁中区脂肪室，颈阔肌内脂肪室分为中间、内侧、外侧三个脂肪室（图 3-14A）。

脂肪抽吸后颈部皮肤的回缩程度与真皮的纤维组成及密度有关。Pinto 通过尸体解剖研究证实，人颏下表皮厚度为 0.05～0.20mm；真皮乳头层的厚度为（0.08 ± 0.06）mm，82% 为纤维组织，多为同相型（胶原纤维的形态密度相同）和致密型（粗大的纤维组织排列紧密）；网状层厚度为（1.8+0.68）mm，89% 为纤维组织，多为缠结型（纤维组织排列杂乱），抽吸后皮肤的回缩程度较大。

3. 上肢 上臂是脂肪堆积的常见部位，分为内侧、外侧、前侧、后侧四个部分，内侧区皮下脂肪最薄，上臂后侧皮下脂肪较厚，有深层脂肪，易出现和服样畸形或蝠翼样畸形（图 3-15）。

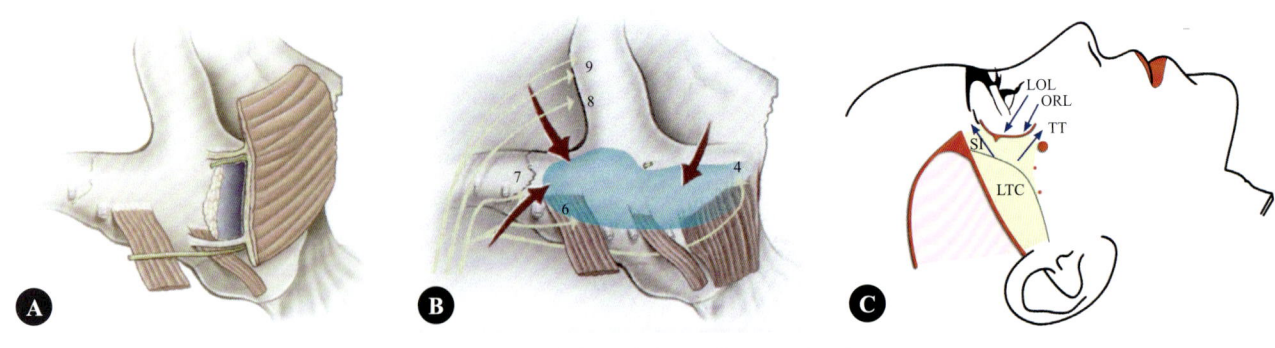

▲ 图 3-12 颞部脂肪室及颞部眶下区入路

A. 颞面神经平面，颧骨前脂肪被一层筋膜覆盖（蓝色）。B. 下眼睑眼轮匝肌（浅蓝色）神经支配：面神经颧支由腮腺咬肌筋膜深层穿出后浅出发出分支分别在 4、6、7 点位置至眼轮匝肌。C. 颧上及颧下韧带（红色）、颧下间隙（LTC）、眶上间隙（SI，至眶上方）、颞部通道（TT，至颧骨前间隙）、眶外侧韧带（LOL）、眶支持韧带（ORL）［引自 Mendelson BC.Plast Reconstr Surg.2002;110(3): 885-896.O'Brien JX.Plast Reconstr Surg.2013,131(3):510-522］

Rocha 的尸体解剖发现，人体上臂中部表皮厚度为 0.06～0.20mm；真皮乳头层的厚度为（0.08±0.06）mm，80% 为纤维组织，多为同相型（胶原纤维的形态、密度相同）和致密型（粗大的纤维组织排列紧密）；网状层为（1.52±0.70）mm，89% 为纤维组织，多为缠结型（纤维组织排列杂乱），抽吸后皮肤的回缩程度较大。

4. 胸部 胸部无局部脂肪堆积，但浅层脂肪肥大可导致多个沿肋骨走向的带状凸起，最上方的脂肪带可延伸至腋部。侧胸壁的浅层脂肪组织增厚可影响腋窝、乳房的形态。

女性乳房所含脂肪组织对雌激素敏感。青春期后，乳房开始发育，形成其特有的半球形。女性乳房皮下脂肪细胞肥大增生会使乳房下垂，乳房下皱襞轮廓不清。乳房肥大以脂肪组织为主（>50%），同时伴有腺体组织的增生及皮下脂肪细胞的肥大。

Lejour 通过对乳房缩小术所切除的组织分析，证实脂肪组织平均占切除组织的 48%，随着年龄的增长，乳房的脂肪组织增多，乳腺组织减少，绝经后脂肪明显增多，乳房内的脂肪与 BMI 成正比。男子女性型乳房脂肪组织较少，以增生的腺体为主。

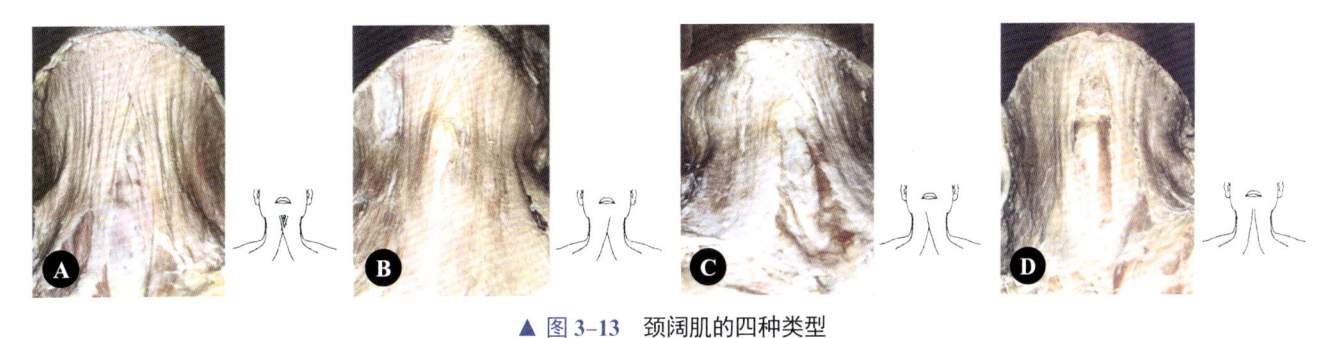

▲ 图 3-13 颈阔肌的四种类型

引自 Kim HJ.Decussation patterns of the platysma in Koreans. Br J PlastSurg.2001,54:400-402

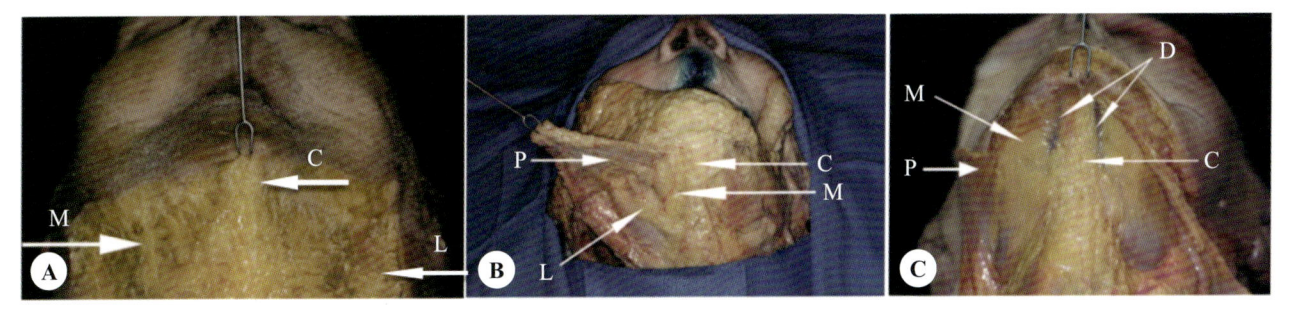

▲ 图 3-14 颈部脂肪室

颏下中线区脂肪室（C）中线处最厚，两侧逐渐变薄，在纵轴上从颏部向舌骨逐渐变厚，其形态对颈部轮廓影响最大。侧区脂肪室（L）即下颌下缘至耳后，该区脂肪较薄。旁中区脂肪室（M）位于上述两区之间，脂肪略厚，其下方为舌骨。颈阔肌内脂肪垫位于颈阔肌（P）的深面，分为中间（C）、内侧（M）和外侧（L）三个脂肪室（B 和 C），中间脂肪室由二腹肌（D）与内侧脂肪室（M）分开。A. 颈阔肌外浅层脂肪室，包括颏下中线区脂肪室（C）、侧区脂肪室（L）、旁中区脂肪室（M）；B 和 C. 颈阔肌内脂肪室，包括颈阔肌（P）、中间脂肪室（C）、内侧脂肪室（M）、外侧脂肪室（L）

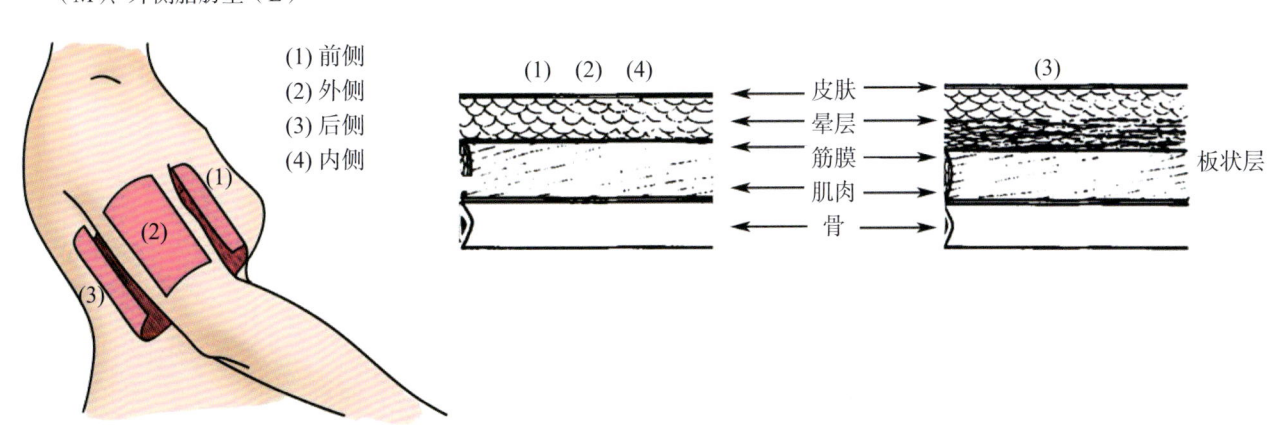

(1) 前侧
(2) 外侧
(3) 后侧
(4) 内侧

▲ 图 3-15 上臂皮下脂肪示意

乳房的表浅筋膜系统与身体其他部位有所不同。表浅筋膜系统在乳腺腺体的上缘分为前后两层，形成乳房浅筋膜和乳房后筋膜，并伸入乳腺组织内形成乳腺纤维基质。乳腺组织实际上被包裹在胸前的浅层筋膜系统内，并通过前后之间的许多纤维联系及乳房横隔韧带（Wuringer 水平纤维横隔）、内外侧韧带、乳房下皱襞区乳腺包膜的反折结构对乳房起支持悬吊作用（图3-16）。

肥胖、妊娠、年龄等因素可使乳房的表浅筋膜系统发生变化，减弱其对乳房的支持悬吊作用。

5. 躯干部 躯干包括背部及项部。背部皮肤厚而坚韧，皮下纤维隔发达，脂肪组织被纤维隔紧密包裹。背部有许多凹陷及凸起，这些凹陷和凸起是由骨性结构、纵横交错的皮肤支持韧带及封闭的蜂窝状脂肪小房所造成。因此，脂肪抽吸操作时非常困难，需要采用激光或射频辅助溶脂紧肤的方法方可取得较好的临床效果。

（1）躯干部脂肪堆积：常见区域为项部、肩胛区、肩胛下区、侧胸区、腰区、侧腰区。

（2）背部浅筋膜系统：功能是将皮肤支持、固定于深层组织。随着年龄的增加及日光的损害，背部浅层筋膜系统变得松弛，导致软组织的下垂、假性脂肪堆积及奶酪样畸形。

6. 腹部 腹部皮下脂肪组织一般分为SAT、浅筋膜ML、DAT三层（图3-17）。腹部浅筋膜为富含弹性纤维的连续纤维膜，平均厚度为（847.4±295）μm，SAT、DAT的厚度随受试者和区域的不同而变化。上腹部一般仅有浅层脂肪，无局部脂肪堆积；下腹部则分为SAT和DAT，存在局部脂肪堆积；SAT被纤维隔分隔为蜂房样结构，质地紧密，其肥大可掩盖肋弓的形态，使剑突下三角形凹陷消失。下腹部深层Scarpa筋膜头段与腰围切迹相连，两侧与髂嵴及髂前上棘连接，远端穿过腹股沟韧带与大腿深筋膜结合，远端的中部则插入会阴筋膜（图3-18）。脐上或经脐的横形区域内的皮下组织含有较多纤维组织，上与皮肤相连，下与腹白线、腹直肌前鞘、腹外斜肌连接，可导致部分肥胖者上下腹之间存在一横形沟状切迹，称之为腰围切迹。

解剖研究显示，人体腹部表皮厚度为0.06~0.15mm；真皮乳头层的厚度为0.05~0.25mm（平均0.09mm），纤维组织多为同相型、致密型及平行型（纤维组织排列与乳头层平行）；网状层1.0~6.8mm（平均为2.18mm），纤维组织多为平行型。

腹壁膨出和下垂与下列三方面原因有关：①腹部

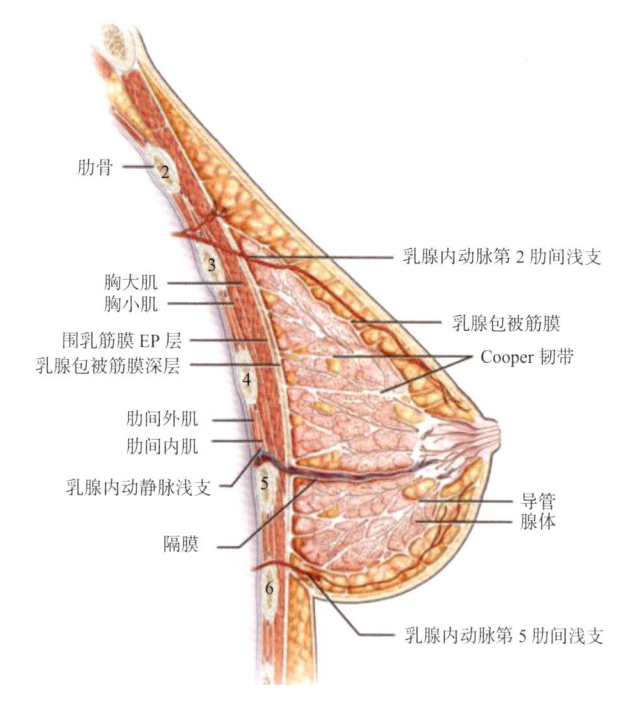

▲ 图3-16 乳房的皮下浅层筋膜系统

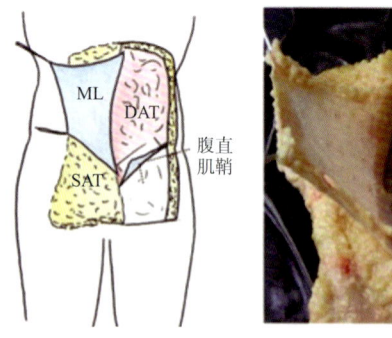

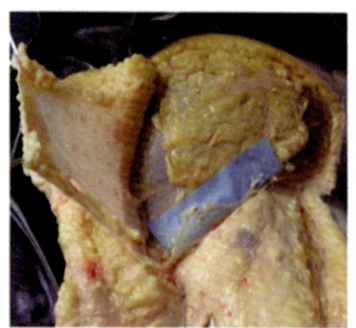

▲ 图3-17 腹部皮下脂肪解剖结构

DAT. 深层脂肪；ML. 浅筋膜；SAT. 浅层脂肪［引自 Lancerotto L.Surg Radiol Anat.2011;33(10):835-842］

皮下脂肪组织肥大增生；②腹腔内容物增多；③腹壁肌肉松弛（图3-19）。其中女性皮下脂肪组织较多，男性腹腔内脂肪组织较多。

脂肪抽吸只能去除皮下脂肪，而腹壁肌肉松弛、腹腔内容物增多则需行腹壁整形术和锻炼才能得以改善。

7. 髂腰部 髂腰部脂肪堆积的位置有性别的差异。男性髂腰部脂肪堆积的位置较女性为高，位于髂嵴上方，向前延续与腹部脂肪相连续，形成游泳圈样或内胎样畸形，是男性的主要抽吸部位之一。女性腰部局部脂肪堆积的位置低于男性，位于髂嵴处，常合并臀部、大腿外侧的脂肪堆积，形成小提琴样畸形的凸起或方臀畸形，破坏了女性S形曲线美；髂嵴处脂肪堆积过多，可以形成骑士臀样外观（图3-20）。男女髂

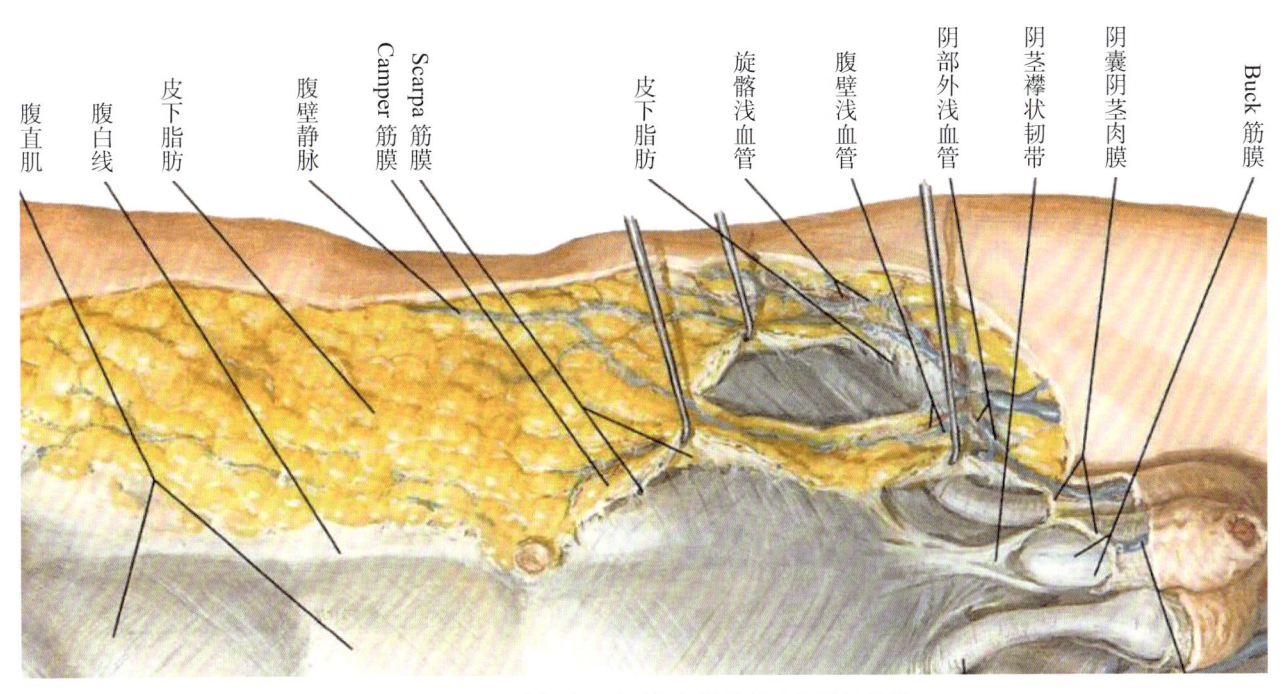

▲ 图 3-18 腹部皮下脂肪组织结构层次及延续关系

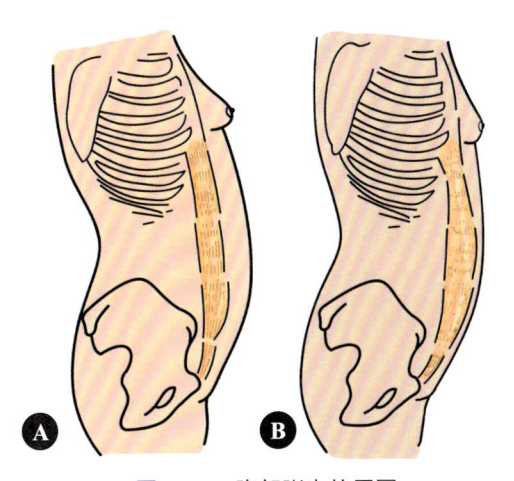

标注（从左至右）：腹直肌、腹白线、皮下脂肪、腹壁静脉、Scarpa筋膜、Camper筋膜、皮下脂肪、旋髂浅血管、腹壁浅血管、阴部外浅血管、阴茎襻状韧带、阴囊阴茎肉膜、Buck筋膜

▲ 图 3-19 腹部膨出的原因
A. 皮下脂肪：增多型膨出；B. 腹壁肌肉松弛型膨出

腰部上述差异形成的主要原因是黏着区域的不同，男性黏着区位于髂嵴，限制了腰部皮下脂肪的下界，而女性黏着区位于臀外侧切迹，腰部皮下脂肪可越过髂嵴至臀外侧切迹。

髂腰部皮肤一般无松弛及下垂，局部脂肪堆积可通过脂肪抽吸改善。少部分男性有皮肤松弛及皱褶，但局部没有脂肪堆积，单纯脂肪抽吸术效果不佳，需要采取激光或射频等光电技术进行紧肤塑形处理。

8. 臀部 臀部是人体容易发生脂肪堆积的部位之一，适当的脂肪堆积会使臀部显得更加丰满，增强形体的曲线美感。臀部皮肤较厚，浅筋膜也很发达，由富含纤维的脂肪组织形成软垫样结构，尤其在女性更为显著。浅筋膜的后下部特别厚，所以在人体处于坐姿时，这部分软垫样结构起着承受整个躯干重量的作用。东方人、黑种人、黑白混血儿及部分斯拉夫人臀部有局部脂肪堆积存在，以黑种人女性最为明显，其肥大增生可使臀部下垂，臀下皱襞变浅，给人以下坠笨重感。

臀部的皮肤支持带有两型。Ⅰ型起自腰肌筋膜，与背部浅筋膜相连，分为上下两层。上层较短，斜向下方止于真皮深面，下层较薄，止于臀下皱襞。Ⅱ型皮肤支持带仅有一层，起自背部浅筋膜，止于臀下皱襞（图3-21）。大部分人（>80%）为Ⅰ型，其余为Ⅱ型。支持带受损或变薄弱可导致臀部平坦下垂。因此，脂肪抽吸时应为水平或斜向抽吸，不能垂直方向抽吸，以免损伤支持带。

Klein认为，臀部皮下组织内存在Jacque悬韧带，其功能类似Cooper韧带，悬吊支持臀部软组织。随着年龄的增长，韧带退化松弛，造成臀部下外侧呈现袋状下垂；臀下皱襞由起自臀大肌筋膜、止于皮肤真皮内面的纤维束（Luschka韧带）的牵拉所致。也有学者认为，臀下皱襞的形态与坐骨皮肤韧带（Charpy韧带）密切相关，它发自坐骨嵴，长约4cm，呈扇形止于真皮。该韧带仅止于臀下皱襞的中部时，臀下皱襞呈短线状，臀部形态较为美观。臀部松弛或韧带附着过深过长，则会出现多余的臀下皱褶，影响美观。

9. 大腿 大腿是女性局部脂肪堆积的常见部位，主要蓄积于大腿外侧、大腿内上部、膝内侧及大腿后侧。

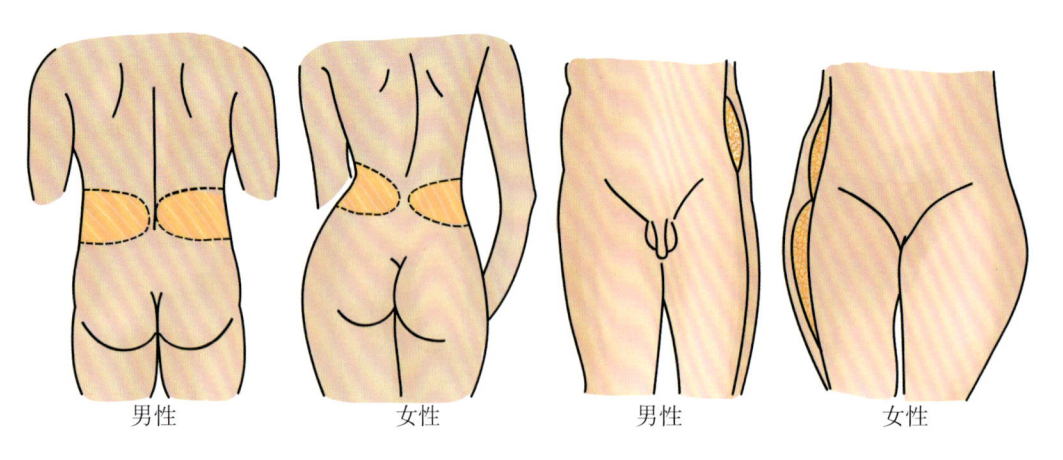

▲ 图 3-20 男女髂腰部脂肪堆积的位置差异

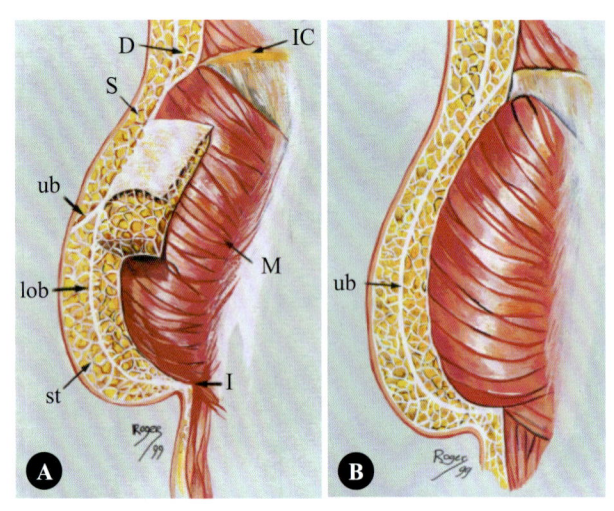

▲ 图 3-21 臀部皮下脂肪组织及两种皮肤支持带类型
A. Ⅰ 型；B. Ⅱ 型。IC. 髂嵴；D. 深层脂肪；S. 浅层脂肪；ub. 上层皮肤支持带；lob. 下层支持带；st. 次级纤维隔；M. 臀大肌（引自 Klein JA. Tumescent technique: tumescentanesthesia & microcannular liposuction. St. Louis : Mosby Inc, 2000,213-221）

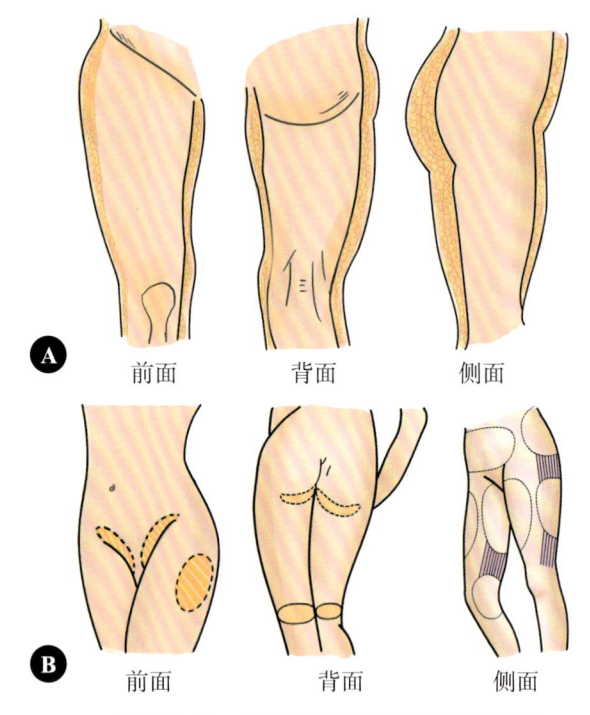

▲ 图 3-22 大腿皮下脂肪及黏着区域分布
A. 皮下脂肪分布；B. 黏着区域

大腿的浅筋膜将深、浅层脂肪分隔开，并发出纤维带与深部的肌肉筋膜相连。在大腿外下等区域，浅层脂肪及其上方的真皮较薄，深层脂肪薄或缺如，纤维连接带较为密集，浅层脂肪与深部肌肉筋膜附着，抽吸时容易出现凹凸不平，Lockwood 等将其称为黏着区。黏着区域包括臀下皱襞、臀外侧切迹、大腿内中部、大腿后侧远端、髂胫束的外下区域等（图 3-22）。

Grazer 等将大腿、臀部和髂腰部的形态分为 7 种类型。

Ⅰ型：大腿内侧脂肪过多，行走时摩擦皮肤易出现糜烂。由于局部浅筋膜韧带的限制，皮肤不易下垂。

Ⅱ型：骑士臀或马裤样畸形，由转子处局部脂肪堆积造成。

骑士臀分为 4 个区域：①髂股隆起，位于最上部，是骑士臀主要凸起部位，受臀部体积的影响，有一定的移动度；②大腿中部，移动度小，但易受周围区域特别是髂股隆起的影响；③大腿前外部，此区域有阔筋膜，肌肉收缩可提升；④大腿后部，结构类似乳腺组织。

Ⅲ型：骑士臀合并腰部隆起，是脂肪抽吸最佳部位。

Ⅳ型：介于Ⅱ型、Ⅲ型之间。臀中部有较深的切迹。

Ⅴ型：肥胖型，有典型的内胚层体型。

Ⅵ型：遗传性或外伤后畸形。

Ⅶ型：皮肤松弛型，与年老、肥胖、体重减少有关。

10. 膝部、小腿与踝部 小腿浅筋膜向上与大腿、向下与踝部相延续，小腿的脂肪分布与遗传有关，与其他部位脂肪无关，即使其他部位脂肪不多，该部位脂肪也可能肥厚。

膝内侧有脂肪堆积，可形成 X 形腿；其上方脂肪堆积，覆盖膝盖上半部；其内侧下方也可有脂肪堆积。胫骨前无皮下脂肪，小腿内侧及后侧浅层脂肪易肥大，下 1/2 的脂肪较多（图 3-23A 和 B）。小腿内侧的脂肪组织比较松软，容易抽吸。

踝部无脂肪堆积，但浅层脂肪可明显肥大，主要蓄积在后内侧、后外侧，并向小腿延伸。踝部内、外侧可呈条索状蓄积，使之臃肿。内、外踝及跟腱后侧区域无皮下脂肪（图 3-23C）。

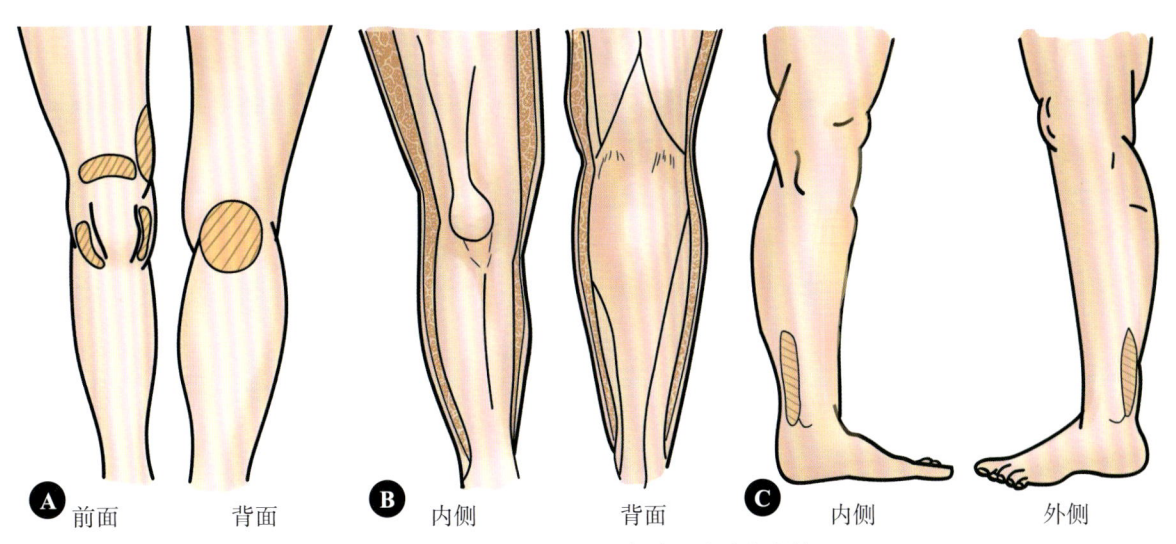

▲ 图 3-23 膝部、小腿及踝部皮下脂肪分布情况
A. 膝部脂肪堆积位置；B. 小腿脂肪分布情况；C. 踝部脂肪肥大位置

（刘 晶 屈 怡 许龙顺）

第4章 脂肪干细胞

一、脂肪干细胞的生物学特性

最初人们是根据脂肪细胞分化过程中脂滴的变化将脂肪细胞大致分为脂肪前体细胞（尚未出现脂滴之前的梭形细胞）、前脂肪细胞（刚出现脂滴后的细胞）和成熟脂肪细胞（1个或多个大脂滴）。Spalding 等研究表明，成人阶段脂肪细胞数量保持恒定，但这并非最初的细胞保持一生，而是一种细胞死亡与补充更新的动态平衡过程，并认为成人的胖瘦是由脂肪细胞体积决定的。1959年，Trowell 等发现脂肪细胞是由形态类似成纤维细胞的前体脂肪细胞在合适条件诱导下分化而来的。Rodbel 使用胶原酶将脂肪细胞从脂肪组织中分离得到的脂肪细胞在消化后仍保持有新陈代谢的活性。在1971年，Poznanski 及 Van 等对基质血管成分的系统研究形成了完整的前脂肪细胞理论，用胶原酶处理脂肪组织，再将组织悬液离心，将其中的沉淀物基质血管成分（stromal vascular fraction，SVF）进行培养，并和培养的成纤维细胞进行比较，这两种培养物的增殖速率相似，倍增时间为50h左右，运用相同的加入标记的葡萄糖或甘油培养基培养后，SVF细胞质内葡萄糖标记物比成纤维细胞高5～10倍。在显微镜下观察比较，发现SVF细胞内脂肪聚成大滴，细胞呈散发生长；成纤维细胞的胞浆内只有少量的脂滴，呈螺旋样生长。这种具有结缔组织特征的方式，就证明SVF内含有前体脂肪细胞，具有增殖和向成熟脂肪细胞分化的性能。

脂肪干细胞是2001年由Zuk和他的研究团队发现，并证实存在于人吸脂术的脂肪悬液中的间充质干细胞。2002年，Zuk等将其命名为脂肪干细胞（adipose-derived stem cell，ADSC），同时对ADSC在细胞形态、表型及多向分化潜能等方面进行了研究，确定了ADSC具有多向分化的潜能，与骨髓间充质干细胞（bone marrow mesenchymal stem cell，BM-MSC）有许多相似之处。

从2002年起，更多的研究小组陆续从人类和其他动物群体中分离验证ADSC的存在。通过各种动物实验模型，人和动物的ADSC体外分化能力也被进一步证实。脂肪干细胞的命名繁多，如脂肪祖细胞、前脂肪细胞、脂肪来源基质或脂肪来源干细胞、脂肪来源成体干细胞（adipose derived adult stem cell，ADAC）、脂肪成体基质细胞、脂肪来源基质细胞（adipose derived stromal cell，ADSC）、脂肪基质细胞（adipose stromal cell，ASC）、脂肪间充质干细胞（adipose mesenchymal stem cell，ADMSC）、脂肪前体细胞（adipose precursor cell，APC）等。2004年，国际脂肪应用技术学会将其统一为"脂肪干细胞"（adipose-derived stem cell，ADSC），从而界定这种多分化潜能的细胞群体类型。近年来，由于ADSC具有取材方便、创伤小、来源充足等优点而成为当今干细胞领域研究的热点。

（一）脂肪干细胞的表型

关于脂肪干细胞表面标志物，目前还没有任何分子可以单独作为ADSC的特异性表面标志物。Gronthos等对脂肪抽吸物培养细胞的表面标志物进行了系统研究，发现这些细胞具有与骨髓衍生基质细胞（bone marrow derived stromal cell，BMSC）相似的表面抗原表达，如CD9、CD10、CD13、CD29、CD34、CD44、CD49d、CD49e、CD54、CD55、CD59、CD105、CD106、CD146、CD166等，但他们并没有检测到BMSC特有表面抗原STRO-1的表达。De Ugarte等研究指出，ADSC和BMSC都表达CD13、CD29、CD44、CD90、CD105、SH-13和STRO-1。两者的差别在于ADSC不表达CD49d。目前公认的脂肪干细胞表面表达量较高的分子有：基质相关标志（CD29、CD44），间充质标志（CD73、CD90）等。而作为血源性细胞标志CD45及MHC Ⅱ相关蛋白HLA-DR基本不表达。大多数研究人员明确指出，脂肪来源细胞中CD105、CD166、STRO-1等干细胞相关表面抗原均有表达，另外与造血系、内皮细胞系相关的CD34、CD31等也均有较高表达比例。这些结果表明，脂肪来源细胞中确实存在具有间充质干细胞特性的细胞，但同时也夹杂着大量非间充质干细胞群体。因此，严格来讲，脂肪干细胞应该称之为脂肪组织来源的干细胞。

近年来，国际脂肪治疗和科学联合会和国际细胞治疗协会（International Society for Cell & Gene Therapy，ISCT）已为脂肪干细胞鉴定的最低标准提供了初步的指导性意见，认为在血管基质成分中，脂肪干细胞可以通过以下标记组合鉴定：CD45和CD31同时为阴性，CD34为阳性。

（二）脂肪干细胞的可塑性

目前大量文献报道都证实脂肪干细胞在一定的诱导条件下可分化成脂肪细胞、成骨细胞、软骨细胞、内皮细胞、外皮细胞、神经前体细胞、肌细胞、心肌细胞、平滑肌细胞、表皮细胞、真皮细胞、肝细胞、胰岛细胞等。近年来大量研究表明ADSC具有分泌功能，在人体组织和器官的发育中具有多种功能，包括促血管化作用、造血支持作用、抗凋亡作用、趋化作用、免疫控制和免疫调节作用、维持细胞高增生率及多向分化潜能的作用。

关于成体干细胞的研究，骨髓间充质干细胞研究最早，报道文献最多，但是取骨髓时患者痛苦较大，并且所提取得到的骨髓间充质干细胞数量较少，体外扩增需要时间长，费用较高，而ADSC应用于再生医药领域，其具有优于其他成体干细胞的优点：①来源丰富，每单位体积脂肪组织中含有的干细胞数量是骨髓组织的100~1000倍，2005年，Brian等报道常规抽脂术获取的每200毫升脂肪组织可得到1×10^6个ADSC，并预测脂肪基质将成为人类最大的成体干细胞库；②取材容易，可以通过微创手术获得减少患者痛苦，并且可以反复多次取材；③增殖迅速，具有多项分化潜能；④有很好的组织相容性，具有低免疫原性和免疫调节的作用。

（三）脂肪干细胞免疫学特性

脂肪干细胞具有低免疫原性及免疫调节作用，作为血源性细胞标志CD45、MHCⅡ相关蛋白及HLA-DR基本不表达，证明其为非造血类细胞并且它们具有极少量与移植排斥相关的抗原分子，提示脂肪干细胞具有低免疫原性，可能进行异体移植，与文献报道一致。2005年，崔磊等经流式细胞仪测定表明，人类ADSC表达HLAⅠ类分子，但未检测到HLAⅡ类分子阳性表达。加入炎症因子IFN-γ刺激48h后，HLAⅠ表达未见明显增高，HLAⅡ类分子表达明显增高，但仍不会刺激异基因淋巴细胞增殖，证明ADSC具有低免疫原性。Kevin McIntosh等由人类脂肪抽吸物中新鲜分离SVF细胞，并将其培养扩增至第5代，依次测定各代细胞表面标志，结果发现HLA-ABC分子在各代细胞均有表达，平均数为66.5~90.0，表达比较稳定；而HLA-DR分子除SVF细胞为13.2外，此后各代表达均较低，为1.3~4.0。

ADSC因其具有来源充足、取材方便、自体移植无免疫排斥反应等优势，使其成为组织再生和修复的理想细胞来源。目前，日本和欧洲一些国家已开始利用人类ADSC，构建组织工程化脂肪组织用于修复软组织缺损。例如，日本的Yoshimura等将ADSC移植与传统的脂肪颗粒移植术相结合，并创建了细胞辅助脂肪移植术。近年来，ADSC有许多新的功能被人们发现，均展现了ADSC在修复重建外科中具有良好的应用前景。

（四）脂肪干细胞的分泌和旁分泌功能

脂肪干细胞作为一类间充质干细胞，具有强大的分泌功能，能够分泌多种不同的物质。关于脂肪干细胞分泌功能的研究仍在不断深入，其分泌的多种成分已被证实发挥着重要的生理学作用。

目前已发现的分泌成分按其种类主要分为：①生长因子；②炎症因子；③趋化因子；④集落刺激因子；⑤多肽和蛋白类。这些分泌成分既具有各自独特的作用，也具有协同作用。其在体内可发挥的作用主要包括以下方面。

1. 促血管生成 ADSC产生并分泌的多种促生长因子，如VEGF、HGF、TGF、bFGF-2等生长因子都参与了血管的修复和重建过程。

2. 刺激骨髓造血 ADSC分泌的细胞CSF（如G-CSF、GM-CSF、M-CSF等）都能引起骨髓细胞的增多，IL-7、HGF与CSF也具有同样的作用。

3. 抗凋亡作用 ADSC主要是通过IGF-1、SDF-1α和VEGF来发挥抗凋亡的作用，其中SDF-1α一方面可以增强VEGF的表达，另一方面能促进外周血中CD34表达阳性的细胞增殖，并通过bcl-2家族蛋白发挥抗细胞凋亡的作用。

4. 趋化作用 ADSC分泌大量炎症因子（如IL-6、IL-8等），都对白细胞具有激活和引导作用，使白细胞发生定向移动并在炎症部位聚集，从而发生炎症的反应和修复过程。

5. 免疫抑制和免疫调节 ADSC可以通过分泌的细胞因子干扰各种免疫细胞的功能或诱导免疫抑制，如其分泌的PGE_2已被证实可以抑制淋巴细胞的增殖反应。

6. 维持高增殖率及多分化潜能的作用 ADSC通过分泌的FGF-2作用于自身，从而维持其增殖能力和多向分化的潜能，目前具体机制尚不明确，但两种作用的实现可能是通过不同的通路介导的。

综上所述，ADSC分泌多种细胞因子和细胞外基质，在体内主要通过旁分泌的方式作用于靶细胞，产生相应的效应。外泌体就是一种通过旁分泌发挥作用的物质，它可以影响细胞增殖、迁移和凋亡，也可以调节免疫和炎症反应，还具有促进血管生成、调节骨细胞代谢、促进神经再生等作用。同时，也会通过自分泌的方式产生作用于自身的成分，维持其增殖和分化的能力，但这种方式远不及旁分泌起的作用广泛。相较于其他类型的间充质干细胞，脂肪干细胞来源丰富且易获取，是用于研究组织修复与再生的良好材料。基于 ADSC 分泌和旁分泌重要的生理学意义，其有望为临床疾病提供新的治疗思路。

（五）脂肪干细胞的组织学定位

在人体内存在着两种脂肪组织，即白色脂肪组织（WAT）和棕色脂肪组织（BAT）。WAT 本身又分为皮下脂肪组织和内脏脂肪组织。根据脂肪组织位置的不同，其所含有的亚细胞群有很大的差异。这两种脂肪组织均具有一定的可塑性，现有的研究多聚焦于皮下的 WAT，认为由此来源的 ADSC 有着强大的分化潜能。相对于 BAT，WAT 内含有更多的造血细胞及巨噬细胞，其所含有的非造血细胞多是未成熟的间充质样细胞，WAT 来源的 SVF 已被证实可分化为脂肪细胞、内皮细胞、成骨细胞、造血细胞等多种类型的细胞。相比之下，BAT 来源的 SVF 的可塑性要低得多。目前的研究多集中于 ADSC 的特性、功能及不同部位的 WAT 之间 ADSC 性能的比较，却鲜有文献报道不同类型脂肪组织来源的 SVF 的分化潜能是否存在着差异。Bénédicte Prunet-Marcassus 等学者对比了小鼠腹股沟（皮下）WAT 来源的 SVF、附睾（内脏）WAT 来源的 SVF、肩胛骨 BAT 来源的 SVF，发现三者在抗原表型及分化潜能上均存在着差异。在 WAT 来源的 SVF 细胞表面有更高的 CD45 表达，证明其含有更为丰富的造血细胞，而腹股沟皮下 WAT 来源的 SVF 和附睾 WAT 来源的 SVF 也存在着差异，在腹股沟 WAT CD45（+）细胞基本全部表达 CD11b、Fcγ 及 MHC Ⅱ，而附睾 WAT CD45（+）细胞仅 50% 表达前述分子，CD11b、Fcγ 及 MHC Ⅱ 是巨噬细胞相关的表型，这也说明巨噬细胞可能是皮下 WAT 来源的 SVF 的重要组成部分。这提示我们 WAT 所含的造血细胞和巨噬细胞在脂肪组织特殊的生物学特性中可能起到了重要的作用。对比三者的多分化潜能，WAT 来源的 ADSC 造血能力明显高于 BAT，而不同来源的 WAT 并无明显差异；而 BAT 来源的 ADSC 具有更好地向心肌分化的能力，腹股沟来源的 WAT 也有向心肌分化的潜能，而附睾 WAT 来源的 SVF 未成功向心肌分化，这说明 BAT 所含的主要是前体脂肪细胞和非常不成熟的细胞，从而能向心肌细胞分化；而不同的 WAT 向心肌分化能力的不同也说明，腹股沟皮下 WAT 含有更多的非成熟细胞。

综上所述，皮下组织 WAT 来源的 SVF 含有最丰富的细胞群，同时最具有多分化潜能，流式细胞仪检测也证实皮下 WAT 具有最丰富的异质性和多样性，所以它被认为是可塑性最高的脂肪组织；相比于另外两种组织，它的获取最为安全及容易，使它成为 ADSC 用于细胞治疗最适合的组织来源。

二、脂肪干细胞的获取和培养扩增

（一）脂肪组织的获取和脂肪干细胞的分离

1. 脂肪组织的获取 脂肪组织的获取包括手术切取脂肪块的方法及脂肪抽吸的方法。在整形外科领域，脂肪抽吸去除多余的脂肪较手术切除脂肪组织的方法更有优势，脂肪抽脂具有创伤小、恢复更快的优点。早在 20 世纪 60 年代，西德医生 Josef Schradde 就应用妇科刮宫用的刮匙在皮下 1cm 深处形成隧道，刮除两旁的脂肪组织，并用抽吸的方法去除脂肪组织碎片，但可引起严重并发症，如出血、皮肤坏死等。1980 年，Illouz 报道在麻醉下用吸脂管借助负压直接抽吸皮下脂肪，但有出血多及疼痛明显的缺点。1987 年，Klein 等提出了肿胀麻醉吸脂术，这种方法是先把大剂量含有低浓度的利多卡因、肾上腺素盐水进行吸脂区皮下浸润，具有良好的局麻效果，并可使术区脂肪组织肿胀变硬，位置相对固定，便于抽吸，该方法目前已经被整形外科医生广泛应用于临床实践，效果良好，被普遍认为是一种安全、失血少、组织损伤轻、麻醉作用时间长、止痛效果好的技术。目前脂肪组织的获取方法已经从传统的针筒注射器进行手工脂肪抽吸到机械负压吸脂术。

目前自体脂肪组织已作为临床上常用的软组织填充材料广泛应用于整形修复和美容为目的的软组织增大，所以如何在抽吸脂肪的过程中保证脂肪组织颗粒的活性受到了国内外学者的关注。随着研究的深入，人们发现抽脂时必须控制负压压力（低压 35～50kPa），防止高压抽脂，因为压力不仅影响脂肪颗粒活性，而且过高的负压同时对获取的 ADSC 也会产生显著的影响。因此，使用低负压对保持 ADSC 活性有重要意义。体外脂肪的保存温度不仅对脂肪活性有影响，也影响 ADSC 生物学活性。Yoshimura 等认为，室温下保存脂肪细胞破坏进行性增加，同时影响其脂肪干细胞获取的效率。抽吸过程中也需避免细菌污染，近年来，黄海玲、刘宏伟等建立微创无菌快速获取脂肪颗粒的装置，可以更加快捷、微创、无菌获取大量保证活性的脂肪颗粒。

2. 脂肪干细胞的分离　目前ADSC的分离大部分学者采用的是胶原酶消化的方法，所使用的胶原酶类型包括Ⅰ型胶原酶、Ⅱ型胶原酶、Ⅰ型和Ⅱ型胶原酶1∶1混合型，胶原酶浓度为0.075%～0.2%，消化时间为30min至2.5h。具体步骤如下：①获取脂肪组织；②去除脂肪组织中肉眼可见的纤维条索成分；③眼科剪将体积超过1mm³的脂肪组织剪碎；④无菌PBS液反复冲洗脂肪组织3～5次，直至脂肪组织呈金黄色；⑤1∶1加入已预热的0.1%Ⅰ型胶原酶，37℃恒温摇床下消化，直至脂肪组织呈乳糜状取出；⑥300g离心力下离心10min，弃上清及未完全消化的脂肪组织，留试管底部贴壁细胞，加入10%FBS的DMEM培养液（低糖），轻轻吹打后再次300g离心力下离心10min，弃上清留试管底部贴壁细胞；⑦用含10%FBS的低糖DMEM重悬细胞沉淀；⑧100目尼龙筛网过滤；⑨用含10%FBS的DMEM培养液（低糖）原代培养；⑩48h后首次更换培养液，以后每隔1天更换1次培养液，用倒置显微镜观察细胞生长状况；⑪待细胞80%以上融合后，0.25%胰酶消化后传代培养。

也有学者提出其他ADSC分离的方法，包括脂肪组织块培养法，该方法是利用细胞天花板培养技术将漂浮的脂肪组织块进行培养得到贴壁梭形的ADSC的方法。这种方法较胶原酶消化法步骤简便，并且去除了胶原酶的使用，但是由于脂肪细胞为漂浮细胞，组织块贴壁困难，易漂浮，如脂肪块长时间不能贴壁可导致细胞死亡。如果培养瓶中刮取的组织块多，则可能贴壁的组织块较多，无法控制原代细胞接种的数量。同时，细胞是从脂肪组织块边缘爬出，原代细胞中可能包含较多各种非ADSC的杂细胞（如成纤维细胞等）。

2013年，Forums等提出使用大力摇晃及反复洗涤脂肪组织的方法来提取ADSC，该方法可以得到CD29、CD105、CD90高表达，并且具有多分化功能的ADSC。该方法和传统胶原酶消化法相比较，虽然价格更加便宜，并且去除胶原酶的使用更加符合ADSC临床使用安全化标准，但是该方法所得ADSC效率较传统酶消化法低，一次所得ADSC不足以满足临床治疗需求。

（二）原代脂肪干细胞体外培养扩增和形态

脂肪组织酶消化离心后沉淀物中可分离出ADSC，其中还包括基质血管成分，以DMEM液（含10%胎牛血清）体外培养，3天后换液去除杂细胞，此细胞为ADSC原代细胞（P_0），继续以DMEM液（含10%胎牛血清）培养至细胞80%融合后以0.25%胰酶消化，传代。平均每300毫升脂肪组织中可获得（2～6）×10^8个ADSC，可传递13～15代，其中衰老和死亡细胞仅占少数。

细胞接种时，含大量脂滴、红细胞和成纤维细胞，光镜下为明亮强反光的球形（图4-1A）。随着细胞贴壁后培养时间的延长，换液次数的增加，这些细胞基本被清除。接种3天后细胞贴壁并开始伸展，倒置显微镜下见细胞为大而扁平的单层细胞。有的细胞体细长，似成纤维细胞（图4-1B）。接种5～7天后细胞伸展，分离明显，外观呈成纤维细胞样，胞核明显，呈球形，核质清晰（图4-1C）。随培养时间延长，贴壁生长的成纤维细胞样细胞增多，并逐渐融合成片，直至汇合（图4-1D）。P_2代细胞加入成骨诱导液连续培养2周后，可见部分细胞向成骨细胞方向分化，茜红素染色后，可见红色沉积，提示有钙盐分泌和沉积（图4-2）。P_2代细胞加入成脂诱导液培养12天后，部分细胞向脂肪方向分化，胞质内形成脂滴，油红O染色呈橙红色颗粒状（图4-3）。

（三）脂肪干细胞在组织修复与再生中的应用

ADSC是成体干细胞的一种，因其具有来源充足、取材方便、自体移植无免疫排斥反应等优势，已成为

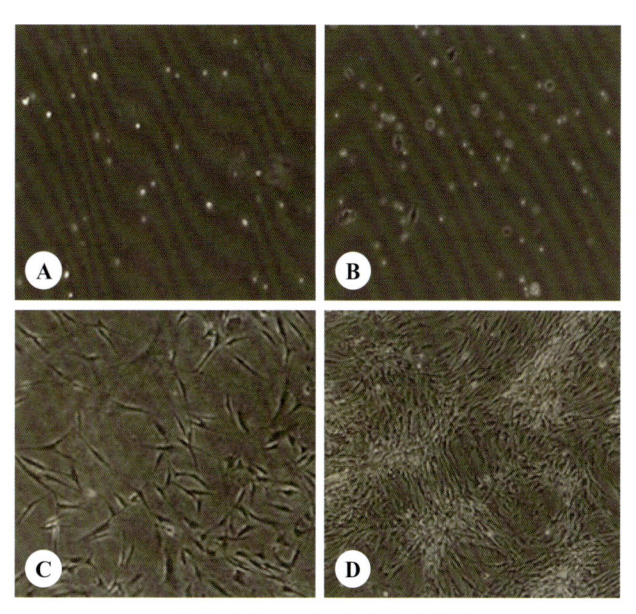

▲ 图4-1　人脂肪来源干细胞体外培养情况（**40×**）

A.新鲜分离细胞可见大量球形细胞；B.体外培养3天后细胞贴壁并开始伸展，倒置显微镜下见细胞为大而扁平的单层细胞；C.体外培养5～7天后细胞伸展，分离明显，外观呈成纤维细胞样，胞核明显，呈球形，核质清晰；D.随培养时间延长，贴壁生长的成纤维细胞样细胞增多，并且生长速度加快呈对数生长，逐渐融合成片，直至汇合

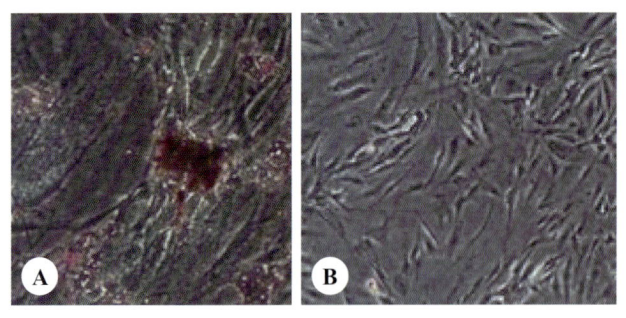

▲ 图 4-2　成骨诱导后钙盐染色结果（100×）

A. 成骨诱导液连续培养 2 周后茜红素染色出现红色沉积，提示有钙盐分泌和沉积；B. 细胞常规培养液培养 2 周后茜红素染色无橘红色沉积出现

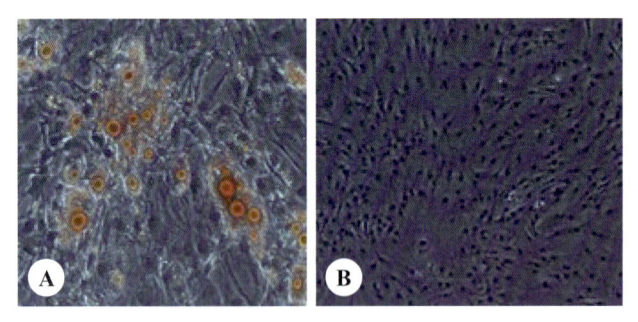

▲ 图 4-3　成脂诱导后油红 O 染色结果（100×）

A. 成脂诱导液连续培养 12 天后，脂滴由小变大并融合，被油红染成红色；B. 细胞常规培养液培养 12 天后，油红 O 染色没有染上一点红色，细胞核都被苏木素染成蓝色，清晰可见

组织修复和再生理想的细胞来源。ADSC 可分化成为脂肪细胞、成骨细胞、软骨细胞、内皮细胞、神经前体细胞、肌细胞、心肌细胞、平滑肌细胞、表皮细胞、肝细胞、胰岛细胞等多种细胞形态。基于此，ADSC 在组织修复与再生领域有着广阔的应用前景。

1. 血管再生　大量的研究表明，富含 ADSC 的基质血管成分可分泌多种促血管化因子，涉及 VEGF、EGF、bFGF、HGF、SDF、$TGF-\beta_1$、$TGF-\beta_2$、KGF、IGF 等。这些因子通过旁分泌作用于相应的靶细胞，控制和影响着周围细胞的生长及凋亡，从而加速血管化的形成。其中，VEGF 被认为是新生血管最有效的促进因子。

Jae-Hong Kim 等研究人员将 ADSC 注射于 48 周龄无毛小鼠（相当于中年人）的背部皮肤，对小鼠皮肤血管内皮生长因子 CD31 及周细胞 NG2 进行染色，观察到 ADSC 注射组上述标记物含量显著高于对照组，表明实验组血管生成增加。此外，有研究人员在后肢缺血损伤的小鼠后肢肌肉中注射培养 3 天的 ADSC，15 天后运用血管照影和彩色多普勒检查，发现损伤后肢的血流供应得以明显改善。T.G.Ebrahimian 团队将 ADSC 用于放射性损伤动物模型的治疗，在 ADSC 皮下注射 7 天后观察到皮肤血液灌注的改善，皮下毛细血管密度的增加，同时检测到实验组血浆中 VEGF 含量升高。这些研究均证实了 ADSC 促进新生血管形成的确实性。除了其分泌的细胞因子具有促血管再生的作用外，谷文铎等利用单细胞 RNA 测序和代谢组学分析证实了血管周围脂肪组织源性的脂肪干细胞通过向平滑肌细胞分化而促进新血管形成，揭示了血管周围脂肪组织干细胞对血管重塑的贡献。ADSC 促进血管再生这一特性被人类所熟知及应用后，将可解决各种缺血性疾病，如断肢术、末梢血管疾病、缺血性脑病及移植中发生的局部缺血等。它的这一特性也成为其多种应用潜能（如促进创面愈合、面部年轻化、神经组织再生等）的基石。

2. 脂肪组织再生　软组织的再生与增大对于外观的恢复和改善非常重要，需要长期维持美容效果。然而，现存的生物材料填充治疗技术存在着很大的局限性，不可避免会有感染、排斥反应、周围组织的纤维化及挛缩等并发症发生。其他治疗方法，如带蒂皮瓣转移修复，常伴较大的创伤性，其美观性也存在一定的缺陷。自体脂肪移植填充技术很好地填补了这些治疗方法的不足之处，特别是在脂肪代谢障碍引起的面部萎缩填充、隆胸等方面的应用。然而，脂肪组织移植后有一定的吸收率及坏死率，这也一度限制了其在临床中的应用。

随着 2001 年 Zuk 和他的研究团队发现并证实 ADSC 的存在，并且将其应用于临床，国内外学者开始将更多的注意力放在 ADSC 对脂肪移植存活的影响上来。2009 年，日本东京大学医学院整形外科 Yoshimura 首次提出自体细胞辅助脂肪移植技术，即将自体脂肪来源干细胞与脂肪细胞混合，共同注射于受体，含有丰富的 ADSC 的 SVF 黏附在脂肪颗粒上，不仅 ADSC 可以分化成脂肪细胞，促进脂肪再生，还可以促进血管化的作用，营养脂肪细胞，提高脂肪细胞的数量，增加脂肪细胞移植的存活率。根据 Yoshimura 的报道，40 例受试患者中仅有 4 例出现了纤维囊或者钙化，其余患者均表示满意。另外一项对颅面短小症患者治疗的临床研究表明，相对于单纯注脂填充患者 6 个月后有效脂肪存活占填充量的 54%，使用 CAL 技术填充的患者 6 个月后有效脂肪存活量达填充量的 88%。这些研究都表明，ADSC 能对脂肪组织的存活具有支持作用。然而，除了在支持原有脂肪细胞存活外，ADSC 本身存在的成脂分化能力也可能是脂肪组织含量增加的另一个原因。研究者们早已在体外成功诱导 ADSC

成脂分化形成脂滴，也有研究者应用脂肪诱导培养基培养 ADSC，检测到脂蛋白脂肪酶、aP2、PPAR-γ_2 和 Glut4 等脂肪细胞在体内相关基因的表达。还有研究发现，二等分的 GlcNAc 结构是人脂肪细胞膜蛋白 N-糖基化的特征。另一项研究中，研究者将 ADSC 与海绵状胶原复合后植入免疫缺陷小鼠体内，观察到了脂肪样组织的形成。关于 ADSC 成脂的调节，近年来研究发现褪黑素和维生素 D 能够协同抑制 ADSC 成脂的过程，这也许能作为一个减少病理性脂肪累积的研究方向。

3. 神经系统的再生 施万细胞作为轴突营养供应的关键细胞在外周神经损伤的治疗中有举足轻重的地位，但由于大量获得施万细胞的低实效性及有创性，限制了它的临床应用。现有研究表明，ADSC 可以大量分化为施万细胞，提示 ADSC 在体内可能具有神经修复潜能。早在 2003 年，Ashjian 等学者就已成功使用 β-巯基乙醇诱导人 ADSC 向神经方向分化，诱导 30min 后即观察到类神经元样的细胞形态出现，3h 之后就可检测到 Nestin、NSE、NeuN 等神经细胞早期标志性因子的表达。随后，其他学者将 ADSC 运用于动物实验得出相应结果，这提示 ADSC 在神经病学治疗中有着深远的研究及应用价值。此外，移植未分化的 ADSC 进入外周神经损伤表明，ADSC 能分泌生长因子等多种神经营养因子，如 GDNF 和 BDNF。这些研究结果表明，ADSC 可能能创造一个轴突生长的良好环境。

嗅鞘细胞（olfactory ensheathing cell，OEC）作为脊髓损伤修复的一个关键细胞，其对脊髓损伤的修复有着非常重要的意义。当 ADSC 与 OEC 共培养时，在三维胶原支架上的 ADSC 向 OEC 样细胞分化，因此可见其对中枢神经系统的修复也起到重要的作用。同时，ADSC 移植后可以形成独特的神经保护，减少局部水肿的发生，同时促进内皮细胞分化，进一步促进神经功能的再生与恢复。在我国，周向阳等学者将自体 ADSC 移植到冻伤大鼠模型的脑内，发现 ADSC 可以在中枢神经系统中存活，并分化为神经元样细胞。它可以引起 VEGF、BDNF 等具有促进修复、再生功能因子的高表达，从而减少细胞凋亡，加速神经功能修复过程，以达到保护脑组织的目的。外泌体可在神经再生中发挥重要的作用。它含有多种神经生长因子，如 BDNF、IGF-1、NGF、FGF-1 和 GDNF，可以刺激施万细胞增殖并增加细胞周期蛋白 Ki67 的表达，还可以增强背根神经节神经元的神经突长度，还可能促进髓鞘再生，多项研究揭示了外泌体被用作神经再生治疗工具的潜力。

4. 肾损伤的修复 急性肾损伤是临床上一种常见的危急重症，它的发生与患者的预后及死亡率密切相关，已被认为是关系到患者死亡相关的独立危险因素之一。肾移植仍然是治疗肾衰竭最有效的手段，然而限制于器官的短缺、移植后的免疫排斥反应及社会的伦理关系，现阶段肾脏移植依然只能满足小部分患者的治疗需求。干细胞技术的发展为肾损伤提供了一种新的治疗方式，多项研究结果已表明，细胞移植可减轻肾损伤并可促进肾功能恢复。肾小管损伤是急性肾损伤一个常见的原因，肾脏的许多关键功能包括糖异生、氨基合成、重要肽类激素、生长因子和细胞因子的代谢，多器官功能和免疫调节的关键也是通过肾小管细胞来完成的。因此，通过细胞治疗实现功能性肾脏替代是有希望实现的。几种类型的干细胞移植防治肾损伤已被证实有效，包括肾脏成体干细胞、胚胎干细胞、肾胚胎祖细胞和间充质干细胞（MSC）。其中，因为 MSC 的数量较多，并且具有易获得性和低免疫源性，被认为是最有潜力的干细胞。

MSC 对肾脏的保护作用源于它的内分泌及旁分泌作用，注射于体内的 MSC 黏附于肾组织和肾小管周围，产生生物活性因子，减少肾小管细胞的凋亡，增加其存活率，从而改善肾损伤。Jiasheng Gaod 等以热敏的氯化壳聚糖水凝胶作为注射支架，将 ADSC 输送到大鼠缺血再灌注诱导的急性肾损伤大鼠模型的缺血部位，4 周后明显观察到大鼠肾功能的改善，其肾小管上皮细胞数量增多，局部微血管密度增加。另一项研究中，Y.L.Wang 等将 ADSC 静脉注射用于大鼠肾脏冷灌注损伤模型，治疗后 24h 即可观察到血清肌酐水平的下降，同时相对于对照组，ADSC 治疗组明显减轻了肾皮质的变性、肿胀及肾小管的扩张，更好地维护了肾小管和肾小球的结构。有学者在微创超声引导下，通过肾动脉注射来改善临床前肾脏模型中的干细胞递送，并随后通过连续 BLI 和 PA 成像在 7 天内评估所递送细胞的活力和定位，结果发现这可以作为改善干细胞向肾脏输送的一种手段。

5. 造血作用 造血是一个动态的过程，涉及骨髓中造血干细胞的自我更新，不断产生新一代的血细胞，同时将成熟的血细胞释放入血。存在于骨髓腔内的 MSC 构成了骨髓造血的微环境，它们释放细胞因子及细胞外基质蛋白，参与调节造血。造血微环境的破坏会影响人体的造血功能，而再生医学技术就是旨在修复甚至恢复被损坏的组织造血功能。

已有研究表明，将骨髓间充质干细胞直接注入骨髓可以重建骨髓造血微环境，Yukari Muguruma 等研究人员将绿荧光蛋白标记的 BMSC（eGFP-MSC）注入裸鼠胫骨内，在注射后 4~10 周内观察到注入的 eGFP-MSC 完整融入裸鼠的造血微环境内，并与原始造血干细胞互动，改变其表型，增加了造血干细胞的功能。然而，BMSC 在临床应用中仍存在弊端，包括临床应用的异源性引起的免疫应答反应，年龄对 BMSC 质量、数量及分化潜能的影响等。有研究对多种来源的间充质干细胞在诱导分化、倍增时间、表面标志等多方面进行横向综合比较分析后，认为 ADSC 是分化和分泌调节因子作用较强的一类间充质干细胞。由于其易获取、可大量制备的特性，ADSC 可作为替代 BMSC 用于刺激造血的新治疗手段。首先，ADSC 通过其表达的表面细胞基质抗原创造一个有利于修复再生的微环境。其次，它能分泌多种造血刺激因子和介质，这些因子对造血干细胞的增殖和分化具有重要的调控作用，在体内外都发挥支持和调控造血的作用。Satoshi Nishiwaki 等学者也提出，ADSC 能更好地替代 BMSC 重建小鼠的造血微环境，在体外共培养实验中发现，相比于 BMSC，ADSC 和人类造血干细胞祖细胞共培养能促进产生更多的粒细胞及造血干细胞，ADSC 产生的 CXCL12（造血功能关键调节因子）是 BMSC 的 3 倍之多；同时，将 ADSC 注入小鼠体内，发现 ADSC 能更好地促进小鼠造血干细胞的归巢，能在更短的时间内促使小鼠重建造血。随后，Satoshi Nishiwaki 的团队又对 ADSC 使用的安全性进行了进一步检测，并没有观察到 ADSC 对其他组织或器官产生不利反应。

6. 皮肤年轻化和瘢痕的改善 成纤维细胞是皮肤真皮中的主要细胞，其分泌的胶原蛋白、弹性纤维及基质成分均与皮肤老化有着密切的关系。ADSC 产生的多种生长因子，通过促进血管生成、增加真皮内成纤维细胞含量和胶原基质的浓度来改善老化的面部皮肤，同时其还具有抗氧化凋亡，抑制黑色素合成的美白功效。ADSC 局部注射技术被证实在面部年轻化的运用中有确实的疗效。自体细胞治疗将会成为面部年轻化领域最有发展前景的治疗方式。

(1) ADSC 产生多种生长因子，促进血管生成及胶原蛋白合成：ADSC 促进血管生成，增加局部皮肤血液灌注量，促进成纤维细胞合成细胞外基质及分泌细胞因子（如 EGF、细胞因子、IL-1β 等）。有研究者将 ADSC 注射于 48 周龄无毛小鼠（相当于中年人）背部皮肤，观察到小鼠背部皮肤真皮厚度增加，成纤维细胞数量增多，Ⅰ 型胶原蛋白的合成显著增多，这些改变在保持皮肤细胞完整性方面起了非常重要的作用。现在的证据也证实，富含 ADSC 的基质血管成分可分泌内皮细胞生长因子及抗细胞凋亡因子，可促进血管生成及成纤维细胞的迁移。因此注射 ADSC 后，可通过促进血管生成，增加真皮内成纤维细胞含量及胶原基质的浓度来改善老化的面部皮肤。

ADSC 可分泌多种生长因子，包括 VEGF、bFGF、TGF-β_1、TGF-β_2、HGF、KGF、IGF 等，这些因子通过旁分泌作用于相应的靶细胞，控制和影响着周围细胞的生存及凋亡，具有促进血管生成，成纤维细胞增生、迁移，胶原蛋白合成的作用，新生的血管可进一步促进成纤维细胞合成细胞外基质及分泌细胞因子相互作用，改变老化失去弹性的皮肤。

Bae-Hwan Kim 等报道在体外实验中，ADSC 对中波紫外线引起的人体皮肤成纤维细胞增殖能力下降、皮肤胶原纤维含量降低及表皮皱纹均有改善作用，并存在剂量依赖性。Won-Serk Kim 等将 ADSC 用于光老化动物模型，同样可观察到 ADSC 产生多种生长因子，刺激皮肤成纤维细胞合成胶原蛋白，促进血管再生，从而逆转光照引起的皮肤老化。

(2) ADSC 抗氧化凋亡，抑制黑色素合成：在 UV 暴露下，皮肤可产生氧化应激反应，产生自由基，引起蛋白质、细胞膜及核酸的损伤，导致的皮肤老化被认为是光老化根本因素。在一项体外诱导真皮成纤维细胞氧化应激损伤的研究中发现，条件培养的 ADSC 可通过减少凋亡相的成纤维细胞逆转氧化应激引起的细胞凋亡；抗氧化剂可抑制黑色素形成的氧化反应，干扰色素和黑素小体的转移分布，在皮肤发挥美白效应。因此，ADSC 具有皮肤美白的潜能。Kim 等研究者也证实，ADSC 分泌的 TGF-β 可抑制 B16 黑色素瘤细胞中黑色素酶的合成、酪氨酸酶的活性和相关蛋白的表达。Chang 等将这一理论运用于在体动物实验，观察到 ADSC 可抑制紫外线引起的黑色素形成，进一步验证了 ADSC 的美白效果。

(3) ADSC 抑制及降解 MMP，减少胶原蛋白的降解：过量的 UV 照射可以增加角质细胞、成纤维细胞、炎症细胞等对 MMP 的分泌，MMP 通过降解细胞外基质引起组织损伤，从而导致皱纹的形成。MMP 是一个含锌的蛋白酶家族，其中 MMP-1、MMP-3 和 MMP-9 可被 UV 照射诱导，MMP-1 可降解 Ⅰ、Ⅱ、Ⅲ 型胶原蛋白，MMP-3 有广泛的底物特异性，对于与皮肤质量密切相关的 Ⅰ 型胶原蛋白（85%~95%）、Ⅲ 型胶原蛋白（10%~15%），MMP-1 启动胶原纤维断裂，然后被 MMP-3 和 MMP-9 进一步降解。经研究发现，ADSC

注射后真皮中MMP-1及MMP-3的mRNA的表达下降，通过抑制及降解MMP家族，减少胶原蛋白的降解及组织损伤，从而预防及改善光老化引起的皱纹形成。研究者也观察到自然性老化的皮肤中MMP含量增加，其增加量小于UV照射引起的MMP分泌。

目前临床医生对ADSC的使用剂量尚无统一标准，多为经验性使用，但国内外学者都相继报道了ADSC在临床使用的有效性，特别是对额纹、鱼尾纹、鼻唇纹等面部老化症状具有明显的改善效果。刘晓燕等医生在一项经过最长达15个月的随访中发现ADSC对上述面部症状有明显的改善，可持续1年以上，同时患者局部皮肤也表现出皱纹、斑点减少，毛孔收缩，纹理变得细腻，患者的自觉满意率高达93%。

瘢痕形成的过程与炎症反应及成纤维细胞的增殖密切相关，ADSC的抗炎作用和免疫抑制作用可能在病理性瘢痕增生的治疗方面也有一定的作用。Yun等研究人员建立了猪背部全层皮肤损伤瘢痕模型，并使用ADSC皮下注射。结果表明，实验组模型猪背部皮肤瘢痕面积明显缩小，瘢痕颜色变浅，而且更加柔软。他们观察到在注射ADSC的皮肤下有少量的肥大细胞存在，这些肥大细胞可能降低了成纤维细胞的增殖能力，控制了炎症的发展，从而控制瘢痕的形成。此外，Kim的研究团队在对凹陷性瘢痕使用ADSC皮下注射治疗，也取得了良好的效果，有75%的患者在12周时都有明显的恢复。

7. 慢性创面的治疗 创面愈合是一个高度协调的过程，涉及各种细胞间复杂的相互作用。ADSC影响皮肤创伤修复的相关性研究集中在以下方面：①局部浸润炎症细胞具有免疫调节作用，调节局部微环境和诱导、趋化作用；②诱导内皮细胞爬行并可直接分化为血管内皮细胞，促进微血管再生；③抑制成纤维细胞向肌成纤维细胞转化，对抗纤维化；④直接分化为皮肤成纤维细胞和角质细胞等。有报道称，在小鼠模型中将间充质干细胞应用于创伤局部取得抗炎和促血管生成作用。同时，该研究还对比了同基因型和同种异体干细胞，发现两者的迁移、抗炎和旁分泌VEGF作用相当，证实成体干细胞在创伤修复期是免疫豁免的。

另一项研究，研究者在大鼠皮肤全层损伤模型上局部用ADSC并表达VEGF、HGF及FGF，增强了再上皮化和肉芽组织形成，从而加速了创面的愈合。同时还观察到表达绿色荧光蛋白的ADSC同时被广谱细胞角蛋白和CD31染色，间接证实ADSC可以原位分化为内皮细胞和上皮细胞。也有学者将皮肤-脂肪块分离，分别提取角质形成细胞、成纤维细胞、脂肪干细胞并予以扩增，并诱导ADSC成脂分化，最终获得的各种细胞成分加以整合，能够形成一种皮肤替代品。ADSC蛋白提取物对人角质形成细胞的增殖和迁移具有调节作用。

Yuan等将ADSC与角质形成细胞共同培养确定为实验组，进行划痕试验，建立创伤模型，比较24h、48h和72h后角质形成细胞迁徙距离。研究发现，实验组角质形成细胞迁徙明显快于对照组，并认为ADSC通过直接接触促进表皮角质形成细胞迁移；对各组角质形成细胞数分析发现，实验组增殖速度快，差异有显著性意义，说明ADSC可促进角质形成细胞的增殖和迁移。Lu等通过在小鼠背部皮瓣基底局部注射等量的ADSC后7天，分析背部皮瓣血管密度和单位组织内血管内皮细胞数量最大，认为ADSC有促进血管重建功能。ADSC也能通过旁分泌作用于成纤维细胞，促进其分泌Ⅰ型胶原和纤连蛋白，促进皮肤表皮细胞的成熟，以利于创面愈合和预防瘢痕形成。

8. 骨与关节的修复 由创伤或肿瘤导致的骨缺损是临床常见外科疾病，目前采用的自体骨移植、异体骨移植及人工替代品等治疗方法存在各自不足，难以满足临床需要。随着细胞治疗的研究与发展，研究者们将目光逐渐聚焦于组织工程的材料种子，即干细胞。目前骨髓间充质干细胞和ADSC被认为是在骨缺损的修复中最有潜力的两种细胞。然而，BMSC的来源相对有限，骨髓穿刺给患者带来一定的痛苦，每个成人只能抽取10～20ml骨髓，只能得到少量的细胞，并且需要体外大量扩增后才能满足需要。这既消耗时间也很昂贵，还要冒着细胞被污染和丧失的风险。

Zuk等最早报道了ADSC具有体外诱导为成骨细胞的能力。Halvorsen等经体外实验证实，成骨诱导的人ADSC可以分泌矿化基质并表达成骨特异性基因，包括ALP、Ⅰ型胶原、骨桥蛋白、降钙素等。具有PDZ结合基序（TAZ）的转录共激活因子已被证明可调节间充质干细胞的成骨和成脂分化，TAZ在ADSC中的药理活化可能成为增强骨再生和修复的可行且有前景的方法。2004年，Hicok等应用ADSC复合HA-TCP在免疫缺陷SCID小鼠体内形成组织工程化骨组织，证实了其体内成骨能力。在体内实验中，将BMP2转基因诱导的ADSC以Ⅰ型胶原海绵为支架，植入免疫缺陷小鼠肌肉后同样可以形成骨样组织。Cowan等利用ADSC与羟基磷灰石支架复合，成功修复小鼠颅骨缺损，并且经原位荧光素杂交实验证实90%的骨组织细胞来源于供区。同时，他们还将ADSC诱导为成骨细胞，与珊瑚材料复合，成功修复犬颅骨顶骨缺损,术后 6 个月组织学检测 ADSC-珊瑚复合物最终转变为松质骨。在大型动物成功修复骨缺损,为进一步的临床应用提供了实验基础,也为临床治疗骨损伤提供新途径。

修复软骨缺损有效的方法是自体软骨细胞移植术。这种手术方法于 20 世纪 80 年代由瑞典学者报道,用于治疗骨关节炎。软骨组织工程现在面临的主要问题是获得有活力和分化良好的软骨细胞。在既往的研究中认为间充质干细胞有软骨分化潜能,容易在体外大量获取并扩增,而不丢失分化能力,是软骨再生的理想细胞来源。自 2004 年 Zuk 团队发现 ADSC 以来,ADSC 被认为是另一种侵入性较小的、可在体外分化为软骨细胞的理想细胞来源。2007 年,马钰等用含有 TGF-β_1、bFGF、ITS、地塞米松的培养基成功在体外诱导 ADSC 向软骨细胞分化,并且经诱导产生的细胞可分泌软骨细胞特异性 II 型胶原及硫酸蛋白多糖,证实了 ADSC 有向软骨细胞分化的潜能。2014 年,Z.J.Wang 团队利用 ADSC 复合脱细胞软骨基质(ACM)用于兔关节软骨缺损的修复,发现相对于单纯运用 ACM,联合 ADSC 后关节软骨面更加光滑,减少了纤维结缔组织的增生,并且观察到新生软骨组织及 II 型胶原蛋白的分泌,在电镜下也观察到更多基质颗粒的生成。

三、脂肪干细胞临床转化应用中需要解决的问题

ADSC 具有来源丰富、取材容易、增殖迅速、多项分化潜能、低免疫原性和免疫调节作用,在再生医学领域有着广阔的应用前景。目前在美国 NIH 网站(http//www.clinicaltrials.gov)已经注册登记的 15 个国家进行的临床试验多达 40 多个,其目的在于验证 ADSC 为基础的干细胞治疗的有效性、安全性和可能的不良反应,也充分说明了世界范围内从事干细胞研究和应用的学者对 ADSC 临床转化应用的浓厚兴趣和重视。然而,临床应用应充分考虑使用的安全、简便、经济、有效,对此就必须对有关涉及 ADSC 临床转化应用中与之有关的问题给予关注和解决。

(一)关于 ADSC 细胞产品的管理

国际上,有关使用脂肪干细胞临床治疗的管理规定与药物临床使用相关管理规定基本一致。美国 FDA 网站(http//www.fda.gov/)、EMEA 网站(http//www.ema.europa.eu/ema)和有关政府的管理机构网站可以找到有关细胞产品的管理指南。美国药典(United States Pharmacopia,USP)是美国政府对药品质量标准和检定方法做出的技术规定,也是目前国际公认的有关药品生产、使用、管理、检验的行业标准。使用 USP 为依据进行 ADSC 和基质血管成分细胞的生产程序可以确保细胞产品的重复性和可靠性。目前绝大多数实验室使用几个常规的步骤处理脂肪组织来源的细胞。这些步骤包括:冲洗,酶消化或机械破碎脂肪组织,离心以便分离出可供直接使用或低温贮藏的 SVF,或者培养扩增以产生 ADSC。

(二)ADSC 的生产应遵循的质量控制标准

许多科学研究的实验室并不一定按照标准实验室规范(good laboratory practice,GLP)或更严格的动态药品生产管理规范(current good manufacture practices,cGMP)的标准生产 ADSC。GLP 和 cGMP 要求对细胞生产过程中使用的操作步骤要严格登记,使用的所有设备有严格的认证。另外,所有操作程序(包括实验室地板的装饰、孵育箱和生物安全柜的使用和常规的记录)都必须符合确定的和认证的标准操作程序。许多特定的生产记录应该建立,以确保标准的规范和提供书面的文件确认质量保证和质量控制。任何用于临床的 ADSC 的治疗都必须遵守 cGMP 标准,所用的试剂和操作程序都要给予特别的关注。目前还需建立临床级的 ADSC 和 SVF 细胞生产的 cGMP。美国 FDA、欧洲 EMA 和其他国家的管理机构都把成体细胞生产当作生物产品,而不是器械或药物。总体来讲,细胞产品分为最小干预化(如分离、富集)和非最小干预化(如培养、扩增)。最小干预化的细胞产品最容易应用到临床。因此通过细胞富集技术得到的 SVF 细胞产品易于应用到临床,但也需检测污染的问题,如需氧菌、厌氧菌、内毒素和支原体。假如细胞用于异体治疗,还需检测 EB 病毒、肝炎病毒和 HIV。

(三)有关 ADSC 和 SVF 细胞生产过程中防止病原微生物污染的措施

细胞产品在生产过程中容易发生病原微生物的污染,而细胞治疗非常重要的一点是要防止病原微生物的污染。为此目前有几家公司设计和生产了从抽吸的脂肪组织中分离 ASC 的装置,这种装置将脂肪抽吸、冲洗、消化、分离细胞全部在密闭的容器内完成,防止细胞暴露在外界环境而受污染。美国 Cytori 公司(Cytori Therapeutics,Inc)生产了 CelutionSystem,它可从抽出的脂肪分离出临床可用的干细胞。另外一家美国公司(Sepax Technologis,Inc.)也生产出了临床级的能从人抽取的脂肪中自动分离出 ADSC 的装置。在 11 位捐助者中,通过和操作者人工分离的比较研究发现,使用这种自动装置分离 ADSC 效率高 62%,克

隆形成率高24%，分离产量和克隆形成率的变异分别减少18%和50%，并且不影响细胞的荧光光谱和多项分化能力，提示Sepax®ADSC分离机比人工分离效率高、重复性好，而且还可以减少操作人员的劳动，更有利于临床使用ADSC为基础的细胞治疗。此外，密闭的培养和扩增系统也已建立，以减少培养扩增过程中操作人员产生错误的风险。

最近，我们也自制了从人体密闭收集可供移植的脂肪颗粒的装置，由此密闭装置收集的脂肪可供提取ADSC，并减少了脂肪组织显露和污染的概率，具有经济简便的优点。日本东京大学Yoshimura研究小组报道了他们使用自动分离设备获取SVF细胞与人工方法获得的SVF细胞在数目、活性上没有不同。流式细胞仪分析SVF细胞构成没有差异，经1周的培养观察ADSC产量也没有不同。自动设备减少了细胞处理单元的用地，使得SVF的应用有可能在没有cGMP标准的细胞处理单元完成，同时减少了操作人员的学习曲线和操作失误带来的诸多问题，这无疑为ADSC和SVF细胞的临床使用提供了极大的便利条件。目前在我国建立cGMP标准的细胞处理单元和专业队伍对许多临床单位来讲是非常困难的，这将是解决此类问题的关键。

（四）ADSC分离过程中对酶和相关试剂的要求

ADSC分离过程中所用的试剂都必须进行检测。生长因子、培养基、血清[胎牛血清（fetal bovine serum，FBS）]的效价都必须定量检测，包括细胞增殖率、细胞活力、分化潜能等。胶原酶、分散酶、透明质酸酶是用来分离脂肪组织的酶，它们可能包含内毒素、其他蛋白酶、异种蛋白。从临床细胞治疗的角度考虑应使用无菌或cGMP级的酶，但这可能使试剂的价格上涨10倍。因此，建立有效、可重复的机械破碎组织的方法以便免除用酶来消化组织是值得进一步研究的问题。也有报道直接用抽吸的脂肪扩增ADSC，不需要酶消化组织，但如果使用新鲜的ADSC，这种方法难以满足需要。另外，用猪或细菌来源的胰蛋白酶传代细胞，这涉及使用异种蛋白的问题。如常规的ADSC或SVF细胞富集过程中需使用FBS，不排除动物源性传染病（bovine spongiform encephalopathy，BSE）和血清病的可能性。因此，我们最近使用新鲜的SVF细胞进行细胞治疗的过程中，通常用PBS代替FBS终止酶消化反应，以避开该问题的困扰。另外一些实验室发现，使用人的血清或血小板源性产品可以作为一个选择。也有研究人员使用接受治疗者的血清。我们在细胞产品转运过程中使用患者自己的血清或富含血小板的血浆，目的是细胞产品人源化，增强细胞产品的活力，去除可能导致动物源性传染病和血清病的问题，符合干细胞临床转化应用指南的要求。理想的人血清试剂应该是没有抗体和补体蛋白，以减少对细胞的损害和不良反应。最近Fink等报道，就分离来讲，目前用的几种酶在效率上没有明显差异；但若进行ASC扩增，目前的几种血清替代品都不及FBS。因此，进一步开发无感染源的同种异体血清来生产ASC产品非常必要。经FDA或EMEA认证的专用培养基的生产也是目前临床转化应用中必须解决的问题。

（五）ADSC生产取材过程中有关供区、年龄和性别的考虑

供者的年龄、性别和取材的部位是否会影响细胞产品的功能和质量，不同研究小组所获的结果存在差异。Gimble研究发现，小鼠脂肪源性祖细胞数量在内脏多于皮下脂肪，特别在雌性随年龄细胞数增加。在人小样本的研究也得到了类似的发现。然而，在180余例女性乳房组织标本的研究中，没有观察到年龄和干细胞数目或成脂能力，BMI和干细胞数目、分化能力之间的相互关系。Mojallal等对42个女性抽脂标本所获得的ADSC进行检测，结果并没有发现ADSC数目、增殖率与年龄和BMI之间的关系。Ogawa等报道，从GFP转基因小鼠来源的ADSC成脂能力与性别密切相关，雌性高于雄性2.89倍。有关成骨能力的研究中，有学者报道，在女性来自腹部浅层和深层的ADSC成骨能力没有差异。在男性，腹部浅层的ADSC成骨能力较深层的ADSC强。Chen等的研究表明，人的ADSC成骨和增殖能力与年龄没有明显相关性，而骨髓间充质干细胞的增殖和成骨能力随年龄增加而下降。Shu等报道，来自不同性别的ADSC增殖、分化、旁分泌和抗凋亡能力不同，他们还发现来自不同年龄供体的细胞分化和抗凋亡能力有差异。Alt等也报道了随年龄增加ADSC增殖能力下降。Sowa最近在周围神经损伤的动物模型发现，ADSC通过旁分泌作用促进了周围神经的修复，而且这种作用与ADSC供体的年龄和部位无明显相关性。因此，更确切的结论尚需进一步的基础与临床试验来证实。

（六）ADSC低温贮藏需要解决的问题

为了确保在需要的时候将ADSC和SVF细胞提供给所需者，长期保存是非常重要的。绝大多数关于ADSC和SVF细胞低温保存的文献都提到使用二甲亚砜（dimethyl sulfoxide，DMSO）作为低温保护剂，同时也结合使用血清蛋白。DMSO通常是用来保护血细胞产品的，它对接收细胞产品的治疗对象可能存在

潜在的不良反应，并且并不是对所有的细胞都是适宜的。另外的低温保存剂，如羟乙基淀粉、海藻糖-6-磷酸酶、聚乙烯化合物，一些可以在无血清条件下使用。进一步的研究需要确认它们的稳定性，以及是否可以作为将来的行业标准。许多实验室把细胞浸入在液氮里。cGMP 级的产品必须保存在液氮气相储存罐，这样可避免交叉感染，但在临床上常规应用有一定的困难。最可行的办法是把细胞保存在 –80～–70℃的冰箱，但这对细胞产品的功能和活性的影响还需实验数据进一步验证。为了验证深低温保存对 ADSC 生长和成骨能力的影响，Liu 及其同事等对第二代的 ADSC 液氮保存 4 周，然后观察液氮保存对 ADSC 生长和成骨能力的影响，发现液氮深低温保存并没有明显影响 ADSC 生长和成骨能力。Feng 等报道，使用新鲜分离的 ADSC 和深低温保存的 ADSC 取得了同样的改善缺血再灌注诱导的急性肾损伤的效果。Lee 等也证实可从低温保存（–80℃）的脂肪组织中获取 ADSC。Martinello 等在对犬的 ADSC 保存研究中证实长期保存（1 年）并不影响 ADSC 的干性，但会使 ADSC 的增殖率和端粒酶的活性降低。James 等报道，人 ADSC 深低温保存 2 周后分化能力明显降低。总之，低温保存 ADSC 是可行的，但如何最大限度保存 ADSC 的生物学功能和选择最佳的保存剂和易于临床使用的保存方法，仍需进一步研究。

（七）ADSC 产品运输可能带来的问题

从场地到经济等原因综合考虑，在每一个医院和诊疗单位设置 cGMP 标准的细胞处理单元准备 ADSC 和 SVF 细胞是不现实的，也是十分困难的。因此，脂肪组织和细胞产品在医院的诊疗单位与细胞处理单元之间存在运输期间维持细胞最佳活力的条件、干细胞富集效率可能的影响、无菌操作流程和管理制度的建立等一系列问题。已有的研究表明，4℃条件保存 24h ADSC 功能和细胞活力无明显变化。我们最近尚未出版的研究结果提示，4℃条件下保存脂肪抽吸物 24h 并不影响脂肪细胞的活力，也不影响 ADSC 提取效率和它们的生物学功能。根据这一结果我们在临床 ADSC 治疗中将脂肪无菌保存在 4℃医用冰箱，送达 cGMP 细胞处理单元，待 ADSC 富集完毕后再将细胞产品送回治疗区完成细胞治疗。更长时间地保存和运输以便维持 ADSC 和 SVF 细胞的活力还需进一步研究。

（八）ADSC 应用过程中安全性的问题

尽管 ADSC 在临床应用中已展现出了令人可喜的前景和价值，但是国际社会还是应该在考虑细胞产品疗效时把患者安全和产品可能产生的不良反应放在首要的位置来考虑，特别是 ADSC 在体内是否会有致瘤性风险，在什么条件下 ADSC 可能致癌和促进肿瘤生长和转移。目前绝大部分已经发表的有关评价 ADSC 安全性和有效性的证据来自动物模型。绝大部分应用于啮齿类的动物，也有许多研究使用犬、绵羊、猪和其他大动物。然而这些证据还很难满足法规机构的认证。细胞产品局部植入后向重要器官如心脏、脑、肺、肝脏和肾脏的迁移及其可能的影响也需长期观察。已有报道人的 ADSC 体外培养期间可出现基因型的变化和非黏附生长。这些转化的 ADSC 植入免疫缺陷的小鼠可形成肉瘤。但绝大部分报道并没有发现这种转化的存在。最近 Ra 及其同事报道用培养扩增的 ADSC 静脉输入治疗自身免疫性疾病取得较好疗效，并且没有发现 ADSC 安全性、基因稳定性、活性和分化能力的改变。López-Iglesias 等把人的 ADSC 注射的衰老的易发生肿瘤的免疫缺陷小鼠，在长达 17 个月的观察期内并没有发现肿瘤的形成；ADSC 并没有移行到其他器官，也没有与宿主细胞融合；在注射部位 ADSC 分化成了皮肤的成纤维细胞和皮下的脂肪细胞。自体脂肪源性再生细胞辅助的脂肪移植重建乳房肿瘤切除术后的乳房畸形的临床试验（http://www.clinicaltrials.gov；NCT00616135）已完成，结果尚未公布。Sun 等将人的 ADSC 移植到小鼠癌症转移模型，发现人 ADSC 通过诱导凋亡减少了肺癌的转移，抑制了乳腺癌细胞的生长。移植 ADSC 到尚未有临床症状的癌症模型，并没有发现 ADSC 促进肿瘤生长和转移。但也有另外报道，如 Pinilla 及其同事在体外 ADSC 和乳腺癌细胞共培养的研究中发现，人的 ADSC 通过产生 CCL5 能够增强乳腺癌细胞的侵袭能力。Zimmerlin 等报道 ADSC 促进了转移性胸腔漏出液癌细胞的生长，但并不促进静止期肿瘤的生长。Muehlberg 等研究证实不论局部注射还是静脉输入，ADSC 可归巢到肿瘤部位促进了肿瘤的生长，ADSC 可结合到肿瘤血管转化成血管内皮细胞。因此，ADSC 用于因肿瘤切除而形成的软组织缺损和畸形的治疗要十分谨慎。总之，在干细胞的治疗上我们还是应该采取科学的方法，进一步研究和长期观察 SVF 细胞和 ADSC 治疗的安全性，为将来的应用提供更可靠的科学证据。

传统的干细胞多取材于胚胎、骨髓和脐血，但因来源有限、提取创伤、伦理等一系列问题导致其临床应用受到一定限制，因此研究人员开始寻找其他的种子细胞。随着肥胖症患者的人数增加，多余的脂肪组织成为"累赘或废物"，ADSC 的发现，便捷的取材方法和较高的干细胞含量使脂肪有望成为组织工程中最理想的种子细胞的供体。ADSC 是从脂肪组织中分离出的一种具有很强的增殖活性及多向分化潜力的成体间充质干细胞。既往多项研究已证实 ADSC 有效调节免疫力，而其多向分化潜能可以应用在损伤组织的修复与再生，在临床医学上是一种革命性的进步。目前以间充质干细胞为基础的细胞疗法是再生医学研究领域的热点和最前沿课题，探讨 ADSC 的潜能对发展干细胞为基础的再生性治疗，以及今后解决许多棘手的临床问题无疑具有重大意义。

（刘宏伟　张若冰）

第 5 章 脂肪组织移植后的存活机制与转归

脂肪组织游离移植后的存活机制和转归的研究已有数十年历史，一些学者提出了脂肪组织游离移植存活的宿主细胞替代论、脂肪细胞存活论。但随着脂肪组织移植研究的不断深入，人们发现脂肪组织游离移植和皮肤组织游离移植的存活机制及转归并不完全一样。本章主要通过对脂肪组织移植的存活机制及移植后转归的系统阐述，使读者对脂肪组织游离移植存活理论有全面、深入的认识，并为脂肪移植临床实践提供借鉴，更好地指导脂肪移植技术的临床应用。

一、存活机制

自 1893 年报道脂肪组织游离移植以来，许多学者对脂肪组织游离移植的存活机制进行了深入研究，形成了诸多学说和理论。

（一）宿主细胞替代论

宿主细胞替代论由 Neuhof 于 1923 年提出。Neuhof 认为，移植的脂肪细胞不能存活，宿主的巨噬细胞吞噬坏死脂肪细胞释放的脂滴后变为成熟脂肪细胞，取代移植的脂肪细胞。该理论的核心观点是来自宿主的巨噬细胞替代坏死脂肪细胞，巨噬细胞在脂肪移植后存活过程中起最关键作用。

宿主替代理论一度获得一些学者的支持，但在后期的研究中逐渐发现该学说有局限性，并逐渐被脂肪细胞存活论等取代。直到 Lumeng 等（2007）发现巨噬细胞与脂肪细胞共培养后会有形态改变及细胞质内出现脂滴小泡，Chazenbalk 等（2011）发现有一部分前体脂肪细胞来源于巨噬细胞，以及 Eto 等（2013）发现脂肪组织存在一种来源于骨髓且具有多向分化能力、极强成脂能力的单核巨噬细胞群，证实巨噬细胞确实存在分化为脂肪细胞并参与脂肪组织游离移植修复与重建的功能，因此，宿主细胞替代理论又引起大家的关注及认同。

（二）脂肪细胞存活论

脂肪细胞存活论由 Peer 于 1950 年提出。Peer 认为，移植的脂肪组织细胞在受区能够存活，巨噬细胞在脂肪移植存活的过程中仅起清除游离脂质的作用。Peer 推测，存活的脂肪细胞以两种形式存在，一种是在受区以原有的脂肪细胞形式存活，另外一种则是脂肪细胞移植到受区后，在缺血、低氧的环境下会脱去部分脂滴，去分化为前脂肪细胞；当血供重建后，前脂肪细胞重新聚集脂滴，分化为成熟脂肪细胞。

近年来的研究证实了 Peer 的推测。去分化后形成的前脂肪细胞具有极强的耐受缺血、缺氧的特性；移植的脂肪细胞去分化后不仅发生了形态学上的显著改变，而且在基因表达和细胞表面标志物上也与成熟脂肪细胞大为不同，表现为脂质代谢相关基因的表达下调，细胞迁移、增殖、分化等相关基因表达上升，并且具有与 ADSC 相似的多向分化能力（图 5-1 和图 5-2）。

（三）前脂肪细胞理论

前脂肪细胞理论是 20 世纪 50 年代初由 Hausberger 等学者提出。该理论认为，脂肪组织中含有一种类似成纤维细胞样的间充质细胞，此类细胞体积小，为低分化细胞，对创伤和缺氧的耐受力比成熟脂肪细胞好，可以分化为脂肪细胞；移植的脂肪组织中有一部分成熟脂肪细胞因缺血、缺氧和营养不足而坏死，还有一部分成熟脂肪细胞将细胞质内的甘油三酯释放，去分化为前脂肪细胞，当血供建立、营养充足时，前脂肪细胞又通过吸收合成甘油三酯而分化为成熟脂肪细胞。前脂肪细胞理论为脂肪组织移植后的存活机制开辟了新的思路，也为 Peer 的细胞存活理论提供了证据。

（四）脂肪细胞再生理论

ADSC 的发现，让人们开始重新审视脂肪游离

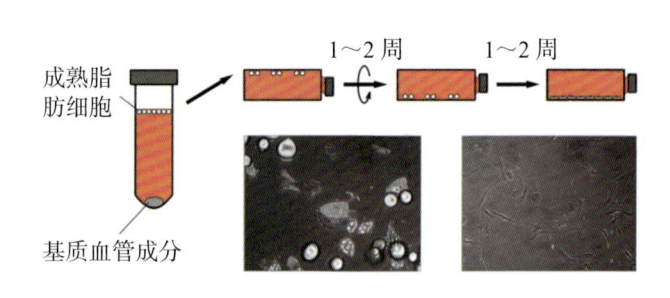

▲ 图 5-1 脂肪细胞去分化
引自 Shen JF. Int J Oral Sci. 2011;3:117-124

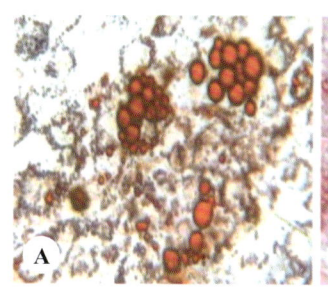

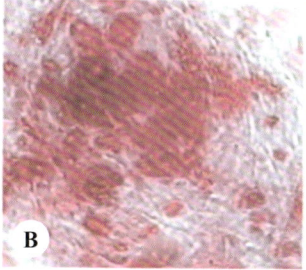

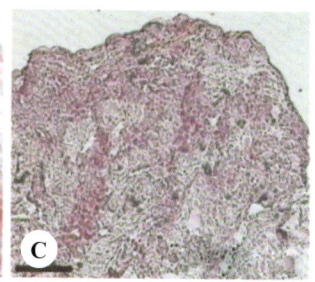

图 5-2 去分化脂肪细胞多向分化

A. 分化为脂肪细胞（油红染色）；B. 分化为骨（茜素红染色）；C. 分化为软骨（蛋白聚糖染色）（引自 Poloni A. Stem Cells. 2012;30:965-974）

移植的存活问题。研究表明，ADSC 广泛分布于脂肪组织中，在脂肪组织的细胞成分中占有很高的比例，具有自我更新能力及多向分化能力等干细胞特征；ADSC 在邻近细胞的死亡、细胞外基质的破坏、出血、炎性反应、低氧、细胞因子和趋化因子的释放、组织损伤等情况下可以被激活而发挥其生物学效能。脂肪移植后，ADSC 在诸多因素的作用下，能够诱导分化为成熟脂肪细胞，这种"补偿性"增殖的现象为脂肪细胞再生论提供了依据。

脂肪细胞再生理论以日本学者 Yoshimura 的"三区域理论"为代表。Yoshimura 等将移植的颗粒状脂肪组织分为 3 个环形区域：最外面一层为存活区，该区域的脂肪细胞和 ADSC 靠组织液的渗透营养而存活下来；中间是再生区，该区域的成熟脂肪细胞因为缺血、缺氧而死亡，而 ADSC 由于代谢率低，对缺血、缺氧耐受性强，可以度过缺血期，当新生血管长入后，这些存活下来的 ADSC 重新分化增殖形成新的脂肪细胞；最内侧是坏死区，该区域内所有细胞成分（包括脂肪细胞和 ADSC）都因缺血、缺氧而死亡，表现为组织坏死液化、纤维化瘢痕形成（图 5-3 和图 5-4）。三区域理论让人们对脂肪游离移植后脂肪细胞存活机制的认识发生了根本性的改变。

（五）干细胞微环境理论

干细胞微循环理论由 Galie 等于 2006 年提出。"微环境"是指存在干细胞周围，与细胞发生各种直接或间接联系，细胞与邻近细胞之间、细胞与细胞外基质之间，以及细胞与血液循环、淋巴循环、神经通路之间相互作用的外部环境。

干细胞微环境理论认为，干细胞的微环境有两方面作用，一是使 ADSC 定向分化为脂肪细胞；二是 ADSC 通过释放各种细胞因子，促进血管生成和激活内源性前体细胞，调动内源性的组织再生。微环境中各种因素质和量的改变都会影响细胞的增殖、分化、代谢和功能。干细胞归巢到新环境后，能够对新环境的各种调节信号发生反应，继而分化成与局部微环境相适应的新生组织细胞。

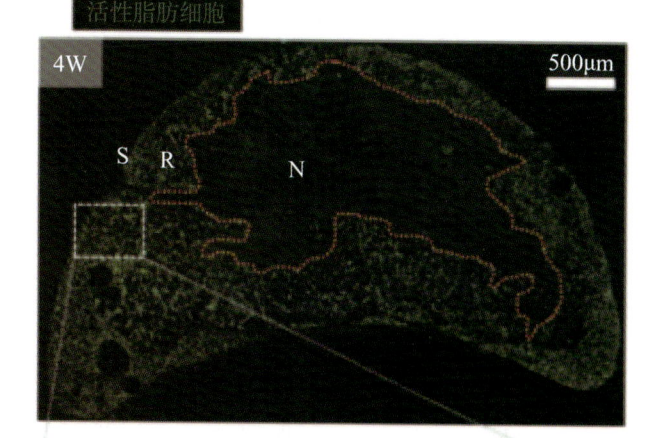

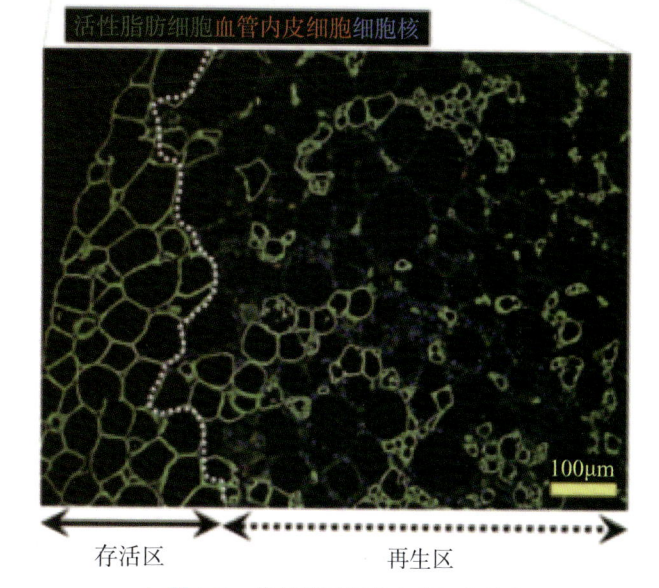

▲ 图 5-3 移植脂肪细胞免疫组化染色

S. 存活区；R. 再生区；N. 坏死区（引自 Kato H. Plast Reconstr Surg. 2014,133:303e-313e）

由于脂肪组织中的干细胞位于由基质细胞和细胞外基质形成的血管旁微环境中，因此，基于干细胞微环境理论，临床上进行脂肪采集时，应将 ADSC 和其所处的微环境一起采集并移植，以提高脂肪移植的存活率。

正常情况下，干细胞在微环境中各种因子的调控下进行分化，但在病变组织中，细胞因子减少，导致干细胞增殖分化失调。因此，以健康的微环境替代病

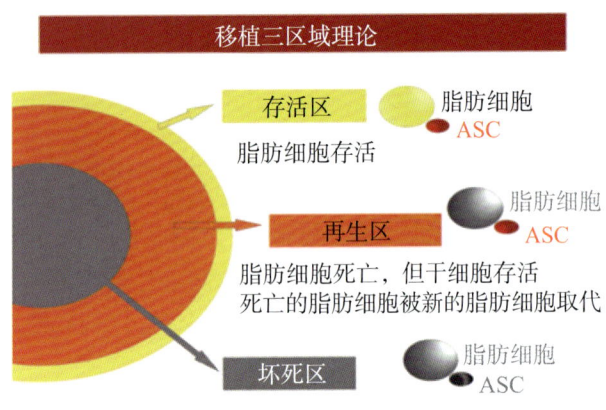

▲ 图 5-4 脂肪细胞再生理论（三区域理论）
引自 Eto H. Plast Reconstr Surg. 2012,129:1081-1092

变的微环境很可能是脂肪移植治疗放射性损伤等疾病的理论基础。

（六）体内组织工程理论

构建工程化脂肪组织需要具备三个关键因素：①种子细胞；②有良好生物降解和组织相容性的三维支架材料；③种子细胞增殖和分化的微环境。

依据组织工程的基本思想，脂肪颗粒注射移植具备脂肪体内组织工程的基本要素：①脂肪组织内的ADSC和前脂肪细胞可以视为种子细胞；②脂肪颗粒中的细胞外间质成分可以视为支架材料；③移植细胞分泌各种生长因子可以为细胞增殖分化提供微环境。因此，脂肪颗粒注射移植就是体内组织工程技术的实际应用。除了受区和宿主本身的条件外，移植脂肪的存活率取决于移植脂肪组织中的ADSC和前脂肪细胞含量、细胞基质成分多少及在受区存活的脂肪细胞数量。此外，脂肪颗粒的大小、受区所能容纳的脂肪量也是非常关键。

总之，脂肪游离移植的存活机制经历了宿主细胞替代论、脂肪细胞存活论、前脂肪细胞理论、脂肪细胞再生理论、干细胞微循环理论、脂肪体内组织工程理论等发展过程。由于实验研究条件的限制，早期人们对脂肪组织游离移植的认识不够深入及全面，出现了诸多学说和理论，但这些学说、理论的形成都是建立在基础研究和临床试验之上。关于自体脂肪游离移植的存活机制已逐渐明晰，但任何一种理论学说都不能全面合理地解释移植脂肪存活的确切机制，需要我们今后应用更先进的技术方法和策略对脂肪组织移植的存活机制进行更深入的研究，以更好地指导脂肪移植的临床实践。

（刘　晶　屈　怡　许龙顺）

二、脂肪组织移植后转归

（一）脂肪组织游离移植后的组织学变化

脂肪组织游离移植属于创伤性手术，在组织存活过程中必然会出现创伤性出血及各种细胞因子的释放。早期，移植的脂肪组织血液供应还没有建立，脂肪细胞的营养供应来自组织液。组织液一般可以渗透150~200μm，但最终存活下来的脂肪组织并不局限于150~200μm区域，提示在脂肪组织移植的后期，存在着脂肪组织细胞的新生与血供的重建。

最新的研究表明，脂肪组织游离移植后第1天，脂肪活细胞显著减少，仅在移植脂肪组织的周围区域（距表面300μm）检测到，这表明周围的微环境较好。移植后第2~5天，存活的脂肪细胞数量逐渐减少，除外周边缘的脂肪细胞外，大多数脂肪细胞死亡。移植第7天后，存活脂肪细胞面积占整个脂肪组织面积的比率明显增加（图5-5）。移植后14天，脂肪组织内有较大血管生长。移植1个月后，可见移植脂肪组织中心部位有丰富的毛细血管分布。移植2个月后，前脂肪细胞胞质内可见空泡样的脂滴形成，细胞体积增大，胞质成泡沫样改变，细胞成脂功能活跃。移植后4个月，形态正常的脂肪细胞群已被结缔组织所包裹，巨噬细胞仍然存在，其内包含有大量脂滴和胞质颗粒，纤维化逐渐增加，移植脂肪组织中心坏死逐渐增多，脂肪细胞逐渐向远离最初血供的地方生长。移植6个月后，移植物的基本结构与正常脂肪组织相似。

（二）脂肪颗粒注射移植后的组织学变化

关于脂肪颗粒注射移植后的组织学变化，许多学者进行了详细研究。脂肪颗粒移植后的营养供应，早期仍然来自受区组织间液的渗透，后期由新生的血管为脂肪细胞提供营养。成熟脂肪细胞在缺血缺氧环境下可能出现坏死或去分化。当血供重建后，去分化的脂肪细胞可能重新分化为成熟脂肪细胞。前脂肪细胞和ADSC能耐受缺血缺氧，并且在缺血缺氧刺激下增殖、分化，对移植脂肪的存活也起到重要作用。

研究表明，注射移植前，脂肪颗粒中脂肪细胞相互分离，有时可见10~30个脂肪细胞聚集在一起。

注射移植后1~3天，脂肪组织细胞主要借助受区渗出的组织液提供营养存活。移植的脂肪组织周围出现炎性细胞浸润。

移植后第4天，移植物与受区组织间开始有血供重建。

移植后第5天，有轻微的纤维变性，移植物和邻近的肌肉被一层菲薄的膜所包裹，脂肪颗粒组织结构

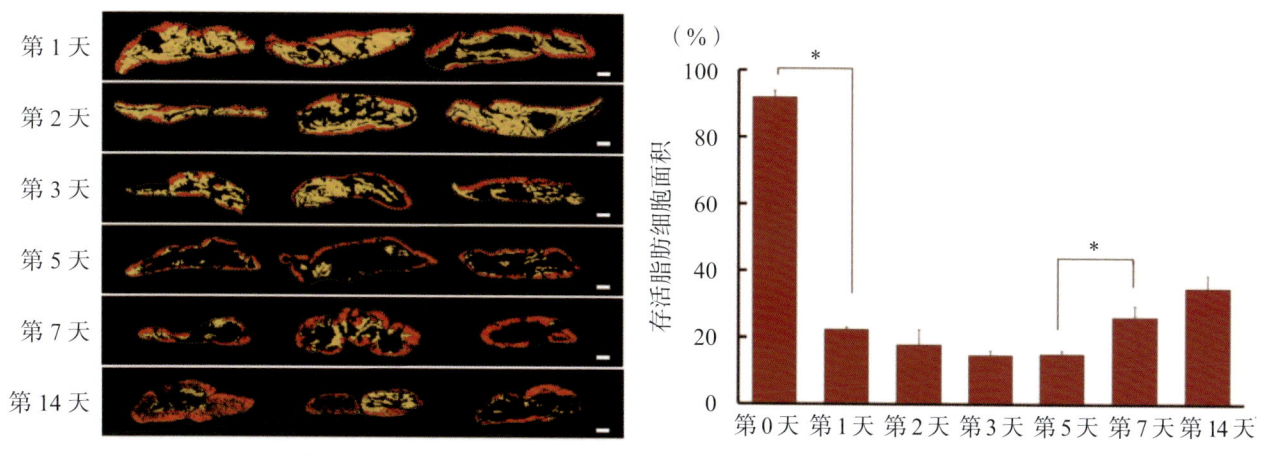

▲ 图 5-5 脂肪组织游离移植后不同时间存活脂肪细胞面积比率的变化
引自 Eto H. Plast Reconstr Surg. 2012,129(5):1081-1092

正常、脂肪细胞形态正常，有中度炎性反应。炎性反应主要发生在移植物的外周部位，主要是中性粒细胞浸润，极少量的巨噬细胞。移植物外周纤维隔处可见血供的建立，移植物的中心区仍处于缺血状态。

移植后第 10 天，纤维变性加剧，移植物包膜变厚，纤维间隔增加；移植物中心脂肪细胞开始坏死，细胞膜融合；炎性反应达到高峰，大量中性粒细胞侵入移植物中心吞噬坏死脂肪细胞，外周部巨噬细胞数量增多，并可见多核巨细胞；血供重建达到高峰，仍处于移植物边缘部分。此时及更早期的脂肪细胞因缺血缺氧而释放脂质，呈现多角形或梭形，细胞核大而深染，呈椭圆形，位于细胞中央，胞质内脂滴较少，嗜酸性，即去分化为前脂肪细胞。

移植后第 15 天，组织学的改变较小，约 60% 的脂肪细胞存活，纤维变性未增加，中性粒细胞与巨噬细胞数量相等；开始出现小的囊肿；血供重建仍在继续，局限于外周。

移植后第 20 天，纤维变性较前明显加剧，出现较厚的移植物包膜与片状纤维间隔；慢性炎性反应达到高峰，可见富含脂质的巨噬细胞，小囊肿数量增加；移植物中存活的脂肪细胞约为 40%。此时，出现肉眼可识别的典型的三层环形区域，其中最外层的是存活的脂肪细胞，中心区域是液化坏死的脂肪，中间是间生态脂肪，有纤维间隔及小血管。

移植后第 40 天，纤维变性达到高峰，遍布整个移植物；完整的脂肪细胞进一步减少，仅可见岛状的脂肪组织；出现大量的巨噬细胞，吞噬坏死脂肪细胞；此时，多核巨细胞增加，异物反应达到高峰；移植物有较多的囊肿和纤维组织。

移植后第 60 天，前脂肪细胞胞质内可见空泡样脂滴，显示活跃的细胞功能。

移植后第 100 天，前脂肪细胞胞浆内脂滴增加并逐渐融合，细胞核被挤向外周，成为圆形，逐渐分化成为成熟脂肪细胞。电镜下可见前脂肪细胞合成脂类，形成许多小脂滴，并逐渐聚集融合成大脂滴，脂滴外无包膜，在未成熟的脂滴内有微丝状的网状结构，形成脂滴的支架，可见许多椭圆形的线粒体，细胞核偏向一侧，周围有少量粗面内质网和溶酶体。

移植后半年，前脂肪细胞逐渐减少，大多数已经分化成脂肪细胞，移植物的组织结构与正常的脂肪组织基本相同。

颗粒状脂肪组织移植后，移植组织内炎性细胞浸润逐渐减少，逐步出现脂肪细胞坏死吸收、脂肪细胞成熟、毛细血管生成及血供重建。移植组织体积总体呈现出下降趋势，1~4 周下降趋势十分明显，4~6 周下降较为平缓，6~8 周下降速率加快并最终只留存 15%，由受区来源的组织成分 1~4 周逐渐上升至 40% 左右，4~6 周上升较为平缓，6~8 周进一步上升并最终在 70% 左右。

按照宿主替代理论的观点，颗粒状脂肪组织游离移植后脂肪细胞不能存活，出现坏死并逐渐被宿主的巨噬细胞吞噬、取代。按照细胞存活理论，颗粒状脂肪组织游离移植后部分脂肪细胞可以通过组织间的渗透供养直至血供重建而存活下来。按照脂肪细胞存活的三区域理论，位于脂肪颗粒外层 300μm 内的脂肪细胞、ADSC 及其他基质细胞能够接受组织液的养分保持存活；位于中间层区域 600~1200μm 范围的成熟脂肪细胞由于对损伤、缺血及缺氧耐受性差，在移植早期的 1~2 天内，大部分脂肪细胞线粒体水肿、核固缩，发生坏死，区域内的 ADSC、前脂肪细胞等对缺血、缺氧耐受性好的低代谢率细胞可以继续保持 3~4 天的活性。移植后 4~5 天，毛细血管再生后存活下来的 ADSC、前脂肪细胞重新获供血、供氧后可逐渐转变为成熟脂肪细胞。由于这些未分化的细胞有自我更新、分泌生长因子、促进血管再生的功能，存活的脂肪细胞在 ADSC 等的作用下，脂肪组织开始重建。如果移植的脂肪颗粒较大，距离颗粒外表 1500μm 以上的脂肪细胞及 ADSC 由于缺乏营养均发生坏死、液化，进而发生纤维化、钙化。如果坏死的脂肪组织量较大，坏死组织周边会被纤维组织包裹而形成囊肿。由于毛细血管开始在脂肪组织中心生成，约 2 个月后脂肪细胞功能活跃，细胞内出现脂滴，3 个月后，脂肪细胞基本稳定。

（刘 晶 屈 怡 许龙顺）

第6章　面型、体型及形体雕塑之一

一、面型、体型及形体雕塑的概念

(一) 何为面型

面型或称脸型，顾名思义就是面部的形态和轮廓总的表现。面部总的形态影响因素很多，面部骨骼构成了面型的基础结构，其上半部是由上颌骨、颧骨、颞骨、额骨和顶骨构成的圆弧形结构，而其下半部则取决于下颌骨的形态。在骨骼的基础上，面部皮肤、浅筋膜脂肪组织、肌肉等不同软组织的比例和分布也对面型起到重要的影响。通过改变面部骨骼支架结构或软组织容量或分布的方式可以达到改变面型的目的。

面型可以通过不同的分类方法进行分类，正看和侧看面型也是有区别的。面型的分类方法很多，在我国古代的绘画理论和面相书中就有各种各样的分类法，并对面型赋予了人格的内容。一般来说面型分为形态观察与指数分型两大类，下面是几种常见的面型分类法。

1. 面型分类法

(1) 形态观察法：Boych 通过对脸型的观察将人类的脸型分为 10 种类型：①椭圆形脸型；②卵圆形脸型；③倒卵圆形脸型；④圆形脸型；⑤方形脸型；⑥长方形脸型；⑦菱形脸型；⑧梯形脸型；⑨倒梯形脸型；⑩五角形脸型。

(2) 字形分类法：这是中国人根据脸型和汉字的相似之处对脸型的一种分类方法，通常分为 8 种：①田字形脸型；②国字形脸型；③圆字形脸型；④用字形脸型；⑤目字形脸型；⑥甲字形脸型；⑦风字形脸型；⑧申字形脸型。

(3) 亚洲人分类法：根据亚洲人脸型的特点，一般可以分为八种类型：①三角形脸型；②卵圆形脸型；③圆形脸型；④方形脸型；⑤长圆形脸型；⑥杏仁形脸型；⑦菱形脸型；⑧长方形脸型。

(4) 侧面分类法：人的脸型是一个立体的三维图像，因此也应该从侧面来进行观察，从侧面对脸型进行考察确实有助于对容貌进行全面的评价。根据人的侧面轮廓线，可以将人的脸型分为 6 种：①下凸形脸型；②中凸形脸型；③上凸形脸型；④直线形脸型；⑤中凹形脸型；⑥和谐形脸型。

(5) 五官位置分类法：面部五官相对位置不同会造就不一样的脸型，给人的感觉也会各不相同：有的呈现文雅、开朗，有的显现悲伤。就算是同年龄的人，有的显得很年轻，而有的显得很老气。根据五官位置大致上可以分为六种。

- 内脸型：五官都朝中间集中。双眼两侧到脸廓的距离长，脸颊面积也较宽大，会让人觉得脸大。
- 外脸型：五官都往外跑，感觉五官扁平，不够出色。
- 上脸型：五官都集中在上半部，脸颊到下颌的距离很长。
- 下脸型：额头很高很宽，五官都往下半部集中。长相可爱，显得孩子气。
- 吊脸型：吊脸型的眉毛、下眼尾、嘴角全部往上吊，会给人凶狠的感觉，显得有点俗气。
- 垂脸型：垂脸型的眼睛和脸颊都往下掉，下嘴唇很厚，总是给人一脸倦态的感觉，所以显老。

(6) 指数分类法：指数分类法是指按照面高和面宽度比值，得到形态指数，根据指数值来分型。

形态指数 = 面高 / 面宽 × 100

超阔面型：形态指数 <78.9；阔面型：形态指数 79～83.9；中面型：形态指数 84～87.9；狭面型：形态指数 88～92.9；超窄面型：形态指数 >93。

2. 面部脸型改变的美学机制　我们知道，凡是符合黄金分割律的构造，在视觉上都会让观察者产生愉悦的印象。脸型同样如此。以国人比较喜欢的瓜子脸为例，这样的脸型看上去令人愉悦，主要的原因是其长与宽比例为 34∶21，这一比例正好符合黄金分割律。Praxiteles 原作于公元前 350 年的著名雕塑"尼多斯的阿芙洛蒂忒"（Aphrodite of Knidos）的面部是公认的魅力样板，从发际到下颌的长度与两耳之间的宽度之比，也接近黄金分割律比例（图 6-1）。

其实不论是古代还是近现代社会，人们对美的认知是一脉相承的。中国传统审美观中对面部美学中的纵向和横向比例关系就有详细的论述，大家熟知的"三庭五眼"阐述的就是这样的情形。"三庭"就

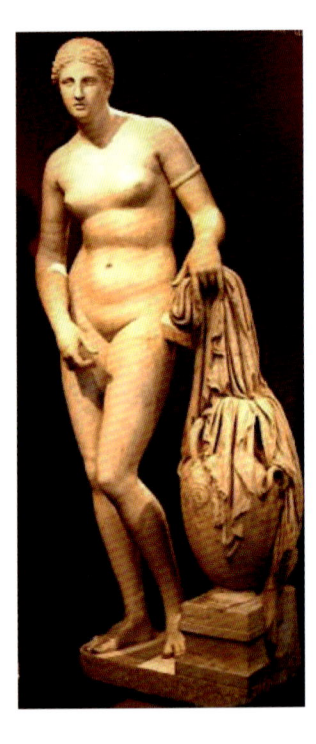

◀ 图6-1 尼多斯的阿芙洛蒂忒

是将面部正面横向分为三等分，即从发际到眉线为一庭，从眉线到鼻底为一庭，鼻底以下到颏尖为一庭。"五眼"则是指将面部正面纵向分为五等分，以一个眼长为一等分，即两眼之间的距离为一个眼的距离，从外眼角垂线到外耳孔垂线之间为一个眼的距离，整个面部正面纵向分为五个眼的距离。凡是按照"三庭五眼"比例画出的人物脸型显得非常和谐。理想的脸型，无论是瓜子脸还是心形脸，都完全符合这一比例。

此外，也有学者提出，如从面部中线向左右各通过虹膜外侧缘和面部外侧界作垂线，可以纵向分割成四个相等的部分。

和谐是容貌美三要素中最高级的形式。垂直方向的和谐是颜面结构的规律性表现形式之一。和谐美丽的脸型其面上 1/3、面中 1/3、面下 1/3 高度应大致相等。面上 1/3 的高度缺陷由于可以在一定程度上通过发型进行修饰，因此面部的中 1/3 和下 1/3 部分的比例关系显得更为重要，面下 1/3 高度如果不是和面中 1/3 高度相等，至少面下 1/3 必须有足够高度才可使面部结构整体协调自然，这是容貌美的基础之一。若面下 1/3 高度明显小于面中 1/3，便会给人面部短小的印象，反之则给人以长面畸形之感。

除了颜面部长度方面的协调之外，美貌人群颜面的和谐还表现在面部宽度的协调上。一般面中部宽度（双颧状突间距）大约是面下部宽度（双侧下颌角间距）的 1.3 倍。若面下部宽度等于或大于面中部宽度，则可以认为面宽不协调。此时，如从正面观之，多半可以见到下颌角过度外展，对应宽大的下颌角，附着其上的嚼肌通常也会肥大，从而导致整个下颌角部位膨隆外突；如果从侧面看下颌形态，下颌角多小于通常所见的 123°，有时甚至几乎成直角，因此面部无论是从正面还是侧面观察，均呈方正形，也就是大家熟知的国字脸。这对于男性虽可说是有阳刚之气，但对于女性来说则失去了容貌的温柔与灵秀。

3. 如何修饰及改变脸型 影响脸型的因素众多，从解剖上看，既有颅颌面骨架的因素，又有脂肪、肌肉等软组织的因素，当然头面部最大的特征是头发的多寡和分布，也可以显著影响到脸型。因此修饰或改变脸型的最简单方法是修饰发型，以达到强化脸部原有优点及掩盖缺点的目的。

脸型和发型可以相互影响，脸型是决定发型的最重要的因素之一，而发型由于其可变性又可以用来修饰脸型。发型与脸型如果协调配合可有效弥补脸型的缺陷。其常用方法有下面几点。

• 衬托法。利用两侧鬓发和顶部的一部分块面，改变脸部轮廓，分散原来瘦长或宽胖头型和脸型的视觉。

• 遮盖法。利用头发来组成合适的线条或块面，以掩盖头面部某些部位的不协调及缺陷，最常见的做法是利用长刘海来遮掩额部短小、颞部狭窄，以弥补面上 1/3 狭窄短小。

• 填充法。利用宽长波浪发来填充细长头颈，还可借助发辫、发髻来填补头面部的不完美之处，或缀以头饰来装饰。

下面是常见脸型的发型修饰方案。

• 长脸型：一般自然、蓬松的发型能给长脸型的人增加美感，适合短发或中长发。

• 方脸型：头发宜向上梳，轮廓应蓬松些，而不宜把头发压得太平整，耳前发区的头发要留得厚一些，但不宜太长。前额可适当留一些长发，同样不宜过长。

• 圆脸型：这样的脸型常会显得孩子气，所以发型不妨设计得青春一点，头发要分成两边，而且要有一些波浪；也可将头发侧分，短的一边向内略遮一颊，较长的一边可自额顶做外翘的波浪。

• 椭圆脸型：这是女性中认为最完美的脸型，无论采用长发型还是短发型都可以，突出这种脸型协调的美感。

除了简单的发型修饰等来改变脸型的视觉呈现外，真正要改变原有脸型则需要通过整形手术来改变原有解剖比例和结构来实现。相关的整形项目通常分为两大类，即骨性支架的改变和软组织的改变。

骨性支架的改变：最常见的改变骨性支架的整形手术有下颌骨整形和颧骨整形，主要是通过将颅颌面骨骨性支架通过截骨去除部分骨骼或进行重新排列组合来达到改变骨性支架并最终改变脸型的目的。大家熟知的下颌角截骨成形术、颧骨缩小成形术、下颏截骨前移成形术、LeFort 1 型和 LeFort 2 型截骨等均属于此类。此外，一些假体填充手术通常会将假体置于骨骼表面起到改变骨性支架结构的类似作用，假体隆鼻术、隆颏术等原则上也可以归纳到这一类别中。

软组织改变：通过改变软组织容积或位置的方法也可以达到改变脸型及容貌的目的。从创伤程度来看，其中又大致可以分成两种情况。一类是微创治疗，另一类为有创的常规的手术治疗。微创治疗中第一种是通过肉毒毒素注射使对应肌肉的容积缩小，最多见是肉毒毒素注射咬肌缩小术，可以缩小面下 1/3 的宽度，从而改变脸型大小比例。肉毒毒素还可以通过调节特定肌肉的张力以优化各表情肌的平衡和协调。微创治疗中另一类是通过注射包括玻尿酸、胶原蛋白等填充剂在内的手段来调节面部特定部位容积、软组织张力以达到脸型的优化和软组织的提升。有创的手术治疗主要包括松弛下垂软组织的上提复位，如传统的面部上提术，也有针对面部脂肪堆积进行的脂肪抽吸术、颊脂垫去除，针对面部容积流失所做的脂肪移植术以恢复面部饱满的外形，对皮肤松弛进行各种仪器（如激光或射频）辅助的皮肤收紧术。和本书相关的内容主要是通过面部脂肪加减及结合其他方法（如紧肤）达到面部年轻化的目的。

4. 面部脂肪加减法脸型改变及面部衰老年轻化 好看的脸型无论是在面部的长度、宽度方面，还是在面上、中、下 1/3 的比例等方面都应和谐、协调、美观。随着对脂肪认知的不断提高，脂肪移植作为改变面部软组织各部分比例方面正体现出越来越多的优越性，同时脂肪组织中的干细胞成分更能起到再生修复、恢复面部年轻态的作用，对改善面部因衰老导致的容积流失至关重要。

(1) 面部衰老的容积流失理论：面部解剖基础：面部软组织大体上从浅层到深层依次为皮肤、皮下组织层、SMAS、深层脂肪、骨膜或深筋膜 5 个层次。正面部和侧面部从解剖结构上从上到下有一系列支持韧带作为分界，分别是颞韧带黏附区（temporal ligamentous adhesion，TLA）、外侧眶壁增厚区（lateral orbital thickening，LOT）、颧韧带（zygomatic ligament，ZL）和下颌韧带（mandibular ligament，ML）（图 6-2）。

这些韧带构成的连线以外是通常认为的侧面部区

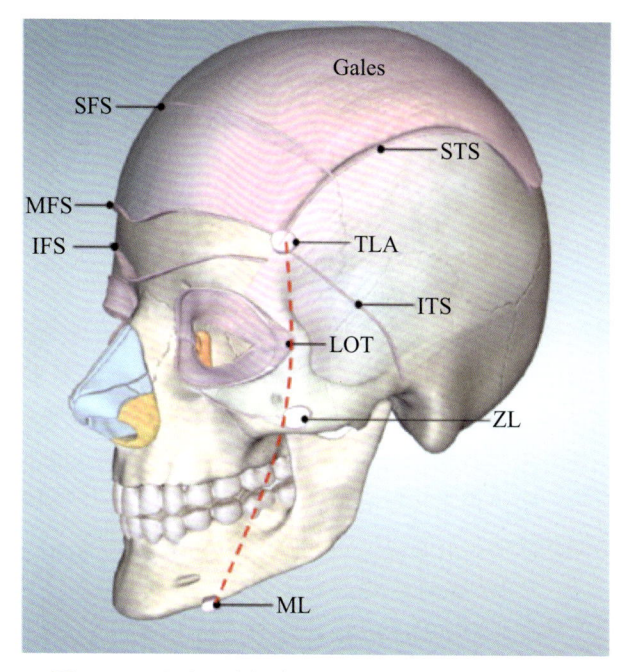

▲ 图 6-2 正面部和侧面部分界线由一系列韧带组成
TLA. 颞韧带黏附区；LOT. 外侧眶壁增厚区；ZL. 颧韧带；ML. 下颌韧带

域，上至头皮下至颈部，上述 5 层组织结构完整连贯，互相平行排列；而在这些韧带连线以内，即通常意义上的正面部区域，则没有明显的平行排列特征，其中的表情肌通常从骨膜到皮肤深层呈斜形走行。

面部脂肪室构成：面部 5 层结构中，第 2 层和第 4 层就是传统意义上的浅层脂肪室和深层脂肪室，面部从上到下、从内到外，第 2 层和第 4 层结构被许多垂直走行的纤维隔分隔成许多浅层脂肪室和深层脂肪室。在注射颜料染色研究中，证明这些脂肪室通常互不相通，因此在临床治疗中，脂肪注射到每个特定的脂肪室可以产生其上覆盖组织的凸度增加或下垂组织的提升。

面部衰老容积流失理论：随着年龄的增长，面部衰老体现在包括面部骨骼、肌肉、脂肪、筋膜韧带、皮肤的整个组织结构上。总体上来说，面部软组织特别是面部中上 2/3 更多地体现为组织的萎缩和容积流失，而面下 1/3、下颌缘及颈部则更多地由于重力作用及下方缺乏强力的结构支持，由于牵拉松弛导致脂肪堆积期间，更多的脂肪沉积更加加重组织的松弛，这样形成一个恶性循环，总体表现为容积的增加，以及皮肤等组织的松弛下垂。

(2) 脂肪移植脸型改变及抗衰老：针对上述面部衰老的特点，通过脂肪移植可有效纠正面部中上 2/3 的容积流失，同时通过真皮下层及真皮内脂肪及其衍生物的注射，可促进流失胶原等组织成分的再生。这样不仅可以恢复年轻时的饱满外形，通过脂肪组织中脂肪干细胞等成分可有效地改善肤质、纠正皱纹等。

(3) 脂肪抽吸及紧肤：不同于面上中 2/3 的容积流失所显现的凹陷、假性下垂畸形，面部下 1/3、下颌缘及颌颈部下方由于缺乏强力的支撑结构，在重力的作用下，随着年龄的增长，局部表现为脂肪堆积增加、真性皮肤松弛下垂为主。针对此类改变，原则上需要对增加向下牵拉的脂肪堆积进行减负，具体可采用激光溶脂紧肤或射频溶脂紧肤等方法实现脂肪容积缩小，从而减少组织的下拉力；激光或射频治疗的热能刺激胶原纤维隔收缩，远期刺激成纤维细胞产生新的胶原纤维，最终促进皮肤有效回缩，从而实现面下部颌颈部紧致收缩、下颌缘轮廓清晰鲜明的年轻化特征。

（二）体型及分类

体型是对人体形状的总体描述和评定。体型与人体的运动能力和其他功能、对疾病的易染性及其治疗的反应有一定的关系。因此，在人类生物学、体质人类学、医学和运动科学中受到注意。体型主要由遗传性决定；而另外，包括人体对环境的适应和人的行为在内的后天影响也使体型发生一定范围内的变化。美国心理学家 W.H.Sheldon 制订的人体分类法曾使用体型这个名词。

体型分类

(1) Sheldon 人体分类法：Sheldon 按照人体结构的三种极端类型，将人类划分为三种，即内胚层体型或圆胖型、中胚层体型或肌肉型、外胚层体型或瘦长型。

内胚层体型是由内胚层发育成的组织占优势的一种身体建造类型，全身各部较软而圆，消化器官肥大，脂肪沉积丰富，故躯干和大腿特粗，而上肢和小腿特细。

中胚层体型是由中胚层发育成的组织占优势的一种身体建造类型，肌肉、骨骼及结缔组织颇为发育、体格健壮、结实，有粗壮的外表。

外胚层体型是由外胚层发育成的组织占优势的一种身体建造类型，体形细长，显得瘦弱，肌肉组织和皮下组织不发达（图 6-3）。

描述体型的指标不外乎身体的形态观察和人体测量特征两个方面，制订体型的标准类型的基本要求是：既要使复杂的人体形状特征得到完善的、实质上的反映，又要能够把几乎所有的人包括进去。因此，选择符合这些要求的观察项目和测量项目就相当费事，有时不得不包括上百个这样的项目。此外，不同的研究者划分体型等级有不同的依据和尺度。有的使用身体的纵向比例，有的着眼于躯干与四肢的比例，有的注

内胚层体型　　中胚层体型　　外胚层体型

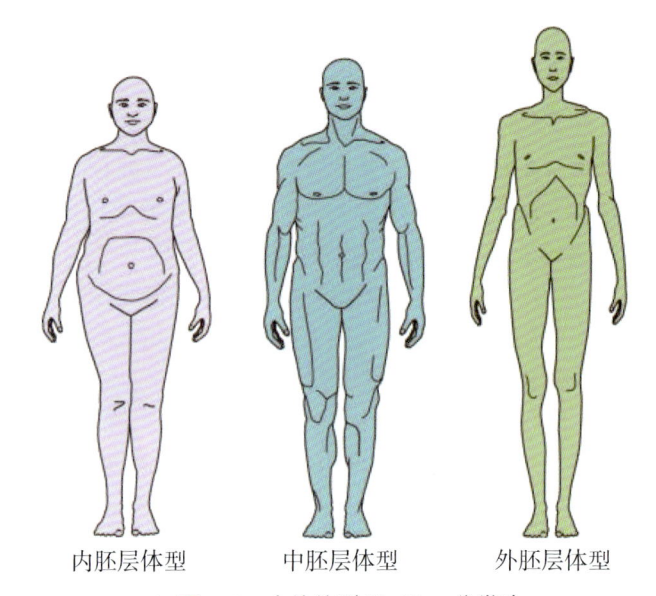

▲ 图 6-3　人体体型 Sheldon 分类法
引自 2012 Encyclopaedia Britannica, lnc.

意各器官系统的发育情况及其相互比例，有的注重脂肪沉积与肌肉发育的状况。

(2) 医学分类：无力型，亦称瘦长型，表现为体高肌瘦，颈细长，肩窄下垂，胸廓扁平，腹上角小于 90°。正力型，亦称匀称型，表现为身体各个部分结构匀称适中，腹上角 90° 左右，见于多数正常成人。超力型，亦称矮胖型，表现为体格粗壮，颈粗短，面红，肩宽平，胸围大，腹上角大于 90°。

(3) 时尚界分类法：无论是 Sheldon 分类法还是医学分类法，应该说都过于简单了，通常不能覆盖体型全貌。近年欧美时尚界流行的 12 种体型分类法较为详细，可以更好地将女性的体型大致分成 12 种类型。

虽然这 12 种分类可以涵盖大部分女性的身材，但是仍不能覆盖全部类型，如单纯的腿粗、胸大、肩窄等某一项是没有单独类型的。因此，后续更详细的分类需要继续完善。下面是目前时尚界的 12 种分类法。

• 苹果形：苹果形身材是比较好判断的一种体型，其主要特点是相对细长的腿和较小的臀部，但腰粗是关键，通常腰围较大。当体重大于 60kg 时，腰围通常会超过 80cm，穿宽松上衣 + 铅笔裤（或直筒裤）可以有效掩盖这种缺陷。

• H 形：H 形身材的两大特点，一是瘦，二是腿长，其他特点是腰胸臀围差不太多，胸臀不大，腰也不细，腰围一般为 65～70cm，肩胯也不会太宽，所以超模都是标准的 H 形身材。H 形身材的人穿铅笔裙最好看。

• 梨形：梨形身材的最大特点是臀大，同时多半体型为微胖型，腰围也不是太细。梨形身材有时候会

和沙漏形混淆。但两者的区别其实是很明显的，沙漏型的腰一定是比较细的，腰围一般小于 70cm，而且胸围比较大；而梨形的腰通常不会太细，胸围也不太大。

- 沙漏形：顾名思义，沙漏形是上下大而中间细像沙漏。身材特点是特别细的腰配上前凸的胸和后翘的臀部，这个身材是大家普遍喜欢的类型。欧美女性"真正"沙漏体型比较多，而亚洲女性因为臀和胸都不够大，一般都是细沙漏。细沙漏形身材虽然完美，但由于腰偏长（所以才会那么细），腿都不会特别长。
- 长方形：所谓长方形身材，从字面上也可以大概看出其特点，就是肩宽髋大上下几乎相等，胸臀部扁平从侧面看也没有前凸后翘。
- V形：V形又叫倒三角形，特点就是肩宽胯窄的体型，而且腰也不会特别细。这样整个人看起来健壮，男性运动员大多是这样的体型；但如果是女性，则显得粗壮而缺乏阴柔美。
- 圆形：圆形有时会和苹果型搞混，但两者最大的区别是圆型腿比较粗，臀部比较大；而苹果形腿应该不是特别粗，臀部也不是很大。总之，无论苹果和圆型身材，肚子都很大，但圆形的屁股也很大。一般又矮又胖的体型，属于圆形体型。
- 胖沙漏形：胖沙漏形特点首先是胖，但由于胸部发育较好且还有相等较细的腰和较丰满的臀部，所以腰臀比比较好，整体还是呈现沙漏的形态。胖沙漏形和圆形最大的区别是腰部的相对粗细不同。
- 五五形：五五形就是腿部和上半身的长度各占一半，这样显得腿特别短，腰特别长，身材的视觉效果不符合黄金分割律，显得不协调。
- 瘦小形：一般身高<155cm，体格非常瘦。
- 超高形：超高形是相对于瘦小型，特点就是身高特别高。
- I形：个子不特别矮，通常在 160cm 以上，但人非常消瘦，一般在 40kg 多一点。由于个子不矮但又很瘦，骨骼都偏小，因此都有肩窄或者胯小的问题。

（三）形体雕塑的概念

形体雕塑就是站在艺术的高度，依照黄金分割律法则，协调人各部位的比例来设计整体手术的效果，并通过脂肪抽吸、脂肪移植、皮肤紧缩等方法最终塑造出期望的人体外形和曲线。形体雕塑设计及塑造过程中需遵循几个基本的原则。

1. 个性化原则 所谓形体雕塑的个性化原则指的是形体雕塑必须因人而异，这是因为世界上每个人的身材都是不同的，有各自特点；同时每个人的具体要求也是各不相同的，因此针对某一特定个体要制订出符合其要求和特点的个性化方案。

2. 整体性原则 在具体的方案商讨制订中，又必须考虑到整体性原则。就是说，脂肪抽吸整形术从早期的从某一特定部位抽除一定量的脂肪已经发展到形体塑造阶段，脂肪抽吸从目的已经转化成手段和方法，最终目的已经变成塑造良好的形体曲线。此时，必须考虑抽吸后的整体效果，这就要求我们不仅要抽除相关部位过多堆积的脂肪，同时也要做好同周围区域的衔接，以利于形成美观流畅的形体曲线。同时，抽吸部位术后效果必须符合人体整体的比例协调、线条流畅、过渡自然，形成形体的整体和谐之美。

3. 综合性原则 形体雕塑的综合性原则是指在形体雕塑过程中，针对个体特点，综合性应用复合技术，以最小的代价取得最佳的塑形效果。在早期减脂缩容阶段，可以考虑使用较大口径的抽吸管以相对高负压机抽为主以提高抽吸效率，时间的缩短也可以大大降低手术创伤利于术后恢复。在抽吸后期浅层修整阶段，则需要使用低负压、小口径抽吸管进行抽吸以防止过度抽吸造成高低不平及损伤真皮下血管网，必要时可以采用针筒手工抽吸的方式进行局部精雕细塑。综合性应用复合技术还体现在形体雕塑过程中不仅需要进行脂肪抽吸，某些特定的凹陷部位等需要进行脂肪移植；如果伴有皮肤松弛冗余，则还需要辅助于特定仪器的使用进行紧肤回缩，或需要进行松弛多余皮肤、脂肪组织的切除。

二、形体雕塑外科技术

形体雕塑外科技术指各类可以改变身体外在形态的外科手术方法。主要包括脂肪抽吸术、脂肪移植术、皮肤脂肪切除整形术及各类有创性溶脂紧肤辅助技术等。近来各类微创性或无创性的辅助技术对形体雕塑起到有益的补充，在此也做简单的介绍。

（一）脂肪抽吸术的应用

1. 脂肪抽吸术历史回顾 毫无疑问，脂肪抽吸术（liposuction，lipoplasty）是形体雕塑外科技术的基石。"脂肪抽吸"一词来源于 1977 年美国医生 Jilius Newman，他将 "Lipo"（意指脂肪）和 "Suction"（负压吸引）结合起来创造了 Liposuction 这样的新词来代表脂肪抽吸术。文献上最早记载的脂肪抽吸是 1926年由法国医生 Charles Dujarear 进行的，他使用刮宫术的刮匙为一位芭蕾舞演员进行腿部脂肪去除，很不幸的是，手术中损伤了一侧的股动脉，最终导致了一侧下肢的截肢。现代脂肪抽吸术则由 Apard Fischer 和 Giorgio Fischer 父子于 20 世纪 70 年代在意大利罗马首创。早期的脂肪抽吸术首先在欧洲普及推广，两位法国医生 Pierre Fournier 和 Yves-Gérard Illouz 分别倡导发明的干性脂肪抽吸技术和湿性脂肪抽吸技术。随后的临床实践证明，湿性抽吸技术更有利于脂肪抽吸及减少出血等并发症。此外，Fournier 发明了注射器抽吸技术，这样大大简化了脂肪抽吸和脂肪移植，这在进行少量脂肪移植时显得尤为重要。Fournier 最终成为世界上著名的脂肪抽吸和脂肪移植大师，他在全世界各地指导外科医生们采用这项技术，使得这一技术很快得到了大家的认可，并得以在全世界推广。

在国内，张涤生教授在1985年10月中华整形外科学会成立大会上介绍了整形外科在国外的进展情况，其中重点介绍了脂肪抽吸术并指出中国缺乏相关器械的现状。山东济南中心医院的韩秉公和周兴亮等医生受启发，在1987年进行相关抽吸器械的研发，随后经动物实验后应用于临床开展脂肪抽吸术，并于1988年发表首篇中文文献。1990年2月，在由张涤生主编，赵平萍副主编的《实用美容外科学》中，韩秉公和周兴亮医生应邀撰写了第11章脂肪抽吸术，其中介绍了他们在脂肪抽吸术中的相关经验。20世纪90年代以后，脂肪抽吸术在全世界各地大规模地开展，根据美国美容整形外科协会（American Society of Aestheic Plastic Surgery，ASAPS）统计，2004年全年脂肪抽吸术达到478 251例次，是1997年开始有美国全国统计资料以来的最高峰。近年在美容手术总手术数量降低的大趋势下，虽然脂肪抽吸术的绝对手术量也有所降低，但其一直稳居美容手术的前两名。据ASAPS统计，1997—2019年共23年间，脂肪抽吸术数量其中15年录得第一，8年录得第二（表6-1和图6-4）。

美国整形外科医师协会（American Society of Plastic Surgeons，ASPS）的统计显示抽脂手术长期位居美国美容整形手术前列，ASPS从1992年起开始系统统计美国美容和重建整形外科手术资料，2000年起更是全面系统统计包括ASPS成员及美国医学专科委员会（American Board of Medical Specialties，ABMS）及其下属分支机构美国整形外科委员会（American Board of Plastic Surgery，ABPS）认证医师所做的美容整形及重建外科手术，是目前最详尽的、覆盖范围最广、误差最小的统计资料。2000年统计数字显示，脂肪抽吸术数量达354 015人，近几年虽然随着微创手术的盛行，总的手术数量有所下降，但仍维持在每年20万人次左右。而在国际美容整形外科医师协会（International Society of Aesthetic Plastic Surgeons，ISAPS）于2011年进行的包括美国、巴西、中国等全球美容整形手术统计显示，2010年美容整形手术数量前十大国家占总数的将近七成，83%的手术是由全球主要的20个国家完成，86.8%的手术由全球25个国家完成。美国、巴西、中国占据手术数量前三名，手术数占比分别为21.1%、9.8%和7.1%，三国合计占手术总数的38%。而在细分统计资料显示，脂肪整形术总数为1 268 287例，高居榜首，占总数6371 070的19.9%，按国家为单位统计，美国以223 066例位居第一（国内美容手术总数仅次于隆乳术的284 351排名第二）、巴西以211 108例紧随其后（国内排名第一），中国以83 240例排名第三（国内排名第一）。具体数据详见网站 www.isaps.org。

截至笔者书写此稿时，ISAPS2019年手术统计数据尚未公布。根据其2019年12月3日发布的2018年度数据显示，全球2018年度十大美容整形手术共计8 872 548例次，占总手术数（10 607 227例次）的83.65%。其中脂肪抽吸术高居第二位，共进行了1 732 620例次的手术，占比为16.3%（表6-2和图6-5）。脂肪抽吸术是全球参与调查的医生中进行这项手术占比最高的，高达92%的医生均进行了脂肪抽吸术。

国内虽然没有详尽的全国性统计资料，但仅从笔者个人的经验来看，脂肪抽吸术的数量还是相当多的。2000年以后，笔者个人脂肪抽吸及脂肪移植的手术数量每年有数百例之多。2002年张涤生院士作为大会主席，当时的上海交通大学医学院附属第九人民医院成功主办了第三届世界美容外科大会，脂肪抽吸术作为大会热点之一邀请到了国外众多脂肪届的大咖前来交流参会，笔者有幸作为手术演示专家和Fouriner等国际脂肪整形大师同台进行脂肪抽吸术手术演示，当时共抽吸纯脂肪大约在8000ml，一同手术的还有日本脂肪抽吸大师周哲男教授和南京的王志军主任。从2002年此届大会起，上海交通大学医学院附属第九人民医院整复外科作为国内整形美容重要中心之一，每年主办上海国际整形美容外科大会，至今已经连续举办19届。2020年虽受新冠疫情影响，会议推迟半年后还是在9月底顺利召开。国内其他著名整形学府，如中国医学科学院整形外科医院、南方医科大学附属南方医院、复旦大学附属中山医院、空军军医大学西京医院、海军军医大学附属长海医院和长征医院等也相继举办各种形式的国际学术交流大会，这些会议上都会邀请国际著名专家学者前来讲学，为我国整形美容事业的发展起到了重要的推动作用。经过20余年的推广和发展，脂肪抽吸术在国内开展可以说已经十分普遍，手术相关的一些严重并发症已经逐渐减少，但由于近年

表6-1 美国美容整形外科协会1997—2019年度脂肪抽吸术和隆乳术统计

年 份	隆乳术	脂肪抽吸术
1997	101 176	176 863
1998	126 913	218 064
1999	191 583	287 150
2000	203 310	376 633
2001	216 754	385 390
2002	249 641	372 831
2003	280 401	384 626
2004	334 052	478 251
2005	364 610	455 489
2006	383 886	403 684
2007	399 440	341 144
2008	355 671	341 144
2009	311 957	283 735
2010	318 123	289 016
2011	316 848	325 332
2012	330 631	313 011
2013	313 327	363 912
2014	286 694	342 494
2015	305 856	396 048
2016	310 444	414 335
2017	333 392	304 850
2018	329 914	289 261
2019	280 692	270 670

来其他非整形外科学科人员的大量加入，国内真正熟悉掌握脂肪抽吸相关技术的人员和日益增长的求美者需求来说是远远不够的，仅笔者每年门诊接待的因脂肪抽吸术后造成的皮肤高低不平等畸形的患者数量惊人，许多患者畸形程度还是相当严重（图6-6），这反映出术者缺乏脂肪抽吸术的基本技术。这需要引起国内相关行业的高度重视，整形美容行业协会等需出台相关标准并持续加大培训力度，国家层面也需做好相应的监管管理，促进包括脂肪抽吸术在内的整形美容健康发展。

2. 局部肿胀麻醉技术 提到脂肪抽吸术，毫无疑问必须了解肿胀麻醉技术的前世今生。早期的脂肪抽吸术大多为干性抽吸技术，即直接在脂肪组织中抽吸操作，因此出血较多，常常需要输血，并且必须在全麻下进行手术，这些缺点大大阻碍了脂肪抽吸术的进一步推广和应用。为克服干性技术出血多，需全麻下手术的缺点，一些学者开始尝试在抽吸前在皮下组织层灌注含肾上腺素和利多卡因等的溶液以减少出血和起到麻醉镇痛作用，早期提倡使用低渗盐水以促进脂肪细胞的破碎，后逐渐过渡到使用生理盐水或乳酸林格液以减少大量使用对全身水电酸碱平衡的影响。1986年6月，在美国费城举行的第二届世界脂肪抽吸大会上，美国医生Jeffrey Klein首先报道了肿胀麻醉技术，即在脂肪抽吸区域皮下组织层内，注入大量的含有稀释肾上腺素和利多卡因的肿胀液，这样抽吸时可以显著减少出血，并且达到很好的局麻镇痛的效果。随后，Klein将该肿胀麻醉技术发表于1987年的美国美容外科杂志上。应用肿胀麻醉后，脂肪抽吸术得以快速普及和广泛应用，单次抽吸范围逐步扩大，单次手术中对肿胀液的需求量也同步增长，这就牵涉到单次注射大量肾上腺素和利多卡因后药物中毒的可能。早期Klein的肿胀液的配方是每升生理盐水中加入1%利多卡因100ml和1∶1000肾上腺素1ml。其中利多卡因的浓度是0.1%，后来众多作者逐步将其浓度降低到0.05%左右。笔者在临床实践中逐步将肿胀液中利多卡因浓度降低至0.0252%，并发现在此浓度下的肿胀液可以满足术中镇痛要求。在利多卡因注射量方面，虽然有报道注射达到55mg/kg甚至更高剂量的利多卡因，但普遍认为肿胀液注射时，35～40mg/kg体重的利多卡因注射量为安全剂量。笔者的研究结果显示，在灌注较低利多卡因浓度（0.0252%）的肿胀液情况下，平均注入40.7mg/kg利多卡因总量（平均2528mg）的前提下，患者血浆利多卡因峰值浓度仅为2.18mg/L，远低于利多卡因中毒阈值。证明在超低浓度下，可以进一步延缓利多卡因的吸收入血，并且注射肿胀液后血浆利多卡因峰值浓度出现在肿胀液注入完成后16h以后，较既往研究中的血浆利多卡因峰值浓度出现在注入后12～14h有显著延后。在临床实践中，局部麻醉下的脂肪抽吸术根据肿胀液注射和抽吸物之比大致可以分为超湿技术（1∶1）和肿胀技术（2～3∶1）。只要运用适当，两种方法均有良好的止血和镇痛效果。

（二）脂肪移植技术

1. 脂肪移植术历史简顾 脂肪移植最早可以追溯到120多年前。1893年，德国医生Gustav Neuber报道世界上第一例脂肪移植病例，他将上臂小脂肪块填

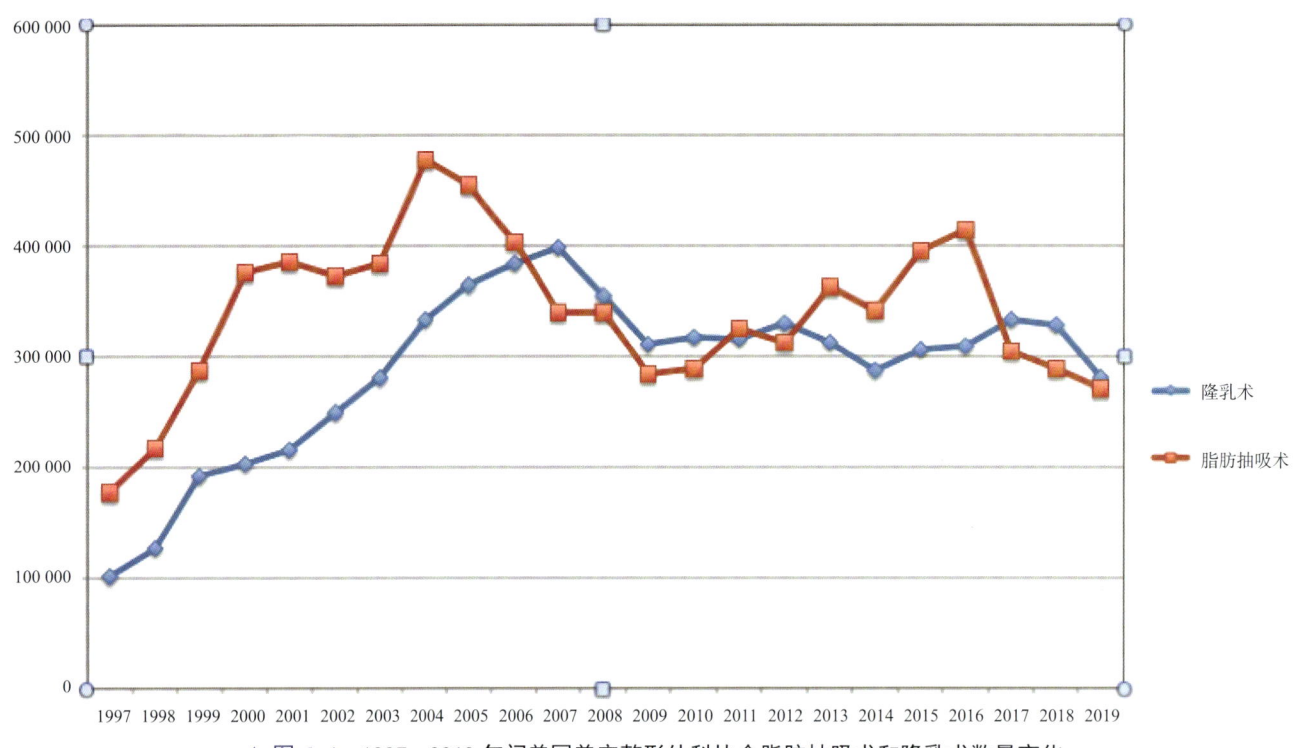

▲ 图 6-4　1997—2019 年间美国美容整形外科协会脂肪抽吸术和隆乳术数量变化

表 6-2　2018 年国际美容整形外科医师协会十大手术统计表

手术名称	手术例次	百分比（%）
隆乳术	1 862 506	17.6
脂肪抽吸术	1 732 620	16.3
眼成形术	1 099 960	10.4
腹壁成形术	888 712	8.4
鼻整形术	726 907	6.9
乳房上提术	710 014	6.7
面部脂肪移植术	542 305	5.1
乳房缩小术	534 294	5.0
面部提紧术	398 798	3.8
隆臀术（脂肪和假体）	346 432	3.3
总计	8 872 548	83.65

充至面颊凹陷处修复缺损。20 世纪 50 年代，Peer 提出脂肪移植后存活理论。至 20 世纪 80 年代，Klein 发明肿胀麻醉并将其应用于脂肪抽吸术，使术者在门诊局麻下就可以获得大量的颗粒状脂肪组织，这为脂肪抽吸及脂肪移植的飞速发展奠定了坚实的基础。然而，在脂肪移植过程中因各种原因导致的脂肪坏死、囊肿或钙化、感染等不良情况使得该技术一度被禁止，但这项手术技术并没有被摒弃，而是受到越来越多的关注。20 世纪 90 年代，美国 Sydney Coleman 发表报道，介绍了新的脂肪移植理念，即将抽吸获取的脂肪颗粒通过离心去除杂质后，通过小容量注射器（面部注射时通常为 1ml）移植，每条通道每个点少量注射，以保证脂肪颗粒获取血供并存活，这项技术也被称为结构脂肪移植或 Coleman 技术。通过基础研究及临床技术不断改进，脂肪颗粒的获取及移植得以广泛推广。国内李青峰教授等提出的 3L3M 移植方法有异曲同工之妙。日本 Kotara Yoshimura 脂肪移植三区域理论证明，脂肪移植颗粒直径在 3mm 以下时可有效降低脂肪坏死、结节形成。Roger Khouri 的研究亦证实了这样的理论，他在临床实践中提出，1ml 脂肪至少需注射在长达 14cm 长的组织隧道中才能保证颗粒半径小于 1.6mm，最大限度地增加移植脂肪和受区的接触面积以提高脂肪移植后存活或替代。近来国内外许多学者的研究表明，脂肪移植后不仅直接存活，而且在很大程度上，宿主来源的干细胞会进入到移植部位，逐渐分化形成新生脂肪细胞替代原来移植的脂肪细胞。但不管是脂肪移植的存活理论还是替代理论，前提是脂肪移植物均需尽快建立血供。因此从临床操作层面来说，两者并不矛盾。上面众多学者所倡导的各种操作基本原则都是相同的，就是缩短移植脂肪颗粒直径、

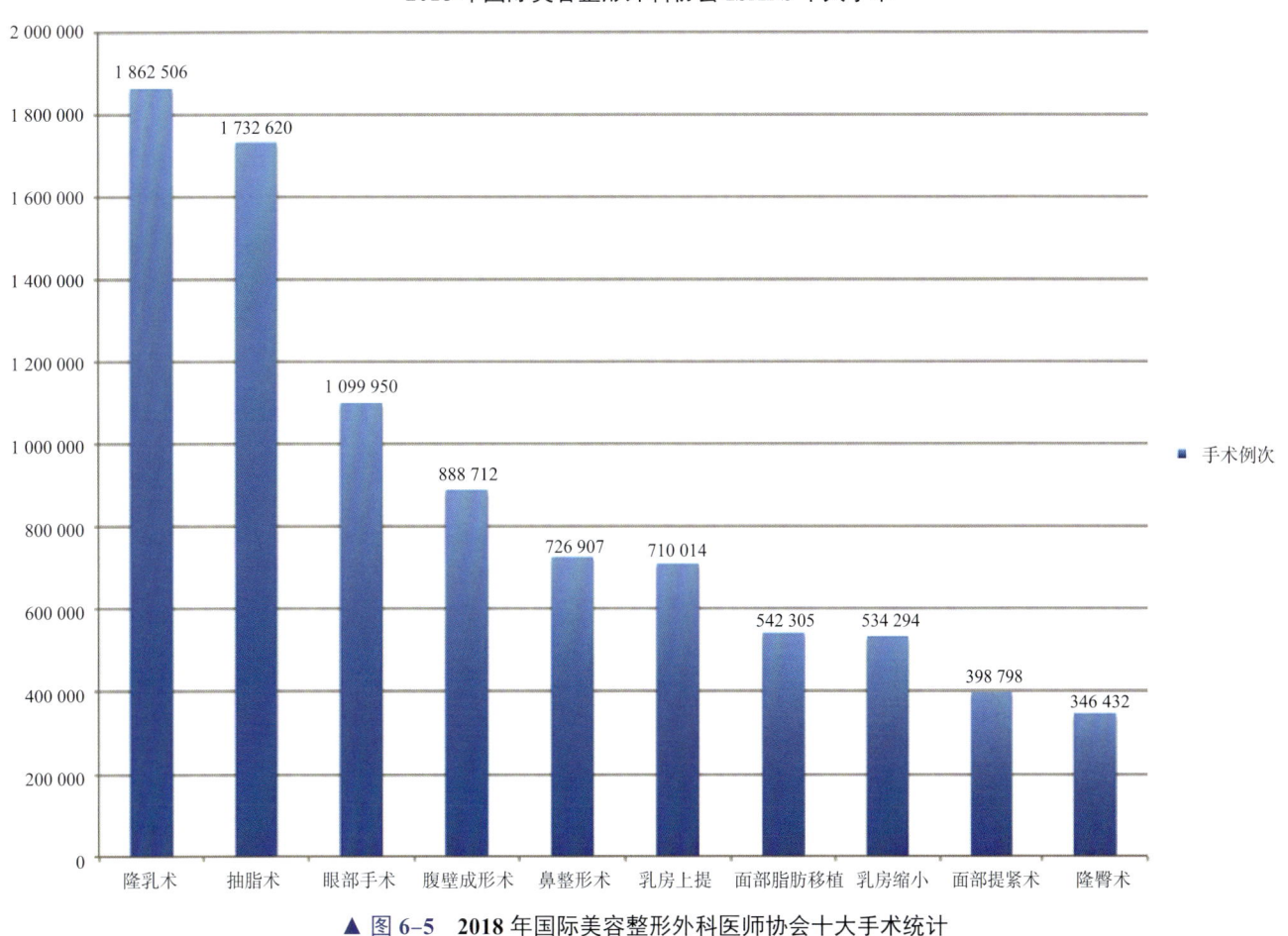

2018年国际美容整形外科协会ISAPS十大手术

手术	例次
隆乳术	1 862 506
抽脂术	1 732 620
眼部手术	1 099 950
腹壁成形术	888 712
鼻整形术	726 907
乳房上提	710 014
面部脂肪移植	542 305
乳房缩小	534 294
面部提紧术	398 798
隆臀术	346 432

▲ 图6-5 2018年国际美容整形外科医师协会十大手术统计

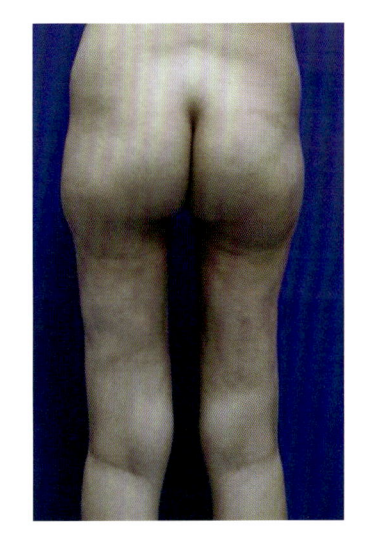

◀ 图6-6 大腿环吸术抽吸过度、脂肪抽吸不均匀导致严重高低不平，大腿畸形

个体不同部位间脂肪组织中含有干细胞数量可能有所不同，但大多数研究表明，腹部、侧腰、大腿内侧、大腿外侧、膝内侧、乳房等不同部位获取的细胞活性差异不大。但临床实践中，不同部位脂肪移植后脂肪存活率似有较大差异。究其原因，可能在于不同部位脂肪抽吸难易程度相差较大，在此过程中脂肪组织的受损情况有较大差异，不同部位脂肪抽吸后其损耗率差异也较大，如果后期处理过程中简单沉淀处理而没有进一步去除破碎或受伤的脂肪细胞而直接移植，其移植后脂肪存活或留存概率肯定会受影响。综合来说，在临床应用中，脂肪移植后的留存率受到多方面因素的影响，目前学者们倾向于认为身体各个部位的脂肪组织均可提供大量的活细胞。

目前应用较多的抽脂方法有注射器抽吸和吸脂机抽吸。注射器抽吸灵活、操作方便，但较费力，通常在脂肪需求量较小的情况下使用。而吸脂机抽吸省时、省力，可一次获取大量脂肪颗粒。但需要注意的是，使用吸脂机时，负压不宜过大，建议小于30～50kPa。早期脂肪抽吸中提倡的接近一个大气压形成的"脂肪沸腾"现象应予避免。现有研究表明，高负压对脂肪

增加移植脂肪颗粒和受区的接触面积以便移植脂肪快速地建立血供，最终促进脂肪移植后留存率的提高。

2. 脂肪移植基本技术

（1）获取：皮下脂肪分布于全身各处，适合成为脂肪移植的供区的部位很多。选择哪个部位作为供区，主要是根据获取方便与否和患者的意愿，如有可能，尽可能兼顾供区塑形及美观原则。虽有研究表明不同

细胞有明显的损伤。采用注射器抽吸时也要注意不要使用60ml的注射器，因为60ml注射器活塞回抽到极限时也可产生最大约为66kPa的负压，这也会对脂肪细胞产生明显的损伤作用。因此注射器吸脂时目前推荐的方法是采用10ml或20ml注射器，手控轻轻回拉活塞维持注射器内1～3ml的容积即可。

(2) 处理：经过抽吸获得的抽吸物中除了脂肪颗粒外还有脂肪细胞破碎后的油脂、肿胀液、血细胞、纤维组织等杂质，一般情况下均需将这些杂质去除以降低术后移植部位无菌性炎症的发生率，从而提高脂肪移植后留存率。常用的处理方法主要有漂洗、静置、离心、过滤等。漂洗，即使用生理盐水或乳酸林格液与脂肪颗粒反复多次混合后，去除血液、利多卡因、游离脂滴或细胞碎片等杂质。静置、离心、过滤这三种方法均可以去除水分及油滴等杂质，各有优缺点。经典Coleman离心法通过脂肪离心后可以去除水分、油滴、脂肪碎片等，实现结构脂肪移植。

目前笔者对面部等精细部位的脂肪填充，常使用离心法，这样可以提高注射量的精准度，减少双侧注射误差，同时脂肪抽吸物经离心后，除了可以去除水分、油脂和其他杂质外，脂肪组织本身亦可分成下层的高密度脂肪和上层的低密度脂肪。国内易成刚等研究表明，高密度脂肪层中单位体积内所含脂肪细胞数量、质量、SVF数量及生长因子浓度等均高于低密度脂肪层，高密度脂肪移植后留存比例显然会优于低密度脂肪。因此在可能的情况下，笔者的做法是尽量多抽吸一点脂肪，这样可以有机会挑选高密度脂肪供移植，从而提高脂肪移植后留存率。而对于大容量脂肪填充，离心法较费时，一般使用静置法或过滤法即可。过滤法的优点是可以滤去一定的水分及吸附油脂，临床上常用的有金属滤网和棉垫过滤。有研究表明棉垫过滤后，脂肪移植的留存率较其他方法为佳，但需要注意的是，棉垫过滤法处理后脂肪损耗可达40%～50%，因此对体型较瘦脂肪量较少、脂肪需求量又较大的患者要慎用。

(3) 移植：常用的注射层次可选择皮下、筋膜间、肌肉内、骨膜上等。除了增加注射部位的容量外，较深层次的注射目的通常为增加组织突度，而浅层注射可以改善表面不平整等，起到很好的修饰作用，同时真皮下浅层注射后脂肪组织中的活性成分可以有效改善肤质。肌肉组织血供丰富，因此理论上来说脂肪移植到肌肉中存活应更好。但目前能够注射于肌肉中的解剖部位相对有限，Roger Amar提出的面部自体脂肪肌肉内注射技术（facial autologous muscular injection,FAMI）可以取得更稳定可靠的填充效果，但面部表情肌的活动是否最终会影响到脂肪在肌肉中的留存尚无明确的证据。理论上来说，肌肉活动最终会影响到局部脂肪的留存，这在身体肌肉活动性大的部位脂肪不易堆积是吻合的。国内易成刚等通过试验发现，肌肉失神经支配制动或肉毒毒素麻痹后可以提高脂肪移植后体积的留存率，这反过来佐证了肌肉活动对脂肪存活或留存的影响。因此，脂肪移植受区术后建议制动1周，可配合肉毒毒素、敷料固定等方式，减少移植区肌肉的活动，以免对脂肪颗粒产生挤压造成脂肪移位并影响其存活。在脂肪移植隆乳手术中，移植脂肪中加入适量的肉毒毒素以降低胸大肌收缩将有助于提高术后脂肪留存率。

Kotaro Yoshimura和Roger Khouri等分别证明移植的脂肪颗粒直径＞3mm时，脂肪颗粒中央的脂肪细胞不能存活或被替代，将发生缺血坏死，最终形成囊肿、钙化等。因此，为使移植的脂肪颗粒存活，需要采用多点、多隧道、多层面的注射方式，以提高移植脂肪颗粒和受区的接触面积，保证脂肪颗粒获得足够的营养。注射针前进过程中如果遇到较大阻力，应该退针后更换方向，切勿暴力操作，避免破坏主要血管神经等结构。注射时应该边退针边注射，推注速度不宜过快，以精准地控制单点推注量，这点在面部脂肪移植时尤为重要。面部脂肪注射最大的危险来自脂肪注射入血管后栓塞造成的组织坏死、失明、脑卒中，甚至死亡，防止产生此类严重并发症的关键在于采用1ml注射器通过18～20G的钝针精准注射，单点注射量一般可以控制低于0.03ml，并在退针过程中动态注射，这样保证了在万一误入血管的情况下，进入血管内的脂肪量极少，不会产生脂肪栓子倒流进入视网膜中央动脉和颈内动脉系统。易成刚等在兔动物实验中证明，面动脉中脂肪注射量的提高（0.2ml vs. 0.4ml）可显著增加实验兔的死亡率（37.5% vs. 100%）。

(4) 相关适用领域：目前脂肪移植适用的领域较广，从广义范畴来说，无论是面部注射改善凹陷还是丰胸隆臀等都是形体雕塑的一部分。脂肪移植还可以应用于矫正和修复各类先天性或后天性疾病、手术引起的缺损、凹陷畸形等。脂肪组织中的干细胞成分由于具有显著的再生组织的能力，使得脂肪移植后不仅仅起到了一个填充恢复容积的作用，还可以有效地改善皮肤质地，促进血管化，发挥其在再生医学方面的功能。从狭义的范畴来说，在形体雕塑中，脂肪移植结合脂肪抽吸可以更好地打造形体流畅曲线；同时对抽脂术后引起的皮肤高低不平畸形的修复，脂肪移植是不可或缺的重要手段。需要特别指出的是，近年自体脂肪移植应用于乳腺癌放疗后难治性溃疡及对糖尿病性溃疡等的治疗中，取得了满意的效果。此外，大量实验及临床研究结果均已证明脂肪移植还可以改善各类增生性瘢痕的症状及其引起的不适。

（三）皮肤脂肪切除术

对于大量减重手术或体重波动过大等原因造成的明显皮肤松弛下垂的患者，单纯抽脂及紧肤的常规治疗方法无法完成皮肤的有效回缩，此时需要进行松弛皮肤及其皮下组织的切除整形术，其优点是纠正严重的皮肤皮下脂肪组织松垂效果好，缺点是产生较长的瘢痕。

（四）辅助脂肪抽吸技术

侵入性有创的机器辅助脂肪抽吸技术利用各种光、声、电及机械能等破碎脂肪及产生热量方便脂肪的吸出和促进皮肤的回缩紧致以提高手术疗效，主要的方法有超声辅助脂肪抽吸（ultrasound assisted liposuction，UAL）、激光辅助脂肪抽吸（laser assisted lipolysis，LAL）、动力辅助脂肪抽吸（power assisted liposuction，PAL）、射频辅助溶脂紧肤（radiofrequency assisted lipolysis and skin tightening，RFAL）、水动力辅助脂肪抽吸（water jet assisted liposuction，WAL）等。这些辅助技术是随着脂肪抽吸术的需求和发展逐渐研发出来并有着各自特定的作用，这些技术的应用为外科医生更好地开展形体雕塑提供了更有力的手段。

1992年，意大利Michele Zocchi将超声引入到脂肪抽吸术中，首创超声辅助脂肪抽吸术。超声辅助脂肪抽吸术主要由3个基本的步骤组成：首先，治疗区域进行大容量的"特殊肿胀液"的灌注；第二步，应用特殊设计的钛金属探头发射超声能量溶解术区脂肪；第三步，通过手工吸出脂肪细胞破碎形成的脂肪酸。Zocchi认为，应用超声能量具有以下几个优点：可以选择性地破坏脂肪细胞同时可以保护神经血管组织免受损伤，超声脂肪抽吸技术的应用可以大大降低手术医生的工作强度，降低手术带来的疲劳程度。尽管超声脂肪抽吸术一开始在欧洲和南美洲受到了欢迎，但很多医生在应用过程中发生了较严重的并发症，如烧伤、血清肿和蜕皮等，使得许多皮肤外科医生不再使用这项技术。近年来市场上火热的Vaser威塑吸脂是第三代的UAL，其通过改进探头，将钛金属探头末端侧面设计成沟槽状，这样可以将部分超声能量转移到探头的周围，在提高脂肪乳化的效率同时，减少超声总能量发射，相应可以用较小直径的超声探头完成破碎脂肪的目的，超声能量的降低也减少了并发症的发生率。应用超声破碎乳化脂肪精准性的特征可以用

于显现肌肉形态等局部精细的雕塑，但超声波直线传导的特性限制了其在全身形体雕塑中的应用潜力，除非增加更多的入口来适应身体本身的曲线改变。

1994年，Apfelberg及其同事报道应用激光辅助溶脂，全球首台商用1064nm波长脉冲Nd：YAG激光辅助溶脂仪Smartlipo于2006年获得FDA的批准，并随后推广应用。此外，还有人发明了动力辅助脂肪抽吸术，期望减轻手术医生的劳动强度。早期的PAL技术由于手柄震动太过强烈，并且机器的噪音也较大，这些缺点影响了该技术的推广应用。近年通过技术改进克服了上述缺点后，使用PAL技术在纤维结缔组织明显的部位进行抽吸（如项背部富贵包，男性乳房发育及治疗慢性肢体淋巴水肿等）体现出较明显的优势。

近年来另一项较热门的抽脂设备是水动力辅助脂肪抽吸，原理是利用水刀喷射出的高速水流来分离脂肪颗粒，同时减少对神经、血管等其他组织的损伤。和传统的SAL技术相比，WAL技术的抽吸效率相对低下一些，术后抽脂区域保留脂肪量也会多一些，其主要优点是经水刀冲刷下来的脂肪颗粒比较细腻均一，基本不含粗大的纤维结缔组织，因此在脂肪移植时不易堵管，可减少脂肪注射时的剪切力损伤。因此，笔者多用于自体脂肪移植丰乳手术中。对于抽脂手术的新手来说，采用WAL技术可能有助于降低术后高低不平等并发症的发生率。

射频辅助脂肪抽吸技术的代表是以色列Invasix有限公司开发的BodyTite双极射频辅助溶脂紧肤仪，该设备除了具有溶脂作用外，通过插入皮下脂肪层中的内电极，配合皮肤表面的外电极，可以加热内外电极电流环路之间的所有组织，全面促进皮肤真皮层、浅筋膜层及纤维隔膜的收缩，同时促进新生胶原组织的形成，因此可以达到更好的皮肤紧致作用。早期的BodyTite有三个手柄，分别是用于面部等精细雕塑部位的直径为1.2mm的FaceTite手柄；用于身体躯干和四肢部位的直径为3.9mm的BodyTite手柄，溶脂紧肤的同时可以将破碎的脂肪组织通过负压吸除，这样提高了效率；2017年11月改为现用名盈美特（InMode Ltd.），推出更新换代产品钻石精雕（Embrace RF），除了保留原来的手柄外，增添了更精细的直径为0.8mm的Accutite手柄，同时吸收了光纤溶脂中内测温的技术，监测治疗区域皮肤表面和深层组织的温度，一旦温度超过设定阈值，可以自动切断能量发射，从而减少了不必要的热损伤可能，相应提高了安全性。

（五）非侵入性形体雕塑及溶脂紧肤技术

理论上讲，非侵入性的形体雕塑及皮肤收紧方法

不能归纳到形体雕塑外科技术范畴之中。但这些技术的应用在某种程度上可以起到形体雕塑的作用，因此在此做简单总结介绍。

根据最新的文献报道，目前美国FDA批准应用于临床治疗的非侵入性的形体雕塑技术有5种，它们分别是：冷冻溶脂、激光、高强度聚焦电磁场（high-intensity focused electromagnetic field，HIFEM）、射频（radiofrequency，RF）和高强度聚焦超声（high-intensity focused ultrasound，HIFU）溶脂系统。相关研究表明，这些方法临床应用于减脂和（或）紧肤方面总体安全有效（表6-3）。

1. 冷冻溶脂 源于经验和长久的观察，人们知晓脂质丰富的组织较周围水分丰富的组织对冷冻损伤更为脆弱敏感。2008年，发现冷冻皮肤可以选择性地破坏和去除脂肪沉积而不损害其他局部组织。据此原理，美国ZELTIQ公司（ZELTIQ Aesthetics，Pleasanton CA）开发出了全新的冷冻溶脂（Cryolipolysis）系统，称之为酷塑系统（Coolsculpting System）。具体是通过一个罩杯样治疗头，将目标区域皮肤和皮下组织通过负压吸入罩杯内的两块冷冻板之间，对脂肪组织进行冷冻治疗。冷冻损伤诱发的脂膜炎选择性地诱导脂肪细胞凋亡而对其周围组织不产生伤害，破坏的脂肪细胞随后由巨噬细胞清除。这个炎症反应过程在治疗后2周左右达到高峰，可持续大约3个月，治疗区域的脂肪厚度随时间推移逐渐变薄。2010年，美国FDA首先批准其应用于腰间赘肉的减脂治疗，到2016年，FDA逐渐批准其应用到身体其他各个部位（2012年，腹部；2014年，大腿；2015年，颏下、手臂；2016年，肩背、臀下等）。

治疗中，患者可能会有麻刺感、刺痛及强冷刺激疼痛等不适，这些不适感在治疗开始后5～10min随着治疗区域变得麻木逐渐缓解。治疗区域皮肤由于负压吸引的缘故还会有牵拉和挤压感。一个疗程治疗后，治疗区域皮肤可能会有轻度瘀青、肿胀和感觉改变，这些改变通常快则数天，慢则几周内缓解。一些患者可能会有轻中度痛感，通常几天内即可缓解。治疗后未有永久性的皮肤感觉改变报道，其他不良反应也比较稀少。极少数患者在治疗后2～3个月局部会形成异常脂肪增生（paradoxical adipose hyperplasia，PAH），表现为局部疼痛的脂肪硬块，尽管部分硬块会自行缓解，但部分可能需要通过抽吸或光纤溶脂等处理。

冷冻溶脂一个典型的疗程是治疗区域维持在-10℃，时长35～60min。为获得最佳治疗效果，通常需要进行数个疗程的治疗。总的治疗时长取决于患者对治疗效果的需求、每次治疗的范围及总的疗程。为减少总的治疗时间，单次访问时通常采用多台机器多个治疗探头对不同治疗区域同时进行治疗，这样在总治疗疗程相同的情况下可以减少总治疗时长。

通常在治疗开始后3周左右可以看到效果，并且在未来的6个月内可能会继续改善。在患者体重比较理想的情况下，单个部位通常需要1～3个疗程取得理想的效果，两个疗程之间至少间隔2个月。由于该治疗方法没有明显的不适、不良反应小且有较好的减脂效果，因此患者满意率通常较高。其优点是治疗后的减脂效应是永久的，局部不会反弹复发。尽管如此，患者必须清楚的是，其减脂治疗效果还是无法和脂肪抽吸术相提并论。

冷冻溶脂治疗的最佳适应证是局部堆积的独立的皮下脂肪团块且局部皮肤较松软，这样需治疗区域可以有效地吸入治疗罩内。因此对于上臂脂肪堆积来说，治疗就相对困难。而对于那些肥胖患者、脂肪堆积广泛弥散的患者、先前有腹部疝气手术史者或有冷诱导代谢疾病的患者来说，冷冻溶脂显然是禁忌进行的。

冷冻溶脂也可以和其他非接触性形体雕塑设备（如超声和射频）联合应用，通过破坏更多的脂肪细胞达到更好的减脂效果，同时还有一定的紧肤效果。治疗过程中脂肪细胞破坏导致的脂质外溢理论上可能会引起血清脂质水平的提高及损害肝脏功能，但相关研究并未发现这样的情况。

2. 无创激光治疗形体雕塑法 此处介绍的非侵入性激光治疗不同于其他侵入性激光辅助溶脂紧肤系统。它是一种相对新型、有效、安全的非侵入性形体雕塑方法，疗效相对温和。特别适用于那些无法夹捏起来的部位，如大腿外侧或相对纤细的腹部。目前有两类非侵入性激光形体雕塑设备，老的版本称之为低水平激光疗法（lower-level laser therapy，LLLT），最早于2010年美国FDA批准应用于腹部、背部、大腿、颏下区域等进行减脂。LLLT使用的是635nm波长的激光，原理是激光在脂肪细胞膜上形成微孔，细胞内的脂质溢出，从而减小脂肪细胞体积。但此种治疗并不诱发脂肪细胞凋亡，由于治疗后脂肪细胞并不死亡，理论上减脂效果不能持久，易复发反弹。

近年新开发的一种新型的1060nm波长的二极管激光用于减少脂肪组织，其原理是热刺激诱发脂肪细胞的炎症反应过程，这让人联想起赛诺秀的冷冻疗法（SculpSure®；Cynosure，Westford，MA，UUSA）。持续约15min的高热选择性地将脂肪组织温度提高到42～47℃，破坏脂肪细胞膜完整性，诱发脂肪细胞的凋亡。特异性的 1060nm 波长加上设备拥有的接触冷却系统，保证了治疗过程中皮肤和附件不被损伤。

尽管理论上来说，两种激光治疗都会导致脂质溢出，但目前为止尚未发现有文献报道激光治疗后有血脂水平的升高。

LLLT 治疗一个疗程通常是 30min，1060nm 波长激光治疗则稍短一些，在 20～25min。不足 20min 治疗可能不足以产生必要的效果，而超过 25min 则可能会增加真皮损伤的风险，并可能导致皮下结节形成。

无论是 LLLT 还是 1060nm 波长激光治疗，安全记录均良好，未见严重不良反应的相关报道。1060nm 激光治疗时随着组织温度的逐步提高，患者通常有轻至中度痛感，根据个人的耐受性设定最佳的治疗温度以达到最佳治疗效果。激光治疗其最多报道的不良反应就是轻度疼痛，其他诸如皮肤烧伤、瘢痕形成或色素沉着等未见报道。某些患者激光治疗后可能会有肿胀、触痛、硬结等，但这些情况通常在 1～3 周内会自动缓解。通常在治疗后 1 个半月显现，3 个月时效果达最佳。但具体效果可能会有不同，通常需要进行 2～12 个疗程达到最佳效果，两个疗程之间间隔 6～8 周为佳。和其他非侵入性设备一样，激光治疗的减脂效果无法和脂肪抽吸术相提并论。

3. 聚焦电磁技术形体雕塑 采用高强度聚焦电磁技术进行形体雕塑是最新的非侵入性形体雕塑技术。磁刺激早先用于一系列疾病的治疗并取得良好疗效，最常用于神经精神疾病、肌肉骨骼疾病和泌尿妇科疾病的治疗。MRI 治疗不同于其他非侵入性减脂治疗，它可能还有提高肌肉厚度、强度和张力的作用。

高强度聚焦电磁场治疗于 2018 年获得 FDA 批准用于臀部和腹壁的塑形治疗。具体方法是使用电磁能量对肌肉进行超大刺激，在 30min 的疗程中刺激肌肉收缩达到 2 万次左右，此种电磁刺激对脂肪和肌肉组织的生理机制尚未完全明了，但最近的资料显示这种高强度的肌肉收缩可能会激发脂肪细胞的溶脂效应，释放大量的游离脂肪酸，大量游离脂肪酸反过来进一步破坏周围的脂肪组织。脂肪细胞损伤后引发细胞凋亡，Kinney 的研究证明 HIFEM 治疗后在 120 个组织样本中凋亡指数升高了 91.7%。这种凋亡可以产生理想的减脂效果。

这种高强度的神经刺激和肌肉收缩也促进了肌肉的代偿性增厚。最近的研究表明，在 6 个月的治疗过程中，相关肌肉的厚度和强度逐渐增加，但这种肌肉厚度和强度的变化是否具有持久性尚需进一步研究。HIFEM 治疗的另一好处是缩短了腹部大肌肉间的距离。不管患者是否存在腹直肌分离，91% 的患者治疗后观察到了这种改变。

推荐的治疗模式为 2 周内进行至少 4 次 30min 的治疗，随后每 3～6 个月进行一次补充治疗以保持疗效。可以使用特殊的仪器设备，如 Emsculpt®（BTL Industries, Inc., New York, NY, USA）进行刺激强度的调节，调节范围为 0%～100%，一般从低到高逐步提高直到患者不能耐受为止以提高疗效，绝大部分患者可以耐受 90%～100% 的强度。绝大部分患者治疗过程舒适，没有特别不适。当然也有部分患者有痛感、扣人心弦的肌肉收缩及短暂的电击感。

HIFEM 治疗后的并发症通常是轻微和一过性的，只有少数患者有轻度肌肉酸痛。一般来说，1～2 个疗程的治疗后皮肤就会有轻微的改变，但要见到明显的变化则通常需在最后一次治疗后 4 周左右。3 个 HIFEM 的临床试验显示该治疗可以显著减少患者的腰围、皮下脂肪的厚度，增加肌肉的厚度，减少腹直肌分离。Jocob 和 Paskova 报道，患者在治疗后 3 个月对腹部外形的满意率在 92%。另一项研究表明，HIFEM 治疗具有上提和收紧臀部肌肉的作用，这可显著改善臀型，患者满意率很高。美中不足的是，上述研究随访时间只有 6 个月，HIFEM 的长期疗效如何及是否有

表 6-3 各类形体雕塑技术的比较

	减 脂	紧 肤	肌肉增强	停工时间	证据等级
冷冻溶脂	++	0	0	0	Ⅳ
激光	+/++	0	0	0	Ⅱ
高强度聚焦电磁场	++	0	++	0	Ⅳ
射频	+	++	0	0	Ⅳ
高强度聚焦超声	+	++	0	0	Ⅱ
脂肪抽吸术	++++	+	0	+++	Ⅳ

远期不良反应尚不清楚。

目前为止，哪些患者是HIFEM非侵入性塑形治疗的理想人群尚未达成共识。对于高BMI的患者来说，治疗效果就相对较差，原因可能是较肥胖的患者治疗时电磁线圈和目标组织中距离增加导致肌肉收缩力减轻，但另一研究并未发现两者有相关性。因此，理想的适应证应当是BMI数值相对较低，腹部皮下脂肪夹捏厚度小于2.5cm者。当然，无论如何选择合适的患者，其效果同样不能和脂肪抽吸术相提并论。HIFEM的禁忌证包括妊娠和体内有金属或电子植入物者。

4. 射频紧肤和形体雕塑　射频设备主要收紧皮肤，也有轻度的减脂作用。美国Solta医疗的热玛吉Thermage®（Solta Medical，Pleasanton，CA，USA）是使用最普遍的射频设备。2002年，FDA批准将其应用于临床，主要用来收紧皮肤，也可用于一些部位(如面部、腹部、大腿、臀部等）的减脂。

基于容积加热原则和皮肤组织不同层次间阻抗的不同，射频能量可以针对胶原丰富的组织选择性加热使胶原纤维产生收缩作用并变性，这可以产生即刻的皮肤收紧作用。热刺激成纤维细胞促进其分泌新的胶原和弹性纤维组织，从而产生长期的皮肤年轻化作用。热损伤同时也诱发脂肪细胞的凋亡，从而产生减脂效应。

目前有三种类型的射频治疗设备：单极射频、单极射频和双极射频、多极射频。单极射频更难控制容易造成深部组织的损伤。多极射频则因为均一的穿透波长，会产生更好的皮肤塑形效果，这也是为大多数操作者所喜欢的缘由。射频治疗的理想适应证为低中度BMI且有显著的皮肤松弛的患者。

热玛吉Thermage®推出后，又有许多射频设备推向市场。Vanquish®（BTL Industries，Boston，MA，USA）是一种单极射频设备，主要用于身体中段的减脂，主要治疗区域为腹部、背部、季肋部等，通过使用其特有的可扩展片状手柄探头，一次可以治疗很大的区域。另一家美国公司的产品TruSculpt®（Cutera，Brisbane，CA，USA）是同样的单极射频设备，配备有许多大小不同的治疗头，极大地满足了不同类型治疗区域的需求，特别是方便了那些难于到达的特定区域的治疗。

来自加拿大的Venus Legacy®（Venus Concept，Toronto，ON，Canada）则将多极射频和脉冲电磁场结合起来，应用不同的探头可以到达紧肤和（或）减脂的作用。脉冲电磁场是一种非产热机制，通过探头电极发射，可以促进血管形成和生长因子释放，促进胶原形成。

单次射频治疗时治疗区域温度控制在43~45℃，通常在20~30min的加热后通过设备内置的冷冻剂喷洒使表皮降温，这样产生一个内热外凉的梯度效应。皮肤表面的冷却过程非常重要，有助于保护皮肤不被烫伤、感染而产生瘢痕和色素沉着。

治疗过程中患者会有轻度的加热相关的痛感。治疗后大部分患者皮肤有一过性的轻度红肿，通常在24h内缓解。还有一些不良反应，如面部疼痛、暂时性的感觉异常、皮下结节形成和脂肪萎缩等，则较少出现。这些不良反应可以通过采用高通治疗方法和使用双极射频设备等来降低。治疗过程中密切观察皮肤外观是否有表皮损伤的体征十分关键，一些设备可以提供内置的温度传感器来预防皮肤热损伤来增加额外的安全系数。

无数临床试验已经证明射频治疗的紧肤效应及一定的减脂效果。虽有报道单次射频治疗后即见皮肤收紧改善，但在临床实践中，通常会进行多次治疗，在随后的2~6个月随访中可以看到紧肤效果逐步提高。这种效果是否可以长久保持目前尚不清楚，但是临床研究表明患者的满意率为71%~97%。

5. 超声紧肤和形体雕塑　超声形体雕塑设备通过声波能量发射达到紧肤和轻度的减脂作用。这类设备大致可以分成两大类：高频类设备和低频类设备。目前已有几款高频超声设备已获得美国FDA批准，最普及的一款是Ultherapy（Mera Aesthetics，Raleigh，NC，USA），高频超声能量通过直接接触到目标治疗区域的外换能器转换成热能。这种热能诱发脂肪细胞的凝固性坏死及刺激脂肪基质中胶原的重塑。组织温度加热到56℃以上时可以破坏脂肪细胞，又保护脂肪组织周围的神经血管免受损伤，同时对脂肪细胞和胶原重塑，使得治疗具有紧肤和减脂的双重作用。相对于高频超声的热刺激效应，使用低频聚焦脉冲式超声波则通过机械破碎脂肪细胞达到减脂目的，由于不产生热量，患者治疗时舒适性更好。低频聚焦脉冲式超声聚焦深度及能量输出可以根据患者面部或身体的皮肤厚薄进行调节，从而最终决定治疗效果。根据治疗部位的不同，每次治疗时间持续30~90min。

通常来说，超声减脂塑形治疗安全，没有严重的不良反应。最常见的不良反应有皮肤红斑、局部疼痛或触痛、肿胀和轻度的瘀青，这些情况通常数小时至数天内都可缓解。严格遵守治疗操作规范可以最大限度地减少烧伤和瘢痕形成的风险。还有一些不良反应，如暂时性的肌肉无力、高频超声波作用于局部神经后引发的麻木和刺痛，则比较罕见。

虽然有单次治疗后就有改善的报道，但推荐的治疗模式还是多次治疗为佳，两次治疗之间间隔3~4周。治疗效果在治疗完成后2~6个月慢慢显现。理想的治疗适应证是有轻度到中度的皮肤松弛者，但需注意的是，该种治疗方式的效果无法达到剥脱式紧肤或拉皮手术的皮肤收紧效果。

随着越来越多的临床证明非侵入性身体塑形治疗的有效性，患者需求也会日益上升。由于这些方法侵袭性小、安全性高且恢复时间很短甚至无须停工，此类治疗更受患者欢迎。但必须指出的是，此类治疗从疗效上仍不能和传统的脂肪抽吸术相提并论，也不可能在短期内取代传统的脂肪抽吸术，但鉴于其无创的特点相较于传统的手术具有其特定的优势，可以优先推荐给那些BMI较低、身体健康、仅需小范围改善局部脂肪堆积的患者；而对于肥胖患者来说，目前没有证据表明这些方法具有明显的治疗效应，因此应慎重推荐及选用。

三、躯干、腰腹背部和四肢雕塑

（一）概述

除了头颈部之外，身体其他部位称之为躯干和四肢。躯干主要包括了正面的胸腹部、背面的肩背后腰、臀部、侧面的腋下季肋侧腰和髋部。上肢借肩部与颈胸部相连，而下肢则通过肢带与躯干下部相连。如果单纯从解剖学的角度来说，可以将抽脂区域分为腹部、背部、上臂、大腿等部位。然而，在临床实践中，从打造躯体曲线流畅、各部分衔接自然的形体雕塑的目的来说，在单次手术中经常采用跨越相邻多区域的组合抽吸法来达到这个目的，我们称之为相邻多部位一体化抽吸塑形原则。根据这样的原则，我们在上臂抽吸的同时必须同时做好和肩部、腋部、胸部的衔接（重点包括外侧的三角肌区、后外侧的肩胛背的腋后部分、前侧的副乳、内侧的腋下区域）；如果范围进一步扩大，整个肩胛背部、上腰部、肩背区域向上延伸的项背区通常也可以和上臂进行组合抽吸塑形。因此，从形体雕塑的角度来说，上肢和其相连及邻近的躯干部分组合会更加合理。同样，在进行大腿塑形时，也需要做好和下方小腿及上方臀部区域的衔接；在臀部塑形时要做好向上和后腰背、向前外侧和腰腹部、向下方和大腿的移行衔接。因此在本章中，我们尝试从不同于传统意义上的解剖分区的角度来阐述躯干和四肢形体雕塑的相关技术及要点，以满足临床的实际要求，期望达到更好的美容效果。另外，在躯干四肢的形体雕塑过程中，结合身体常见的美学缺陷，除了采用脂肪抽吸术外，其他技术［如脂肪移植术、松弛皮肤收紧和（或）松弛皮肤或瘢痕切除术等］组合应用十分常见，我们也会在相关章节中进行阐述。

（二）相关应用解剖

1. 皮肤的表浅筋膜系统和黏附区 鉴于本书的主要目的是介绍通过改变皮肤、皮下脂肪的分布来进行人体体型的雕塑及改变，而通过改变人体其他组织结构（如骨骼、肌肉等）的方法就不在阐述范围之内。因此，了解人体脂肪组织（特别是皮下脂肪组织）的分布和结构特点显得十分重要。人体脂肪组织根据部位可以大致分为广泛分布于较浅的皮下层的皮下脂肪组织，相对较深位置的腹腔内脏脂肪和腹膜后脂肪，以及重要脏器、血管周围及肌肉内的脂肪垫及隔膜等。

首先必须了解的是，通过脂肪抽吸术能移除的只能是位于皮肤和肌肉之间的皮下脂肪，同时我们需要进行脂肪移植时获取的脂肪颗粒基本上也是皮下脂肪组织，因此要获得良好的抽吸塑形效果，首先必须熟悉相关部位的脂肪分布特点。皮下脂肪组织无论在躯干还是四肢，其分布并不是连续的，各部位的厚度也不是均匀一致的，而且男性和女性皮下脂肪分布还有很大的性别差异，尤其明显的是在腹部、髋部和四肢。其中的关键在于皮肤的表浅筋膜系统，而浅筋膜又起到了关键的作用。虽然近200年前就有学者提出浅筋膜的概念，但对其生理改变和功能了解甚少。1987年，Markman和Barton通过解剖学和CT研究证实了它广泛存在于躯干和下肢的皮下，并将皮下脂肪分隔为两层。2011年，Lancerotto在腹部皮肤的解剖研究中发现腹部皮下组织中的浅筋膜是位于浅层脂肪和深层脂肪之间的一层膜状结构（图6-7）。

浅筋膜是一结缔组织纤维层，由大量的弹性纤维混合松散交织的胶原纤维组成。浅筋膜和许多低等哺

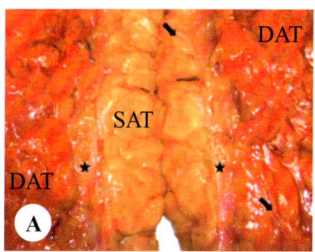

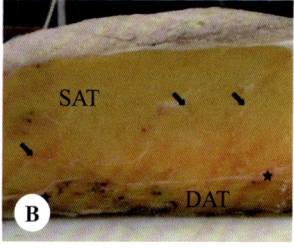

▲ 图6-7 A.新鲜腹部全层皮肤及皮下组织标本，皮肤翻转向下后，垂直全层切到皮肤后向两侧翻开；B.福尔马林固定皮肤皮下组织全层标本。★为膜状结构的浅筋膜层；箭为皮支持带；SAT.浅层脂肪层；DAT.深层脂肪层

改编自 Lancerotto L, Stecco C, Macchi V, et al.Layers of the abdominal wall: anatomical investigation of subcutaneous tissue and superficial fascia.Surg Radiol Anat 2011; 33: 835-842

乳动物中发现的皮肌层（肉膜）类似，在浅筋膜内或下方可见一薄层横纹肌，使皮肤能够局部运动。这种肉膜在人类中罕见，它们主要分布在颈部（颈阔肌）、面部（浅表肌肉腱膜系统）、肛门区域（肛门外括约肌）和阴囊（阴囊肉膜肌）。

浅筋膜在几乎所有的人体中都存在，在某些特定的区域还有其特殊性。通常来说，浅筋膜将皮下组织层分为位于其浅层和真皮下的浅层脂肪组织层，以及位于其下方和肌肉表面深筋膜层之间的深层脂肪组织层。从深筋膜等深层组织结构上向浅层经浅筋膜及真皮之间还有许多垂直走行、粗细不等的纤维结缔组织筋膜条带，这些纤维结缔组织在某些特定的部位会增厚强化，在面部我们称之为固定支持韧带，顾名思义就是起到将浅层的皮肤等组织固定在深层骨骼肌肉之上，以防止浅层组织过度移动，同时也保护通常伴行其中的穿支血管等免受撕裂损伤。在躯干和四肢这些垂直增厚的纤维结缔组织亦起到同样的作用。浅筋膜和深筋膜及这些垂直走行连接真皮和深层组织结构的纤维结缔组织及沉积其间隙内的脂肪小叶等构成了皮肤的表浅筋膜系统。其中，浅筋膜和真皮层之间的纤维结缔连接又被命名为皮支持带或皮韧带。

不同部位的浅筋膜厚薄有所不同，但总体来说，其基本上构成了相对连续的膜状或层状结构。在胸腹部，浅筋膜可以作为一个从胸部延续到腹股沟韧带的解剖平面，在腹股沟韧带处黏附于更深的平面。它与股部的浅筋膜显示出完全的连续性。在腹部，浅筋膜平均厚度为（847.4±295）μm，并且由上到下逐渐增厚，上腹部平均值为551μm，下腹部为1045μm（Lancerotto等，2011）。在下腹部其界限相对上腹部更为清晰，呈白色，被称为Scarpa筋膜，进一步向下到达腹股沟部位增厚形成腹股沟韧带。在背部，浅筋膜以一个厚实的纤维片的形式延伸，一直从颈部到臀部区域，并且它很容易与深筋膜分离。沿着棘突和肩胛骨下缘等部位浅筋膜与深筋膜附着在一起。

除了随身体的不同部位有变化外，浅筋膜的厚度和性别、肥胖严重程度等也有关系。一般来说，下肢浅筋膜较上肢为厚，身体后部（如肩背部）的浅筋膜较前方腹部的要厚一些。Abu-Hijleh等（2006）发现，女性足背部、大腿前侧和乳房周围浅筋膜的平均厚度明显高于男性。另外，男性手和手臂的背部、小腿前侧浅筋膜的厚度明显高于女性。肥胖个体的浅筋膜通常被脂肪细胞填充，厚度可增加50%。此外，肌肉发达、身体强健个体的浅筋膜通常更厚更强韧一些。

虽然在宏观上浅筋膜看上去是一种界限清楚的膜结构，并且可以分离，但在组织学上，浅筋膜是由不规则排列的胶原纤维和弹性纤维网构成。肉眼观浅筋膜为可分离的轮廓分明的单层膜，但显微镜下其结构为多层或密集蜂窝状。不同亚层平均厚度为（66.6±18.6）μm，各亚层之间可发现许多连接小点。胶原纤维亚层间可有不规则脂肪岛沉积［平均厚度为（83.87±72.3）μm］。

功能上，浅筋膜对保证皮肤的完整性发挥重要作用，并支持皮下结构。浅筋膜分层形成特定结构环绕主要皮下静脉和淋巴管，从而保护血管，使其在运动中仍保持通畅。浅筋膜和皮支持带一起支持并帮助维持脂肪组织的位置。浅筋膜还可将皮肤和肌肉骨骼系统相对分隔开来，这样可保证肌肉和皮肤彼此间一定程度的正常滑动。最后，浅筋膜还可以对抗不同方向的拉力，在背部不同部位和方向，浅筋膜展现了在抗拉力特性上巨大的差异，在各个方向上可承受的拉力范围从最大10kg到最小0.5kg。

表浅筋膜系统的主要作用是为皮肤和皮下脂肪组织提供支持。Lookword研究表明，身体有些部位浅深筋膜连接较为紧密，两层筋膜间脂肪堆积不明显，这些部位称之为表浅筋膜系统的附着点或黏附区。而在身体其他区域，浅筋膜覆盖在疏松的深层脂肪之上，形成深层脂肪室的顶。附着点和黏附区也有性别差异，男性其表浅筋膜系统的附着点在髂嵴，与髂嵴骨膜紧密连接，而女性浅表筋膜系统的附着点较男性则要稍低一些，一般在髂嵴下几厘米臀部侧方凹陷处的肌筋膜上。此外，年龄、肥胖及日光损害等对躯干、四肢表浅筋膜系统的影响较大。当身体出现肥胖时，表浅筋膜系统各纤维层间的脂肪量随之增加，使各纤维层间的距离加大，但由于黏附点或黏附区部位的这些纤维结缔组织强韧有力，其延展性相对有限，所以在其周围相对疏松的皮下组织层中脂肪更易堆积，导致疏松部位皮肤越发膨隆，而这些纤维结缔组织附着连接于真皮的部位显得相对凹陷，随着肥胖的加重，这种膨隆和凹陷的反差就越发明显。在躯干特别是腹部、髂嵴、臀部等部位，膨隆和凹陷常呈节段性表现，这导致男性过多的腹腔外脂肪囤积于髂嵴上，从而形成轮胎样畸形或表现为"游泳圈"样畸形。此外，需要特别注意区别躯干部位腹腔内脏脂肪和皮下脂肪，通常情况下男性内脏脂肪多，通常被戏称为"啤酒肚"或"将军肚"，表现为腰腹部明显地向前和两侧呈半球状膨隆突出，触摸腹壁紧绷，指捏皮下脂肪组织层菲薄，和整个膨隆的腹部外形不匹配。

此外，收腹及放松腹肌时检查皮下脂肪厚度变化情况也可以鉴别腹部膨隆的原因。当患者按要求收腹时，腹部膨隆会减轻，但指捏厚度通常没有大的变化，这样的腹部膨隆多半是由于腹腔内脂肪囤积。一般来说，肌肉松弛和运动少的患者容易导致内脏脂肪堆积。腹腔内脏脂肪是无法通过吸脂手术去除的，这在术前必须鉴别清楚。如果判断不清楚，将腹腔内脏脂肪误认为皮下脂肪而进行抽脂手术，则容易发生内脏穿孔。总体上讲，男性腹腔内脏脂肪比较多，引起腹部膨隆，外加腰部通常有皮下脂肪堆积，因此外形更像苹果，称之为"苹果形"身材（图6-8）。

和男性不同的是，女性脂肪不仅分布于躯干部位，四肢特别是大腿、上臂等部位也会有明显的脂肪堆积。在躯干部位，由于女性黏附区较男性低一些，位于髂嵴下方臀部侧方区域，这样髂嵴浅层堆积有较多的脂肪，结合腰腹部和大腿外侧等部位的脂肪堆积，会形成类似于"小提琴"样畸形体态。总体来说，女性脂肪更易堆积在髂部臀部和大腿外侧，腰部则相对较少，这样腰、臀、大腿的总体体型看上去更像上小下大的梨形（图6-9），故称之为"梨形"身材。同时在通常情况下，大部分女性为达到好的穿衣效果，经常习惯性地保持收腹状态，这样腹腔内就保持相对的正压状态。而脂肪组织的生物学特性为容易堆积于静止松弛的部位，所以收腹状态下可以维持腹腔内的正压状态，则脂肪就不易堆积于腹腔内胃肠等器官之上，身体合成的脂肪就会堆积到皮下组织层。此外，女性皮肤由于妊娠、更频繁的体重波动及相对较多的皮下脂肪堆积等因素都会导致皮肤弹力纤维断裂，从而产生妊娠纹或膨胀纹，这些变化互为因果，结果就是皮肤可能会更加松弛，脂肪就更易堆积到松弛的皮下组织间隙，从而形成一个恶性循环。

在乳房及臀部等部位，浅表筋膜系统对维持形态起重要作用，肥胖造成的组织延展势必也同时会导致其张力减弱，在一定程度上也会减弱浅表筋膜系统的强度并延长其长度，一旦因体重波动过大，其回缩不足就会造成乳房、臀部及身体其他部位皮肤的松垂。

对应于浅筋膜的就是位于相对深层通常在肌肉及其他深层组织结构表面的深筋膜层，从解剖结构上讲深筋膜和浅筋膜类似，但总体来说，其厚度可能更厚一些。由于深筋膜主要起到保护深部重要组织结构的作用，在进行深层脂肪抽吸时要注意把握层次，不要在深筋膜层次进行过度抽吸，以免造成肌肉及其他深部重要组织结构不必要的损伤，减少术后肌肉酸痛及缩短身体术后恢复时间。

2. 神经支配

（1）运动神经：由于身体绝大部分的运动神经大多走行于深筋膜深层，而脂肪抽吸术抽吸皮下脂肪组织大多位于深筋膜浅层，因此和脂肪抽吸术相关的运动神经损伤并不多见。面颈部的运动神经主要为面神经，在进行相关操作时需特别注意各分支（特别是下颌缘支出腮腺咬肌筋膜后）的走行层次，避免其损伤。和抽脂手术相关的运动神经损伤可能主要在四肢，特别是肘关节背面尺侧部位走行于尺神经沟内的尺神经，此处神经走行相对表浅，在肘关节背侧做手术切口及抽吸时需注意避免损伤该神经；在下肢容易损伤的是腓总神经，特别是在膝关节外下方腓总神经从股二头肌腱后穿出后向下绕过腓骨茎后再次到腓骨长肌深层走行，在膝关节后外侧的行程相对表浅，特别容易受伤，需在手术中加以注意（图6-10）。

（2）感觉神经：感觉神经和脂肪抽吸塑形相关程度更高一些。因为躯干部位的绝大多数皮神经及其分支和神经末梢穿出深筋膜后走行于深筋膜浅层的皮下组织层中，在脂肪抽吸过程中，有可能造成一定程度的损伤，因此术后必然会有皮肤麻木等感觉神经失支配情况的发生。但由于大多是终末神经末梢的损伤，在

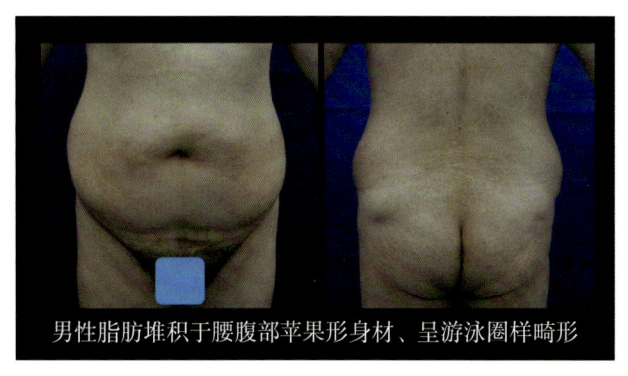

男性脂肪堆积于腰腹部苹果形身材、呈游泳圈样畸形

▲ 图6-8 男性肥胖时，脂肪堆积于髂部黏附区域上方的腰腹部，苹果型身材，呈现"游泳圈样"畸形

女性脂肪更多堆积于髂部大腿外侧为梨形身材，呈现"小提琴样"畸形

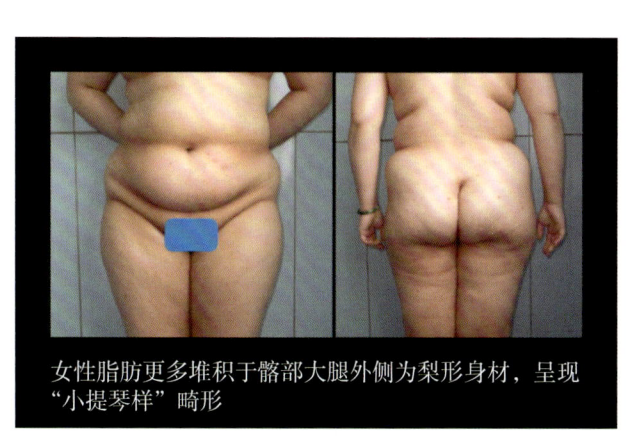

▲ 图6-9 女性肥胖时脂肪堆积特点呈梨形身材，腰腹部、髂部、侧臀等处黏附区致脂肪不均匀沉积形成"小提琴样"畸形

1~3个月之内，通过神经再生，绝大部分的皮肤麻木等会缓解及恢复正常感觉。除非操作过度粗暴，造成较大神经主干的损伤，则完全恢复的可能性降低，好在躯干部位的感觉皮神经通常呈节段性分布，单一神经干损伤后还可能通过上下神经的交叉支配起到部分或完全的代偿替代。总之，脂肪抽吸术对感觉神经的影响相对有限，在手术操作过程中遵循微创的原则，注意把握抽吸层次，熟悉神经解剖走行，术后造成严重的感觉障碍的可能性就会大大降低了。

3. 血液循环　皮肤和皮下组织层次的血液供应非常值得探讨。皮下动脉血供来源于深部动脉干或其分支，穿深筋膜浅出进入皮下组织层。穿支主要有两种形式，即肌间隔穿支和肌皮穿支。进入皮下组织后又有干线型皮下动脉和分散型皮下动脉2种类型。前者一般也称之为轴型血管，根据轴型血管的来源、位置、行程和分布等解剖学特点，可将其分为直接皮血管、肌间隙皮血管、主干带小分支血管和肌皮血管4种类型。不同类型的皮肤血管在来源、长度、口径、行程、分支分布和侧支吻合等方面均有规律性。后者则称之为非轴型血管，又称之为任意型血管。

除了干线型直接皮动脉供血外，皮肤等表浅组织的血供大部来源于穿支血管供养。1987年，Taylor首先提出血管体区概念，这些穿支血管从深层穿出深筋膜后，由深层垂直或斜形向浅层走行，同时在各个层次向四周呈星形或树状分布，通常在深筋膜层面会形成一层血管网，继续向浅层到达浅筋膜层，沿浅筋膜层再形成一层血管网，最后到达真皮下形成真皮下血管网。相邻穿支血管的分支通过血管交通支相连，在正常情况下，这些血管交通支两侧血管内压力基本平衡，通过这些血管交通支的血液流动并不显著。当一侧穿支血管闭塞造成其所供养区域的血流及血管内压力明显降低时，这些潜在的血管交通支管径扩张并促进血管新生，这样邻近血管体区的穿支血管通过这些血管吻合交通支可以供养堵塞区域的皮肤等组织血供。因此，总体上来说，这些相邻穿支血管可以通过深筋膜、浅筋膜、真皮下等多个层次构成互相连通的纵向轴型，以及多个水平面上的三维立体血管网络供养多个血管体区皮肤、皮下组织层等浅表组织及深层的肌肉组织等（图6-11）。皮肤这样的网络血供体系对于皮下脂肪抽吸手术来说十分重要，保证了在大面积抽吸后皮肤血液供应的稳定。抽吸时如果不是过于暴力及激进，正常情况下抽脂手术过程中这些穿支血管一般得以保留及免受严重损伤，即使有某一穿支血管受损，其所供养的皮肤也会从周围穿支血管通过血管交通支代偿性供血而不至于坏死。同时抽脂大幅度去除皮下脂肪组织，大幅度降低了负荷，所需血液供应相应降低，同时皮瓣明显变薄，形成了类似于超薄皮瓣的效应，此时真皮下血管网扩张以保证皮瓣的供血，所以理论上来说，保留皮肤浅层一薄层脂肪组织不被破坏，这样真皮下血管网保留完整无损，就足以保证皮瓣的血供，从而避免皮肤坏死发生。同时，保留真皮下血管下方薄层脂肪也可以防止真皮和深层组织的粘连，保留皮肤一定的活动度并有效预防抽吸后皮肤高低不平的发生。

根据上述血管网的组成特点，抽吸塑形过程中为了减少对血管网的损伤和干扰，抽吸管走行方向需要尽可能地保持在浅层脂肪层或深层脂肪组织层次内，而不是反复斜形穿透浅筋膜在不同层次间拉锯。具体在临床操作中，在特定的抽吸部位需要适当地弯曲抽吸管形成一定的弧度，以适应身体曲线的变化，在抽

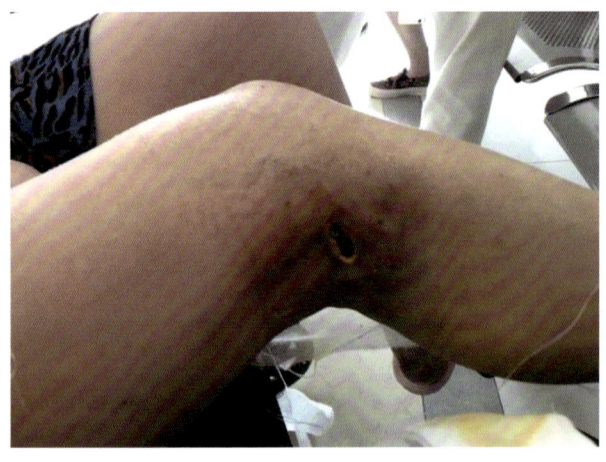

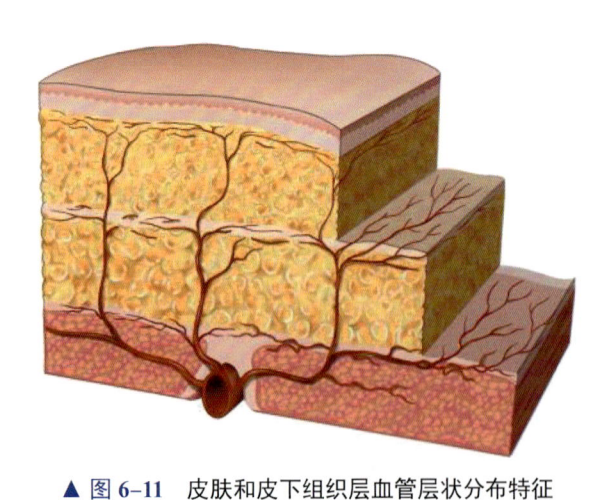

▲ 图6-10　外院右小腿抽脂术后切口感染，清创中损伤右侧腓总神经

▲ 图6-11　皮肤和皮下组织层血管层状分布特征
皮肤和皮下组织的血供主要来源于肌间隔或肌肉穿支血管，它们在深筋膜层、浅筋膜层和真皮下层发出分支互相吻合成网保证脂肪抽吸术后皮肤的血供

吸时保持抽吸管走行方向平行于皮肤平面。同时抽吸时适当控制抽吸负压，不要长时间高负压操作，以免加重较粗穿支血管的损伤，否则就有可能影响到其供养的皮肤血供。更加重要的是抽吸浅层脂肪时，不要过度抽吸，抽吸管开口尽可能地朝向深层，而不要对向真皮层，以免不经意间破坏真皮下脂肪层，并进一步损伤真皮下血管网。否则轻者造成术后抽吸区域皮肤凹凸不平，重者可导致皮肤坏死。

（三）美学标准

符合美学标准的身材应当有良好流畅的曲线，这对女性来说尤为重要。人体曲线美应该具备哪些条件呢？综合古今中外许多美学家、艺术家的见解，美的人体标准的曲线应该是上下协调，骨肉均匀，凹凸有致。因此，无论是从正面还是侧面看都会呈现出S形的曲线，也就是胸部饱满圆润，腹部扁平，腰部柔美纤细，臀部浑圆上翘，腿部笔直修长，大腿线条应柔和，小腿腓侧稍突出。在了解人体曲线的美学标准之后，对人体曲线美容整形的认识，无疑会很有帮助。

1. 黄金分割律 这是公元前6世纪古希腊数学家毕达哥拉斯所发现，后来古希腊哲学家、美学家柏拉图将此称为黄金分割。这其实是一个数字的比例关系，即把一条线分为两部分，此时长段与短段之比恰恰等于整条线与长段之比，其数值比为1.618：1或1：0.618，也就是说长段的平方等于全长与短段的乘积。

近年来，在研究黄金分割与人体关系时，发现了人体结构中有14个"黄金点"（人体短段与长段之比值为0.618），12个"黄金矩形"（宽与长比值为0.618的长方形），2个"黄金指数"（两物体间的比例关系为0.618）。

(1) 黄金点：①肚脐：头顶-足底之分割点；②咽喉：头顶-肚脐之分割点；③④膝关节：肚脐-足底之分割点；⑤⑥肘关节：肩关节-中指尖之分割点；⑦⑧乳头：躯干经乳头纵轴上的分割点；⑨眉间点：发际-颏底间距上1/3与中下2/3之分割点；⑩鼻下点：发际-颏底间距下1/3与上中2/3之分割点；⑪唇珠点：鼻底-颏底间距上1/3与中下2/3之分割点；⑫颏唇沟正中点：鼻底-颏底间距下1/3与上中2/3之分割点；⑬左口角点：口裂水平线左1/3与右2/3之分割点；⑭右口角点：口裂水平线右1/3与左2/3之分割点。

(2) 黄金矩形：①躯体轮廓：肩宽与臀宽的平均数为宽，肩峰至臀底的高度为长；②面部轮廓：眼水平线的面宽为宽，发际至颏底间距为长；③鼻部轮廓：鼻翼为宽，鼻根至鼻底间距为长；④唇部轮廓：静止状态时上下唇峰间距为宽，口角间距为长；⑤⑥手部轮廓：手的横径为宽，五指并拢时取平均数为长；⑦⑧⑨⑩⑪⑫上颌切牙、侧切牙、尖牙（左右各三个）轮廓：最大的近远中径为宽，齿龈径为长。

(3) 黄金指数：反映鼻口关系的鼻唇指数，鼻翼宽与口角间距之比近似黄金数。

反映眼口关系的目唇指数：口角间距与两眼外眦间距之比近似黄金数。

0.618，以严格的比例性、艺术性、和谐性，蕴藏着丰富的美学价值。因此，将0.618作为一个人体健美的标准尺度之一无可非议，但也不能忽视其存在着"模糊特性"，它同其他美学参数一样，都有一个允许变化的幅度，受种族、地域、个体差异的制约。

2. 人体美形式 人体美学观察虽然受到种族、社会、个人各方面因素的影响，也牵涉到形体与精神、局部与整体的辩证统一，但只有整体和谐、比例协调，才能称得上一种完整的美。因此，人们在美的发现和追求及衡量美的标准中又衍生出了各种方法，如比例美、线条美、容貌美、整体和谐美等。

(1) 比例美：人体的比例是人体各个器官间和各个部位间的对比关系。例如，眼和面部的比例关系、躯干和四肢的比例关系。关于人体的这种比例关系，我国早在古代就有面部的"三庭五眼"之说，它讲述的是人体面部正面观时纵向和横向的比例关系。按"三庭五眼"比例画出的人物面部比例是比较和谐的。在身体各部分比例关系中，古代中国就有"立七坐五盘三半，一肩三头怀两脸"的说法。"立七"就是一般人站立时大致等于7个头高，"坐五"就是坐立时5个头高，"盘三半"就是盘坐时等于3个半头高。"一肩三头"就是指两肩之间宽度是三个头的宽度，"怀两脸"就是指胸口的宽度是两个脸的宽度。人体比例美还经常通过身体不同部位围度的测量和比较来体现。例如，胸围为身高的一半或再增加2～3cm，腰围为站立身高减去100cm，臀围至多比腰围大30cm，腰臀比（腰围和臀围的比值）为0.7。

(2) 线条美：人体线条美主要指的是人体轮廓所展现出的优美形态。人们对于男性的欣赏亘古以来从来就没有变化，高大、粗犷，上宽下窄的线条比例是力量的象征。对于男性肌肉线条的特别刻画，在西方绘画和雕塑作品中显得更加突出，无论是古希腊神话中对众男性神的描写，还是罗马角斗场或者北欧的海盗，大都以这种形象出场。不同于男性的阳刚之形，女性线条展示的更多的是曲线之美。曲线代表着柔美，它是女性形体所特有的美。优美的女性身材曲线应该是上下协调，凹凸有致，皮肤紧致，胖瘦适宜，无论从正面还是侧面看都应呈现出 S 形的曲线，也就是饱满圆润前凸的胸部下接平坦且轻微凹陷的上腹，浑圆丰满后翘的臀部上连柔美纤细前凸的腰部，下接笔直修长的腿部。

(3) 整体和谐美：整体和谐也是构成人体美重要的一环。人体的整体和谐来自均衡、对称、协调等形式美因素。人体的整体美是由多个局部构成的，各部分之间是相互联系又相互制约的。这点在面部五官上体现得尤为明显。高加索人的欧式双眼皮必须搭配高挺的眉弓，眶骨要足够高，形成眼球内陷、眼窝深邃的效果。亚洲人眉弓、颧弓和鼻梁相对较低，眼睛很难达到深邃的效果，如果强行加宽重睑宽度，势必会缩短眉毛和眼睛之间的距离，但亚洲人的眉眼又几乎在一个平面上，这种设计很容易使人显老。东方人的扁圆脸配上欧式深邃的双重睑，看起来就会十分别扭。例如，一张小巧精致的脸如果配上一个很大的鼻子就很不和谐。

3. 形体美的测量及标准 整体的形体美由身体每一局部的形态美组成，对于女性来说决定其形体美的关键是胸、腰、腹、臀及腿等身体局部的形态，通过测量获得对应的数据可以客观反映身体各部位的比例和形态，根据汇总的数据并最终得出形体美的标准，除了身高和体重等可以反映人体健康和体态之外，可有效反映身体的比例和形态最常见有效的手段是身体各部位围度的测量。

(1) 胸部和乳房的标准：乳房对于女性形体美的重要性不言而喻。女性乳房应丰满匀称、高耸挺拔、柔韧而富有弹性，呈半球形或小圆锥形（对于未婚少女，以圆锥形乳房为美，已婚女性则以半球形乳房为美）。从正面看，乳房位置应位于第 2～6 肋骨间；乳头凸出，略向外翻，位于第 4 肋间；两乳头间距大于 20cm，乳头到胸骨中线的距离为 11～13cm；乳房基底直径为 10～12cm；乳房高度为 5～6cm；乳晕直径为 3.5～4.8cm；少女乳晕为玫瑰红色。

另外，从侧面看背部、肩、臂等所连成的线很平顺（没有特别凸起或凹下），而且手臂纤细，可以更强化乳房并显出其优美的曲线。

胸围的测量一般有 3 种方法：一是过胸量法，即测量胸部最高耸处；二是平胸量法，即软尺穿过腋下的水平高度；三是胸下量法，即经乳房下皱襞平面。

我们通常使用平胸量法，测定胸围之大小。首先深深地吸一口气，测量胸部最扩张时的状态。根据胸围（cm）÷身高（cm）×100 的数值可以判断是否标准，通常标准值在 53 左右，如果是 54～56，则多半偏胖，如果是 57 以上，则肯定是肥胖类型。反之，如果是 50 以下，可能就偏瘦了。

(2) 四肢和躯干测量及标准：女子的身高与体重，四肢与躯干等部位的比例为多少才合乎健美的标准呢？在这方面，有关专家、学者进行了大量的研究，总结出一套女子"完美身材"的测量标准。

- 上、下身比例：以肚脐为界，上下身比例大致应为 5：8，基本符合"黄金分割"定律。
- 胸围：由腋下沿胸部的上方最丰满处测量胸围，应为身高的一半多几厘米。
- 腰围：在正常情况下，量腰的最细部位。腰围较胸围小 20cm。
- 髋围：又称臀围，在前方经耻骨联合平面，后方平行于臀部最突出部位。髋围较胸围大 4cm。
- 大腿围：在大腿的最上部位，臀折线下。大腿围较腰围小 10cm。
- 小腿围：在小腿最丰满处。小腿围较大腿围小 20cm。
- 足踝围：在足踝的最细部位。足踝围较小腿围小 10cm。
- 上臂围：在肩关节与肘关节之间的中部。上臂围等于大腿围的一半。
- 颈围：在颈的中部最细处。颈围与小腿围相等。
- 肩宽：两肩峰之间的距离。肩宽等于胸围的一半减 4cm。

有人总结出东亚女性的理想身材：身高为 160.5cm，体重为 49kg，胸围、腰围、臀围（通常所说的三围）分别是 84cm、62cm 和 86cm。

此外，身材标准也会随着年龄变化做相应调整（表 6-4）。

当然，不管采用哪个标准进行测量，都可能有一定的误差，2～3cm 之内都算正常，具体需根据每一个体的整体情况进行综合评估较为合理。

（四）美学缺陷及临床表现

凡是不符合上述美学标准的人体形态和曲线都可以认为具有美学缺陷，但实际上，完全符合这种美学标准的人体又几乎是不存在的。而影响躯体和四肢美学的因素虽然众多，但涉及本书探讨内容的主要因素有两个，第一个是脂肪过多的堆积或流失，第二个是皮肤松弛下垂。脂肪过多堆积及皮肤松弛在重力作用下及人体特殊部位黏附牵拉下，这些因素相互作用的结果形成了躯干四肢等部位的各类畸形或不美观的形

表 6-4 不同年龄段身材测量标准

年龄段	20—30 岁	30—40 岁	40—50 岁
体重（kg）	身高 –112	身高 –109	身高 –106
胸高	身高 × 0.719	身高 × 0.719	身高 × 0.719
臀高	身高 × 0.500	身高 × 0.500	身高 × 0.500
腿长	身高 × 0.455	身高 × 0.444	身高 × 0.437
胸围	身高 × 0.515	身高 × 0.529	身高 × 0.543
胸下围	身高 × 0.432	身高 × 0.453	身高 × 0.486
腰围	身高 × 0.370	身高 × 0.386	身高 × 0.401
臀围	身高 × 0.542	身高 × 0.553	身高 × 0.565
腹围	身高 × 0.457	身高 × 0.475	身高 × 0.505
大腿围	身高 × 0.293	身高 × 0.301	身高 × 0.309
小腿围	身高 × 0.198	身高 × 0.203	身高 × 0.210

体曲线和轮廓，如上肢的蝴蝶袖或称拜拜肉、下肢的马裤腿、男性乳房发育、腰腹部的游泳圈畸形，以及波及整个躯干、臀部、下肢的小提琴样畸形。下面根据临床处理特点将上肢肩背部、腰腹部和腰臀下肢的各自美学缺陷及对应的治疗原则和方法一一展开叙述。

（五）脂肪抽吸形体雕塑原则

相邻多部位美学一体化抽吸塑形原则

我们不再局限于单纯应用解剖学的躯干和肢体来进行分区。取而代之的是提出相邻多部位美学一体化抽吸塑形的概念。具体指的是在进行脂肪抽吸塑形时，将相邻的数个解剖部位作为一个有机的整体看待进行合理的抽吸，以及做好和周围区域的移行衔接，以避免出现抽吸区域和周围区域交界处形成断层或台阶，在降低抽吸部位容积的同时可以形成流畅美观的曲线，这样真正做到形体塑造的目的。临床实践中，我们常常采用一些美学一体化分区的基本组合，如进行腰腹部抽吸时除了包括上、下腹部、侧腰部以外，常常组合包括肩胛下方的乳罩带下的膨隆垂肉、后腰及称之为"妈妈臀"的髂嵴区膨隆部分（图 6-12）。

上臂抽吸时除了常规的后下方脂肪堆积区，对较肥胖的患者也同时应该包括上臂外侧、肩部三角肌区、腋后外侧的相邻肩胛背部、上臂前内侧区、副乳及腋下等区域，必要时还可以进一步扩大范围将外围的整个肩背腰及项部包括进来（图 6-13）。

同时，为减少手术次数，在患者条件允许的情况下，可以将多个美学化部位组合抽吸，如腰腹部抽吸和大腿前内外抽吸一期完成，这样的好处是在仰卧位术中不改变体位的前提下，单次完成较大范围的抽吸塑形工作。通过合理的搭配和组合，可以在较短时间内通过 2～3 次手术完成全身范围的形体塑造（图 6-14）。

（六）其他技术在形体雕塑中的复合应用

除了通过脂肪抽吸来去除冗余的脂肪堆积来改善形体之外，对某些部位需要通过脂肪移植等增加容积的方式来改善局部过度的凹陷等畸形，以获得更好的流畅曲线。此外，对于可能伴随的皮肤松弛下垂等需结合松弛皮肤的切除或通过仪器辅助的方法达到矫正皮肤松弛的效果。

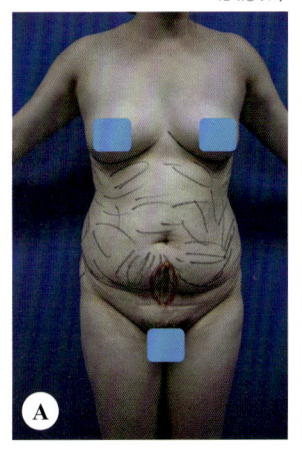

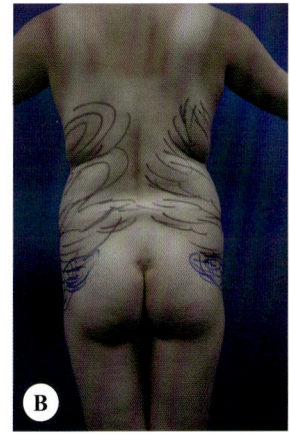

▲ 图 6-12 腰腹部 360° 环吸，同时包括肩胛下方膨隆垂肉、后腰及"妈妈臀"部分

A. 正面观；B. 背面观

上臂 360° 环吸 + 肩背侧胸后腰一期抽吸塑形

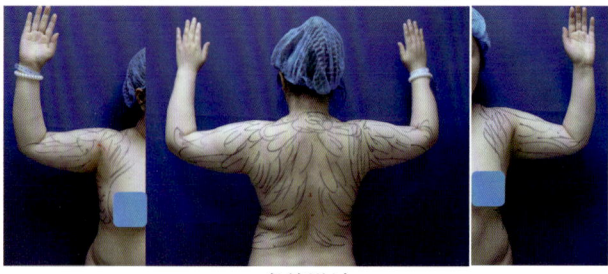

术前设计

▲ 图 6-13 上臂 360° 环吸，同时包括副乳、腋下、侧胸、肩背、后腰等一起进行整体塑形

腰腹、大腿 360° 环吸，脂肪隆乳、丰臀

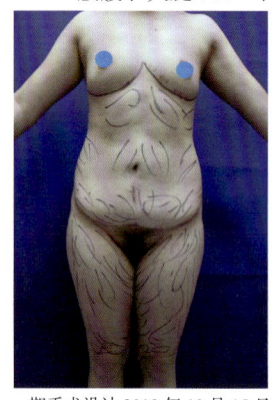

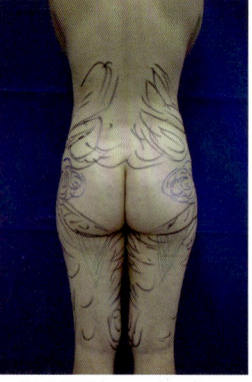

一期手术设计 2019 年 10 月 15 日　　二期手术设计 2020 年 7 月 6 日

▲ 图 6-14　多个美学单位的组合抽吸原则

一期手术仰卧位下行腰腹部加大腿前内外抽吸塑形，二期手术在俯卧位下行大腿后内外、后腰背、臀上下抽吸塑形及臀部凹陷脂肪填充术

1. 脂肪移植技术

(1) 注射成分

① 脂肪颗粒移植：伴随着肿胀麻醉技术的发明，现代脂肪抽吸技术的发展使得人们可以一次获得大量脂肪颗粒，脂肪颗粒由于其大小适中，更易于移植及存活，很快取代了既往大块脂肪筋膜的移植模式。根据移植脂肪颗粒的大小，脂肪颗粒移植又大致分为大脂肪颗粒移植和小（微）脂肪颗粒移植。这主要通过抽吸管的侧孔大小来区分，一般来说，使用抽吸管侧孔口径≥ 2mm×7mm 获得的脂肪颗粒称之为大脂肪颗粒，而通过侧孔口径在 1mm 及以下抽吸管获得的脂肪称之为小（微）脂肪颗粒。大小脂肪颗粒各有不同的适应证。一般来说，大容量脂肪移植（如填充乳房、臀部等区域）、面部需要支撑及前凸的深层部位（如上颌骨前颧部内侧深层脂肪室及颏部等）使用大脂肪颗粒；反之，在相对精细的部位（如面部皮下浅层脂肪室、真皮下移植时）宜采用小（微）脂肪颗粒，否则易形成表浅的结节而影响到外观。躯体形体雕塑中脂肪移植应用最多见的部位是各种丰臀和隆乳以改善人体的整体形态和曲线。

② 纳米脂肪移植：纳米脂肪（Nanofat）本质上就是通过机械力将脂肪颗粒破碎，然后将破碎的乳糜样脂肪通过细针注射到真皮内或真皮下方，通过其中的活性成分达到改善肤质的作用。此方法首先于 2013 年由比利时医生 Tonnard 提出，而后经不断改进和提高，在面部黑眼圈改善、皮肤年轻化方面等有较好的适应证。由于纳米脂肪中脂肪细胞绝大部分已经破碎，理论上其注射后无容积增加功能，因此不能将其用作填充性手术。

③ SVF-gel 移植：由中国南方医科大学南方医院鲁峰教授首先提出，主要原理是将脂肪组织中的绝大部分大脂肪颗粒细胞通过机械力进行破碎，然后通过负压萃取、离心将破碎的油脂同 ECM 和 SVF 及部分小脂肪颗粒细胞分离出来，去除油脂后的成分称之为 SVF-gel。SVF-gel 中由于去除了绝大部分的油脂成分，因此对组织的炎症刺激作用显著降低，注射后受区肿胀情况一般好于脂肪注射后。SVF-gel 的另一优点为冷冻保存后移植留存率高于冷冻脂肪（冷冻保存 1 个月后移植留存率 41.1% ± 0.141% vs. 16.9% ± 0.077%）。当然，随着保存时间的延长，其移植后留存率也会显著下降（从 1 个月的 41% ± 0.141% 下降到 3 个月的 24.1% ± 8%）。因此，临床上建议 SVF-gel 的补充注射一般不要超过初次注射后 1 个月，否则补充注射的效果会降低。SVF-gel 的临床应用更多见于面部年轻化应用，少部分医生也将其和脂肪颗粒混合应用到丰乳手术之中。

(2) 注射技术及层次：SNIF 技术：即锐针真皮内脂肪注射（sharp needle intradermal fat grafting，SNIF），一般采用 23G 以下的细小的锐针，将纳米脂肪或脂肪胶等注射到真皮层中以纠正皮肤皱褶。

脂肪室内注射：随着对面部衰老机制认识的深入，人们越来越多地意识到，面部衰老下垂不仅仅是重力作用导致的松弛下垂，更多的是因为面部软组织萎缩导致的容积流失导致的假性下垂。恢复面部因衰老而流失的容积因此变得愈发重要。脂肪移植作为面部年轻化中容积恢复的重要手段已经得到了绝大多数整形美容外科医生的认可。自面部第一个浅层脂肪室——颊部浅层脂肪室由 Pessa 于 1992 年发现以来，Pessa 和 Rohrich 等采用颜料注射结合断面解剖的形式对人体尸体面部进行系列解剖研究，明确了位于面部 SMAS 浅、深层的浅层脂肪室和深层脂肪室的分布及各自边界和功能，提出了特定脂肪室内脂肪注射以恢复其容积达到面部年轻化的目的。国内李青峰团队等在颞部和中面部的脂肪室解剖研究及脂肪注射方法等方面也做了有益的探索。

FAMI 技术：首先由 Amar R.E. 于 1997 年提出，指的是面部表情肌内脂肪注射。美国医生 Butterwick K.J. 于 2003 年提出类似的方法以提高脂肪移植面部的稳定性和留存率。2011 年，Amar R.E. 进一步改进 FAMI 技术，强调面部除了肌肉外包括深层特定解剖结构内多平面多层次的自体脂肪及脂肪干细胞注射，以提高注射后脂肪留存率及面部年轻化效果。作者报道了 12 年 700 多例临床经验总结，单次注射后满意率在 85% 以上。但总体来说，FAMI 技术应用在文献报道中并不多见。

2. 松弛皮肤收紧技术 女性由于妊娠的原因及相对更频繁的体重波动更易造成皮肤的松弛和下垂，形体雕塑手术中除了脂肪抽吸及移植来塑形之外，如何合理处理松弛皮肤也是至关重要的。严重的皮肤松弛下垂需要通过大块切除皮肤皮下组织的方法才能获得体形的改善，但缺点是术后留有较长的瘢痕。对于轻中度的皮肤松弛、下垂不太明显者，可以通过光纤溶脂紧肤、射频溶脂紧肤或其他非侵入性方法来收缩纤维隔膜、刺激新生胶原形成等达到皮肤收紧的目的。

（七）形体雕塑术的术前准备

和任何其他手术的术前准备一样，形体雕塑术术前需要通过详细的病史询问和体检及必要的术前检查以排除任何手术禁忌证。患者须身心健康，诉求合理。无血液系统、呼吸系统、心血管系统等重大疾病史，任何手术部位既往手术史需要详细记录。术前检查常规包括血常规、凝血时间、肝肾功能、肝炎筛查、AIDS 和梅毒筛查、胸片或肺部 CT、心电图等，必要时进行 MRI 检查等。如需在静脉基础麻醉辅助或插管全麻下手术，则按全麻要求术前禁食水等。

（八）术前设计及拍摄记录

术前设计和照相通常在手术当天送手术室前进行，可以选择一个环境良好、温暖、光线灯光充分的设计室内进行，当然为方便起见，也可以安排在手术室内麻醉开始前进行。通常取站立位以观察重力对手术区域各部位组织的影响，采用等高线原则标记出脂肪分布的特点，采用不同颜色记号笔标记出需要进行脂肪抽吸、脂肪移植、皮肤黏附区域及切口选择部位等。房间内最好配备有大型的落地镜，可以让患者能看到全身情况，并让患者指出其最想改善的部位和具体要求，检查设计过程中如有发现两侧不对称及任何特殊的畸形、瘢痕等，需当场指出并做好标记，以减少术后不必要的纠纷。划线设计完成前、后通常选择 8 个方位分别进行拍摄记录，具体为正位、右斜位、右侧位、右后斜位、左后斜位、左侧位、左前位和后位。一些特殊部位还可以另外拍摄记录对应的体位。例如，上臂抽吸时常拍摄肩关节外展 90° 及肘关节屈曲 90° 位，以显示上臂下方脂肪堆积和皮肤松弛情况（图 6-15）。

（九）麻醉选择

总体来说，小范围的形体雕塑手术在单纯肿胀麻

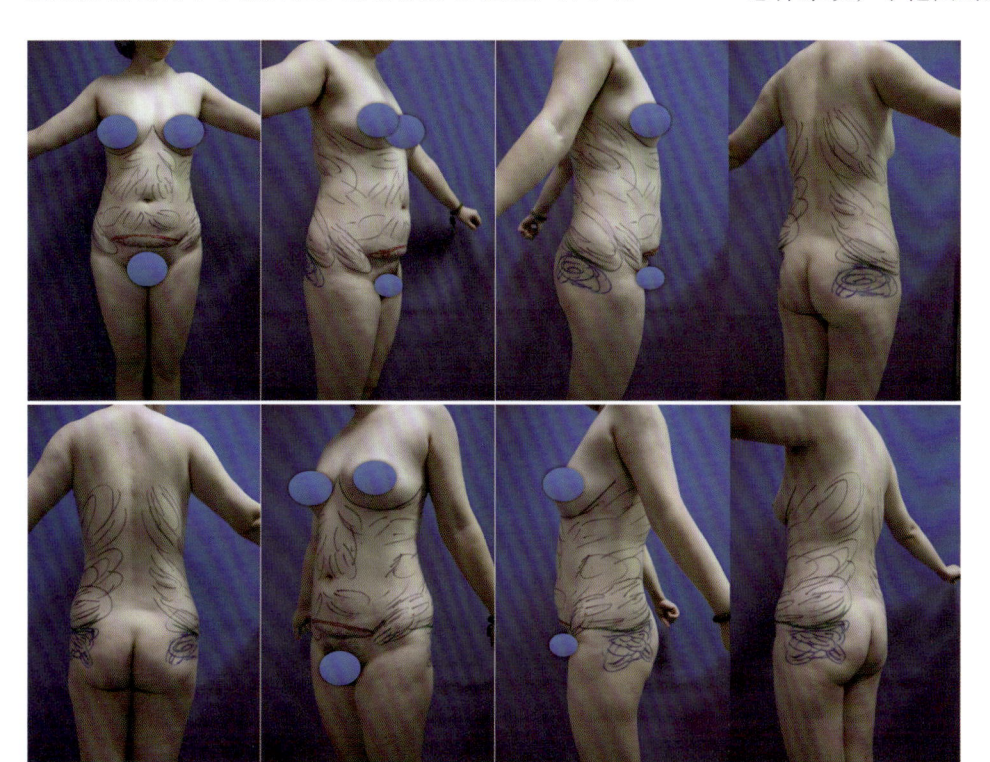

◀ 图 6-15 术前设计及常规拍摄体位，上排从左向右依次为正位、右斜位、右侧位、右后斜位；下排从右向左依次为左后斜位、左侧位、左前位和后位

黑色记号笔标记提示脂肪抽吸区域，蓝色记号笔标记为臀部脂肪移植填充区域，下腹部红色网格区域为松弛皮肤皮下组织切除区域

醉或结合区域神经阻滞麻醉下可以安全有效地进行。如果手术范围较大、预计手术时间较长或患者耐受性较差，则可以结合采用静脉辅助基础麻醉或插管全麻，以减少患者不适；如果需要采用射频溶脂紧肤等刺激性较强的操作，则建议在插管全麻下进行，具体麻醉选择在身体特定部位的形体雕塑中有详细阐述。

（十）各部位形体雕塑术

1. 上肢肩背部形体雕塑

（1）上肢肩背部相关解剖：上肢与胸部和颈部相接，与颈部的分界为颈部的下界，与胸部的分界为三角肌前后缘与腋前后壁中点的连线。上肢由近至远分为五部，即肩部、上臂部、肘部、前臂部和手部。肩部又分为肩胛区、三角肌区和腋区；臂部、肘部和前臂部各又均分前区和后区；手部分为腕、手掌和手指，三部又各分为掌侧及背侧。和上肢肩背部形体雕塑相关的解剖主要涉及肩部肩胛区、三角肌区和腋区除顶区以外的浅层结构，特别是皮下脂肪组织层，整个上臂和前臂近端内外侧浅层皮下组织层。上肢的皮肤和浅筋膜在各部各区厚薄不一，一般伸侧厚于屈侧，与塑形手术相关的主要皮神经和血管有上臂外侧皮神经、上臂内侧皮神经、头静脉和贵要静脉。

手部解剖结构总体特点为皮下脂肪组织稀少，因此手部很少通过抽吸脂肪来进行塑形。手掌侧皮肤厚而坚韧，角化层较厚，在皮纹处皮肤直接与深筋膜相连，不易滑动，便于抓握。手掌侧深筋膜浅层在中央部分加厚形成掌腱膜；而手背部皮肤薄而柔软，皮下组织薄而松弛，其中有手背静脉网，手背皮肤移动度较大，握拳时皮肤紧张，伸指时，也不过于松弛。

（2）美学缺陷及脂肪堆积特点：优美的上肢表现为纤细的手臂，并且上臂和肩背所连成的曲线应该平顺、衔接流畅。很显然有美学缺陷的上肢和肩背整体上呈现为浑圆、粗壮、局部凸出，如果伴有皮肤松弛，则会造成明显的下垂，在抬起手臂时会更明显。挥动手臂时，上臂下方的皮肤脂肪组织也会跟着摆动，所以戏称其为"拜拜肉"。同时由于张开手臂时，上臂下方的垂肉形状像蝴蝶的翅膀，故又有"蝴蝶袖"之称。造成这一现象的原因是由于上肢特别是上臂肩背各部位皮肤厚薄不同，故对应部位的皮下脂肪堆积程度也会有所不同。上臂前侧皮肤相对菲薄，皮下为发达的肱二头肌，此处相对不易堆积脂肪，后侧皮肤相对较厚，堆积的脂肪较厚一些。当然在女性，由于缺乏运动，肌肉相对欠发达，在肥胖时整个上臂皮下组织中都会有不同程度的皮下脂肪堆积，脂肪堆积的增多在重力作用下进一步导致皮肤松弛，并使局部皮肤中胶原纤维断裂，形成膨胀纹，这进一步降低皮肤的回缩力，而脂肪又更易沉积到松弛的部位，这样就造成一个恶性循环。

对于手部来说，很少有脂肪堆积的发生，在淋巴水肿等病理状态下，手部皮下组织层可能有异常纤维结缔脂肪组织增生发生，通常在手部背侧面有增厚肿胀，但不同于正常脂肪较为柔软的触感，压之坚韧无凹陷产生。随着年龄的增长，手部更多的呈现为不同程度的皮肤皮下组织萎缩改变。

（3）治疗原则和方法：轻中度的上肢脂肪堆积可以单独进行抽吸塑形，但如果脂肪堆积较重时，通常身体其他部位也常常伴有较严重的脂肪堆积畸形，此时为取得形体雕塑的整体效果，按照相邻多部位一体化抽吸塑形原则，上肢脂肪抽吸常常结合其相邻的肩背、腋下侧胸部、副乳部位一起进行抽吸塑形。如果进一步扩大范围，可以将项背部、整个背部及后腰等部位包括在内。

对于病理性的上肢皮下纤维结缔脂肪组织异常增生，常规抽吸法操作相对困难，可以先通过光纤或射频溶解的方法破坏部分纤维结缔组织再行抽吸，可以起到一定的减容作用，结合弹力绷带及紧身衣穿戴等可以有效防止其复发。对于因衰老导致的手部软组织萎缩，通过脂肪移植可有效改善手背皮肤质地和外观。

（4）临床技术方法

脂肪抽吸塑形术

• 术前准备及设计：常规进行术前准备，根据患者脂肪堆积情况及要求标记出抽吸范围。

• 麻醉选择：单纯小范围上臂后内外侧的抽吸可以完全在局部肿胀麻醉下进行，当然为提高术中舒适性，也可以结合静脉基础麻醉进行手术。如果需要结合射频紧肤等刺激性较大的操作或者抽吸范围较大，包括项、肩、背、后腰等，无论从安全性还是舒适性的角度来看，一般建议在全麻下进行整体的雕塑为佳。

• 切口选择：单纯的上臂后内外侧局部脂肪抽吸塑形手术，通常取位于腋后线的单个切口足以满足要求，如果需要进行上臂环吸，则肘后辅助切口对上臂外侧、肩部、三角区区域的抽吸非常有帮助，而腋前线部位的辅助切口则对副乳、腋下侧胸部及上臂的环吸非常有帮助。如果进一步扩大到整个肩背区域，则通常需要在背部中线乳罩带平面增加一个切口，这样可以兼顾抽吸可操作性及瘢痕的相对隐蔽，同时也可以最大限度地减少瘢痕数量。由于背部真皮层厚度显著高于身体其他部位，此处所形成的瘢痕相对来说会较其他部位明显一些，因此尽可能减少瘢痕的数量是比较合理的选择。

• 手术方法：具体如下。

体位选择。单纯上臂的抽吸塑形可以选择仰卧位或俯卧位，两个体位各有优缺点。仰卧位的优点是术中不进行翻身就可以完成包括副乳、腋下区域在内的整个上臂的环形抽吸及前臂上部的衔接抽吸，缺点是完成这样的抽吸需要3个手术切口，特别是肘后相对暴露的部位必须增加一个手术切口，同时在仰卧位时腋后肩胛部位的衔接抽吸非直视下进行，需要手术者凭经验操作，新手容易抽吸不到位。俯卧位适合两种情况，第一种是患者上臂脂肪堆积不是特别严重，较局限于上臂后外侧方，此时只需腋后一个切口即可覆盖上臂后外侧及腋后肩胛等区域；第二种情况是较严重的脂肪堆积，需要进行包括整个上臂及肩背后腰等较大范围的抽吸时。总体来说，不管采用哪个体位，在消毒铺巾时不仅需要覆盖术区，并且需要包括整个前臂和手部，临床实践中通常将手和前臂部分用消毒巾包裹并用消毒绷带绑扎固定，便于在手术塑形中不断调整上肢的位置以方便抽吸操作。

特殊手术器械选择。上臂脂肪堆积特点为脂肪主要分布于上臂的后外侧方，上臂上部外侧对应三角肌部位的脂肪组织中纤维结缔组织较多，与表面皮肤连接相对紧密不易抽吸；而上臂前内侧方皮肤相对菲薄，脂肪沉积相对也较少。在进行上臂环形抽吸时需要注意采用不同的抽吸策略以防止高低不平并发症的产生。简而言之，在上臂前内侧抽吸时，通常需要采用口径较细的抽吸管进行精雕。而在后外侧及肩部三角区抽吸时，初始抽吸时可以采用口径稍粗一些的抽吸管以提高抽吸效率，后期修整时再选择口径细一些的抽吸管精雕，对术中发现的轻微高低不平，可以使用较粗的钝头抽吸管，在无负压的情况下，将脂肪团块捣碎然后轻轻地揉摸抚平，使松散脱落的脂肪颗粒转移到细小的凹陷部位，实现局部脂肪再分布。我们称此技术为脂肪均衡术或脂肪削峰填谷术，这样可以有效减少抽脂术后皮肤高低不平的产生，术中及时发现、即时纠正，由于没有瘢痕组织干扰，所以即时修复效果要显著好于后期修复。

肩背部脂肪分布的解剖特点类似于上臂肩部三角区区域，而且其真皮更为厚实，皮下纤维结缔组织特别致密，常规抽吸非常困难。可以在肿胀液注射后在抽吸前先使用特殊的仪器设备（如光纤溶脂或射频溶脂）进行溶脂疏松再进行抽吸；抽吸时可以选择侧孔切割较锋利的抽吸管，或者使用设计成螺旋形切口的抽脂管，这样方便抽吸操作。基本的操作手法和身体其他部位相同，浅深层脂肪都需抽吸，背部由于真皮层厚实，所以在抽吸浅层脂肪时，抽吸管侧孔除了常规的朝下或朝向侧方，为抽除更多脂肪，侧孔可以朝向真皮层进行抽吸，较厚的背部真皮层可以起到缓冲，术后高低不平的概率不高，当然前提是术者必须经验丰富，对层次及抽吸度要有精准把握。

• 紧肤治疗和松弛皮肤切除：上臂脂肪堆积越多，在重力的作用下，皮肤被动拉伸松弛愈发明显，单纯通过脂肪抽吸，皮肤有一定程度的回缩，要取得更好的皮肤回缩紧致，此时需要其他辅助的措施。对于亚洲黄种人来说，传统的上臂松弛皮肤脂肪直接切除成形术由于瘢痕的原因大大降低了其适应证范围。随着科技的进步，一些溶脂紧肤设备的研发和批准使用，结合抽脂和射频加热辅助皮肤回缩，在临床实践中取得了很好的疗效（图6-16和图6-17）。当然对一些极度松垂的皮肤、膨胀纹明显的患者，或者经过大量减重术后的患者，预计单纯通过抽脂和紧肤不足于达到完全的皮肤回缩，可以考虑传统的上臂整形术，但术前需要和患者（特别是亚洲黄种人）必须就术后瘢痕等问题进行良好沟通。

• 脂肪移植：脂肪移植在上肢的应用除了治疗各种先天或后天性的上肢皮肤凹陷、高低不平及不对称等修复重建之外，主要用于手部衰老的年轻化治疗。通过脂肪颗粒多点交叉均匀注射可以获得持久、年轻且饱满的手背。脂肪颗粒的移植不仅可以支撑其上的皮肤，还能改善皮质，并且可掩盖其下蓝色的手背静脉网和白色的肌腱，脂肪移植后可以达到手背部老化皮肤增厚，结合皮下组织的饱满，从而整体呈现出年轻的外观。手背和手指背部脂肪移植通常位于真皮下、静脉表面的层次，每只手注射量在20～30ml。注射后手背及手指注射部位可用胶带轻压固定以减少术后水肿。

(5) 术后管理：术后按抽吸术后常规处理，手术结束后仔细排空积液，分层缝合切口，穿戴紧身衣。伤口3～4天换药一次，术后7～12天拆除缝线。小范围手术术后可以不使用抗生素，而范围较大的手术则术后常规抗生素应用3～5天。

(6) 上臂病例报道

病例 6-1

女性，26岁，身高166cm，体重70kg，最重时100kg，共减重30kg，上臂皮肤明显松垂，膨胀纹明显。行上臂360°环形抽吸和副乳抽吸，供吸出纯脂肪3200ml，并同时行Bodytite射频溶脂紧肤，能量85kJ。术后6周随访见皮肤明显回缩提升，外形改善明显（图6-16）。

病例 6-2

女性，20岁，身高168cm，体重69kg，上臂脂肪堆积，皮肤松弛。行上臂360°环形抽吸及副乳抽吸，并同时行Bodytite射频溶脂紧肤，能量59kJ。术后4年随访见上臂副乳外形改善显著无反弹（图6-17）。

2. 腰腹部形体雕塑

(1) 腰腹部形体雕塑相关解剖特点：解剖学上的腹部位于胸廓和骨盆之间，包括腹壁、腹膜腔和腹腔脏

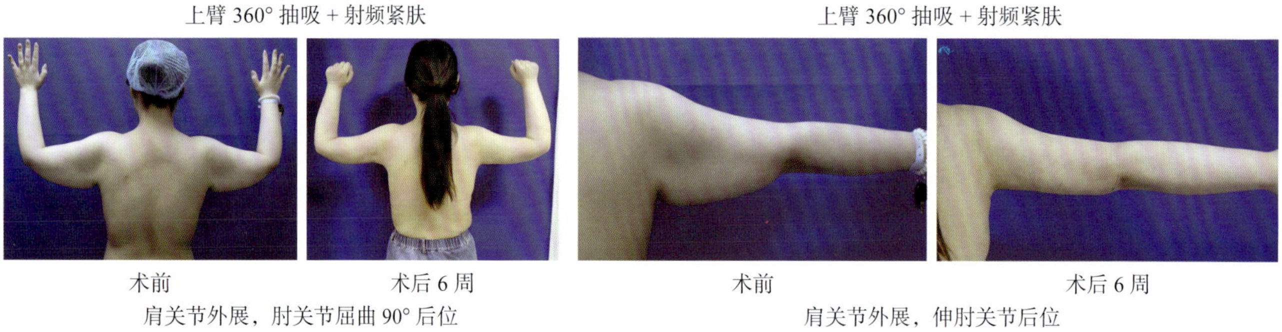

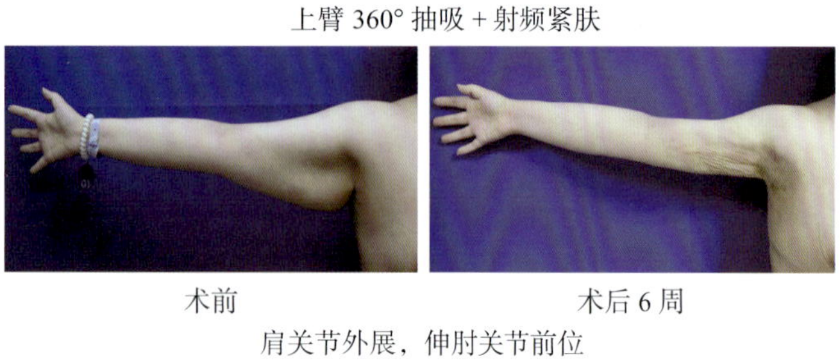

▲ 图 6-16 上臂重度皮肤松弛下垂脂肪堆积，上臂环吸及副乳抽吸射频紧肤后 6 周，术后早期可见形态改善，皮肤回缩明显

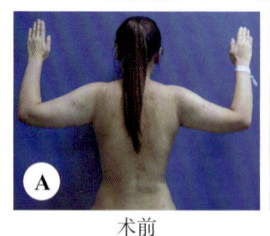

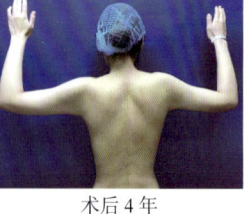

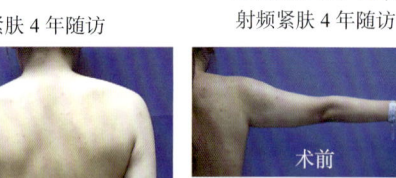

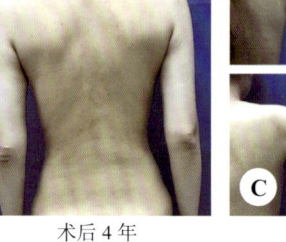

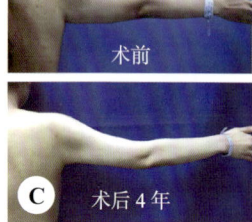

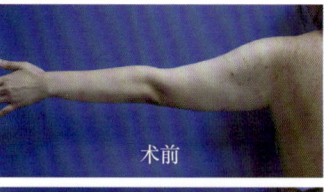

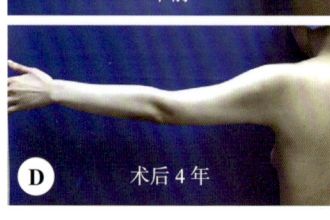

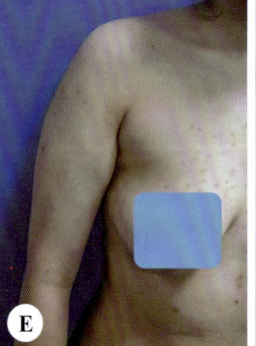

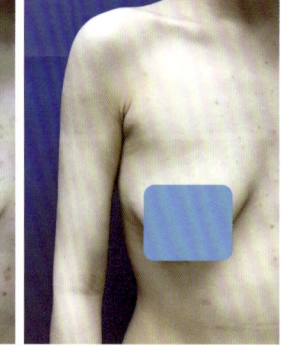

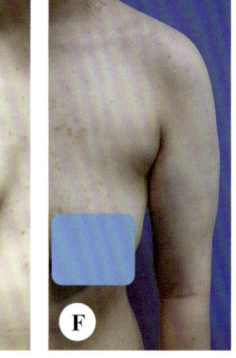

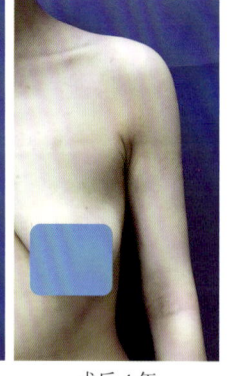

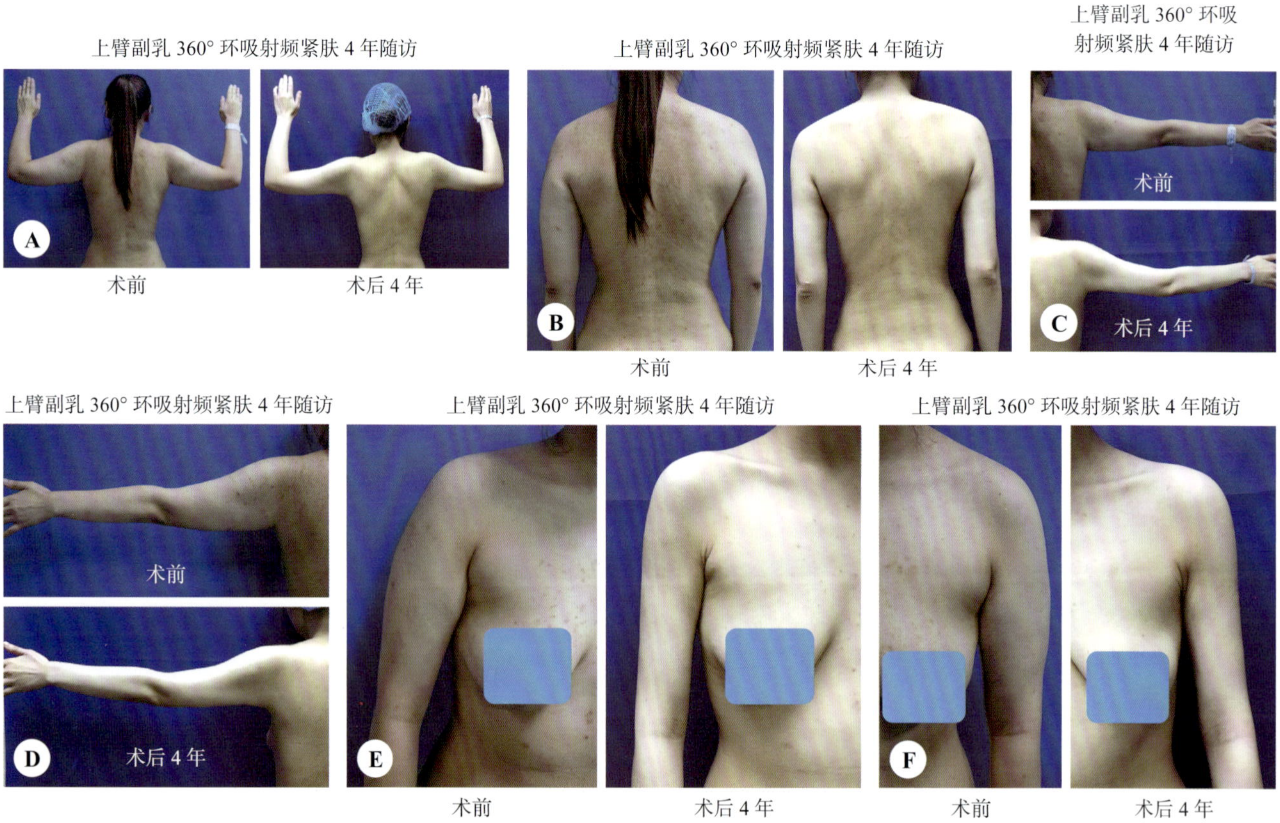

▲ 图 6-17 上臂环吸副乳抽吸、射频紧肤术后，上臂纤细，肩胛上臂衔接自然，上臂侧方外凸完全纠正，乳明显改善，并且4年长期随访效果稳定，皮肤回缩良好，脂肪堆积无反弹

A. 肩关节外展90°肘关节屈曲90°后位；B. 上肢自然下垂后位观；C和D. 双侧上肢肘关节伸直肩关节外展90°位；E和F. 上肢自然下垂正面观

器。腹部的上界为胸骨剑突、肋弓、第11肋前端、第12肋下缘至第12胸椎棘突的连线。腹壁以腋后线为界，分为腹前外侧壁和腹后壁。和腰腹部形体雕塑相关的主要为腹壁的浅层结构。

- 腹前外侧壁：由浅入深可分为六层，包括皮肤、浅筋膜、肌层、腹横筋膜、腹膜下筋膜及壁腹膜。和抽脂塑形最有关系的是皮肤和肌层之间的浅筋膜层。浅筋膜层主要由脂肪及疏松结缔组织构成。在腹壁的下方（约在脐平面以下），浅筋膜分为两层，浅层即Camper筋膜，含有脂肪组织，向下与股部的脂肪层相连续；深层即Scarpa筋膜，为富有弹性纤维的膜样组织，在中线处附着于白线，其两侧向下于腹股沟韧带下方约一横指处，与股部阔筋膜相续，在耻骨联合及耻骨结节间继续向下至阴囊，与会阴浅筋膜（Colles筋膜）相连。浅筋膜内有腹壁浅动、静脉，浅淋巴管和皮神经。腹前壁上半部的浅动脉细小，为肋间后动脉的分支；下半部有较粗的腹壁浅动脉和旋髂浅动脉，并有同名静脉伴行。腹前外侧壁的浅静脉丰富，彼此吻合成网，尤其在脐区更为丰富。脐以上的浅静脉经胸腹壁的静脉注入腋静脉。脐以下的浅静脉经腹壁浅静脉注入大隐静脉，从而构成了上下腔静脉系统之间的联系。脐孔周围腹壁上下动脉在此形成丰富的穿支血管和腹壁浅层血管形成交通网络，伴行的腹壁上下静脉借脐周围静脉系统形成腹壁浅深层之间的交通，同时通过附脐静脉和门静脉系统形成交通。腹前外侧壁感觉神经分布呈节段性，从剑突平面的T_7神经皮支依次向下到达腹股沟上方的L_1神经皮支。

- 腹后壁：又称髂肋部或称腰部，其上起第12肋，下至髂嵴，内侧为腰椎棘突的连线，外侧为腋后线的延长线，和腹前外侧壁相延续。总体来说，此区皮肤较厚，活动度较差，浅筋膜内含有丰富的脂肪组织。腰部向上、向下分别和肩背部、臀部相衔接。在腰腹部形体雕塑时通常会包含肩背、臀部的相关区域的抽吸塑形以做好曲线流畅衔接。

(2) 美学缺陷及脂肪堆积特点：好看健美的腹部应平坦或轻微凹陷，无明显突出，平卧时可见肋弓下三角形凹陷及两侧髂嵴。女性平坦的腹部可以衬托乳房隆起的曲线，以形成女性躯体S形曲线。男性腹部则隐约可见腹直肌的轮廓及3～4道腹直肌腱划。女性腰部以细柔为美，古代就以杨柳细腰形容女性的形体美。理想的腰围等于乳房下围与臀围之和的50%。男性腰部则应充满力度，无游泳圈样脂肪堆积。腰部的形态美主要体现在两侧曲线的圆润及上起胸部下接臀部曲线的柔和变化上。从侧面看，它与胸、腰、臀、腿一同构成了一组光滑的S形曲线，从而使女性身材显得优美动人、凹凸有致。

从现代人普遍的审美标准看，女性的腰应比例恰当、粗细适中、圆润、柔韧灵活，能体现一种活泼的青春之美。单纯腰细并不是整个身材的完美，还要考虑腰至臀部的曲线，以及与胸部等相邻部位的自然衔接和平衡。

相对于上述腰腹部的美学曲线，腰腹部的美学缺陷主要表现为臃肿、膨隆及外扩、皮肤松弛下垂移位及继发性凹凸不平等，由于影响腰腹部形态的因素较多，因此个体变化差异较大，同时由于男女性解剖学及生活习惯等特点，腰腹部脂肪堆积还有性别之差异。典型的腰腹部美学缺陷常常呈现为游泳圈样畸形。此外，腰腹部的畸形还需要鉴别的是皮下脂肪和腹腔内脏脂肪的比例，这点对男性来说尤为明显。临床实践中我们见到的腰腹部膨隆的男性患者，90%以上的由腹腔内脏脂肪堆积引起，而这是脂肪抽吸塑形的禁忌证之一，需要在术前加以鉴别。

(3) 治疗原则和方法：腰腹部作为身体的中枢部位，在体型变化中同样起到承上启下的关键作用，腰腹部形体雕塑的原则是重塑腹部平坦、皮肤紧致、腰部纤细并形成圆润的曲线。从正面看，从侧胸季肋部到侧腰向下到髋部大腿外侧形成流畅的大S形曲线；从侧面看，腹部平坦内收，肩背、后腰背过渡自然，后腰背反C形前凸，向下和挺翘的臀部之间同样形成自然流畅的大S形曲线，我们称之为双S曲线。对于腹部经常伴有的皮肤松弛现象，同时行辅助的皮肤紧肤治疗；如果有严重的皮肤松垂，则需做辅助的切除皮肤脂肪的微型或常规的腹壁整形术改善。为形成自然流畅的曲线，在某些相关的凹陷明显的部位（如侧臀部），可能需要辅助进行脂肪移植（图6-12和图6-18）。肥胖时腹腔内脏脂肪堆积对腹部外形的影响显著，治疗原则之一需要对患者进行科普教育，鼓励其形成良好的生活方式，结合减肥及锻炼等有助于提高手术的疗效及术后效果的稳定。

(4) 临床技术方法

脂肪抽吸塑形术

- 术前准备及设计：常规术前筛查排除各种手术禁忌，术前在光线良好、温度适宜的房间进行拍照及划线，用不同记号笔标记出脂肪堆积膨隆部位、黏附及凹陷区域、手术入口区域及可能的脂肪填充区域和必要时松垂皮肤切除范围。

- 麻醉选择：除了脂肪移植手术单纯从下腹部等处抽吸获取一定的脂肪量之外，从形体雕塑的角度看，腰腹部单纯小范围的脂肪抽吸并不推荐和提倡。根据相邻多部位一体化抽吸塑形原则，腰腹部抽吸塑形除了必须包括上下腹部、侧腰之外，其邻近衔接部位，如下肩胛部位、后腰背及髂部区域（妈妈臀）等部位一起进行抽吸塑形较为合理，这样总体的抽吸范围较大；同时腹部皮肤松弛的情况普遍存在，通常需结合进行射频紧肤等操作，为取得较好的皮肤收紧的效果，皮下层加热的温度会达到55～65℃，此种高温的热刺激作用显著。因此，为提高患者手术的舒适度和安全性，通常建议这样的手术在插管全麻或静脉辅助麻醉下进行。当然，对于痛感比较迟钝、耐受性较高的患者在单纯局部肿胀麻醉下进行手术也是完全可行的。

• 切口选择：原则是尽可能少而隐蔽，同时又能满足手术需要。腰腹部抽脂时可以将切口置放于脐孔内，耻骨上阴毛位置及髂前上棘附近，以满足后腰背及下肩胛部位和髂部的抽吸需要。

• 手术方法：具体如下。

体位选择。腰腹部常规采用仰卧位进行抽吸塑形，术中一般无须翻身，可以通过垫高单侧臀部的形式来增加后腰背等处的显露，方便进行同侧相关部位的抽吸；如果后腰背等背侧区域脂肪堆积较多，仰卧位时正面抽吸完成后可以将体位转成俯卧位，通过中央臀沟末端的辅助切口，可以达到更精准的抽吸和塑形效果。

特殊手术器械选择。腹部区域是皮下浅筋膜系统发育较为完善的区域，为减少对组织的损伤，避免术后不平，需要我们在抽吸时保持在深层脂肪层或浅层脂肪层同一平面进行抽吸。在抽吸时需要保持抽吸管行进路径和皮面保持平行。在腰部塑形时需要使用弯曲的抽吸管，或者根据部位需求，将直的抽吸管适当弯曲以满足需求。抽吸深层板状脂肪时可以用口径相对粗一点的抽吸管以提高抽吸效率；而在浅层脂肪抽吸时，则需要采用口径较细的抽吸管进行，并且抽吸管侧孔开口避免向上对着真皮，以避免浅层脂肪抽吸过度造成高低不平，以及损伤真皮下血管网造成皮肤的损害。

• 紧肤治疗和松弛皮肤切除：女性由于妊娠生育及体重波动等更易导致腹部妊娠纹或膨胀纹的形成，腹部皮肤松弛情况十分常见。同时，由于很多女性进行了剖宫产手术，腹部手术瘢痕的卡压粘连加重了局部凹陷及高低不平的发生，常见的情况是横形瘢痕的上方松弛皮肤脂肪组织在重力作用下下垂，严重者形成围裙样畸形。脂肪抽吸术后皮肤虽然有一定的回缩恢复能力，但对于皮肤松弛程度较重或皮肤严重多余的患者来说，单纯抽吸后的回缩是远远不够的。此时，需要进行皮肤收紧辅助治疗，使用较多的设备有光纤或射频加热。对于明显松垂的皮肤，则需结合整块松垂皮肤皮下脂肪的切除。如果患者原有腹部手术（如剖宫产手术）后瘢痕，则可以充分利用其来设计合适的切除量，通常情况下只需稍延长原切口即可达到目的。对于原来没有手术瘢痕的患者，可以进行常规的腹壁整形术，术后瘢痕形成等相关情况应和患者进行良好沟通。

• 自体脂肪移植：在进行腰腹部抽吸塑形治疗时，邻近部位常有其他凹陷畸形会影响到整体形体曲线的流畅。最多见的是臀部后外侧方的凹陷畸形。此时常同时进行凹陷部位的脂肪移植纠正，以获得良好的S形流畅曲线。其他需要进行自体脂肪移植的患者多见于腰腹部抽吸过度导致的凹凸不平修复手术中，用于填平凹陷部位或者隔离分开真皮和其下深筋膜间的粘连。

(5) 术后管理：和其他部位抽吸术后常规处理类似，腰腹部抽吸手术结束后仔细排空积液，分层缝合切口，3天内术区肿胀较为明显时可穿戴稍宽松一些的薄质紧身衣，以适应肿胀变化。3天后根据消肿情况，更换合适大小的紧身衣，并在紧身衣外加穿带垂直支撑杆的束腰带，嘱患者尽量挺胸收腹，避免弯腰以免形成腹部横形皱褶。伤口3～4天换药一次，术后7～12天拆除缝线。小范围手术术后可以不使用抗生素，而范围较大的手术则术后常规抗生素应用3～5天。

(6) 病例报道

病例 6-3

33岁女性，身高161cm，体重58kg。上臂、腰腹部脂肪堆积，皮肤松弛，下腹正中剖宫产瘢痕凹陷，臀部外侧凹陷畸形。共抽吸3200ml脂肪（5100ml抽吸量），臀部凹陷脂肪注射左侧150ml，右侧180ml。术后9个月随访，整体形体改善显著。二次手术行面部凹陷脂肪填充，面颊部射频溶脂紧肤抽吸塑形术，术后1年随访改善明显（图6-12术前设计，图6-18手术前后对比）。

病例 6-4

女性，39岁，身高167cm，体重62kg。妊娠剖宫产后，腰腹部脂肪堆积、皮肤松弛下垂要求改善。查体见腰腹部中度脂肪堆积，妊娠纹明显且皮肤松弛下垂围裙样覆盖下腹部剖宫产瘢痕。背面观双侧臀部有不对称凹陷，凹陷上方髂嵴部脂肪堆积明显。给予腰腹部抽吸、下腹部松弛皮肤切除瘢痕修整、臀部脂肪移植及射频紧肤联合治疗方案。术中肿胀液注射6500ml，抽吸纯脂肪2360ml，臀部凹陷脂肪注射每侧180ml，射频能量61.1kJ。术后7个月随访，见腰腹臀部大腿曲线流畅，衔接良好，腹部皮肤松垂纠正（图6-19）。

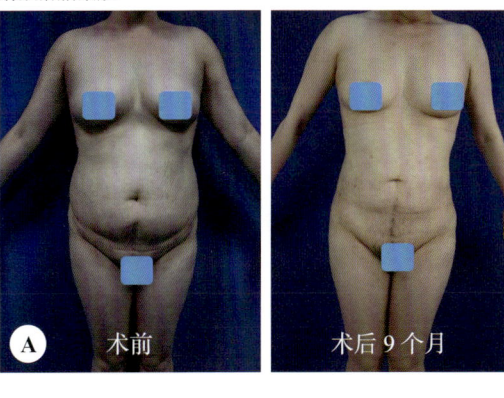

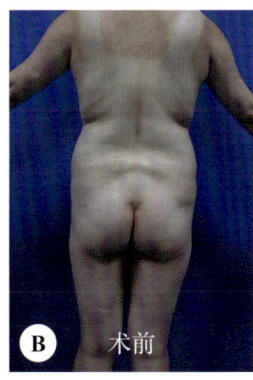

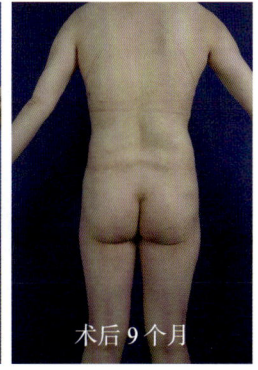

图 6-18 图 6-12 同一人，经腰腹部 360° 环吸、臀部凹陷脂肪填充、微型腹壁整形及射频紧肤治疗前后对比

A. 正面观；B. 背面观

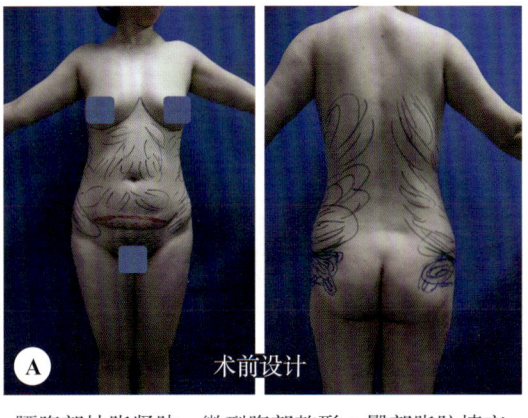

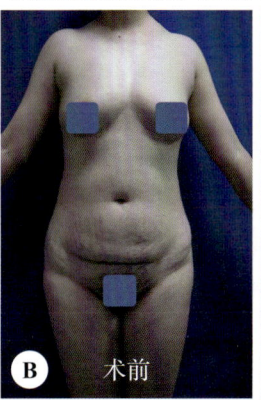

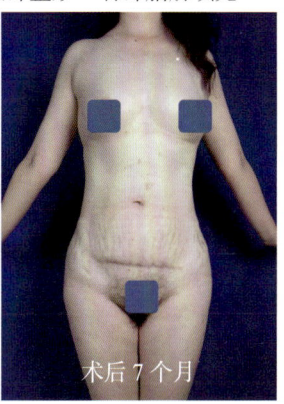

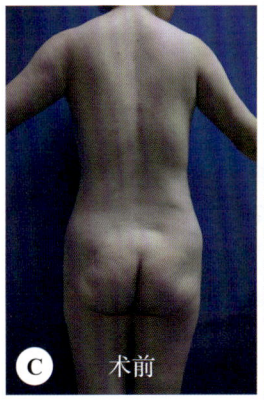

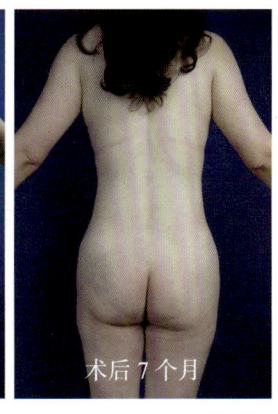

图 6-19 腰腹部抽吸射频紧肤、微型腹壁整形术及臀部脂肪填充术前后对比

A. 手术设计；B. 正面观；C. 背面观

3. 下肢臀区的形体雕塑治疗

(1) 概述：下肢借肢带与躯干下部相连，具有支持体重和运动的功能。其结构特征是骨骼粗大，关节面宽，辅助结构多而坚韧，稳定性大于灵活性，肌肉较为发达。

(2) 应用解剖

• 边界与分区：上界前方以腹股沟和腹部为界；外后方以髂嵴和腰部为界；内侧以股沟，骶、尾骨外侧缘分别与会阴和骶部分界。下肢可分为臀区、股、膝、小腿、踝和足等部。各部又再分为若干区。

• 组织结构：和形体雕塑相关的主要是浅层结构及部分深层结构。浅层结构主要为皮肤和浅筋膜。浅筋膜中有浅静脉、皮神经和浅淋巴管等穿行，下肢各部皮肤及浅筋膜厚薄不一以对应各自功能。下肢的深筋膜较坚韧，向深面发出肌间隔，并与骨膜相连形成骨筋膜鞘，主要血管神经通常位于深部，周围有脂肪筋膜包绕保护。

• 神经支配：下肢及臀区主要神经支配从上到下、从外到内、从前到后大致来源于髂腹下神经、髂腹股沟神经、股外侧皮神经、股神经、生殖股神经、闭孔神经、臀上神经、臀下神经、坐骨神经、阴部神经及各分支，分别支配会阴下肢和臀区的运动和感觉。

和下肢相关性较大的主要有股外侧皮神经、股神经和坐骨神经及其分支。

股前区的皮神经以缝匠肌内缘为界，其内上方有髂腹股沟神经、生殖股神经和闭孔神经的皮支。外下方有髂腹下神经外侧皮支、股外侧皮神经和股神经前皮支。股后区股后皮神经自臀大肌下缘沿股后区中线深筋膜深面下行，沿途分出侧支穿深筋膜分布于股后皮肤，其末支至腘窝浅面出于皮下，分布于腘窝及小腿上份后面的皮肤。

股神经经肌腔隙于股动脉外侧进入股三角，位于髂筋膜深面。肌支分布于股四头肌、耻骨肌和缝匠肌，关节支分布于髋、膝关节，皮支分布于股前区，其末支为隐神经，在股动脉前方入收肌管。

坐骨神经从梨状肌下孔出盆，在臀大肌深面下行，经坐骨结节和大转子之间沿股后中线于股二头肌长头和大收肌间下行。坐骨神经通常到达股中、下 1/3 交界处，即分为胫神经和腓总神经。在臀大肌下缘和股二头肌长头外侧缘的夹角处，坐骨神经浅面仅有皮肤及浅筋膜覆盖。胫神经从坐骨神经分出后，位于腘窝中线，行至腘肌下缘，经腓肠肌内、外侧头之间进入小腿后部。胫神经分出肌支支配腓肠肌、跖肌、比目鱼肌和腘肌；皮支为腓肠内侧皮神经，与小隐静脉伴行，分布于小腿后面皮肤；关节支至膝关节。腓总神经自腘窝上角由坐骨神经分出后，沿股二头肌内侧缘向外下行，约 1/3 情况为该肌所覆盖。以后腓总神经越过腓肠肌外侧头的后面，位于股二头肌腱与腓肠肌腱外侧缘之间的凹陷中，在该处直接与膝关节纤维关节囊相贴。腓总神经于腓骨头后面并绕过腓骨颈，与骨膜紧贴近以后进入腓肠肌上、中，在该处分为腓浅、深神经。

腓浅神经在腓骨长、短肌和趾长伸肌之间下行，发出肌支支配腓骨长、短肌。其主干行向下，在小腿下部穿出深筋膜。分为内侧、外侧皮支，分布于小腿内侧，足背及除趾与第 2 趾毗邻缘以外的各趾皮肤。

腓深神经腓骨长肌上部深面，在腓总神经绕过腓骨头处发出，继穿过腓骨长肌，在趾长伸肌与胫骨前肌之间，与胫前动脉一起在小腿骨间膜前面下降至踝关节前方，它沿途分支支配胫骨前肌、趾长伸肌、长伸肌和第三腓骨肌，并发关节支至踝关节。深神经在踝关节前方分为 2 个终支：外侧支在趾短伸肌深面，支配短伸肌、趾短伸肌、骨间背侧肌及附近小关节；内侧支，沿足背动脉外侧行向前至第 1 跖骨间隙，分布于第 1 跖间隙背面皮肤；腓肠外侧皮神经，与腓肠内侧皮神经合并为腓肠神经。

小腿皮神经主要涉及隐神经、腓肠神经、腓肠内侧皮神经、腓肠外侧皮神经及腓浅神经皮支等。

- 血液循环：具体如下。

动脉。下肢各区从上到下动脉血供主要由髂总动脉及其在各部位的各级分支供血，通常情况下主干动脉走行于肌肉深层，有肌筋膜包裹保护，在形体雕塑过程中损伤概率较低。

静脉。和下肢形体雕塑相关的浅层静脉主要为大小隐静脉。大隐静脉起自足背静脉网的内侧份，经内踝前方，沿小腿内侧上行，绕行膝部内后方，至大腿内侧逐渐向前，最后于耻骨结节下外方约 3cm 处，穿隐静脉裂孔注入股静脉。大隐静脉在隐静脉裂孔附近有 5 条属支，即腹壁浅静脉、阴部外静脉、旋髂浅静脉、股内侧浅静脉和股外侧浅静脉。小隐静脉起自足背静脉网外侧份，经外踝后方至小腿后面中线上行，与腓肠神经伴行，抵腘窝下角处穿深筋膜后，向上注入腘静脉。大小隐静脉几乎全程走行在皮下组织层深层近深筋膜层次，在大小腿深层脂肪抽吸时需注意避免损伤。下肢深层静脉通常和同名动脉伴行，位置较深，在下肢脂肪抽吸时通常不易受伤。但有一个例外的情况是位于臀大肌深层，梨状肌上下孔穿出的臀上静脉和臀下静脉，它们在活体上直径粗达 6mm 左右，但管壁较薄，在受到外力作用时容易受损破裂，因此在臀部脂肪注射塑形时，如果注射管误入深层，易导致此两根血管的破裂，脂肪由破裂口进入静脉回流入心肺，从而造成严重的脂肪栓塞并发症，致死率较高。此外，Del Vecchio 等研究表明，如果将脂肪注射到臀大肌内或直接注射到臀大肌下，由于臀肌筋膜的阻隔效应，注射脂肪最终都会大量聚集到臀大肌下间隙，积聚的脂肪逐渐将臀大肌往后推移，到一定程度时势必会导致臀上静脉进入臀大肌入肌点处的撕裂，虽然注脂管没有直接破坏血管，足够多的深层注射量最终也会导致注射脂肪通过血管牵拉撕裂口进入到血管引起脂肪栓塞。这种可能性理论上还是存在的，因此需要引起手术者的重视。

(3) 美学标准：女性下肢应修长圆润挺直，无膝内翻或膝外翻；大腿线条流畅柔和。一般情况下，大腿长度为身长的 1/4，大腿围比腰围小 10cm 左右。大腿皮肤白皙丰满、细腻而富有弹性，宽度等于面宽；膝部轮廓清晰，皮下脂肪适中；小腿长度为大腿长度的 3/4，小腿围比大腿围小 20cm，小腿肚圆滑纤细，上部细于中部，下部明显细于中部，中部肌腹呈短弧形；踝部跟腱两侧皮下脂肪应较薄，脚跟结实，踝部细而圆，轮廓清晰。男性下肢则皮下脂肪普遍较少，健壮挺直，小腿肌肉饱满，隐约可见肌肉的轮廓。

(4) 美学缺陷及临床表现：下肢的美学缺陷主要体现在脂肪量的多寡及分布的异常，最终导致下肢腿型的缺陷及和臀部移行衔接的突兀。临床上最多见的是脂肪堆积过多，此外还有一些因为先天性及后天性的原因导致的下肢不对称较为常见，可以采用脂肪抽吸和脂肪移植来缩小双下肢的差异。

• 脂肪堆积：下肢脂肪堆积情况个体差异较大，较严重的肥胖时，整个大小腿皮下层有明显的脂肪沉积。当然，一般情况下，大小腿各部位脂肪堆积程度并不完全相同，通常大腿前内侧和后外侧脂肪堆积量较其他部位更多。大腿内侧脂肪过度堆积除了造成不雅的外观之外，走路时大腿相互摩擦会给患者造成相当大的不便，夏天往往无法穿裙子，裤子内侧也更易磨破。而大腿后外侧股骨大转子外侧区域的脂肪堆积则形成典型的"马裤腿"畸形，大腿根部粗大外扩，站立位时腿型很短，视觉上给人感觉髋部下移形成假胯。其他较易堆积脂肪的部位为膝关节上方和内侧区域等。而相对较少脂肪堆积的部位为大腿内侧下 1/3，结合大腿内侧上部和膝关节内侧区域相对较厚的脂肪堆积，大腿内侧形成大弧形的 S 形曲线，相较于细直的腿型，大腿内侧的这种 S 形曲线被认为是不美观的。

小腿粗大的原因主要有两个，脂肪堆积和肌肉肥大。对于肌肉肥大，主要通过肉毒毒素注射缩小腓肠肌内外侧头及小腿外侧的腓骨长短肌肌肉容积来改善小腿腹侧和腓侧过度突出和外扩的畸形，也可以通过选择性离断支配小腿腓肠肌内外侧头的神经来达到瘦小腿的目的。和大腿相比较，小腿不同区域的脂肪堆积差距更为明显，小腿前内侧胫骨前区域通常皮下脂肪菲薄，小腿上 1/3 的内侧和膝关节内侧移行区域及腓骨头下方小腿后外侧区域较腹侧区域脂肪堆积更多一些。有些患者脚踝上方小腿下 1/3 部分特别是外侧部分更易形成脂肪堆积，导致小腿下方脚踝上方过于浑圆，线条轮廓不清。

• 下肢形态不直：良好的下肢形态特点为细、长、直，对应的不美观下肢形态特征则为粗、短、弯。除了过度脂肪堆积造成的下肢粗壮和视觉上的矮短以外，下肢脂肪堆积分布的不均匀造成了不美的形态。主要表现为大小腿内侧整个线条畸形，大腿内侧上方的向内突出逐渐向下移行到大腿下 1/3 凹向外侧再过渡到膝关节内侧的向内凸出，继续延伸向下到小腿内侧上段的凹向外侧方，正常情况下这种大小腿内侧连续的大 S 形曲线过渡自然，凹凸之间变化幅度很小，理想的情况是大小腿内侧几乎成直线形，这样整个下肢显得修长挺拔。在严重脂肪堆积的情况下，这种凹凸差距会扩大或者因为过度的脂肪堆积造成大腿内侧紧密相贴，都是不美观的具体表现。除了大小腿内侧曲线畸形，小腿外侧的过度外凸进一步加重下肢粗短矮的视觉效应，严重者呈现为 O 形腿畸形。临床上根据两膝距离多寡，将 O 形腿分为三种类型，即双足跟、双足掌并拢，双腿放松直立时，测量两膝之间距离。

轻度：两膝并拢无缝隙，其下方小腿内侧上方弧形凹陷（大多数人属于此类）。

中度：两膝距离在 2~3cm。

重度：两膝距离在 3cm 以上。

和 O 形腿相反的是 X 形腿，主要特征是双下肢站直并拢时，膝关节内侧靠拢，但踝关节内侧相距 4cm 以上。

• 下肢不对称：一为长度上的差异，二为下肢各对应部位围度上的大小差异。肢体不对称轻度者表现为肢体长短不一，或者同时伴有粗细不一，但肢体的功能不受影响。严重的患者除肢体短缩外，还伴有肢体明显的发育不良、骨关节畸形、下肢较细、肌肉力量较差、足趾发育异常等。长期双下肢不等长，会引发双髋受力不均匀，导致骨盆倾斜及脊柱侧弯。

临床上多见的下肢不对称的病因常分为两大类，即先天性和获得性。在 20 世纪，脊髓灰质炎后遗症是最常见的原因（图 6-20）。近年来，感染、创伤及发育异常所致下肢不对称日益多见（图 6-21）。可以通过双下肢全长立位 X 线检查确定下肢短缩数量、部位、畸形性质。当然也可以使用常规的软尺测量法来测定下肢长度：平卧，体位摆正，双下肢伸直。根据体表标志确定髂前上棘和内踝尖的位置，测量两者之间的距离即为双下肢的长度。也可以通过观察步态来大致判断双下肢的长度差距。成年患者短缩<3cm，通过骨盆倾斜调整无明显跛行步态，>3cm 短缩行走表现为降下式跛行，重度短缩患者往往采取健侧屈膝位代偿，以期双下肢能够平衡位站立行走。

对于长度上的差异，轻症者通过穿矫形鞋即可纠正，如果双下肢长度差距达到 3cm 以上时，就可能会出现步态异常，严重短缩者多伴有骨与关节畸形，引起重度跛行和肢体功能障碍，此时通常需要进行下肢延长术等来提高患肢长度。此类手术更多属于矫形外科的范畴，本章就不再展开。而对于双下肢围度方面的差距，通过双下肢脂肪的加减法治疗可以有效纠正双下肢围度方面的差距。具体的办法是抽取粗大一侧大腿的脂肪，移植到小的一侧下肢相应部位以矫正两侧不对称（图 6-20）。

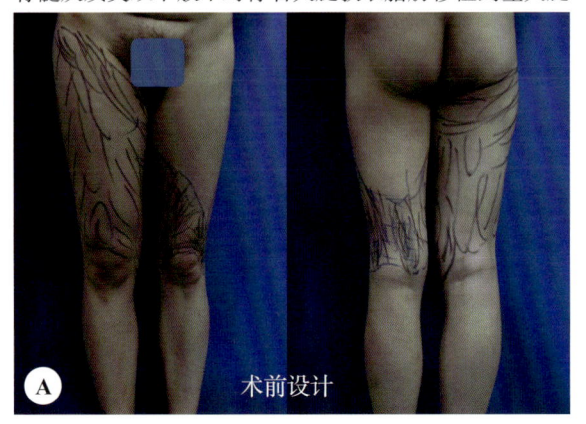

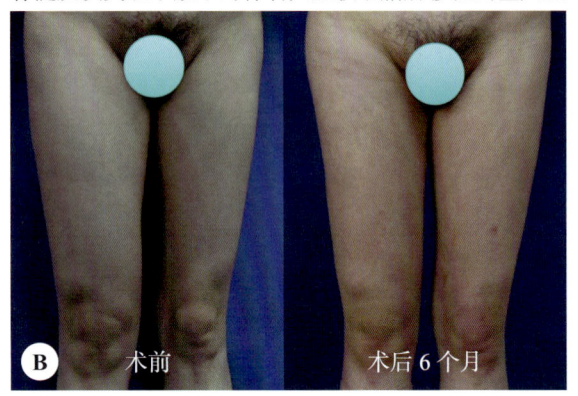

脊髓灰质炎双下肢不对称右大腿获取脂肪移植到左大腿

脊髓灰质炎双下肢不对称右大腿获取脂肪移植到左大腿

脊髓灰质炎双下肢不对称右大腿获取脂肪移植到左大腿

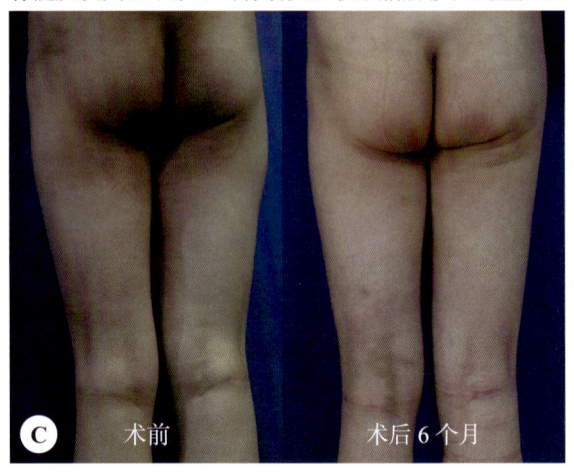

▲ 图6-20 脊髓灰质炎患者，双下肢发育不对称，左侧下肢较右侧稍细，以大腿下半部为明显

A. 手术设计取右侧大腿前内侧抽吸塑形并获取脂肪，移植到左大腿下半部，术后6个月显示双大腿不对称基本纠正；B. 正面观；C. 背面观

此外，还有因为外伤等原因导致的下肢不对称或凹陷缺损畸形等均可以用类似的原则进行修复（图6-21）。

• 臀区凹陷：臀区是否凹陷是确定臀型的重要因素之一。从后面观，臀区凹陷通常位于臀部外侧中间部分。臀区凹陷可先天存在，也有可能是后天各种原因造成，临床实践中臀肌挛缩可加重臀部凹陷。臀部凹陷多见于臀部的后外侧方，从解剖上看，此处皮下组织层下方只有臀中肌，通常已经没有臀大肌覆盖，这可能是臀部凹陷的原因之一。此外，如果患者伴有髂嵴及大转子外侧较严重的脂肪堆积，则更会凸显臀外侧区域的凹陷。矫正臀部凹陷的原则除了在凹陷处进行脂肪填充外，对其上下方脂肪堆积部位进行脂肪抽吸术也是改善腰、臀、大腿曲线及衔接的重要手段。

(5) 临床治疗方法

治疗原则：根据下肢形态畸形不同特点需要做对应的治疗，对于最多见的脂肪过度堆积造成的畸形，很显然需要将多余的脂肪去除方能达到良好塑形的目的，此时脂肪抽吸塑形术是不二选择。对于下肢曲线不直则需要分析具体的原因，对于因为脂肪堆积造成的局部突出则同样需要进行脂肪抽吸。而对于凹陷的部分则可考虑脂肪移植填充，同时进行脂肪抽吸和脂肪移植可以起到削峰填谷的效应，缩小或者完全矫正凹凸之间的差异，达到拉直下肢线条的目的。对于下肢大小不对称的问题，原则上则可以从粗大一侧抽取脂肪，移植到细小一侧下肢，以期缩小两侧之差距，纠正或改善双下肢不对称。臀区凹陷畸形通常需要进行脂肪移植来纠正，目前各大国际整形美容协会主流推荐意见为仅注射到皮下组织层以防止臀大肌内或臀大肌下深层注射可能导致的血管损伤及脂肪栓塞。

脂肪抽吸塑形术

• 术前准备及设计：除了常规术前筛查排除各种手术禁忌，下肢臀区在术前设计中需要重点关注的有以下几点。首先要注意下肢特别是大腿部的皮肤松弛情况。如果大腿皮肤松弛不明显，那么可以一次完成大腿360°环吸；如果是大腿皮肤比较松弛，为减少术后皮肤回缩不良导致皮下积液可能，最好分两次完成大腿360°环吸，分别进行大腿前内外或大腿后内外侧抽吸。大腿前内外抽吸可以组合腰腹部环吸，大腿后内外抽吸可以组合小腿抽吸或臀周抽吸塑形或其他部位（如上臂等）以减少手术总次数。此外，在大腿后侧抽吸时，需要重点标记出臀沟下方需要保留脂肪的支撑区域；设计完成前、后常规拍照（图6-14）。

• 麻醉选择：通常根据手术范围、是否进行紧肤治疗及结合患者意愿来确定具体麻醉方式。小范围抽吸、患者耐受性较佳者原则上可以在单纯肿胀麻醉下进行；如果抽吸范围较大，组合其他手术或者患者耐受性较差者，则建议结合静脉辅助或插管全麻下进行。

• 手术切口选择：手术切口选择原则是需方便手术操作，并且必须置于隐蔽部位或正常皮肤皱褶里，

第 6 章　面型、体型及形体雕塑之一

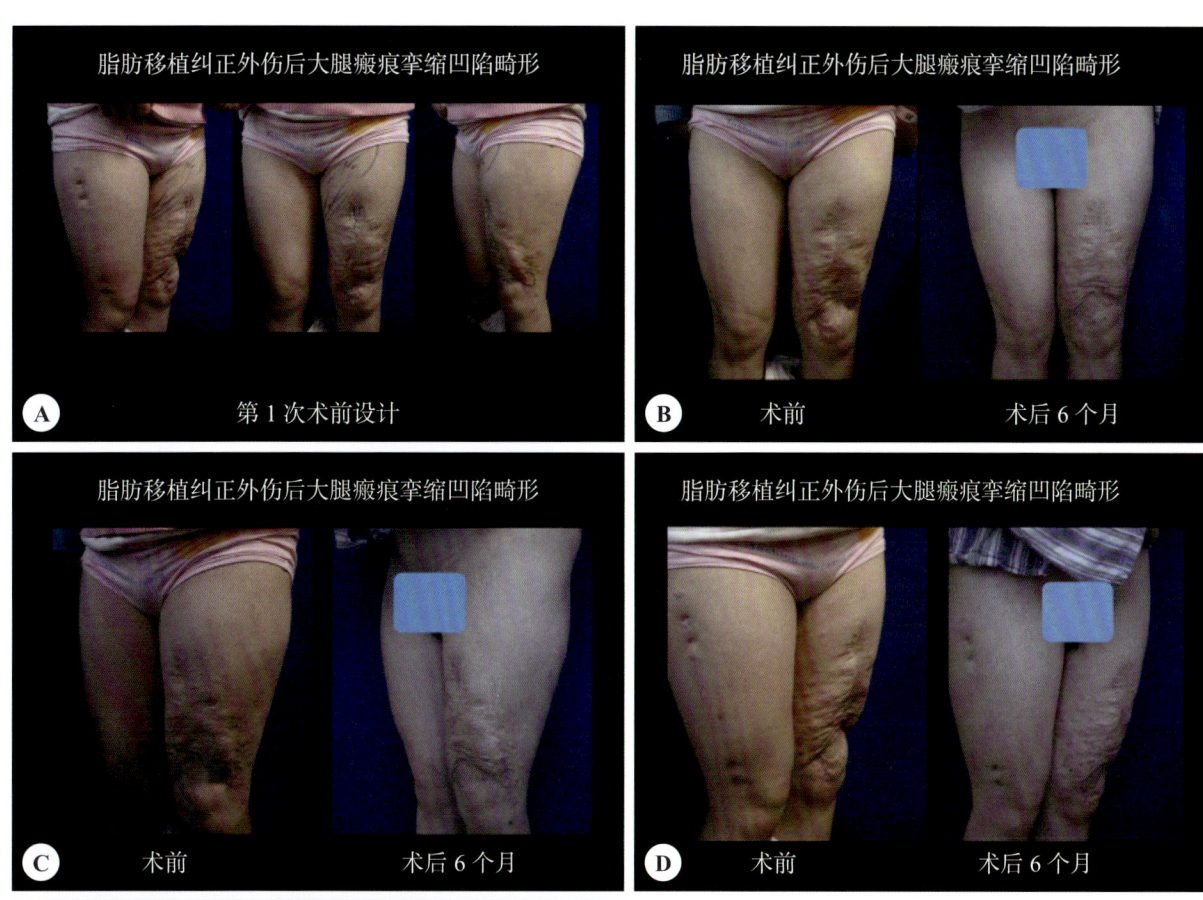

▲ 图 6-21　13 岁女孩，因车祸外伤致左大腿前侧严重受伤，皮肤及组织缺损经皮肤移植治疗后遗留大腿前侧膝关节以上广泛瘢痕、凹陷畸形，植皮区和深层组织粘连明显，影响皮肤活动度。一期手术根据就近原则取同侧大腿前内侧脂肪，移植到左大腿前侧凹陷缺损及粘连区。术后 6 个月见凹陷畸形明显减轻，左大腿外形明显改善，植皮区活动度明显提高，所植皮片和下方组织粘连明显减轻。二期手术取右大腿前内侧脂肪，左大腿前侧损伤区域进行二次脂肪填充手术

A. 第 1 次手术前及设计，第 1 次术后 6 个月随访对比；B. 正面观；C. 左斜位；D. 右斜位；E. 第 2 次手术设计

以掩盖或减少术后不雅瘢痕形成。常用的下肢切口有腹股沟中点或偏内近会阴部阴毛里、臀沟里，膝关节内侧、髌骨内侧缘、腘窝横行皮肤皱褶线内，以及内外踝和跟腱之间的凹陷部位等。

• 手术方法：具体如下。

体位选择。大腿前内外侧的抽吸塑形在仰卧位进行，而臀部周围、大腿后内外及小腿、脚踝的抽吸则大多在俯卧位下进行。虽也有人提出侧卧位及其他体位进行抽吸操作，但由于不利于两侧对比及术中需要变换体位等，因此采纳者较少。俯卧位进行小腿脚踝抽吸时，最好将双足置放于手术床尾之外以方便手术操作。

抽吸层次。通常情况下，对于脂肪堆积明显的部位浅深两层脂肪均需抽吸才能完成局部的塑形，总的原则是抽吸完成后不同部位根据对应真皮层厚薄需要留置对应厚度的真皮下皮下脂肪层以保持抽吸部位的平整度，同时也可以保证抽吸区域皮肤血供。下肢各部位由于脂肪堆积程度相差较大，在进行脂肪抽吸塑形时又需要区别对待。对待凹陷的区域、黏附区域等本身脂肪堆积较少的部位，抽吸时需要保守以免加重局部的凹陷造成继发畸形。对于一些特殊的部位，如大腿后侧臀沟下方的支撑区域，则尽量不抽或少抽，以避免破坏其结构，以免造成术后臀部的下垂（图 6-14）

大腿抽吸塑形。根据大腿总体脂肪堆积情况及畸形来制订大腿抽吸塑形方案。对于不是太严重的脂肪堆积，根据患者要求可以进行局部的脂肪抽吸改善，常见的抽吸部位为大腿前内侧和后外侧抽吸。对于较

弥漫的大腿脂肪堆积，则可以应用区域塑形原则选择大腿前半部（前、内、外）或大腿后半部（后、内、外）的抽吸（图 6-22）。对于大腿严重脂肪堆积者，或要求很高的求美者也可以进行大腿 360° 环吸（图 6-23）。根据大腿皮肤松弛程度大腿环吸可以一次完成或分两次完成。具体来说，对于大腿皮肤没有明显松弛者，一次手术即可完成；反之，对于大腿皮肤松弛较明显，分 2 次完成 360° 环吸更为安全，可以大大减少皮下积液的发生，并且分次手术皮肤回缩更好，不容易错位，最终塑形效果也较好。对于需要全身塑形的求美者来说，俯卧位下大腿后内外可以和小腿（图 6-22）或后腰背等（图 6-14）进行组合抽吸；大腿前内外和腰腹部环吸组合抽吸可以在仰卧位下进行（图 6-14 和图 6-24）。这样做的好处是，在总手术次数不变的情况下，可以避免术中翻身节约手术时间。

小腿抽吸塑形。相较于大腿脂肪堆积来说，小腿部位的脂肪堆积相对较少一些。较少的皮下脂肪堆积加上相对发达的小腿三头肌，小腿抽吸术后发生高低不平的概率要更高一些，因此小腿抽吸时保留均匀的薄层真皮下皮下脂肪尤为重要。抽吸管口径通常不超过 3.5mm，进行浅层抽吸塑形时通常选择 2.0～2.4mm 口径的精细抽吸管进行。必要时可使用口径更细的面吸管连接注射器进行手工精雕调整。小腿抽吸可以单独进行，也可以和其他部位组合进行（图 6-22）。

膝关节周围塑形。膝关节作为大小腿的中间连接部位，其解剖结构特点决定了其外形特征。正常的膝关节及其周围特征为显著的骨感化，也就是说，膝部比重最大的是骨性支架，其骨性轮廓特征鲜明。反过来说，如果膝关节及其周围部位少量的脂肪堆积就会破坏膝关节在大小腿衔接中的和谐和协调。膝关节周围的塑形是下肢整体雕塑塑形中重要的一环，必须和上下方的大、小腿抽吸塑形效果协调一致。膝关节周围的脂肪堆积并不均匀一致，主要堆积的部位是膝关节的内侧和上方。此外，膝关节下方内外两侧胫骨前皮下有少许脂肪堆积。皮下脂肪纤维结缔组织的分布方向也有所不同，总的来说，膝内侧皮下脂肪筋膜结构的排列方向以纵向为主，而膝关节上方则以横向为主。膝关节内侧脂肪堆积凸起可以通过腹股沟的切口使用长抽吸管到达并有效去除纠正。而膝关节上方的脂肪堆积，由于其纤维结缔组织分布主要为横形为主，从上方腹股沟处切口处在垂直方向上不易将脂肪组织抽除，此时往往需要在膝关节前内侧偏上的凹陷处增加辅助切口以方便膝关节上方区域的抽吸。但这样做的缺点是在部分患者会留有较明显的瘢痕，并且此处

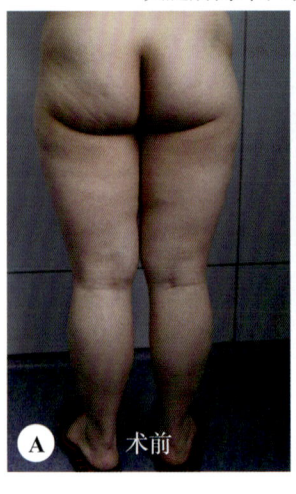

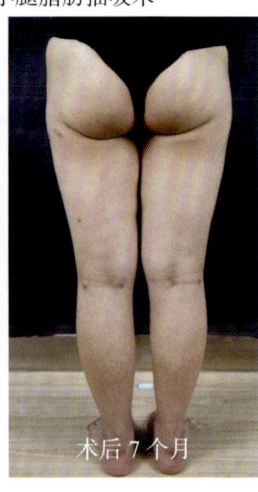

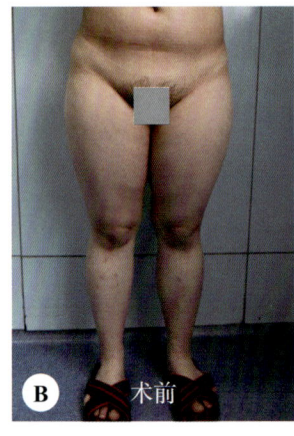

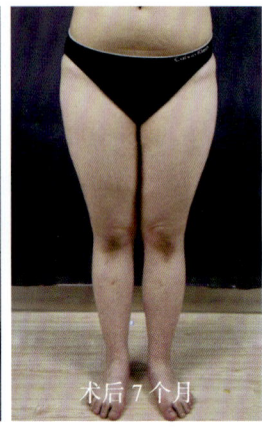

▲ 图 6-22 大腿后内外、小腿脂肪抽吸术前后对比，术后大腿明显变细、直、圆润，大小腿曲线连接自然协调
A. 后面观；B. 正面观

瘢痕颜色偏深且消退较慢。此时可考虑膝关节上方进行精细化雕塑，具体是利用 2～3 个 2mm 左右的小切口，使用直径 2mm 左右的细抽脂管通过手动注射器低负压抽吸来完成雕塑，这样既完成了局部的脂肪抽吸塑形，又最大限度地减少了瘢痕的形成，缺点是术者需要花费更多的时间来完成这样的工作（图 6-24）。

脚踝上方精细化雕塑。脚踝上方小腿下 1/3 部位少量的脂肪堆积就会极大地影响到整个腿型，要纠正此种少量的脂肪堆积，传统的抽吸塑形是无法实现的，和膝关节周围的雕塑一样，此时必须采用精细化塑形原则。由于整体脂肪层变薄，对应的抽吸管的直径必须小于脂肪层厚度，此时常用的抽吸管直径为 2mm 左右，可以考虑使用螺纹接口的单孔抽吸管连接 10ml 螺纹口注射器进行手控抽吸塑形，回抽 1～2ml 低负压抽吸有利于减少对真皮下血管网的损伤及减少术后高低不平的发生。同时小口径的抽吸管仅需 1.6～2mm 的入口，常规使用 16G 针头破皮即可，术后瘢痕不明显。

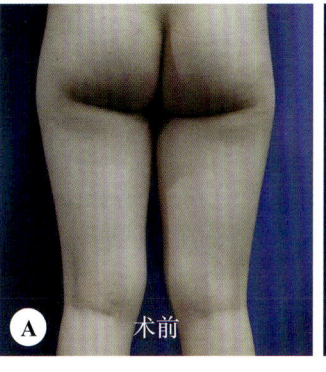

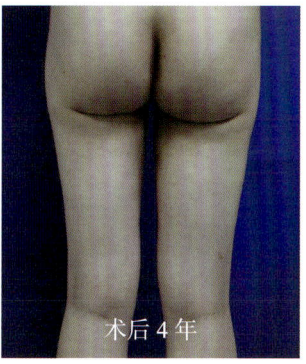

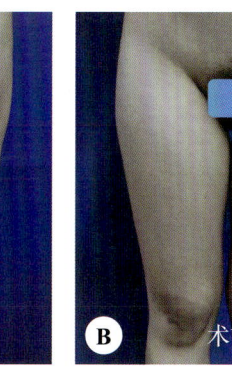

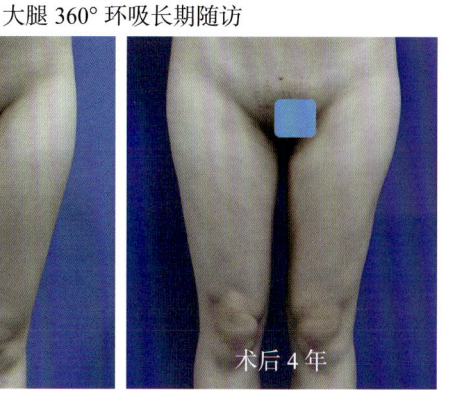

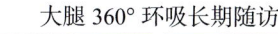

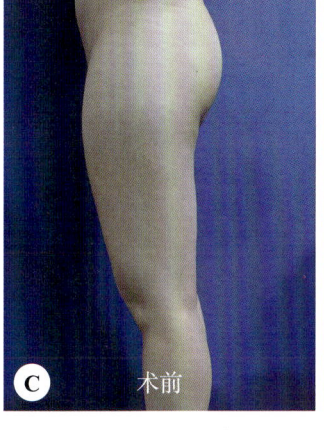

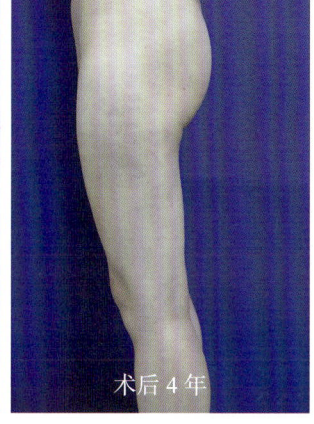

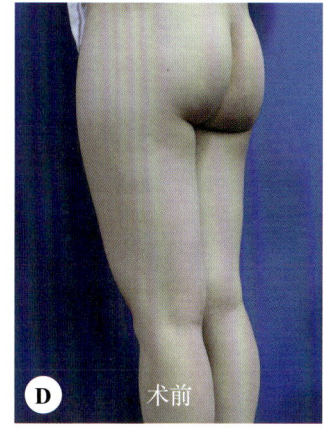

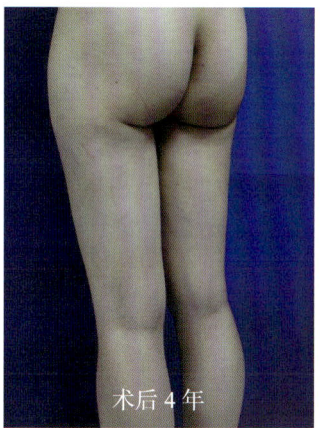

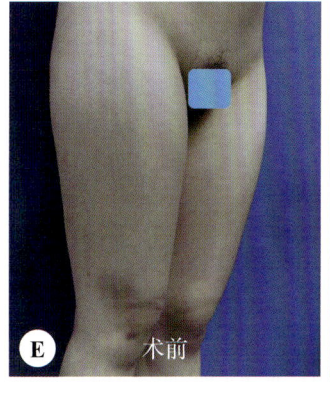

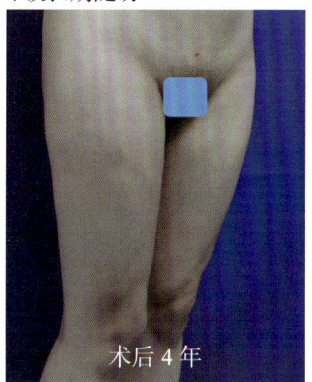

▲ 图 6-23 大腿 360 环吸一次完成，4 年长期随访显示大腿整体纤细直挺、大腿前凸及大转子外侧膨隆改善，效果稳定无反弹

A. 后面观；B. 正面观；C. 左侧位观；D. 左后斜位；E. 右前斜位

- 术后管理：大小腿抽吸术后按常规处理，笔者习惯将手术切口缝合封闭以减少术后伤口不停渗液的困扰，前提是缝合前需仔细排干净残留的肿胀液。缝合完成后直接穿弹力紧身裤和弹力袜即可，常规 3～5 天换药一次，术后 8～12 天拆线。为更好的塑形，视皮肤松弛程度，术后紧身衣裤穿戴 1～3 个月，术后鼓励早期下地活动，防止术后下肢深静脉血栓形成。

- 病例报道：38 岁，女性，腰腹部等外形不佳在外院腹壁整形术后来院要求进一步改善。入院查体见腰腹部和大腿等处皮下脂肪中度堆积，腰腹部大腿臀部之间衔接曲线不够流畅，臀部轻度凹陷畸形，皮肤中度松弛、乳房扁平。一期手术腰腹部、大腿前内外抽吸塑形、射频紧肤及脂肪移植隆乳术；9 个月后，行二期手术大腿后内外、臀周围、后腰背抽吸塑形臀部凹陷脂肪移植及隆乳术（图 6-14 术前设计，图 6-25 术后对比）。

脂肪移植

- 术前设计原则：下肢臀区塑形中脂肪移植最常见的是臀部凹陷的纠正及丰臀术，其次是下肢腿型不直、各种下肢不对称的情况及各种原因造成的缺陷和畸形情况，比较多见的是脂肪抽吸造成的各种高低不平等。术前设计时需要根据每个不同的病例特点，仔细标记出凹陷及畸形的部位及严重程度，评估所需脂肪移植量，确定脂肪移植供区。供区选择采用同侧就

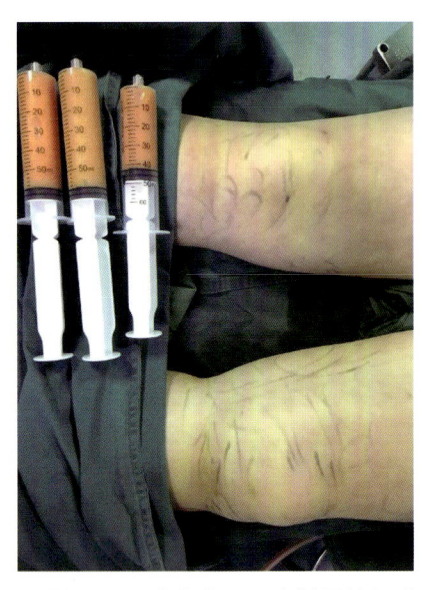

图 6-24 膝关节周围注射器精细雕塑术，右侧抽出脂肪 160ml，术后即刻，左侧未抽吸，两者对比明显

近原则、对称性原则和全身性原则。就近原则针对比较轻度或小范围的缺损及凹陷，一般从同侧患肢凹陷缺损附近获取脂肪进行填充修复，这样可以更好地纠正畸形，同时也不会因为脂肪抽吸造成其他部位的继发性损伤及畸形。对称性原则通常针对较大范围的缺损或畸形，估计需要获取较大量的脂肪供移植，或者是双侧下肢明显不对称的情况下，通常从健侧或脂肪量较多的一侧获取脂肪移植到缺损或脂肪量较少的一侧，以期矫正畸形和缺损并缩小双下肢间的差距。全身性原则是指在局部或对侧下肢不能提供足够移植脂肪的前提下，需要从身体其他部位获取脂肪，此时需要结合全身整体的形体塑形效果，供区获取脂肪的同时做好供区的雕塑和全身形体曲线的衔接协调。

- 麻醉选择：小范围小容量的脂肪移植选择单纯局部神经阻滞麻醉和肿胀麻醉即可。反之，则需结合静脉基础或插管全麻。
- 进针点选择：如果选择同侧脂肪供区进行修复，脂肪抽吸供区切口可以用作脂肪注射进针点。此外，少量精细化脂肪移植矫正畸形缺陷时，可以采用就近原则，在畸形缺损区边缘多点进针，此时通常只需使用 16G 针尖破皮，使用 18G 左右注脂管进行交叉均匀注射。这种情况下通常不会留有瘢痕。
- 注射层次选择：通常根据缺损部位畸形严重程度评估所需脂肪量，脂肪注射采用多点、多隧道、多层次的注射原则，最大限度地增加脂肪颗粒和受区的接触面积，应避免团块状注射，以促进移植脂肪颗粒快速再血管化，促进脂肪的存活和替代，最终提高脂肪移植后留存率，降低术后脂肪坏死、液化、感染及结节钙化硬结等并发症的发生率。

- 手术方法：具体如下。

脂肪获取。对于小范围少量脂肪移植，通常使用 10～20ml 注射器连接螺纹抽吸管手工低负压抽吸即可，优点是方便简单，缺点是抽吸量相对有限，在需要较大脂肪量或患者较消瘦时，获取脂肪相对费时费力。大量脂肪移植通常会选择机器辅助抽吸，一般将机器负压调节在 50kPa 以下，以减少抽吸过程中对脂肪细胞的损伤。抽出脂肪可以连接到一个脂肪过滤收集罐中，这样可以将纤维结缔组织和脂肪组织分离开来，注射时就不易堵管。下肢臀部脂肪移植量普遍较大，如果使用水动力抽脂或抽吸过程中出血较少，则经过简单的沉淀分离后直接获得脂肪，转移到较小的注射器中即可进行脂肪移植。如果抽吸过程中出血较多，则可使用生理盐水等进行漂洗以去除血细胞等杂质，再进行沉淀浓缩后进行脂肪移植。一般情况下，大容量脂肪移植并不进行离心或仅做低速离心去除部分水分浓缩脂肪。

臀部凹陷矫正及丰臀术。近年来臀部脂肪移植丰臀术［亦称之为巴西提臀术（Brazilian butt lift, BBL）］发展迅猛，在近年总体手术量降低的大环境下，脂肪移植丰臀术逆势增长，是增长最快的整形美容手术之一。据美国美容整形外科协会统计，2019 年臀部脂肪移植数达到了 34 086 例次，较 2018 年的 26 774 例次增长了 34%，和 5 年前的 2015 年的 18 487 例次相比更是增长超过 90%。伴随着臀部脂肪移植的快速发展和普及，近几年不断有死亡等严重并发症发生，无论是医学文献还是大众媒体都有报道增多的趋势。2015 年，Cardenas-Camarena Lazaro 等报道墨西哥 10 年和哥伦比亚 15 年的调查结果，发现 10 年中墨西哥共有 13 例臀部脂肪注射致死病例，而哥伦比亚 15 年间则有 9 例死于臀部脂肪注射。2016 年，Conde-Green A. 的一篇 Meta 分析显示，臀部脂肪注射时如果注射到深层肌肉之中，则并发症发生率显著高于单纯皮下层脂肪注射。鉴于臀部脂肪注射高并发症发生率及高死亡率，美国美容外科教育研究基金会（Aesthetic Surgery Education and Research Foundation，ASERF）于 2017 年组成了特别调查委员会对此进行相关研究，发现脂肪移植丰臀术的死亡率最高可达 1/2351。究其原因，可能是脂肪注射到深层导致了臀上、下静脉等血管的损伤，脂肪顺着压力梯度从臀大肌下间隙经血管裂口进入到下腔静脉和心肺造成严重的脂肪栓塞并发症，一旦发生，死亡率特别高。作为 BBL 手术发源地的巴

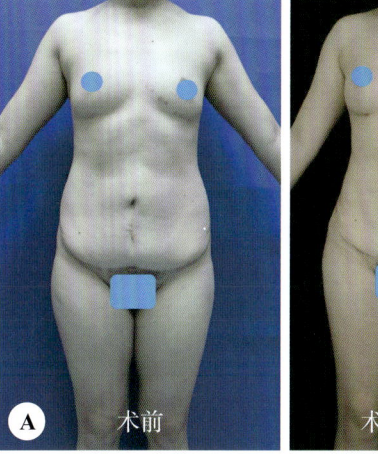

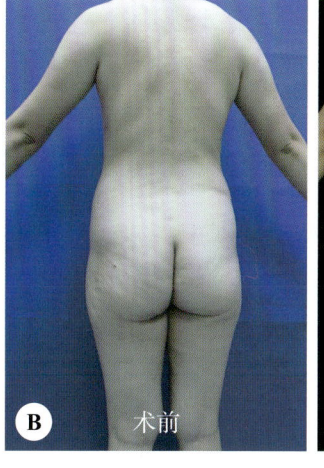

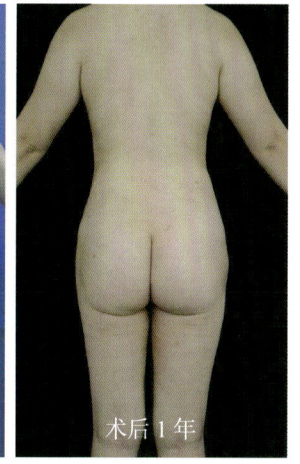

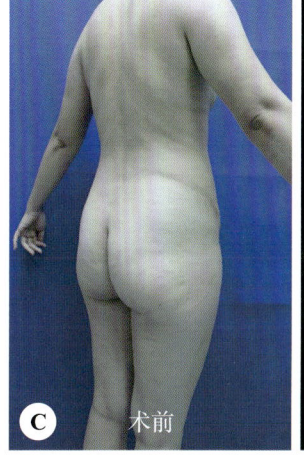

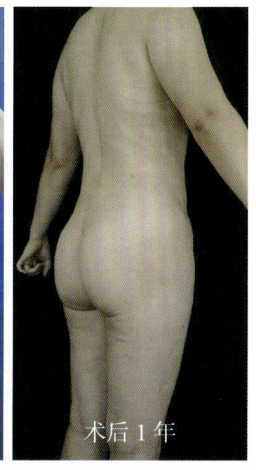

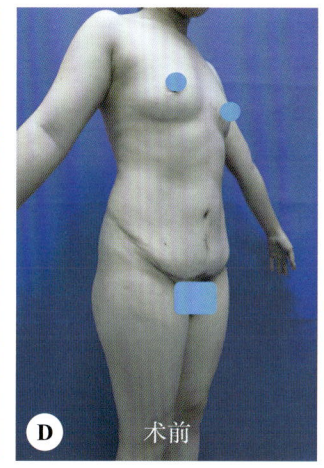

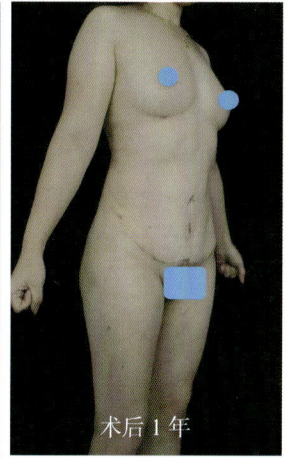

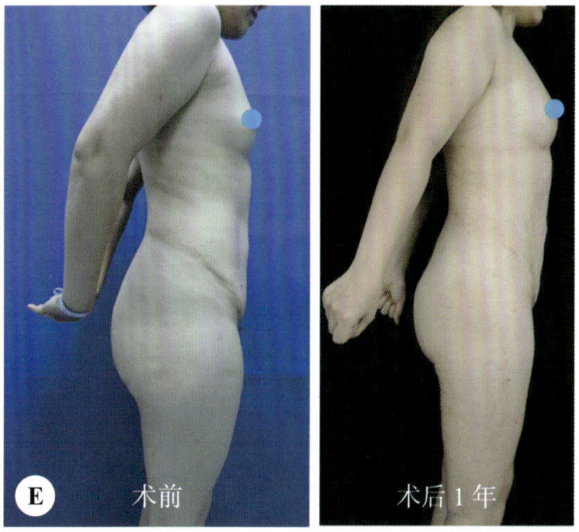

▲ 图 6-25 与图 6-14 为同一人（术前设计），两次手术完成腰腹部、大腿环吸、脂肪移植隆乳丰臀术，第 1 次术后 1 年，第 2 次术后 3 个月，随访显示腰腹部皮肤收紧、下腹部及腰部大腿外侧膨隆及前凸减轻，大腿变得细直，腰背臀大腿间连接曲线变得流畅，乳房臀部变得丰满，臀部凹陷纠正，臀型从方形臀向 A 形臀转换
A. 正面观；B. 背面观；C. 后斜位；D. 右斜位；E. 右侧位

西，巴西整形外科协会于 2017 年 7 月基于网络对其 5655 名会员进行了匿名调查。共收到 853 份回复，回复率 15.08%。丰臀术中脂肪移植占比达 78.89%，另有 10.61% 为脂肪移植结合假体置入。单侧臀部脂肪注射量 200～399ml 者占比 80.24%，400～599ml 者占比 16.71%，600～799ml 者占比 2.47%，大于 800ml 者占比为 0.59%。在脂肪注射层次方面，虽然有 55.7% 的比例注射到皮下组织层，但仍有总数达 61.58% 的比例涉及臀大肌内或臀大肌下注射。本次调查的脂肪栓塞的发生率在 1/9530，死亡率为 1/20 117。

根据调查结果，他们对安全地进行臀部脂肪注射提出十大建议：①只在皮下层注射；②避免大容量脂肪移植；③熟悉术式和臀部解剖；④仔细选择患者；⑤使用最佳临床方案；⑥肿胀液中不使用利多卡因；

⑦使用闭合性吸脂及注脂系统；⑧预防性应用抗生素；⑨使用较大口径注脂管；⑩运动中注射。

2018年，Del Vecchio等提出脂肪迁移、血管牵拉撕裂导致脂肪血管栓塞的可能机制。简而言之，臀大肌后侧筋膜坚韧致密，臀大肌前方则无筋膜存在。因此，一旦脂肪深层注射到臀大肌内，由于后侧有臀大肌筋膜作为坚韧的支撑及隔离作用，注射脂肪无法突破臀大肌筋膜进入到皮下组织层，而只能通过肌间隙向前渗透到臀大肌下间隙。臀大肌下间隙脂肪堆积促使臀大肌向后方膨隆，适度的注射量可以产生臀部隆起丰臀的效果，注射量越多，臀大肌后移的程度越大，累积到一定程度时势必造成臀上静脉等血管过度牵拉，最后造成其进入臀大肌入肌点处的撕裂损伤。2019年，Wall等的研究进一步证实了臀大肌筋膜对臀区脂肪注射后迁移的影响。2018年，Villanueva等提出了臀部脂肪注射危险三角区的概念，即髂后上棘、股骨大转子和坐骨结节三点构成的三角形区域。在此区域进行深层注射，很容易导致其下方的大血管的破损，从而造成脂肪栓塞。因此作者提出安全的臀部注射应尽可能地在皮下组织层浅层注射，而避免在臀大肌内或肌肉下间隙深层注射。他们提倡俯卧位时臀部垫高、髋关节屈曲形成类似于折刀样的体位，这样有助于臀部周围的脂肪抽吸塑形，又有利于臀部脂肪注射时保持注脂管在皮下层而误入肌肉深层。

鉴于臀部脂肪注射丰臀术特别高的死亡率，国际上五大著名美容整形协会，包括美国整形外科医师协会、美国美容整形外科协会、国际美容整形外科医师协会、国际整形再生外科医师协会（International Society of Plastic Regenerative Surgeons，ISPRES）和国际脂肪治疗和科学联合会（International Federation for Adipose Therapeutics and Science，IFATS），共同联合发起针对臀部脂肪移植的特别调查，BBL手术死亡率可高达1/3000左右，强力建议手术医生重新评估BBL技术。

2019年，五大美容整形外科协会就臀部脂肪移植进一步给出安全公告，强烈关注BBL手术的相关死亡仍在发生，由学会和研究基金会资助的研究表明，臀部的解剖特点及采用的技术和最终的结果、安全状况有关联；学会联合调查小组仔细研究了各种BBL技术发现，如果脂肪移植局限在皮下组织层而不涉及臀大肌筋膜时，患者死亡风险可以降到最低。调查认为，臀部脂肪移植是目前美容外科手术中预估死亡率最高的手术，特别提醒学会成员及公众对此提高警惕。美国佛罗里达州医学会已于2019年6月6日发布有关臀部脂肪移植BBL的紧急操作法规，脂肪只能注射到皮下层而不能穿透臀大肌筋膜，禁止在臀大肌内及臀大肌下注射脂肪，此法规已于2019年6月17日生效。

2020年，Ordenana C.等报道彩色乳胶灌注尸体臀部血管进行解剖研究发现，臀区越靠近内侧和深层，血管口径越粗大，皮下层血管口径平均在(16.75 ± 2.21)mm，臀大肌内血管口径平均在(25 ± 2.21)mm，而臀大肌下间隙臀上静脉口径在(7.6 ± 2.24)mm，而最粗的臀下静脉口径达$(13.65+6.55)$mm，这些粗大的血管损伤后更易导致脂肪栓塞和致死，因此作者建议臀部脂肪注射仅仅在皮下组织层进行。

2020年，Turin S.Y.等使用MRI造影研究首次报道了臀部活体静脉的相关解剖的研究结果，臀上静脉和臀下静脉均位于臀大肌下，距离皮肤表面大约6cm，直径在6mm左右，因此作者认为臀部肌肉内和肌肉下平面无"注射安全区"，而当患者髋关节屈曲俯卧位或侧卧位["折叠刀"样体位（Jack-Knife Position，JKP）]时，发现血管直径最高可以降低27%。因此，他们认为在这些特定体位下可能会降低这些血管受伤的风险。但最近Barnes C.W.等的研究认为，当处于髋关节屈曲俯卧位时，臀部血管变窄容量降低可能是受到骨盆骨骼压迫扭曲牵拉所致。进行臀部脂肪注射时，如果梨状肌孔周围注射脂肪过多形成的高压状态，很可能造成静脉的撕裂伤。此外，患者处于俯卧髋关节屈曲位体位时，肌肉位置相对表浅，位于皮肤下方2～3cm的位置，手术医生很容易误判注射到深层肌肉中去，因此作者并不提倡这样的体位。另外在侧卧位时，也有作者认为注脂管更易注入到深层，可能会导致血管损伤及脂肪栓塞的发生。为保证臀部脂肪注射安全，笔者提出的注射层次位于皮肤真皮层和臀大肌筋膜之间的皮下组织层，注射时注射针平行于皮肤层和臀大肌筋膜，避免成角注射到臀大肌及臀大肌下。

除了美容性质的脂肪移植丰臀术之外，临床实践中臀部脂肪注射还可以纠正臀肌挛缩导致的臀部凹陷及臀大肌等肌肉挛缩、瘢痕纤维化形成。采用脂肪移植纠正臀肌挛缩有几方面的优点，除了基本的填充矫正臀部凹陷畸形之外，脂肪移植后可以纠正改善臀肌挛缩存在的深层组织纤维瘢痕形成的病理状态。当然，在进行脂肪移植过程中，还需同时对明显的索条状瘢痕进行适当的分离松解，可以使用末端呈小V形分离器进行松解分离，如果粘连相对表浅，也可以简单地使用16G针尖进行切割分离。分离过程中注意遵循三维立体松解原则，分离后应该形成相互分隔不直接相连通的小的腔隙，这些细小腔隙中再次行脂肪注射填满。在分离过程中一定要避免形成过大的腔隙，以防止脂肪注射其中后融合堆积，影响移植脂肪血供的建立，最终导致脂肪坏死，引发一系列的并发症。通常情况下，臀肌挛缩所形成的臀部凹陷经一次脂肪填充、挛缩松解，并结合臀周脂肪抽吸即可取得较为满意的塑形效果。笔者采用上述原则和方法对几十例患者进行手术矫正，取得了满意的效果（图6-26）。当然，对于非常严重的凹陷或臀肌挛缩畸形，如果一次矫正不足者，6个月后都可以进行二次脂肪移植手术以进一步提高手术效果。

抽脂术后高低不平修复。临床实践中最常见的下肢区域脂肪移植还是以修复抽吸术后的高低不平为多见。虽然造成抽吸区域高低不平的原因众多，但总结归纳下来不外乎以下几种情况。

抽吸过多。这是造成术后高低不平的最常见原因之一，抽吸过多包括两种情况，一种是抽吸区域某个部位局部抽吸过度造成的局部凹陷等；另一种情况是手术医生不恰当地单纯追求抽吸量，整个抽吸区域全面的过度抽吸造成皮瓣过薄及不均。第一种情况下，高低不平处本身或凹陷区域周围通常会留有足够多的

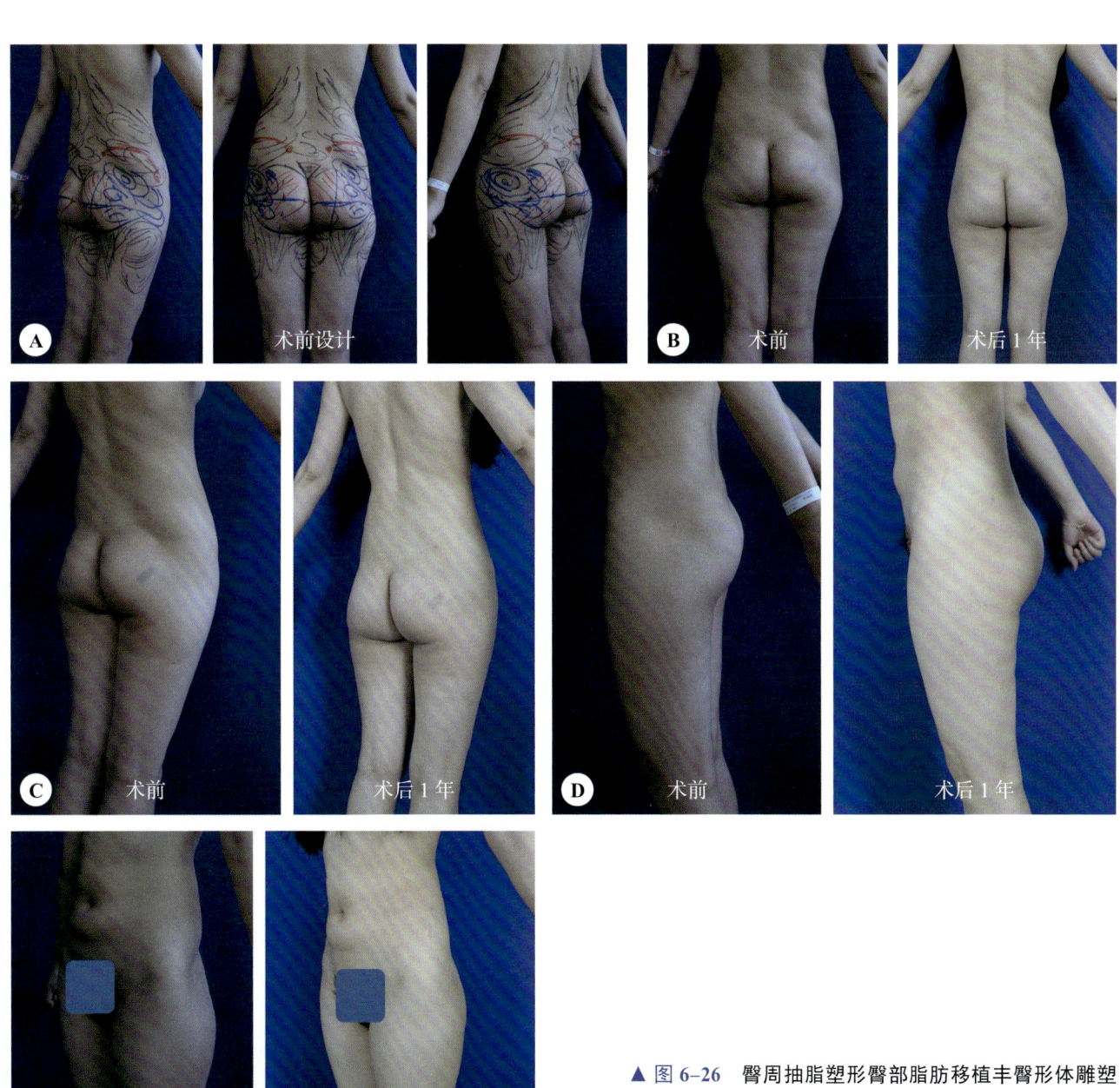

▲ 图 6-26 臀周抽脂塑形臀部脂肪移植丰臀形体雕塑术。臀肌挛缩松解、脂肪移植臀部凹陷纠正结合臀周抽吸塑形术前后对比

A. 术前设计；B. 背面观；C. 右后斜位；D. 左侧位；E. 左前斜位

脂肪可供移植，修复方法可以简单地从高低不平部位有脂肪残留的部分或从凹陷部位周围获取一定数量的脂肪，填充于局部凹陷处，并做好凹陷区域和周围的衔接（图6-27）。如果是第二种情况，处理起来相对棘手很多，高低不平区域通常残留脂肪不足于修复矫正凹陷部分，常需从身体邻近部位或远位获取脂肪，再进行移植来进行修复，此时可遵循全身形体塑形原则来决定脂肪供区。严重的高低不平通常需要数次修复才能完成（图6-28）。

抽吸过浅。除了抽吸过多，抽吸过浅也是造成抽吸部位高低不平的重要原因，通常是手术医生抽吸时抽吸层次过浅、使用较粗的抽吸管、负压过大、抽吸管口向上等各种原因将真皮下脂肪抽离所致，一旦造成真皮下薄层脂肪破坏，则真皮层直接和相对深层的组织（如深筋膜）直接形成瘢痕粘连（图6-29），势必破坏了皮肤和深层组织间的相对移动度；同时瘢痕收缩、体位改变、重力等共同作用会造成皮肤和深层组织间的错位加重高低不平。

设计不合理。抽吸设计不合理造成的局部高低不平早期主要是抽吸时没有做好抽吸区域和非抽吸区域的移行衔接，造成抽吸区域和邻近区域间明显的分界和阶梯样改变（图6-27），预防此种畸形的发生相对简单，抽吸时靠近抽吸区域边缘一定进行羽化修饰。例如，在大腿抽吸塑形时，需遵循相邻多部位一体化抽吸原则，大腿进行360°环吸或至少大腿后内外侧或大腿前内外同时抽吸塑形，并做好抽吸区域和非抽吸区域的移行衔接，即抽吸时越靠近外围边缘，抽吸量越少逐渐过渡到非抽吸区域。修复此类畸形通常采用就近原则获取凹陷畸形周围脂肪，移植到凹陷部位，这样通过削峰填谷的原理，减少凹陷区域和周围区域的差距，并形成圆润的大腿外形。

综合型。综合型是包含了两种及以上原因造成的多种畸形。此型大多见于新手急于练习，但基础较差、知识掌握不够，使用过粗的抽吸管高负压抽吸造成，轻者造成各种高低不平，重者造成皮肤坏死等各种严重并发症（图6-30）。

- 紧肤治疗：对于术前有皮肤松弛者，特别是大腿前内侧等区域，可以在抽吸完成后同时行常规射频紧肤治疗以增加术后平整度及皮肤的回缩，提高手术最终效果。

- 皮下瘢痕挛缩松解：对于各种原因引起的皮下瘢痕挛缩，在治疗过程中需要同时行挛缩松解，常用Rigotti法，使用16G针尖或小针刀进行三维立体切割松解，注意松解过程中避免形成大的腔隙。通常局部先行脂肪注射帮助确定纤维瘢痕条索的确切位置，松

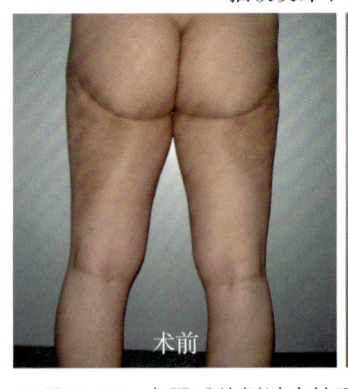

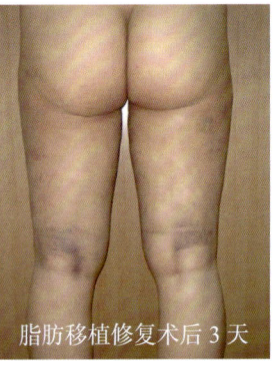

▲ 图6-27 大腿后外侧过度抽吸造成局部凹陷畸形，获取邻近大腿后内侧脂肪移植到凹陷区域恢复大腿圆润的外形

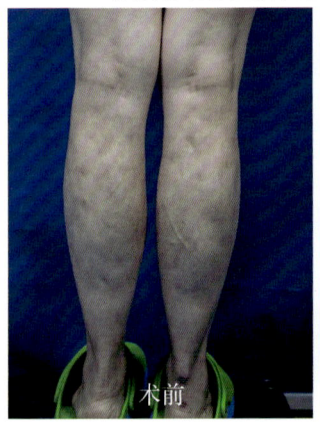

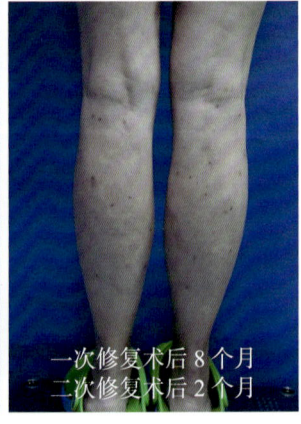

▲ 图6-28 小腿过度抽吸后皮肤菲薄皮下血管显露且不平，身体其他部位获取自体脂肪2次移植后小腿皮肤平整度和曲线显著改善，皮下血管不再显现

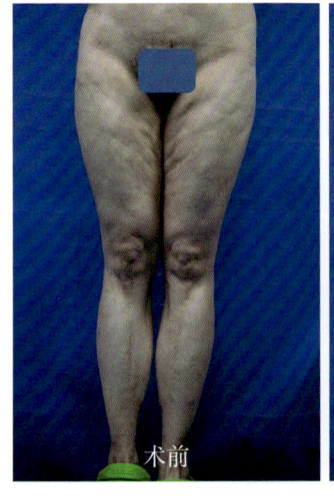

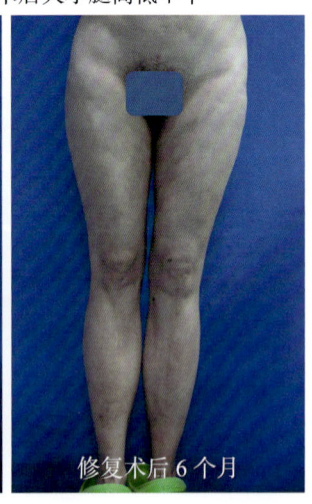

▲ 图6-29 大腿前内侧抽吸过浅造成真皮和下方组织粘连形成犁沟样畸形，大腿前内侧重新抽吸塑形结合深度凹陷处脂肪移植修复，术后8个月随访基本纠正凹陷畸形

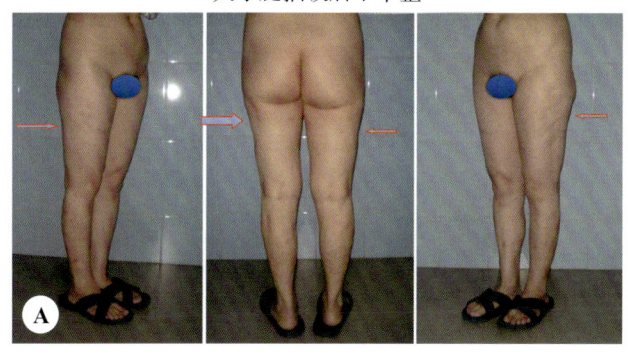

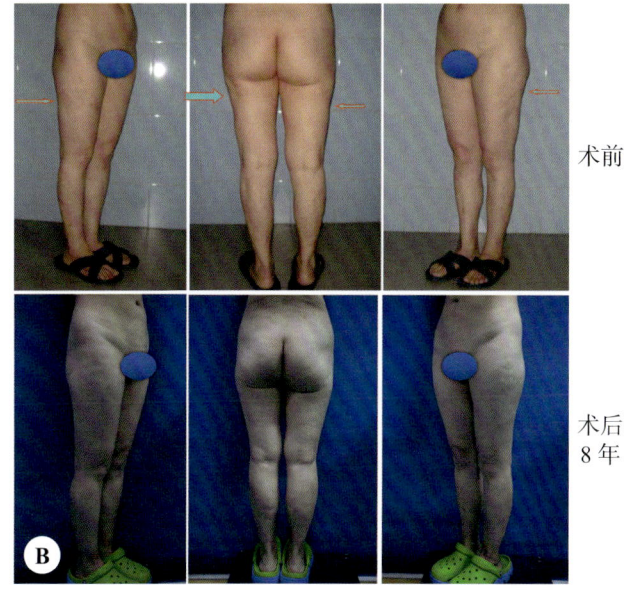

第6章 面型、体型及形体雕塑之一

解完成后继发小腔隙再次进行脂肪移植填充。

- 术后管理：脂肪抽吸区常规紧身衣裤穿戴，弹性松紧合适并根据肿胀情况及时调整，手术当天脂肪注射前30min静脉应用抗生素预防感染，术后口服抗生素3～5天。术后脂肪移植区域防止长期受压，早期适当制动1周左右，3个月之内不宜剧烈活动。

- 病例报道：28岁女性（图6-26）。臀肌挛缩臀部凹陷等臀周形态畸形入院，查体见臀部后外侧区域明显凹陷，并且两侧不对称明显，后腰背髂嵴及大腿外侧相对较多的脂肪堆积更加凸显臀区凹陷畸形。术前设计原则臀区凹陷区域进行脂肪填充（蓝色等高线标记），后腰背髂嵴大腿外侧、内侧等脂肪堆积部位进行脂肪抽吸（黑色等高线标记），而一些重要的解剖标志、走向及需要保留的重要结构等使用其他颜色标记笔分别进行标记（臀大肌走向红色下斜线标记、髂后上棘和髂前上棘红色圆圈标记，两者之间红色弧形线为髂骨上缘走向，臀沟下方大腿后侧绿色三角区代表抽吸时需要保留脂肪的区域以防止术后臀部下垂）。

（曹卫刚）

▲ 图6-30 45岁女性，大小腿抽吸过浅、过多造成广泛的高低不平畸形（A），2次大腿抽吸及脂肪移植、4次小腿脂肪移植后，术后8年随访显示高低不平明显改善（B）

第7章 面型、体型与形体雕塑之二

一、背景

形体雕塑在整形美容外科中就是利用外科手术的方法及微整形的手段，纠正人体轮廓缺陷或创造更具吸引力的身体轮廓。轮廓缺陷包括各种先天性的畸形，也可能是后天的偏离理想体型或面型的状态，大致可分为体积不足、体积过剩或体积不平衡这三种情况，并且这些特征可同时存在于同一个体，从而影响到人们的生活质量。此外，人们对轮廓缺陷或形体的判断具有高度的主观性，难以形成一个客观、量化的共识。这些判断及审美往往会受到不同时代、不同社会文化背景等影响。20世纪70年代初，社会心理学家开始正式研究个人的外形如何影响社会关系，这一领域的早期研究集中在身体吸引力在浪漫伴侣选择中的作用。此后，研究人员还调查了外貌对一系列人际互动的影响，研究表明，外表对不同形式的社交有着显著的影响，外表上更有吸引力的人会给人更积极的精神状态和性格特征印象，如更聪明、友善和亲切。而从体型来说，较瘦的个体会显得更有魅力。随着社会的发展进步、生活水平的大幅度提升，人们对改善自身外貌形体的要求也显著提高，因此形体雕塑逐渐开始流行。

（一）面型、体型与形体

面部是由诸多不同形态的骨骼、不同厚度的肌肉、脂肪和皮肤构成，由于面部骨骼大小、形态不一，脂肪等软组织薄厚不同，因而形成了千差万别的面部形状，称之为面型。面部形态是人们交往过程中互相关注的很重要的一部分，如果有一个好的面型，往往更具有吸引力。虽然世界上各个民族对面部的审美存在一定差异，但就面型而言，通常存在相似的审美取向。

体型是对人体躯干及四肢形状的总体描述和评定，是通过身体不同部位尺寸构成的指数或比例关系反映出的身体形状，是身体的外形特征与体格类型的总称。体型与人体的运动能力、对疾病的易染性等有一定的关系，因而在人类生物学、医学和运动科学中备受关注。体型反映的是身体各部分的比例，如躯干上下之间的比例、身高与肩宽的比例、胸围腰围与臀围之间的比例等。骨骼、肌肉、脂肪组成了体型的三要素，骨骼决定人的高矮，肌肉、脂肪决定人的胖瘦。

形体包含面型和体型，是指人体整体综合的外在表现，它是一门艺术，人体只有在四肢、躯干及头部五官的合理匹配下才能显示出姿态美、体态美、线条美。面型、体型所构成的形体对每个个体的生活质量会产生显著的影响，对面型和体型的不满是目前社会普遍存在的一种心理现象，这种不满会影响生活质量。在极端情况下，形体不良的人可能会产生严重心理障碍，从而限制自己的休闲活动。例如，不愿前往公众游泳池、因衣着选择受限不愿参加集体活动等。面型和体型欠佳者，可通过外科手术改善轮廓，以创造和谐的形体。

（二）形体雕塑外科

形体雕塑外科是整形美容外科的重要组成部分，是通过外科手术雕塑出人体的曲线美，使身体的各部位之间比例协调，给人以视觉美。经过多年的医疗实践，人们已经把皮肤紧致提升、吸脂及脂肪移植的概念提升到了形体雕塑的高度。松弛皮肤软组织的切除及紧致提升、脂肪抽吸及脂肪填充技术也成为临床形体雕塑的几种常见手术方式，很多时候可能是对同一个体同步完成这几种手术，这就是形体雕塑外科的含义。

同时，形体雕塑要求医生要有整体观念和较好的美学素养，一个部位被重塑形就会影响躯体的整体轮廓。因此，整形医生在术前必须了解患者希望达到的效果，并结合人体美学进行形体雕塑。

二、形体分类

（一）面型分类

人的面型与遗传因素、生活习惯及健康状况等因素密切相关，因此有着不同的面部形状。面型按照形态观察可分为椭圆形、卵圆形、倒卵圆形、圆形、方形、长方形、菱形、梯形、倒梯形、五角狭面形和超狭面形等（图7-1）。对于东方女性，普遍认为面部最理想的形态是卵圆形，就是人们常说的"瓜子脸"。

东方人面型特点是两侧颧弓间距较宽、颧骨体宽大、眉弓低、鼻子整体低矮、下颌前凸不明显、中面

图 7-1 面型分类

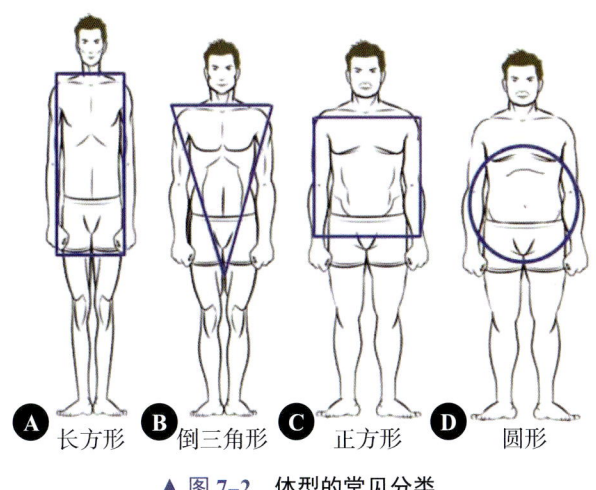

图 7-2 体型的常见分类

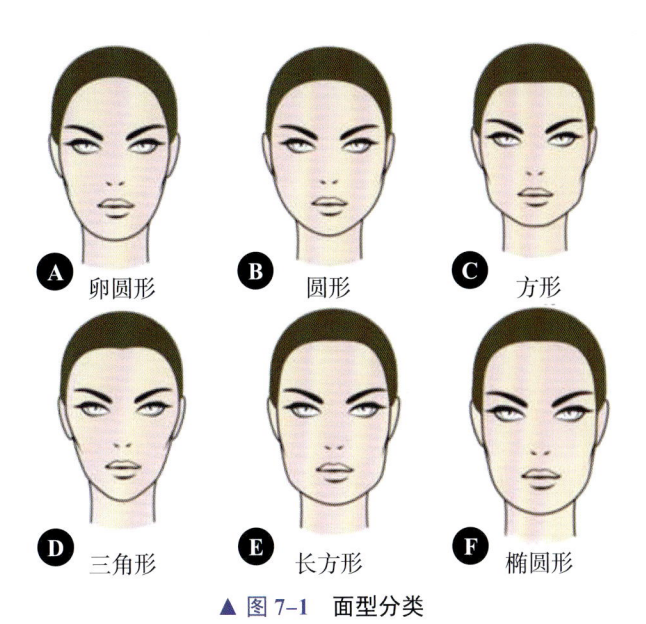

部发育欠佳，形成整个面部较宽而低平、缺乏立体感的表现。而西方人则因为眉骨高、颧弓间距较窄、鼻子高挺，面部立体感较强。受到西方文化的影响，许多东方女性喜欢西方人面部的立体感。

（二）体型分类

人体体型是指由骨骼起伏、肌肉和脂肪不均分布所形成的人体外型轮廓。人体是一个非常复杂的曲面体，对于不同的人，其体型不可能完全相同。依照某种标准将相似的人体进行归类，称之为体型分类（图7-2）。

早期的一些医学家，如 Hippocrates、Viola、Kretschmer 等根据体格的外形特征，结合少量的测量数据，将人体体型定性地分为瘦长型、矮胖型、中间型等。Stunkard 等学者在此基础上提出 Stunkard Figure Rating Scale 法，将不同性别的体型划分为 1～9 个等级（1= 最瘦，9= 最胖），并给出对应的图形，受试者可根据图形选出最符合的数字。1940 年，美国学者 Sheldon 首次建立了 1 个连续的体型分类系统，他借用胚胎学术语将人体成分分为 3 种，即内胚型（表示脂肪）、中胚型（表示机体骨骼肌肉系统）、外胚型（表示身体的瘦高程度）。根据占主要地位的成分将体型分为内胚层型、中胚层型、外胚层型，为建立连续性的体型分类取得突破。此外，有学者根据外形轮廓描述将体型分类为三角形、长方形、直筒型、圆形、椭圆形、漏斗形、菱形、倒三角形及圆锥形等。

三、肥胖与老化

（一）概念

肥胖症是一种以体内脂肪过度蓄积和体重超常为特征的慢性代谢性疾病。致病因素复杂，由遗传、环境等多因素相互作用所引起。主要表现为机体脂肪组织量过多或脂肪组织与其他软组织的比例过高。大量流行病学的研究已经证实，肥胖具有增加心脑血管疾病及某些肿瘤疾病的危险性，如高血压、高脂血症、非胰岛素依赖型糖尿病、心血管疾病、阻塞性睡眠呼吸暂停、哮喘和退行性关节疾病等。此外，增厚的皮下脂肪组织还对体型轮廓产生负面影响，肥胖人群较易产生社会心理障碍。

判断肥胖的标准主要为 BMI。中国成人肥胖的标准为 BMI≥28kg/m^2。此外，腰围或腰围身高比，也是评价肥胖度指标之一。人体中贮于皮下的脂肪约占脂肪总量的 50%，任何年龄均可发生肥胖，以中年人多见，并且女性多于男性。随着国民经济水平的提高，越来越多的人出现皮下脂肪过多堆积，这与现代人追求纤细身材、线条美、轮廓美的审美要求是相矛盾的。

从生物学上讲，衰老或老化是生物体随着时间的推移自发的必然过程，它是复杂的自然现象，表现为结构的退行性变和功能的衰退，适应性和抵抗力减退。在生理学上，把衰老看作是从受精卵开始一直进行到老年的个体发育史，是机体在退化时期功能下降及生理紊乱的综合表现，是一个机体内在的固有特征。主要体现在机体组织细胞和构成物质的丧失，机体代谢率的减缓，机体的器官功能减退，衰老是生命发展的必然。关于衰老的研究，迄今已提出多种学说，包括神经内分泌学说、免疫学说、应激学说等。以上衰老的几种学说各自都有一定的科学依据，这充分说明衰老是多方面因素共同作用的结果。

人体老化过程是全身性的，但机体的衰老在皮肤上表现最直观清楚。皮肤老化可分为自然老化和光老化。自然老化过程是随着年龄的增长，皮肤出现进行性的衰老表现，特征为弹力纤维及胶原纤维变性、皮肤变薄弹性差、松弛下垂、皱纹增多及色素沉着等现象。这些改变会发生在身体的所有部位，而不仅仅是曝光区皮肤。与自然老化不同，光老化是由于日光的辐射造成的老化现象，这种老化主要局限在曝光部位。长期暴露于强紫外线、寒冷、风沙、污染的环境中的皮肤也会引起弹力纤维和胶原纤维的变性，主要表现为皮肤变薄、皮肤弹性降低、凹陷、深层软组织结构松弛下垂、皮下组织萎缩、皱纹等。

当人体从青年阶段进入中老年阶段后，皮肤老化、皮下脂肪贮存逐渐减少，最终导致中老年人皮肤产生松弛下垂和局部凹陷。由于各个层次的萎缩导致面部或躯体轮廓塌陷，最终形成美容单元凹陷或者软组织的冗余。

（二）肥胖与老化的机制

1. 肥胖的病因及发病机制 脂肪是体内能源物质贮存的主要形式。贮存的脂肪在身体需要时又迅速分解，一旦体内脂肪贮存与分解失衡，贮存大于分解便造成脂肪堆积，引起肥胖。关于肥胖的起因非常复杂，主要由于能量摄入过剩、体力活动过少、基因水平的因素等。青春期前肥胖多是由脂肪贮存过剩所致，而分解不足通常是成年后肥胖的主要原因。此外，还有一系列假说，如肥胖基因学说、下丘脑摄食中枢调节学说（调定点假说）、内分泌代谢紊乱学说（如高胰岛素血症）等，但都不能完善地解释肥胖的病因。

2. 老化的病因及发病机制 老化（衰老）是随着时间的推移机体的组织、器官发生退行性变化的过程。目前关于衰老机制的学说众多，包括遗传基因学说、代谢产物损害学说、神经-免疫-内分泌失调学说、细胞凋亡学说、端粒学说等理论，涉及机体的整体水平、器官水平，甚至细胞、分子水平。

细胞衰老和机体老化的理论认为，机体老化是复杂性过程，由多种遗传和环境因素控制。为了维持组织内环境及功能的稳定，多细胞生物体必须维持细胞死亡率和更新率的平衡。出现衰老的表型是因为组织更新能力减弱或组织内环境及功能的稳定性受到阻碍，使成年生物体中的衰老细胞逐渐积累所致。Ben等研究认为，衰老是细胞对损伤共同的反应。应激诱导能使细胞早衰，在体外能诱导细胞早衰的各种刺激物包括某些癌基因过度表达、氧化应激、某些类型的DNA损伤和不充足的培养条件等。在体内，新陈代谢产生的某些内源性或外源性物质也能刺激细胞进入早衰。Toussaint等认为，这些早衰的细胞随着年龄的增加参与了机体组织的变化。而细胞衰老过程是借助于信号转导途径实现的，其中由pRb和r63控制的信号途径所涉及的关键调节因子发生突变，细胞将延缓衰老或绕过衰老程序继续增殖。

端粒-端粒酶学说认为，端粒可作为正常细胞的"分裂钟"调节细胞生长。在人体大多数正常细胞中不能检测出端粒酶活性，因为没有端粒酶活性，在连续的细胞分裂中端粒就会缩短。有假说认为，当端粒最终缩短到一定的长度或是改变端粒结构，端粒就会失去端粒结合蛋白的保护而激活衰老信号。端粒酶催化亚基的表达防止了正常细胞端粒缩短和取消了衰老停滞。相反，在永生化细胞中抑制端粒酶活性，则能限制细胞的复制生命周期。端粒缩短的机制已有一定的了解，但端粒缩短如何激活衰老程序仍未清楚。有假说认为，端粒缩短对衰老的影响包括端粒缩短或端粒结构的改变，导致DNA损伤及激活了位于末端着丝粒区域的原本静息的基因。

人体衰老与干细胞衰老的关系，以成体间充质干细胞为例，在维持组织稳定性和再生方面MSC有重要作用。但这些细胞往往要受到年龄（内在因素）或者躯体环境的影响。有文献报道，MSC在组织再生中的作用常常出现偏差，其中的原因之一就是它们的分化潜能受到衰老因素影响。

（三）肥胖与老化对形体美的影响

面型与体型是个体外在魅力的重要体现，而肥胖和老化会对形体产生明显影响（图7-3）。肥胖不仅有损于身体健康，也有损人的形体美，皮下脂肪的过度堆积使得身体各部比例失调，身材臃肿丧失匀称感，是人们获得理想身材的最主要障碍。随着年龄的增长，人的体型在外观维度和体内成分上不断发生变化。人体进入衰老阶段后，全身的功能不断下降，改变最明显的是外形。主要表现在随着弹性纤维及皮下脂肪的逐渐减少，皮肤的弹性降低、变薄松弛、表面失去光泽、出现色素沉着等，皮脂腺功能减退，皮下脂肪萎缩或消失，失去丰满感等。面部的轮廓美是面部美学的一个重要组成部分，面部老化包括面部的组织结构老化、松弛及萎缩等改变。面部骨和软组织的容积损失均可以导致面部凹陷和皮肤下垂。面部老化的临床表现总结起来可分为三个方面，即组织松垂、容量减少、轮廓改变。

（四）肥胖主要临床表现与分型

肥胖和超重的判定方法有多种，目前使用的有体重指数法、皮褶厚度法、围度法、水下称重法、生物电阻抗法、超声法、重水法、钾同位素法（^{40}K）、双能X线吸收法、CT技术及MRI等。目前最常见的方

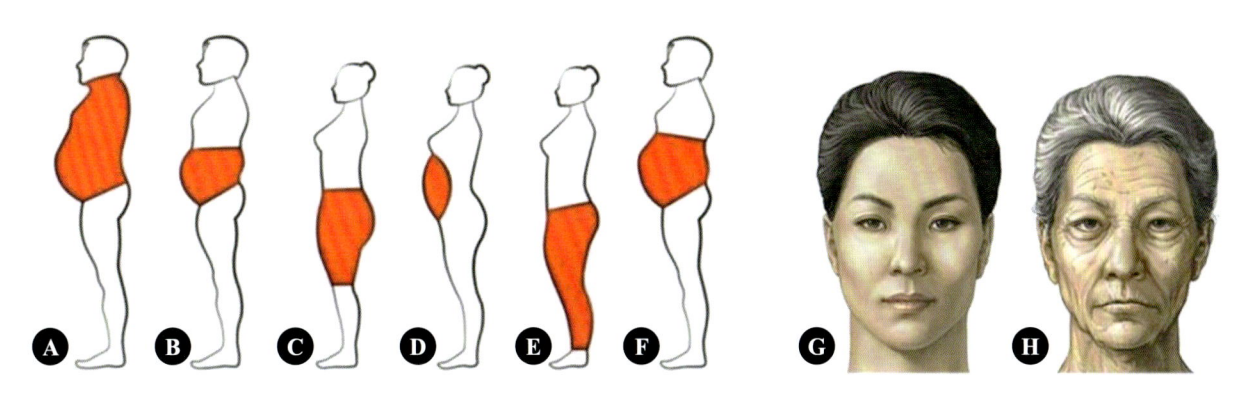

▲ 图 7-3 肥胖与老化对体型与面型的改变

A 至 F. 不同部位肥胖对体型的改变非常明显；G 和 H. 对比可见人老化后面部皮肤松弛失去光泽

法为体重指数法（BMI 法），即 BMI= 体重（kg）/身高（m）^{2}，根据中国成人体重超标和肥胖症预防控制指南中我国成人体重超标和肥胖的评价标准，测量身高与体重，计算 BMI。BMI 24～27.9 为超重，大于 28 为肥胖。

肥胖可见于任何年龄，成年型多起病于 20—25 岁，但临床以 40—50 岁的中年女性为多。男性脂肪分布以颈项部、躯干部为主，而女性则以下腹部、胸部乳房及臀部为主。肥胖根据脂肪沉积部位分为全身型肥胖和腹型肥胖。全身型肥胖又称周围型肥胖、臀型肥胖、下身型肥胖，脂肪主要分布在臀部及大腿等部位的皮下组织；而腹型肥胖的脂肪主要聚集在腹部皮下组织和腹内脏器。我国目前对于腹型肥胖的界定标准是男性腰围≥90cm，女性腰围≥85cm。

1. 按脂肪的分布分型

(1) 腹型（苹果形）肥胖：向心性肥胖/内脏型肥胖，脂肪主要沉积在腹部的皮下及腹腔内，四肢则相对细瘦，男性肥胖多为此类。苹果形身材者易患糖尿病、高血压、高血脂等疾病，若要减肥，较梨形身材的人容易。

(2) 臀型（梨形）肥胖：非向心性肥胖/外周型肥胖，脂肪主要沉积在臀部及大腿部位，女性肥胖多为此类。梨形身材的人不易得心血管系统的疾病，但减肥较困难。

2. 按病因分型

(1) 单纯性肥胖（94%）：无明显内分泌、代谢病因者。此类肥胖约占肥胖人群的 94%。无明显的内分泌紊乱和代谢性疾病，由于遗传因素或营养过度等引起的肥胖。根据发病年龄及脂肪组织病理分两型，即体质性肥胖症（幼年起病型肥胖症）和获得性肥胖症（成年起病型肥胖症）。

它与生活方式密切相关，以过度营养、运动不足、心理行为偏差为特征，包括：①体质性肥胖，由于先天性身体物质合成大于物质的分解（体质遗传性肥胖），脂肪细胞体积大，数量多，遍布全身，采用饮食控制不易见效；②获得性肥胖，饮食过量引起（膳食性肥胖），脂肪细胞体积大，但数量不多，脂肪都分布在躯干，采用饮食控制效果较好。

(2) 继发性肥胖（2%～5%）：由神经系统损坏或内分泌疾病所引起，是继发于神经内分泌代谢紊乱基础上的肥胖症，主要有下丘脑病、垂体病、胰岛病、甲状腺功能减退症、肾上腺皮质功能减退症、性腺功能减退症及其他水钠潴留性肥胖症等。体内新陈代谢失调，常继发于与物质代谢有关的神经系统和内分泌系统疾病，又叫新陈代谢失调性肥胖。此类肥胖者要先治疗疾病。

(3) 药物性肥胖（2%）：某些药物有使身体发胖的不良反应，如肾上腺皮质激素类药物、治疗精神病的吩噻嗪类药物等引起的肥胖。

（五）治疗进展

1. 肥胖的治疗方法 肥胖的治疗方法包括饮食疗法、运动疗法、行为疗法、药物疗法、外科手术减肥等。

(1) 控制饮食：饮食控制是治疗肥胖的重要环节，通过减少每天能量摄入，使能量收支处于负平衡状态。在常规饮食的基础上减少脂肪摄入，增加蛋白质和纤维素摄入，适合长期阻止体重增加和减肥后体重的维持。减肥食品可提供足够的营养，使减肥者保持健康、有饱感，令人愉快并具有良好的顺应性。

(2) 增加运动：运动减肥的作用机制是增加代谢率。

(3) 西药治疗：通过饮食和锻炼未能达到减肥目的的患者可以采用药物治疗。减肥药物可分为作用于中枢神经系统而影响食欲和作用于胃肠道系统减少吸收两大类。药物选择包括西布曲明、奥利斯他、芬特明、安非拉酮。瘦素是调节体重的重要激素，瘦素皮下注射可导致肥胖者和正常人体重减轻、脂肪减少，并呈剂量依从关系。

(4) 中药治疗：中药作为天然化合物，对人体不良反应小，安全性高，减肥效果确切，费用低廉，新中药制剂在未来减肥领域的研发将有巨大潜力。此外，传统的针灸、推拿、压耳穴等治疗对于轻中度肥胖患者有效。

(5) 消化内镜治疗：胃内水球置入法（bioenterics intragastric balloon，BIB）利用胃镜，将可注入含有亚甲蓝盐水的硅胶水球放入胃内，为期4~6个月，用以缩减胃容量和增加饱食感，从而减少进食，以达到减轻体重的目的。

(6) BTX-A 胃壁注射法：BTX-A 是厌氧的梭状芽孢肉毒杆菌产生的神经毒素。运用胃镜在胃壁肌层注射 BTX-A，抑制了神经末梢释放乙酰胆碱，从而使胃平滑肌松弛。研究表明，在胃窦多点注射 BTX-A，导致胃排空延迟、早饱和体重减轻，从而达到治疗肥胖之目的。

(7) 外科减肥疗法，具体如下。

普外胃肠手术：目前所有的保守疗法通常对维持体重减轻疗效不佳，减肥手术已成为治疗肥胖的最有效的方法。尽管饮食和生活方式的改变一直是传统治疗肥胖的主要手段，但采用这些措施对肥胖的改善未见显著效果的人们寄希望于外科手术进行减肥。1954年，Kremen 及其同事最早发表了一份关于空肠切开术减肥的病例报道，试图绕过部分肠道造成吸收不良状态。此后，随着外科技术和麻醉管理的进步使得新兴的肥胖外科领域得以发展，许多手术方法相继出现，如胃束带术和袖状胃切除术、十二指肠切开的胆胰分流术、Roux-en-Y 胃分流术等。20世纪80年代，国内外相继有学者提出，运用普外科的空肠回肠短路术或胃部分切除术，使小肠吸收面积减少，从而使进食的营养物质吸收降低，或使胃内容积减少使进食量降低，以此来达到减少能量吸收的减肥目的。此外，为了提高减肥效果及持续时间，外科手术也在不断地改善。目前最常用的3种手术方法是胃限制性手术、胃限制性手术加旁路手术、胃限制性手术加肠吸收不良手术。外科治疗肥胖病是有效的，可达到长期减肥的效果，手术并发症低，可改善或治愈大多数与肥胖有关的并发症，如动脉性高血压、糖尿病、高脂血症、睡眠呼吸暂停等。因此，外科治疗不仅提高生活质量，也预防了死亡的发生。

吸脂及多余脂肪皮肤切除术：女性肥胖症往往表现在臀部、大腿、腹部、上臂等处的脂肪堆积过多，同时常会伴有不同程度的皮肤松垂。自20世纪初开始，国外许多医生便设计各种形式的切口来切除多余的脂肪和收紧松垂的皮肤。进入20世纪80年代，国内也有医生报道切除多余脂肪、皮肤的减肥术，一直沿用至今。对于产后女性腹部皮肤弹力纤维断裂较严重者、腹部有纵形或下弧形剖腹产瘢痕者及中老年女性腹部皮肤明显松弛者，在抽脂减肥后同时行腹部纵形或下弧形切口去除多余皮肤达到收紧皮肤目的，较直接切除脂肪皮肤的减肥术，具有损伤小、出血少、较快恢复平整的优点。

2. 皮肤老化的治疗方法　皮肤老化是由多种因素共同作用而导致的皮肤衰老现象，既有皮肤组织结构的退变，也存在着皮肤屏障功能或生理相关参数的衰退，皮肤的抗老化治疗已成为美容皮肤科领域研究的热点。目前针对皮肤老化的治疗手段包括非手术和手术治疗。非侵入性技术促使皮肤年轻化，如注射玻尿酸、射频治疗、非剥脱性激光、注射肉毒毒素、微聚焦超声技术、强脉冲光、化学剥脱等，能不同程度地改善皮肤老化症状，但在治疗深度上均有限制。手术治疗包括面部除皱术、下睑袋切除术、组织填充术等，均能改善局部的皮肤松弛。

四、形体雕塑外科技术

面型与体型美的塑造始于20世纪70年代，形体雕塑的外科技术是整形美容外科迅速发展的一个领域。通常，形体雕塑主要针对肥胖人群及局部皮下容量不足、皮肤软组织松垂的人群（如衰老、过度减肥及哺乳后）等，最常用的外科技术是吸脂术、脂肪移植术及松垂组织切除提升手术。传统技术近年来也在不断发展和改进，例如，目前求美者更倾向于选择微创的身体轮廓塑形，要求恢复更快、不良反应少和痛苦更少的方法，相继有新的技术及方法用于临床。超声辅助脂肪抽吸技术、动力辅助脂肪抽吸系统、低能量激光照射辅助脂肪抽吸等。上述技术逐步发展，使面型和体型美的塑造最终达到既安全又有效的目的。

人的面型主要由颌面骨骼的大小决定，其次，附着在骨骼上的软组织分布、厚薄及其形状也是决定一个人面型的重要因素，尤其是面部脂肪的分布对面型的影响较为明显。

对于骨性轮廓的改变，常见的手术有下颌角及颧骨颧弓的磨骨截骨，可以有效降低骨性凸度，获得柔和圆润的面型。另外，通过上下颌骨的截骨可以矫正面中凹陷、小颌、反颌畸形等。此类手术创伤较大，手术难度及风险也较高，大多数求美者不易接受。

吸脂及脂肪填充是目前临床上面部塑形最常用的手术方式之一。面部脂肪过多堆积或不匀称堆积，是导致面型不理想的一个常见原因。通过负压吸脂、光纤溶脂、射频溶脂等多种吸脂和溶脂技术，可以减少面部容量，射频及光纤溶脂同时也可以起到紧致皮肤的功效，获得理想的年轻化的面型。面部容量的减少是面部老化的重要原因，尤其是中老年女性群体，主要表现为面部皱纹、皮肤松弛、上睑凹陷、鼻唇沟加深等，不仅影响外表美观，而且给患者生活、工作带来沉重的心理负担。通过面部软组织填充来恢复面部容量是治疗面部老化的重要手段，以往采用的填充材料繁杂多样，如牛胶原、自体胶原、自体皮肤培养的成纤维细胞制品、硅胶等，但置入填充后易出现多种并发症。自体脂肪是面部年轻化和塑形的理想填充物，与任何现有的合成填充物相比，自体脂肪移植的主要优点是没有排斥反应，存活的脂肪组织除了恢复容量外，还可以促进皮肤年轻化。面部存在独立的脂肪室由SMAS层所处的平面分成深层和浅层，这些相对独立的深浅脂肪室的形状、大小和分布对一个人的面型产生重要影响。因此，可以通过脂肪抽吸或移植技术对面部深浅层脂肪室进行调整，从而改变面型。

体型雕塑的范围广泛，包括胸部、腹部、臀部、腿部及上臂等多个部位的塑形。采用的外科技术除吸脂及脂肪移植术外，还有隆胸术、巨乳缩小术、下垂乳房提升术、腹壁成形术、臀部成形术等多种手术方式。体型雕塑基本是在身体的非暴露部位进行，因而对瘢痕及对称性等方面的要求要低于面部塑形，这也是一些传统的长切口手术得以开展的重要原因。

（一）脂肪抽吸术与形体雕塑

脂肪组织遍布人体不同部位，尤其是皮下脂肪组织，是构成人体各个部位形体美的关键因素。体型雕塑最主要还是把多余的脂肪去除，除了减少过多热量的累积与勤奋运动，让原来的脂肪细胞体积变小，也能利用抽脂、溶脂的方式，将脂肪细胞数量减少，进而雕塑出完美的体型与身材曲线。因此，形体雕塑可以看作是整形外科医生对皮下脂肪组织进行量和形态的调整，应包含脂肪抽吸和脂肪移植两方面，也就是对皮下脂肪堆积部位进行减量和容量不足部位进行增量来进行整体塑形。

从脂肪抽吸术的历史看，主要经历了干性抽吸到湿性抽吸的演变。1976年，美国Arpad和Giorgio Fischer首先使用连接负压吸引器的中空钝头套管进行皮下脂肪抽吸，直至Klein提出肿胀麻醉技术才使脂肪抽吸的安全性大大提高。脂肪抽吸术可以安全有效地将人体一定数量的多余脂肪组织吸出体外，不仅具有减肥的功能，更重要的作用是修正体型的缺陷，达到形体雕塑的目的。抽吸技术主要包括注射器抽吸法和机械抽吸法。Coleman脂肪抽吸技术是目前世界公认的标准化方法，利用直径3mm的钝性吸脂针连接10ml的注射器来吸取脂肪。传统的负压吸脂技术因其操作简单、安全有效被广泛应用，但对操作者的体力及经验要求较高。随后又有一批新的技术被开发，如超声辅助脂肪抽吸技术、机械动力辅助脂肪抽吸技术、激光辅助脂肪抽吸技术、射频微波辅助脂肪抽吸技术等，这些方法通过不同形式的能量破坏脂肪细胞后，再通过负压吸出体外。但上述吸脂技术都属于侵入性手术，存在术区瘢痕、感染、不平整等风险。为了解决上述问题，整形外科医生又对轮廓塑造技术进行改进，超声溶脂、低温溶脂、低强度激光溶脂、微波射频溶脂等非侵入性体型雕塑技术避免了上述并发症的发生，临床应用前景广泛。

（二）脂肪移植术与形体雕塑

自体脂肪作为一种填充材料，具有取材容易、来源丰富、无排异反应等优点，是良好的组织填充材料，因此自体脂肪移植术可以用于局部的形体雕塑。根据移植的脂肪体积的多少，脂肪移植大概分为3类：小容量（<100ml）脂肪移植主要用于面部年轻化或面部轮廓塑形，大容量（100~200ml）脂肪移植主要用于丰胸和体型雕塑，巨量脂肪移植（>300ml）主要用于隆臀、隆胸或乳房再造。

（三）皮肤软组织松垂的整形术与形体雕塑

人体生理和病理性的原因可以导致皮肤软组织的松垂，常表现在面颈部、乳房、腹部、上臂、臀部等部位，对形体美观具有较大影响。通过整形外科手术切除多余的皮肤与皮下组织，如乳房缩小提升术、腹壁成形术、臀部成形术、大腿成形术，甚至对深部肌肉筋膜组织进行固定等处理，对人体外形轮廓的改善和美化具有重要意义。近年来，实施减肥手术的数量激增，手术后患者体重迅速减轻，除了显著的医疗益处外，还增强了自信心。然而，越来越多肥胖症的患者在得到体质量减轻和健康改善后，可能出现一系列有关皮肤和软组织松弛和冗余的新问题，影响身体形象和生活质量。过度松弛的皮肤也会造成三叉神经痛、溃疡、感染或水肿。此外，过多的皮肤还可能导致着衣困难，从而引发对自己身体形象不满或产生抑郁，而形体雕塑可以改善健康、活动能力、外表和身体形象。因此，与减肥外科手术同期发展的另一类手术是形体雕塑外科技术，通过外科方式改善肥胖者大规模减肥后的体型问题。

（四）减肥术后形体变化及重塑方法

减肥手术不仅可以显著降低肥胖症患者的多余体重，还可以缓解由肥胖引发的各种合并症问题。因此，越来越多的肥胖症患者选择通过减肥手术来减轻体重。在皮下，脂肪-筋膜系统将脂肪附着在皮肤上，减肥手术后体重大幅下降，脂肪大量丢失，会导致皮肤组织松弛。人体各部位的脂肪减少和组织松弛程度各不相同，导致皮肤过剩、组织松弛和残余脂肪的数量不一。通常皮肤松弛主要集中在面颈部、上臂、胸及下腹部、臀部和大腿上部，严重影响其外形美观，降低其生活质量和社会接受度，故需进一步实施二期手术以进行体形重塑。

1. 减肥手术后面颈部特点 减肥手术可导致体重快速下降，而体重的快速下降可影响面部美观。减肥手术对面部的影响和年龄对面部的影响相似，包括在外观上和组织学上的影响，如皮肤充盈度降低、皮下脂肪减少和皮肤厚度减低等。陈渊文等认为，减肥手术后患者常出现面部老化，其中最受影响的部位是面部中央和颈部，表现为局部皮肤和软组织下垂，而前额、眉部、眼睑、鼻部受减肥的影响并不大。Sclafani认为，大量体重丢失后多余皮肤的松弛度会超过面部浅表肌肉腱膜系统的松弛度，使皮肤和SMAS不相"匹配"，进而出现脸部下垂和"火鸡样脖颈"，而相比于胸部、腹部和四肢的改变，患者通常更无法忍受不能用服装遮掩的面颈部改变。Narasim Han等对22例接受减肥手术治疗并在术后获得大量减重的肥胖症患者进行的研究表明，有19例患者术后出现中面部和鼻唇沟脂肪容积的减少，有13位患者出现口周脂肪容积的减少，所有患者出现颌部和颏下区域皮肤的过度松弛，有18例患者出现颈阔肌带。Papoian等的研究表明，减肥手术能使患者面部的脂肪容量快速减少，面部脂肪量的快速减少会影响一个人的外观，包括年龄和吸引力，主要表现为面颈部出现大量松弛下垂的皮肤、鼻唇沟加深、面颈部脂肪移位和分布不均等，故而加速面部的老化。

2. 面颈部重塑的手术选择 减肥手术后患者面颈部皮肤、皮下组织的松垂萎缩是面部老化的象征，而除皱术是矫正面部老化的一种有效方法。除皱术能减少鼻唇沟深度，并对面颊和颈部进行除皱。如果面颈部出现明显的脂肪流失，覆盖的多余皮肤可通过传统的颈部提升术或面部提升术得以解决。目前，较为常见的除皱技术主要有以下2种。

SMAS除皱术是面颈部除皱常用且效果显著的方法之一，全称是"面颈部SMAS悬吊除皱术"，指针对面部不同位置的皱纹选择特定的切口位置，将皮肤组织和SMAS筋膜分别剥离后将SMAS向后方提紧固定，再向上后方拉紧皮肤并切除多余的皮肤组织，最后缝合创口以达到全面部和颈部除皱、提升的一种除皱手术，包括SMAS筋膜的重叠、折叠和切除。上述方法对面部老化明显且伴面部轮廓不佳的患者可取得良好的治疗效果。

内镜辅助除皱术的最大优点是皮肤切口较少和较小、创伤小、术后瘢痕小、并发症相对少、面部皮肤软组织提升效果显著等。该术多用于上面部除皱，进而提升中面部。运用内镜骨膜下除皱术可实现面部年轻化，并产生持久的美学效果。但也有研究表明，内镜除皱术的并发症多于开放手术。因此，针对内镜辅助除皱术和其并发症的研究还有待于更深入的开展。

3. 躯干及四肢重塑的手术选择 身体塑形手术通常包括臂部成形术、腹壁成形术、大腿提升术和乳房成形术，目的是通过切除多余的皮肤来塑造身体区域的轮廓。形体雕塑在该患者群体中是一种重建手术，而非单纯的美容手术，超过70%的患者寻求形体雕塑以改善其生活质量。手术可去除松弛皮肤及皮下脂肪组织，使身体各部位的曲线更和谐，符合审美的要求。随着减肥手术量的不断增加，术后四肢、躯干重塑手术的需求量也在不断增加，因此，二期塑形手术的重要性和价值日益被体现。

(1) 上臂：上臂成形术包括手臂的圆周吸脂术和切除多余的松弛皮肤组织（图7-4）。手术可沿上臂二头肌沟形成一个垂直切口，从腋窝延伸至肘部，呈L形或T形延伸至胸壁。但传统的上臂成形术由于广泛的瘢痕，通常难以被患者接受。

(2) 乳房及上腹部：减重术后胸部和乳房通常轮廓欠佳，针对这些区域的治疗是高度个性化的。减重术后常见的乳房畸形包括皮肤过度松弛、乳房下垂、乳房体积减小或不足、乳房体积过大。常采用的手术改善方法包括切除多余的胸部组织、乳房提升术、乳房固定术、乳房缩小术等。通过乳房固定术或乳房提升术去除多余的皮肤和抬高乳头。乳房固定术通常采用倒T形皮肤切除术，最大限度地切除皮肤。对于乳房体积不大的患者，可以在乳房固定术同时植入假体或自体组织隆胸。

上腹部多余的皮肤软组织，通常不能通过传统的

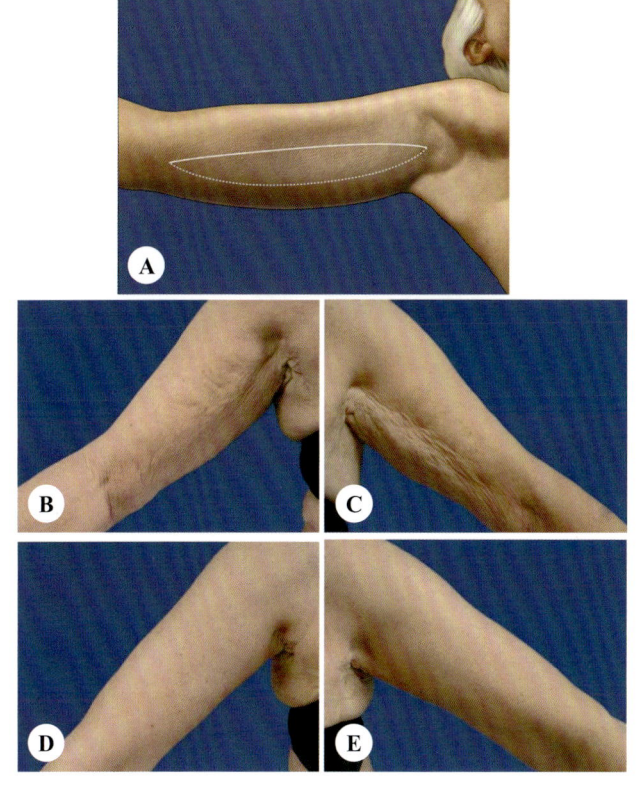

▲ 图 7-4 上臂成形术

A. 手术切口设计；B. 右上臂术前；C. 左上臂术前；D. 右上臂术后；E. 左上臂术后（引自 Manual of Aesthetic Surgery.2 Werner L.Mang）

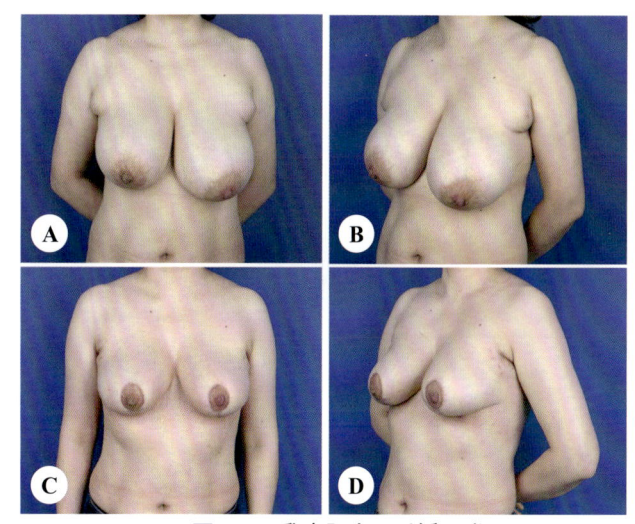

▲ 图 7-5 乳房肥大下垂矫正术

A. 术前正位；B. 术前侧位；C. 术后正位；D. 术后侧位

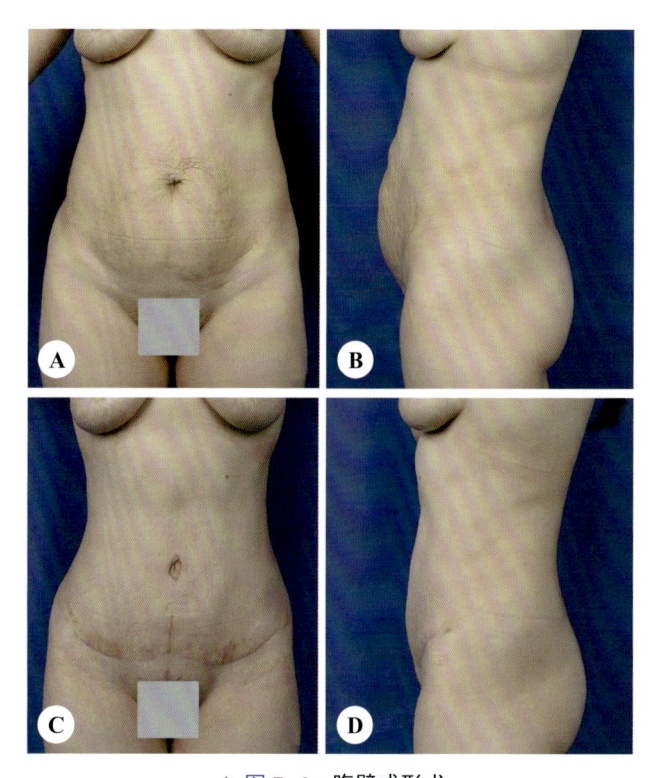

▲ 图 7-6 腹壁成形术

A. 术前正位；B. 术前侧位；C. 术后正位；D. 术后侧位

腹部成形术来治疗（图 7-5）。1979 年，Baroudi 等首次描述了通过乳房缩小重新塑造乳房形状和通过使用相同切口的反向腹部成形术改善上躯干轮廓过程的关联。然后，Pacifico 等将反向腹壁成形术与自体乳房整形技术相结合，用于隆乳，通常会切除多余的上腹部组织，进而改善上腹部轮廓。

(3) 下腹部及腰背部：松弛、多余的皮肤最常位于身体中部，这些轮廓畸形通过运动和饮食改善不明显，唯一有效的干预措施是手术切除多余的皮肤。因此，在大规模减肥或减重术之后，集中在下腹部和下背部或臀部区域的轮廓整形手术较为常见。腹壁成形术是最常见的轮廓整形手术（图 7-6），在两侧髂前上棘之间做低位横切口，可通过脐移位去除上下腹壁多余皮肤和脂肪，或通过脐下切口单纯去除脐部下方皮肤和脂肪。同时，还可通过收紧腹直肌进一步改善腰围。此外，T 形切口可去除垂直及水平方向多余皮肤组织。腹壁成形术对于主要表现为前腹部轮廓畸形的患者来说是足够有效的，但是该手术并不能解决周向躯干过度松弛下垂的问题。为了改善腰部和侧面轮廓，可以进行带状脂肪切除术（也称为周向脂肪切除术）。该手术与传统的腹部成形术类似，将腹部皮瓣剥离至剑突和肋缘，随后进行腹部皮瓣的侧部剥离，以允许更大的侧部切除。如果下半身后部也受到影响，则采用环行手术，也称为环腰腹部整形术。

(4) 大腿：减肥手术后，大腿内侧过度多余的皮肤组织往往难以通过锻炼进行矫正。大腿内侧提升，尤其是与下半身提升相结合，可以显著改善该区域的轮廓。皮肤过剩通常表现在垂直方向和圆周方向。如果多余部分主要存在于垂直方向，可以进行标准的大腿内侧成形术（图 7-7），从大腿内侧做垂直方向的新月

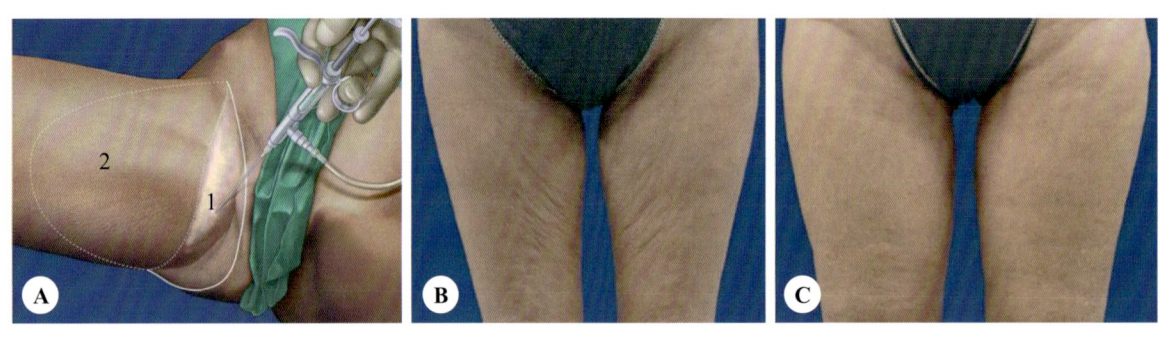

▲ 图 7-7 大腿内侧成形术
A. 示意图（1. 切除范围；2. 剥离范围）；B. 术前；C. 术后（引自 Manual of Aesthetic Surgery.2 Werner L.Mang）

形皮肤软组织切除。对于存在相当大的圆周方向皮肤松弛的患者，需要延伸传统的大腿提升切口，以包括从大腿内侧向下至膝盖处的垂直切口。

综合身体轮廓手术在整形外科中一直很常见。对于减重术后的形体雕塑，在一次手术中，每个区域可以单独处理或合并处理。同时处理不同区域时，必须注意不同区域间张力的相互影响。例如，当从胸部和腹部切除多余的组织时，来自腹部术区张力可能会拉动胸部术区，反之亦然。

（彭　湃）

第三篇
基本技术与原则

　　脂肪美容整形技术是美容整形外科最基本内容，对专科医生的职业发展至关重要。基本技术部分按照脂肪美容整形技术发展的脉络，分为传统脂肪美容整形技术和现代脂肪美容技术，着重介绍现代脂肪美容整形技术的适应证、手术方法、技术要点、并发症及发展前景，为整形美容外科医生进行脂肪美容整形外科技术的学习及新技术的研发提供参考。

　　基本原则部分内容概述了脂肪抽吸术的理论依据和脂肪抽吸手术的基本原则，详述了脂肪移植的概念及发展历史、适应证与禁忌证，以及脂肪移植的应用原则，涵盖了脂肪组织的获取、处理、移植、并发症预防、影响脂肪组织存活的因素、提高脂肪移植物存活率等方面知识，为脂肪美容整形外科基本原则提供了指导。

第8章 传统脂肪美容整形技术

传统脂肪美容整形技术是指通过开放式脂肪组织切除或游离移植的方法对人体各部位轮廓进行塑形的技术，包括脂肪组织切除整形术和脂肪组织游离移植术。随着脂肪抽吸及注射移植技术的发展，传统的脂肪组织游离移植技术由于存在创伤大、遗留供区和受区皮肤切口瘢痕等诸多问题，已逐步被现代脂肪注射移植技术取代。然而，对一些浅表脂肪组织堆积，尤其是皮肤软组织松弛明显的病例，脂肪组织切除整形技术仍有其临床应用价值。本章重点对脂肪组织切除整形术的适应证、手术方法、技术要点及常见并发症进行介绍。

一、脂肪组织切除整形术

脂肪组织切除整形术是采用开放式切口对因浅表脂肪组织堆积或皮肤软组织松弛进行切除整形的技术。前者包括"肿泡眼"去脂重睑整形术、眶脂突出型眼袋结膜内切口整形术、颊脂垫去除整形术、下颌脂肪袋切除整形术、脂肪瘤切除整形术，后者包括眶脂突出眶隔松弛型眼袋皮肤切口整形术、腹壁脂肪堆积及松垂切除整形术、提臀整形术等。

（一）"肿泡眼"去脂重睑整形术

上睑的眶隔内有两团脂肪，对眼球与上睑活动及保护眼球有一定作用。但过多的眶隔脂肪会使上睑看起来显得臃肿，俗称"肿泡眼"，给人以不精神的感觉。"肿泡眼"多因先天上睑眶隔脂肪过多引起，也有一些因后天肥胖等逐渐形成。由于局部脂肪的过多堆积下移，使上睑皮肤不能与上睑提肌接触，因此，大多数"肿泡眼"表现为单睑。对于"肿泡眼"，既可以通过去除多余的眶隔脂肪消除上睑臃肿，还可同时进行重睑成形。此外，有极少数"肿泡眼"同时合并泪腺脱垂，术前需要认真鉴别。泪腺脱垂临床表现为上睑外上方局部膨大，上睑外侧下垂更重。眶隔脂肪为黄色，质软，而泪腺为肉白色，质硬，术中比较容易鉴别。治疗上不能采用简单切除方法纠正泪腺脱垂，需进行泪腺复位固定等处理。

1. 适应证 以眶隔脂肪增多为主的年轻人。排除因血管神经性水肿、黏液性水肿或眼部肿物导致的上睑肿胀。

2. 手术方法 设计重睑线长短、宽窄和弧度及皮肤去除量，重睑宽度一般6～8mm，确认两侧对称后，碘酊固定标记线。

2%利多卡因加入适量的0.1%肾上腺素做皮下浸润麻醉，每侧注入约1ml。沿重睑线切开或小剪刀剪开皮肤全层。对皮肤松弛者，按术前设计线，去除多余的皮肤。分离切口下方皮肤，充分显露眼轮匝肌并剪除切口下方睑板前部分眼轮匝肌，仔细止血。打开眶隔，去除部分眶隔脂肪。按切开重睑法6-0丝线缝合固定皮肤于睑板前筋膜组织，观察双侧重睑宽度、深度、弧度及睑缘情况，调整至双侧自然、对称后包扎，术后6～7天拆线。

3. 技术要点 对于皮肤、眼轮匝肌松弛者需要同时去除。术中需彻底止血，术后冰敷眼部2h以上。必要时，加压包扎24h。

眶隔脂肪不能去除过多，以免形成上睑凹陷及眼轮匝肌与上睑提肌粘连。

4. 并发症

(1) 出血与血肿：由止血不彻底所致，量少一般10天左右可吸收，如量大引起剧烈疼痛，甚至影响视力，必须立即清除。

(2) 重睑过窄：主要由于松弛皮肤去除不够，睑板固定缝合位置过低造成。一般需要术后修复，去除多余皮肤或行定点固定。

(3) 重睑过宽：由重睑线设计过宽、皮肤脂肪去除过多、重睑切口上方皮肤与深部组织发生粘连、睑板固定点过高所致。需要重新设计，切开修补。

(4) 多层眼皮：多由重睑切口上方脂肪组织等去除过多，使重睑线上方皮肤与睑板或深部组织直接粘连、重睑线缝合不均引起，需要进行填充修复。

(5) 结膜损伤：多因术中意外损伤所致，一般可自行修复，无须缝合。

(6) 两侧不对称：由设计或定位缝合误差所致，两侧重睑宽度、长度、弧度的不一致，一般术后2周内采用定点埋线调整。

（二）眶脂突出型眼袋结膜内切口整形术

1. 适应证 年龄较轻（多在45岁以下），有下睑眶隔脂肪膨出者，皮肤松弛不明显。

2. 手术方法　切口选择在下睑中段睑板下缘结膜面水平方向，长约 10mm。

局麻后切开结膜，拉钩牵开下睑板，沿眶隔的浅面钝性分离至眶下缘，显露眶隔筋膜。

剪开眶隔中央部分，钳夹切除多余的眶隔脂肪，电凝止血。按设计同法切除眶隔内、外两组多余的脂肪，彻底止血，检查无出血后对合结膜，结膜切口无须缝合。

术后包扎，轻压下睑部或冰敷止血。

3. 技术要点

(1) 术前仔细观察脂肪突出的位置，予以标记。术中只去除突出多的脂肪，以免脂肪去除过多造成下睑凹陷及衰老表现。

(2) 局麻时于眶隔内注入 0.5～1ml 麻醉药，使脂肪囊膨胀，便于术中寻找。

(3) 按先去除中间脂肪，再去除外侧眶脂，最后去除内侧脂肪的顺序进行手术。以便于去除内侧时止血。去除脂肪前，应将眶隔膜与脂肪球剥离开，以减少出血。

4. 并发症

(1) 血肿：术中止血不彻底引起。小的血肿可由其自行吸收，也可 1～2 天冷敷，3 天后热敷；对于较大血肿，可以用粗针头抽出，纱布加压包扎；必要时采用皮肤切口，手术探查止血。

(2) 脂肪去除不均：多因术前观察不仔细、术中去除不均匀，部分多余脂肪未去除引起。一般需要二次手术，原切口取出多余脂肪。

（三）眶脂突出型眼袋皮肤切口整形术

随着年龄增长，下睑皮肤、眼轮匝肌、眶隔筋膜及眶隔脂肪均可出现退行性改变，皮肤松弛，皱纹增多，眼轮匝肌及眶隔松弛，眶隔脂肪向下疝出，在下眼睑形成隆起的眼袋。

下睑眶隔脂肪有内、中、外三团，有稳定眼球的作用。但脂肪过多、突出会形成眼袋，也给人以衰老的感觉。

根据眼袋形成的不同原因，将眼袋分为两种类型：①眶隔脂肪疝出型，多为 45 岁以下的中青年，眶隔脂肪无明显增多，但眶隔松弛，张力降低，形成眶隔脂肪疝出；②眶隔脂肪增多型，多为 45 岁以上的中老年者，主要表现为眶隔内脂肪组织增多，如同时存在皮肤、眶隔松弛者，眼袋更为明显。

1. 适应证　45 岁以上的中老年人，有明显的眶脂增多。但合并有严重的高血压及冠心病和糖尿病者应予除外。

2. 手术方法　沿下睑睫毛下 1～2mm 设计手术切口线，内侧一般不超过泪小点，外眦部向外下方延伸，碘酊固定，消毒后铺巾，局部浸润麻醉后手术。

沿切口标记线切开或剪开皮肤。

眼轮匝肌浅面分离皮肤至眶下缘，形成眶下皮瓣，电凝止血。

切口下方 0.5cm 处钝性分开眼轮匝肌，显露眶隔，轻压眼球，使眶内容物疝出，分别显露需要去除的内、中、外眶隔脂肪团。

钳夹疝出的多余眶隔脂肪，剪刀剪除，电凝止血。对于眶隔松弛明显者，需去除部分眼轮匝肌并悬吊固定。

检查创面有无出血点，如有出血必须彻底止血。

向外上方牵拉分离后的皮瓣，使患者直视向上看，切除多余的皮肤。

8-0 尼龙线缝合切口，术后 3～5 天拆线。

3. 技术要点

(1) 应预估需要切除的皮肤量，供术中切除多余皮肤时参考。

(2) 切除皮肤时，使患者仰视，眼球向上看，同时提拉皮肤，切口上方多余的部分为应切除的皮肤。

(3) 下睑的皮肤应充分剥离，外侧可超过外眦角 1cm。以消除眼角及下睑细小皱纹。

(4) 术后护理：①用涂有红霉素眼膏的敷料覆盖切口，多层敷料加压；②术后冰敷，以利于止血；③术后第 2 天换药去除敷料，纸胶布固定，避免沾水；④因肿胀瘀血，可能有暂时的睑球分离或轻度睑外翻，无须处理，由其自行恢复；⑤术后可口服抗生素 3 天，并滴抗生素眼药水、涂眼药膏。

4. 并发症

(1) 瘀血、肿胀：常见，一般无须特殊处理，1 周左右可自行吸收。

(2) 局部血肿：多由于手术中止血不彻底造成，严重者并发球后血肿，压迫眼底血管，造成视力障碍及失明。因此，术中应彻底止血，减少肾上腺素用量。对轻度血肿，术后通过理疗促进吸收；如血肿较大影响视力，则需紧急手术，清除血肿。

(3) 下睑外翻：轻度的下睑外翻，经 2～3 个月能渐渐恢复，也可用胶布提拉皮肤；对中度下睑外翻，可立即手术，先按原切口切开皮肤，剥离后找到眼轮匝肌，向外上方悬吊眼轮匝肌，然后缝合皮肤；对于严重的下睑外翻，可采用下睑外 1/3 部分楔形切除法进行切除，或采用上睑皮瓣转移、颞侧皮瓣及下睑部植皮等方法来修复。

(4) 眶隔脂肪切除不均：如两侧眶隔脂肪切除量不均，需要手术修复，将脂肪多的一侧再做切除，以达到两侧基本一致。如眶隔脂肪切除过多，出现下眼睑部凹陷，可以采用脂肪注射移植矫正。

（四）颊脂肪垫部分去除术

颊脂肪垫位于咬肌、笑肌和颧大肌之间，以及颊肌后方浅面，是一个被薄膜覆盖的叶状凸起的脂肪团，向上延伸至颞窝，向下进入翼下颌间隙。颊脂肪垫的大部分位于颊肌的外侧，咬肌的前缘，下颌支和颧弓的内侧。其上界在上颌龈颊沟水平、第二磨牙的上方，直接面对腮腺导管的乳头，在腮腺导管下方向外进入颊部，下界被下颌磨牙区包绕。

颊脂肪垫由一个体部和四个突起组成，即颊脂肪垫的体部、颞突、颊突和翼腭突、翼突，四个部分连接成一个扁长形的脂肪团块。

1. 适应证 面颊部圆润、凸起的"婴儿肥"面容，需要改变面颊轮廓。颊脂垫肥大引起的面颊部肥胖需与咬肌肥大鉴别，后者常伴下颌角骨质的增大，需要通过肉毒毒素注射或手术去除部分咬肌的办法进行"瘦脸"。

2. 手术方法

(1) 局部浸润麻醉后，于咬合平面、咬肌前缘颊黏膜上做1cm左右水平切口，深达黏膜下，用止血钳钝性分开颊肌，轻压颊部，撑开颊脂肪垫包膜，颊脂肪垫即可从切口疝出。

(2) 钳夹并提起钝性分离后，将颊脂肪垫最大限度地向外牵拉，确定无其他组织后将颊脂肪团剪除，电凝止血或结扎止血。

(3) 缝合颊黏膜切口，面颊部局部加压包扎2天，术后6天拆线。

(4) 术后甲硝唑、生理盐水或漱口水餐后漱口，每天至少3次。

3. 技术要点

(1) 颊脂肪垫是位于颊部的脂肪组织，即使极度消瘦者也依然存在。颊脂肪垫功能主要是在咀嚼肌间起平稳光滑的衬垫作用，摘除后无明显不良影响。

(2) 术中操作要准确，注意无菌、无创操作。

(3) 颊脂肪垫紧邻腮腺导管和面神经的颧支或颊支。手术时禁止过深地分离、钳持，禁止盲目剪切，以免损伤腮腺导管、面神经的颧支颊支。一般用手轻压颊部，脂肪垫很容易显露出来。

(4) 取颊脂肪垫要熟悉解剖，不要把皮下脂肪当成颊脂肪垫而予以分离切除，造成皮肤损伤。

4. 并发症

(1) 感染：由口腔消毒不严格或术后不当进食将细菌带入伤口，术中创伤大引起。因此，术后常规甲硝唑或漱口液漱口。发生感染后主要进行伤口引流换药，伤口内冲洗及应用抗生素。

(2) 血肿：手术中误伤较粗血管，止血不仔细、不彻底，关闭切口前未仔细观察等引起。轻度血肿，用注射器吸除、压迫包扎；血肿明显时应及早探查，找出出血点，彻底止血。

(3) 腮腺导管、面神经颧支或颊支损伤：手术中止血钳过深、过大地分离，动作粗暴，特别是出血时钳夹或剪刀分离引起。损伤较轻时可自行修复愈合；严重时，需手术修复。

(4) 颊部皮肤等组织损伤：因解剖不熟悉而将皮下脂肪当成颊脂肪垫来分离切除引起。视情况换药或后期修复。

（五）下颌脂肪袋切除术

1. 适应证 适合有下颌脂肪袋，即"双下巴"明显，并且伴有皮肤松弛的中老年患者。

2. 手术方法

(1) 下颌下缘画出松垂皮肤的轮廓，局麻后沿下颌下缘做切口，根据要切除组织的多少，决定切口向两侧伸延的长度。

(2) 切开皮肤直达肌肉浅面，而后潜行分离。分离的范围根据切除皮肤及脂肪的量而定。

(3) 掀起皮肤脂肪瓣，严密止血及推进皮瓣等步骤完成后，在无张力情况下切除多余的皮肤，并从皮瓣下去除颌下深浅脂肪室多余脂肪，缝合颈阔肌及皮肤切口。

3. 技术要点

(1) 在皮瓣下去除颌下脂肪应注意留下一定的脂肪，以防颌下凹陷粘连。

(2) 如果下颌脂肪袋去除术与面部除皱术同时进行，应广泛分离颈部皮肤，先行面部提紧术，后做颌下脂肪去除术，否则颌下切口就会不适当或切开过长。

4. 并发症

(1) 切口瘢痕：下颌脂肪袋越大，切口越长，瘢痕越明显。良好的皮内可吸线缝合，外用免缝胶布减张可减轻瘢痕，并可通过涂用抗瘢痕药膏来减轻已形成的瘢痕或采用激光、注射治疗。

(2) 血肿：由止血不彻底、颌颈部的活动过度等引起。术后放置引流及加压包扎是减轻血肿的有效方法。轻度血肿可用注射器抽吸后加压包扎；较大的血肿应手术探查清除，彻底止血后，放置负压引流或加压包扎。后期的瘀血和小血肿可以理疗、热敷，让其慢慢吸收。

切除术有手术切口及瘢痕，除需要同时进行颈阔肌缝合塑形外，一般很少单独采用。随着激光与射频溶脂紧肤技术的发展，此技术已基本被弃用。

（六）体表脂肪瘤切除术

脂肪瘤是一种局限性的脂肪组织增生，主要由成熟脂肪细胞构成，比周围皮肤软组织稍硬。位于皮下的脂肪瘤常由薄弱的纤维包膜包绕，但边界常不清。皮下脂肪瘤多见于肩、背、肩胛和臀部等，多为单发，也有多发者，其大小不一。一般有不适感觉，不引起疼痛。因暴露躯体时影响美观，有去除的需要。

1. 适应证　较小的脂肪瘤不便于吸脂去除或吸脂后仍凸凹不平对局部形态不满意，均行体表脂肪瘤摘除术。

2. 手术方法

(1) 先画出脂肪瘤范围并进行标记。

(2) 瘤体周围局麻后瘤体中部切开皮肤，脂肪瘤四周进行剥离，使瘤体与皮肤或下方的肌肉组织及周围正常的脂肪组织分离。

(3) 组织钳夹住瘤体剪除脂肪瘤，检查是否有残留，如有继续切除，彻底止血。

(4) 放置引流片，分层缝合，加压包扎，术后10天拆线。

3. 技术要点

(1) 对于浅表有包膜的脂肪瘤切除时应尽量保留完整的包膜。

(2) 术后必须消灭无效腔、减张缝合，以利愈合。

(3) 由于脂肪瘤多在肩背部等易活动部位，术后应该加压包扎并限制活动，以免因运动时张力增大伤口线断裂。

4. 并发症

(1) 伤口不愈合：多因无效腔未消灭、切口减张不良、制动不可靠、加压包扎松脱引起。伤口不愈合应重新缝合包扎固定，严格制动1周以上。

(2) 脂肪瘤残留：局麻后脂肪瘤边界往往不清，不易清除干净，但对身体并无大碍，不必再次手术。

随着现代脂肪抽吸技术，尤其是激光、射频辅助脂肪抽吸技术的发展，体表脂肪瘤可以通过脂肪抽吸的方法去除。传统的脂肪切除术由于存在诸多不足目前已很少采用，除非需要进行组织活检、病理检查。

（七）腹部脂肪堆积与松垂切除术

腹部脂肪堆积包括腹壁脂肪（即皮下脂肪）堆积和腹内（如肠系膜脂肪）堆积。过大的腹部和腹壁松弛都使外形不美，因此有整形的必要。

根据患者的腹型特点及脂肪堆积的范围将腹壁多脂症进一步分为 A、B、C 型。

A 型多见于生育后全身无明显肥胖的中青年女性，腹型特点是下腹部隆起为主，上腹正中略隆起，形似字母"A"。

B 型多见于全身均匀肥胖，有紧束腰带习惯的中年女性，腹型特点是上下腹均明显隆起，腰部较细，形似字母"B"。

C 型：多见于腹部为主的全身性肥胖的中老年女性和男性，腹型特点是满腹隆起呈蛙状，下垂明显，腹壁松弛，形似字母"C"。

1. 适应证　腹壁脂肪堆积，腹型特点是满腹隆起呈蛙状，腹壁松弛下垂明显，多脂部位形似 C 状的患者为主。肥胖患者减肥后多可采用此法。

2. 手术方法

(1) 术前准备

手术设计：术者应了解受术者腹壁松弛及脂肪堆积的程度，让其分别呈仰卧和直立状态，在腹壁完全松弛的情况下，估计出切除皮肤及皮下组织的数量，确定切口的位置、长度及宽度，并做出标记。对于存在腹直肌分离的受术者，可让其仰卧，上举大腿，使腹直肌处于收缩状态，然后将手掌置于两腹直肌之间以确定肌鞘分离的程度，并判断肌张力的大小。

切口选择：常用的为三种，即 W 切口、竖切口和混合切口。

低位 W 切口临床应用较多，术后瘢痕可被内裤遮挡而不显，但腹壁松弛较重者切除皮肤和脂肪后需对肚脐进行移位。

纵切口可以较大范围内切除皮肤，皮瓣不易坏死，肚脐不需移位。尤其适用于已有剖宫产的直线切口瘢痕者。不足之处是纵切口产生的直线瘢痕不易被受术者接受。

混合切口即纵横联合切口，理论上可切除大量皮肤缩紧腹围，肚脐也不需移位。但纵横切口交接处血供差，皮肤易坏死，术后瘢痕过大，临床已少用。

其他准备工作：与一般外科手术相同，包括血液常规检查及生化检查、尿液常规检查、心电图及 X 线检查。术前还应照腹部的正侧位照片，便于术后对比。肥胖者常有心血管系统、肾脏、肝胆、内分泌（特别是糖尿病）及呼吸系统疾病，所以术前也应给予充分认识，并进行相应的检查和治疗。术前3天每天洗澡，停服避孕药、阿司匹林、维生素 E 等药物。

(2) 手术操作（以低位 W 切口为例）：采用硬膜外

麻醉。标记切口及分离范围并用碘酊固定。消毒后沿标记线切开，深达腹肌筋膜前，注意防止腹股沟部较大的血管损伤；再以腹直肌鞘为基底，脐韧带为蒂，环形切开肚脐周围的皮肤及皮下组织，使之与周围分离；然后沿肌膜表面进行剥离。对腹直肌分离或肌力较弱的受术者，可根据情况进行横向或纵向褥式折叠缝合，以达到改善腰身曲线的目的。如发生脐蒂过短的情况，可将脐下软组织与周围的筋膜组织进行固定缝合。

具体手术步骤如下：向下牵引皮瓣。沿正中线切开皮瓣至适合位置，并在下端固定缝合。分别向外下牵引两侧的皮瓣，将其切除。按深筋膜、皮下组织、皮肤三个层次进行缝合。皮肤的缝合应使用1-0丝线。在缝合前应先进行肚脐的移位，在相当于原肚脐的位置，于皮瓣上做2cm宽的横切口，并用拉钩拉出肚脐，分别缝合筋膜、皮下组织及皮肤，皮肤缝合以5-0的涤纶线为宜，注意应使肚脐位于正中线上。

(3) 术后处理：引流，两侧腹股沟切开小口，插入硅胶引流管或负压吸引管，在腹部放置较厚的纱布后对腹部进行加压包扎，以预防血肿，减少感染。常规应用抗生素5天以预防感染。应采用轻度半卧位1周。术后2天内鼓励患者在床上活动腿部。术后48～72h可拔出引流管，若渗出物多可将引流放置96h。术后48h应让受术者离床活动，以避免血栓形成。术后5～7天可解除弹性绷带。术后1周可间断拆线，9天后可全部拆线，术后3个月内应使用护腰及穿弹力内裤加以固定。术后1周可恢复正常生活，术后4周后可恢复体育活动。

3. 技术要点

(1) 在切开腹壁皮肤及皮下组织动作要慢，要逐层切开，防止损伤腹股沟部较大的血管。

(2) 对未切除的皮瓣部分，若脂肪堆积过厚，可进行修剪，但真皮下血管网下需保留2～3mm脂肪为宜。

(3) 虽然掀起的皮瓣可达腹肌筋膜，但腹肌筋膜前也最好存留3～5mm脂肪，以避免术后腹壁呈硬板样改变。

(4) 深筋膜缝合以用4-0线为宜，而皮下组织用3-0可吸收线缝合，以减少线结反应。皮肤用3-0丝线缝合。若皮下可吸收线缝合相当好，伤口完全对合张力不大，可用免缝胶布封闭切口创面。

4. 并发症

(1) 血肿及血清肿：形成血肿的主要原因是手术创伤及止血不彻底，其次为引流不畅。通常发生在手术后24h内，表现为局部疼痛、肿胀和瘀斑。发生血肿后需要立即排除，否则由于血供障碍会导致腹壁皮肤坏死。

血清肿的发生主要与引流不充分，腹部加压固定不均，以及损伤腹股沟的淋巴结和淋巴管。因此，手术后应在腹壁皮瓣下放置负压引流2～3天，注意观察引流是否可靠、通畅。一旦发现有较大量血清肿发生，可在无菌操作下进行抽吸，然后用弹力绷带压迫，以减慢血清液聚集。

(2) 脂肪液化：一般因腹壁脂肪组织较厚，脂肪组织血供较差，手术操作粗暴引起。多发生在术后4～5天。临床上可以发现有淡黄色皂化液由创口及引流口流出，创口不愈甚至逐渐加大，严重时患者腹部胀疼，叩及移动性浊音，扪及波动感。预防上要求术中冲洗创面及皮瓣，术后放置确实可靠的引流。一旦发生脂肪液化，要加强换药及引流。待液化停止后，二期修复伤口创面。

(3) 皮瓣局部坏死：皮瓣坏死是腹壁整形术中最严重的并发症之一，原因是皮瓣远端的血供不足、局部感染。皮瓣坏死最易于发生在切口张力过大、术后血肿未及时发现，皮瓣血供障碍，以及手术操作粗暴，皮瓣受到损伤。

皮瓣坏死发生在术后12h，主要表现为皮瓣远端出现暗紫色、瘀斑，毛细血管反应迟缓或消失，3～5天后坏死界限明确常并有脂肪坏死及液化。术后48h时内，如有皮肤血供不佳迹象，应立即拆除皮瓣和腹壁筋膜间的缝线和切口缝线，将切口线下区的皮肤潜行分离，松解后再减张缝合。小面积的皮肤坏死如发生破溃，应待边界确定后修复。大面积的皮肤坏死，应按照扩创的原则保持创面清洁，待创面自行收缩后进行皮片游离移植或局部皮瓣修复。如因某些原因需立即消除创面者，可以进行中厚皮片游离移植。

(4) 创口裂开：常因切除过多的皮肤而引起皮瓣张力过大、术后患者突然做过伸躯干的活动或跌倒，发生血肿、伤口感染、脂肪液化并发症等原因而出现伤口裂开。对于因张力过大或过度活动及跌倒发生的伤口裂开应立即修复，皮肤边缘应做减张缝合。对于血肿、感染等引起的伤口裂开，需要进行必要的处理，待条件允许后修复。

(5) 感染：葡萄球菌、链球菌、大肠埃希菌、铜绿假单胞菌是常见的致病菌，未排出的血肿常为潜在的病灶，可引起感染。治疗上一般需要加强换药，通畅引流，有效应用抗生素。创面封闭负压引流技术是首选治疗方案。

(6) 切口瘢痕：由于创口有张力，所以可能遗留一条宽的增生性腹部瘢痕。应尽量将切口设计在最隐蔽的部位，以使术后瘢痕不显。随着时间延长，一般瘢痕会有所好转。如瘢痕增生明显，可在瘢痕内注射确炎舒松、照射浅表 X 线、点阵激光治疗等。术后穿弹力裤对瘢痕增生有一定预防和治疗作用。

(7) 脐坏死：多在脐茎周围的脂肪剥离过多或肌膜折叠导致脐的血供障碍后发生。脐坏死后失去了正常脐的外形，产生了一个腹壁严重的美学方面的畸形。脐对建立腹壁的上下半部、左右半部是一个主要的参考点，一旦缺失或歪斜即容易使腹壁出现畸形。脐坏死后，可以在新的位置重建脐。方法是切除皮下脂肪后将腹壁皮肤和下面的肌膜缝合再造脐。若皮肤量不够，可以采用植皮方法再造。

(8) 脐周瘢痕：脐在搬移时被切成椭圆形的要较圆形的好，因为椭圆形脐易形成环性收缩，所以一般来说脐周瘢痕是不明显的，如发生坏死或部分坏死，则瘢痕明显。脐周瘢痕较明显时，可考虑二期整形或脐再造。

(9) 腹壁外形不对称：皮瓣的剥离、提紧、切除、肌膜的提紧等操作失误引起。整个手术过程中，必须按照手术前的测量标记线来进行。

(10) 脐孔错位：由于判断上的错误，以致使新建的脐位置过高、过低或偏位。因此，手术前画出标记线非常重要。矫正错位的脐，必须将腹壁皮瓣举起，再将脐孔重新固定在新的位置。

(11) 栓塞性静脉炎和肺栓塞：腹壁整形手术中最严重的并发症。由于受术者的体位或手术本身减少了股静脉回流，或是由于受术者腹部紧缩、腹压增高或下腹部有炎症反应。预防上要在术后用弹力袜裤或弹力绷带从足趾缠至大腿中部，早期进行踝、膝关节的屈伸活动，以促进静脉回流，减少并发症的发生。一旦发生肺栓塞，应紧急治疗。深部栓塞性静脉炎应选用活血化瘀的中西药物治疗，必要时应手术取栓。

（八）提臀术

有些人大转子部脂肪异常堆积，臀部的横向面积增宽，臀部显得宽大，影响身体的比例。白种人的臀部最宽位置较高，所以给人以大腿修长之感，而黄种人则与之正好相反。这种脂肪向大转子部堆积后所形成的外观，有"马裤变形"之称。另外还有一种是以臀部为中心的明显的皮肤及皮下脂肪松弛，这种情况被称为垂臀畸形。这两种臀型一般可通过吸脂矫正，但对于皮肤过度松弛者，需要通过切除松弛的臀部皮肤和多余脂肪的提臀手术来矫正。

1. 适应证 由于臀部脂肪堆积和垂臀症者希望腿部变得修长或由于吸脂提臀效果不佳者可进行提臀术。

2. 手术方法

(1) 手术设计：采用 Pitanguy 方法对臀下及大腿外侧实施切除，然后向上牵吊，切口的设计遮盖的范围。

(2) 术前准备：除对全身进行体格检查外，对手术局部应进行测量分析，用手捏方法估计去除皮肤与脂肪的量，并用甲紫标出切口及切除范围，术前排尽大小便。如阴毛多而长者，要考虑备皮。术前 1 天洗澡，会阴部尤应洗净。

(3) 手术操作：手术在硬膜外麻醉下进行，有时也可以用局部浸润麻醉。局部浸润麻醉要注意不能过量，每小时利多卡因用量不能超过 400mg。为了减少疼痛，局部麻醉前最好给一些镇静止痛药物。

一般采取俯卧位，头偏向一侧。按预定切口切开皮肤，然后牵吊大腿部的皮肤，应尽量减少皮下剥离，剥离时应留 5～10mm 的肌膜上脂肪层。切除皮肤前，应用纵向切口，在先行固定缝合后，经确认无缝合困难时再实施切除。由于此处皮下脂肪较厚（5～10cm），需用可吸收线分层缝合。脂肪层缝合不可过紧，否则易造成局部坏死，术后出现较多的液化脂肪流出，从而延长伤口的愈合时间。对真皮和皮肤共需进行 2～3 层的缝合。术后向缝合部位插入引流条，术后 2～3 天拔除，术后酒精或碘伏纱布覆盖，弹性绷带固定或穿弹力裤。

3. 技术要点

(1) 应让受术者呈适当的姿势以便于手术。

(2) 应于术前确定好切开线的位置和切除组织的范围。

(3) 手术中应彻底止血，以减少术后出血。

(4) 应分层缝合，皮肤缝合的张力不可过大。

(5) 对于臀部后侧松弛皮肤的矫正，主要是适当地进行楔状切除，切除皮肤及皮组织范围取决于垂臀的程度。

(6) 术后护理：除脂术后的护理工作十分重要，特别是对会阴部的伤口更应加强护理。一般受术者应在术后卧床休息 5 天，并在 5～7 天内使用留置导尿，术后 2 周内应进食少渣的饮食，并要注意防止发生便秘。术后要使用足量而可靠的抗生素，并视情况使用止痛药，对出血较多者术后应补液。术后第 7～14 天分 3 次拆线。术后 1 个月以内要禁止剧烈运动。术后 3 个月以内还应使用弹性绷带进行压迫固定或穿弹力裤进行压迫固定塑形。

4. 并发症

(1) 增生性瘢痕：最多见，术前必须向受术者作足够的解释。预防的关键在于有效的减张缝合和预防水肿、血肿、感染等。术后卧床休息4~5天，口服消脱止片预防水肿。出现瘢痕增生后按常规治疗。

(2) 神经血管损伤：少见，由于臀外侧及臀后部重要神经血管较少，手术在直视下进行，一般不会损伤神经血管的。

二、脂肪组织游离移植术

脂肪组织游离移植术是指采用开放性手术的方法在供区切取脂肪组织或真皮脂肪组织，然后移植填充到受区，以改善受区的外观与功能，主要包括脂肪颗粒移植、真皮脂肪组织游离移植，以及真皮脂肪组织吻合血管游离移植。游离脂肪移植的先驱是Neuber，1893年首次报道了自体颗粒状脂肪组织游离移植的效果。1910年，Lexer成功地将自体脂肪组织通过游离移植应用于半侧颜面萎缩及小乳等治疗，1919出版了《组织游离移植》一书并首次详细阐述了脂肪获取和应用方法。1920年，Pennisi出版了第一部脂肪移植的专著《脂肪移植外科》。此后，诸多学者报道了脂肪组织游离移植矫正面部各种原因引起的凹陷、瘢痕，在骨科、神经外科、胸外科、耳鼻咽喉科、泌尿外科、口腔科等领域的骨及软组织修复中得到推广应用，脂肪组织被认为是较为理想的修复材料。但随着使用范围的扩大和时间的推移，脂肪组织游离移植的并发症逐渐增多，尤其在脂肪组织切取及移植时会在供区和受区遗留皮肤切口瘢痕甚至形态缺陷，不能满足求美者对美容整形技术的要求。20世纪60年代以后，随着各种填充材料的出现，脂肪组织游离移植的临床应用逐渐处于停顿状态。至20世纪90年代，随着吸脂及脂肪注射移植技术的快速发展，脂肪组织游离移植术已基本被微创、无痕、简便、有效的脂肪组织注射移植术取代。有关传统脂肪组织游离移植方面的内容，可以参考其他整形外科专著。

（刘 晶 屈 怡 许龙顺）

第 9 章 现代脂肪美容整形技术

现代脂肪美容整形技术是以脂肪抽吸和注射移植技术为基础，为实现雕塑形体及再生修复年轻化为目的而衍生出的一系列技术，涉及脂肪组织的抽吸、处理、注射、保存等多方面技术。相对于传统脂肪美容整形技术，现代脂肪美容整形技术更加安全、可靠、微创、有效，正逐步取代传统脂肪美容整形技术并快速发展。为了便于系统阐述各项技术的原理及要点，笔者根据个人临床经验及文献资料，将现代脂肪美容整形技术归纳为肿胀麻醉技术、脂肪抽吸技术、脂肪制备技术、脂肪注射技术、提高脂肪存活率的技术、脂肪再生修复与组织类工程技术、脂肪储存技术七大类，介绍各技术的发展历史、基本原理、技术要点及最新进展等内容，全面阐述现代脂肪美容整形技术的基本内容。

一、肿胀麻醉技术

早期的脂肪抽吸采用全身麻醉下"干性技术"，干性吸脂技术的缺点是损伤大、失血量多，出血量占抽吸量的20%~45%，因此限制了其临床应用和推广。1977年，Illouz将含低渗盐水和透明质酸酶的溶液注射到抽吸区的皮下脂肪组织内，然后进行抽吸，即所谓的"湿性技术"。与干性技术相比，湿性技术出血少、损伤小、易于抽吸，由此开创了现代脂肪抽吸术的先河。在湿性技术的基础上，Fodor（1986）提出了超湿性技术，即肾上腺素盐水注射量与预计抽吸脂肪量相同。然而，无论是干性技术，还是湿性技术、超湿性技术，脂肪抽吸都要在全身麻醉下进行，存在一定的麻醉风险。1987年，Klein报道了其发明的肿胀麻醉技术，该技术安全性高、组织损伤轻、出血少、麻醉时效长、效果好。肿胀麻醉的发明，重新定义了利多卡因局部麻醉的最大用量，并大大降低了出血量，利多卡因安全用量由以往公认的5~7mg/kg体重增加到35mg/kg，而出血量占抽吸量的百分比减低至1%~7.8%。自此，脂肪抽吸术可以在门诊完成，无须全身麻醉及住院。由于肿胀麻醉技术具有简便、安全、有效、失血少、损伤轻、恢复快等诸多优点，自问世以来即被众多整形外科及皮肤科医生接受，并极大地促进了脂肪抽吸术及其他整形美容手术的开展。

（一）适用范围

肿胀麻醉技术常用于美容整形外科手术麻醉，但随着技术普及，其他专科也开始使用这一麻醉方法。肿胀麻醉技术的最大优势是可以由手术医生在门诊条件下安全使用。

1. 脂肪抽吸　肿胀麻醉技术最常用于脂肪抽吸，可以使吸脂手术在日间门诊完成。由于肿胀麻醉镇痛时间长，一般只需使用最小剂量的镇静药，大大减少术后阿片类药物用量及恶心、呕吐的发生率，有利于术后恢复。

为了增加脂肪抽吸时的麻醉效果及舒适性，目前更多同时复合静脉镇静、催眠、镇痛（丙泊酚、咪达唑仑、瑞芬太尼等），使患者达到良好的镇静、镇痛状态，更好地耐受手术。但需要注意的是，肿胀麻醉下吸脂应严格按照操作技术规范要求，特别是对于严重肥胖者应限制手术范围及吸脂量，以免超出局麻药的安全剂量。

2. 乳腺手术　应用于乳腺手术，有利于乳腺组织下分离，减少出血，并有术后镇痛效果。在乳房腔镜手术时，肿胀麻醉具有独特优势并已得到广泛的应用。对合并严重心脑血管、呼吸系统疾病和糖尿病的年老体弱、身体状况差的乳房手术患者，肿胀麻醉完全可以达到手术需要，不必采用气管插管全身麻醉。

3. 其他手术　肿胀麻醉还广泛应用于皮肤外科切除手术、毛发移植、瘢痕切除、皮肤或皮瓣移植手术、腹壁整形、甲状腺手术、淋巴结清扫术等方面，而且具有出血少、恢复快、效果好等优点。但肿胀液中的肾上腺素使血管收缩，可能会增加皮瓣移植手术皮肤坏死的风险。

（二）肿胀液配方及作用机制

1. 肿胀液的配方　Klein肿胀液的基本配方成分包括肾上腺素、利多卡因、碳酸氢钠和生理盐水（或乳酸林格液）。1987—2000年，Klein对肿胀液的配方进行了5次调整。根据1987年Klein发表的文献，其肿胀液的配方是1000ml生理盐水，肾上腺素1mg，利多卡因1000mg。如果采用全麻，可以不加利多卡因。

推荐的肿胀液注射量与预计吸脂量的比是1∶1。

1990年报道的肿胀液配方中，Klein增加了碳酸氢钠（12.5mEq），另外，利多卡因由1000mg减少为500mg，注射量与吸脂量的比值为2∶1。

1993年，Klein再次对肿胀液的配方进行了调整，将利多卡因由500mg调整为500～1000mg，肾上腺素由1mg减少为0.5～0.75mg，碳酸氢钠由12.5mEq减为10mEq，并且选择性增加了10mg曲安奈德。

1995年，Klein又调整了肿胀液的配比，肾上腺素由0.5～0.75mg调整为0.5～0.65mg，曲安奈德由选择性添加变为常规添加（10mg）。

2000年，Klein再一次调整了肿胀液的配方，去除了曲安奈德，将利多卡因确定为500mg，肾上腺素为0.5mg，碳酸氢钠由10mEq增加至19mEq。如麻醉效果不充分，利多卡因用量可以增大至750～1500mg，肾上腺素用量可以提高到1.5mg。

2. 作用机制

(1) 生理盐水或乳酸林格液：肿胀液的稀释液一般采用的是0.9%生理盐水，其钠离子的量为154mmol，pH为5。需要大量注射肿胀液时，可用钠离子的量为130mmol，pH为6.3～6.5的乳酸林格溶液作为稀释液，以减轻钠负荷，增加肾上腺素的稳定性。

在局部肿胀麻醉下，皮下组织肿胀、变硬，组织间隙增大，组织间压力增高，对血管产生压迫效应，使皮下微小血管受压闭合，从而减少出血及血管内外液体交换，保证内环境的稳定。大量肿胀液注入皮下后，处于半固态凝胶状的脂肪组织黏滞度降低，组织间隙增大，使脂肪抽吸时层次清、阻力小，脂肪组织容易被吸出，损伤也更轻。

(2) 肾上腺素：肾上腺素属于儿茶酚胺类药物，相对分子量为183.21，pH 2.5～5.0，1897年由Abel从肾上腺髓质中分离，20世纪初被广泛应用于局部麻醉液中。肾上腺素通过激活α_1、α_2、β_1、β_2受体产生多种心血管效应，其效应与所结合的受体有关。当与α_2受体结合时，激活磷脂酰肌醇系统及腺苷酸环化酶，产生血管收缩，其主要有以下几方面作用：①收缩血管，减少出血；②减少利多卡因的吸收时间，降低利多卡因的危险性；③延长了麻醉药物的作用时间，可有效延长数倍；④消除利多卡因抑制心肌收缩的不良作用，但不能降低利多卡因的血浆浓度高峰。肾上腺素收缩血管的显效时间为15～20min，3h达到血浆浓度高峰，为正常上限的3～4倍，12h后经肝脏代谢恢复至正常浓度。由于肾上腺素在碱性溶液中不稳定，半衰期短，因此肿胀液应临时配制，以免药物失效。

肾上腺素的有效浓度为1∶100万～1∶8万，最低为1∶1200万。肾上腺素的最大剂量可达0.07mg/kg。肿胀液肾上腺素的浓度是1∶200万～1∶100万。Burk认为，在利多卡因安全剂量的前提下，肾上腺素的安全剂量为10mg；对于轻度高血压心脏病及年龄超过50岁的患者，应用肾上腺素需要慎重，一般限制在5mg之内；患有嗜铬细胞瘤、甲状腺功能亢进、严重高血压、心脏病、外周血管疾病等的患者，禁用肾上腺素。

(3) 局部麻醉药

① 利多卡因：1943年，Lofgren首次合成盐酸利多卡因，利多卡因的相对分子质量为234.34pKa，pH 7.90，熔点为75～79℃，易溶于水及乙醇。不含肾上腺素的利多卡因商业成品的pH为6.5，含有肾上腺素的成品的pH为4.5。

利多卡因起效快速，是肿胀麻醉中最常用的局麻药，也是研究其他局麻药的标准药物。由于脂溶性较高，1g皮下脂肪能吸收到1mg利多卡因，因此，吸收至体循环的时间延长。肿胀麻醉用于吸脂手术时，由于7.5%～30%的利多卡因会同脂肪组织一起被抽吸出，使吸脂时可以应用大剂量利多卡因。利多卡因具有抗炎特性，因此，应用利多卡因进行肿胀麻醉后手术感染率也降低。

局麻药的血浆峰浓度与注射部位直接相关。Ostad等研究表明，肿胀麻醉8～18h后，利多卡因达到血浆峰浓度，有的患者甚至在初次注射后24h才达到血浆峰值。注射部位能显著影响局麻药的血浆浓度。Sood等研究显示，肿胀麻醉中即使部分患者脂肪组织的利多卡因用量达55mg/kg，血浆利多卡因水平仍低于中毒水平。但Wang等发现，12.9%的患者出现轻中度不良反应，包括潮热、轻度肌阵挛。血浆利多卡因浓度较低的原因可能是肿胀液从注射部位吸收入血的速度缓慢。由于男性脂肪含量低于女性，更容易出现局麻药中毒，因此建议男性的利多卡因最大允许剂量比女性低。

按照药典的规定，成人利多卡因一次最大使用剂量是400mg，但在肿胀麻醉下，利多卡因的安全使用剂量可高达药典规定的10倍以上，主要原因是皮下脂肪可以吸收储存大量脂溶性利多卡因（1g脂肪组织可以吸收1mg利多卡因）。由于脂肪组织的利多卡因储存作用，大大延长了麻醉时间（延缓12h）。此外，肾上腺素的血管收缩作用也是利多卡因缓慢吸收的主要原因之一。在注射肿胀液后组织间隙水肿的情况下，脂肪小叶直径增加30%～40%，体积增加1倍以上，利多卡因的弥散距离增大。此外，伴随脂肪抽吸术中抽吸物的不断排出，有相当部分的利多卡因被排出体外。

作用机制：非离子型利多卡因是脂溶性的，易进入细胞。利多卡因 pKa=7.90，溶液 pH 增高，非离子型比例增加；反之，在酸性环境中，如感染区域，非离子型利多卡因减少。

利多卡因进入细胞内，与神经膜内层上的受体结合，抑制钠通道 Na^+ 的流入，延长去极化时相，使神经膜动作电位达不到阈值，破坏其动作电位的传导，达到阻滞神经的效应。

利多卡因首先阻滞的是最细的神经纤维，如痛觉神经（直径为 0.4~1.2μm），其次为温觉及压力感受纤维，最后为运动神经。

代谢：利多卡因在体内的代谢产物有以下两种：①单乙基甘油二甲基苯胺（monoethyl-glycinexylidide，MEGX），其活性与利多卡因相等；②甘油二甲基苯胺（glycinexylidide，GX），其活性为利多卡因的 10%。MEGX、GX 大部分在肝脏由细胞色素 P_{450} 微粒体酶系统转化降解，90% 的降解产物由肾脏排出。在酶系统功能正常的前提下，肝脏的血流量是利多卡因代谢的关键因素。利多卡因经皮下给药的半衰期为 1.5~2h，注射后 2h 开始清除，清除率与吸收率持平时，血药浓度保持不变。健康青年男性平均清除率为 15.6ml/(min·kg) 或 250mg/h，半衰期为 1.6h，健康青年女性数值高于前者，而老年人下降 10%~25%。

由于利多卡因主要经肝脏细胞色素 P_{450} 酶代谢，对于清除能力降低的中老年人、肝脏疾病或服用细胞色素 P_{450} 底物或抑制药的患者，利多卡因的清除能力更容易受损。

老年患者由于心排血量减少和肝血流灌注降低，对利多卡因的耐受性也相应降低。因此，老年患者应用肿胀麻醉时应减少利多卡因的剂量。

药理动力学：注射于皮下脂肪组织的低浓度利多卡因类似于缓释药片，为单室性药理动力学模型。在此室中无浓度梯度，利多卡因浓度的降低仅与该系统的释放量有关。由于利多卡因的脂溶性特征，脂肪组织与之结合成为利多卡因的储积库，脂肪与血液利多卡因的浓度比为（1~2）:1。利多卡因剂量在 15mg/kg 时，注射后 4~14h 达到一较低的血浆浓度高峰；剂量达到 60mg/kg 时，逐渐上升为一高峰平台，并持续到注射后 16h，最长者可达 23h，48h 后降为 0。高浓度（1%~2%）利多卡因注射后 30~60min 即达到血浆浓度高峰。

目前利多卡因的安全剂量，Klein 通过研究认为，0.05% 利多卡因最大安全剂量为 35mg/kg；进一步研究后提出，肿胀液中利多卡因的最大量为 45mg/kg。美国美容外科学会肿胀麻醉临床指南规定的最大剂量为 45~50mg/kg，均大大超过药典规定的极限剂量（7mg/kg，一次总剂量 400mg）。主要原因是肿胀麻醉下利多卡因皮下吸收入血速度较慢，血浆浓度高峰延迟。利多卡因吸收慢主要与下列因素有关。

皮下组织药物储积效应。利多卡因为脂溶性药物，储积在脂肪组织内不易迅速大量吸收入血。此外，脂肪组织的血管数量相对较少，利多卡因吸收也相对较慢。脂肪组织的缓冲作用，延长了麻醉时间，利多卡因的吸收时间可以延缓 12h。

药物定向释放。肾上腺素有较好的血管收缩作用，可以减慢利多卡因的吸收。肾上腺素的缩血管作用是利多卡因血浆浓度高峰推迟的主要原因。

组织放大效应。注射肿胀液后，脂肪小叶的直径增加 30%~40%，体积增加 1 倍以上。组织肿胀增加了利多卡因的弥散距离，减缓了利多卡因的吸收。

抽吸出的比例。术中有相当部分利多卡因随抽出物排出体外或从切口流出。一般情况下，吸出的利多卡因量占总注入量的 21.3%~60.25%。Klein 等通过研究认为，有 20%~30% 的利多卡因被抽出体外。

注射速度。利多卡因血浆浓度与注射速度有关，注射速度快，由于肾上腺素缩血管作用延迟，利多卡因吸收较快，形成一个暂时性早期血药浓度高峰。注射速度慢时，血浆浓度上升缓慢而平稳。

压迫效应。大量肿胀液注射至皮下组织，使组织肿胀压迫血管，血管受压，局部灌流减少，阻止利多卡因的吸收。但也有研究认为，肿胀液注射后皮下组织的压力很快下降，并不能减缓利多卡因的吸收。

利多卡因浓度。肿胀液中 0.08%~0.1% 的低浓度利多卡因吸收慢，并且对血管有一定的收缩作用。

高峰浓度。高峰浓度的推迟，使部分利多卡因被代谢。

碳酸氢钠。碳酸氢钠使 pH 升高，游离碱基增多，细胞膜外离子型利多卡因减少，非离子型增多，进入细胞速度加快，吸收入血速度随之减慢。

利多卡因半衰期短。正常人利多卡因半衰期仅为 1.5h。利多卡因在被缓慢吸收的同时又被快速消除，故其最高血药浓度出现得既晚又不高。

但是，对于持续大剂量使用利多卡因应持谨慎态度。利多卡因连续静脉滴注超过 24h，半衰期显著增加。肿胀麻醉吸脂术中皮下注入大剂量利多卡因，吸收缓慢且持续时间长，相当于连续滴注，有潜在中毒风险。

影响利多卡因血浆浓度的因素：利多卡因正常血浆浓度在 1~4mg/L 时，60%~80% 为结合状态。

疾病因素：①肝脏疾病，对利多卡因的降解减弱；②肾脏疾病，排泄减少；③低蛋白血症，白蛋白、α_1-酸性糖蛋白（α_1-acid glycoprotein，AAG）减少，游离型利多卡因增多；④其他，包括心排出量降低、有效血容量不足、低钙血症、低磷酸盐血症等。

生物因素：①口服避孕药物，降低 AAG，使游离型利多卡因增多；②β受体阻滞药，降低心排出量、肝脏血流量及利多卡因的清除率，使血浆浓度升高 20%~30%；③竞争性抑制药，钙离子通道阻滞药、苯二氮䓬类、三环类抗抑郁药、减肥药物等与利多卡因的代谢均需肝脏细胞色素 P_{450} 同工酶，竞争性抑制利多卡因的代谢。

其他因素：①注射速度，注射过快，可能加快利多卡因的吸收；②注射部位，面颈部血供丰富，利多卡因血浆高峰浓度出现时间比下肢早 6h 左右；③吸烟，可导致 AAG 升高，游离利多卡因减少 15%~20%，与未吸烟者相比达到同样麻醉效果需要更高剂量；④其他，涉及局部浸润的体表面积肿胀液 pH、有无收缩血管的药物、应激状态、消瘦、年龄增大、性别等。

不良反应：利多卡因的不良反应与其血药浓度相关。当血药浓度低于 3μg/ml，一般不会出现头晕、眼发黑、嗜睡、血压降低等不良反应及中毒症状；血药浓度 >3μg/ml 时，则可能出现头晕倦怠、谵妄、口苦、口舌无味、听力损伤；血液浓度 >6μg/ml，会出现颤抖、肌肉颤动、心脏并发症；血药浓度 >9μg/ml，出现抽搐、呼吸心跳停止。

1999 年，Rao 等报道了 3 例脂肪抽吸者死于术中突发血压下降、心搏徐缓。术后尸检，发现 2 例血中利多卡因浓度分别为 5.2μg/ml 及 2μg/ml，死亡原因与利多卡因中毒或利多卡因相关药物反应有关。因此，术中、术后要严密观察，术中尽可能不追加麻醉药，以免利多卡因经破裂的血管进入血循环。

全身毒性反应。中枢神经系统，血浆浓度为 3~6μg/ml 时，可出现轻度头疼、头晕、耳鸣嗜睡、口舌麻木、金属异味、眼球震颤等症状；6~9μg/ml，出现颤动、肌肉抽搐等症状；9μg/ml 以上，中枢神经系统抑制，出现惊厥、昏迷。消化道出现恶心呕吐等。呼吸道表现为严重中毒时出现呼吸窘迫。心血管系统发生心动过缓、外周血管舒张高血压及心肌功能减退等。高浓度利多卡因可引起心脏房室传导阻滞，变单向阻滞为双向阻滞，消除折返激动。因此，对心动过缓、预激综合征、房室传导阻滞者要采取相应措施，确保安全。

由于毒性反应是个进行性的过程，中枢神经系统症状的发生早于心血管系统，注射时应密切观察患者的反应。处理措施有：①保持气道通畅，建立良好的通气（100% 氧气）；②控制惊厥，应用苯二氮䓬和巴比妥类药物；③出现心血管毒性反应时，应用儿茶酚胺、阿托品，必要时给予溴苄胺。20% 脂肪乳在利多卡因中毒治疗中有很好效果。推荐方法是 20% 脂肪乳 1.5ml/kg 静脉注射（1min 以上，5min 后可以重复使用）。

过敏反应。这是一种病理性免疫反应，罕见，与毒性反应、局部收缩血管反应等不同。主要表现为水肿、荨麻疹、水疱、剥脱性皮炎、结膜喉头水肿甚至发生休克。利多卡因的过敏反应的发生机制不详，可能与药剂中的保护剂对羟基苯甲酸甲酯有关。对有酰胺类局部麻醉药物高度敏感的个体禁用利多卡因，必要时可以进行利多卡因皮肤过敏试验。

过敏反应轻者可局部涂地塞米松软膏，重者口服地塞米松或静脉滴注氢化醋酸可的松。发生过敏性休克，应首先给予 0.2~0.5mg 肾上腺素。

局部毒性反应。这也称组织直接损害反应。较高浓度利多卡因、肾上腺素溶液可直接损伤组织，导致肌肉坏死及外周神经损伤。肿胀液有造成皮肤及深层组织坏死的可能。注射过程中，要注意观察注射部位有无异常血管扩张、瘀斑及针孔渗血。若产生上述表现，应立即停止注射并对症治疗，以免发生局部皮肤软组织坏死。

注意要点：①利多卡因的消除主要在肝脏内进行，因此，要求术前肝功能必须正常；肾衰竭者利多卡因的半衰期也大为延长，也必须注意。药物的相互作用也会影响利多卡因的消除，如普萘洛尔、苯妥英钠、普鲁卡因和西咪替丁等，需注意询问术前用药情况。利多卡因吸收慢，血浆峰浓度通常在肿胀麻醉后 8~18h 出现，而且肝脏降解利多卡因的能力不断下降，因此，需要提醒患者，术后仍存在的潜在麻醉风险。建议吸脂后留院观察 24h 后方可出院。

② 盐酸布比卡因：盐酸布比卡因为酰胺类长效局部麻醉药，其麻醉镇痛时间比盐酸利多卡因长 2~4 倍，弥散度与盐酸利多卡因相仿，对循环和呼吸的影响较小，常用量对心血管功能无影响，用量大时可致血压下降，心率减慢。盐酸布比卡因过量或误入血管可产

生毒性反应，一旦发生心肌毒性几乎没有复苏可能。

有效剂量：局部浸润总量为175~200mg（0.125% 70~80ml），1天极量为400mg，与碱性药物配伍会产生沉淀并失效。

盐酸布比卡因的作用：减少利多卡因的用量。盐酸布比卡因麻醉时间长，可增强麻醉效果，延长镇痛时间。肿胀液中布比卡因存在用量限制，对于较大剂量的吸脂患者，其麻醉效果也不理想。尽管临床上有布比卡因安全用于肿胀麻醉的报道，但由于布比卡因的不良反应严重，而且药物代谢缓慢，美国整形外科医师协会认为布比卡因用于肿胀麻醉时要特别谨慎。布比卡因的镇痛时间是12.7h，只能适度延长镇痛。

③ 罗哌卡因：罗哌卡因的心脏毒性和神经毒性低于布比卡因。Breuninger等报道5220例使用罗哌卡因实施肿胀麻醉，即使总剂量达300mg也未见相关并发症。

④ 碳酸氢钠：碳酸氢钠的pH为7.5~8.5（低于8.6），肿胀液中的有效浓度10~15mmol/L，最高可至20mmol/L。肿胀液中常规加入5%碳酸氢钠20~40ml，目的是中和生理盐水的pH（生理盐水的pH为5.0），减轻注射时酸性液体引起的疼痛；另外，肿胀液的pH增高，可以延缓利多卡因的吸收，增强局部麻醉浓度及麻醉效果。

减轻疼痛：中和肿胀液的pH，减轻酸性物质注射时的不适。但临床观察发现，pH为3.0的普鲁卡因注射时的疼痛小于利多卡因，说明皮下注射利多卡因所致的疼痛程度不仅与H^+的多少有关，还与利多卡因本身的特征有关。痛觉感受器对离子型利多卡因的灵敏度较高，对非离子型灵敏度较低。碳酸氢钠改变了利多卡因离子型与非离子型的比例，使离子型减少，非离子型增加，对痛觉感受器刺激减少。非离子型利多卡因弥散力强，容易穿透神经鞘，麻醉起效快，阻止了伤害性脉冲的传播，从而降低了痛感。

增加局部麻醉浓度：根据Henderon-Hasebach方程，碳酸氢钠使酸性肿胀麻醉液的pH升高，使游离碱基增多，CO_2穿过神经细胞膜进入轴浆，导致轴浆内pH下降，使局部麻醉药物离解，阳离子增多，进而与受体结合，加强局部麻醉效果并减慢利多卡因的吸收。

⑤ 其他成分

曲安奈德（去炎松）：主要是降低局部免疫反应，但有增加术后感染率的风险。

玻璃酸酶：Lewis通过研究证实，肿胀液中加入玻尿酸酶可以减少出血。但也有学者认为，肿胀液中加入玻尿酸酶意义不大，而且会增加注射时疼痛。

维生素C：Senen等（2002）提出，在抽吸局部注射维生素C，以激活LPL的活性，加速脂肪的溶解，促进胶原的合成，增加局部纤维化。

（三）操作方法及要点

站立位标出手术范围，以脂肪堆积最高点为中心作等高线标记，在标记的预定抽吸区域的皮下脂肪组织内注射肿胀液，使组织肿胀至超过标记区域外2cm，皮肤苍白、实硬且呈轻度橘皮样外观。注射完毕后用手按摩挤压，使肿胀液均匀扩散。

目前采用的肿胀液注射方式有注射器注射、输液瓶内高压注射和注水机注射三种，具体根据吸脂部位、注液量和单位条件选择相应方法。

对于吸脂部位少、注液量不大、颌颈部等部位，多采用注射器注射。注射器注液时，在注射器和注水管之间用一个三通开关连接，可减少注液过程中液体的丢失。

在多部位联合抽脂时多采用注水机注射或输液瓶内高压注射，两者均有速度快、省力、省时、节约液体等优点。输液瓶内高压注射方法简单，适合尚无注水机的单位使用，但应注意无菌操作。

关于肿胀液的注入量目前尚无明确标准。有学者认为是预计吸脂量的1~2倍。腹部、臀部、大腿等部位较大，每个部位平均注入2000~5000ml，上臂、小腿、骶髂部等小部位，每个部位平均注入1000~2000ml。浅层脂肪组织有效灌注，有利于脂肪抽吸操作。蔡景龙等（2007）总结的灌注指标为皮下组织肿胀坚硬，皮肤发白且呈轻度橘皮样改变，切口出现"涌泉征"注液量为预计吸脂量的1.5~3倍；B超测定发现，超量灌注后皮下组织厚度是注射肿胀液前的2~4倍。

大容量脂肪抽吸时一般不能超量灌注。Laffon等证实，大剂量应用利多卡因可引起肺水肿，肺泡的液体清除率降低50%。Commons等报道了4例轻度肺水肿和1例肺炎并发症的病例都与肿胀液超量灌注有关。因此，应该严格限制利多卡因的用量（<35mg/kg）。此外，颌颈部灌注速度不宜过快、量不宜过大，以免造成喉头水肿，出现呼吸困难。Platt等报道了1例因肿胀液灌注过量而中毒死亡的病例，尸检结果证实是因灌注过量造成利多卡因和肾上腺素中毒死亡。

Klein（1993）认为，肿胀麻醉下吸脂，大量液体会进入血管内，术中不需要静脉补液。然而，美国整形外科医师协会认为，肿胀麻醉下吸脂，当抽吸量>

5000ml 时需要补充晶体，每超过 1ml 补充 0.25ml。

一般情况下，脂肪抽吸手术时间为 2～4h，补液量为 500～1000ml。大量吸脂应住院观察，术后适量补液。Toledo 等认为，乳酸林格液代替生理盐水可有效避免水中毒和电解质紊乱。

（四）技术特点

1. 安全性高　肿胀液常用的配方是利多卡因、肾上腺素、碳酸氢钠和生理盐水。利多卡因是酰胺类中效局麻药，具有起效快、穿透性强、弥散广及无明显扩张血管作用等特点。肾上腺素对皮肤及皮下组织中血管收缩强烈，与局麻药同时使用可以大大延缓局麻药吸收，减少局麻药中毒及延长局麻药作用时间。大剂量、低浓度的肿胀液注入皮下脂肪层后，脂溶性的利多卡因和脂肪组织结合，并在较短时间内被抽出体外，进一步降低了其进入血循环的剂量。肾上腺素的延缓吸收作用使更多的利多卡因通过吸脂被吸出。因此，肿胀麻醉的安全性高，一般不会发生利多卡因中毒。此外，肿胀麻醉取代全身麻醉，避免使用镇静止痛药物，可以减少死亡率和严重并发症发生率。

2. 失血少　早期吸脂手术失血多，风险大，往往需要输血。肿胀麻醉下脂肪抽吸无须全身麻醉、硬膜外麻醉或静脉麻醉，大大减少了术后不适及术中出血，术后恢复快，较少发生术后瘀斑及血肿。采用肿胀麻醉由于术中失血少，一般不需输血，手术也更加安全可靠。

出血少的原因是：①肾上腺素可以有效收缩血管，减少出血；②大量稀释的利多卡因溶液浸润皮下，使组织肿胀，血管腔闭合；③大量盐水的浸润造成术区脂肪组织的液体机械性扩张，以及纤维壁拉长、稀疏，扩大了皮下间隙，使吸脂管更易通过，减少了血管损伤。

3. 麻醉时间长　大量肿胀液注射至皮下组织，使组织张力增加，血管压缩，加上肾上腺素的缩血管作用，使利多卡因吸收减慢，局麻作用可以持续 18h，术后不需要止痛。利多卡因均匀地分布于皮下组织，与感觉神经末梢的距离缩短，麻醉彻底，效果持久。

4. 易于抽吸　皮下脂肪组织为半固态的凝胶体，注入的肿胀液一方面使组织间隙肿胀，产生液压分离作用，另一方面可以大大降低脂肪组织黏滞度，从而使脂肪组织及肿胀液极易被负压一同吸入抽吸针管内。此时的脂肪组织类似于液态混悬液，黏滞度低，因此抽吸时阻力小，低负压即可被吸出。

5. 精确、有效　大量肿胀液浸润使皮下组织间隙变大，脂肪组织均匀肿胀，多余的脂肪容易被发现和吸除，容易达到精确雕塑形体的效果。由于肿胀液的注入，使抽吸针（管）运行阻力减小，利于术者的精准操作，塑形效果好。

6. 感染率低　肿胀麻醉技术出现之前，脂肪抽吸的感染率约 0.5%。应用肿胀麻醉后，脂肪抽吸手术后感染率显著下降。1990 年，Lillis 总结报道了 2800 例脂肪抽吸手术随访结果，无一例感染。

脂肪抽吸手术后感染率较低的原因目前尚不明了。但相关研究表明，2% 的利多卡因有对抗革兰阳性菌的作用，其机制在于：①利多卡因可能影响细菌细胞膜的通透性或阻止细胞膜的合成；②利多卡因可能影响细胞的呼吸功能；③利多卡因可能影响 DNA 的合成。此外，利多卡因中的保护剂对羟基苯甲酸甲酯可能也有抑菌作用。然而，Craig 等发现，利多卡因、肾上腺素、碳酸氢钠的最低抑菌浓度分别为 0.50%、0.03%、0.53%，远远高于肿胀液中的药物浓度，因此认为肿胀液并无抗菌作用。

脂肪抽吸术感染率低的原因可能为：①肿胀液将局部细菌密度稀释，低于导致感染的临界密度；②脂肪细胞破裂释放出的脂肪酸，具有杀菌作用。Klein 通过体外研究证实，利多卡因不仅具有抑菌作用，而且具有杀菌作用，加入碳酸氢钠后其杀菌作用加强。

肿胀麻醉的抗感染作用是由于：①在体内利多卡因结合碳酸氢钠和肾上腺素具有抑菌和杀菌作用；②肿胀技术的血肿及血清肿的发生率很低；③手术损伤轻；④受术者大多为健康人。

总之，肿胀麻醉具有以下优点：①有效减少了术中出血，把每升抽吸混合液的血液含量降到 16ml 以下，使脂肪抽吸术更加安全可靠，术中一般无须输血；②止痛效果佳，术中基本无痛，麻醉时间可以持续 18～20h；③大量肿胀液注入组织间隙后，起到水压分离的作用，使脂肪组织的脆性增加，在进行脂肪抽吸时，脂肪颗粒更容易从纤维结缔组织的网隔中被撕脱吸出，而脂肪组织内的血管、神经损伤轻微；④肿胀液具有抗感染作用。

肿胀麻醉技术是脂肪美容整形外科最基本的技术，无论脂肪抽吸还是脂肪移植，都是在肿胀麻醉的基础上进行。肿胀液配方中的成分对脂肪细胞的活性的影响，是临床医生特别关注的问题。目前的研究已表明，常规的肿胀液配方浓度下并无细胞毒性；药物对脂肪细胞的糖代谢的影响是可逆的，只需漂洗即可清除药物，恢复细胞的功能。

肿胀麻醉技术下，由于皮下注射的大量等渗液，防止了大量的血管内外液体的交换；稀释的肾上腺素溶液大量浸润使血管收缩，出血量很少，即使是大范围、大容量的脂肪抽吸也并不需要输血，突破了传统抽吸时出血量及抽吸范围的限制。

肿胀麻醉技术改变了局部麻醉的理念，使脂肪抽吸术更为安全简便，是脂肪抽吸术发展历史上具有里程碑意义的一个重大飞跃。如今，肿胀麻醉技术被推广应用到颜面除皱术、腹壁整形术、体表肿瘤的切除等整形美容外科手术，其良好的麻醉效果、清晰的解剖层次，非常方便手术操作，也减少了组织损伤，手术出血少，术后恢复快，得到了外科医生的广泛认同。肿胀麻醉技术为美容整形外科技术进步提供了保障，应用前景十分广阔。

二、脂肪抽吸技术

脂肪抽吸术又称抽脂术、吸脂术，是借助各种仪器，通过皮肤的小切口，将多余的皮下脂肪吸出，实现塑形或者减肥目标的外科技术。由于抽脂术保留了神经血管结构，并能维持体液平衡；创伤小、恢复快；具有封闭性、钝性等特点，体表无明显瘢痕，术后效果显著，基本能满足求美者的需求，因此拥有越来越多的追捧者。

（一）适应证

在美学方面，抽脂术最适合于进行形体雕塑，尤其是局部脂肪堆积影响外观或身体某部位与其他部位不成比例，一般不超过标准体重的 20%~30% 者抽脂术后改善都是很可观的。需注意的是，如果皮肤过度松弛，单纯抽脂的效果有限，需要结合其他手段。对于全身性肥胖患者，则需要关注其身体健康状态，要判断是单纯性肥胖还是疾病导致的，如果是病理性肥胖还建议其专科就诊。

"美"有时候不仅是做减法，也需要做加法。亚洲人面部普遍比较低平，拍照片时就不如面部轮廓鲜明立体的西方人上相。部分人面部发育不完善，如颞部凹陷、颧骨过于突出、面颊部凹陷、上睑凹陷、鼻唇沟凹陷等都是影响面部美学的重要因素。虽然额颞部假体填充、颧弓降低、内推、下颌角手术等都能改善面部轮廓，但有人会介意使用假体材料或者惧怕"大动干戈"的手术，所以自体脂肪填充也成为越来越热门的话题。

填充的脂肪完全是自己的，不用担心排斥反应，而且不会被影像学检查检测出来。其次，脂肪填充相对假体来说更自然。再者，用抽出的脂肪来填充，一举两得。除了面部，身体一些其他地方也可以填充，如自体脂肪隆胸（可包括乳腺癌术后乳房再造、乳房畸形改善等）、丰臀等四肢躯干部位。近年来随着纳米脂肪和 SVF-gel 的兴起，脂肪在年轻化中的运用也愈发热门。其对于改善皮肤细纹、质地、淡化黑眼圈等都有较确切的临床功效。

医生在选择患者时也要关注到其心理状态，对于过度关注自己外表或者对手术结果有不切实际的期望的患者，临床医生要引导其建立正确的预期值。对于这类患者，医生也需谨慎选择，以免术后引起纠纷。

除美容功效之外，临床也有将抽脂术用于辅助治疗各种疾病的实践，其治疗作用的适应证也很广泛。

男性乳房发育症：一种良性的男性乳房过度发育。乳房体积的增加可能是由于腺体组织、脂肪（假性男性乳房）或两者的结合。目前的治疗方法是皮下脂肪和乳腺组织切除，辅以脂肪抽吸术，UAL 和 PAL 已被用于治疗先天性男性乳房发育症。然而，无法去除比较坚韧的腺体组织，可能还需要通过乳晕周围或经乳晕切口在直视下切除。

脂肪瘤：常表现为柔软、无痛、边界清楚的成熟的皮下脂肪团，周围有薄的纤维囊。外科手术切除仍是最主要和最有效的治疗方法，但如果病灶较大或较多时不太适合，并且会遗留瘢痕。脂肪抽吸术是一种低侵袭性的治疗方式，在脂肪瘤或多发性脂肪瘤的治疗中的作用已被证实。

多发性对称性脂肪瘤病（Madelung 病，Launois-Bensaude 综合征）：是一种罕见的脂质代谢紊乱。其特征是身体上部大量、对称、非囊状的脂肪性肿块聚集。主要有效的治疗方法是手术脂肪切除和（或）吸脂。尽管吸脂术对大肿块的效果有限，但由于其简单易行、复发率低，是一种有效的选择。

脂肪水肿：一种常见的遗传性疾病，女性比较常见，可在青春期和更年期之间的任何年龄发生。其以双侧对称性局部的臀部和下肢皮下脂肪堆积为特征。脂肪水肿既会引起疼痛、压痛，也会影响穿衣活动。适当的脂肪抽吸可以解决上半身和下半身之间的不协调状态，并显著减轻症状，改善步态和活动能力。

痛性肥胖症（Dercum 病，Dercum 综合征）：痛性肥胖症以躯干和四肢发生疼痛性脂肪沉着为特征。手术脂肪切除术只能短暂缓解疼痛。脂肪抽吸则可以减轻至少 5 年的疼痛。

代谢综合征：脂肪细胞在代谢综合征的发病机制中起着关键作用，长时间的营养过剩会导致脂肪组织出现慢性炎症，这种炎症与导致全身炎症和胰岛素抵抗的关键脂肪因子的下调有关。抽脂术可以改善肥胖患者的胰岛素敏感性，降低患 2 型糖尿病的风险。

瘢痕修复：增生性瘢痕不仅不美观，也可能导致瘙痒和疼痛。对于躯干、大腿等皮下脂肪丰富的部位，可通过吸脂术完成瘢痕一期修复。抽脂术形成可移动的滑动皮瓣，张力很小，同时保持血管贯穿和皮瓣灌注。然而，抽脂辅助瘢痕修复有严格的适应证，只有皮下有脂肪堆积的部位或高 BMI 的患者才适合此法。此外，当瘢痕太大时应结合其他方法。

腋下多汗症和腋臭：多汗症是由于汗腺过度刺激而引起的过度出汗。腋臭是由腋窝内的微生物与大汗腺分泌物相互作用而引起的恶臭性出汗，常伴有多汗症。临床可通过 A 型肉毒毒素注射、腋下小切口汗腺切除术等方法治疗。皮下抽脂术也可作为一种安全、有效、微创治疗方法，与 A 型肉毒毒素相比，它能产生更持久的效果，而且可能比外科手术治疗的并发症概率更低。

生殖器区域和性功能障碍：对于肥胖的男性，耻骨前的脂肪和下垂的皮肤通常会遮盖住部分阴茎，缩短其可见长度。在女性肥胖患者中，耻骨肌下垂的皮肤和脂肪通常与大阴唇的脂肪浸润和唇前连合的下垂部分相结合。这会导致继发性性功能障碍、卫生和美学问题。男性的耻骨弓上区域的抽脂可以增加可见阴茎的长度。在女性患者中，可行阴阜吸脂，但如果患者阴阜上唇显著下垂，则可能需要进行皮肤切除。

气管造口术、结肠造口术和尿路造口术：抽脂术可用来治疗需要行气管切开术的严重阻塞性睡眠呼吸暂停症患者。这种病态肥胖患者的气管口常常被颈部和颏下的过量脂肪组织堵塞，抽脂术可以与气管切开术同时进行，也可以随后进行。在临床中，通过局麻下简单的注射器辅助脂肪抽吸术，也可以成功地处理结肠造口和尿道造口的渗漏物。

淋巴水肿：淋巴水肿是由淋巴液在组织间隙流动不平衡引起的，长期潴留的淋巴液引起皮肤真皮增厚、增生和进行性纤维化。由于淋巴流动受限，脂质转运不利，积聚在脂肪细胞和巨噬细胞中，导致脂肪组织增加。传统的外科手术会留下较大瘢痕，并且效果有限。通过抽脂去除淋巴脂肪组织的方法在 1989 年首次被提出。上肢和下肢的脂肪抽吸也已被证明是治疗淋巴水肿的成功方法。然而，此法不适合凹陷性水肿者。

梅－罗综合征：梅－罗综合征是一种罕见的肉芽肿性疾病，其特征为口腔面部肿胀、面神经麻痹和多发性舌炎三联征。其中口腔面部肿胀最常见，但迄今为止没有公认的有效手术方法，并且手术治疗只适用于面部严重变形或永久性面部肿胀者。脂肪抽吸术可以减少皮下脂肪的肥大，实现面部对称。

下肢关节炎：肥胖是骨关节炎和半月板撕裂的主要危险因素。有研究表明，在患有严重的双侧髋关节骨关节炎的肥胖者中，通过抽脂术使体重减轻 10%，术后症状迅速改善。抽脂术在人工膝关节置换术中的应用也并不少见。

抽出永久性填充物：感染、包膜形成和移位是永久性填充物注射后最常见的并发症。一般是直接采用外科手术切除，但完全取出是很困难的，而且瘢痕也会较明显。抽脂术是一种安全有效的替代方法。脂肪抽吸术也被报道用于成功处理一例由缝合线引起的慢性感染。

其他一些治疗性适应证，包括治疗儿童的遗传性腿部肥大和成人的先天性偏侧肥大；辅助矫正开腹手术或剖宫产术后出现的挛缩性瘢痕；缺损部位皮瓣重建后的轮廓细化；与内镜下淋巴结清扫术相结合以降低乳腺癌术后的复发率等。

虽然其中一些适应证还没有完全得到规范，但它们为抽脂术开辟了新的天地，在原来的美学之外建立了新的标签。如今，抽脂手术可以等同于"闭合性外科手术"，即一种整复的治疗方法，或一种辅助手段，以增进其他手术的疗效。

（二）麻醉选择

抽脂术的麻醉方式与抽吸的体积量、部位的多少、患者的健康状态、患者的经济情况及个人要求有关。常用麻醉方式有局部肿胀麻醉、静脉麻醉、全身麻醉。一般认为脂肪吸取量不超过 2000ml 时可均在局部肿胀麻醉下进行。

1. 肿胀麻醉 吸脂最初是用一种"干燥"的方法进行的，用钝头空心套管来抽吸脂肪。手术过程很痛苦，并且伴有大量失血，需要全身麻醉。在 20 世纪 80 年代早期，法国外科医生 Yves-Gerard Illouz 开创了一种湿法技术：将 0.9% 生理盐水注射到脂肪腔隙。脂肪抽吸量与术中失血量相同，不仅减少了术中出血量，还有利于脂肪的抽吸。"肿胀技术"最早在 1987 年由皮肤科专家 Jeffrey Klein 提出，将其作为局部麻醉下抽脂的一种方法。Klein 博士在 0.9% 生理盐水溶液中加入局部麻醉药、碳酸氢钠和肾上腺素，既减少了术中失血，又改善术后瘀血的情况，还能起到 18～24h 的良好镇痛效果。Klein 肿胀液的配方是 500mg 利多卡因，1mg 肾上腺素，12.5ml 8.4% 的碳酸氢钠溶液，加入 1000ml 0.9% 生理盐水。最后的溶液浓度为 0.05% 的利多卡因和 1：1 063 500 的肾上腺素。目前肿胀液的配方无统一规定，可根据临床需要调整。

利多卡因本身与肾上腺素呈强酸性，碳酸氢盐的加入使溶液碱化，增加了非电离形式的局部麻醉药的比例，从而促进其进入细胞，加速镇痛效果。碳酸氢盐可以减轻大容量皮下肿胀浸润的刺痛不适，加入肾上腺素可延长镇痛时间，减少出血。除罗哌卡因和可卡因外，大多数局部麻醉是血管舒张药。肾上腺素作为一种强效的血管收缩药，还能抵消局部麻醉的血管舒张作用，延缓溶液的全身吸收。有时配制肿胀液时会去掉肾上腺素。有文献报道，静脉内激光治疗和乳房重建手术中使用不含肾上腺素的肿胀液。前者由于溶液被注射到血管周围的空间，会增加其全身吸收量，从而导致心动过速和高血压。在后者中，肾上腺素被认为可能会导致皮瓣坏死。

根据 FDA 的规定，不含肾上腺素的利多卡因静脉注射的最大推荐剂量为 4.5mg/kg，含肾上腺素的最大推荐剂量为 7mg/kg。在美国，不含肾上腺素的利多卡因最大推荐累积剂量为 300mg，含肾上腺素的利多卡因最大推荐累积剂量为 500mg。然而，目前局部麻醉的安全阈值没有严格的标准。ASPS 和 AAD 都赞成在肿胀麻醉中使用更高剂量的局部麻醉药，范围为 35~55mg/kg。Klein 通过监测 14 名健康志愿者在肿胀浸润后（包括吸脂和不吸脂）的血清利多卡因浓度。估计出肿胀利多卡因的最大安全剂量为 28mg/kg（不进行抽脂），45mg/kg（进行抽脂）。利多卡因的浓度为 0.01%~0.1%，甚至更高，高浓度通常用于体内纤维组织较多的部位。也有研究建议将用于肿胀麻醉的利多卡因浓度降低到 0.01%~0.05%，以延迟其吸收，降低毒性。此外，大量液体注射到皮下脂肪层，可降低脂肪组织的黏滞度，在较低压力下也能将脂肪吸出。但尤其需要注意的是，注射量一般为抽吸量的 1~3 倍，过量皮下灌注可能会给循环系统造成压力，产生不良后果。因此，临床在使用肿胀麻醉时要谨记"适度"原则，以局部肿胀至发白发硬，皮温稍低为宜，切勿画蛇添足。

2. 静脉麻醉 静脉麻醉可起到镇静作用，适用于对疼痛敏感又害怕全身麻醉的身体健康患者。术中需密切监测患者生命体征、血氧饱和度等情况。静脉麻醉需与局部麻醉相结合。

3. 全身麻醉 全身麻醉在抽脂技术还不完善的早期运用较多，现在随着技术的成熟，加上全麻存在的风险性，已不是主要推荐的麻醉方式。一般在抽脂面积和抽脂量比较大或患者强烈要求的情况下选择。全麻术前需进行身体健康情况的评估，术中需密切监测生命体征，术后需良好的护理。

（三）围术期准备

1. 详细询问病史 了解患者有无基础病史及长期口服药。女性患者要注意询问月经史及婚育史。不建议在月经期进行手术，备孕期或妊娠期、哺乳期女性也不建议手术。年纪较大者需关注血压、血糖、血脂状况。术前 2 周停掉与手术无关的药物，戒烟。

2. 体格检查 评估需要行抽脂部位的皮肤弹性、松弛度、皮下脂肪厚度等。

3. 辅助检查 血常规、凝血功能、肝肾功能、输血前筛查、胸片、心电图等，排除手术禁忌证。必要时 B 超检测皮下脂肪厚度。

4. 心理准备 了解患者的需求，向患者介绍大概的手术流程，告知患者手术的适应证及禁忌证、手术时长、手术的风险、术后恢复时间、可能出现的并发症、术后注意事项、拆线时间等。签署手术知情同意书。让患者对抽脂手术形成正确的认识，构建恰当的心理预期。建立良好的医患信任关系。

5. 照相 术前对抽脂部位照相，留存患者资料，便于术后对比。告知患者照片不会外传。

6. 手术当日 由术者用记号笔在站立位标记抽吸的部位、范围、切口、抽脂针的走向，预估抽脂量，采用等高线标记法。术前排空膀胱，备皮，着宽松衣服。准备好塑身衣。

（四）手术原则

1. 正确掌握肿胀麻醉技术 肿胀液的注射量根据抽脂部位和拟抽脂量决定。多点进针注射，注射速度由慢到快，层面由深到浅，浸润范围一般超过术区边缘 2cm 左右。注射至局部发白发硬、皮温稍低即可。肿胀液注射 20min 以后再进行抽脂。

2. 手术技巧 切口应选在隐蔽易操作处。选择合适的抽脂针，进针时一手捏起皮肤和皮下组织，另一手持针进入，有助于判断吸脂针进入的深度。采用扇形抽吸方法，活塞式来回抽吸，形成多个扇形交叉隧道。抽吸时另一只手放在抽吸部位皮肤上，感知抽脂的深度及位置的变化。每个区域抽吸量要适度，保留适当厚度的皮下脂肪，避免出现凹陷和不平整。抽脂部位与周围组织过渡要自然。通过"掐持实验"判断抽吸的程度。可适当结合超声、激光、射频、水动力等技术辅助脂肪抽吸。抽吸结束后环形按压抽吸部位，排出肿胀液。切口缝合，术区加压包扎，穿戴弹力衣。

3. 浅层脂肪抽吸 浅层脂肪抽吸是对紧邻皮下的浅层脂肪进行抽吸，以更大程度获得皮肤回缩的技术。当抽出的脂肪由黄色变为红色时即可停止抽吸。要注意保留浅层的血供和一层脂肪。浅层脂肪抽吸有严格的适应证，并且对医生技术要求较高。易出现瘢痕、凹凸不平、挛缩、皮肤坏死等并发症。临床应谨慎单独使用。

4. 术后注意事项 术后24～48h会有积液排出，要及时清洁，防止伤口感染。术后早期要注意休息，减少活动，1个月后方可恢复锻炼。术后穿戴弹力衣3～6个月，弹力衣可起到施压、塑性、固定的作用。需注意的是，抽脂术并非一劳永逸，患者仍要注意饮食和运动，养成科学的生活习惯，这才是保持好身材的终极秘诀。

（五）辅助脂肪抽吸技术

1. 动力辅助脂肪抽吸术

(1) 定义：动力辅助脂肪抽吸术是1997年由欧洲整形医生最先应用的一种辅助脂肪抽吸术。其采用共振的原理，抽脂设备以压缩气动作为能量来源，发生与脂肪细胞固有频率相同的机械性共振波，使抽脂管产生500～1000次/分在垂面内进行小幅度振动，选择性地破碎脂肪细胞、乳化脂肪细胞。在震碎脂肪细胞后，以小管径吸管将破碎的脂肪细胞吸出体外，因未使皮肤血管肌肉神经等组织发生共振，可有效保护其他组织。

(2) 适应证：除去抽脂术所有适应证外，该技术对纤维组织较丰富的部位及需要精细雕塑的部位有明显优势。同时，抽吸出的脂肪可以用于自体脂肪移植。

(3) 优点：在整形外科临床减肥塑形手术中，共振抽脂技术已是常用辅助技术。比起应用较大管径较大负压，并且容易发生过度抽吸的传统负压抽吸，共振抽脂技术创伤性较低。其抽脂针高速旋转振动，将与各种组织都紧密结合的脂肪高准确性地吸出，可比传统抽脂率提高31%，出血量减少，术后血肿瘀斑较传统抽脂减轻40%，疼痛减轻35%，水肿减轻30%。另外，对于术者而言，在高速振动的针管抽吸过程中，术者只需要将手柄向斜前方轻推，大大降低了术者的操作强度，对于背部、臀部等组织致密部位时，依然不会觉得太费力，从而缩短手术时间，减少麻醉药用量。

(4) 缺点：共振抽脂技术仍然属于创伤性手术，需要一定的恢复周期。共振抽脂技术对于皮肤较为松弛及皮下脂肪较少的求美者并不是第一选择。

(5) 注意事项：手术设计应在患者自身放松的条件下进行，准确测量术区围度并提捏测量脂肪厚度，标记划分重点抽脂部位、过渡抽脂区域及次要抽脂部位。术中注意不同的部位选取不同的抽吸层次，因为抽脂层次越浅，皮肤回弹效果越佳，故皮肤较松弛的部位使用浅层抽吸，但应以不损伤真皮血管网为度，否则容易出现皮肤的坏死。抽吸过程中，按照先深后浅、先远后近的原则进行辐射状抽吸；要避免在同一处停留时间太久，保留皮下脂肪1～1.5cm的厚度，以保证皮肤平坦。

对于腹部抽脂，需要按照深层使用大直径吸头，浅层使用小直径吸头的顺序进行；而脐旁腹壁区血管位置深，宜于浅层抽吸；对于腹白线处要反复抽吸保证彻底。对于大腿抽脂，需要分前内侧及后外侧两部分，从深浅两个层次来抽吸，而大腿内侧为性敏感区，应保持1cm皮下脂肪。

抽脂术后应注意清理破碎脂肪，以防影响创腔的愈合，如创口放置引流，术区加压包扎，合理使用抗生素及止血药。术区冷敷，术后1天更换敷料，3天内无渗出后更换塑身衣，并坚持穿1个月，其间鼓励患者活动，可以促进恢复。

2. 超声辅助脂肪抽吸术

(1) 定义：超声辅助脂肪抽吸术是通过高频率的超声探头将电能转化成热能，然后利用空穴效应使组织形成多孔结构，进而使脂肪细胞破裂乳化吸出的一种辅助脂肪抽吸技术。分为体内超声波及体外超声波两种，体内超声波是直接且选择性地作用于90%肥胖部位的脂肪细胞；而体外超声是将高频率的超声波从皮肤到达皮下脂肪组织，从而破坏脂肪细胞。

(2) 适应证：在抽脂术的适应证的基础上，该技术更适用于无自体脂肪移植需求，同时伴有皮肤松弛的肥胖患者；近年来利用超声辅助面部抽脂在国外日益普遍，其在破坏脂肪组织的过程中，同时利用微机械效应及热效应以刺激真皮胶原增生，以收紧皮肤，实现面部年轻化。

(3) 优点：超声辅助脂肪抽吸术有效减轻了术者的工作强度；另外，超声的微机械效应及热效应有利于促进皮肤收缩。

(4) 缺点：因超声碎脂需要时间，所以治疗过程较传统抽脂时间延长；吸出的脂肪已被破坏，无法用于填充治疗。两种超声抽脂技术相比，体内超声可能会因抽脂针冷却不及时而灼伤血管神经；而体外超声可以避免这个风险。另外，超声波经过皮肤吸收会出现衰减，对深层脂肪的乳化效果不甚理想，对浅层脂肪的抽吸更加安全有效。

(5) 注意事项：因超声辅助脂肪抽吸术须在湿性环境下进行，肿胀液注射范围应适当超出抽脂区域，并且需要均匀、足量、饱和的全层注射；为防止热损伤，除遵循湿性环境下进行外，体内超声抽脂时更应注意在切口放置保护套管防护；将超声探头完全没入耦合剂中，并且不可在同一区域停留超过20s，以免引起皮肤灼伤；因超声振动可以使脂肪细胞破碎液化，吸出的脂肪呈乳糜状，故抽脂时可只需设置较小的负压（50~70kPa），并使用直径≤3mm吸头，以方便操作并减少损伤；术后应挤出多余肿胀液，或可放置引流管或皮片引流1~2天；术后鼓励患者早期活动，坚持穿塑身衣1个月。

3. 水动力辅助脂肪抽吸术

(1) 定义：水动力辅助脂肪抽吸术是Body-jet设备（Mecklen-burg-West Pomerania，德国Human Med公司）利用间歇性向下30°的高压扇形薄层水流切割、松解脂肪，并利用负压技术，将脂肪与液体吸出的一种辅助性抽脂技术。

(2) 适应证：该技术适用于有局部脂肪堆积影响外形轮廓的求美者，以及有脂肪移植需求的求美者。

(3) 优点：水动力抽脂利用水流切割，可避免传统负压抽脂高机械损伤性地破坏切割组织，自然地避开神经、血管等，以较低组织损伤性、精准地吸取脂肪，从而具有术后疼痛较轻、瘀斑较少等优点。另外，该技术中肿胀液注入后即可被回收85%，因此大大降低了麻醉中毒的风险，并且不会引起视觉肿胀而干扰术者对于局部抽脂量的判断。同时，比起传统抽脂技术，水动力辅助脂肪抽吸所获取的脂肪细胞在移植后凋亡更少，更具活性，并且脂肪颗粒较小易于注射，故近年来应用水动力辅助脂肪抽吸技术收集的脂肪进行隆乳等受到了广泛的关注。对于术者而言，术中只需将抽脂针移至脂肪组织疏松处，解放了术者体能，从而缩短了手术时间。目前关于求美者的术后随访的文献证明，水动力辅助脂肪抽吸术与传统抽脂同样安全。

(4) 缺点：水动力辅助脂肪抽吸术虽为第六代全新技术，但仍是创伤性手术，术后仍需时间来恢复。术后皮肤仍然有轻度少量瘀斑及橘皮样外观出现。

(5) 注意事项：切口缝合可预留活结，以便术后第1天挤出肿胀液；术后7天拆线，拆线前切口禁止沾水；禁刺激性食物、烟酒7~10天。

4. 激光辅助脂肪抽吸术

(1) 定义：过去40年中，吸脂技术的进步，特别是激光辅助脂肪抽吸术，大大提高了手术的安全性、美观性和患者的术后恢复能力。激光辅助脂肪抽吸术是指将激光束置入抽吸管内腔，选择性地破坏脂肪细胞，使脂肪从脂肪细胞中溢出，并将其抽出的方法。其主要原理是：激光光能在脂肪组织内被激活并转化为热量，被周围的脂肪细胞吸收，在脂肪细胞的细胞膜上产生毛孔，这些融化的脂肪很容易被吸走。LAL还能诱导胶原的形成和重塑，并促进组织紧致。另一方面，热可以诱导脂肪组织中的小血管凝固，从而通过减少出血和创伤促进吸脂。目前，不同仪器的波长、功率和安全特性都有差别。但研究表明，在安全参数内正确操作，无论在局麻或者全麻的情况下，各种波长都被证明安全有效的。

(2) 适应证：局部肥胖区域的塑形，如颏下区、上臂、腹部、大腿内侧、大腿外侧、膝盖和脚踝；皮肤松弛区域，特别是在去除脂肪组织可能导致皮肤松弛的区域。

(3) 优点：与传统吸脂相比，LAL的主要优势在于它能够促进胶原纤维的产生、收紧皮肤、改善面部衰老，并且出血量少，减少水肿和瘀伤的程度，因而可以减轻术后疼痛和缩短恢复期，操作得当的情况下，节省操作人员的体力，具有良好的安全性，减少了二次修复的比例。

(4) 缺点：当激光和吸脂相结合时，除了抽脂术可能会带来的并发症以外，有出现皮肤烧伤、皮下感染、瘢痕、色素沉着的可能性。在某些情况下可能会出现肿胀、压痛和皮下硬结，但这些不良结果通常在1~3周内自然消失。很少出现严重并发症。

(5) 注意事项：对于治疗部位有严重瘢痕、皮肤过度松弛、有恶性病史、系统性疾病（如心脏、代谢和凝血障碍）、肝肾衰竭、麻醉过敏、精神心理障碍（如躯体变形障碍），以及对手术抱有不切实际期望、孕妇、有腹股沟疝或植入金属的患者，应避免LAL治疗。

5. 射频辅助脂肪抽吸术

(1) 概念：射频辅助脂肪抽吸术指利用射频电流及负压吸引，消融并引出脂肪的技术。射频是频率介于$(3 \times 10^5) \sim (3 \times 10^8)$Hz的无线波的统称。射频电流通过组织，组织电阻使组织内水分子因高频交流电而快速震荡从而产生热量，使脂肪细胞液化，小血管凝固，以及胶原变性重塑，减少术中出血及术后瘀血，同时负压抽吸部分坏死或未坏死的脂肪及部分肿胀液。这项新技术的一个重要补充，包括实时监测皮肤温度和组织阻抗，并控制能量释放。这使外科医生能够监测和控制治疗区域的深度和范围，有助于防止治疗过程中的组织损伤。麻醉方式可以选择局部肿胀麻醉。在以往的研究中发现，射频溶脂将皮肤温度维持在38~42℃，并且持续1~2min，可以更好地刺激皮肤胶原生成，并且在相同的目标温度下，以较低的功率（35~40W）缓慢且逐步地将热能应用于软组织，可以使能量分布均匀，减少脂肪坏死和组织硬化。一般RFAL治疗后即刻可见三维收缩，并在6～12个月内持续改善。

(2) 适应证：中至重度皮肤松弛患者，涉及面部、颈部、上臂、腰部、腹部、侧腹部、臀部、下肢等；因不同程度的肥胖或者年龄增长导致脂肪堆积、皮肤松弛；单纯抽脂术效果不明显，有皮肤松弛且追求面部、身体塑形的患者。

(3) 优点：RFAL相对安全可靠，一般无重大并发症出现。与传统的吸脂手术相比较，射频辅助脂肪抽吸手术出血少，水肿轻，可收紧皮肤，不良反应少，恢复时间缩短，患者承受力强。操控灵活，易于控制，节省操作人员体力。

(4) 缺点：轻微出血、疼痛、烫伤、瘢痕、感染、皮肤发硬（按摩后可3个月后缓解）。对于并发症的出现给予及时处理后一般均可缓解甚至消失。

(5) 注意事项：与传统的抽脂术一样，时刻注意抽吸套管尖端的位置是非常重要的。注意持续监测皮肤温度，达到目标温度后停止治疗，以皮肤表面有温热感，并且局部皮肤有轻微发红为佳。

无菌超声凝胶被用于覆盖所有处理区域，以降低摩擦系数，从而更好地移动设备和更好的射频传输。

术后根据情况穿戴束身衣。

治疗区域有金属或硅胶植入物，恶性病史，系统性疾病（如心脏、代谢和凝血障碍），肝肾衰竭，妊娠和哺乳，麻醉过敏，精神心理障碍（如躯体变形障碍），治疗部位有破溃、感染、红肿等现象，患者期望值过高等，应避免进行RFAL治疗。

（黄金龙）

三、脂肪采集及纯化技术

脂肪注射移植前首先要进行脂肪组织的采集与纯化，以获取足够的脂肪颗粒，为进一步的纳米脂肪（胶）制备、提取干细胞等提供基础原料。在脂肪组织的采集与纯化操作过程中，要求尽可能地减少对脂肪组织细胞的损伤，获取更多生物活性好的脂肪组织细胞。这部分重点对各脂肪采集与纯化技术方法的技术原理、操作要点、优缺点及临床应用进行介绍，并对影响脂肪细胞活性的因素进行总结分析，从而为整形美容医生开展脂肪移植提供参考与借鉴。

（一）脂肪的采集

脂肪采集主要有手术切取剪碎法和负压抽吸法。剪碎法是传统脂肪颗粒采集方法。Nguyen、张新合等研究发现，剪碎法对脂肪细胞的损伤较负压抽吸法轻；细胞的损伤程度跟刀刃的锐利度有关，刀刃越锋利，脂肪细胞的损伤越轻。刘文阁等发现，手术切取的脂肪组织块采用刀片和眼科剪加工成2mm左右的小碎块后移植，存活率高于负压抽吸采集的脂肪颗粒。然而，剪碎法操作费时费力，手术切取脂肪组织会遗留皮肤切口瘢痕，并且剪刀剪碎法操作繁琐，颗粒大小不均，仅适用于微小量的脂肪移植，目前已基本被弃用。负压抽吸法操作简单、创伤小、恢复快，没有皮肤切口瘢痕，是目前临床上最常用的脂肪颗粒采集方法。

按照产生负压的设备及器械不同，负压抽吸法分为注射器抽吸法、吸脂机抽吸法和水动力抽吸法。

1. 注射器抽吸法 注射器抽吸法采集脂肪颗粒源自Fournier（1985）发明的注射器吸脂技术。1994年，Coleman提出用直径3mm，长15cm或23cm的钝头吸脂针连接10ml注射器采集脂肪颗粒的方法。通过拉动注射器活塞产生一定的负压后轻柔抽吸，待注射器充满后取下注射器，3000r/min离心3min，去除油脂层（最上层）和液体层（最下层），中间层为所需的脂肪颗粒（图9-1）。

2008年，Pu等通过对比研究，发现Coleman的注射器采集法优于传统的吸脂机抽吸法。目前，脂肪颗粒移植多采用注射器抽吸法。张新合等（2001）对不同负压下采集的脂肪颗粒损伤程度进行了研究，发现负压<-50kPa时，细胞损伤无显著差异；负压>-50kPa时，随着压力增大，细胞损伤程度明显增大。然而，雷华等（2005）则发现，吸脂机抽吸（-70～

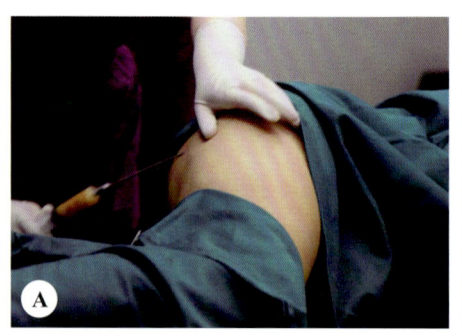

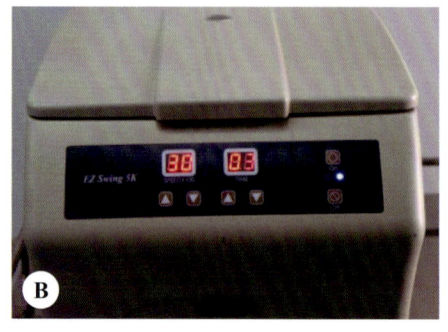

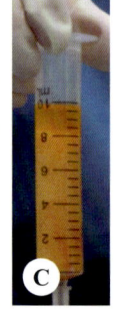

◀ 图9-1 注射器法抽吸及离心

A. 大腿外侧脂肪抽吸；
B. 3000rpm离心3min；
C. 离心后获得脂肪

−80kPa 负压）与 60ml 注射器抽吸（−26～−40kPa 负压）对所采集的脂肪组织活性影响无差异，认为可以常规用吸脂机抽吸采集脂肪，以提高脂肪采集效率。

2008 年，马越波等对 20ml 注射器和不同负压下吸脂机采集的脂肪进行了比较研究，发现 20ml 注射器（最大 −61.3～−62.7kPa 负压）和吸脂机低负压（−60kPa）采集的脂肪血性成分少，脂肪细胞相互分离，移植后有 50%～60% 细胞存活；吸脂机高负压（−80～−100kPa）采集脂肪时出血多，细胞损伤较重，移植后仅 20%～30% 细胞存活。2014 年，Cheriyan 等对比研究了高负压吸脂（−101kPa）与低负压（−33kPa）采集的脂肪细胞活性差异，发现低负压采集脂肪，对脂肪细胞损伤轻；低负压采集的脂肪细胞活力及有活力脂肪细胞数显著高于高负压组。因此，注射器法低负压抽吸是采集脂肪颗粒较为简便有效的方法，具体操作要点如下。

(1) 选定抽脂区域、进针点、标记、消毒、铺单。

(2) 将 10～20ml 注射器和注水针连接后，通过皮肤微小切口插入吸脂区进行肿胀麻醉，等待 15min。

(3) 选择 10ml 或 20ml 螺口注射器，连接直径 2.5mm 或 3mm 的多孔吸脂针，通过注水口刺入脂肪采集区。以环指和小指握持针芯拉杆，拇指和示指捏夹住针筒，环指和小指拉动注射器针芯拉杆，拇指和示指稍用力配合前推针筒，形成一定的负压后即可抽吸出脂肪颗粒。

对于注射器法采集脂肪，目前没有采用统一的操作标准，负压大小也无法量化标定。注射器法吸脂产生负压大小一般与注射器容量大小、活塞回抽的位置、吸脂针管径、吸脂针末端开孔大小及数量等密切相关。当吸脂针管径和末端开孔大小、数目一定时，一般注射器活塞移动空间越大，产生的负压越大。为了保持相对恒定的负压抽吸力，笔者一般通过牵拉活塞时感受到的阻力判断负压大小并随时调整，而不是使用卡环等装置固定活塞位置。

2. 吸脂机抽吸法 利用吸脂机进行脂肪抽吸是经典的脂肪抽吸方法，发明该技术的最初出发点是进行脂肪抽吸减脂，没有考虑获取的脂肪颗粒的生物活性，因此，在机械负压吸脂时，所用的负压都较大，一般在 −70～−80kPa，有时甚至达到 −100kPa 以上。

研究表明，在较高负压下，76%～90% 的脂肪细胞完整性会遭到破坏。因此，早期利用机械负压抽吸获取的脂肪组织直接用于注射移植的效果并不理想。由于吸脂机抽吸法需要负压吸引器、连接管及收集容器，增加了操作过程的复杂性，临床上只有在脂肪丰胸、丰臀等需要获取大量的脂肪颗粒时才会使用。但需要特别注意的是，负压大小尽可能控制在 −50kPa 以下，以减少对脂肪细胞的损伤。由于采集脂肪耗时费力，当需要采集大量脂肪颗粒时，吸脂机法低负压抽吸仍然是临床推荐的方法（图 9-2）。

3. 水动力辅助抽吸法 水动力辅助脂肪抽吸系统是德国 Human Med 公司发明的一种吸脂设备，其产生的高压扇形薄层水流通过注水管松解脂肪组织，同时将松解的脂肪颗粒与肿胀液通过负压吸管吸出。因此，水动力辅助抽吸法采集脂肪损伤小、抽吸精确、疼痛轻、瘀斑不明显；采集的脂肪颗粒应用于脂肪移植丰胸，临床效果十分满意，并且无严重并发症的发生。自 2000 年发明以来，受到了行业的广泛关注和一定范围的使用。具体操作要点如下。

(1) 水动力辅助抽吸法肿胀液配方目前无统一标准，一般使用 Klein 肿胀液配法（利多卡因 500mg，1∶1000 肾上腺素 1mg，0.9% 生理盐水 1000ml）。术前将肿胀液加热至 35℃，以提高手术的舒适度，降低对脂肪细胞的损伤。

(2) 术中注入肿胀液与抽吸脂肪由设备同步进行，操作者只需移动操作手柄至需要抽吸的部位。机器形成的高压扇形水流以脉冲的方式由手柄顶部射向脂肪组织，手柄内吸管以一定负压将松脱的脂肪组织及肿胀液吸出。

(3) 吸出的脂肪组织与肿胀液通过 Lipocollector 装置收集后分离。原理是将吸出的脂肪与肿胀液的混合

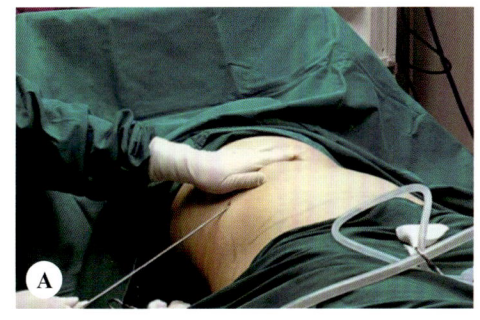

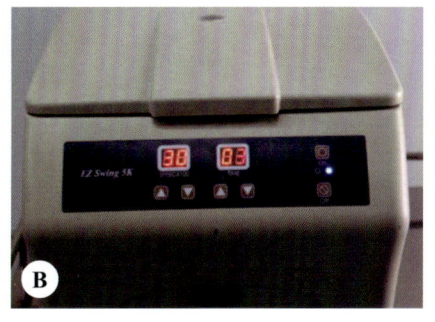

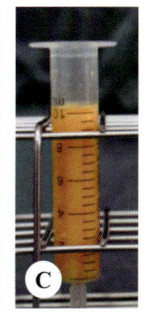

◀ 图 9-2 吸脂机法抽吸及离心

A. 腹部脂肪抽吸；B. 3000rpm 离心 3min；C. 离心后获得的脂肪颗粒

液灌注到过滤网的一侧，将肿胀液与其他液体透过过滤网吸出，同时将容易堵塞注射管的纤维组织被留在过滤网上，收集的脂肪颗粒可以直接进行填充注射（图9-3）。

水动力辅助脂肪抽吸的优点如下。

(1) 操作简单、手术时间短：水动力辅助抽吸法注入肿胀液与抽吸脂肪同步进行，缩短了手术时间。研究表明，水动力辅助脂肪抽吸的手术时间平均为54min，短于传统吸脂（平均63min）。采用水动力辅助抽吸法采集脂肪丰胸，平均手术时间仅为92min。

(2) 精度高：水动力辅助脂肪抽吸的肿胀液注入与脂肪抽吸同时进行，不会存在局部明显肿胀，便于术者判断脂肪供区的形态变化，操作更为精确。

(3) 疼痛轻：水动力辅助脂肪抽吸采用的高压水流以脉冲方式冲击、松解脂肪组织，并避开血管神经，因此损伤小、疼痛不明显，术中患者可自行改变体位。Araco等通过前瞻性随机对照研究证实，水动力辅助抽吸法在术后疼痛方面明显较传统的负压吸脂法轻。

(4) 脂肪存活率高：关于水动力辅助抽吸法丰胸脂肪存活率，文献中尚缺少大规模临床随机对照试验数据。Herold等用水动力辅助抽吸法收集脂肪，10例脂肪丰胸，单侧注射量平均为147ml，存活率为72%±11%。Bony和白晓东等通过研究证实，水动力辅助与传统负压吸脂一样，不会影响及改变ADSC的特征及功能。但Harats等发现，水动力辅助抽吸法采集的脂肪活细胞数的比例明显高于传统负压抽吸法。水动力辅助抽吸法比传统负压抽吸法采集的脂肪颗粒体积小，活力好，利于存活，移植后细胞凋亡少，新生血管多（Yin，2015）。

(5) 并发症：Araco认为，水动力辅助脂肪抽吸是和传统吸脂同样安全的一项新技术。采集的脂肪颗粒移植后并发症发生率低，其中脂肪坏死2.59%，感染0.74%，乳房结节0.74%。虽有3%的病例注射区出现结节，但3个月后均恢复正常。

综上所述，水动力辅助脂肪抽吸法是一种安全、快捷、有效的脂肪颗粒采集技术，已在吸脂塑形，特别是脂肪丰胸、丰臀时使用。但传统吸脂机抽吸、注射器抽吸及水动力辅助抽吸对脂肪细胞活性及ADSC数没有影响，加之水动力设备价格昂贵，在一定程度上限制了水动力辅助抽吸法的推广应用。

（二）脂肪的纯化

采集的抽吸物中主要含有大小不一的脂肪颗粒、游离的脂肪细胞、甘油三酯、红细胞、破碎的组织细胞碎片、纤维组织及肿胀液等。由于纤维组织、红细胞、甘油三酯、利多卡因等成分影响注射操作并对细胞的存活有不利影响，需要对抽吸物进行纯化，以获取需要的脂肪颗粒。脂肪的纯化方法主要有沉淀法、过滤法、离心法及吸附法四种。

1. 沉淀法 沉淀法是操作最为简单的脂肪纯化方法，仅需将脂肪抽吸物放入20ml或50ml注射器中直立静置15～20min，去除上层的油脂和下层的液体后即得到纯化的脂肪颗粒。

沉淀法获得的脂肪颗粒填充效果较差，原因是沉淀法纯化效果差，移植物中仍然残留较多的肿胀液、油脂、血细胞及细胞碎片等成分，这些成分被认为对脂肪细胞存活有不利影响。

静置沉淀后的脂肪抽吸物一般分4层：第1层为油层，主要成分是三酯甘油；第2层是脂肪颗粒层，主要是密度不同的脂肪颗粒组织；第3层是水溶性血清、血浆、局部麻醉药、游离血红蛋白等液体；第4层是有形细胞层，主要有红细胞、纤维组织及细胞碎片等（图9-4）。

Rose等发现，沉淀法所得到的完整脂肪细胞数多于离心法，并且脂肪细胞活性较高（图9-5）。与其他方法相比，沉淀法效率最低，杂质分离、去除不完全。但沉淀法无须其他设备，操作简单，污染可能性小，因此，沉淀法仍得到基层医生认同并采用。

(1) 操作要点：将抽取的脂肪混合物置于20ml或50ml注射器中，垂直静止5～10min。

待液体分层清晰明显后，纱布卷吸干上层的油脂，弃去下层的液体及有形细胞混合物。

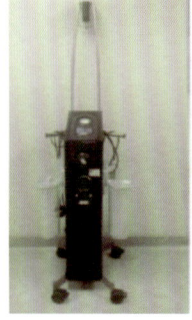

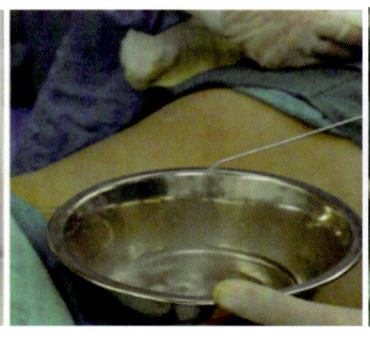

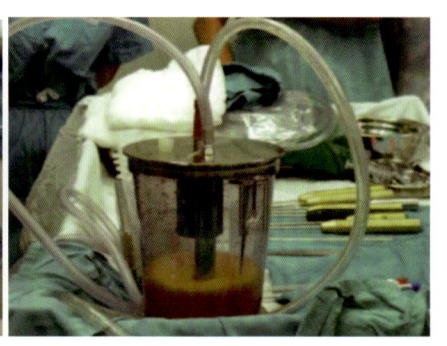

◀ 图9-3 水动力吸脂设备及抽吸储存的脂肪
A. 水动力吸脂机；B. 脉冲式扇形水流；C. 脂肪收集器［引自Yin S.Plast Reconstr Surg. 2015;135(1):127-138］

留取中间层的脂肪颗粒，转入1ml注射器内备用。

(2) 优缺点

优点：①操作简便，无须特殊器械设备，可以在基层医疗美容机构开展；②对脂肪组织细胞干扰破坏少，不接触外界空气，减少了污染的可能性；③最大程度保留了脂肪组织的细胞外基质成分，有利于脂肪细胞的存活。

缺点：①等候时间长，纯化效率低；②获取的脂肪颗粒仍含有一定的液体成分，影响术中对注射量的观察及填充后存活率的计算；③杂质分离、去除不够充分，含有油脂、红细胞和利多卡因等成分，对移植脂肪的存活率有一定影响。

2. 过滤法 过滤法是利用生理盐水这类的等渗液体对脂肪抽吸物进行清洗、过滤，以去除抽吸脂肪中的肿胀液成分、细胞碎屑、油脂等杂质成分的脂肪纯化方法。方法是将脂肪注入过滤装置中，用生理盐水先冲洗后再行过滤。可以选择网眼直径大小不同的滤网进行过滤（一般直径0.5~2mm）（图9-6）。与离心法、吸附法和沉淀法相比，采用一次性水洗过滤装置纯化的脂肪面部移植后的长期保留率最高，并且术后纤维化、钙化等的发生率较低。

(1) 操作要点：采集脂肪前，将滤网安装固定好。将采集的脂肪混合物放置在滤网上，用不锈钢勺反复搅动，直到无液体滤出。如果混合物中红细胞含量较多，可用适量生理盐水冲刷漂洗。

挑出纤维成分后，用不锈钢勺分装到10~20ml注射器中备用。

(2) 优缺点

优点：①可以通过滤网网眼直径的选择，收集到不同大小的脂肪颗粒，以满足不同的移植需求；②经过反复冲洗可以有效去除油脂、红细胞、肿胀液中利多卡因等，获得较为纯净、有活力的脂肪颗粒。Moore发现，利多卡因可明显抑制脂肪细胞活性，经漂洗后，脂肪细胞又重新获得活力。Piasecki等发现，漂洗后脂肪颗粒细胞活力明显增加。漂洗3次可以达到较好的效果。但也有研究认为，生理盐水或林格液漂洗对脂肪细胞活力没有明显影响。

缺点：①暴露空气的时间较长，增加了感染机会；②长时间机械性搅动操作，对脂肪细胞仍有一定的损

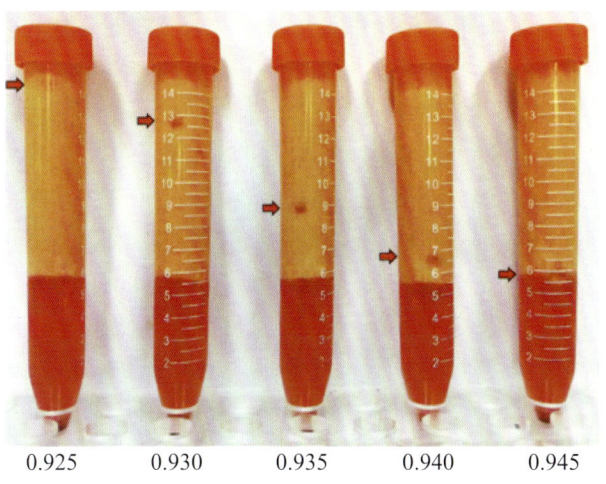

▲ 图9-4 沉淀法纯化脂肪，获得不同密度脂肪
引自 Guan J.Plast Reconstr Surg. 2020;146(3):541-550

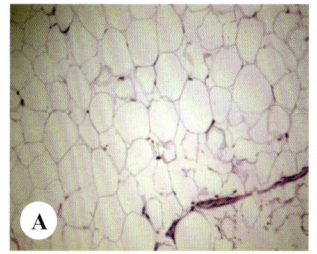

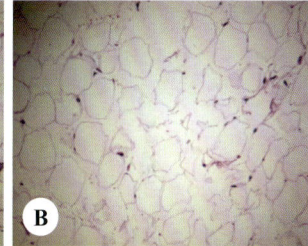

▲ 图9-5 沉淀法和离心法纯化比较脂肪镜下观察
A. 沉淀法纯化的脂肪细胞结构比较完整；B. 离心法纯化的结构有明显损伤［引自 Rose JG Jr.Ophthal Plast Reconstr Surg.2006;22(3):195-200］

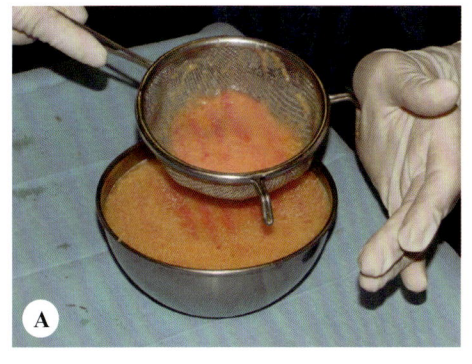

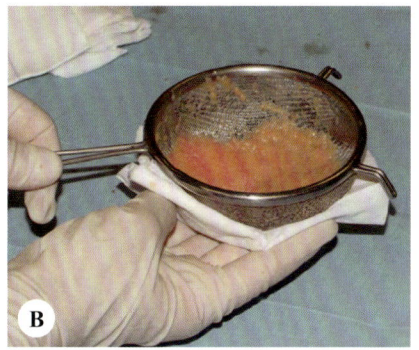

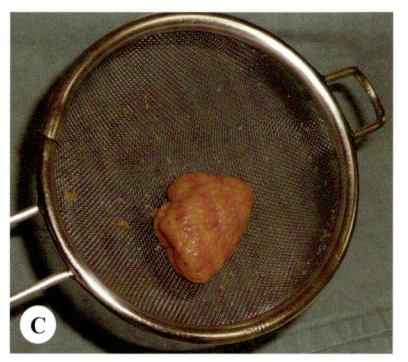

▲ 图9-6 过滤法纯化脂肪
A. 抽吸出的脂肪用滤网漂洗过滤；B. 去除纤维成分后纱布吸附去除水分；C. 最后获得纯化后的脂肪（引自 Botti G. Plast Reconstr Surg.2011;127:2464-2473）

伤；③反复冲洗、过滤，会丢失细胞外基质成分等活性物质。

采用不锈钢滤网手工进行过滤的纯化脂肪方法临床上仍在广泛使用，目前已有自动化洗涤过滤设备，但洗涤过滤法脂肪损耗较大，设备相对昂贵，还有耗材成本，限制了其在临床上的应用。

3. 离心法 利用脂肪、水、油脂等成分相对密度的不同，通过离心作用使其分离。由于离心操作相对简便、效果稳定可靠，已经成为临床上纯化脂肪的最常用方法。

离心后的脂肪抽吸混合物一般分为四层：最上层是金黄色油脂层，第2层为黄白色脂肪颗粒层，脂肪颗粒从上到下逐渐变小；第3层是液体层；最下层是沉淀层，仅有一些破碎的细胞碎片和纤维组织（图9-7）。

（1）操作要点：将采集获得的脂肪混合物置于20ml或50ml注射器内，也有放置在100ml或更大容量的收集袋内。

将注射器或收集袋置于消毒后的离心机内，设置好离心转速和时间，启动离心机离心。

离心完成后取出注射器或收集袋，去除上层的油脂层及下层红色的混合液体，收集中间的脂肪层备用。

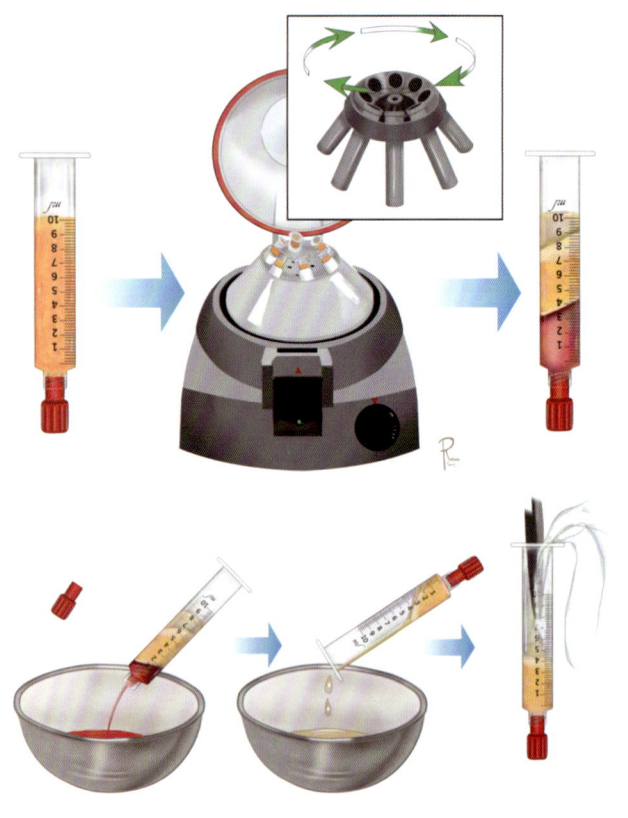

▲ 图 9-7　离心法纯化脂肪

引自 Serra-Renom JM. Atlas of minimally imvasive facelife. P34.2016

（2）优缺点

优点：①分离速度快，方便去除上层的油脂及下层的红细胞、纤维组织、水分及破碎的细胞碎片等成分，得到高度纯化的脂肪颗粒；②脂肪颗粒纯度高，便于注射时形态的观察判断；③离心后脂肪颗粒中干细胞浓度高，有利于提高脂肪颗粒移植存活率。

缺点：①离心对脂肪细胞的活性具有一定的影响，随离心速度的增加，损伤的脂肪细胞数量增多，脂肪细胞活性下降，脂肪移植存活率显著降低；②离心需要一定的设备条件。

离心法是快速去除受损脂肪细胞、组织碎片、红细胞及血凝块、液体及油滴，获取脂肪颗粒的有效方法。但如何选择合适的离心速度和离心时间，国内外学者做了大量相关研究，目前尚无统一的标准。

2007年，Piasecki等通过对不同速度（500r/min，1000r/min，1500r/min，2000r/min）和时间（1min，2min，3min，5min，10min）离心后脂肪细胞活性的变化的研究，发现离心后脂肪细胞的活性有所提高，1000r/min（228g）离心3min是理想的离心参数，长时间离心对提高脂肪细胞活力无意义。雷华等通过对不同速度（600~4000r/min）离心2min后脂肪颗粒葡萄糖转移量的变化研究，发现超过600r/min（40g）离心会损害脂肪细胞的活性，并且不能完全恢复，认为最好采取沉淀法纯化，以减少对脂肪颗粒的损伤。Rohrich等、Xie、Conde-Green等也建议采用低速离心。然而，石杰等通过研究发现，离心法（3000r/min离心3min）与沉淀法获取的脂肪细胞活性无显著差别，长期随访效果相当。杜川则发现，2000r/min离心2min不能显著提高移植脂肪的存活率。Smith等通过实验研究证实，离心对脂肪细胞活力没有显著影响。

4. 吸附法 由于沉淀法不能有效去除脂肪混合物中的液体，尤其是对脂肪移植存活有影响的油脂和红细胞；过滤法操作繁琐，有增加暴露污染的风险；离心法对脂肪细胞的活性会有一定的影响，并且需要一定的设备。因此，有学者提出了采用纱布或棉垫吸附的方法进行脂肪纯化。

吸附法是利用纱布对抽吸出来的脂肪组织进行处理，去除其中的水分、油脂等杂质以纯化脂肪的方法。文献中，不同医生采用的吸附法具体操作有所不同，其中较为常用的方法是将抽吸的脂肪倒在纱布垫上，然后用手术刀刀柄在纱布垫上轻轻地滚动，直到大部分油脂和肿胀液被吸收，滚动过程约5min。国外医生使用吸附法处理脂肪时一般选择专用的纱布（Telfa纱布），而国内医生一般使用无菌纱布。吸附法操作简单，效果确切。Ramon 等（2005）发现，吸附法和离心法在保持脂肪细胞的活性和 ADSC 细胞的数量、移植存活率方面无显著差异，但吸附法纯化的脂肪移植后纤维化轻。

(1) 操作要点：将获取的脂肪混合物放入 20ml 或 50ml 注射器中，静置 10~15min 后，去除最下层的混合液体。如获取的脂肪颗粒混合物含有较多血液时，可用 4℃生理盐水清洗 1~2 次。

将脂肪倒入纱布上（下衬棉垫），用不锈钢勺反复翻转搅动 5~10min，使脂肪颗粒中的油脂、生理盐水等被棉垫充分吸收。

挑出脂肪颗粒中的纤维组织，以防止注射时阻塞针头。

将纯化脂肪收集到 20ml 注射器中备用（图 9-8）。

(2) 优缺点

优点：①更为简便、省时，弥补了沉淀法和离心法的不足，获得的 ADSC 等活性脂肪细胞含量高，有利于移植脂肪的存活；②移植后纤维化轻。

缺点：与过滤法一样，脂肪颗粒与空气的接触时间长，有污染的风险。

（三）影响脂肪细胞活性的因素

获取具有良好生物活性的脂肪颗粒是保证移植脂肪存活的基本条件。在脂肪颗粒的采集与纯化过程中，诸多因素会对脂肪细胞的活性产生影响。为了明确各因素对脂肪细胞的活性及移植脂肪存活率的影响，许多学者对供区部位、采集方法、肿胀液、吸脂针、负压大小、纯化方法等因素的影响进行了研究。

1. 供区的影响　无论采取什么方法抽取脂肪，首先要涉及吸脂供区的选择。可选择的脂肪颗粒供区有腹部、髂腰部、臀部、髋部、大腿部、膝部、小腿部、踝部，其中以下腹部、大腿内外侧、膝内侧最为常见。究竟哪些部位脂肪细胞的活性高，国内外许多学者进行了相关研究。

Hudson 等（1990）发现，不同部位脂肪组织的 LPL 活性存在差异，大腿脂肪组织 LPL 活性高于其他部位，移植后脂肪细胞更易存活。杨楠（2006）则发现，大腿内外侧较腹部脂肪细胞排列密集、体积小、完整细胞数量多；不同部位脂肪颗粒移植的临床效果有一定差异。Padoin（2008）发现，大腿内侧和下腹部的脂肪组织含较多的 ADSC，认为下腹部及大腿内侧是首选的供区部位。刘文阁等（2009）发现，移植脂肪存活率与血供有关，血供越丰富，存活率越高，顺序依次为头皮 - 耳垂 - 面颈部 - 上肢 - 躯干 - 下肢；将头皮脂肪移植至颞部和面颊，吸收率很低。Kouidhi 等（2015）发现，颏部和膝部脂肪组织的来源不同，两部位的 ADSC 具有不同的分化表型，颏部 ADSC 具有向棕色脂肪分化的潜力；膝部 ADSC 具有向白色脂肪组织分化潜力。

脂肪供区是影响移植脂肪活性及存活率的因素之一。但也有学者持不同观点。Rohrich（2004）发现，不同部位采集的脂肪移植后无显著差异。Ullmann 等（2005）将同一名女性腿部、腹部及乳房脂肪注射到裸鼠皮下，发现不同供区采集的脂肪移植存活率无显著差异。Li 等（2013）比较了上腹部、下腹部、肋部、大腿内侧及大腿外侧脂肪组织移植结果，同样发现无明显差异。哪些部位的脂肪细胞活性高，移植后存活率或存活率高，迄今尚无明确定论。临床实践中，目前多选择大腿内外侧或下腹部作为移植脂肪的供区，因为这些部位一般都存在一定量的脂肪堆积，既可以达到塑形目的，还可以提供足够量的移植脂肪。此外，这些部位比较平坦，也无重要神经、血管通过，术中操作比较方便、安全，不必改变体位，术后包扎固定非常简便、可靠。

2. 肿胀液的影响　1995 年，Moore 等通过研究发现，肾上腺素、利多卡因对体外培养的脂肪细胞的活性和功能没有影响。2005 年，Shoshani 等通过裸鼠移植研究发现，0.06% 利多卡因及 1∶1 000 000 肾上腺素对脂肪细胞活性及移植脂肪存活率没有影响。Kim（2009）的研究结果与 Shoshani 一致。但 Kock 发现，除布比卡因外，利多卡因、罗哌卡因、普鲁卡因均会抑制体外培养的前脂肪细胞活性，抑制前脂肪细胞向成熟脂肪细胞分化。

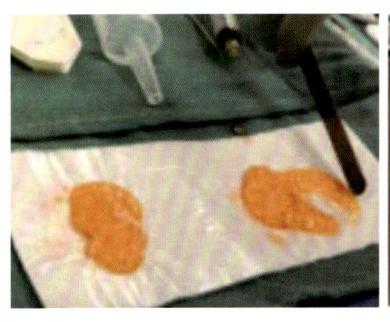

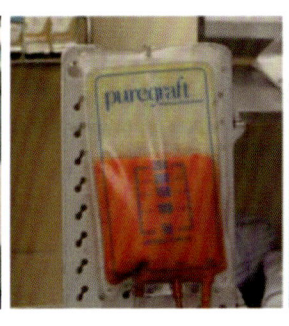

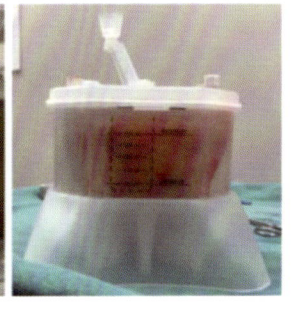

◀ 图 9-8　吸附法纯化脂肪

引自 Xue EY. Semin Plast Surg. 2020;34(1):11-16

由于肿胀液中肾上腺素、利多卡因等浓度较低，采集的脂肪很快进行纯化。沉淀、洗涤过滤、吸附或离心等纯化方法均能很好去除肿胀液中肾上腺素、利多卡因等影响。因此，不必考虑其对脂肪细胞的活性及移植存活率的影响。

采集脂肪时，能否超量注射，过量的肿胀液对脂肪细胞的活性是否产生影响，一直以来有不同观点。有研究发现，肿胀液产生的压力对脂肪细胞的形态和功能基本没有影响。然而，由于皮下组织间液存在一定的胶体渗透压，注射过多的肿胀液会使脂肪细胞外的胶体渗透压显著下降，导致脂肪细胞水肿。Smith等通过研究证实，注射肿胀液会引起脂肪细胞外液中可溶性蛋白分子浓度极度下降，脂肪细胞内外渗透压失衡。因此，在获取的脂肪混合物中适量加入白蛋白，以维持脂肪细胞外胶体渗透压的稳定，提高脂肪细胞的移植存活率。笔者认为，采集脂肪时注射肿胀液的目的是增加物理空间，减少创伤和出血，与普通脂肪抽吸有所不同。因此，适量注射肿胀液并等候20min以上再采集脂肪，以最大程度减少出血、提高采集的脂肪质量及求美者满意度。

3. 采集方法的影响　Leong等（2005）对注射器法与机器法采集脂肪进行了研究，发现两者在细胞活力、细胞代谢及成脂能力等方面没有差异。Ozsoy等（2006）通过前瞻性研究发现，4mm直径的吸脂针比2mm和3mm吸脂针可以获取更多的活性脂肪细胞。Erdim等（2009）也建议使用较大直径的吸脂针采集脂肪。

Ferguson等（2008）证实，LipiVage系统低负压抽吸可以比传统负压吸脂法获取更多脂肪细胞。Crawford等（2010）则发现，Viafill系统抽吸、低速离心可以显著提高活性细胞数。Pu等（2008）通过细胞功能研究及前瞻性比较，发现Coleman方法明显优于传统脂肪采集方法。虽然没有证据证明一种采集方法优于另一种，但是使用直径相对粗的吸脂针、低负压抽吸是提高采集脂肪细胞活性的重要因素。

4. 吸脂针的影响　获取脂肪颗粒所用的吸脂针对脂肪细胞活性的影响涉及脂肪吸脂针的管径、侧孔直径及吸脂针前端的形状三个方面。

2001年，Shiffman等通过研究发现，采用2.5mm、3mm和18G（内径0.8mm）针管抽吸采集的脂肪细胞完整性均未破坏。但Erdim发现，直径6mm的吸脂针采集的脂肪细胞较直径2mm和4mm吸脂针采集的脂肪细胞活性更好。李英华比较了直径2mm、3mm、4mm钝头吸脂针采集的脂肪细胞葡萄糖转移量的变化，发现吸脂针管径越粗，对脂肪细胞活性的影响越小。然而，在临床上实际实践中，吸脂针过粗，进入脂肪组织的阻力越大，操作越困难。直径过粗不但容易造成供区不平整，而且对供区组织损伤也大。因此，临床上用于获取脂肪颗粒的脂肪吸脂针管径一般在2～4mm，以2～3mm较为常用。

吸脂针侧孔直径大小决定了获取的脂肪颗粒的大小。在一定范围内，抽吸获得的脂肪颗粒越小，其存活率越高，原因是同等体积的脂肪组织，颗粒越小表面积越大，与周围组织接触的面积越大，获得建立血供的机会越多。

目前临床上经常使用的脂肪颗粒一般分为三种，即大脂肪颗粒、小脂肪颗粒和细小脂肪颗粒，采集脂肪时使用的吸脂针侧孔直径分别为2mm、1mm和0.5mm。管径2～3mm侧孔直径1mm的吸脂针进行脂肪颗粒采集时，获得的脂肪颗粒直径在0.5～1mm。侧孔直径在2mm以上时，获得的脂肪颗粒直径均大于1mm。Eto的研究表明，移植的脂肪颗粒由外向内分为三个区域带，分别为存活区、再生区和坏死区，一般存活区的范围在100～300μm，再生区600～1200μm，距离颗粒表面1.5mm以上的深层脂肪细胞都会因缺乏营养供应而发生坏死。可以存活的最大脂肪颗粒直径为3mm。因此，获取直径2mm以下的小脂肪颗粒和细小脂肪颗粒是较为理想的增加移植脂肪存活的措施。

吸脂针前端的形状对脂肪细胞活性也有影响。研究表明，锐针对脂肪组织细胞的损伤较钝针大。

依据以上实验研究及临床实践，多主张用直径2～3mm的钝头吸脂针进行脂肪的采集。

5. 负压大小的影响　随着脂肪颗粒移植的广泛开展，抽吸压力对脂肪细胞活性的影响早就引起了人们的关注。1990年，Nguyen发现，在高负压下（-101kPa）进行脂肪抽吸后，抽吸物中仅有10%的细胞形态保持完整；采用注射器进行脂肪采集（负压＜-50kPa），抽吸物中有90%的细胞形态保持完整。实验研究表明，抽吸负压＞-50kPa后，随着负压的增加，脂肪细胞受损程度增加；抽吸负压＜-50kPa，负压对脂肪细胞无明显损伤；高负压不仅即刻对脂肪细胞的活性产生影响，而且还具有延迟效应。Cheriyan通过对-33kPa低负压和-101kPa高负压脂肪抽吸比较研究，发现移植后1周，低负压组的脂肪细胞活性显著高于高负压组，因此，在采集脂肪时，尽可能用低于-50kPa负压采集脂肪。

关于注射器吸脂压力大小的研究由于没有采用统一标准，尚无一致结论。注射器吸脂时产生负压大小与注射器容量大小、所连接吸脂针管直径、吸脂针管末端开孔的孔径、孔的数量等密切相关。在吸脂针管口径和末端开孔大小、数量一定时，注射器容量越大，产生的负压也越大。然而，注射器吸脂的负压大小并不恒定，针栓拉满时压力最大，当注射器内吸入部分脂肪后压力逐渐减小。注射器选择及技术操作细节，需深入研究。

6. 漂洗的影响 肿胀液对脂肪细胞活性及移植脂肪存活有无影响，目前没有结论。但采用生理盐水或平衡盐对采集的脂肪进行漂洗是常规处理方法。

漂洗是一种脂肪颗粒纯化辅助方法，主要配合各种脂肪颗粒的纯化，通过反复冲洗，稀释脂肪混合物中的红细胞、油脂、组织碎片及药物成分，减少对移植脂肪存活率的影响。Piasecki 等发现，用生理盐水漂洗 2 次以上，可以提高脂肪细胞的活性，但漂洗会损失一些活性因子成分和细胞外基质成分，改变脂肪细胞生存和分化的微环境，可能不利于细胞存活。因此，是否需要漂洗，仍需进一步研究。笔者认为，是否需要漂洗，要视临床具体情况而定。如果用沉淀法纯化脂肪，建议常规漂洗 1~2 次。如果用离心法纯化，获取的脂肪混合物颜色深红，含的红细胞较多，建议通过漂洗去除过多的红细胞，否则可以不用漂洗。过滤法或吸附法纯化时，如采集脂肪含红细胞较多，也建议先进行漂洗。漂洗液一般使用 4℃生理盐水或乳酸林格液。

7. 离心的影响 离心法通过去除杂质、浓缩脂肪细胞，减少了炎症反应的发生，进而提高脂肪细胞活性和移植存活率。研究表明，离心可以浓缩 ADSC 及一些血管生长因子。由于 ADSC 和血管生长因子对移植组织的血管生成和脂肪存活至关重要，因此，离心后所得高密度脂肪比低密度脂肪活性更好，也更易存活。但也有研究认为，离心对脂肪细胞活性及移植存活率没有显著影响。

离心法产生的离心力可能对脂肪细胞造成损伤是目前的共识。Kurita 等（2008）发现，当离心力＞3000g 时会明显损伤脂肪细胞，并且对 ADSC 也会造成损伤。而适度的离心则会通过浓缩脂肪细胞来提高脂肪的存活率。Coleman 认为，1200g 为离心力的最佳选择。Kim 等（2009）的研究结果与 Coleman 的观点一致，认为"3000r/min（1200g），3min"为最佳离心参数，离心力超过 1200g（3000r/min）会导致较多的细胞受损。Xie 等通过葡萄糖转运实验发现，离心法对脂肪的存活有负面影响，并且这种影响随着离心速度的增加而愈发明显，尤其是离心速度大于 4000r/min 时。因此，建议"1000r/min，2min"离心。Gupta（2015）则认为，离心速度不应该超过 1000r/min（400g），以保护移植细胞的活性。而 Pulsfort 等（2011）发现，离心对纯化脂肪细胞活性及移植存活率没有影响，而且高速离心较低速离心更能清除油脂和细胞碎片。至于最佳离心参数是多少，目前尚无定论。

临床采集的抽吸物是脂肪颗粒、脂肪细胞、油脂、肿胀液、血液及其他杂质组成的脂肪混合物，注射移植前需要对其进行纯化，以去除影响脂肪细胞存活的成分，获得有活力的脂肪颗粒。虽然有研究认为，离心法、洗涤法、吸附法对移植脂肪存活率没有明显影响，但 Butterwick 等通过随机、双盲、前瞻性临床研究证实，离心法获取的脂肪手部移植存活率高，效果好。

由于离心法操作简便、容易规范、可以标准化，加上效果确切，是目前处理脂肪的常用方法。笔者认为，应该根据不同受区部位及其组织特点选择不同的脂肪纯化方法。例如，进行额部、颞部、鼻翼基底、面部深层脂肪室等部位小量脂肪填充时，应该首选离心法，以获取纯度高、活性好的脂肪颗粒，并为进一步的纳米脂肪胶的制备提供良好组织材料；当进行脂肪丰胸、脂肪丰臀时，则以吸附法为首选，以获取足够多、活性好的脂肪颗粒，满足移植的容量需要。沉淀法由于得到的脂肪颗粒组织含水量过大，存活率不稳定，因此影响移植量的判断，只适合无离心设备等条件的小型医美机构。临床前瞻性双盲研究结果显示，洗涤过滤法较离心法纯化的脂肪面部移植效果更好。但过滤法操作繁琐，开放式操作有污染的风险，如开发出密闭性洗涤过滤装置，过滤法也是不错的选择。

近年来，一些公司研制了基于洗涤过滤和离心的脂肪纯化设备，但由于价格昂贵及没有国产化，特别是有发生交叉生物污染的可能，目前仍处于小范围试用阶段，尚未得到推广。

肿胀麻醉下注射器法采集脂肪、适当漂洗、离心法纯化是目前脂肪采集与纯化的最优方案。对于脂肪丰胸、丰臀等脂肪注射需求量大的病例，水动力吸脂、吸附法或低速离心法纯化脂肪是优选方案。

脂肪移植不仅具有容量填充的效果，还有皮肤年轻化作用。相对于透明质酸等其他填充材料，自体脂肪具有更好的相容性、安全性及持久性。然而，在纯化脂肪方面，目前仍然存在争议，缺乏明确的技术标准及深入的基础与临床研究。

四、脂肪注射移植技术

脂肪注射移植技术是在脂肪移植游离技术基础上

发展起来的脂肪移植方法，核心是通过脂肪颗粒的采集、纯化及进一步的分离培养或物理处理，获得具有良好活性的颗粒脂肪细胞或干细胞、细胞外基质等再生修复成分，以提高脂肪移植存活率，降低并发症发生率，达到增加组织容量和再生修复的美容整形效果。按照脂肪注射移植技术的基本原理或理念不同，分为Coleman技术、3L3M技术、FAMI技术、SNIF技术、MAFT技术、CBL技术。

（一）Coleman 技术

1994年，Coleman医生首次提出了结构脂肪移植技术，即Coleman技术。Coleman认为，脂肪颗粒游离移植是脂肪颗粒组织移植而不是脂肪细胞的移植，强调保持脂肪组织结构的完整性的重要性。要求在进行脂肪颗粒游离移植的过程中，要始终注意保护脂肪组织的结构完整及细胞的活性。基于上述观点，Coleman总结了脂肪颗粒游离移植应遵循的三个原则：①使用钝头吸脂针低负压吸脂；②采用梯度离心法进行脂肪纯化；③采用多点、多隧道、微量注射方式进行移植。Coleman技术对脂肪获取、纯化及注射三个关键环节提出了具体要求。

1. 脂肪获取　采用钝头注水针注射含1∶40万肾上腺素的0.02%利多卡因肿胀液，1∶1注入肿胀液，等候10～15min后再采集脂肪。Coleman认为，吸脂获取的脂肪颗粒大小要适中，太大不利于通过注脂针，太小则破坏了脂肪组织结构而不利于脂肪存活。因此，建议使用管径3mm侧孔径2mm的脂肪采集针0.5个大气压下低负压吸脂（–50kPa左右）。如果采用10ml注射器采集脂肪，要求移动活塞，使注射器保持1～2ml空间负压。

2. 脂肪纯化　采用10ml注射器作为脂肪离心的容器，离心参数3000r/min（或1200g），离心时间3min。离心后弃去下层的水层和上层的油层得到脂肪颗粒。Coleman认为，离心不会对脂肪产生明显的破坏，纯化效率远高于沉淀法。

3. 脂肪注射　注射脂肪时应遵循以下要求：①使用1ml注射器退针注射；②多点、多隧道注射；③微量注射，每点不超过0.1ml；④不建议矫枉过正的过量注射（图9-9）。Coleman认为，要尽可能地增大移植脂肪与受区组织的接触面积，以提高脂肪组织存活。

Coleman技术的发明和应用，提高了移植脂肪的存活率，更规范了脂肪移植中脂肪获取、脂肪纯化、脂肪注射等环节的操作要求，使脂肪颗粒注射技术向标准化迈出了重要一步。随着基础与临床研究的深入，Coleman技术得到了行业的普遍认可，并取得了良好的临床应用效果。Coleman技术的发明，奠定了现代脂肪注射移植技术的基础。

（二）3L3M 技术

由李青峰等提出：3L3M脂肪注射技术，即低压抽吸、低速离心（＜1000r/min，2min）、低剂量注射，多层次、多隧道、多点注射。

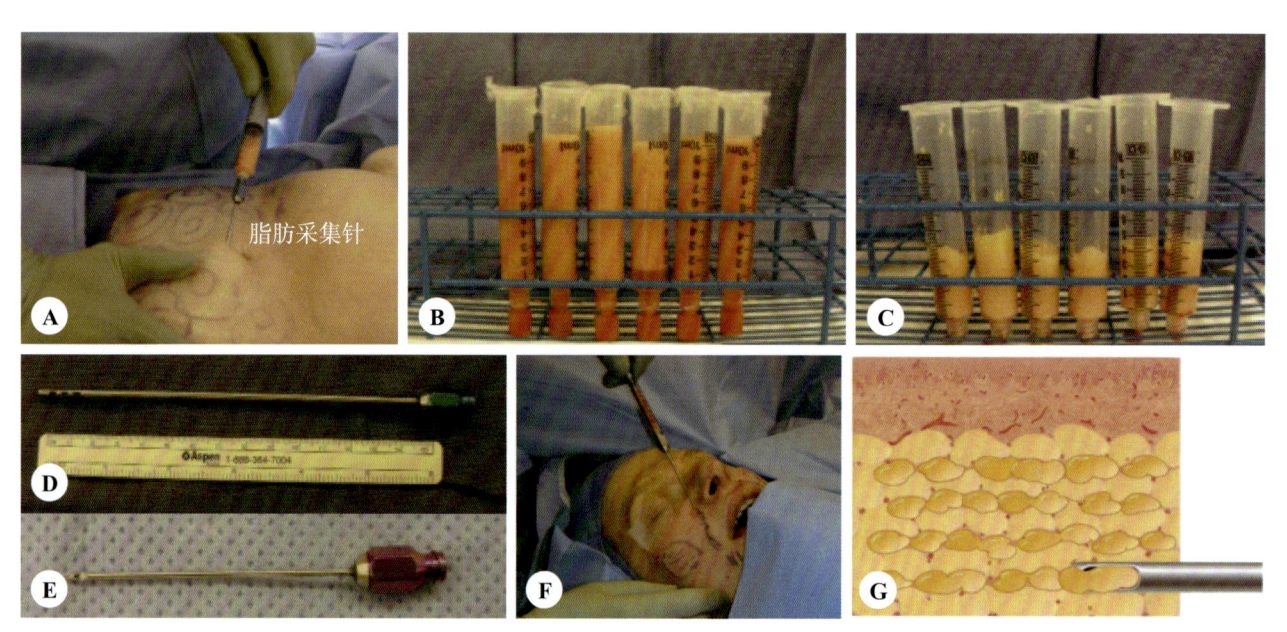

▲ 图9-9　Coleman 脂肪注射移植技术

A. 注射肿胀麻醉液后注射器法采集脂肪；B. 抽出的脂肪静置；C. 离心后去除上层油脂和下层水后获得脂肪颗粒；D. 使用的脂肪采集针；E. 使用的脂肪注射针；F. 选择合适进针点进行注射；G. 分层多点、多隧道、微量注射示意［引自Pu LL.Ann Plast Surg.2018;81(1):s102-s108］

1. 脂肪获取　作者认为，注射器法吸脂对于脂肪活力的破坏要小于机器吸脂。要求采用注射器法低负压采集脂肪颗粒。注意在注射器中预留空气，保证负压控制在 –50kPa 之内。

2. 脂肪纯化　采用低速离心（1000r/min，离心 2min）。Lei 等的研究证明，1000r/min 以上转速离心对脂肪颗粒活性破坏力明显增大；低速离心比沉淀法节约时间，不影响脂肪细胞的活性。

3. 脂肪注射　与 Coleman 技术的理念一样，低剂量、多平面、多隧道、多点注射。尽量让脂肪与周围受区组织有更多的接触面积，使注射移植的脂肪更容易存活。临床研究表明，采用 3L3M 技术进行面部脂肪注射移植，满意度高达 95.2%。

（三）Khouri 大容量脂肪移植技术

2014 年由 Khouri 提出，主要是进行大容量脂肪注射移植技术，强调合适的采集方法、密闭处理、受区准备及注射。具体技术操作要点如下（图 9–10）。

采用 Khouri 设计的 12G 顶端有 12 个孔的微创吸脂针抽吸脂肪。为了高效获取活性好的脂肪细胞，建议抽吸负压不要超过 –250mmHg。Khouri 设计了特殊吸脂用注射器，可以产生不超过 –300mmHg 的持续负压。

采用手摇离心装置 15g 离心力离心 2~3min，或采用密闭系统去除血细胞碎片和油脂。

多平面、多通道、多方向、多点注射脂肪，脂肪颗粒直径不要超过 2mm，以免造成移植脂肪坏死。

此外，受区纤维组织松解也是重要的处理方法，以提高移植及移植容量比；可以对受区组织预扩张，以提高受区组织厚度及血管生成，有利于移植脂肪的存活。

（四）FAMI 表情肌内注射技术

FAMI 技术最早由法国 Amar 医生在 1999 年报道。其技术理念是将离心获取的细小脂肪颗粒注射到表情肌内及邻近表情肌的部位，用于面部组织填充，恢复自然、饱满的轮廓曲线，达到面部年轻化的效果。研究表明，面部衰老不仅存在脂肪容积的减少，肌肉和骨骼等也存在萎缩；脂肪颗粒移植于血供丰富的肌肉及其周围组织中更易存活。Butterwick（2005）及 Amar（2011）详细描述了 FAMI 技术的操作细节和要求。FAMI 技术不仅在面部年轻化有较好的应用，还可以推广到脂肪丰胸术中对胸大肌层次的注射，增加了这些部位的注射层次，扩大了注射脂肪的容量，能够起到较好的填充效果。

获取脂肪：10ml 注射器连接吸脂针在低负压条件下采集脂肪（注射器活塞拉动 1~2cm 距离）。

脂肪纯化：采集的脂肪静置分层，去掉液体成分后置入 10ml 注射器内，3600r/min 离心 3min，获得脂肪颗粒移植物。

脂肪注射：使用专用注脂针（多种长度和弧度，弧度的设计与骨骼和肌肉走向一致），沿着肌肉长轴逆向注射，即从肌肉的止点向起点方向注射。进针点选择在额中部、外眦部、鼻基底点、下颌侧点、下颌中点和正侧面交汇处等部位（图 9–11）。

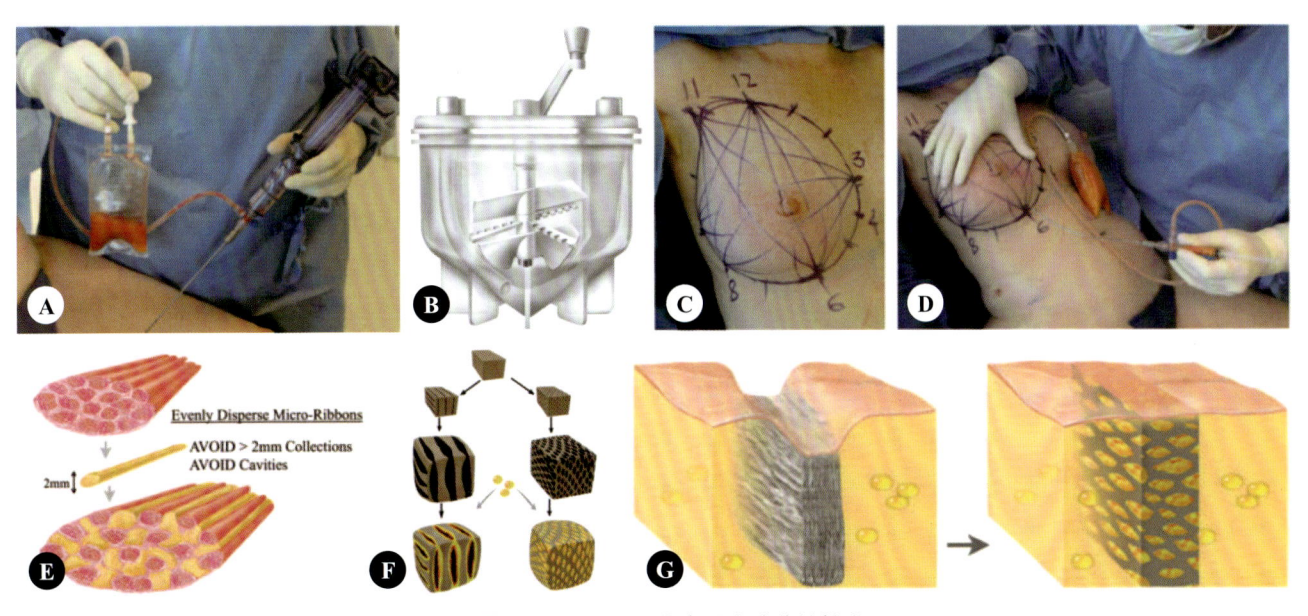

▲ 图 9–10　Khouri 大容量脂肪移植技术

A. Khouri 设计吸脂系统；B. 手摇离心装置；C. 脂肪注射设计及进针点选择；D. 脂肪注射系统；E. 肌肉内微量带状注射方法；F. 瘢痕三维网格化注射；G. 三维网格化注射纠正凹陷瘢痕（引自 Khouri RK.Plast Reconstr Surg. 2014;133:1369–1377）

判断方法：①通过面部肌肉解剖定位；②注脂针进入肌肉层有落空感；③在肌肉层内，注脂针左右和垂直活动均受限。

采用FAMI技术注射脂肪仍需遵循多隧道、多点注射原则。每个隧道注射0.1ml，每个肌内注射脂肪0.5～5ml，其中降眉肌0.5ml、颏肌4ml、颈阔肌5ml，脂肪垫注射1～5ml。全面部一般为注射10～30ml。由于肌肉被筋膜包绕并具有弹性，因此不建议矫枉过正注射。

术后肿胀与脂肪注射量有关：注射15ml以内脂肪，肿胀消退时间为1～2天；注射40ml以上脂肪，肿胀消退时间为5～6天。

与传统脂肪移植术相比较，FAMI技术的优点是定位准确、平面清晰、受区血供丰富，存活率高，一般无须补充注射；特殊设计的注脂针损伤小，术后肿胀程度轻，恢复时间短。缺点是不适用于SMAS明显松弛、鼻唇沟过深、面颊和颈部下垂明显者。

FAMI技术是一项精细的操作技术，其目的是通过脂肪的再生修复作用使肌肉甚至骨骼的衰老状态得到改善，实现面部年轻化的目的。然而，面部有30余块表情肌，向哪些肌内注射，能达到什么样的年轻化效果，相关基础与临床报道不多，需要进一步深入研究。

（五）SNIF锐针皮内脂肪注射技术

锐针皮内脂肪移植（SNIF）技术由比利时外科医生Zeltzer于2008年率先使用，并在2012年报道了锐针皮内注射技术治疗皮肤皱纹的方法与效果。

脂肪获取：用管径2mm、带有多个直径1mm侧孔的吸脂针进行吸脂，侧孔边缘不是平滑的，而是呈外翻锋利的毛刺状，以便增加吸脂效率（图9-12A）。带有多个直径1mm侧孔的吸脂针能够获取足够小的脂肪颗粒，这些小脂肪颗粒可以顺利通过23G的注脂针。

脂肪纯化：获取的脂肪颗粒置于直径0.5mm网眼的滤网上无菌生理盐水冲刷漂洗，去除血细胞及纤维结缔组织等杂质成分（图9-12B），漂洗后的脂肪颗粒收集到10ml注射器中备用。

脂肪注射：用转换头将上述准备好的脂肪颗粒由10ml注射器转入1ml注射器内，连接23G针头根据皮肤皱纹的走向进行真皮内注射。注射时，捏起皱纹部位皮肤，在真皮浅层边退针边注射（图9-12C）。推荐稍微矫枉过正，对于较深的皱纹和皮肤皱褶，建议用17G锐性针头进行皮下剥离后注射。

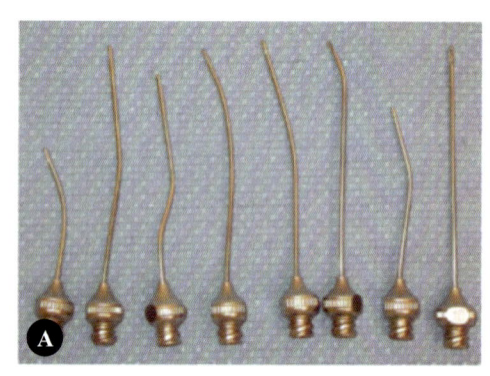

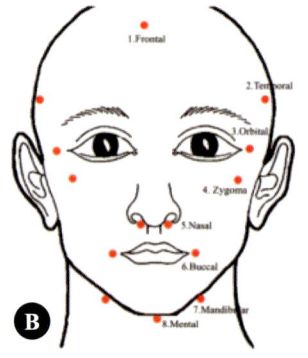

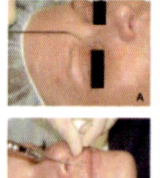

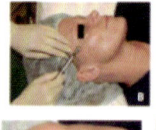

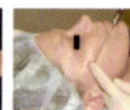

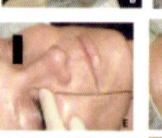

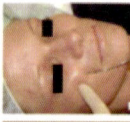

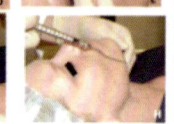

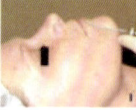

▲ 图9-11　A. FAMI技术专用脂肪注射针；B 常用进针点；C 注射方向

引自 Amar RE. Aesthet Plast Surg. 2011;35(4):502-510

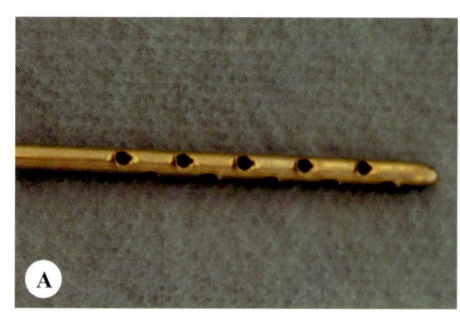

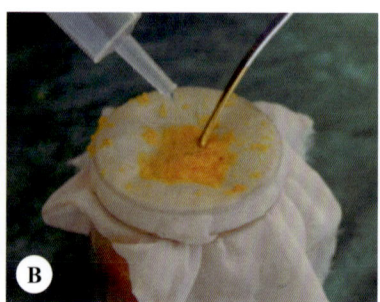

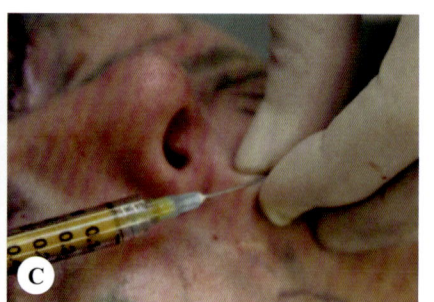

▲ 图9-12　SNIF真皮内注射技术

A. 1mm侧孔径的直径2mm脂肪抽吸针；B. 直径0.5mm的滤网洗涤过滤；C. 23G锐针真皮内注射［引自 Zeltzer AA. Aesthet Surg J. 2012;32(5):554-561］

SNIF 技术主要用于治疗面部动态和静态皱纹。优点是真皮内注射细小脂肪颗粒改善皱纹效果持久，无须多次注射；移植的脂肪颗粒中含有再生修复能力的细胞成分，在填充皱纹的同时可以明显改善皮肤质地，提高皮肤弹性和增加皮肤光泽，使皮肤呈现一种自然的年轻化状态；注射去除皱纹时，需求的脂肪量少，一般仅要求 0.5～5ml 纯化处理的脂肪，因此采集 5～25ml 即可满足需要。250 例患者随访 14 个月，无硬结、感染等并发症出现，除皱效果好。SNIF 技术主要问题是红肿，一般会在注射后 1 周内消失。在纳米脂肪和脂肪胶出现后，SNIF 技术的应用范围逐渐拓宽，在改善肤质和去除皱纹方面有独特效果。

（六）微量脂肪注射技术

微量自体脂肪移植技术（micro-autologous fat transplantation，MAFT）由中国台湾学者林才民于 2007 年提出。其核心内容是借助特制的微量脂肪注射枪将 1ml 脂肪分 30～240 次均匀地注射到组织内，每次注射的脂肪量小于 0.01ml，脂肪体积小于 1.3mm×1.3mm×1.3mm。该技术的提出基于小体积的脂肪颗粒更容易存活及小剂量的脂肪注射可以明显降低血管栓塞发生率，提高安全性。

脂肪获取：采用注射器抽吸法，2.5～3.0mm 管径的单孔吸脂针连接 10ml 注射器，2～3ml 负压（-270～-330mmHg）状态下采集脂肪（图 9-13A）。

脂肪纯化：抽吸的脂肪 3000r/min 离心 3min，得到脂肪颗粒备用（图 9-13B 和 C）。

脂肪注射：采用特制的注脂枪注射，调整刻度转盘，将 1ml 脂肪分 30～240 次注射（图 9-13D 和 E）。根据不同的部位，进行浅层、深层及中间层分层注射（图 9-13F）。

178 例额部填充 5 年回顾性研究结果表明，选择注射枪刻度 1/120，注射量平均 10ml，60min 内完成手术，满意度为 83%；手部脂肪填充 68 例 4 年随访结果显示，注射枪刻度 1/60，采用 16G 注脂针，满意度 99%；34 例（58 只眼）上睑凹陷填充 3 年随访，注射枪刻度 1/240，18G 注脂针，平均注射量为每只 1.5ml，25min 内完成手术，效果较佳，恢复快，术后 7～10 天肿胀完全消退。除此之外，该技术在露龈笑、下睑老化、下肢创面的治疗中都取得了比传统脂肪移植更好的治疗效果。

（七）基于脂肪室的脂肪注射技术

基于脂肪室的脂肪注射技术（compartmentally based lipotransfer，CBL）是在 Rohrich 的面部脂肪室理论的基础上建立的脂肪注射技术。

Rohrich 认为，面部皮下脂肪并不是一个连续整体，其被 SMAS 分为浅层脂肪室和深层脂肪室；脂肪室分布在不同部位，同一层次的脂肪被不同的隔膜、韧带、筋膜、肌肉等分成独立的脂肪室。浅层脂肪室

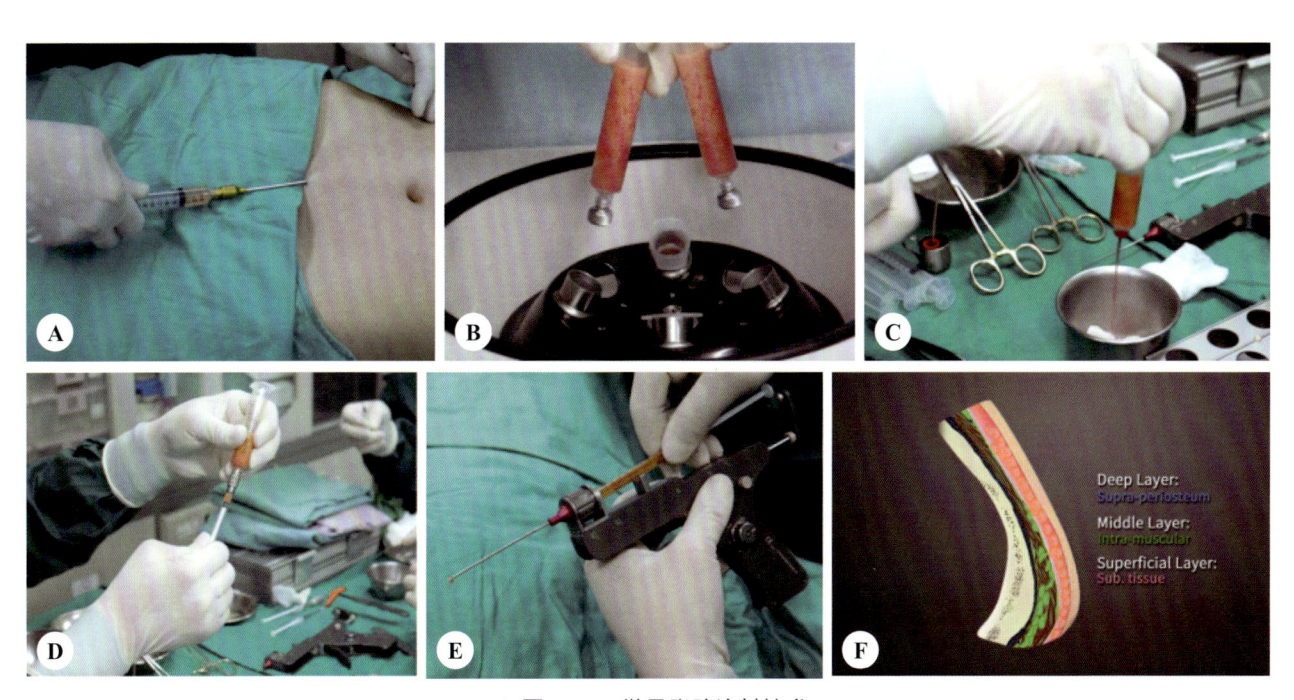

▲ 图 9-13 微量脂肪注射技术

A. 2.5～3mm 脂肪采集针注射器法抽吸脂肪；B. 3000 转离心 3min 制备脂肪颗粒；C. 获取脂肪颗粒；D. 转移至 1ml 螺口注射器；E. 安装注射枪，调节单次注射量准备注射；F. 注射层次示意［引自 Chou CK. Aesthetic Plast Surg. 2017;41(4):845-855］

有额正中脂肪室、额外侧脂肪室、外侧颞颊部脂肪室、鼻唇区脂肪室、面颊区内侧脂肪室、面颊区中间脂肪室、外侧颞顶部脂肪室、眶上脂肪室、眶下脂肪室、眶外侧脂肪室。深部脂肪室有额正中脂肪室、额外侧脂肪室、眼轮匝肌下脂肪室（内侧部、外侧部）、颊脂肪垫、深部面颊区内侧脂肪室、深部面颊区外侧脂肪室等（图9-14）。随年龄增加，面部深层脂肪呈现萎缩现象，而浅层脂肪出现肥大。因此，对深层脂肪的填充不仅可起到容量恢复的作用，还可以提升面颊；浅层脂肪过度填充，则会加重下垂。

Cotofana发现，随着年龄增长，眶周、面颊、前额、颞、口周等部位脂肪发生萎缩，而鼻唇沟、侧面颊等部位肥大。根据脂肪室萎缩与肥大的差异性特点，需要对脂肪室进行个性化的精确填充塑形，以实现符合生理特点、更为自然的年轻化效果。

面部脂肪室的分区理论认为，以面部脂肪萎缩为主要原因的面部容积减少是导致面部衰老的重要原因之一，而且面部浅层和深层脂肪室的位置及容积变化是不均衡的，对这些脂肪室容量和形态的恢复可以重塑面部轮廓，达到面部年轻化的目的。将生理盐水注射到尸体面颊部深部内侧脂肪室，鼻唇沟明显变浅，面颊部轮廓变得自然、美观（图9-15）。然而，不同部位的脂肪注射量没有统一的标准，需要进一步深入研究。

面部脂肪室与衰老的研究为面部精准注射提供了新的参考方法。在临床实践中，面部精准注射可以取得良好的术后效果，术后满意率达96.1%。2011年，Rohrich将脂肪填充增加深层面颊部脂肪室容量的方法应用于下眼睑成形，取得了满意效果。2014年，Fitzgerald等以面部脂肪室的解剖学基础为依据，对面部脂肪室进行精确注射，塑造了自然、美观的面部轮廓。

面部老化是由多种因素影响的，需要根据患者具体情况采取不同的治疗方案。脂肪注射填充可以单独进行，也可以在面部提升术后或与面部提升术同时进行，以实现面部年轻化。Rohrich等曾对100名面部提升术后患者进行鼻唇沟、深层面颊、侧面颊部的脂肪室选择性脂肪注射填充，发现在面部提升术基础上选择性脂肪室注射填充更能精确地重塑面部轮廓，获得自然、美观的年轻化效果。

五、提高移植脂肪存活的技术

脂肪移植已有百余年历史，但一直困扰学界并影响脂肪移植的临床应用的问题是移植脂肪存活率低且不稳定。近年来，随着脂肪移植技术及基础研究的发展，人们对移植脂肪的存活有了新的思考，期望通过对影响脂肪细胞活性的因素进行研究，筛选活性好的组织细胞进行移植，以提高移植脂肪的存活率。

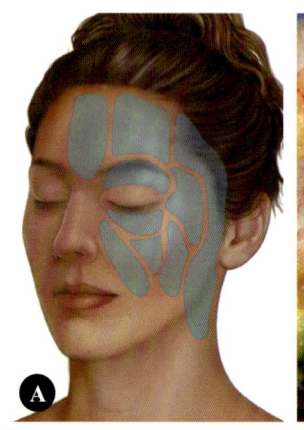

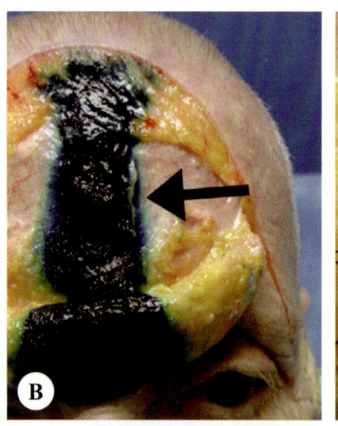

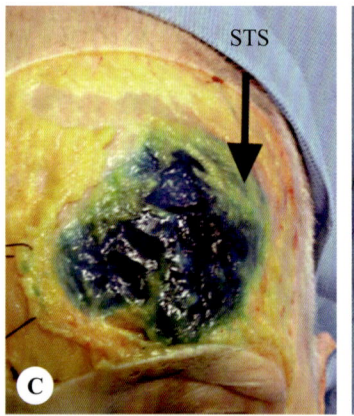

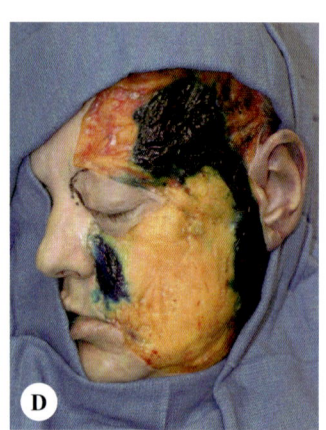

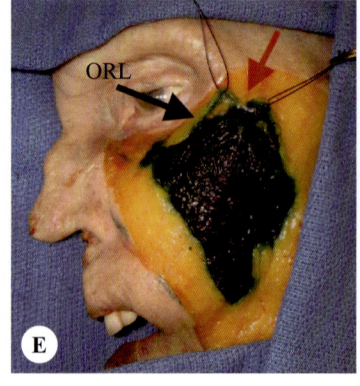

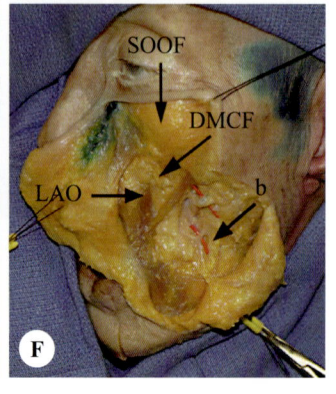

▲ 图9-14 面部主要脂肪室（浅层脂肪室与深层脂肪室）

A. 面部脂肪室分布；B. 额正中脂肪室；C. 额外侧脂肪室；D. 鼻唇区脂肪室和外侧颞颊部脂肪室；E. 面颊脂肪室；F. 面颊深层脂肪室。STS. 颞上隔膜；ORL. 眼轮匝肌支持韧带；SOOF. 眼轮匝肌下脂肪室；LAO. 提口角肌；DMCF. 面颊深层内侧脂肪室；b. 颊脂肪垫［引自Roerich RJ. Plast Reconstr Surg.2007;119(7):2219-2227. Rohrich RJ.Plast Reconstr Surg.2008;121(6):2107-2112］

ADSC 的发现及 Yoshimura 的三区域理论的提出为提高脂肪移植存活研究打开了新思路，辅助细胞、浓缩血小板、生长因子、药物等移植技术被越来越多的美容整形外科医生及科研工作者关注。本部分从技术原理、操作步骤、基础与临床研究进展等方面对各种提高移植脂肪存活的技术进行系统阐述，希望为广大整形美容临床医生学习、研究脂肪移植技术提供指导和帮助。

（一）细胞辅助脂肪移植技术

细胞辅助脂肪移植技术最早由 Yoshimura 等于 2006 年发明，2008 年应用于隆胸及面部年轻化治疗并取得了优于普通脂肪移植的效果。

1. 技术原理 脂肪组织中 ADSC 位于较大的血管周围，吸脂时不易获取，部分吸出的 ADSC 会扩散到抽吸液中丢失，因此，抽吸获取的脂肪颗粒中 ADSC 的含量一般较低。研究表明，ADSC 有 4 个方面作用：①分化为脂肪细胞，起到再生作用；②分化成内皮细胞等，促进血管再生，提高移植脂肪存活率；③在缺氧条件下释放血管生长因子，诱导血管生成；④作为原始细胞，在脂肪细胞凋亡后起替代作用。ADSC 主要通过其分化作用及旁分泌作用产生的活性因子，发挥其增加血管生成、减少凋亡和促进前脂肪细胞分化作用（图 9-16）。基于以上研究，Yoshimura 认为，移植脂肪存活率降低的主要原因是 ADSC 等活性细胞含量低，增加移植脂肪组织 ADSC 含量可以提高移植脂肪存活率。然而，ADSC 需要通过体外培养、扩增等技术获取，临床应用存在一定的生物安全风险，目前仍处于实验研究阶段，没有被批准用于整形美容临床。

SVF 是从新鲜抽吸脂肪组织中分离的原代细胞，无须实验室培养即可获得，ADSC 是其最主要的活性细胞（占 37%），在缺血微环境中可以存活并参与脂肪和血管生成。因此，从脂肪组织中提取富含 ADSC 的 SVF，并将 SVF 添加到脂肪颗粒组织中，补充移植脂肪 ADSC 的相对不足，提高移植脂肪存活率，是 CAL 技术临床应用的技术原理及思路。

SVF 有 2 种来源及获取方式：一是来源于抽吸出的脂肪混合物沉淀后的上层脂肪组织，经过胶原酶消化的方式获取；二是来源于抽吸出的混合物沉淀后的下层液体，经过离心的方式获取。由脂肪组织获取的 SVF 所含的 ADSC 比例高，占 40.73%，而由下层液体获取的 SVF 所含的 ADSC 比例较低，仅占 3.75%。

2. 操作步骤

(1) 供区全麻下注射肾上腺素（0.001%）生理盐水，或直接注射肿胀液（不含碳酸氢钠）局部麻醉。

(2) 使用直径 2.5mm 钝头多侧孔脂肪采集针注射器法或机器法由腰腹部或大腿供区采集脂肪。

(3) 采集的脂肪混合物静置后分为上层脂肪组织和下层混合液体。

(4) 上层脂肪组织平均分为 2 个部分：一部分采用离心法或棉垫吸附法（大容量脂肪丰胸或丰臀移植时

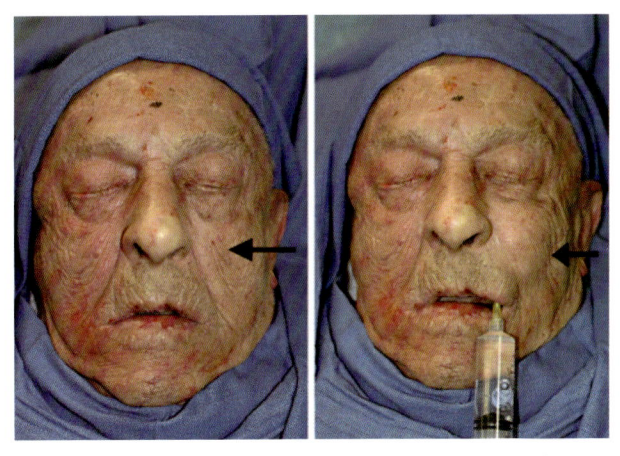

▲ 图 9-15 面颊部深层内侧脂肪室盐水注射前后鼻唇沟变化
引自 Roerich RJ. Plast Reconstr Surg. 2007;119(7):2219-2227

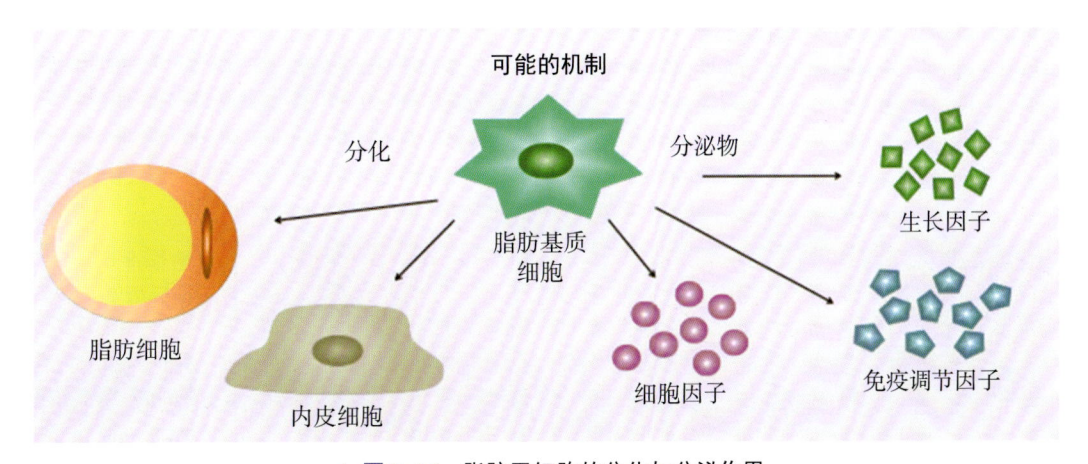

▲ 图 9-16 脂肪干细胞的分化与分泌作用

制备脂肪颗粒；另一部分用作提取SVF。方法是加入2倍体积生理盐水洗涤3次，PBS漂洗后加入等体积0.075%胶原酶37℃消化30min，800g离心10min，去除上层油脂及脂肪细胞，得到的底层沉淀加入红细胞裂解液室温孵育5min，重悬、离心3次，尽可能去除残留胶原酶，100μm滤网过滤，获得SVF。

（5）下层的混合液400g离心10min，得到的沉淀物同样加入红细胞裂解液室温孵育5min，重悬后100μm滤网过滤，获得颗粒进行密度梯度离心（800g离心20min），PBS漂洗后100μm滤网过滤，即获得SVF。由于下层混合液中SVF含量低，提取过程繁琐费时，一般很少采用。

（6）获取的SVF加入脂肪颗粒后轻柔搅动混合10～15min，转移至注射器中进行注射。

CAL技术的关键点是获取富含ADSC等活性成分的SVF并加入脂肪颗粒组织进行移植（图9-17）。为了保证加入的SVF细胞数量，有学者建议进行细胞计数，并将SVF细胞浓度调至10^6/ml。但临床上更多采取Yoshimura的方法，即用抽吸的一半脂肪组织提取的SVF，然后与由另一半脂肪组织制备的脂肪颗粒组织混合后注射移植。

3. 研究进展 CAL技术自提出以来即得到广泛关注并成功应用于隆乳、隆臀、面部老化治疗等方面。进一步的临床对照研究表明，CAL技术可以显著提高移植脂肪存活率。但也有学者发现没有明显差异（Jung，2016），究其原因，可能与SVF制备的操作技术及添加的SVF比例低有关。

2013年，Philips等通过研究证实，移植脂肪的存活率与ADSC（CD34$^+$）细胞数量密切相关。然而，并非混合比越大，存活率越高。Ni等发现，混合比为1∶3时，存活率最高（87.9%），其次是1∶2（83.6%）、1∶4（77.9%）和1∶5（79.5%），单纯脂肪颗粒移植的对照组最低（68.2%）。Paik等（2015）也发现，加入10^4个SVF细胞/200μl脂肪颗粒组存活率最高，加入10^7个SVF细胞/200μl脂肪颗粒组最差，而且低于单纯脂肪移植的对照组。Paik认为，虽然SVF活性细胞有助于促进移植脂肪细胞的存活，但是随着细胞增多，受区局部营养负荷也增加，导致细胞获取营养不足，对细胞存活产生负面影响。Yoshimura在其最早的动物实验中采用高达4∶1（80%）的混合比，即4份脂肪制备的SVF与1份脂肪颗粒混合，与其在临床应用中采用的1∶1低混合比有很大差异。目前临床上一般采用1∶1的混合比，使活性细胞含量提高约1倍或达到10^5/ml左右，以保证临床效果。

依据美国FDA颁布的指导临床使用干细胞治疗的法规，要求临床使用ADSC时对脂肪组织的操作必须最小化，认为获取SVF并不是对脂肪组织的最小操作，在更加详细的操作指南出台前，临床上禁止使用SVF。

CAL技术的临床应用的安全性有赖于完善的硬件设施、专业的医技队伍、科学的操作流程、规范的药品试剂。对于一体化的SVF制备分离系统，需要制订

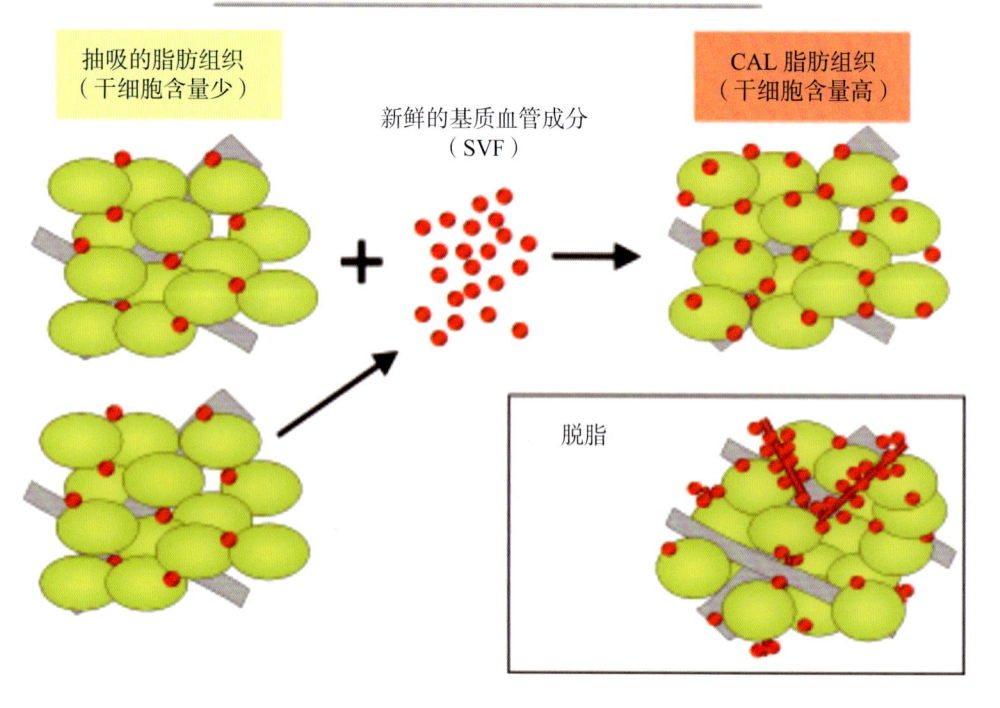

◀ 图9-17 细胞辅助脂肪移植技术基本方法：抽吸的脂肪一半用以提取SVF，与另一半脂肪混合，以提高移植脂肪SVF浓度

引自 Yoshimura K.Aesthetic Plast Surg.2008;32(1):48-57

设备基本参数指标，并设定标准下限，相关器械耗材及设备纳入三类医疗器械严格监管，达不到标准不得生产、销售、流入市场。

4. 技术风险 虽然应用 CAL 技术的目的是通过增加 ADSC 的含量来提高移植脂肪存活率、减少移植并发症，但有关 CAL 对脂肪存活率及并发症的影响研究结果并不一致。Laloze 等发现，仅在 100ml 以内的小容量移植时，CAL 组脂肪存活率较单纯脂肪移植组高，而且 CAL 组并发症发生率显著高于单纯脂肪移植组（8.4% vs. 1.5%）。因此，提醒我们需要认真审视 CAL 技术可能存在的风险。

CAL 技术最主要的风险来自实验室操作可能带来的移植组织污染及外源性试剂的安全性问题。

保证 CAL 技术临床应用安全的前提是严格的无菌操作及规范化技术操作。要求术者及相关技术人员要有严格的无菌观念，对所有技术操作步骤都有充分的计划准备：①操作过程中与脂肪组织接触的所有器械、耗材必须是消毒合格的无菌器材；②在脂肪组织转移及操作过程中，尽可能减少与空气接触；③严格按照临床相关要求与规定操作，确保在整个操作过程中不因人为的失误使脂肪组织受到污染或损伤；④自体脂肪采集完成后、脂肪颗粒及 SVF 制备后均留样进行细菌培养，确定各个环节有无污染；⑤所有加入的外源性试剂均需严格无菌管控，杜绝细菌污染后造成感染。

外源性试剂是 CAL 技术最主要的安全性风险之一。一方面，外源性试剂生产方法复杂，使用过程的无菌控制也存在难度。另一方面，添加的外源性试剂无法完全清除，少量残留会有不利影响。例如，红细胞裂解液中氯化铵（NH_4Cl）属于低毒性化合物，对眼睛与皮肤有刺激作用，对 ADSC 会造成损伤；胶原酶也存在细胞毒性，对人体正常组织有潜在风险，可诱发并发症。由于外源性试剂消毒后品质难以保证，一般不对外源性试剂进行消毒。因此，如何去除及降低外源性试剂的污染风险是 CAL 技术操作中特别需要重视的问题。

为了降低外源性试剂的污染风险及试剂残余的风险，要求：①选择达到药品生产管理规范标准级别、尽量对人体无毒性的外源性试剂；②外源性试剂要单独保存在无菌环境中，以免受到污染；③使用外源性试剂前后，必须使用细胞筛对试剂、脂肪组织进行过滤，以消除可能发生的污染；④通过调整离心后重悬时生理盐水中 NaCl 的浓度改变溶液张力，使红细胞破裂，或使用密度梯度离心法替代有毒性的裂解液溶解法，不使用红细胞裂解液，以减少对 ADSC 的损害；⑤在分离脂肪细胞时，使用无菌级别的酶。研究表明，胰蛋白酶法和非酶分离法（如荧光激活细胞分选法、免疫磁珠筛选法、乙醛脱氢酶选择表达法）等是安全、有效的细胞分离技术。这些方法可以避免消化酶的细胞毒性问题，但成本过高，不便于临床大量使用，需要逐步完善。

近年来，随着科技的进步及细胞分离技术的发展，研究人员设计了多种手动、半自动、全自动 SVF 制备分离系统，目的是简化并规范技术操作、提高制备的 SVF 品质、降低临床应用的安全性风险。

理论上，SVF 制备分离系统的内部环境越封闭，自动化程度越高，污染的风险越小。4 种已上市的 SVF 制备分离系统（开放式手动系统 Multi Station，封闭式半自动系统 Cha-Station，封闭式全自动系统 Celution 800/CRS System，封闭式手动系统 Lipokit with MaxStem）中，全自动系统 Celution800/CRS System 制备分离的 SVF 品质最优。Celution 系统制备分离的 SVF 的辅助移植 1 年后的脂肪存活率最高（63% ± 6.2%），其次为 Fatstem 系统（52% ± 4.6%），较对照组（存活率 39% ± 4.4%）均有明显提高。

总之，CAL 是非常有前景的提高移植脂肪存活率的技术方法，但目前尚无 CAL 技术操作规范或标准，更缺少多中心、大样本、临床随机对照研究结果及深入的基础研究，难以准确评估其临床效果。此外，ADSC 辅助移植有无增加恶性肿瘤发生及转移的风险，仍是普遍关心的问题，需要更多的研究加以证实。SVF 只需简单消化洗涤离心即可，没有实验室培养的生物安全性风险，因此，SVF 辅助移植是最有发展前景的 CAL 技术。

（二）浓缩血小板辅助移植技术

CAL 技术能够有效地降低术后脂肪的吸收率，但存在 ADSC、SVF 细胞获取过程繁琐的问题及法规的制约。血小板浓缩制品（platelet concentrates，PC）作为提高脂肪存活率的一种自体材料，制备相对比较简单，近年来受到了广泛的关注，已在组织修复再生等领域有较多应用。

PC 的发展经历了 3 个阶段，即第 1 代富血小板血浆（platelet-rich plasma，PRP），第 2 代富血小板纤维蛋白（platelet-rich fibrin，PRF），第 3 代浓缩生长因子（concentrate growth factor，CGF）。由于 PRP 制备过程中需要抗凝药及添加的外源生物制剂（凝血酶），对其临床应用有一定影响。PRF 解决了 PRP 在提取及使用过程中需要添加抗凝药、激活药的弊端，其网格状纤维蛋白使释放的生长因子等活性成分均匀、缓慢、持久释放。CGF 的纤维蛋白结构更加密集、稳定、规则，特别是含有 CD34+ 干细胞，释放的生长因子也更高，是最有发展潜力的 PC 类型。

PC 由静脉血通过离心后分离获取，其血小板浓度为全血的 4～7 倍。随着基础研究的深入，PC 的生物学作用机制已经被逐渐阐明：PC 被激活后，血小板 α 颗粒释放 EGF、VEGF、FGF、PDGF、TGF-β、IGF 等生长因子，纤维蛋白、玻连蛋白、纤维连接蛋白等黏附蛋白，以及 5- 羟色胺、腺苷酸、组胺等活性因子，与 ADSC、成纤维细胞、内皮细胞、表皮细胞等靶细胞结合，进而发挥其再生修复作用。PDGF、TGF-β、IGF 通过协同作用，可以趋化干细胞、成纤维细胞等靶细胞，并促进其分裂、增殖、合成胶原；EGF、PDGF，通过刺激成纤维细胞和角质细胞分化，促进表皮再生、伤口愈合；VEGF 可以促进内皮细胞迁移、分化、血管生成。上述活性因子通过刺激血管再生，增加局部微循环，为移植脂肪细胞的存活提供良好的微环境。此外，PC 中还有白细胞和纤维蛋白。白细胞有抗感染和调节免疫的作用，同时可分泌大量 VEGF，有利于组织愈合；纤维蛋白有利于细胞迁移、黏附等生物学过程；致密的纤维蛋白网络可储存血小板释放的活性因子，有缓释作用，可以延长活性因子的作用时间。

PC 因其良好的促进组织再生修复的特点，目前在临床上获得了日益广泛的关注及应用。随着脂肪移植技术的普及与发展，PC 在提高脂肪移植存活率方面显示出独特的效果。

1. PRP 辅助移植

(1) PRP 的制备：PRP 是第一代 PC 产品，1984 年由 Oryan 等提出，主要用于再生修复等领域。Marx 给 PRP 定义为含有比自身正常值更高浓度血小板的少量血浆。正常成年人的血浆血小板浓度为 $(7.5～20)×10^{10}/L$，而 PRP 中血小板的浓度高达 $10×10^{11}/L$，为正常浓度的 4～7 倍。随着自体脂肪移植修复技术普及，以及 PRP 制备技术的不断改进，人们希望通过辅助添加 PRP 的方法来提高脂肪移植存活。

制备原理：根据全血中红细胞、白细胞、血小板、纤维蛋白等成分的比重不同（红细胞比重 1.09，白细胞/血小板比重为 1.06，血浆比重为 1.03），通过梯度离心来制备 PRP。PRP 通常采用二次离心抗凝全血的方法来制备。第 1 次离心使红细胞沉积在最下方，与血浆分离，两者之间白色的薄层主要成分是血小板。取血浆和中间层及少许红细胞进行第 2 次离心，去除上层大部分贫血小板血浆及底层红细胞碎片，留取少部分血浆及富含血小板的中间层，混合均匀后即为 PRP。

制备方法：PRP 的制备过程相对复杂，需要使用特殊的分离装置采集静脉血，以减少血小板凝集。为了获得含更多血小板的 PRP，增加转速、减少离心时间的 2 次离心是推荐的制备方法（图 9-18）。由于手术后术区血小板聚集和触发凝血反应降低了外周循环中的血小板数，一般在手术前采集静脉血制备 PRP。

负压采血管（含 1:10 枸橼酸葡萄糖的抗凝管）采集外周静脉血 10ml。轻轻摇晃采血管，使血液与抗凝药混匀。采血管放入离心机，2500r/min 离心 10min。离心后血液分为 3 层，遗弃最下层红细胞。将上层 PPP 及中间层 PC 及少部分红细胞再次注入抗凝管，3200r/min 离心 8min。去除最上层为 PPP 和最下层为少许红细胞碎片，中间层橙黄色部分即为 PRP。PRP 约占血液总体积的 10%。使用前加入激活药，以释放活性因子。方法是 5ml PRP 添加 1.0ml 10% 氯化钙和 1000U 凝血酶。按一定比例与脂肪颗粒混合后进

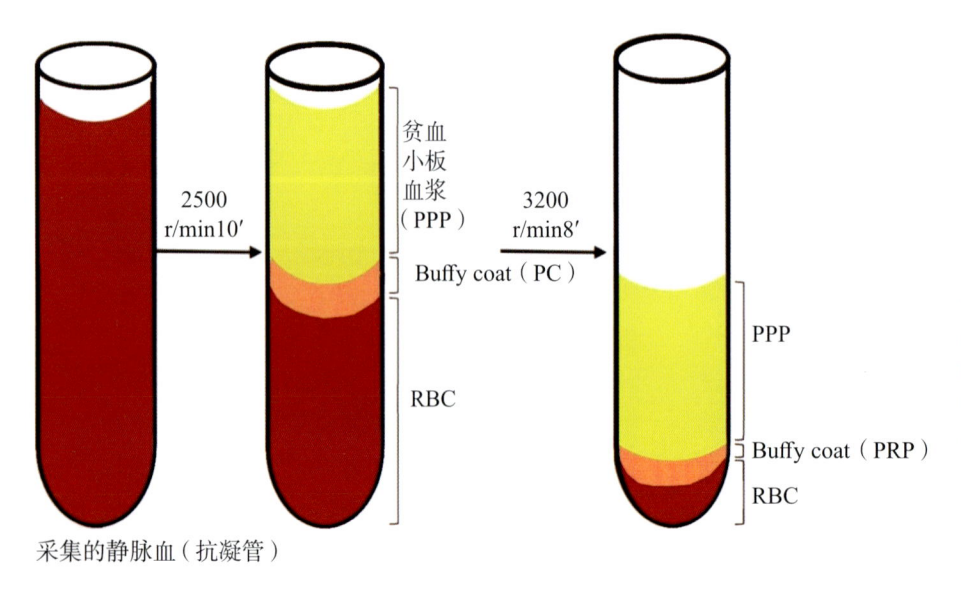

◀ 图 9-18 PRP 制备，自体血离心后分为顶部的贫血小板血浆 PPP，底层红细胞（RBC），以及中间层 Buffy coat（PC）。二次离心后，上层为 PPP，底层为少许红细胞，中间为橙黄色 PRP

引自 Pietrzak WS.J Craniofac Surg. 2005;16(6):1043-1054

行注射移植。

PRP制备还没有统一的方法。不同的制备方法因离心力（速度）和离心时间不同，制备的PRP在成分及生物活性上存在较大差异。目前一致认可的是第2次离心时采用较高的离心力，以增加血小板数量，减少制备时间。但高速离心会导致血小板破裂，引起制备过程中的生长因子丢失，降低PRP中血小板、生长因子的含量，影响其生物活性。

2002年，Dugrillon等通过研究发现，离心力由400g增加到1200g，PRP中血小板的计数逐渐增加；离心力由400g增加到800g，TGF-β的含量显著增加，超过800g，TGF-β的含量无明显增加。因此，Dugrillon认为，第2次离心的最佳离心力为800g。

PRP激活是PRP发挥其生物学效应的重要环节。Marx等最早报道的方法是将6ml PRP与1ml氯化钙（$CaCl_2$）和1000U凝血酶混合物（10 000U胎牛凝血酶溶于10ml 10%氯化钙溶液）混合来激活PRP。然而，激活PRP释放生长因子的过程中添加的外源性物质在一定程度上有增加过敏反应等并发症发生的风险。此外，使用凝血酶激活PRP通常会使生长因子在激活后快速释放（1h内释放超过95%），无法实现缓慢释放生长因子的效果。因此，有研究采用单纯添加氯化钙的激活方法，将PRP中的凝血酶原转化为凝血酶，进而激活血小板释放生长因子、纤维蛋白产生凝集，使包埋在纤维蛋白基质中的生长因子可以长时间缓慢释放（7天以上），此方法是临床上常用的激活方法。还有一种激活PRP获取生长因子的方法是冷冻/复温循环法。方法是将PRP置入-80℃冻存24h，而后37℃水浴复温1h，再2000g离心10min，上清液用0.22μm的滤器过滤后-80℃储存备用。

Kim等比较了4种常用的激活方法下生长因子的含量，发现各方法都能充分地激活血小板；不同激活方法获得的PDGF、TGF-β、VEGF、FGF含量各不相同，没有一种方法优于其他方法。

通常认为，PRP中的血小板数越多，释放的生长因子含量越高。但有研究证实，生长因子的含量与PRP中血小板数量无明显的相关性。可能原因是血小板中颗粒数量或存储的生物活性物质含量存在差异，不同激活方法下生长因子的释放情况不同。

由于制备PRP比较费时，容易造成污染，不适合人工大量制备。目前市场上出现了两种提取PRP的自动化设备可以满足临床较大量制备PRP的需要。一是标准化的细胞分离和收集设备，主要用于辅助脂肪颗粒移植隆胸、丰臀和乳房再造等。制备方法是从一个单位（200ml）的全血中提取PRP，制备的PRP可以实现2~4倍血小板浓缩。这种设备的优势是可以自动化、较大量制备，获取的红细胞和血浆还可以回输利用。第二种是小剂量快速制备PRP的设备，主要用于骨移植、脂肪移植或关节软骨运动损伤的治疗等。从45~60ml全血中可以快速提取出约6ml的PRP，可以将血小板浓度增加2~8倍。Weibrich等比较了血细胞分离仪和5种快速PRP提取设备所获得的PRP经激活后的生长因子的含量，发现各设备制备的PRP血小板浓度及生长因子含量差异较大。

总之，PRP的制备方法尚不统一，因此，获取的PRP品质差异较大。需要通过进一步研究，制订出客观的检测与评价标准，研制出先进、可靠的设备，简化操作流程，获取高效、安全的PRP制剂，便于临床推广。

(2) 提高移植脂肪存活的研究

①实验研究：2009年，Por等将人未经激活的PRP与脂肪颗粒按1:4的比例混合后注射至裸鼠皮下，发现PRP没有提高血管再生率。2010年，Dong等采用活化的PRP与脂肪颗粒以2:7比例混合后同样注射至裸鼠皮下，发现移植脂肪10周后血管生成增加，纤维化减少。

为了明确活化对PRP作用的影响，Hersant等（2018）将活化的PRP、未活化的PRP及生理盐水按1:4的比例与人脂肪颗粒混合后植入裸鼠皮下，3个月后发现PRP激活组平均活细胞面积（24%）显著高于PRP未激活组（14%）及对照组（13%），活化的PRP可以减轻炎症反应、纤维化及细胞坏死。

2010年，Nakamura等将活化的PRP与大鼠腹股沟脂肪以1:4的比例混合后植入异体大鼠的背部皮下，发现有更多的血管生成和脂肪细胞存活，认为PRP有促进移植脂肪存活的作用。同年，Fraga等采用同样方法将1:1混合PRP的脂肪注射至兔耳皮下，证实PRP组有更多的血管生成。2011年，Rodriguez-Flores等采用相似的方法将混合PRP的脂肪注射（1:1）至兔唇部，发现PRP组炎症反应轻，移植脂肪存活率高。Oh等（2011）将PRP与人脂肪颗粒组织按2:7混合后移植至裸鼠头部皮下，发现PRP组移植脂肪体积和重量较对照组大，囊肿形成和纤维化程度低于对照组，但脂肪组织完整性和炎症反应程度无明显差异。2021年，Li等将人PRP、PPP分别与脂肪颗粒混合后（1:5）注射至裸鼠皮下，发现PRP组脂肪存活重量、体积，新生血管密度显著大于PPP组和生理盐水对照组。

为了评价不同混合比的PRP对移植脂肪存活的

影响。Li等将不同混合比（0、10%、20%、30%）的PRP与脂肪颗粒（5×10^5ADSC）混合移植到裸鼠皮下，移植后不同时间进行体积测量和组织学评估。结果表明，20%、30%的PRP提高移植脂肪存活效果较好，有更多完整的脂肪细胞和毛细血管形成，较少空泡化，20%和30%PRP组间无显著差异。认为20%PRP是提高移植物存活率的一种合适的混合比。

上述研究表明，PRP辅助移植可以促进血管生成、减轻炎症反应、减少囊肿形成、提高移植脂肪的存活。

为了能持续、缓慢地释放生长因子，Kurita等将PRP浸入可降解的明胶中，发现其促进大鼠缺血下肢血管再生的作用优于PRP。Sell等将PRP与蚕丝蛋白、聚乙醇酸或聚己内酯支架结合，发现其在35天内能持续释放生长因子。Kurita及Sell的研究为PRP在脂肪组织工程领域的应用提供了新的思路，未来可以进一步研究PRP缓释材料对移植脂肪的作用。PRP与ADSC、SVF在促进移植脂肪存活方面是否具有协同作用，需要进一步研究。

②临床研究：在面部PRP辅助脂肪移植方面，2009年，Cervelli等率先对15例面部脂肪填充病例进行了前瞻性临床研究。18个月后，MRI、CT、3D图像对比分析结果显示，PRP辅助脂肪移植（混合比0.3~0.5∶1）后面部凹陷显著减轻。同年，Cervelli等对35例面部轮廓重建患者进行了PRP辅助脂肪移植研究，发现PRP组（25例，混合比1∶1）脂肪存活率（70%）显著高于对照组（10例，存活率31%）。2013年，Cervelli等又对223例不同PRP混合比脂肪移植病例的存活情况进行前瞻性临床对照研究，移植18个月后随访，20%、30%、40%、50%混合比的移植脂肪存活率分别为38%、60%、65%、65%，均高于对照组（26%），证明PRP提高移植脂肪存活的作用与添加的PRP比例有关。Park等（2012）的研究也证实，PRP通过促进局部毛细血管新生，改善移植脂肪局部微环境，从而提高移植脂肪的存活率。

2013年，Keyhan等进行了PRP/PRF辅助脂肪移植面部填充塑形前瞻性双盲临床对照研究，发现PRP辅助脂肪移植（1∶9）与PRF辅助脂肪移植后面部红肿、疼痛等均不明显，PRP/PRF均能有效降低移植脂肪吸收率（存活率分别为82%/87%）。Willemsen等（2014）在对82例PRP辅助脂肪移植面部年轻化病例回顾性研究中证实，无论是脂肪填充还是面部提升加脂肪填充，PRP辅助移植组（1∶10）较单纯脂肪移植组术后恢复时间较短，美容效果好。因此认为，辅助脂肪移植是有效纠正面部萎缩的方法，可以提高移植脂肪存活及美容效果。

2019年，Ozer等对14例PRP辅助面部微粒脂肪注射填充（混合比1∶2.5）手术前后前瞻性对照研究，发现PRP辅助移植后临床效果满意，并发症发生率较低。但也有研究（Fontdevila，2014）认为，PRP辅助脂肪移植（1∶4）作用不明显。Sasaki（2019）对纳入研究的10例志愿者面部和手部进行临床随机对照研究，术后3个月、6个月、12个月随访，发现PRP辅助移植组（混合比3∶10）与单纯脂肪移植组脂肪填充效果的差异无统计学意义。Sasaki认为，需要更多的病例及更长时间的随访才能确定辅助PRP是否可以提高移植脂肪存活。

在胸部PRP辅助脂肪移植研究方面，2011年，Salgarello等对42例脂肪移植丰胸病例进行了回顾性研究，发现PRP辅助脂肪丰胸（17例，混合比1∶9）和单纯脂肪丰胸组（25例）的脂肪保持率无显著性差异。2012年，Gentile等在对23例胸部组织缺损病例进行脂肪移植研究时发现，PRP辅助移植（1∶2）丰胸的脂肪保持率为69%，SVF组为63%，单纯脂肪组为39%，除1例出现小囊肿伴微小钙化外未见其他不良反应，认为PRP辅助脂肪移植方法是一种安全、有效的丰胸方法。

虽然PRP的基础与临床研究取得了较大进展，但临床上仍缺少统一的PRP制备、使用标准。对于PRP与脂肪的混合比、重复注射间隔时间、最佳剂量、疗程长短、适应证、禁忌证及抗凝药安全性等方面问题，缺少高质量的临床随机对照研究。随着商业化PRP制备仪器的出现，PRP制备和应用变得更加简便，而且无须特殊培训，不会延长手术时间。近年来，低温下不添加抗凝药制备PRP、异体PRP、冻干保存PRP等技术发明，为PRP在整形美容、再生修复及年轻化抗衰领域的应用与发展开创了更加广阔的前景。

2. PRF辅助移植

(1) PRF制备：PRF是第二代PC产品，最早由法国Choukroun等于2000年提出，临床上首先用于口腔颌面外科修复领域。制备PRF不需要加入抗凝药，而且只需1次离心，制备过程相对简单。

制备原理：全血与管壁接触后立即触发凝血反应，纤维蛋白原在静脉血中凝血酶的作用下缓慢凝集为疏松的纤维蛋白网。根据凝血过程中各成分的比重不同，通过离心来制备PRF。PRF通常采用一次离心法即可制备，无须抗凝药。红细胞沉积在最下层，纤维蛋白凝块在中间层，血浆在最上层。纤维蛋白凝块中含有大量血小板及其释放的生长因子。

制备方法：采集10ml静脉血装入干燥离心管（不需要抗凝药）。立即放入离心机，3000r/min离心10min。去除上层贫血小板血浆层及最下层红细胞碎片层，中间部分即PRF凝胶。PRF约占总体积的37%（图9-19）。

抽血后快速离心是成功制备PRF的关键。PRF在离心的过程中逐渐、缓慢凝聚形成三维立体结构，将血小板释放的生长因子包裹在纤维蛋白网内，使PRF能持续、缓慢释放生长因子。显微与超微结构研究发现，PRF凝胶中可见大量的血小板和白细胞，主要聚集在凝胶和红细胞层的交界处。因此，在制取凝胶时底部应留有少许的红细胞层，防止血小板和白细胞的丢失。

PRF的纤维蛋白作为一种基质成分，为细胞的附着、迁移及分化提供了有利的微环境，血小板在立体网状结构中被激活并释放出多种生长因子。这些生长因子可以有效调控组织修复细胞的增殖、分化及凋亡。

(2) 提高移植脂肪存活的研究

① 实验研究：PRF是富含血小板和白细胞的纤维蛋白凝胶。2007年，Torio Padron等将含有不同浓度ADSC的PRF注入裸鼠背部皮下，术后MRI影像学和组织学检查发现，移植3周后，PRF组移植物已被完全吸收，而复合ADSC的移植物体积保持良好，脂肪组织存活稳定，无炎性反应及组织坏死的迹象；PRF辅助ADSC移植也优于单纯ADSC移植。2010年，Zhang等在ADSC辅助移植改善鼠心肌梗死的基础上加入PRF，注射24h后，纤维蛋白凝胶辅助组ADSC的存活率显著优于对照组；4周后，实验组移植物的体积、梗死区细动脉的密度均高于对照组。作者认为，PRF的纤维支架结构为ADSC细胞提供了存活的微环境，PRF通过诱导ADSC增殖和新生血管生成，最终提高ADSC的存活率。

2014年，Chen等将PRF、ADSC用于猪颌面软组织修复，组织学检查发现，PRF组皮下脂肪组织含量、血管密度均高于对照组，而凋亡细胞数少于对照组。Chen认为，PRF分泌的活性因子可以刺激ADSC增殖、分化，ADSC旁分泌因子及PRF释放生长因子促血管生成是可能机制。

SVF被认为是富含ADSC的混合成分组合。SVF作为细胞辅助治疗方法之一，已被证实可以提高移植脂肪的存活。PRF与SVF同时用于脂肪辅助移植，能取得协同效应，一些学者进行了研究。

2013年，Liu等将兔的脂肪颗粒组织分别与PRF、SVF、PRF+SVF混合后（混合比1:10）移植到兔的耳部皮下。4周后发现，PRF+SVF组的微血管密度和存活脂肪组织面积高于其他组，PRF组与SVF组的微血管密度和存活脂肪细胞面积无明显差异，但均高于单纯脂肪移植的对照组。移植后24周，单纯脂肪移植组的移植脂肪吸收率最高，其次是PRF组、SVF组，PRF+SVF组最低，表明PRF和SVF都能促进移植脂肪的存活，并且两者具有协同作用。

为了明确PRF对SVF-gel移植后存活率的影响，2021年，Liu等将添加PRF（3:5）和未添加PRF的SVF-gel移植至12只家兔耳皮下。根据体重、组织学和免疫组织化学来评估移植存活情况。结果发现，PRF对SVF-gel转化为脂肪细胞有一定作用，但SVF-gel移植后的体积不能维持，认为PRF对SVF-gel注射后体积维持没有促进作用。

2019年，Xiong等通过对兔皮下脂肪移植模型研究，发现PRF、PRP辅助脂肪移植（混合比1:2）后移植脂肪组织在血管密度、质量和体积的保持率上都明显高于单纯脂肪移植的对照组，细胞结节和纤维化程度都小于对照组；PRP组和PRF组间差异无统计学意义。同年，Koento等（2019）同样采用兔耳皮下脂肪移植模型，证实辅助PRF可以提高移植组织脂肪细胞、成纤维细胞数量及血管生成。2020年，龙静等采用兔耳软组织缺损模型，发现PRF与脂肪颗粒质量比为1:3时，移植物存活率、质量及体积均最大；作者认为，PRF能够提高自体脂肪组织移植后的存活率，PRF与脂肪颗粒的质量比为1:3时，存活率最高。

PRF不但富含血小板及其分泌的活性因子，而且含有一定数量的白细胞。研究表明，PRF释放的白细胞源细胞因子，对降低移植术后感染发挥重要作用。此外，PRF还富含免疫细胞，可以释放多种炎症因子，参与炎症调节，从而减轻周围软组织的炎症反

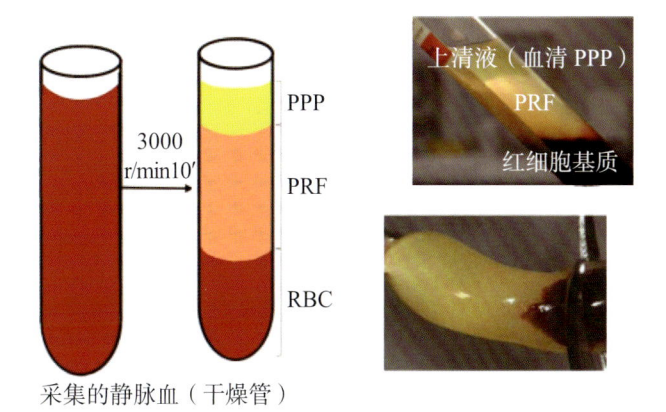

▲ 图9-19 PRF制备操作主要过程示意

引自 Dohan DM. Oral Surg Oral Med Oral Pathol Oral Radiol Endod. 2006;101(3):37-44

应；PRF 的立体网状结构可以缓慢释放其中的生长因子、抗炎因子等活性成分，持续时间可达 28 天，远长于 PRP 释放时间（24h 内）。

② 临床研究：2009 年，Sclafani 将 PRF 应用于面部美容治疗，证实 PRF 辅助脂肪颗粒移植可以显著减少瘀斑的产生和移植脂肪的吸收。临床应用及循证医学研究结果显示，PRF 比 PRP 的促进移植脂肪存活作用更稳定和持久，而且 PRF 聚合后的硬度接近人完整皮肤的 50%，其支架结构能够抵抗生理压力，使填充注射更精确，留存时间更长，更适合用于面部美容整形。

2013 年，Keyhan 等通过临床前瞻性对照研究，以吸收率、疼痛、水肿和瘀青等指标评价 PRP 及 PRF 辅助面部脂肪移植的效果。发现 25 例患者均未见明显不良反应；PRP、PRF 均能有效地提高移植脂肪存活，但 PRF 能更有效地提高移植脂肪存活率。高伟成等（2015）通过对 141 例面部凹陷脂肪注射移植病例进行了回顾总结，发现移植 3 年后，PRF 组的二次填充率为 10.2%，显著低于 PRP 组（26.9%）。Al-Chalabi 等（2018）对 15 例 PRF 辅助脂肪面部移植术后 6 个月的临床效果进行了总结，满意度为 74%。

虽然上述临床研究结果支持 PRF 辅助脂肪移植的积极作用，但评价标准缺少 3D、MRI 等客观指标，影响了结果的可靠性。

PRF 是富含血小板、白细胞和纤维蛋白的生物材料。作为新一代的 PC，PRF 与 PRP 相比具有更多的优势：a. 提取简单，单次离心，无须加用任何抗凝试剂；b. 具有缓释作用，可持续释放包括 PDGF、EGF、TGF-β、IFG 和 VEGF 在内的多种生长因子；c. 具有支架结构，可广泛应用于软组织缺损的修复。此外，纤维蛋白是血管形成的天然引导物，含有大量的白细胞，对炎症反应有调节作用。PRF 富含具有调节组织修复能力的血小板及其活化后释放的高浓度生长因子，可以有效促进移植脂肪的血管化，抑制脂细胞的凋亡，提高移植脂肪存活。由于 PRF 在制备上不添加任何试剂，避免了生物安全风险及医学伦理上的争议。因此，PRF 在临床上优势明显，应用前景广阔。

然而，在 PRF 的有效成分分析、PRF 的使用方式优化，以及 PRF 作用机制等方面，均有待进一步深入研究。临床上更需要进行多中心、大样本的临床随机对照研究，进一步证实 PRF 辅助移植提高移植脂肪存活的效果，为 PRF 的临床应用推广提供客观、有力的证据。

3. CGF 辅助移植 CGF 是第三代 PC 产品，2006 年由 Sacco 首次提出。CGF 的主要成分包括丰富血小板、CD34⁺ 细胞群、生长因子及纤维蛋白等生物活性物质，在促进细胞增殖、血管发生、基质合成方面有重要作用。

(1) CGF 制备

① 制备原理：CGF 与 PRF 相似，制备过程中无须加入任何物质，但不同的是需要使用专用变速离心机（Medifuge 变速离心机，离心半径 17.5cm）。变速离心能够使血液中的血小板不断地碰撞、破裂，释放出更多的生长因子，纤维蛋白的拉伸使黏合度增加。CGF 的生长因子含量、纤维蛋白的黏合度、拉伸强度均高于 PRF。

② 制备方法：采集静脉血 9ml 于无抗凝药的无菌 Vacuette 管中。无菌管放入专用 Medifuge 离心机中进行离心。离心参数设计：加速 30s，速度达到 2700r/min 后维持 2min，降速至 2400r/min 维持 4min，再加速到 2700r/min 维持 4min，继续加速到 3300r/min 维持旋转 3min，最后减速 36s 至停止。离心后血液分为三层，分别是上层贫血小板血浆层（PPP）；中间是纤维蛋白丰富的 CGF 层，其中含有聚集的血小板和浓缩的生长因子；下层红细胞层。CGF 层约 2.5ml（图 9-20）。

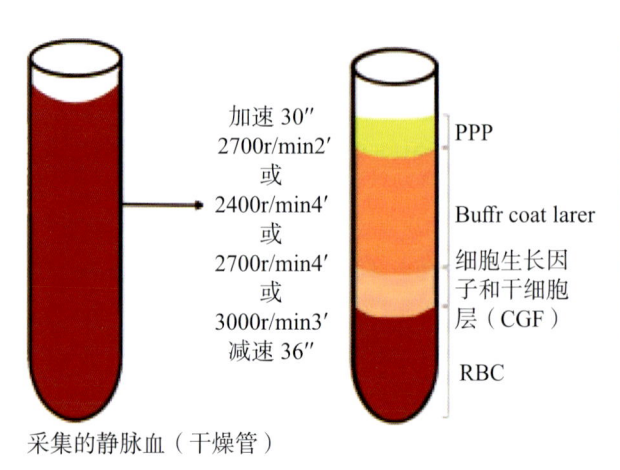

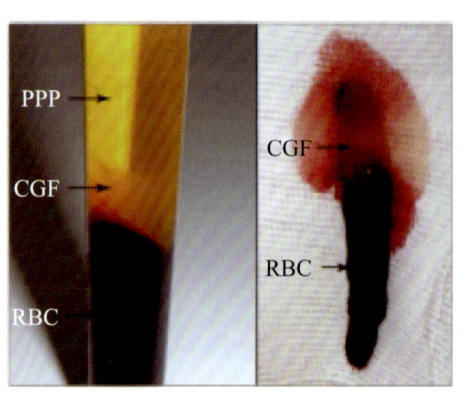

◀ 图 9-20 CGF 制备操作主要过程示意

引自 Rodella LF. Microsc Res Tech. 2011;74(8):772–777

根据离心管制备工艺的不同，CGF 分为液态和凝胶态。使用专用离心管可以分离得到含更高浓度 VEGF、TGF-β 的液态 CGF，方便临床再生修复治疗使用。目前，CGF 在骨缺损修复、鼻中隔修复、牙周骨修复、口腔黏膜修复、慢性皮肤溃疡愈合、神经纤维再生、血管内皮细胞生成中均获得肯定疗效。

2011 年，Rodella 等对 CGF 进行了成分测定，发现相比于 PRF，CGF 不但体积更大，降解速度更慢，而且含有 PRF 中缺乏的 $CD34^+$ 细胞及更多的 FGF、TGF-β、VEGF、IGF-1 等生长因子。CGF 中的纤维蛋白凝胶是由大小不等的纤维蛋白形成的一种三维网状立体结构，其中镶嵌着较多数量的白细胞，具有良好的抗感染和抗炎的能力。最近的研究表明，CGF 具有良好的力学性能，并能有效降解。CGF 中存在着大量的 $CD34^+$ 细胞、VEGF 和 FGF 等活性物质，在血管生成方面具有重要的作用。含有 $CD34^+$ 细胞和含量更多的生长因子是 CGF 区别于 PRP、PRF 的突出特点。CGF 在改善眼周皱纹、面部炎性衰老方面均有良好效果，是面部年轻化抗衰的有效方法。

(2) 提高移植脂肪存活的研究

① 实验研究：为了明确 CGF 对移植脂肪存活率的影响，2018 年，Hu 等使用裸鼠脂肪移植模型，将添加 PRP、PRF 和 CGF 的脂肪（混合比 1∶3）注射至裸鼠皮下，结果发现，术后第 12 周，CGF 组存活率为 54%，显著高于 PRF 组（35%）、PRP 组（31%）、对照组（22%）。

2021 年，Zhang 等同样使用裸鼠脂肪移植模型，将添加不同比例 CGF、PRP 的脂肪（1∶8，1∶4，1∶2）注射至裸鼠皮下，证实液态 CGF 含有大量的 VEGF、$CD34^+$ 细胞，可以有效提高移植脂肪的存活率，脂肪吸收率较 PRP 降低 5%~15%；CGF 最佳混合比为 1∶8，CGF 辅助移植无并发症发生。

② 临床研究：2020 年，王献路等通过前瞻性随机临床研究，发现 CGF 辅助脂肪移植（混合比 1∶3）可以显著提高移植脂肪存活，二次手术率、并发症发生率较单纯脂肪移植组显著减低；术后面部皱纹较单纯脂肪移植改善更为明显，患者满意度更高。认为 CGF 辅助自体脂肪移植在改善面部年轻化方面更具优势。

CGF 作为最新一代的 PC，虽然制备时需要使用专用的变速离心机及离心管，成本相对较高，但因含有更加柔软而纤薄的纤维蛋白网格、高浓度的生长因子，特别是独有的 $CD34^+$ 细胞，已受到普遍关注。CGF 具有的促进细胞增殖、分化作用及在组织再生修复上的优势，其生物学功能正在被人们逐步认识。尽管 CGF 提高移植脂肪存活的研究较少，但已有的研究以充分显示 CGF 促进移植脂肪存活的潜力。结合 CGF 在年轻化抗衰、创伤修复、毛发再生等领域已取得的进展，相信 CGF 辅助脂肪移植方面有广阔的应用前景。

（三）负压外扩张辅助移植技术

负压外扩张技术主要核心是一套负压外扩张装置，这个装置主要由一个带硅胶边缘的半刚性的圆盖连接一个微型电池驱动负压泵及控制系统组成，可以对皮肤软组织产生均匀的牵张拉力。通过一定时间负压牵张，增大皮肤软组织容量，改善局部软组织条件，为移植的脂肪创造适合的存活环境。Brava 是专门为脂肪移植丰胸开发的一种外置式软组织扩张装置。

1. 技术原理　以往提高脂肪存活率的策略主要集中在脂肪提取、纯化等步骤的优化及辅助添加细胞、因子等非受区因素。将组织外扩张技术应用于对脂肪移植受区手术前后处理，是对大体积脂肪移植隆乳技术的创新。研究表明，Brava 辅助脂肪移植技术在提高移植脂肪存活的理念及原理上与其他技术有本质上的不同：①组织外扩张技术直接使乳房的体积增加，降低了移植脂肪与受区容量之比，为移植的脂肪提供了更多的有效存活空间；②外扩张装置产生的周期性负压，可以提高组织的含氧血流供应，加速受区再血管化，增加受区血管密度，为移植脂肪细胞存活创造了一个有利的局部环境；③负压牵张可以促进 ADSC 和前脂肪细胞的招募、增殖、分化，增加脂肪的生成；④外扩张降低了间质流体压力，增加了受区组织的顺应性。

组织外扩张技术辅助脂肪移植是近年来逐步发展起来的乳房美容整形新技术，旨在提高移植脂肪的量及存活率。目前，Brava 辅助脂肪移植已在隆乳及乳房重建方面有较广泛的应用（图 9-21）。

2. 操作方法　Brava 辅助脂肪移植技术的核心是佩戴及使用 Brava，这是区别于其他技术的最主要内容。

(1) Brava 佩戴及使用要点：佩戴前对微电脑主机、过滤器和皮肤做好准备：正确安装微电脑主机电池后试机，确保主机功能正常。佩戴前用水和 Brava 专用皮肤清洁液清洁胸部皮肤和腋下，隔离片擦与球体硅胶边缘接触的皮肤，待其干透后佩戴球体。选择合适尺码的球体，去除保护膜，手握球体软边，上身倾斜让乳房全部进入球体；用同样方法戴上另一个球体。向胸部轻压球体直至两个球体的边缘与皮肤完全密封，

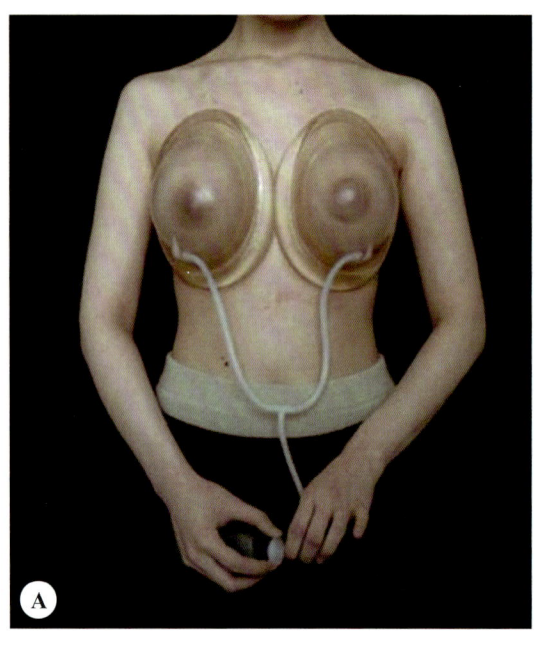

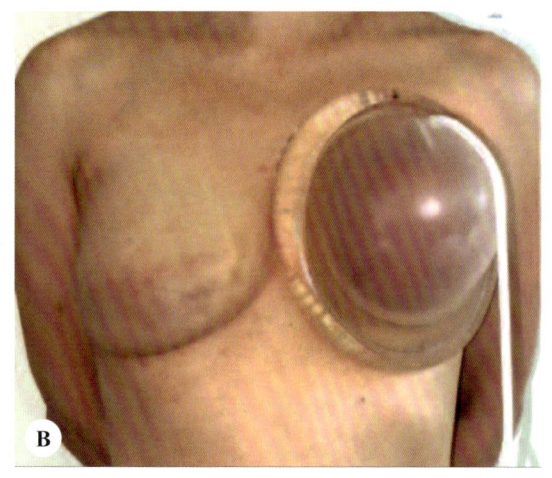

▲ 图 9-21　Brava 应用于隆胸及乳房重建

A. 双侧丰胸时佩戴；B. 单侧乳房重建时佩戴［引自蔡磊. 兰州大学学报（医学版），2017;43(6):14-18. Khouri RK.Plast Reconstr Surg.2015;135(3):643-658］

没有漏气。确认球体大小合适（乳房未碰触到球体的内部）后连接微电脑主机及连接管，使球体与过滤器及微电脑主机连接。穿上背心，调整好背心肩带，拉上拉链。设定治疗参数（负压大小、作用时间及间隔时间）开机使用。

临床上一般参考 Khouri 等最早使用的外扩张治疗方案：负压大小为 -15.0～-25.0mmHg，每天佩戴 10h，持续 4 周，移植前 48h 持续佩戴，直至手术。但不同学者临床应用的负压大小及工作模式有很大不同。Del Vecchio 等在一项研究报道中表示，应该根据生活方式和依从性测试结果制订个性化扩张方案，负压范围是 -25.4～-76.2mmHg。Kosowski 等术前使用 -60～0mmHg 循环负压，术后使用 -20mmHg 持续低负压方案；Khouri 等后期术前使用 -80～-60mmHg 循环负压，术后使用低负压工作模式，临床上均取得较好的扩张效果。Chin 等发现，循环负压工作模式较静态负压有更好的皮肤增殖及血管生成能力。循环负压模式已被诸多学者采用。

关于扩张时间和持续时间，一般都在术前 4 周开始扩张治疗，时间为 10～24h/d；术后佩戴 5 天至 4 周，使用时间为 10～24h/d，只在晚上或白天方便的时间佩戴。在负压大小、工作模式（循环或静态），每天佩戴的时间、手术前后佩戴天数等方面，目前尚缺少统一标准。

(2) 注意事项：Brava 外扩张治疗周期长，保证有效扩张、预防皮肤水疱等并发症是外扩张的关键。

睡觉时间佩戴 Brava，应按下警报，出现漏气时会发出警报声提醒；日间佩戴 Brava 则无须设置警报。设置漏气报警后，患者会感觉主机频繁启动，通过轻压球体一般可以重新消除漏气。

保持球体密封及合适负压：球体密封是正确、有效佩戴及保证扩张效果的基本要求。开启主机后，主机会自动将球体内部抽成合适的负压，胸部有轻轻的压迫感，透过球体可以看到乳房被牵向前方。主机一般需要工作 2～10min 才能达到合适的负压，如果超过 10min 仍然没有自动停止工作，说明有漏气，需要关闭主机、调整球体至不漏气为止。为保证球体内的负压恒定，一般 10h 的佩戴过程中主机会自动启动工作 3～6 次。如果超过 6 次，则需重检查球体的密封性。

确保佩戴的球体大小合适：如果佩戴过程中发现乳头碰触到了球体，检查球体下部是否与乳房下皱襞对齐。如果没有对齐，需要调整下边缘位置。如果位置已对齐，说明球体过小，需要更换更大尺寸的球体，否则内部空间过小，影响扩张效果。

确保足够的佩戴时间：Brava 佩戴每天至少 10h，不超过 12h，持续 4 周，直至手术当日；手术前 24h 连续佩戴。

正确使用过滤器：7 个过滤器编号 1～7，对应周一至周日，每天使用一个，每天更换。

正确解除球体：取球体时，伸出手指从硅胶边缘轻柔插入，再慢慢剥离。如果在取球体时发现皮肤上黏有一些硅胶，这是正常现象，清洗即可。

非佩戴期间 Brava 用品维护：Brava 球体用温水冲洗干净后将专用清洁剂喷洒在球体上，温水冲洗、晾干。轻轻用指尖清洗球体，不用布或者纸类物品接触球体的硅胶；微电脑主机注意防摔、防水。每天使用后取掉连接主机的过滤器和T形软管，取下吸气口旁边的灰色橡胶小盖，开启主机，空转通气20min。主机内电池使用7天后更换，以免电量不足影响效果；过滤器每天更换，换下的过滤器立刻用5ml注射器吸除汗水和湿气，放置在干燥通风的地方自然晾干。每个过滤器使用4次后废弃；T形管内会有汗水和湿气，用温水冲洗管腔，清除水分，悬挂在干燥通风的地方晾干。

非佩戴期间皮肤的保养：胸部、腋下及周围皮肤使用Brava专用清洁液或婴儿沐浴乳清洗，清水冲洗干净后涂润肤霜。如出现小水疱，涂生长因子凝胶等，一般2天后愈合，愈合后再佩戴Brava扩张；如果水疱较大，行专科处理，愈合后再扩张。

Brava外扩张最常见的并发症是局限性水肿（14.2%），其次是皮肤挫伤和浅表水疱（11.3%）、脂肪坏死（8.2%）；最严重的并发症是肺结核（0.5%）。

3. Brava外扩张提高移植脂肪存活的研究

（1）实验研究：2012年，Heit等采用小鼠模型对外扩张机制进行研究，并与封闭敷料治疗进行比较。通过对组织厚度、脂肪细胞数量、细胞增殖和血管密度的检测。发现外扩张后，组织肿胀，皮下脂肪层厚度增加2倍；脂肪细胞数增加2.2倍；血管发生重塑，血管直径增大，密度增加1.9倍，证实外扩张可促进皮下组织增殖和血管化。相关机制研究结果表明，组织在外扩张刺激后出现缺氧，外扩张1h后组织中含氧血红蛋白和脱氧血红蛋白含量均下降，炎症反应逐渐明显并在外扩张后2天内持续增强；外扩张后2天，表皮和真皮细胞增殖及血管密度明显增加。外扩张启动的机械应力刺激、缺血缺氧、水肿及炎症反应，在不同的时间段内维持了一个有利于细胞增殖和血管生成的环境。

2016年，Lujan-Hernandez等同样采用小鼠模型，对外扩张组与非扩张组皮下组织进行组织学研究，发现48h后外扩张组中脂肪细胞数量增加50%，证实外扩张对脂肪细胞生成有促进作用。然而，Kao等（2016）在对小型猪的腹部皮肤进行外扩张研究时却发现，软组织厚度改变在第2天完全消失，与未扩张的对照组相比，外扩张组的血管密度显著增加，CD31染色证实血管内皮细胞密度显著增加，而ADSC增殖、分化没有显著变化。作者认为，外扩张主要作用是血管重塑和功能性血管的成熟，前述研究为外扩张提高移植脂肪存活提供了实验依据。

2017年，Ye等采用小鼠脂肪移植模型，观察外扩张对移植脂肪再生相关的细胞来源及生物学行为的影响。结果发现，血供增加来自受区新的毛细血管形成或巨噬细胞浸润；负压外扩张时，宿主CD34阳性细胞向移植脂肪迁移增多。第12周时，外扩张组移植脂肪中再生的成熟脂肪细胞有近一半来自受区。移植脂肪的重量显著大于对照组。外扩张产生的机械效应通过促进再生相关细胞的迁移和脂肪细胞的分化，有利于移植脂肪的存活，进而形成一个结构良好、更为成熟的脂肪组织。

为了验证不同时间外扩张对移植脂肪的存活率的影响。2020年，Wei等采用裸鼠脂肪移植模型，首先在裸鼠双侧背部皮下移植人脂肪组织，再分别于术后即刻、第2天、1周进行外扩张。结果发现，术后1周外扩张可以显著提高移植脂肪存活率（增加18%），增加血管密度（增加63%），减少纤维化。作者认为，外扩张通过诱导脂肪和血管生成，进而提高移植脂肪的存活。

在正常动物实验模型研究的基础上，2020年，Lujan-Hernandez等采用裸鼠慢性放射损伤模型，研究外扩张对照射部位移植脂肪存活的影响。发现照射组织的血管密度较未照射组织的血管密度减少了25%、移植物体积比未辐照对照组少11%；照射组织外扩张后移植脂肪的保留体积较未扩张移植脂肪的保留体积增加了20%（$P=0.01$）。作者认为，外扩张有助于提高照射区皮下移植脂肪的体积保留，可能机制包括增加血管的生成、细胞的分化和纤维化受区的顺应性。

（2）临床研究：2000年，Khouri等首次报道应用Brava外扩张辅助脂肪移植丰胸的结果，所有患者对治疗过程及效果非常满意，Brava装置佩戴舒适，治疗期间无不良事件。作者认为，Brava是有效的组织外扩张方法，耐受性良好。2009年Del Vecchio报道了一例胸部严重不对称患者Brava辅助脂肪移植矫正结果，经过术前3周Brava的佩戴，乳房体积增加了3倍，脂肪注射移植6个月后复查，双侧乳房对称，效果非常满意。

为了验证外扩张对移植脂肪存活的影响，2012年，Khouri等进行了一项前瞻性多中心临床研究，71例（10例未按要求完成Brava预扩张）术前1个疗程Brava（10h/d，持续4周），平均单侧乳房注射脂肪282ml，随访12个月至6年，体积保持率高达82.0%±18%（平均体积增加233ml）。作者对比了同时期5项研究，总样本量335例，体积保持率为55.0%±18%。与单纯脂肪移植隆乳术相比，Brava辅助脂肪移植可以显著增大乳房体积，增加移植脂肪的容量，提高移植脂肪的存活率，而且脂肪坏死等并发症少，Brava辅助移植更为安全、有效。

2013年，穆大力等总结了26例外扩张辅助脂肪隆乳的结果。术后6个月随访，满意25例，满意率96.2%；术后1个月至1年随访，未发现脂肪液化、硬结、囊肿及钙化等相关并发症。穆大力认为，外扩张辅助自体脂肪颗粒隆乳可以有效地增大乳房受区的容积和血管化，增加注射的脂肪量并提高移植脂肪存活率，是提高脂肪颗粒注射隆乳效果的理想方法。

2014年，Uda等采用Brava辅助自体脂肪移植对12例单侧乳房再造进行治疗。认为Brava辅助脂肪移植对于未放疗的乳房再造效果是可预测、有效、可行的，可以作为单侧乳房美学重建的辅助手段。

2016年，Quo等对45例患者应用Brava辅助自体脂肪进行隆乳。术前4周开始应用Brava预扩张，10h/d，术前3天预扩张时间延长至24h/d；脂肪移植72h后再次应用Brava扩张2周，10h/d，手术满意率为82%。

2014年，Khouri等报道了294例Brava辅助脂肪移植矫正胸廓畸形平均3.5年的长期随访结果。平均每侧乳房移植脂肪346ml，6个月以上随访，平均术后移植留存量为每侧乳房266ml。Khouri认为，Brava外扩张辅助大容量移植脂肪是一种安全、有效的治疗方式。2015年，穆大力等，将Brava装置用于改善乳腺肿瘤局部切除后及奥美定取出后形成局部缺损凹陷的治疗，认为Brava辅助自体脂肪移植是理想的手术方法。

然而，上述临床研究只是对Brava辅助脂肪移植重建乳房的个别病例报道，缺乏大样本及高质量的临床研究结果。

2015年，Khouri等对488例Brava辅助脂肪移植重建乳房病例进行了7年的随访，认为Brava辅助脂肪移植是微创、安全、经济、有效的重建乳房方法。同年，Khouri等总结了87例Brava辅助脂肪移植即刻乳房重建和430例延迟乳房重建的回顾性研究结果。经过平均4.5次Brava辅助移植，乳房体积增加了100%~300%。每侧乳房平均每次注入225ml脂肪，末次治疗6个月后，重建乳房体积每侧平均为375ml。平均随访2.5年，临床效果较满意，重建乳房自然、柔软，感觉几乎正常，相比以往平均需要6.5~6.6次脂肪移植才有可能完成的乳房重建，Brava技术大大缩减了手术次数。

有学者质疑其结论，认为回顾性研究，样本量过少，难以保证两组患者的同质性。

对于乳腺癌术后放疗的患者能否耐受长时间Brava扩张，尚存在一定争议。Uda等认为，放疗后皮肤变薄，皮肤附件（皮脂腺、汗腺）也明显减少，影响真皮层的血液循环，从而抑制了皮肤再生；放疗后组织顺应性极差，难以取得良好的美学效果，故不建议乳腺癌患者放疗后使用Brava。但Khouri认为，放疗后乳房重建仍可尝试使用Brava，其治疗周期相比未放疗乳房需延长2.1周（未放疗平均2.7周/放疗后平均4.8周），多出的时间主要是逆转放疗对组织的损害。Mirzabeigi等（2017）对20例脂肪移植重建乳房的病例进行了回顾性研究，发现Brava外扩张可以显著提高移植脂肪量（219ml vs. 51ml，$P<0.01$），术后无肿瘤复发，认为Brava扩张保证了较高的脂肪移植量。

2018年，付苏等总结了28例Brava辅助脂肪移植乳房再造结果。平均注射脂肪3.4次（1~6次），单侧乳房脂肪注射总量200~1000ml（平均583.7ml），单侧乳房单次手术脂肪注射量92.5~243.7ml（平均173.8ml）。随访12~58个月（平均31.6个月），患者满意率为82.8%，手术医生的满意率为75.9%。

Brava技术辅助脂肪移植隆乳及乳房重建已得到整形美容外科医生的关注和认可，但该技术仍处于理论研究及临床实践阶段，国内外均未广泛开展。假体隆乳术、假体置入和自体组织瓣重建乳房是较成熟及普遍的手术方式。然而，Brava辅助脂肪移植技术相较于上述方法有诸多优势：①无外源性异物的置入，可避免发生与假体相关的并发症（包膜挛缩、假体破裂、移位等）；②可避免因皮瓣移植乳房重建而造成的二次创伤和瘢痕；③更加微创、安全、有效。Brava辅助脂肪移植技术的发明，无疑是继CAL技术之后，在提高大体积移植脂肪存活理论和技术上的重大突破，将会得到广泛推广应用。

（四）生物活性因子/药物辅助移植技术

CAL技术、PC辅助移植技术及Brava外扩张辅助移植技术虽然都可以提高移植脂肪的存活，但均存在设备条件要求高、技术操作繁琐、质量控制困难、安全风险有待评估等问题，目前均没有普及推广。能否通过简单地添加某种促进细胞增殖分化的活性因子和（或）药物来提高移植脂肪的存活，一直是移植脂肪研究领域的热点。目前的实验研究证实，添加生物活性因子、药物的方法是有效的。有的活性因子、药物已从体外细胞研究及动物模型研究转入临床前试验或临床应用研究，并取得一定的进展。

1. 生物活性因子 生物活性因子是指对组织细胞的增殖、分化、分泌、代谢等有一定影响的细胞因子或生长因子，简称活性因子，包括生长因子和细胞因子二大类。

(1) 生长因子

① VEGF：VEGF 是一种特异性作用于血管内皮细胞的生长因子，最早于 1989 年由 Ferrara 等从牛脑垂体滤泡星状细胞的条件培养基中提纯。由于 VEGF 可以增强血管通透性，故又称作血管通透因子。VEGF 是目前发现的作用最强、特异性最高的促血管生成因子，具有促进血管内皮细胞增殖、迁移，促进新生血管形成，延长血管内皮细胞寿命，增强血管通透性和改变细胞外基质等作用，与创伤组织修复愈合、炎症反应及肿瘤的发生密切相关。

2007 年，Yi 等通过研究证实，VEGF 可以提高脂肪颗粒移植存活率及存活质量。刘友山等使用生物材料 Pluronic F-127、黄新建等用藻酸钙、赵威等用玻尿酸分别与 VEGF 构成复合体，李力群等用 VEGF-聚乳酸纳米微球缓释系统，使 VEGF 可以在生物体内稳定释放并持续作用于移植脂肪组织细胞。上述复合体通过缓慢释放 VEGF，可以促进血管形成和生长，提高移植脂肪存活率。2012 年，Topcu 等采用大鼠脂肪移植模型，将含有 VEGF 的微球注射到大鼠背部皮下，结果发现，VEGF 微球注射可以显著提高移植脂肪存活率。2018 年，He 等将 VEGF 缓释微球与 SVF 脂肪颗粒混悬液混合后注射至裸鼠皮下，移植后 8 周发现，VEGF+SVF 组微血管密度高、纤维化程度低，平均移植物体积显著高于 SVF 组和对照组，进一步证实 VEGF 可以提高血管生成，促进移植物存活。

基因转染增加 VEGF 表达也应用于提高移植脂肪存活的研究。2009 年，Lu 等，证实 VEGF 转染 ADSC 可提高脂肪移植物的活力及质量，促进移植脂肪内新血管生成，增加毛细血管的密度，提高脂肪移植的存活。2017 年，Zhang 等同样以裸鼠为模型，发现 VEGF-ADSC 组移植脂肪存活率较 ADSC 组高、脂肪细胞形态好、VEGF 含量高。进一步证实 VEGF-ADSC 能有效提高脂肪移植的存活。

修饰 mRNA（modRNA）是一种新的基因工程技术，VEGF-modRNA（modVEGF）已被成功应用于缺血相关疾病的治疗。为了探索 modVEGF 转染的 hADSC 在脂肪移植模型中提高脂肪存活的作用，2020 年，Yu 等将 modVEGF 转染的 hADSC 与人脂肪共同移植，观察移植脂肪的存活率、再血管化、增殖、纤维化、凋亡和坏死情况，结果发现，与未转染的 hADSC 相比，modVEGF 转染的 hADSC 可以释放 VEGF，诱导细胞增殖，显著提高血管生成、成熟，显著减轻移植物的纤维化、凋亡和坏死，促进移植物的存活。

但是，VEGF 辅助脂肪移植目前仍处于动物实验研究阶段，暂不能在临床上与脂肪组织联合使用，文献中也未见临床应用研究报道。

② FGF：FGF 是一种重要的有丝分裂刺激因子，可以促进血管形成，FGF 主要应用于临床创面修复治疗，并已取得非常好的效果。由于 FGF 是一种促进血管形成的因子，而移植脂肪的存活很大程度上取决于移植脂肪组织的再血管化速度，因此，FGF 辅助脂肪移植，理论上可以提高移植脂肪存活。

FGF 分碱性和酸性两种，以碱性作用较强，对成纤维细胞、血管内皮细胞、平滑肌细胞、成骨细胞、前脂肪细胞等有促分裂作用。bFGF 在体外能诱导血管内皮细胞增殖，在体内可以促血管生成。

2008 年，Kuramochi 等通过体外细胞培养及脂肪移植研究，证实 bFGF 可以减少移植脂肪细胞的吸收，提高脂肪移植的存活。同年，毋巨龙等将加入 bFGF（100U/ml）的自体脂肪颗粒移植至 20 例求美者双侧颞部，术后 3 个月后发现移植脂肪吸收率为 27%±5.6%，低于文献报道的单纯脂肪移植的平均吸收率。推测其机制可能是 bFGF 加快了新生血管的长入，缩短了缺血期；bFGF 是有丝分裂原，可以促进前脂肪细胞的增殖和分化。

2013 年，蒋爱梅等通过裸鼠脂肪移植模型研究，发现 bFGF+ADSC 辅助移植的实验组新生组织的湿重，VEGF、bFGF 的表达显著高于 ADSC 辅助移植组，作者认为，bFGF 通过改善移植组织血供，促进 ADSC 增殖分化，提高移植脂肪存活。黄成等（2015）则比较了单纯脂肪颗粒移植丰胸与 bFGF 辅助脂肪颗粒移植丰胸的临床效果。术后 3 个月随访，发现 bFGF 辅助移植组乳房隆起值和患者满意度均高于单纯移植脂肪的对照组；实验组无感染、坏死、局部组织过度增长等并发症。但黄成等的研究既未说明研究是否进行了随机、对照设计，也未介绍乳房隆起值的测量方法、采用的统计分析方法，无法确定 bFGF 是否可以提高移植脂肪存活。

aFGF 由 Thomas 最先从牛脑中分离纯化得到。由于其等电点为 5~7，呈酸性，被命名为 aFGF。相比于 bFGF，aFGF 与脂肪细胞周围环境相似，不破坏脂肪细胞的内环境，有促进血管内皮细胞增殖和迁移、促进血管形成、延长血管内皮细胞寿命、增强血管通透性和改变细胞外基质等作用。

2014 年，申在旭等发表了重组人 aFGF（recombinant human acidic fibroblast growth factor，rh-aFGF）联合 ADSC 辅助脂肪隆胸的多中心随机临床对照研究结果，发现 62 例 rh-aFGF 治疗组术后 1 个月、3 个月隆起维持率分别为86.7%、80.0%，52例对照组隆起维持率分别为66.7%、59.5%；治疗组和对照组脂肪液化发生率分别为1.6%、9.6%。认为rh-aFGF辅助脂肪移植隆乳临床效果确切，并发症少。

然而，目前缺少aFGF提高移植脂肪存活的基础研究结果，因此，FGF应用于临床辅助脂肪移植，需要基础研究及临床试验的证据支持。

③EGF：EGF是一种广泛存在于体内的小分子多肽，能够促进DNA的合成和细胞增殖，主要用于临床创面修复治疗。极微量的EGF即可以强烈刺激细胞生长，抑制衰老基因的表达，从而促进创面愈合。梁杰等以大鼠为模型，研究EGF辅助脂肪移植的效果。发现，EGF辅助移植的实验组移植组织在体积、组织细胞形态、新生血管密度方面均优于对照组。推测可能是通过趋化血管内皮细胞、促进血管新生、缩短脂肪移植体缺血缺氧期、促进前脂肪细胞的分化、增加PG的合成和释放等机制来达到提高移植脂肪存活。然而，EGF是否可以促进移植脂肪的存活，目前尚缺少基础与临床研究报道。

④HGF：HGF有很强的促进血管新生和建立侧支循环的作用。有研究表明，脂肪细胞能大量分泌HGF，体外培养的ADSC分泌的HGF明显多于其他生长因子。吴一杰等将转HGF基因的hADSC与脂肪颗粒复合移植到裸鼠头皮下，结果发现，HGF在裸鼠体内高表达，移植脂肪内有新生血管生成，移植脂肪的存活率显著提高。梁杰等则将HGF与脂肪颗粒混合后移植，同样发现移植脂肪组织新生血管密度明显高于对照组，移植脂肪存活量也明显多于对照组。证实HGF可以通过缩短移植脂肪缺血、缺氧期，促进内源性VEGF表达，抑制血管内皮细胞凋亡及组织纤维化，进而促进移植脂肪血管新生，提高移植脂肪的存活。

⑤PDGF：PDGF是创面愈合过程中较早出现的生长因子之一，对组织修复具有极为重要的作用。PDGF是多种细胞的主要有丝分裂刺激原，可调节细胞生长与分化，诱导其他细胞因子分泌，促进细胞基质的合成。2009年，Craft等在以免疫缺陷鼠为模型的研究中发现，加入PDGF微球的脂肪移植组脂肪存活量显著增多，脂肪组织结构框架保存较好，微球完全吸收，证实PDGF可以显著提高移植脂肪存活，维持脂肪组织结构完整性。然而，Fontdevila等（2014）在一项随机临床试验研究中发现，单纯脂肪注射组与PDGF辅助脂肪注射组在移植脂肪存活方面没有显著差异，也未观察到严重并发症。Fontdevila认为，脂肪移植是一种安全、有效、持久地治疗人类免疫缺陷病毒性面部萎缩的方法，不需要添加PDGF。

FGF、VEGF等生长因子在整形外科创面修复领域应用较广泛。理论上生长因子的半衰期大多较短，很快会失活，但临床中经常发生因注射生长因子而出现软组织异常增生的问题。2015年，郑志芳等报道了17例面部肿物的回顾分析结果，发现有3例为注射bFGF引起，其余14例注射的生长因子不详；组织学观察发现，肌束排列紊乱，脂肪细胞增多，所有肿物无恶性改变。注射生长因子是否会产生恶变、增生发生的机制，以及如何预防，目前仍没有结论。然而，已有研究已证实，FGF与肿瘤的发生、发展密切相关。

生长因子辅助脂肪移植还处于基础研究及临床前试验阶段，国内外相关研究文献极少。生长因子的作用机制还没有完全明确，需要进一步探索其功能及作用机制。生长因子人体内注射属于超药品使用范围的违规操作，因此，不建议作为辅助脂肪移植的方法在临床使用。

(2) 细胞因子

①瘦素：瘦素主要由脂肪细胞分泌的一种细胞因子，其通过作用于中枢靶细胞发挥调节机体脂肪代谢及促进前脂肪细胞向成熟脂肪细胞转化。此外，血管内皮细胞上具有瘦素受体，瘦素与其结合后可以促进血管内皮细胞的增殖，加速局部血管生成，增加局部血供。王友彬等通过研究证实，作用于中枢靶细胞的瘦素可以增加脂肪代谢，促进血管内皮细胞分化及血管生成。有学者发现，吸脂后血清瘦素水平在较长时间内处于低水平。从瘦素的促血管增生角度看，血清瘦素水平的降低可能是影响吸脂后脂肪移植效果的因素之一，提高瘦素水平可能有利于移植脂肪的存活。2008年，杨孝良通过不同浓度瘦素对前脂肪细胞增殖影响的研究，证明超生理浓度的瘦素（1000mg/L）有助于前脂肪细胞的增殖，生理浓度（100mg/L）和低于生理浓度（10mg/L）的瘦素对前脂肪细胞没有促增殖作用，说明瘦素水平对移植脂肪细胞的存活有重要影响。

在体外细胞生物学研究的基础上，2010年，彭青和等以SD大鼠为模型，将不同浓度瘦素处理的脂肪移植至大鼠皮下，结果发现，随着瘦素浓度的升高，移植脂肪组织血管增生增强、重量维持率增高；50ng/ml是最佳浓度。周海等（2018）同样用三种浓度瘦素处理的脂肪颗粒移植至大鼠背部并观察脂肪移植存活情况。结果发现，空白对照组移植脂肪存活率为45%，10ng/ml瘦素组为67.5%，30ng/ml瘦素组为75%，50ng/ml瘦素组为77.5%。在0～50ng/ml范围内，增加瘦素的浓度可以提高移植脂肪存活率。Schreiter（2021）则采用小鼠脂肪移植模型，移植术后3天、7天、10天分别于一侧背部注射瘦素（3μg/ml），术后3天、7天、10天、15天在体检测移植区血管密度、血管直径、脂肪细胞存活率，第15天进行组织学检测。结果发现，瘦素组移植后7天血管生成开始增加，10天和15天血流灌注和功能性血管密度增加；瘦素组脂滴包被蛋白阳性脂肪细胞百分率明显增加，Pref-1阳性细胞数明显高于对照组。证实瘦素可以增加移植脂肪组织的血管生成，提高移植脂肪组织的存活率和质量。

② EPO：EPO是主要由肾脏和肝脏分泌的一种激素样物质。除能调节红细胞生成、增加组织供氧外，还具有抗氧化、抗凋亡、抗炎及促进血管生成的作用。

2010年，Hamed等将人脂肪组织注射到裸鼠皮下。15周后发现，EPO处理组的脂肪重量和体积均高于PBS处理组及VEGF组，PBS组与VEGF组无差异；EPO可以增加移植脂肪血管生成因子的表达和微血管密度，减少炎症反应及细胞凋亡。说明血管生成因子刺激血管生成和减少脂肪细胞凋亡是EPO提高移植脂肪长期存活的潜在机制。

2015年，Sabbatini等通过脂肪细胞体外培养研究，发现EPO可以刺激CD31阳性微血管内皮细胞和白细胞增多，CD68阳性细胞减少；EPO剂量越高，这些效应越明显。证明EPO是维持移植脂肪再血管化、减少其炎症反应的有效措施。

2018年，Kim等采用大鼠脂肪移植模型，研究EPO对移植脂肪存活的影响。移植16周后发现，EPO注射组脂肪存活率较高，微血管形成明显增多，囊性变明显减少；EPO泵持续注射组移植脂肪存活率显著低于对照组（EPO泵持续注射组为40.7%，对照组为66.7%）。说明局部注射EPO可提高移植物存活率，增加血管生成，抑制炎症，减少变性。持续注射EPO由于产生异物反应，对移植脂肪存活和组织形态特征产生负面影响。

2020年，Olaru等采用Wistar雄性大鼠脂肪移植模型，研究EPO及INS对移植脂肪存活率的影响，发现EPO+INS组脂肪体积维持率最高（95%），其次是EPO组（85%）和INS组（75%），单纯脂肪移植组脂肪坏死、囊变、纤维化广泛。证明EPO可以提高移植脂肪组织存活，EPO与INS可能有协同作用。

③ IL-8：IL-8主要来源于人血液的单核细胞和内皮细胞，是创伤愈合过程中主要的诱导血管生成因子。IL-8一方面通过直接诱导内皮细胞的增殖、迁移，促进血管生成；另一方面通过刺激巨噬细胞迁移并释放内源性生长因子，间接诱导新生血管生成。IL-8的主要生理功能是在炎症反应中趋化炎性细胞至病灶，启动局部的炎症反应，达到杀菌和损伤细胞的目的。

Shoshani等（2005）的研究表明，脂肪和受区经IL-8处理过的实验组相对于对照组，脂肪液化包囊形成率降低。虽然实验组和对照组在脂肪细胞的体积上没有明显差别，甘油三酯含量的差别也很轻微，但组织学显示，实验组脂肪细胞存活良好，纤维化轻微，而对照组有较明显的炎症反应、液化包囊及纤维化反应。IL-8的应用降低了并发症的发生，但并未明显降低术后的吸收率，其临床应用尚有待于进一步的探索。

2. 药物　为提高移植脂肪存活率，近年来，许多学者在药物促进移植脂肪存活的研究方面进行了积极探索。在体外细胞研究的基础上，动物实验及临床应用研究取得了较大进展，其中胰岛素、肉毒毒素、地塞米松等在提高移植脂肪存活方面均有一定的作用。

(1) 胰岛素：胰岛素（Insulin, INS）作为一种多功能的蛋白质激素，除了调节糖代谢调节作用外，还具有多种重要的生理功能。体外实验证实，INS可以促进血管内皮细胞分裂增殖，增加VEGF的分泌的作用，并能有效促进大鼠前脂肪细胞的增殖分化。INS浓度在400nmol/L以下，其促增殖分化作用与INS浓度有相关性。INS主要是通过前脂肪细胞表达的INSR1和INSR3对细胞的增殖分化起调节作用，INS和IGF将外源性生长信号传递给分化的脂肪细胞。此外，INS还可以通过其信号通道抑制脂肪分解。

INS辅助脂肪颗粒移植最早由Bircoll于1987年应用于脂肪丰胸。1998年，Yuksel等采用SD大鼠脂肪移植动物模型，分别将包被有INS、IGF-1、bFGF的微球与脂肪混合后移植至大鼠皮下，发现包被INS和（或）IGF-1微球组较包被bFGF组移植脂肪存活率高，证实包被INS、IGF-1的微球有提高移植脂肪存活的潜力。

2010年，Hong等采用新西兰兔背部脂肪移植模型，研究INS、bFGF对移植脂肪的影响。发现INS组和INS+bFGF组脂肪移植物的存活率明显高于对照组，移植物内可见大量成熟脂肪细胞，囊肿形成和纤维化轻。认为辅助INS和bFGF进行脂肪移植是一种简单、有希望的临床应用策略，可以提高脂肪移植的存活率。2013年，邓颖等同样采用大鼠模型，证实INS能促进移植脂肪块内微血管生长，提高移植脂肪的存活率。

为了进一步阐明INS对ADSC及脂肪颗粒移植存活的影响，2018年，Kim等从转基因SD大鼠分离出表达绿色荧光蛋白的ADSC，并观察INS对ADSC增殖分化及移植脂肪细胞存活的作用。结果发现，INS组移植脂肪体积明显增加，组织学检查显示纤维化、囊肿、空泡减少，细胞完整性好，血管增多，证实INS可促进ADSC增殖分化，提高移植脂肪组织存活。2020年，Olaru等的研究表明，INS、EPO可以提高移植脂肪存活率，并且EPO与INS可能有协同作用。然而，Okyay等（2019）在对SD大鼠脂肪移植模型研究时发现，INS对移植脂肪存活没有明显影响，β受体阻滞药倍他乐克虽然使成熟脂肪细胞更具活力，但仍没有增加移植脂肪的存活。

(2) 肉毒毒素：重建血液循环是移植脂肪存活的前提。为了保证移植脂肪组织与受区稳定的接触以重建血供，脂肪组织的稳固定植是非常重要的因素。然而，在面部等表情肌活动频繁的部位，移植的脂肪因表情肌活动不能稳固定植，从而影响移植脂肪的血供重建。BTX-A可以使肌肉麻痹或减弱表情肌的活动，有利于移植脂肪颗粒在面部受区的定植。此外，BTX-A还可以降低移植脂肪组织的脂解，减少去甲肾上腺素的分泌，改善脂肪组织的营养供应，从而提高移植脂肪组织的存活率。

在上述研究的基础上，张涛（2010）将混合肉毒毒素的脂肪颗粒移植至小鼠背部并与生理盐水对照，发现肉毒毒素组脂肪组织在质量、体积、细胞完整度、存活率方面均显著高于对照组，证明BTX-A可以提高脂肪细胞活性，促进移植脂肪的存活。2012年，Baek等通过对大鼠脂肪移植存活的研究，进一步证实肉毒毒素可以显著降低移植脂肪的吸收，辅助肉毒毒素移植可以获得更好移植存活率。2021年，Yoon等利用兔耳皮下脂肪移植动物模型，研究肉毒毒素、PGE_2、PDRN（低分子DNA）对移植脂肪血管生成及存活的影响，结果发现，辅助肉毒毒素、PGE_2和PDRN移植可改善脂肪移植物的血管生成和脂肪组织的完整性。

为了明确肉毒毒素是否可以提高脂肪丰胸的效果，2018年，Engels等将脂肪移植于42只大鼠的乳房、胸大肌或邻近皮下组织，并采用肉毒毒素注射减弱肌肉张力，发现肉毒毒素注射可以显著提高移植脂肪的存活。在动物实验研究的基础上，余若晖（2015）对55例额颞部脂肪移植的临床病例进行了回顾性分析，发现肉毒毒素可以显著提高术后效果和患者满意度。

值得注意的是，肉毒毒素辅助移植虽然可以提高移植脂肪的存活率，但使用不当会对表情产生影响，影响美容效果，目前主要应用于额部脂肪填充及辅助脂肪丰胸时减弱额肌、胸大肌对移植脂肪存活的不利影响。

(3) 地塞米松：地塞米松（Dexamethasone，DX）具有抗炎、抑制免疫、稳定细胞膜、抑制细胞凋亡等功能。2014年，黄伟等通过裸鼠脂肪移植模型证实，DX能够提高脂肪颗粒移植的存活率，并能有效地减少移植脂肪的纤维化和坏死。其机制是有效地提高脂肪细胞离体及注射后血供尚未建立时对缺血、缺氧的耐受性。同年，Kelmendi-Doko等将人脂肪细胞与PLGA-DX、PLGA-INS缓释微球混合后移植于裸鼠背部发现，PLGA-DX组移植脂肪组织的血管生成增加，细胞凋亡减少，移植存活率显著提高。

(4) 中药：近年来，随着中药研究的深入，许多中药的药理功效得到了广泛认同。黄芪具有显著的抗氧化活性，能够抑制自由基的产生，并能够清除体内过剩自由基，保护线粒体的结构和功能，从而起到保护细胞、延长细胞寿命的作用。丹参具有促进血管新生、改善微循环、调节免疫、预防应激性溃疡、抗菌消炎、抗肿瘤、抗肝纤维化等作用。川芎嗪具有清除氧自由基，明显增加小动脉血流量，降低动脉阻力，抗凝、抗血栓形成、溶血栓，抗血小板聚集，拮抗钙离子，保护内皮细胞，抑制细胞凋亡等作用。

在药理学研究的基础上，吴慧玲等（2009）采用大鼠背部脂肪移植模型，观察腹腔注射磷酸川芎嗪对脂肪移植存活率的影响。研究经川芎嗪处理的实验组血清VEGF在各个时段的表达水平较对照组提高，移植脂肪新生血管的密度及移植脂肪的体积明显增加，川芎嗪在脂肪移植早期可以加快移植脂肪组织的血供重建，从而缩短缺血缺氧期，提高移植脂肪的存活。武承兴等（2013）则发现，肌内注射黄芪注射液的实验组血清VEGF在脂肪移植术后不同时间段的表达水平均有提高；实验组移植脂肪组织的重量、体积，脂肪细胞大小、形态，坏死吸收、纤维化程度、新生毛细血管数量和密度等方面均优于对照组。Yu等（2015）将肩胛区切下的脂肪组织移植到新西兰兔耳背。12周后发现，丹参组移植脂肪存活率、不同时间点血浆VEGF水平均显著高于对照组；移植脂肪细胞存活、新生血管形成较对照组高。丹参可促进移植脂肪组织再血管化，显著提高移植脂肪的存活率。2015年，李鹏飞等应用新西兰白兔脂肪移植模型，比较丹参、黄芪对细胞保护、血供重建、毛细血管新生及移植脂肪存活率的影响。术后第12周，丹参组及黄芪组移植脂肪细胞活性、体积、存活率等均明显高于空白对照组，提示应用丹参或黄芪有助于提高自体脂肪移植存活率。2018年，林辉等同样采用兔脂肪移植模型，研究肌内注射生脉、刺五加、黄芪、参麦注射液四种中药对移植脂肪存活的影响，发现四种中药均可以显著增加移植脂肪血管密度，提高移植脂肪的存活率，其中刺五加注射液的作用最强。

2019年，Zheng等对15例自体脂肪移植隆乳术进行研究，发现丹参组移植脂肪存活率为60.06%±16.12%，对照组为34.04%±11.15%，表明丹参有增加移植脂肪的存活的作用。

（5）其他药物：还有研究表明，选择性$β_1$受体阻滞药美托洛尔、PGE_1、雌激素、神经肽、去铁胺等对移植脂肪组织的存活均有一定的促进作用。

虽然各种生物活性因子及药物研究大都获得了满意的结果，但这些提高移植脂肪存活的研究绝大多数仍处于实验研究阶段，对其作用效果及安全性仍存争议，目前也无统一、规范技术标准，需进行更深入、全面、细致的研究。相信随着科学技术、分子生物学、生物工程等领域技术的快速开展，临床应用研究也会逐步展开。

（五）受区处理技术

对受区软组织的处理也是提高脂肪移植存活率的一种策略。目前的研究主要基于三方面对受区进行处理：一是根据移植容量比和三区域理论，通过增加受区组织容量，降低移植容量比及移植脂肪颗粒直径，提高移植脂肪存活率。Brava辅助移植技术即通过增加受区容量来提高移植脂肪量及存活率的技术。二是基于脂肪细胞存活的血供重建理论，提高受区的血管生成，改善受区的血供及营养供应，为移植脂肪存活创造条件，如许多脂肪移植前后添加活性因子/药物方法。三是应用针刺或激光打孔、缺血诱导、分离松解等方法刺激受区的血管生长，促进移植脂肪的血供重建，进而提高移植脂肪的存活率。

1. 微针/点阵激光处理 1992年，Samdal等在脂肪移植1周前随机选择10只大鼠对脂肪移植受区进行针刺。脂肪移植术后3个月后发现，针刺组存活的脂肪量和血流量显著高于对照组，证实术前针刺脂肪移植受区可以提高移植脂肪血供重建和存活。2014年，Sezgin等则用微针处理大鼠背部脂肪移植受区，1周后移植脂肪。移植后15周发现，微针组的移植脂肪血管密度是对照组的2倍，移植脂肪体积存活率为87%，显著高于对照组（62%）；微针组炎症反应、结节和囊泡发生率较对照组低。Sezgin认为，微针治疗启动了机体的创伤修复机制，使受区分泌了更多的VEGF因子，这些因子的释放减少了并发症的发生率，提高了脂肪移植的存活率。

2017年，Kim等将大鼠分为2组，脂肪移植前1周用CO_2点阵激光对受区皮肤进行处理。结果发现，术后第28天，激光处理组较未处理组存活的脂肪重量和体积大，炎症反应轻，纤维化、空泡化少，脂肪细胞完整性好，微血管密度、移植脂肪存活率显著增高。表明，受区CO_2点阵激光处理有助于脂肪移植物早期血管化及提高移植脂肪的存活。

2. 缺血诱导 2016年，Gassman等采用小鼠脂肪移植模型，在脂肪移植前对受体和供体小鼠的下肢用止血带造成缺血5min，然后放开止血带恢复供血。这种缺血和再灌注反复3次，然后进行脂肪移植，发现缺血预处理的实验组的脂肪细胞活力是对照组的10倍，脂肪细胞坏死减少。作者认为，供体和受体缺血预处理可以提高移植脂肪对缺氧的耐受力及移植脂肪血供重建。

3. 分离松解 对于受区皮下纤维组织粘连或瘢痕牵拉的病例，脂肪注射前需要进行分离松解，使组织顺应性增加。临床上常用的分离松解器械有带有斜面的锐性注射器针头、特制的前端较锋利的各式刀叉、小针刀、金属齿线等。

分离松解的意义在于：①通过对皱纹或皱褶的松解及凹陷粘连部位分离预处理后，粘连的纤维组织被松解、离断，可使脂肪颗粒移植到受区更容易，同时防止再次发生粘连；②通过对受区的分离、松解，为脂肪移植预制隧道，增加了受区填充的空间，使脂肪细胞与受区接触面积增加，降低移植容积比，有助于提高移植脂肪的存活率；③在机械损伤刺激下，启动机体自身的组织修复机制，改变局部微环境，促进新生血管的形成，受区局部血供得到改善，有利于移植脂肪组织的存活。

面部需要进行分离松解的常见部位有眉间皱纹（川字纹）、鼻唇沟皱纹、口下颌沟皱纹、较深的鱼尾纹、面部凹陷或瘢痕等。脂肪移植受区分离松解，对提高治疗效果具有重要的意义。

（六）提高移植脂肪存活的新技术

1. 转基因技术 加速移植脂肪组织的血管重建、抑制脂肪细胞凋亡坏死、防止纤维化是提高脂肪颗粒移植存活率的有效手段。越来越多的证据显示，HIF-1α对细胞迁移、血管再生有重要的促进作用；辅助添加FGF、VEGF等生长因子可以诱导ADSC向血管内皮细胞分化，促进新生血管形成，提高脂肪颗粒移植存活率。然而，添加外源性因子存留时间短，难以长期发挥作用，因此，转基因治疗技术具有实际应用价值。

2007年，Yi等通过研究证实，转染VEGF基因的腺病毒载体辅助移植可以提高移植脂肪的存活率及存活质量。Lu等（2009）则发现，VEGF转染人ADSC同样可以提高脂肪移植的存活率。2012年，杨波等利用腺病毒介导VEGF-165基因转染人ADSC与脂肪组织工程移植物混合移植于裸鼠背部，并与ADSC+脂肪组织工程移植物、DMEM培养基+脂肪组织工程移植物对照，发现移植后3个月，转基因组存活的脂肪质量、脂肪组织的血管密度显著高于ADSC组及对照组，ADSC组显著高于对照组，说明ADSC可以促进组织工程脂肪组织的血管新生，提高移植脂肪的存活；转染 *VEGF-165* 基因具有更强的促血管新生及提供移植脂肪存活的作用。2017年，Zhang等将VEGF转染的人ADSC条件培养基（VEGF-ADSC-CM）与颗粒脂肪混合后注射至裸鼠背部，结果发现，VEGF-ADSC-CM组的移植脂肪存活率最高、脂肪细胞形态最好、VEGF分泌量最高，表明VEGF-ADSC-CM可以有效地提高脂肪移植的存活率，是辅助脂肪移植的有效方法。

为了观察 *HIF-1α* 基因转染ADSC对移植脂肪组织存活率的影响。2013年，王和庚等将培养纯化的ADSC经 *HIF-1α* 基因转染后脂肪颗粒移植于裸鼠背部皮下，结果发现，移植后3个月和6个月，转基因组移植脂肪血管密度和脂肪质量保持率均显著高于对照组，脂肪细胞纤维坏死率显著低于对照组。研究证实，*HIF-1α* 基因转染ADSC可以促进移植脂肪组织的血管再生，提高脂肪组织的质量和保持率。

为了探索缓释FGF2的壳聚糖核壳微球对脂肪颗粒移植存活率的影响。2018年，马莉等将转染 *FGF2* 蛋白基因的壳聚糖核壳微球与脂肪颗粒移植于兔耳皮下，术后第4、8、12周观察移植物的生物学特性、脂肪移植存活率及新生血管密度。结果表明，转染细胞可以成功表达FGF2蛋白；移植脂肪体积随时间推移逐渐减小，转基因组移植脂肪体积、存活率均显著高于对照组，新生脂肪组织细胞排列较对照组更为规则，微血管密度和FGF2蛋白表达水平均显著高于对照组。研究表明，缓释 *FGF2* 基因的微球可以提高移植脂肪的存活率。

SDF-1及其膜受体CXCR4参与多种干细胞的归巢、迁移，新生血管及细胞增殖。2014年，Xu等将GFP标记转染CXCR4的人乳腺ADSC（A组）与脂肪组织混合后注射至裸鼠皮下，并与未转染CXCR4的人乳腺ADSC（B组）、转染VEGF（C组）及培养基（D组）比较。结果发现，6个月后，对照组（D组）移植脂肪存活率为28.3%±4.5%，而转染CXCR4的A组和未转染CXCR4的B组可以显著提高移植脂肪存活率（分别为79.5%±8.3%和67.2%±5.9%），转染VEGF的C组为41.2%±5.1%；与对照移植不同，A组和B组脂肪坏死、纤维化显著减少；A组的毛细血管密度、CXCR4和SDF-1α mRNA表达显著高于其他组，并有GFP和CD31双阳性细胞（ADSC衍生的内皮细胞）。转染CXCR4的人乳腺ADSC可以提高移植游离脂肪组织的存活率和质量；内皮祖细胞的募集、血供重建的增加刺激血管生成，减少脂肪细胞凋亡，是CXCR4转染的HBASC提高移植脂肪存活率的潜在机制。

转基因技术虽然在脂肪移植物的存活和血管再生方面取得了突破，但基因治疗的临床应用方面争议较大：①基因治疗的安全性、稳定性及可控性难以预测，移植脂肪过度分化和发生基因突变甚至瘤变问题，是临床应用前亟须解决的问题；②转入基因的长期表达是否会对体内其他器官产生负面影响，尚不得而知；③基因治疗的实验室准备程序繁多，病毒转染成功率低，操作复杂，成本较高，难以推广。

2. 3D打印技术 支架结构利于细胞和基质均匀分布，进而利于工程化组织稳定而均匀的力学特性形成。传统的体外培养技术不能完全模拟体内的力学微环境，利用3D支架的多孔隙结构可以增大细胞黏附面积，有助于血管的长入和新生组织的生成，并能更好地维持组织的活性。2020年，Paez-Mayorga等研究了一种利用PRP和MSC实现3D打印细胞封装增强血管化的方法。通过大鼠皮下植入后组织病理学研究，发现MSC在早期可以促进血管生成，血管密度和eNOS表达显著增加；PRP和MSC均可以提高血管密度，PRP能使eNOS表达显著升高。作者推测，PRP和MSC通过协同作用促进血管生成。

然而，3D打印技术仍处于早期实验研究阶段，对细胞接种后的生物学特性等还需要进一步研究。

脂肪移植在机体容量性缺失部位填充、促进难愈性创面愈合、改善瘢痕增生、促进毛发再生、抗皮肤衰老等方面均获得了良好的效果，越来越受到医患双方的青睐，显示其在修复再生及美容抗衰领域巨大的应用潜力。然而，在辅助脂肪移植技术及新技术的作用机制、生物安全性方面，仍需进一步深入研究。随着研究的进展，期待新兴的生物组织工程技术可以攻克各种难题，尽早实现脂肪移植技术的标准化、科学化、规范化，更好地服务于广大患者及求美者。

六、脂肪再生修复与组织工程技术

（一）纳米脂肪移植技术

纳米脂肪移植技术是由比利时Tonnard医生于2013年正式公布获得，其将采集纯化的脂肪颗粒组织通过机械方法乳化、过滤，获取具有再生修复能力的有效成分。Tonnard的方法克服了传统异种胶原酶消化法存在的制作时间长、步骤多，有外源性生物污染风险等局限性。纳米脂肪移植技术的发明，揭开了脂肪组织再生修复的序幕，标志着利用脂肪组织进行组织再生修复研究工作已正式开始。

1. 技术原理 纳米脂肪是一种源自脂肪组织的乳化悬浮液。脂肪组织中成熟脂肪细胞经机械乳化后被破坏，乳化后的脂肪含有大量SVF，SVF中有内皮细胞、粒细胞、单核细胞、巨噬细胞，以及ADSC。纳米脂肪中SVF细胞总数为$1.98×10^4$/ml，$CD34^+$细胞数量为$0.1×10^4$/ml；由纳米脂肪提取的SVF中ADSC占$3.11\%±0.8\%$，较抽吸的脂肪颗粒增加近2倍。ADSC分泌的VEGF、bFGF、HGF等多种生长因子，一方面可以调节和促进组织的再生与修复，另一方面具有抗氧化能力，可以抵抗自由基对皮肤的损伤。有研究表明，乳化过程对脂肪组织活力及微观结构等没有显著性的影响，施加在脂肪组织细胞上的机械剪切应力产生的信号通路上调可以增强干细胞的再生能力。

2. 操作要点 脂肪颗粒经机械乳化后过滤，去除纤维组织，得到含有丰富SVF、细胞因子等促进组织再生的乳糜样混合物，即纳米脂肪。纳米脂肪可以用21～27G针头注射。具体操作要点如下（图9-22）。

采用直径3mm、带有多个1mm直径侧孔的吸脂针采集脂肪。获得的小脂肪颗粒混合物清洗后用网眼直径为0.6mm的尼龙网过滤，得到的脂肪收集到10ml注射器中。通过转换接头把两个10ml注射器连接起来，往复推注30次，使脂肪呈现出乳白色的外观。再用网眼直径为0.5mm的尼龙网过滤去除纤维成分。过滤后的乳糜状混合物收集后备用。采用21～27G的锐针或钝针行真皮内、皮下注射。

自2013年纳米脂肪移植技术报道以来，一些学者对纳米脂肪的制备方法进行了改良，目的是简化操作流程，更好地去除杂质，提高纳米脂肪中的有效成分，减少肿胀、炎症反应时间和程度。

Liang等和Wei等乳化脂肪时使用20ml注射器对推3min，以提高工作效率。李聪等采用10ml注射器90次的对推的方法获取乳糜脂肪组织。Gu等在乳化脂肪后再离心机（3000r/min，3min），取中层组织并称之为"浓缩纳米脂肪"。Bi等对Tonnard法进行了更大的改进，使用0.2mg/ml I型胶原酶消化新鲜脂肪组织15min后再以330g离心7min，收集上清液，滤网过滤后得到的流出物称为"Vivo Nanofat"，移植后发现，Vivo Nanofat移植吸收率低于纳米脂肪。

Furno等认为过滤操作去除了很多细胞碎片，而这些细胞碎片具有促进ADSC转分化作用；挤压乳化物会损害了ADSC等细胞的活力。因此去除了纳米脂肪制备的过滤和挤压步骤，并将获得的乳糜化的脂肪定义为"纳米脂肪2.0"。Furno等发现，纳米脂肪2.0中ADSC的浓度及生长因子含量高于普通的纳米脂肪；在瘢痕软化的程度和色素沉着改善程度方面，纳米脂肪2.0的效果最好。Jan等采用类似于Furno的方法获取纳米脂肪，并称为"未过滤的纳米脂肪"。2018年，Yu等将脂肪乳化后以1200r/min离心5min，以获得脂肪提取物。进一步的研究发现，脂肪提取物既可促进新生血管形成，也可减少细胞内活性氧类的堆积，抗细胞凋亡，以及提高移植脂肪存活率。

3. 临床应用 临床中，纳米脂肪可用21～27G针头注射到真皮及皮下，用于皮肤年轻化、瘢痕治疗等方面。

(1) 皮肤年轻化：纳米脂肪移植最早主要应用于皮肤年轻化者，绝大多数患者于1次注射填充后皮肤老化有显著改善，患者满意度高。

2013年，Tonnard等将纳米脂肪移植用于口周皱纹（38例）、眉间凹陷皮肤（15例）、晒伤皮肤（8例）、瘢痕（4例）和黑眼圈（2例）的治疗，均取得良好的临床结果。患者皮肤质量有显著改善，未观察到感染、脂肪囊肿、肉芽肿等严重的并发症。

2018年，Mesguich等报道了4例上唇皱纹的临床效果，纳米脂肪注射后4个月，70%的患者皱纹明显减轻。

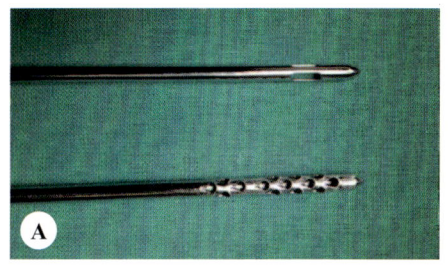

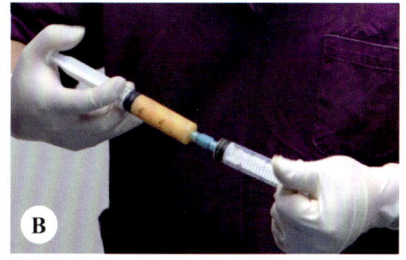

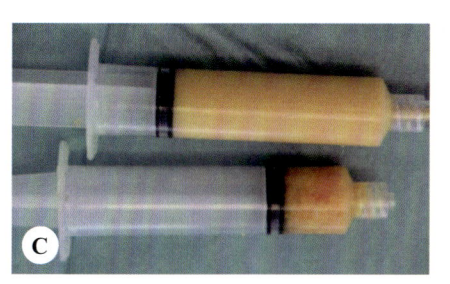

▲ 图9-22 纳米脂肪的制备

A. 普通吸脂针（上方）和多孔吸脂针；B. 乳化方法；C. 乳化后的脂肪（上方）和脂肪颗粒［引自Tonnard P.Plast Reconstr Surg.2013;132(4):1017-26］

2020年，Ziade等发现，纳米脂肪对黑眼圈有明显的疗效，其机制是纳米脂肪可以增加真皮厚度，促进皮肤的血液循环和代谢。

李聪等（2018）将纳米脂肪应用于眶周凹陷、细纹及暗沉等治疗，48例患者注射后随访3~12个月，其中42例1次注射填充后即达到满意效果，无脂肪液化、坏死、栓塞等并发症发生。

Liang等（2018）采用纳米脂肪和PRF联合注射治疗面部皮肤老化，结果显示，在皮肤纹理改善及满意度方面，联合治疗组优于玻尿酸注射组，未发生感染、过敏、感觉异常等并发症。Wei等则将纳米脂肪、PRF、脂肪颗粒联合移植治疗62名软组织缺陷或皮肤衰老的患者。结果显示，软组织缺损和皮肤纹理的改善程度大于单纯脂肪颗粒移植组，总体满意率高于90%，并认为将具有丰富的基质血管成分的纳米脂肪、PRF、脂肪颗粒结合的移植物是重塑面部轮廓和使皮肤恢复活力的安全、高效且效果持久的方法。

2018年，Bi等为一名颈纹患者进行纳米脂肪注射，经过6个月的随访，该患者颈部皱纹得到显著改善，认为含有活的基质细胞和活的小脂肪颗粒细胞的Vivo Nanofat可以纠正体积缺陷、刺激组织再生。

梁志生（2015）等采用纳米脂肪对10例患者进行面部注射，术后皮肤老化明显改善7例，无严重并发症发生。邓颖等（2016）将纳米脂肪应用于20例女性患者、共42个面部皮肤软组织老化萎缩凹陷部位，术后随访6个月，发现受术者面部皱纹、鼻唇沟、肤质明显改善。

Menkes等（2020）通过进一步的实验研究证实，纳米脂肪皮下注射可以提高真皮细胞、血管、弹力纤维及胶原纤维密度，改善肤质。

(2) 瘢痕修复：2017年，王斐等采用纳米脂肪局部注射于瘢痕内，发现萎缩性瘢痕逐渐平整光滑柔软，色素沉着减轻，随访半年以上未见治疗部位有复发倾向；病理学检查发现，纳米脂肪可促进萎缩性瘢痕基底组织增生，促进胶原合成，减少局部炎性细胞数量。Bhooshan（2018）将纳米脂肪注射到34例不同病因的瘢痕组织中，发现瘢痕局部的疼痛、瘙痒、僵硬、不规则度等明显减轻，瘢痕血管分布、柔韧性、厚度和色素沉着等均有改善明显，显示出良好的美学效果。Uyulmaz等（2018）将纳米脂肪注射到瘢痕组织中，结果显示，瘢痕质量、皱纹及色素脱失明显改善，患者满意度高，纳米脂肪移植在治疗瘢痕、皱纹和色素脱失等方面有良好效果。

焦虎等（2018）将纳米脂肪注射至33例凹陷性瘢痕组织内，3个月后可见瘢痕凹陷明显变浅、颜色逐渐接近正常皮肤、弹性更好、质地更柔软，所有患者注射区均未出现脂肪栓塞、结节和感染等并发症。Cantarella（2020）将纳米脂肪应用于软腭瘢痕治疗，可以有效地增加软腭的黏弹性与柔韧性。

2019年，Jan等将"未过滤的纳米脂肪"注射到48例烧伤后面部瘢痕的皮下或皮内层面，发现瘢痕组织在色素沉着和柔韧性方面均具有显著性的改善。

Gu等（2018）使用浓缩纳米脂肪结合小脂肪颗粒联合移植的方式治疗25例萎缩性面部瘢痕，结果显示，在颜色、硬度、不规则度等方面较术前显著性改善；基底层中黑色素染色的增强，皮脂腺和汗腺新生。邹彦龙等（2019）证实，纳米脂肪混合脂肪颗粒移植治疗萎缩及凹陷瘢痕较单纯脂肪颗粒移植改善肤质效果更好、更久。

(3) 其他治疗：在促进移植皮片存活、皮肤硬化病治疗、改善颞颌关节紊乱及毛发再生方面，纳米脂肪也有非常好的效果。

2016年，Kemaloglu在一例左前臂创伤性皮肤缺损病例治疗中，先对创面进行自体中厚皮片移植，随后将纳米脂肪注射到移植皮片下方。6个月后随访，未观察到伤口或供区并发症，皮肤移植物的完整性及柔韧性好。

同年，Tamburino将纳米脂肪用于治疗外阴硬化性苔藓，2次注射后患者外阴形态明显改善，皮肤黏膜质地及弹性明显好转，瘙痒、烧灼感消失，性生活质量明显提高。

此外，纳米脂肪还应用于脱发的再生治疗研究，以及颞下颌关节病的临床治疗。通过关节内注射，患者的疼痛、开口度、关节弹响等均得到有效的改善。

4. 研究进展 2013年，Tonnard等通过对大脂肪颗粒、小脂肪颗粒和纳米脂肪中脂肪细胞和ADSC的形态和含量分析研究，发现纳米脂肪是富含SVF的细胞群，ADSC和$CD34^+$细胞总数虽然少于大脂肪颗粒和小脂肪颗粒组，但浓度高。机械乳化法可以从脂肪组织中提取高浓度的ADSC，并刺激胶原和弹性蛋白重塑，显著改善皮肤肤质。

2016年，黄慧真等通过对纳米脂肪改善裸鼠光老化皮肤质地的研究，发现纳米脂肪中ADSC发挥了改善光老化皮肤的作用，机制是ADSC可以促进真皮胶原、微血管生成及表皮基底细胞增殖。Deng等通过进一步实验研究，纳米脂肪可以通过抗氧化、抗凋亡及促进血管生成显著改善皮肤光老化。Zheng则发现，纳米脂肪可以减轻皱纹，增加真皮厚度，改善皮肤光老化；浓缩的纳米脂肪效果更好。

2017年，Furno等通过对微小脂肪、纳米脂肪和纳米脂肪2.0三种脂肪组织ADSC数量、活力及增殖率的比较研究，发现微小脂肪虽然ADSC含量丰富，但是ADSC没有完全发挥潜力；纳米脂肪中ADSC发挥了其多向分化活性，但ADSC含量较少，增殖率较低；纳米脂肪2.0兼具前两者的优点，ADSC含量高，促进局部组织修复和年轻化作用强，并发症少。随着低温冷存技术的标准化，纳米脂肪2.0可以作为一种"即用型"产品，保存后重复使用，未来有可能实现同种异体移植。

纳米脂肪的抑制瘢痕增生、抗纤维化作用是纳米脂肪研究的重要内容。研究表明，ADSC能够通过旁分泌作用，抑制增生性瘢痕来源的HSF内的促瘢痕增殖基因 TGF-β_1、IL-6、α-SMA、纤连蛋白、$cTGF$ 等的表达；促进抗纤维化的基因核心蛋白聚糖、MMP-1等的表达。纳米脂肪中高浓度的ADSC可以通过旁分泌作用分泌多种抗纤维化因子，这些因子在促进创面修复、抑制瘢痕形成的同时，还可以改善皮肤质地，促进血管内皮细胞迁移、增殖、分化而实现血管生成及稳定。脂肪ECM还可以通过诱导HSF的凋亡、抵抗素及TNF的分泌，降低肥大细胞活性，使瘢痕增生得到一定程度的抑制。此外，ADSC还能抑制HSF中TGF-β_1 及其p-Smad 2、p-Smad 3、p-Stat等细胞内信号通路相关分子的蛋白质表达，从而抑制HSF的增殖、迁移和收缩，最终抑制瘢痕增生。Gentile等通过对3种纳米脂肪进行比较研究，发现瘢痕治疗效果与纳米脂肪中SVF的含量呈正相关。

纳米脂肪离心后分为4层，从上向下分别为油脂层、未破碎的脂肪层、液体层、细胞碎片层。实验研究表明，液体层具有促进细胞增殖、分化和血管化、促进移植脂肪存活和创面愈合的作用。糖尿病大鼠下肢创面模型和小鼠下肢缺血性创面模型的研究，证实纳米脂肪可以促进创面愈合。纳米脂肪如与脂肪颗粒联合应用，可以提高移植脂肪细胞的存活率。

纳米脂肪虽来源于细小的脂肪颗粒，但其与脂肪颗粒移植截然不同。其效果依赖于ADSC的增殖、分化及分泌功能。但相比较分离培养的ADSC，纳米脂肪有更多优势：①获取简单，无须复杂的分离、纯化；②无须实验室培养，生物污染可能性小；③无分离、培养中细胞丢失。

纳米脂肪的发明，既为SVF及ADSC的制备提供了简便、有效、安全的方法，更为皮肤年轻化、创面修复、瘢痕治疗及提高移植脂肪的存活提供了新思路，具有广阔的应用发展前景。

（二）纳米脂肪胶移植技术

Tonnard发明的纳米脂肪乳化物是多种成分的混合物，其中含有较多的油脂，SVF等有效成分的浓度相对较低。2017年，Yao等通过二次离心的方法去除了纳米脂肪中的油脂和残余的肿胀液，并将其获取的沉淀物命名为脂肪干细胞基质胶，并提出SVF-gel的标准是：①最终产物体积<初始体积的15%；②SVF细胞浓度>4.0×10^5/ml；③最终产物可用27G锐针进行注射。纳米脂肪胶移植技术为组织填充及再生修复治疗开辟了新途径。

1. 技术原理 SVF-gel移植技术通过纯物理方法来使乳化的纳米脂肪中具有再生修复成分得到浓缩。研究表明，SVF-gel含有丰富的ADSC和间质细胞成分，包含80.5%的ADSC和70.2%的内皮细胞及细胞外基质成分；ADSC含量为1.9×10^5/ml，内皮前体细胞7.7×10^4/ml，是骨髓的2500倍。因此，SVF-gel有非常好的再生修复作用。Pallua等（2018）发现，SVF-gel中具有再生修复能力的细胞浓度明显高于纳米脂肪。SVF-gel和纳米脂肪中的血管内皮祖细胞含量分别为3.8×10^4/g和1.7×10^4/g；ADSC含量分别为2.2×10^5/g和0.7×10^5/g。

除了细胞成分，SVF-gel的再生修复能力还来源于其中的细胞外基质成分ECM。ECM的成分有3类：①糖胺聚糖和蛋白聚糖，包括透明质酸、硫酸软骨素A、硫酸角质素和肝素等；②结构蛋白，如胶原和弹性蛋白；③黏着蛋白，又称纤维连接蛋白、纤黏蛋白等。这些成分可提高SVF-gel的再生修复能力。

2. 操作要点（图9-23）

(1) 采用管径3mm、侧孔直径1mm的多孔吸脂管在低负压下吸脂。

(2) 获取的脂肪组织在4℃条件下静置1min，去除上层的油脂。

(3) 静置纯化的脂肪1200g离心3min，去除水分。

(4) 用注射器进行乳化。

(5) 2000g离心3min，底层为SVF-Gel。

3. 临床应用 在创面治疗方面，Deng等发现，通过创口基底和周缘SVF-gel注射（$0.25ml/cm^2$，1次/2~3天）后，创面愈合时间明显缩短，愈合速度快于负压吸引对照组。SVF-gel促进创面愈合的作用与其分泌的VEGF、MCP-1关系密切。在面部年轻化抗衰方面，SVF-gel注射移植的满意率为100%。

4. 研究进展 Mashiko等对离心后切割和乳化获得的SVF-gel进行了对比研究。结果发现，切割组

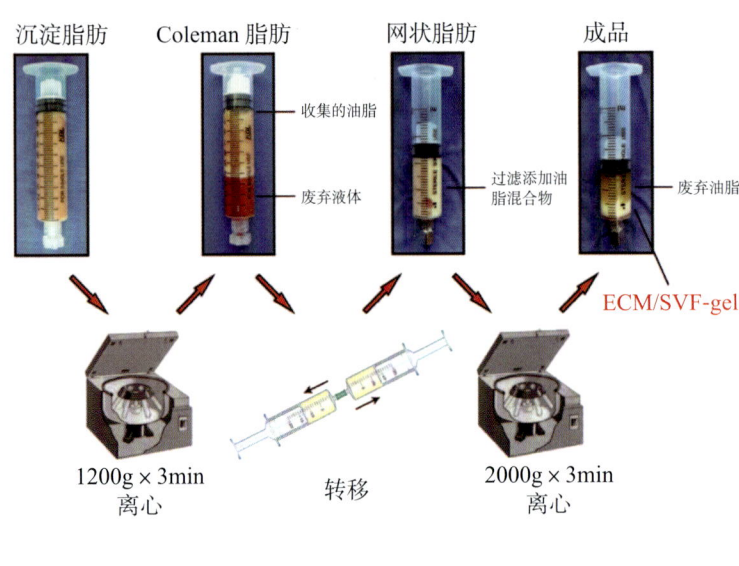

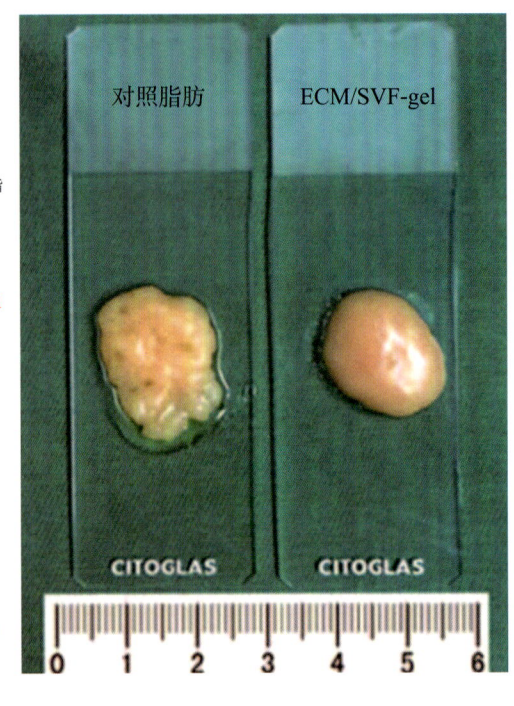

▲ 图 9-23 纳米脂肪胶的制备

A. 纳米脂肪胶制备过程示意；B. 普通脂肪颗粒和纳米脂肪胶（右侧）［引自 Yao Y.Plast Reconstr Surg.2017;139(4):867-879］

ECM 占 75%，细胞成分占 25%；乳化组 ECM 和细胞分别是 55% 和 45%；切割组无论在细胞总数量还是在 ADSC 含量上均明显高于乳化组；培养 1 周获取的 ADSC 等细胞数量超过了乳化组的 2 倍。提示采用切割方法对脂肪组织中 ADSC 的释放作用更大，获取 ADSC 的效率更高。然而，切割法是否在移植存活率上优于乳化法，需要进一步的研究证实。

陈信恺等将 SVF-gel 移植与 Coleman 脂肪移植相比较，结果显示，SVF-gel 移植组患者的手术满意度为 76.8%，高于 Coleman 组（50%）；SVF-gel 移植组患者的面部在术后仅出现了轻微肿胀，而 Coleman 组患者术后出现了明显的肿胀，说明 SVF-gel 移植的预后好于 Coleman 脂肪移植。

（三）脂肪体内组织工程技术

组织工程技术的核心思想是用人工的方法生产生物组织，是医学科学的热点和未来的发展方向。

组织工程技术包括三个基本要素：①理想的种子细胞；②生物相容性好的支架；③调控细胞增殖分化的因子。

体外组织工程技术是经典的组织工程技术，其主要技术路线是：获取种子细胞，在体外进行培养、扩增并吸附在生物相容性好的可降解的支架中，构成复合物。当细胞增长到达一定数量后回植到宿主体内病损的部位，移植细胞在支架材料被降解吸收的过程中形成新生的组织或器官，达到组织再生及功能重建的目的。

虽然体外组织工程技术取得了很大的进展，有些成果已经应用于临床，但是目前仍面临诸多困难，其中最突出的问题是获取的种子细胞在体外扩增过程中分化、变异不能得到有效控制。另外，体外构建的复合物回植体内后与周围组织间的界面修复问题仍没有得到很好的解决。为了解决体外组织工程技术存在的上述问题，体内组织工程技术应运而生。

1. 体内组织工程技术的原理 体内组织工程技术是组织工程的一种新思路。与经典的体外组织工程技术不同，体内组织工程技术主要包括特异性生物支架材料的获得和体内自身细胞的利用。生物材料中不加入任何外源细胞，直接将生物材料植入宿主体内，通过宿主自身细胞的生物学作用，将植入物转化为宿主自身的、具有原组织活性和功能的组织，最后也达到组织再生修复的目的。相对于体外组织工程技术，体内组织工程技术更加重视理想的生物材料获取和应用。

在目前已知的生物材料中，细胞外基质是较为理想的支架材料，其在体内组织工程中可以直接作为细胞长久的支架。ECM 作为支架应用于组织工程是近来研究的热点，其应用潜力巨大。

ECM 广泛存在于生物体内，是机体组织细胞进行一切生物学活动的场所和微环境。ECM 由机体细胞合成并分泌到细胞外，分布在细胞表面及细胞之间。其主要成分包括胶原蛋白、纤连蛋白、层粘连蛋白、蛋白聚糖、氨基聚糖及生长因子等。这些蛋白质及多糖分子在调节细胞反应等方面起着关键作用，能够诱导并促进细胞的迁移、增殖、分化及血管生成，是机体组织修复的基础。

目前已成功提取的 ECM 材料包括膀胱、皮肤、血管、神经、软骨等，但这些生物材料大多来源于异种或异体组织，脱细胞过程复杂，并且细胞成分难以彻底脱除。

人脂肪组织 ECM 源于自体、来源丰富、易于获得及制备，并且具备独特的三维空间结构及良好的细胞相容性，是组织修复的理想材料，具有广泛的应用前景。

脂肪组织 ECM 既可以以基质胶的形式进行移植填充，又可以作为 ADSC 移植的支架材料，还可以与某些注射药物形成混合物进行体内注射，或作为其他干细胞体外增殖、扩增的支架。

2. 操作要点

(1) 通过物理方法获取 ADSC（SVF）。

(2) 获取 ECM，并以 ECM 为生物支架。

(3) 通过抽取静脉血制备 PRF 或 CGF，获取内源性生长因子。

(4) 将三者按一定的比例进行混合后注入病变部位。

3. 临床应用 按照体内组织工程的理念，CAL 技术也是一种体内脂肪组织工程技术，其中来源于 SVF 的 ADSC 作为种子细胞，脂肪颗粒为生物支架，为脂肪基质成分提供必要的生长信息，在软组织缺损修复治疗中取得了比较理想的效果。

国内已经有学者开展了利用人脂肪组织 ECM 支架联合人 ADSC 构建工程化脂肪组织的报道。将 ADSC 以一定的比例与脂肪组织 ECM 支架复合移植于裸鼠背部，发现脂肪组织 ECM 支架联合 ADSC 在体内能够成功构建成熟的脂肪组织，8 周后支架无明显吸收。因此，应用脂肪体内组织工程技术将脂肪组织 ECM、ADSC，以及血液提取物（内源性生长因子）复合移植，可用于软组织缺损的再生修复。

脂肪体内组织工程技术由于所利用的种子细胞、支架材料及生长因子均来自患者自身，不必担心其支架材料 ECM 引起的免疫反应问题。脂肪 ECM 的流动性好、制备方法简单、临床应用方便，是一种理想的注射式支架。

总之，脂肪体内组织工程技术简便、微创、实用，既解决了临床上软组织缺损再生修复的难题，还在提高脂肪颗粒移植的存活率方面展现了良好的效果，具有广阔的应用前景。

七、脂肪组织细胞储存技术

20 世纪 80 年代，吸脂术的出现使得通过脂肪移植修复软组织缺陷变得更加便利，但移植脂肪的存活率不稳定且只有 30%～60%。为了提高移植脂肪的存活率，减少移植脂肪的吸收，科研人员虽然进行了大量的研究并已取得较大进展，但至今没有重大突破。再次脂肪抽吸、注射不但给患者带来了身心上的痛苦和经济上的负担，也会增加手术风险。如果将抽吸、注射后多余的脂肪组织通过可靠的方式保存起来，既可以满足重复注射的需要，也能减少再次脂肪抽吸带来的不利影响。将多余的脂肪组织细胞有效储存并应用于软组织的填充、美容抗衰和修复重建等领域，无疑为脂肪组织的临床治疗开创全新时代。

（一）储存流程

脂肪组织冷冻保存及临床使用主要包括脂肪组织的获取、保护剂的导入、冻存、复温、洗涤五个基本步骤。

脂肪组织的获取：通过脂肪抽吸获取脂肪组织，去除油和肿胀液后装入冻存容器。

冷冻保护剂的导入：冻存之前，先将适宜的冷冻保护剂与脂肪组织以一定的比例混合，以发挥冷冻保护剂在冻存过程中的保护作用。

脂肪组织的冻存：将与冷冻保护剂充分混合后的脂肪组织放入冰箱或液氮中保存。

脂肪组织的复温：将冻存的脂肪组织于 37℃水浴或容器中快速复苏。

冷冻保护剂的洗脱：由于大多数冷冻保护剂在室温下具有细胞毒性，移植前需要使用培养基或适宜的洗脱液将冷冻保护剂通过洗脱方法去除。

（二）冷冻保护剂的选择

冷冻保护剂是在低温冻存过程中，保护细胞免受低温后水分子结晶的破坏而添加的溶剂。适宜的冷冻保护剂可以保持细胞结构和功能的完整性，提高冷冻后活细胞的数量。

自 1949 年 Polge 等发现加入甘油能显著提高精子低温条件下的存活率以来，冷冻保护剂的研究已逐渐成为组织细胞储存领域的热点和前沿课题。按照冷冻保护剂是否能进入细胞膜，将冷冻保护剂分为渗透性保护剂和非渗透性保护剂两类。

渗透性保护剂多属于低分子中性物质，能够通过细胞膜进入细胞内。保护剂结合水分子后黏稠性增加，弱化了水的结晶过程。常用的渗透性保护剂包括甘油、二甲基亚砜、乙二醇、丙二醇等。非渗透性保护剂能溶于水，但不能进入细胞，其可以有效降低溶质浓度，从而保护细胞不受损伤。常用的非渗透性保护剂有氨基酸、海藻糖、蔗糖、聚乙二醇、白蛋白、羟乙基淀粉等。

目前文献中报道的常用的冷冻保护剂有DMSO、海藻糖、羟乙基淀粉、胎牛血清等。DMSO是应用最为广泛的冷冻保护剂，但其在室温下对生物组织及细胞具有一定的毒性作用。海藻糖、羟乙基淀粉等冷冻保护剂无组织细胞毒性，复温后无须移除，是理想的冷冻保护剂。

不同冻存温度下，脂肪组织最适宜的冷冻保护剂并不相同。研究表明，脂肪组织在-80℃条件下以15% DMSO组的活力最高，-196℃条件下以15% DMSO混合6%丙二醇组的活力最高。

混合使用冷冻保护剂的保护效果已得到实验研究的支持。Cui等（2007）将DMSO和海藻糖混合作为冷冻保护剂使用，结果显示，未加入冷冻保护剂的实验组有大量脂肪组织发生纤维化，而加入冷冻保护剂组的脂肪组织只发生少量的纤维化。Pu等（2006）认为，DMSO与海藻糖的联合使用可以降低冻存组织或细胞中DMSO的浓度，复温后容易洗脱；DMSO与海藻糖联合使用可更为有效地减少细胞在冻存过程中的损伤。近年来的研究表明，单独使用5%的DMSO较混合使用DMSO、海藻糖、胎牛血清能够更好地保护ADSC；纳米粒子包裹海藻糖作为冷冻保护剂，能够使脂肪细胞保持良好的活性和完整的功能。

冻存中最关键的步骤是选择合适的保护剂及最佳浓度，以减少细胞冻伤。2009年，Kar等对比了0.25mol/L海藻糖、5%DMSO、10%DMSO、5%DMSO+20%胎牛血清、10%DMSO+20%胎牛血清及目前标准的10%DMSO+90%胎牛血清冻存ADSC，发现5%DMSO可以增强ADSC标记物的表达水平，ADSC表型、增殖和分化能力没有明显改变，提示无异种血清的保护剂可以冻存ADSC，有利于更好地开展ADSC的临床应用。

此外，近年来又出现一种等温玻璃化法，方法是将样品置于高浓度的糖、多元醇及有机聚合物中，在室温下进行干燥处理。由于处理过程中不会结冰，可以避免细胞结构受低温损伤，但这种无须冷冻的新方法需要更多的研究来证实其对脂肪组织的保存作用。

总之，目前仍没有一种高效、无毒、操作简单的冷冻保护剂及理想的冻存液配比方案，需要进行进一步的探索、研发。

（三）冻融方法及选择

按照组织细胞冷冻保存及复温融化操作流程，可以分为冻存和复温两个阶段。

1. 冻存阶段 目前常用的冷冻保存方法主要有慢速冻存法、快速冻存法两种。

(1) 慢速冻存法：又称为程序降温法，已应用多年，是目前细胞和组织冻存的常规方法。主要步骤是将脂肪组织进行预处理后（添加冷冻保存剂），按程序缓慢降温至-80℃，然后移至液氮中进行储存。

2015年，Conti等将新鲜的人脂肪组织加入冷冻保护剂后以-10℃/min的速率进行降温，待达到-90℃后，将其置于液氮中冻存2周以上，发现冻存后的脂肪组织内的ADSC仍具有再生能力；小鼠体内移植后，MRI显示冻存后的脂肪组织的吸收率明显高于新鲜脂肪组织。Choudhery等（2014）同样使用慢速冻存法将人脂肪组织在液氮中冻存1周，复温后分离ADSC，发现其与新鲜脂肪中分离的ADSC在表型标志物表达、增殖潜能和分化能力方面无统计学差异，表明脂肪组织能够很好地在液氮中储存，其中的ADSC可以保持良好的活性。Minonzio等（2014）使用慢速冻存法保存SVF（其中含有ADSC），结果显示，85%的ADSC仍保持良好的细胞活性，并且增殖能力和分化潜能与对照组无明显差异。

目前，组织细胞的冻存大都采用慢速冻存法，如脐带血库及皮肤组织库即采用慢速冻存法。然而，慢速冻存法无法避免冻存过程中冰晶的形成，特别是细胞外冰晶的形成，很难获得组织细胞的高存活率和较高的完整性。

(2) 快速冷冻法：又称为玻璃化冻存法，方法是采用高浓度的冷冻保护剂及足够快的降温速率达到玻璃化转变的温度，使组织细胞被固化为非晶态的玻璃态并在低温下长期保持。玻璃化快速冻存可以避免冷冻过程中冰晶的形成，而且操作简单、耗时短、费用低、效果好，不需要昂贵的程序降温设备，因此，玻璃化快速冻存法已受到越来越多的关注。

1985年，Rall等率先将小鼠胚胎在-196℃条件下进行玻璃化冻存，发现与传统的慢速冻存法相比，玻璃化冻存能够更好地保持细胞的存活率和活性。目前，玻璃化冻存技术已成功用于动物精子、卵母细胞、软骨细胞、骨髓间充质干细胞等细胞，以及人胚胎干细胞、间充质干细胞的保存。

尽管与慢速冻存法相比，玻璃化冻存法优势明显，但其仍然存在诸多不足，如高浓度的玻璃化冻存液的细胞毒性损伤、渗透性损伤、冰晶损伤等。玻璃化冻存法能否有效用于脂肪组织的冻存保存，需要进一步的研究，以获得安全、有效的玻璃化冻存液和冻存方案，使玻璃化冻存法在脂肪组织细胞深低温保存上得到应用和推广。

2. 复温阶段 关于冻存的脂肪组织细胞的复温，

国内外研究者的观点较为一致，大多主张在37℃水浴下快速复温。复温过程中可以适当地辅以轻微的振荡，以加速复温过程。Hwang等（2015）发现，冻存的人脂肪细胞采用37℃水浴快速复温融化后，活脂肪细胞数及脂肪细胞线粒体活性明显高于在-25℃下复温融化。然而，Mashiko等则发现，-80℃或-196℃保存的脂肪组织快速复温后，脂肪组织中多数脂肪细胞已坏死，基质血管细胞数目显著下降；冻存脂肪组织移植至免疫缺陷裸鼠体内后，多数发生坏死、纤维化。

由于大多数冷冻保护剂在室温下具有细胞毒性，因此，复温后的脂肪组织细胞在使用前需要将冷冻保护剂洗脱去除，以保持细胞活性。然而，目前并没有特殊的冷冻保护剂洗脱液，一般采用液体培养基进行快速洗脱。然而，玻璃化冻存液的浓度及黏度高，一步洗脱法在细胞膜两侧会产生巨大的渗透压差，造成细胞渗透性损伤，影响冻存效果，采用不同浓度蔗糖的多步洗脱法可以有效减小细胞的渗透性损伤。

（四）研究进展

细胞冻存技术已经比较成熟，一般多为加入冻存保护剂后进行程序（慢速）降温或玻璃化（快速）降温。在保存细胞时，由于细胞多为分散的单个细胞或几个细胞聚集的小团块，添加冷冻保护剂可以与保护剂充分混匀，达到较好的保护效果。细胞保存仅涉及单一细胞的保存，在选择冻存方法及冻存保护剂时均只需考虑该细胞的特性，因此，选择比较简单。

脂肪组织为颗粒或团块，在与冷冻保护剂混合时难以使保护剂完全渗透入组织团块内部，因此，脂肪组织中心部分的细胞难以得到充分保护，冻存后的细胞活性也会受到较大影响，保存难度远大于脂肪细胞。此外，脂肪组织的保存涉及脂肪细胞、成纤维细胞、脂肪干细胞及血管组织细胞等多种细胞，虽然有些学者对脂肪组织冻存进行了细胞学实验或动物实验，但在保存液的选择及冻存方法上仍未形成共识。关于脂肪组织冻存，目前仍处于探索阶段。

脂肪组织细胞长期保存最主要的手段为低温冷冻保存。冷冻保存温度从4℃至-196℃均有使用。关于脂肪组织冻存的最佳温度，目前仍有争议，甚至出现完全相反的结果。

Moscatello等（2005）将脂肪组织分别储存于-20℃及液氮中，发现液氮组脂肪细胞、ADSC的活性均高于-20℃组。Wolter等（2005）也发现，-80℃中冻存的脂肪组织细胞活性及移植后存活率均高于-20℃。Atik等（2006）发现，-35℃保存的脂肪细胞较液氮保存的脂肪细胞数量减少，存在细胞空泡及纤维组织变性等问题。提示-196℃液氮的储存效果高于-20℃、-35℃深低温存储时细胞活性。然而，Shoshani等发现，-18℃冻存2周的脂肪注射至裸鼠皮下，脂肪细胞活性与存活率接近新鲜脂肪组织。MacRae等、Li等也有同样的结论。Erdim等和Lidagoster等则发现，4℃组存储2周后的脂肪细胞活性大于-16℃、-20℃及-80℃组，但低于新鲜脂肪组织活性；炎症反应和组织坏死轻，有利于移植脂肪组织的存活。由于液氮保存脂肪组织的成本高，限制了其临床应用，Erdim、Lidagoster的研究为商用冰箱储存脂肪组织提供了证据，增加了低温冷冻法长期保存脂肪组织在临床上应用的可行性。

此外，进一步的研究表明，程序降温（1.0～2.0℃/min）并应用防冻剂是最佳的冻存方法，ADSC可以耐受长期的低温冻存，复苏后存活率高，冻存对细胞的增殖分化无明显影响；-196℃液氮条件下冻存6个月，细胞增殖分化能力没有显著变化；冻存3～12个月，ADSC表面标记物、扩增时间、衰老标记物及染色体也没有明显变化。

关于冻存脂肪组织的临床应用安全性问题，文献中只有少量报道。2016年，Yong等将人ADSC于-80℃冰箱过夜，然后于-196℃的液氮中冷冻保存3个月，发现 $p53$、$p21$ 和 $p16$ 等肿瘤抑制基因的表达和端粒酶的活性、端粒的长度都正常，脂肪细胞DNA没有明显异常，说明长时间的冻存不会增加肿瘤发生的风险。但Jeon等发现，冻存的脂肪组织再次移植时可以出现肉芽肿反应。关于冻存的脂肪组织是否绝对安全，目前仍不十分清楚。洗脱后残余少量冷冻保护剂的脂肪组织能否安全地用于人体，有哪些临床并发症，有待进一步研究。

脂肪组织体外冻存研究已取得了一定的成果，但脂肪组织的低温冻存尚处于起步阶段，缺少大规模的临床试验研究。关于冷冻保护剂的应用、冻融方案的选择还缺少客观、公认的标准。玻璃化冻存是未来发展方向，希望探索一种高效、无毒的冷冻保护剂或几种冷冻保护剂联合应用方案，研制出理想的玻璃化冻存液，进一步优化玻璃化冻存方案，以实现脂肪组织的有效冻存，更好地推动自体脂肪组织移植的发展。

（屈 怡 林才民 许龙顺 刘成胜）

第10章 脂肪抽吸手术基本原则

一、脂肪抽吸术的理论依据

现代脂肪抽吸术是在 Illouz 的4个"理论假说"的基础上建立起来的。经过数十年的临床观察及基础研究，这些假说逐步得以证实。

（一）皮下脂肪分为两种类型

传统观念认为，皮下脂肪组织由同一类型的脂肪组织构成，但后来的研究证实，人类皮下脂肪组织由两种不同类型的脂肪组织构成，即浅层脂肪和深层脂肪。

1. 浅层脂肪组织 浅层脂肪组织为代谢性脂肪组织，容易合成、储存和分解。而深层脂肪组织代谢活性低，具有生物惰性，为静止性脂肪组织，容易合成但不易分解。两者在生化学、组织学、解剖学、胚胎学及代谢方面均有不同之处。

2. 深层脂肪组织 深层脂肪组织具有生物惰性，减少热量的摄入或增加热量的释放对其影响较少。局部脂肪堆积部位对能量的吸收能力是其他部位的2倍，增加的体重首先出现在 LFD 的部位，由此使 LFD 日益突出，畸形加重，体重也会较前增加。当脂肪细胞体积超过临界体积，就会激活脂肪细胞的增生机制，使脂肪细胞增多，加重肥胖。脂肪细胞一旦生成就不会消退，只会发生细胞大小的改变。节食、锻炼、减肥药物、减肥器械等非手术减肥方法，仅能够减小脂肪细胞的直径，而不能减少脂肪细胞的数目；非手术减肥不仅不能达到减肥的目的，而且可能形成越减越肥的恶性循环。

脂肪抽吸术等外科手段则能够有效去除深层和（或）浅层脂肪组织细胞的数目，是目前唯一稳定持久的去脂方法。

（二）成年人的脂肪细胞处于动态平衡

成年人脂肪细胞的数目并非静止不变，脂肪细胞可逆分化为前脂肪细胞，前脂肪细胞亦可转变为成熟脂肪细胞，处于动态平衡中。但一般情况下其数目较为稳定，只有在特殊情况下（如过度肥胖，脂肪细胞达到临界体积）才会激活脂肪细胞的增生机制，导致脂肪细胞数目的增多。

脂肪组织部分去除后（脂肪抽吸术或脂肪切除术），一般认为不会发生复发及非手术部位的代偿性增生及肥大。

1. 动物实验 动物实验证实，无论幼鼠还是成鼠，以及切除脂肪的多少，正常非肥胖鼠的附睾脂肪组织均未见再生。Dark 等在松鼠行腹膜后、附睾及腹股沟皮下脂肪部分切除术后4个月后观察发现：①腹膜后脂肪完全再生，其组织形态、细胞数量及大小与对照组无明显差别；②附睾脂肪几无再生，细胞数量无明显增加，细胞大小与对照组亦无差别；③腹股沟皮下脂肪细胞数量无明显增加，但其脂肪细胞比对照组大20%。Faust 等在另一实验中切除大鼠25%的腹股沟皮下脂肪，手术后行低脂饲养组大鼠未见脂肪再生；高脂饲养组则有部分再生，但对照组（高脂饲养而未切除脂肪组）脂肪增殖更加明显，时间越长两组的差别越大。Mauer 等的实验证实，部分切除腹股沟脂肪的仓鼠，短日光照射组其体重恢复缓慢，局部脂肪无再生；长日光照射组仓鼠体重恢复快，腹膜后脂肪代偿性增生，但腹股沟脂肪组织无明显再生。

以上动物实验结果表明，动物脂肪部分切除后，脂肪组织是否再生与动物种类、年龄、去除脂肪的部位、去除脂肪的数量及动物的生活习性有关。

2. 临床观察 Kral（1975）通过研究发现，如去除的脂肪不超过脂肪总重量的15%，不会产生任何可测量的变化。1983年，Illouz 通过5年随访观察，认为人体在行局部堆积的脂肪抽吸后不会复发。Yost 等（1993）的研究表明，脂肪抽吸后6~12个月，抽吸部位术后周径小于术前，并伴有代谢方面的改变，而对照组（未抽吸部位）则无明显变化。

（三）人体皮肤具有较强的重新塑形功能

皮肤为一黏弹体，具有回缩功能。临床上可以观察到皮片、皮瓣离体后发生回缩，面积缩小。皮肤扩张后的回缩问题是整形外科的常见问题。中等肥胖者恢复标准体重后并无多余的皮肤。以上事实均说明，皮肤及皮下脂肪组织具有重新塑形的功能。但皮肤扩张达到一定限度（妊娠、极度肥胖、皮肤软组织扩张术等），则不能恢复到以前的形态，从而产生皮肤松弛下垂。

不同部位的皮肤因其弹力纤维的结构及组成不同，

回缩程度有较大差异，其中颈部皮肤回缩程度最大。由于皮肤及皮下脂肪组织具有重塑功能，所以脂肪抽吸后皮肤可以回缩并重新塑形。

1. 皮肤的弹性及回缩能力 皮肤的弹性是由弹力纤维决定的，弹力纤维类似于弹簧，可以伸展及恢复原状。弹力纤维的数量及质量与性别、年龄、外伤及日光照射有关。皮肤的回缩由皮下组织所引起的，脂肪组织的纤维隔呈垂直交叉分布（X状），可产生手风琴样伸展折叠运动，脂肪组织减少时，纤维隔折叠，使皮肤回缩。

2. 外科技术对皮肤回缩的影响 传统外科技术即连续切割技术，其瘢痕广泛存在于皮肤及皮下组织，瘢痕组织的收缩可造成皮肤不规则回缩，形成功能及外观上的障碍。而间断切割技术（隧道技术）在皮下脂肪层形成规律的呈线形排列的圆形隧道（直径＜1cm），其结构类似于拱桥，呈向心性塌陷，形成星状瘢痕，一系列的星状瘢痕挛缩使皮肤较为规则地回缩，皮肤表面平整。加之隧道技术未损伤脂肪组织的X状纤维隔，其内容物（脂肪组织）的减少使之产生手风琴样折叠（即生物记忆功能），使皮肤进一步回缩。

Becker认为，手术后皮肤回缩与下列因素有关：①皮下脂肪体积减小，皮肤脂肪层的张力下降；②手术中刺激真皮层，导致肌成纤维细胞收缩；③去除真皮交界处的脂肪，解除了皮肤回缩的障碍。

3. 皮肤回缩程度的预计 与传统外科不同，脂肪抽吸术是利用皮肤的回缩功能，以达到美观的效果。因此，整形外科医生应能够在手术前预测皮肤回缩的程度。

(1) 无论采用连续切割技术还是间断切割技术，皮肤大约回缩10%。如在皮瓣外科，皮瓣的面积一般比缺损面积大10%，正是基于此，采用间断切割技术，皮肤回缩率也大致相同。

(2) 若畸形的高度未超过其半径的1/2（H≤1/2R），皮肤可完全回缩。

(3) 性别及种族：因男性皮肤及皮下脂肪较为致密，其皮肤回缩能力大于女性。蒙古人种及黑种人皮肤回缩能力好于白种人。

皮肤的回缩有一定的限度，与皮肤的弹性、松弛程度、皮下组织的完整性有关。皮肤弹性减退、重度松弛的患者回缩力减退，脂肪抽吸后皮肤不能够重新塑形，甚至加重皮肤松弛的程度，在手术前病例选择时应特别注意。

（四）脂肪组织的愈合能力不同

1. 连续切割技术 连续切割技术将皮下脂肪组织全层切除，形成较大腔隙，其内充满了不凝的血清样液体，易形成慢性血清肿。随着包囊的形成，皮肤脂肪层与深层组织之间不能粘连愈合，在重力的作用下发生松脱下垂。例如，Kesselling技术治疗骑士臀畸形，手术后可能形成高尔夫球袋样畸形。而较小的腔隙则形成不规则的带状瘢痕，与周围组织紧密粘连，瘢痕挛缩牵拉周围组织，使皮肤表面凹凸不平。

2. 间断切割技术 间断切割技术即隧道技术，分为两种情况：隧道直径＞1cm（抽吸管外径＞1cm）时，其愈合过程类似于小腔隙；隧道直径≤1cm时，形成星状纤维瘢痕，隧道向中心塌陷。星状瘢痕挛缩力在各个方向上相等，一系列的星状瘢痕挛缩则会使皮肤及皮下组织较为规则地回缩，皮肤表面平整。

二、脂肪抽吸手术基本原则

自从Fischer提出吸脂术以来，各种技术、麻醉和器械都得到了发展。

1. Illouz的原则 1985年，Illouz首先提出了脂肪抽吸技术六项基本原则：①使用钝头吸脂管；②多个隧道抽吸；③使用肿胀麻醉进行水剥离；④深层抽吸；⑤预防切口瘢痕；⑥利用皮肤的收缩特点。

1989年，Illouz对上述六项吸脂基本原则其进行了修正，提出了脂肪抽吸的十项原则：①创建隧道，不留无效腔，注意边缘修整；②使用钝头小直径的吸脂管，尽可能使用少的操作通道，温和操作；③注意浅层脂肪的抽吸与保留；④脂肪抽吸不在于去掉了多少脂肪，而在于留下了多少脂肪；⑤预计、评估、利用皮肤收缩进行塑形；⑥不要进行局部危险区域抽吸；⑦脂肪抽吸术不是万能的，有适应证限制；⑧所有脂肪都是最终的；⑨手术室的结果与最终结果接近；⑩盲视下操作。

2. Fournier的原则 1991年，Fournier提出了其关于脂肪抽吸的十项原则：①使用小口径吸脂管；②吸脂时使吸脂管侧孔朝下；③2℃低温肾上腺素的生理盐水（1mg/L）扩张组织；④建议用注射器抽取；⑤尽可能减少创伤，切勿用套管侧向移动；⑥扇形抽吸；⑦保持深部抽吸；⑧使用隧道技术；⑨以左手控制吸脂操作；⑩周边网状抽吸，重塑组织，必要的固定。

3. Shiffman的原则 1997年，Shiffman提出了其关于脂肪抽吸的十五项原则：①正确选择患者；②手术前规划和标记区域；③使用肿胀麻醉技术；④使用细吸脂管抽吸；⑤只能使用钝头吸脂管抽吸；⑥采用隧道技术；⑦隧道应呈扇形和网格状；⑧避免损伤皮肤血管；⑨吸脂管开口向下（深面）；⑩不要使用刮匙；⑪使用非支配手进行引导；⑫不要把脂肪捏进吸脂管；⑬不要过度抽吸；⑭术后加压包扎；⑮严格无菌技术操作。

2016年，Shiffman对前述十五项基本原则进行了修订及进一步阐述。

(1) 正确选择患者。吸脂术主要用于身体轮廓塑形、改善单纯性肥胖及应用于糖尿病等病态肥胖。

(2) 患者需要知情并做出决定。需要告知患者足够的信息，包括采用的手术及替代方案、手术风险、并发症，以便由其做出决定。

(3) 术前标记。患者应在手术前站立时标记需要吸脂的部位，以便使其了解需要抽吸塑形的区域，术中也可以直观地看到需要吸脂的部位。

(4) 使用肿胀麻醉技术。肿胀麻醉技术是使用充分稀释的溶液（通常含有利多卡因和肾上腺素），使局部抽吸的组织肿胀至所需的程度。使用深度镇静、全身麻醉或局部肿胀麻醉时，利多卡因应限制在35~55mg/kg。局部肿胀麻醉时应加碳酸氢钠。如果使用全身麻醉，可以不加利多卡因。

(5) 使用细吸脂管。使用4~5mm以下的吸脂管，如果可能，深层吸脂时最好使用直径4mm以下的吸脂管，浅层吸脂时使用3mm以下的细吸脂管。当使用局部肿胀麻醉时，建议使用内径小于2.2mm的细小吸脂管，但需要更多的小切口和更长的手术时间。

(6) 使用钝头吸脂管。避免尖头吸脂管，以减少出血和腹壁穿孔等意外损伤风险。

(7) 使用较低的负压抽吸。将机器抽吸负压调至400mmHg以下，最好降至-250~-300mmHg，这样可以减少出血。注射器吸脂应使用排气注射器（注射器预抽几毫升空气或生理盐水）以降低负压。

(8) 使用隧道技术。在开始吸脂前预制隧道，通过纵横交错的通道，均匀地去除脂肪。在每个抽吸区域建立放射状通道，在皮肤开口附近预制新的通道，逐渐从区域的一侧缓慢地移动向另一侧依次抽吸。如果有出血，停止抽吸，压迫止血。切勿在负压下将吸脂管抽出皮肤开口，以免造成切口皮肤挫伤。

(9) 切勿左右移动套管。将吸脂管从一侧移到另一侧会导致皮下空隙和血清肿形成，增加皮肤损伤风险。

(10) 避免损伤皮下血管。皮下浅层脂肪抽吸术是一种获得皮肤收缩的方法。除面部和颈部吸脂外，避免将吸脂管开口朝向皮肤，以防止皮下血管损伤。

(11) 使套管开口向下。特殊情况除外（第10项原则）。

(12) 用非优势手引导。使外科医生在标记的区域进行脂肪抽吸，预防血管损伤及腹壁与内脏穿孔的发生。

(13) 将吸脂部位的边缘修整光滑。边缘羽化处理可以使吸脂区和非吸脂区平滑过渡。

(14) 不要将脂肪捏入套管。吸脂时掐捏脂肪组织可能导致抽吸后不规则。手指掐捏皮肤皮下组织主要用于检测残余脂肪并比较两侧的均匀性。

(15) 不宜过度抽吸。抽吸不足可以通过再次抽脂得以改善，而抽吸过度处理比较复杂，只能通过自体脂肪移植矫正。

(16) 伤口闭合。小切口不需要缝合，但超过5mm的切口都应该缝合（用皮下或表皮缝合），以获得满意的愈合效果。

(17) 敷料加压包扎。压迫有助于保持轮廓，使液体从组织中流出，减少肿胀。术后应使用足够厚的敷料包扎及吸附引流液。

(18) 严格的无菌技术操作。大容量吸脂手术需要严格的无菌技术操作，术后纱布覆盖包扎；所有吸脂管、连接管、储存瓶使用前必须消毒。

总之，遵守吸脂的基本原则有利于提高手术的效果，增加求美者的满意度。

4. 戚可名的原则 2003年，戚可名等也提出了脂肪抽吸的六个基本原则。

(1) 整体系统地进行形体塑形。人体为一整体，各个组成部分对形体美的形成均有十分重要的意义。因此，不能孤立地看待某一局部，片面追求局部脂肪组织的去除，并不能达到塑造人体形体曲线美的目的。脂肪抽吸应制订一个整体计划，在明确诊断的基础上，根据畸形对形体美的影响程度，选择抽吸部位和（或）脂肪颗粒注射部位，并预计抽吸量和注射量。要预先考虑到手术中可能发生的意外，以及预防、治疗这些意外的措施。

(2) 选择最佳患者。脂肪抽吸术并不是万能的，它有其适应证、局限性及危险性。随着脂肪抽吸技术的不断发展完善，其适用范围已大为扩展。然而，对存在皮肤严重松弛等情况的患者，脂肪抽吸可能会加重原有畸形。如同其他外科手术，脂肪抽吸术也有各式各样的危险性，严重者可导致死亡。因此，患者的正确选择是手术成功与否的关键所在。

(3) 采取正确的抽吸技术。操作者应根据患者的情况、自己对不同抽吸器械掌握的熟练程度来选择适宜的抽吸方法及器械。注射器法脂肪抽吸术拥有较多的优势，是序列脂肪抽吸的首选方法。对于大容量脂肪抽吸、纤维组织较多的部位或二次抽吸部位（纤维组织粘连），超声波吸脂术、电子吸脂术较为适宜。抽吸管（针）外径应小于 1cm，所产生的隧道直径在 1cm 之内，形成星状瘢痕挛缩，使皮肤表面平整。操作者应具备精湛娴熟的抽吸技术。首先，抽吸管（针）应保持在正确的层次，即在皮下脂肪层，由深至浅逐个层次抽吸。同一层次脂肪组织抽吸应采用扇形往复抽吸技术，禁忌同一隧道反复抽吸，以免形成腔隙。抽吸完成后再移向相邻的上一层次，使之形成线形排列的隧道。

(4) 避免过度抽吸。"过犹不及"，脂肪抽吸术尤其如此。决定最终形体美容效果的不是抽出脂肪组织的数量，而是所保留组织的质量。只有保留了完整的皮下血管神经丛、皮肤回缩系统弹力纤维、皮下 X 状纤维隔等及一定厚度的皮肤脂肪层，才能取得美观的效果。脂肪组织一经去除就不能复生，因此过度抽吸所造成的缺陷是永久性的，极难矫正。

脂肪抽吸时不能听从患者的要求而过量抽吸。应根据手术前的预计及手术中的观察判断来决定脂肪的抽吸量，保留适宜的皮肤脂肪层，以达到最佳的医源性皮肤回缩。手术结束时由于组织水肿、残留部分肿胀液，皮肤脂肪层厚于正常状态，形态可能仍显臃肿。手术后 3 个月，组织水肿消退、残留肿胀液及破碎的脂肪细胞成分被吸收，皮肤回缩也达到最大限度，此时的形体状态才是最终效果。

Illouz 认为，手术后 3 个月形体约可改善 20%，手术中应考虑上述因素对形态的影响。对于初学者，抽吸量宁肯过少，也不要抽吸过度。

手术中应注意观察抽吸的效果，虽然脂肪抽吸术是在盲视下进行，但是感觉手应感知并引导抽吸针（管）的位置，掐持皮肤脂肪判断其厚度。若发现有因过度抽吸而出现凹陷的部位，应及时注射自体脂肪颗粒填充凹陷。及时自体脂肪颗粒注射移植存活率高，可有效矫正畸形。如果未能及时发现，一旦形成陈旧性凹陷，则仅能靠自体脂肪颗粒注射移植矫正；如形成广泛性凹凸不平，矫正起来十分困难。

(5) 合理运用浅层脂肪抽吸技术。对于存在奶酪样畸形的患者，应采用浅层抽吸技术，辅助于自体脂肪颗粒注射移植，以矫正奶酪样畸形。浅层脂肪抽吸由于对真皮的刺激，可以加大皮肤的回缩，使之形成对称、和谐、美观的外形。浅层脂肪抽吸技术需特制的器械，对操作者的技术操作水平要求较高，初学者应谨慎从事，以免过度损伤皮肤的血供，造成皮肤坏死。

(6) 手术后妥善处理。脂肪抽吸手术后应穿戴弹力适中的紧身服装 3～6 个月。弹力服的作用，一是塑形作用。持续的压力对脂肪组织有塑形作用，对脂肪颗粒（残留的或注射的脂肪颗粒）的均匀分布起一定作用。二是固定作用。弹力服可对抗重力，将皮肤脂肪层固定在正确的位置，经过一定时间，皮肤脂肪层即可在正确位置与深部组织粘连，避免了皮瓣松脱下垂，形成高尔夫球袋样畸形。三是压迫作用，可以减少出血、组织水肿。弹力服装的压力要适中，过小不能起到塑形固定的作用，过大则会导致静脉炎、静脉栓塞等并发症。一般认为，弹力服装的压力以稍低于静脉压力为佳。

近年来，大容量脂肪抽吸日趋增多，要求整形外科医生必须在整体上把握人体形态，才能重新塑造形体美。Girling 所倡议的序列抽吸方式[27]，即逐次分部位抽吸，不仅保证手术的安全，而且根据每次抽吸后体形的改变，可以校正偏差，避免了医源性畸形，使最终效果更加理想。伴随着脂肪抽吸技术的普及，国内时有吸脂导致严重并发症的报道，主要原因在于许多脂肪抽吸操作者并未经过正规的技术训练，有些甚至是无行医资格的非医务人员。因此，大家应当牢记手术基本原则，高度重视求美者的人身健康与生命安全。

成年人的体形受生活习惯、锻炼、饮食等诸多因素的影响，脂肪抽吸术并不是形体塑形的终结。患者应养成良好的生活，饮食及运动习惯，以免手术后热量摄入增多，残留脂肪细胞直径增大，超过临界体积造成脂肪细胞增生，重新导致局部脂肪组织蓄积及肥胖。

（屈 怡　许龙顺　刘成胜）

第 11 章 脂肪移植的基本原则

一、脂肪移植的概念及发展历史

自体脂肪移植是整形外科常用的一种改善功能和外观的手术方法，是通过手术切取或负压抽吸等方式从供区获取自体脂肪组织，在体外经过一定提纯处理后移植于受区，以达到增加组织容积、促进组织再生或改善组织质地等目的的组织移植技术。脂肪移植是脂肪细胞及其基质的移植，移植的方式包括游离脂肪移植、带真皮的皮下脂肪移植及通过显微手术进行脂肪移植物的微血管移植等。

1893 年，德国外科医生 Neuber 最早提出脂肪移植的概念，他采用手术切取脂肪组织的方式将脂肪用于眼部凹陷性瘢痕的填充，此手术方式有遗留较明显瘢痕、术后恢复慢、并发症多及脂肪存活率低等诸多缺陷，因此没能在临床推广开。1910 年，德国医生 Hollander 首次以注射的方式进行了脂肪移植。20 世纪 80 年代，脂肪抽吸技术的问世让自体脂肪颗粒移植逐渐被临床应用。20 世纪 90 年代，美国整形外科医生 Coleman 提出了"脂肪结构性移植"，将注射器抽吸、离心提纯、精细脂肪微量注射作为手术原则，强调微创技术的重要性。此后，随着整形行业的快速发展，脂肪移植在临床上广泛开展，包括乳房发育不良、乳腺包膜挛缩、面部软组织萎缩、面部轮廓重塑、先后天凹陷畸形、放射损伤、创伤后畸形和瘢痕等。吸脂技术、脂肪处理技术及脂肪移植技术得到了进一步革新，肿胀技术的出现大大提高了吸脂的安全性，游离脂肪注射被广泛应用于美容与重建外科。2001 年，Zuk 等发现了脂肪来源的干细胞。2013 年，比利时 Patrick Tonnard 提出纳米脂肪的概念；2016 年可注射的 ECM/SVF-gel 得到了推广。2019 年组织工程国家工程研究中心张文杰教授研究发现脂肪组织内含有 1700 多种活性蛋白因子（CEFFE），提示脂肪有无限的临床潜能。

目前常用的自体脂肪移植方法为脂肪颗粒移植，在供区进行肿胀液注射后，通过负压抽吸的方式获取游离的脂肪组织，脂肪移植物通过离心处理，以可靠地产生高密度脂肪，从而浓缩脂肪来源的干细胞并减少炎症反应，所有这些都有利于移植物的保留。尚有细胞辅助脂肪移植技术：在实验中，应用一部分抽吸的脂肪分离出脂肪干细胞，将其添加入剩余的脂肪组织中，将缺乏脂肪干细胞的脂肪组织转化为富含脂肪干细胞的脂肪组织。脂肪干细胞可吸附于脂肪上，抽吸的脂肪起到支架作用。

二、脂肪移植的适应证与禁忌证

由于自体脂肪移植，相较于其他临床上常见的注射填充剂（如透明质酸钠交联剂、胶原蛋白等），脂肪移植的效果是永久且可良好维持的，并且脂肪在移植后的数年内可以持续改善治疗区域的皮肤质地。除此之外，自体脂肪移植的优点包括无免疫反应，手术程序简单，成本低和易获取。

（一）临床适应证

应用于：①全身的年轻化；②改善皮肤的质地；③烧伤后瘢痕修复；④放疗后萎缩组织的填充；⑤面部轮廓重塑；⑥鼻颏部脂肪移植；⑦乳房增大；⑧乳房畸形重建；⑨丰臀；⑩下肢重建；⑪HIV 相关的脂肪萎缩；⑫腭咽闭合不全；⑬声带增大；⑭阴茎增大等。

（二）临床禁忌证

首先，对于心理不健康或者对脂肪移植抱有过高期望值的人群，不建议进行脂肪移植，因为后期手术带来的心理状况或压力可能比患者本身的需求状况更糟糕。其次就是本身的身体状况不佳、供区或受区存在恶性肿瘤或感染、治疗性抗凝或严重凝血障碍、妊娠和哺乳、免疫抑制性疾病、全身疾病不能耐受手术、受区存有不明注射物等。最后是自身皮肤特别松弛者，因为这种患者通过单纯的脂肪移植可能并不能解决患者的问题，必须结合松弛皮肤的切除提拉才能取得比较好的效果。

三、脂肪移植的应用原则

（一）脂肪移植的大体步骤及要点

脂肪移植技术通常分为三个阶段，即脂肪收集、脂肪加工和脂肪转移。实现脂肪加工最常见的 3 种方法包括离心、洗涤、过滤和沉淀。虽然对于最有效的方法还没有共识，但目前的文献表明，应用已知技术进行严格的处理将提供较为可靠的结果。

1. 脂肪收集 获取游离脂肪的基本原则是以最小的损伤获得高活性的脂肪组织。

自体脂肪的获取方式多为负压抽吸，包括注射器抽吸和吸脂机抽吸。负压抽吸的压力和吸脂针的直径都会对移植后脂肪的存活率有所影响。高压抽吸会显著降低移植脂肪的活力，因此多数学者采用注射器吸脂或者低于 –300mmHg 的持续压力吸脂，以减轻对脂肪的损伤。目前有诸多开口类型的脂肪抽吸针，基于不同的临床需求，或是根据不同的脂肪供区，选择最适合的脂肪抽吸针有利于精准、便捷地进行手术操作。

在获取游离脂肪的过程中可以借鉴下面的方法来达到最小损伤获得最有活力的脂肪组织。

干法收集脂肪是有效的，但是出血有可能导致供体部位的并发症，并可能会抵消掉这种方法的优势。近年研究表明，相对于单纯的干法收集，通过局部注射肿胀液后再抽吸脂肪的方法可增强脂肪组织中脂肪细胞的活力。在注射器辅助采集中，建议在将插管插入供体组织时，向后拉柱塞 1~2cm。在封闭的抽吸系统中，可以通过调整抽吸机施加较低的抽吸力，但即使设置低参数，脂肪细胞上的剪切应力也可能危及移植物的活力。在大量获取脂肪时，可以考虑多个供体部位以避免体表凹陷畸形。

2. 脂肪加工 脂肪的处理方法对脂肪移植的影响较大，纯化浓缩的效果越好，移植脂肪的存活率越高。目前常用的处理方法包括静置沉淀法、离心法和材料吸附法，一些新型的吸脂仪器则配备了封闭清洗系统，节约了加工脂肪的人力与时间。

静置沉淀法具有操作简单、无脂肪组织损耗的优点，但效率较低，并且对吸脂混合物中的细胞碎片和血源性细胞的去除不够彻底；Coleman 离心法（离心力 1200g，3min）纯化脂肪是目前国际上较常用的一种方法，但最佳的离心速率一直备受争议，并且离心过程将对脂肪细胞造成机械损伤，在移植后的失氧环境中，脂肪细胞出现大量崩解坏死。由于脂肪细胞活性受损，经离心法纯化的移植脂肪将高表达 IL-1 和 IL-6 等炎性物质。Telfa 滚动法为棉垫吸附法，利用重力及材料的吸附作用来进行脂肪的纯化。有学者认为，相比于静置和离心法，棉垫吸附法具有更好的浓缩和纯化效果。新型封闭清洗系统则在不增加并发症风险的情况下进一步保证脂肪存活率。

3. 脂肪转移 移植物成功的原则是将健康的脂肪移植物呈现到健康的组织中。在脂肪的移植中表现为我们在移植的过程中应保证脂肪组织的完整和具有活力，以及移植部位局部情况的合适，主要表现在移植深度和局部营养环境。例如，脂肪颗粒移植物不应放入表面脂肪室，只能小心进入面部深部，这样它才能更好的存活。脂肪颗粒在回植早期必须依靠受区周围组织间液的渗透提供营养，但这种渗透作用的供应有限，只能为半径小于 0.16cm 的脂肪颗粒提供营养。因此，多点、多层次、多隧道的脂肪注射方式是目前普遍接受的方法，目的是增加移植脂肪与受区的接触面积。另外有研究证实，缓慢注入低剪切应力的脂肪能显著提高移植脂肪的存活率。

（二）脂肪组织的获取

1. 供区的选择 供区的选择决定因素主要是供区的营养条件、所获取脂肪的质量、医生和患者的便利程度。供区的营养条件最主要的是血管的密集程度，对于需要被移植的脂肪而言，供区血管密度越小越有利于移植的成功。首先，血管密度小的脂肪组织在获取的过程中出血少，对于成功获取理想脂肪组织有很大的好处。另外有文献报道，供区血管密度小的脂肪组织更容易在受区存活，可能是因为它更能耐受血供不足的影响。对于供区脂肪质量而言，一些研究人员认为，脂肪组织最好是从贮存脂肪中获取，因为它可以抵抗饮食的影响；另一些人则认为，内侧膝关节的弹性蛋白纤维数量最少，并提供了最佳质量的脂肪组织。然而，最近一些较高质量的研究清楚地表明，从身体不同供区收集的脂肪质量没有显著差异。对人体的研究证实，腹部和非腹部获取的脂肪移植物的体积保留率没有显著差异。但也有研究指出从大腿获取的脂肪移植物具有更高的结构完整性，更少形成囊肿，并且更少出现坏死和纤维化，而从腹部获取的脂肪组织在移植后显示出血管化程度更高。这种结构完整性和血管化可能与大腿内侧和腹部的脂肪干细胞活力比其他部位更高有关。选择合适供区是非常重要的，患者个人倾向的供区往往是需要进行手术的目的部位，而医生更多的是考虑患者倾向的供区再根据局部的解剖条件结合自己的临床经验进行设计。供区的选择一定程度上决定了手术的成功率和患者的满意度，是需要临床医生和患者进行充分沟通后设计决定的。

2. 供区准备 首选的麻醉方法是局部肿胀麻醉，也可以根据实际情况选择全麻或硬膜外麻醉联合局部肿胀麻醉，使用局部肿胀麻醉具有容量置换、减轻疼痛、减少失血、增强空化作用和散热等作用。抽吸量和面积不宜过大。然而，尚无研究可证实抽脂前输注肿胀溶液是否会对脂肪移植物的存活产生不利影响。研究证明：①与通过干法抽吸分离的细胞相比，通过肿胀麻醉进行抽吸可增强脂肪组织中脂肪细胞的活力；②暴露于利多卡因和肾上腺素中并不会永久改变脂肪组织的功能或脂肪细胞的代谢活性；③用盐水或利多卡因和肾上腺素预处理对脂肪移植物的体积或组织学结构没有明显影响；④肾上腺素可能会影响移植的脂肪细胞的周围组织上的 $α_1$ 受体。

对不同麻醉药物的分析表明，与阿替卡因和肾上腺素联合应用相比，用布比卡因、甲哌卡因、罗哌卡因和利多卡因进行肿胀麻醉的脂肪组织内的脂肪干细胞活力更高。基于当前的研究，肿胀溶液改善了细胞活力，在获取脂肪移植物时使用肿胀溶液对脂肪移植物细胞的生存力似乎没有有害影响，甚至可能增强细胞的活力。

3. 分离脂肪组织的方法 迄今为止，脂肪获取的方式有许多种，其中首选负压抽吸手术方法去脂，又根据肥胖程度选择超声负压吸脂、振动负压吸脂或者电子技术去脂（射频/光纤溶脂）。目前应用的比较广泛的分离脂肪的方式有通过机器负压或超声辅助，通过对手持式注射器抽吸、抽吸辅助脂肪切除术和超声辅助脂肪抽吸的影响的研究，不同的分离方法会导致细胞活力和脂肪细胞功能的差异。在组织学上，通过机器负压辅助脂肪抽吸术和超声辅助脂肪抽吸术分离的脂肪组织没有显示出细胞损伤的迹象，在生理学上，使用这两种技术分离的细胞具有正常的酶活性。多项研究表明，与机器负压辅助脂肪抽吸术相比，手持式注射器吸脂产生的脂肪细胞数量更多和生存能力更强。然而，供区进行肿胀麻醉后，手持注射器抽吸和机器负压辅助脂肪抽吸术之间在细胞计数和活力上没有观察到显著差异，有待临床进一步观察研究。

4. 抽脂套管针的选择 研究吸脂套管针尺寸差异的研究表明，使用较大直径的套管针可增强细胞活力。与 2mm 和 4mm 的套管针相比，用 6mm 的套管针分离的脂肪抽吸物中的脂肪细胞活力增强。Kirkham 等证明了用较大尺寸的套管针（直径 5mm）收集的脂肪抽吸物在 6 周后可在裸鼠体内形成更大的脂肪移植物。与用 3mm 套管针分离的脂肪抽吸物移植 6 周后形成的脂肪移植物相比，这些脂肪移植物显示出更高的组织学完整性、更少的免疫浸润和更少的纤维化。除套管针尺寸外，将多孔抽吸套管与 Coleman 3mm 抽吸套管进行比较的报道显示，在细胞存活率或植入的脂肪组织的尺寸方面无显著差异。

5. 吸脂手术要点 尽量选择在脐孔、腹股沟等隐蔽处进行小切口。再次吸脂或有瘢痕者可以利用原有瘢痕处做入路切口。腹部吸脂注意腹白线和脐下的腹壁薄弱区，骨性标志可以帮助判断腹肌的平面。男性乳房吸脂切口选择乳房下皱襞外侧或乳晕周围；上臂选择旋前位的肱骨近端桡侧后方或旋后位的桡骨远侧；臀部吸脂选择臀沟外侧、下臀部外侧或肋腹；腹部多选择下腹部外侧、耻骨弓或脐部；大腿前侧、内侧和外侧选择腹股沟，大腿后侧选择后方臀沟的内侧。

手术抽取的脂肪主要分布于皮下中间层及深层。浅层脂肪致密并附着于皮下，较难抽取，操作不当时可能出现表面凹凸不平。中间层为最安全且最常见的抽吸层次。深层组织疏松，易于抽取，并且抽取后表面外观改变不明显，但是要注意避免伤及其他组织，除臀部外，大部分区域均可安全抽吸。

手术时吸头的吸孔向外、向上可以避免吸头误穿入腹腔。损伤要小，去脂要均匀，手感要平滑。手术腹部、大腿或臀部等一次完成，也可以分部位单独完成。大范围吸脂后，一般不要和其他大的手术（如面部软组织提紧术）同时进行，以免增加手术创伤的危险。手术要注意保留一定的皮下脂肪厚度和外观平整。

（三）脂肪组织的处理

1. 处理的方法 脂肪组织处理的各种方法，如离心、沉降、洗涤和过滤，均可能对细胞产生影响。脂肪组织处理过程中维持较高浓度的基质血管成分细胞和脂肪干细胞，可能会促进移植脂肪存活细胞最终数量的增加。因此，应优化处理方法以增加基质血管成分细胞和脂肪干细胞的数量。

研究表明，与离心、过滤和洗涤等纯化脂肪的方法相比，使用棉纱对脂肪抽吸物进行纯化处理增加了活细胞数量和脂肪移植物的体积大小。移植物中基质血管成分细胞和脂肪干细胞通过增强血管生成和成脂分化，进而增加了脂肪移植物的体积。与离心法相比，棉纱过滤可获得体积最大的脂肪移植物，并且所移植的脂肪保持最大的脂肪组织结构。然而，棉纱处理脂肪抽吸物能否增加基质血管成分细胞或脂肪干细胞计数仍有待确定。

在动物研究中，通过过滤和离心处理脂肪抽吸物产生的脂肪移植物较小，这与在离心和洗涤后细胞增殖减少、有核脂肪细胞减少及结构完整性较差相关。脂肪组织的损伤程度可能与过滤方法和离心速度有关。比较离心、过滤和沉降方法，未观察到脂肪移植物的重量或结构的显著差异。有临床研究表明，与沉降法相比，离心法具有更好的临床效果。另有对比研究调查了离心、洗涤和过滤对脂肪的影响，结果表明脂肪保留量没有显著差异。然而，过滤导致了结节形成，离心则没有。目前，动物研究和人体实验结果仍存在很大的不一致性，评估所有数据时，无法确切地说一种技术明显优于任何其他技术。为了确定用于脂肪组织处理的最佳方法，还需要进行其他研究。

离心产生的向心力表示为相对离心力，与在负压式脂肪抽吸术中施加的负压相似，在离心过程中施加的正压可能会显著影响脂肪抽吸物。Ferraro等证明大于50g的离心力对脂肪组织结构完整性有损害，细胞坏死和细胞凋亡增加，成脂分化能力降低，以及毛细血管生成减少。血管生成为脂肪组织提供了血液供应和营养，并最终维持了脂肪移植物的长期保存。此外，负压抽吸辅助获得的抽吸物可能会使获得的脂肪组织更加脆弱，通过离心处理的可能会导致脂肪细胞严重的损害。

调查手持注射器吸脂后离心影响的研究表明，离心速度（92～20 627g）对细胞活力或脂肪移植物的重量没有显著影响。实际上，较高的离心力导致可注射层中的碎屑和红细胞减少。手持注射器吸脂后进行离心可能对于去除组织碎片并防止脂肪移植物的纤维化有帮助。这些结果表明，与负压抽吸辅助的吸脂术相比，手持式注射器脂肪抽吸术可能会使脂肪组织显露于较少的创伤中，从而使脂肪组织能够承受较高的离心速度而不会遭受细胞损伤。

2. 处理的组织密度和相关成分　离心导致可注射层内的细胞密度不同，可注射层的下层产生最大数量的活细胞（高密度脂肪），而上层产生最少数量的活细胞（低密度脂肪）。对由高密度脂肪形成的脂肪移植物的进行组织学评估发现，内皮细胞数目增加，胶原蛋白带数目减少，纤维化减少。这些结果与血管生成因子（如VEGF）、SDF-1α、PDGF和脂联素的表达增加有关。另有研究表明，只要发生间充质干细胞向脂肪组织的迁移，低密度脂肪可以生成同样大的脂肪移植物。

最初分离的脂肪组织由脂肪细胞和血管基质片段细胞组成，其中包括脂肪干细胞、脂肪前体细胞、成纤维细胞、血管内皮细胞和各种免疫细胞。广泛的研究已经证实，血管基质片段细胞和脂肪干细胞通过其促血管生成的特性可改善移植的脂肪组织的存活。血液可使脂肪细胞易于吞噬，并导致更快的移植物变性。如果在移植物收获期间存在血红素，应立即纠正操作者的技术，以避免供体部位的并发症发生和（或）脂肪吸收及其他不良的结果。

（四）脂肪移植

1. 影响因素　将经过处理的脂肪抽吸物移植至受区有多种因素可影响手术结果。

首先，把握正确的注射时间会使脂肪组织注射到合适的位置。如Coleman所述，脂肪组织仅应在拔出套管后才注射，以使脂肪组织在拔出套管后落入组织的自然平面。

其次，注射速度的大小会对脂肪组织的细胞产生影响。研究表明，相较3.0～5.0ml/s的较快注射速度，0.5～1.0ml/s的较慢注射速度可获得较大的脂肪移植物。注射速度的增加可能会因应力过大，脂肪移植物中胶原蛋白的沉积和免疫浸润的增加而导致细胞损伤。

最后，注射位点的正确选择对于后期脂肪组织的存活有着很大的影响。虽然目前关于注射位点对脂肪移植和滞留影响的研究尚无定论。然而，与真皮相比，早期注射入兔肌肉的脂肪移植物获得了更好的效果，这可能是由血管形成增加所致。脂肪移植到肌肉后脂肪保留减少，这归因于局部活动度的增加，与活动较少的区域（如颧部和面颊）相比，面部活动较多的区域（如双唇和嘴唇）注射效果较差。

在脂肪移植的操作方面，除了注射过程会对脂肪移植产生影响外，受区准备或预处理对脂肪移植效果也存在一定的影响。例如，患者在接受乳房脂肪移植术前和术后3周接受Brava（Brava, LLC, Miami, FL）治疗进行术前非手术乳房扩张术，Brava的应用增加了实质空间和血管化程度，降低了乳房的组织间压力，并减少了轮廓不规则的可能。在一项为期6年的前瞻性多中心研究中，接受Brava术前扩张的患者隆乳术后乳房体积更大，脂肪移植物坏死率和并发症最少，移植物存活率更高。但尚需要进行其他研究以确定该过程是否适用于将脂肪移植到其他受体部位。

除了脂肪移植的相关操作会对移植后果有一定影响，受区条件也可影响脂肪移植的后果，包括患者的年龄、局部皮肤的创伤及结构缺陷的严重程度等，均可能影响脂肪移植效果。随着年龄的增长和面部丰满度的逐渐丧失，皮下脂肪减少及潜在的软组织和骨骼结构变得更加突出。Rohrich等研究表明，通过脂肪移植物对脂肪室进行精确填充调整面部轮廓，可以产生更加自然和年轻的外观。衰老还与血供重建不良有关，这可能与脂肪移植物的体积滞留量降低有关。具有严重烧伤或潜在结构缺陷的患者可能还需要进行连续移植，以克服瘢痕、纤维化和受损的部位。由进行性半面萎缩引起的严重结构缺陷也可通过自体脂肪移植改善。然而，在进行性半面部萎缩的患者中，移植物的存活情况不佳，这表明这些较困难的病例可能需要使用连续多次注射才能达到所需的体积。

2. 解剖与脂肪移植策略选择的关系　2007年，Rohrich和Pessa通过对尸体头部的面部脂肪进行亚甲蓝染色，首次证实了面部脂肪室的存在。在进一步的研究中，学者们将面部脂肪室分为深、浅2层。浅层脂肪室位于表浅肌肉腱膜系统和皮肤之间；深层脂肪室主要位于面部表情肌深面，部分附着于骨膜。各脂肪室被起自浅筋膜或骨膜的致密纤维结缔隔膜所间隔，这些纤维向浅层延伸至皮肤真皮，对脂肪室起到支撑、悬吊的作用，并形成了面部软组织的支持结构。在面部老化的过程中，脂肪室的容量变化及相邻脂肪室之间的移位，是导致面部轮廓改变的原因之一。此外，浅层脂肪室之间的剪切作用导致面部软组织错位，呈现为面部皱褶。鼻唇沟、泪沟、口下颌沟等都位于两个不同的浅层脂肪室之间。

3. 其他注意事项 研究表明，患者之间脂肪抽吸物中基质血管成分细胞和脂肪干细胞的数量存在显著差异，这可能解释了患者之间观察到的脂肪存活率的差异。近来，间质血管部分细胞和脂肪干细胞由于其增加的血管生成和伤口愈合能力而获得了极大的关注。无论是向脂肪抽吸物补充间质血管部分细胞或脂肪干细胞，还是通过离心富集这些细胞，这两种方法都产生了更大的脂肪移植物，并且保留了更长的移植物。补充脂肪干细胞的脂肪抽吸物还通过表达关键血管生成因子（包括 VEGF-α、HGF 和 IGF-1）来改善脂肪移植物的长期保留率并诱导血管生成。严重烧伤或潜在结构缺陷的患者可能需要进行连续移植才能克服瘢痕、纤维化和凹陷的受区。在某些情况下，连续移植可能会更有益于减少组织进行血管生成的负担并提高脂肪移植物的长期存活率。进一步的人体研究将为脂肪移植的手术选择提供依据，并增加脂肪移植在临床实践中的使用基础。

四、脂肪移植的并发症以及预防或解决办法

脂肪移植由于是采用的自体的脂肪，所以对于移植材料这一块免疫相关的并发症几乎没有发生过，但是注射过程相关的并发症及脂肪组织自身性质或受体环境相关的并发症随着脂肪移植的广泛应用，日渐增加。据此，临床医生也在不断地寻找预防或解决办法。

（一）轮廓不规则、不可预测性、过度纠正和充分纠正

虽然自体脂肪通常作为一种永久填充物，但研究表明，脂肪的存活范围为 20%～80%。因为移植后的脂肪组织依赖于血浆扩散来获得营养，直到新生血管发生。在此期间，移植的脂肪处于缺氧环境中，离宿主组织床最远的脂肪细胞将死亡。死亡的脂肪细胞将被吞噬，瘢痕组织或油囊肿将取代它们。这将导致轮廓的不规则性和不可预测性。脂肪应采用微滴技术，脂肪颗粒直径不大于 2mm，这将最大限度上增加脂肪组织的注射总量，在缺氧阶段获得血浆浸润的细胞增加，从而增加其存活量；微滴技术可以使用 1ml 注射器和微插管进行，以减少脂肪细胞的破坏和损伤；注射前给组织穿隧道可以降低组织压力和张力，增加脂肪细胞的存活，增加血小板血浆到脂肪移植部位，增加脂肪存活和可预测性。由于脂肪组织在移植过程及后期的存活是难以预测的，我们只能尽可能地按照保护脂肪组织的方式进行操作，但是我们可以通过改变注射深度来减小因脂肪组织被吸收后造成的表面凹陷或不规则的情况。

（二）肿胀和瘀青

肿胀和瘀青是脂肪移植比较常见的并发症，并且也是不可避免的，我们只能通过一些措施来缩短肿胀或瘀青的时间，从而给患者带来比较满意的体验。发生在愈合过程中的炎症过程将巨噬细胞、淋巴细胞和炎症细胞因子吸引到移植部位，所有这些都会导致术后肿胀。由此我们也能发现，血管分布越丰富的区域肿胀和瘀青发生的概率越大，我们在面部这种血管分布丰富的区域操作时要尽可能地减小损伤，最大限度地减少后期肿胀程度和时间。对于患者自身，应建议患者术前至少 1 周内避免服用抗血小板药物，停止服用一些膳食补充剂，如人参、银杏、维生素 E、鱼油和大蒜。术后可以通过服用一些消肿消炎药来缓解肿胀，或者局部处理来消肿，如加压包扎或者冰敷等。

（三）失明和脑卒中

失明和脑卒中是脂肪移植中最严重的并发症，主要是由于各种原因导致的脂肪组织进入血管，再经过循环阻塞在不同部位导致相关组织的缺血缺氧所导致的难以逆转的并发症。直接注射入血管的情况不多，大多数因为压力的变化导致脂肪组织逆行进入血管。失明和脑卒中的并发症一般发生在面部脂肪移植时，注射脂肪到鼻背动脉、角动脉（又称内眦动脉）或滑车上动脉可以克服动脉压，导致栓塞脂肪逆行进入眼动脉和颈内动脉。当注射压力释放时，动脉压推动栓塞眼动脉到视网膜末端和纤毛动脉或颈内动脉到大脑内动脉。因此明确面部血管解剖结构对于减少血管内注射的风险是最重要的。另外，注射前的回抽有助于检测针是否被放置在血管内，以及提倡低压注射使用小注射器和小口径针头或插管，以降低血管内注射的风险。此外，频繁移动针或套管将避免在同一位置注射大量脂肪。失明和脑卒中对于患者和医生而言都是难以承受的巨大损失，所以在工作中一定要十分谨慎

小心，注射过程中时刻关注患者的情况，一旦有任何不正常状况立刻停止注射并采取措施，有些患者存在滞后反应，所以在注射过后也要关注患者的情况，尤其是血管丰富部位的注射。

另外还有一些其他的并发症包括皮肤坏死、皮肤烧伤、结节、钙化、积液、腹膜破损、麻醉药物中毒、深部静脉血栓性静脉炎、肺栓塞、脂肪栓塞、过度失血、休克及死亡等。

五、影响移植脂肪组织存活的因素

尽管自体脂肪移植是当今许多整形外科医生常用的技术，但是脂肪移植直到20世纪80年代才被广泛接受。Neuber、Czerny和Hollander进行脂肪移植的早期报道表明，脂肪移植可以在面部和乳房重建中获得良好、自然的外观。然而，尽管这些早期的病例获得了成功，但随后的病例报道出现了不同程度的失败，原因通常与脂肪吸收导致的外观不良有关。

自体脂肪移植作为整形外科改善功能和外观的辅助手段，脂肪组织的存活率是影响术后效果的重要因素。影响脂肪组织存活的因素尚不完全清楚，目前认为抽吸压力、接触表面积与移植物体积之比、加工方法、注射量、注射部位及血管化因子等多种因素影响了脂肪组织的存活。

动物模型可观察到脂肪移植后3个月内发生了组织的动态重塑过程，移植区发生了不同程度的脂肪组织形成、巨噬细胞介导的瘢痕形成和脂肪组织被吸收形成的囊肿。

脂肪移植物的存活受到氧扩散能力的限制，在血管新生开始之前，接触表面积与移植物体积之比对于维持低氧状态十分重要的。优化表面积/体积比的技术容易获得更好的结果，而忽略此概念的技术会获得较差的结果。影响表面积/体积比的因素主要是脂肪供区部位和用于移植的脂肪量。对自体脂肪注射到重建乳房的患者进行了研究，发现供区（前腹部与大腿外侧）、经过放疗与未经放疗的乳房及注射的脂肪量对体积保留方面没有显著影响。接受注射脂肪量较大的患者，其体积流失较慢，总体积保留量较大。压力和剪切力同样为影响脂肪移植物保留的重要变量，低压腹部脂肪抽吸术比高压腹部脂肪抽吸术具有更高的细胞活力，也有说法认为剪切应力在脂肪移植物的生存力中比压力起着更重要的作用，目前尚无确实的结果支持这一结论。在脂肪移植中，尚未被广泛接受的影响因素是移植物与受区容量的比率，该比率用于了解注射的脂肪量相对于受区的体积。Del Vecchio等发现

在注射12个月后，移植物的容量比与脂肪的维持体积百分比之间呈反比关系。移植物容量比与维持体积百分比之间的相关系数为0.62，这表明其他因素也有助于自体脂肪移植物的长期保留。除了以上原因外，受体部位组织的柔韧性也会影响最后的效果。对比有乳房放射治疗史的女性，有生育史的健康女性的乳房组织可以容纳更多的脂肪。

六、改善脂肪移植物保留率的方法探索

对于增加脂肪移植的脂肪保留率、改善脂肪移植技术以获得更佳的远期效果，除了从供区选择、受区特性、获取脂肪方式、加工技术等方面进行探索，对于改善脂肪保留率的细胞成分的研究也至关重要。

（一）富血小板血浆

与周围血浆相比，富血小板血浆由浓缩了大约5倍浓度的血小板的血浆组成。富血小板血浆通常是通过全血离心制备的，包含许多生长因子：IGF-1、EGF、VEGF（A和C）、PDGF（AA，AB和BB）及TGF（β_1和β_2）等。富血小板血浆会通过α颗粒释放生长因子，并被血液中的胶原蛋白激活。这些生长因子促进内皮细胞的增殖，血管生成和脂肪干细胞的增殖。富血小板血浆目前已用于促进伤口愈合，帮助骨骼再生和自体脂肪移植。富血小板血浆的富集生长因子作用被证明在人和动物模型中均具有积极效果，可增强血管形成能力和增加脂肪移植物的体积保留率。使用动物模型证明，用富血小板血浆处理的脂肪移植物具有明显更低的坏死面积比和更高的微血管数量。临床研究显示使用富血小板血浆处理的脂肪移植在较长时间内具有较高的移植物体积保留率。在用富血小板血浆处理的自体脂肪移植用于乳房重建的患者中，其乳房轮廓和体积的维持百分比显著高于对照组。富血小板血浆与脂肪的最佳比例尚未确定，需要进一步的前瞻性研究来证实初步结果。

（二）脂肪干细胞

脂肪干细胞是从基质血管成分中分离出来，并与抽取的脂肪混合，制成富含脂肪干细胞的脂肪。与成熟脂肪细胞相比，脂肪干细胞有着更强的促血管生成的作用，而抽取的脂肪可支持脂肪干细胞的生长并发挥功能。脂肪干细胞可用于增强脂肪移植物保留并避免脂肪细胞降解。使用脂肪干细胞，人类和动物模型都普遍表现出脂肪吸收最少和血管形成增加。该技术在临床应用中也有很好的效果，以阐明富含脂肪干细胞的脂肪移植物的存活情况（每毫升脂肪含20×10^6脂肪干细胞，是正常生理水平的2000倍）为目的的三

盲安慰剂，对照试验结果显示，富含脂肪干细胞的脂肪移植物的残留量（4个月后＞80%）明显高于对照。富含脂肪的移植物包含更高体积的脂肪和新的结缔组织，坏死组织更少。然而，超生理性脂肪干细胞的浓度使这项研究难以转化为临床环境。细胞辅助自体脂肪移植的作用机制包括脂肪干细胞分化为脂肪细胞及上皮细胞，促进血管生成和提高移植物存活率，受缺血等刺激释放血管生长因子，并且可增加移植的脂肪组织的体积。

（三）不含利多卡因的肿胀液

随着肿胀液的应用，对于脂肪组织的获取带来了比较好的结果，但是最近的一项研究表明，肿胀溶液中的利多卡因可能对脂肪细胞来源的干细胞具有细胞毒性。在本研究中，利多卡因组脂肪抽吸后存活的活脂肪来源干细胞数量为36.7万，而无利多卡因组为50万。研究人员建议使用不含利多卡因的肿胀溶液来增加脂肪移植物的存活率。

在近几年的研究中，已经探索出了许多利用自身组织成分来增加脂肪组织移植物的存活率，其中包括PRP、SVF、ASC等，将在有关脂肪组织移植物存活率的展望中详述。

（齐向东　周　婕）

第四篇
围术期处理及手术并发症

无论是手术还是麻醉都具有创伤性，对受术者不仅造成生理负担，同时也难免会产生不同程度的心理影响。本篇按照"脂肪美容整形外科学"整体架构，根据不同临床问题，分围术期处理和手术并发症的预防两个部分进行具体阐述。第一部分系统论述了脂肪美容整形手术的术前准备、麻醉选择及术后处理。第二部分对脂肪美容整形手术的并发症及预防措施进行了全面系统的论述，突出脂肪美容整形外科最新研究成果及美容整形理念。

第12章 围术期处理

一、术前准备

脂肪美容整形手术多为择期手术，主要是解决受术者的外形问题。虽然受术者多数身体健康，但仍可能发生意外情况。因此术前准备应充分，不可掉以轻心。

手术前要对受术者的全身状况有足够了解，不仅包括重要脏器（如心、肺、肝、肾），还有内分泌、血液、免疫系统的功能，尤其还要关注受术者的心理状态等。因此，术前应详细了解病史，进行全面查体，各项常规检查，还要针对受术者和所要施行手术的具体情况而进行一些特殊检查，以便发现问题，及时纠正。

（一）一般准备（生理准备）

1. 病史采集 治疗史、近期体重变化、是否减肥及减肥方法、吸烟、饮酒、过敏、是否瘢痕体质、手术史。了解近期有无呼吸道感染，是否合并慢性疾病，既往糖尿病、心脏病、癌症出血、血栓性疾病史，以及乳腺癌、卵巢癌等个人史或者家族史。近期病情控制情况，以及使用的药物治疗方案，特别是活血和抗凝药物。

众所周知，吸烟是手术并发症的一个危险因素，因此吸烟者应禁烟4周以上。服用抗凝或活血药物，如阿司匹林、双嘧达莫、维生素E、避孕药等，以及中药人参、丹参，应停用至少1周；女性求诊者应询问孕产史、月经史，手术避开月经期。

2. 体格检查 评估受术者的精神状态、营养、生长、发育等一般情况；测量体温、呼吸、脉搏、血压、身高、体重（BMI），对心、肺进行听诊；还要进行专科查体，涉及手术区域的一般情况，皮肤有无疖肿、感染及破损等情况。吸脂者应检查皮下脂肪量及皮肤质量。

3. 实验室检查 局麻、小范围手术，可仅行血型、血常规、凝血时间、传染病四项检查；手术范围较大，需要全身麻醉者，还应查肝肾功能、电解质、胸片及心电图等。

4. 特殊检查 年龄较大或有特殊疾病史的求诊者，根据求诊者的具体情况，必要时可行B超、CT、MRI等影像学检查；特殊病变部位，如乳房，还可行钼靶摄片检查。

5. 医学摄影 摄影资料是脂肪美容整形手术很重要的术前准备，在术前、术中、术后即刻、术后随访的不同时段，根据不同部位的需要进行不同角度的拍照，应拍摄受术者正位、90°侧位及45°双斜位的一组照片，还要对要凸显的部位进行特写。所有照片均应标明编号、姓名、病名、手术日期，并与病例一起整理保存。

整形美容手术摄影要求客观真实，应在同样的摄影条件下拍摄不同时段的照片，采用固定的摄影器材、照明设备和摄影环境。拍摄环境应相对独立，让受术者感到自然舒适，并尊重其隐私权。为便于更好的对比，拍摄时应注意部位、距离、角度、画面大小、光线、位置、范围、背景等方面的条件要尽量保持一致。为了使光线均匀，而不致形成局部阴影，灯光应从双侧前方45°的位置投照，背景色为冷色调。此外，应注意肢体位置对体形的影响，上肢上举可致腹部肌肉收缩，腹壁内收；双足过近可影响大腿内侧的形态。

根据拍摄部位，受术者应裸体或仅穿着深色内衣。拍摄面部时应素颜、摘掉眼镜及饰品，头发梳向后方。还应突出重点，明确表现解剖位置，清楚显示形象特点，以最大限度地利用取景画面并减少杂景映衬。在同一张照片内要包括健侧与患侧，如双侧面颊、双侧肢体等。

术前照片可以使求诊者对自己的形体有客观的认识，并使其要求趋于合理；术后受术者时常会淡忘自己术前的容貌，而且对术后效果的预期值和评价有时会存在较大差异，手术前后严格规范的摄影资料可以提供客观依据，既有利于沟通，又能保护医患双方的合法权益，可以有效避免医疗纠纷的发生。

手术设计、手术中照片可用于学术交流、教学或发表。手术前后各时段照片的比较，可以客观地评价形体的改善及不足之处，有利于提高医生的手术技巧。

此外，需要注意保护求诊者肖像权，拍照前应与求诊者讲明，该照片作为医疗学术交流资料或医学刊物、书籍刊用，使用前做相应的马赛克处理，以取得理解，并请其签字。

6. 术前教育 护士术前1天到病房访视受术者，运用沟通技巧与其交流，尊重理解受术者，取得其信任；了解受术者一般情况及需求，耐心细致讲解手术流程，强调手术的注意事项，让受术者对整个手术流程有正确的认识，并积极主动配合手术，鼓励受术者主动提出特殊要求，在允许的范围内尽量满足。

7. 术区准备 脂肪美容整形手术涉及范围较广泛，包括头面、五官、四肢和躯干等身体各部分，因此，术前应依照不同解剖部位的特点与手术要求做好皮肤准备。术前1天常规清洁皮肤，面、唇、鼻和眼睑等面部手术时，男性受术者需剃须。额、颞、颊区手术，术前3天每天用1：5000苯扎溴铵溶液浸泡头发30min，洁净术区。

8. 饮食及药物准备 成人择期手术前禁食8h，禁饮2h；小儿禁食6h，禁饮2h。术前仔细核对受术者姓名、性别、年龄、体重、手术名称、手术部位、麻醉方法。预估手术时间较长、失血较多者需备血、留置导尿、准备有创血压监测。虽然近期的文献综述未找到术前预防使用抗生素的支持证据，但目前临床实践推荐预防性应用抗生素，并且应于术前30min至1h开始，术后24h内结束。

2012年2月，美国胸科医师学会发表了他们的第9版静脉血栓栓塞预防建议，所有整形和重建手术患者应使用Caprini评分对围术期静脉血栓栓塞风险进行风险分层。Caprini评分从年龄、BMI、既往病史、并存疾病及拟行手术等方面，根据不同情况，给予1～5分的评分，女性还应考虑孕产史。对于评分总和大于8分的患者，建议在个案的基础上考虑化学预防。在非危险分层的整形外科手术人群中，与术后化学预防相比，术前化学预防与血肿风险的增加无关。特别是如果在手术完成后6h以上给予化学预防，并不会显著增加与血肿相关的再手术率。

（二）特殊准备（心理准备）

脂肪美容整形手术逐年增加，求诊者求诊目的各异，特别应关注其心理状况。有研究指出，美容整形受术者52%有心理异常，57%受术者术前存在焦虑状态，33%存在抑郁状态。部分受术者是由于体型缺陷产生强烈的自卑感，甚至陷入极度痛苦的情绪之中；同时面对工作、生活、社交等压力，求诊愿望迫切。但由于近年来许多整形美容手术失败的病例的出现，很多受术者对该类手术缺乏足够信心，因此在术前术后均会出现紧张、焦虑等不良情绪。

脂肪美容整形手术多为择期手术，因此，术前医生有充足的时间与受术者进行沟通。了解其精神与心理状态、社会背景、教育背景、审美水平、对手术的认识与理解程度等。

首先医生应该明确诊断，了解求诊者的就诊动机、愿望与要求、心理状态。再根据求诊者的需求，针对其问题是否真实存在，或过度夸大，或根本不存在等，调整其对手术效果的期待，避免过度、不切实际的期待。同时还要将求诊者未发现或未意识到的一些相关问题告知求诊者，预防其术后将一些术前已经存在的问题归咎于手术。

术前与受术者谈话应实事求是，使其能详细、全面地了解手术及预后情况，使受术者与术者都慎重、正确地对待手术，并避免术后发生一些不必要的麻烦和纠纷。特别是一些年轻人应征得父母的同意，并应根据自身条件来决定做手术是否有利。通过了解足够信息以便求诊者做出理智决定，是否接受该手术。

受术者术前难免有紧张、担心等情绪，或对手术中疼痛的恐惧及治疗效果的各种顾虑。因此，医生应从关怀的立场出发，就病情、施行手术的必要性，可能取得的效果，手术的危险性、可能发生的并发症、术后恢复的过程、恢复所需时间和注意事项等，以恰当的言语对受术者进行耐心周到的解释，以取得受术者的信任和配合，使其能以积极的心态接受手术，消除顾虑和正确对待治疗，并与其建立和谐医患关系。

在与求诊者交流的过程中，注意甄别存在心理问题者：①对手术效果的要求过于完美，期望值过高者；②对自身体形状况没有正确的认识，仅仅是见他人手术效果好而要求手术者；③缺乏对手术的正确认识，认为有些手术简单而不应该有任何并发症者或对某些手术风险认识不足，这类求诊者术后在出现一些正常并发症后常不能正确对待，无法配合治疗；④以网上或杂志上的明星、模特为模板，要求按照这些人的体形标准进行手术者；⑤自己没有手术要求，是家人或朋友的怂恿来进行手术者。

对于这些求诊者，应讲明术者只能根据其自身的具体情况与拟实施的手术方式，达到相对理想的手术效果。术者更不可能像雕塑家一样，随心所欲地对人体组织进行重塑，并且由于自身条件、个人审美观念的不同，以及目前医疗条件的限制，虽尽最大努力手术，也不一定能完全满足求诊者的要求。更需在术前耐心加以解释，使其对手术有一个正确的认识，放弃不切实际的想法。沟通未果者可将其列入排除行列。

在考虑美容整形手术时，长期结果、生活质量问题尤为重要。一项专门评估吸脂结果的研究表明，吸脂除了获得整体的身体改善外，患者更加自信，对自己的外表更满意，而且在手术后表现出更好的心理健康状况。

二、麻醉方法

（一）局部麻醉

局部麻醉多由手术医生实施，因此必须具备麻醉的基本理论与技术。局部麻醉是将局部麻醉药注射于手术部位，或注射在支配手术区域的神经，使局部出现神经传导功能阻滞及感觉丧失的麻醉方法。脂肪美容整形手术中常用的局部麻醉方法为局部浸润麻醉、神经阻滞麻醉，其他方法一般很少选用。一般的整形手术和绝大多数美容手术都在门诊完成，术后求诊者能及时、安全离院，因此，局部麻醉就理所当然地成为最常用的麻醉方法。

局部麻醉具有操作简单、管理方便、机体影响小、无须特殊器械、术后恢复快等特点。局部麻醉操作多由手术医生完成，因此麻醉前应熟悉各种局麻药的特性、剂量及不良反应等；应熟练掌握局麻浸润和神经阻滞等不同的各种麻醉方法，还要会识别和处理局麻药的不良反应。

1. 选择原则 在众多的局部麻醉药中，首先选择对机体影响小、起效快、毒性低、安全系数大的药物。使用时严格遵守安全剂量和安全浓度，通常使用最低有效浓度的局部麻醉药，在局部麻醉药物使用时加入适量缩血管药物可延长阻滞作用持续时间，减少血液循环对药物的吸收，起到减缓或降低血药峰浓度及增强麻醉效能。

2. 局部麻醉药物 临床常用的局部麻醉药根据化学结构分为胺类（利多卡因）和脂类（普鲁卡因）局部麻醉药，根据作用时间分为短效（普鲁卡因）、中效（利多卡因）和长效局部麻醉药（罗哌卡因）。每种局部麻醉药的理化性质与其脂溶性、蛋白结合性、解离常数（pKa）和血管扩张活性有关。局部麻醉药的麻醉性能主要由其脂溶性决定，药物分子必须通过神经细胞膜发挥作用。在临床中，其他因素也能影响药物性能，如血管扩张活性和不同局部麻醉药在组织重新分布的特性。多数局部麻醉药有不同程度的血管扩张作用，血管扩张程度越大，就有越多的药物被血管吸收，麻醉作用就会减弱，而毒性可能增加。因此常在局麻药中加入不同比例的肾上腺素来提高局麻药的效用。

常用的局部麻醉药（表12-1）如下。

(1) 普鲁卡因：时效短，45～60min，穿透、弥散较差，扩血管作用、毒性小，常用0.5%浓度。一次最大用量1000mg。

(2) 利多卡因：起效快，弥散广，穿透强，无明显血管扩张作用；2%～4%用于表面麻醉，一次最大用量100mg；0.25%～0.5%用于局部浸润麻醉，时效120～140min；1%～2%用于神经阻滞，时效60～120min。

(3) 布比卡因：0.25%～0.5%可用于神经阻滞，麻醉效能强和持续时间长有心脏毒性。

(4) 罗哌卡因：使用与麻醉效能与布比卡因相近但安全系数较布比卡因高，一次最大用量225mg。

(5) 丁卡因：毒性大、起效慢，不宜用于局部麻醉，表面麻醉常用1%～2%浓度，1次限量40mg。

3. 局部麻醉方法

(1) 局部浸润麻醉：以2.0%利多卡因，结合手术部位和类型配制不同比例的局部麻醉药物，常加入盐酸肾上腺素或0.75%布比卡因，联合配制局部麻醉药

表12-1 局部麻醉药

名 称	pKa	时效（h）	类 别	特 点	用 途	最大剂量
普鲁卡因	8.9	1	酯类	对黏膜穿透性弱，不用于表面麻醉，毒性小	局部浸润、蛛网膜下腔阻滞	1000mg
丁卡因	8.5	3～4	酯类	起效快，作用强，对黏膜穿透性强，毒性大	表面麻醉、局部浸润、椎管内麻醉	100mg
利多卡因	7.9	2	酰胺类	穿透力强，起效快	表面麻醉、局部浸润、神经阻滞、椎管内麻醉	500mg
布比卡因	8.1	5	酰胺类	作用强于利多卡因4倍，维持时间长	局部浸润麻醉、神经阻滞、椎管内麻醉	200mg
罗哌卡因	8.1	2～6	酰胺类	麻醉强度为普鲁卡因的8倍	神经阻滞、硬膜外阻滞	225mg

物,可延缓利多卡因的吸收速度,延长其发挥麻醉效能的时间。将配制的局麻药沿手术切口逐层注射,以达到阻滞分布于手术区域的末梢神经。操作时先用4号半细针头在手术切口边缘进针,形成一个橘皮样的皮丘,再以此为起点边推进边注射药物,使得局麻药液在针尖前方组织内呈张力性浸润形成连续橘皮样浸润区,直至整个切口或术区。注射时应当随时回抽,防止药物误入血管造成中毒。

(2) 区域阻滞麻醉:使用局部麻醉药液围绕手术区域四周及底部注射局部麻醉药,以阻滞支配术区的神经干及神经末梢。

(3) 神经阻滞麻醉:在神经干、丛、节的周围注射局麻药,阻滞其冲动传导,使所支配的区域产生麻醉作用,称神经阻滞。头面部神经阻滞的麻醉范围可覆盖大部分的头面部手术区域,面部抽脂或脂肪填充,可选择神经阻滞。其他常用神经阻滞有肋间、颈、臂神经丛、腰神经丛阻滞、坐骨神经阻滞、股神经和股外侧皮神经阻滞。在臂丛神经丛阻滞麻醉下可以实施上臂抽脂或脂肪切除手术。

(4) 肿胀麻醉:肿胀麻醉是因脂肪抽吸应运而生的一种特殊类型的局部浸润麻醉,既可以作为单独的局部麻醉方法,也可以与全身麻醉、神经阻滞麻醉及镇静、镇痛技术联合使用。肿胀麻醉效果良好,解剖层次清晰,操作简便,组织损伤小,出血少,手术后恢复快。肿胀液大量灌注时应加热至38~40℃,可避免患者出现寒战,以及体温过低引起的心律失常。

肿胀麻醉液的配方尚无统一规范,各单位根据经验和临床情况而采用不同配方,但其基本成分为利多卡因、肾上腺素,稀释溶液为乳酸林格液或含有碳酸氢钠的生理盐水。肿胀麻醉时利多卡因的用量大大超过药典上所规定的极限,分析其不引起毒性反应原因有:①利多卡因是脂溶性药物,脂肪组织吸收后起到缓冲作用,延缓了利多卡因吸收;②加入的肾上腺素,收缩血管作用使利多卡因血浆浓度高峰推迟;③肿胀液增加了脂肪组织体积,使利多卡因的弥散距离增加,减缓了利多卡因的吸收;④术中有相当部分利多卡因随抽出物排出体外或从切口流出;⑤大量肿胀液注射至皮下组织,使组织肿胀压迫血管,局部灌流减少,阻止其吸收;⑥利多卡因半衰期仅为1.5h,在被缓慢吸收的同时又被快速消除。

一般肿胀液的配制方法:2%利多卡因40ml,肾上腺素1ml,生理盐水1000ml。肿胀液的用量目前尚未统一,根据需要可配制总液量4000~6000ml。腹部、臀部、大腿等部位吸脂术注液量较大,每个部位平均注入2000~5000ml,上臂、小腿、髂腰部等小部位每个部位需平均注入1000~2000ml。认为超量灌注液体量为预计抽吸量的1~2倍,临床基本上以灌注的皮下组织变硬、皮肤苍白为度,呈轻度橘皮样改变,切口出现"涌泉征"。

肿胀液注射时,根据在标记的手术范围,在皮下组织内用20ml注射器缓慢均匀注射局麻液,使组织肿胀至超过标记区域外2cm。注射完毕后用手按摩挤压,使麻醉液扩散均匀。目前采用的注射方式有注射器注射、输液瓶内高压注射和注液泵注射三种,应根据吸脂部位、注液量和单位条件进行选择。针对吸脂部位少、注液量小、颌颈部等注液速度不宜太快等情况,多采用注射器注射。多部位吸脂时,尽可能减少单位时间内麻醉药的用量。待抽吸完一个部位后再在下一个部位注射肿胀液,而不应所有部位都注射完肿胀液后再行抽吸。

抽吸量在1500ml左右,无须补液;抽吸总量高达3500ml时,只需适当静脉输液500ml左右,也不需输血;而术中失血量占总抽吸量的15%~30%,手术时间为2~4h,补液量为500~1000ml。大量吸脂应住院治疗,术后继续给予适量补液。

4. 大剂量使用利多卡因注意点

(1) 利多卡因的消除主要在肝脏内进行,因此要求肝功能必须正常。肾衰竭者利多卡因的半衰期也大为延长,在选择时必须注意。

(2) 药物的相互作用也会影响利多卡因的消除,如普萘洛尔、苯妥英钠、普鲁卡因和西咪替丁等,因此手术前需注意询问。

(3) 由于利多卡因吸收慢,高峰出现时晚,并且肝脏降解利多卡因的能力不断下降,建议大量应用后应留院过夜,一般在术后24h左右出院。

5. 不良反应 利多卡因中毒或利多卡因相关药物反应可导致受术者死亡。因此在手术中、手术后要严密观察,抽吸前应达到良好的麻醉效果,手术中尽量不要追加麻醉药,以免利多卡因经破裂的血管进入血循环。

(1) 全身毒性反应:毒性反应影响中枢神经系统和心血管系统。中枢神经系统的毒性反应在较低的剂量范围内就可发生,低于心血管系统毒性反应发生的剂量。虽然中枢神经系统的毒性反应比较常见,但心血管系统的毒性反应更加危险且难以治疗。

文献报道,利多卡因的血浆浓度在4~6mg/L即可导致死亡。中枢神经系统中,利多卡因的毒性与其血浆浓度密切相关,血浆浓度为3~6mg/L时,可出现轻度头疼、头晕、耳鸣、嗜睡、口舌麻木、金属异味、眼球震颤等症状；5～9mg/L出现颤动、肌肉抽搐等症状；10mg/L时则抑制中枢神经系统，出现惊厥、昏迷；20mg/L出现呼吸窘迫。消化道表现为恶心、呕吐等。严重中毒时，呼吸道出现呼吸窘迫。心血管系统发生心动过缓、外周血管舒张、高血压及心肌功能减退等。高浓度利多卡因可引起心脏房室传导阻滞，变单向阻滞为双向阻滞，消除折返激动。因此，对心动过缓、预激综合征、房室传导阻滞者要慎用，并采取相应措施才能确保安全。由于毒性反应是一个进行性的过程，中枢神经系统症状的发生早于心血管系统，注射时应密切观察患者的反应。

静脉中不慎注入布比卡因或者依替卡因会导致心脏功能障碍甚至衰竭，心脏复苏治疗难以矫正。这是由于组织对这两种药物有较高的亲和力，因此在局麻药误入血管可能性较高的时候应尽量避免使用布比卡因。此外孕妇心血管系统对于布比卡因的敏感性也比常人要高。

(2) 变态反应：局麻药变态反应罕见，应与毒性反应、局部血管收缩反应鉴别，重复使用易发生。主要表现为皮肤损害、水肿、荨麻疹、水疱、剥脱性皮炎、结膜喉头水肿甚至过敏性休克等，其发生机制不详。对酰胺类局部麻醉药物高度敏感的个体禁用。利多卡因的皮肤过敏试验价值不大。过敏反应轻者可局部涂地塞米松软膏，重者口服地塞米松或静脉滴注氢化醋酸可的松，发生过敏性休克，应给予0.2～0.5mg的肾上腺素。

(3) 局部毒性反应：局部毒性反应也称组织直接损害反应、类过敏反应。较高浓度利多卡因肾上腺素溶液可直接损伤组织，导致肌肉坏死及外周神经损伤，肿胀液也有造成皮肤及深层组织坏死的可能；在注射过程中，要警惕利多卡因的类过敏反应，随时注意观察注射部位有无异常血管扩张、瘀斑及针孔渗血。若产生上述症状，应立即停止注射并对症治疗，以免发生注射部位皮肤软组织坏死。

为了避免毒性反应，局部麻醉药必须在安全剂量及正确部位应用。局部麻醉中发生的毒性反应，几乎总是术中不慎将局部麻醉药注入血管内，或者局麻药剂量过大的结果。应尽可能避免将局麻药注入血管，注射前都应该回抽，如果发现有回血，则应重新调整针头位置。将含有肾上腺素的局麻药液注入血管很有可能导致危险的血压增高反应。

局麻药毒性反应患者处理措施：保持气道通畅，建立良好的通气（100%氧气），必要时辅助呼吸变为控制呼吸。高碳酸血症会加重中枢神经系统的毒性反应。如果患者胃内有食物，应尽快气管插管防止误吸。控制惊厥，增强通气有可能终止抽搐；如果无效，可应用苯二氮䓬类和巴比妥类药物，必要时使用琥珀胆碱。出现心血管毒性反应采用儿茶酚胺、阿托品，必要时给予溴苄胺。有低血压时应静脉输液，使用外周血管收缩药物，并采用Trendelenburg体位（垂头仰卧位）。毒性反应导致的心律失常较顽固，如果心律失常导致心排血量明显减少或心脏停搏，可能需要较长的复苏时间，因为这些情况会随着局部麻醉药在体内的重新分布而逐渐缓解。

（二）椎管内麻醉

广义上讲椎管内麻醉也属于局部麻醉的范畴，但因其独特的解剖特点而单归一类。根据局麻药注入的腔隙不同，分为蛛网膜下间隙阻滞、硬膜外间隙阻滞及腰麻–硬膜外间隙联合阻滞。适用于胸腹、会阴及下肢的整形美容手术，对于双肩、双腋窝及双上肢手术也可选用，特别是手术操作复杂、手术时间长者，选用椎管内麻醉较适用。

硬膜外阻滞麻醉与蛛网膜下腔阻滞麻醉同属于椎管内麻醉，但是硬膜外阻滞麻醉手术适应范围广，对循环和呼吸的影响小于蛛网下腔阻滞麻醉，麻醉管理和术后护理简便，术后并发症少。其缺点为操作比较复杂；麻醉诱导时间较长；麻醉作用有时不够完善；麻醉药物用量较蛛网膜下腔阻滞麻醉大好几倍，从而容易导致全身性毒性反应，掌握不当可发生全脊髓麻醉等严重并发症。

由于硬膜外阻滞麻醉适用于自颈部至足趾的手术，因此，在实施脂肪美容整形手术时，应当根据手术要求、受术者情况、麻醉医生的技术水平与设备条件慎重选择。

（三）全身麻醉

麻醉药物通过吸入、静脉、肌内或直肠灌注等途径进入体内，抑制中枢神经系统使意识丧失的麻醉方法，统称全身麻醉，主要包括吸入麻醉、静脉麻醉、基础麻醉和静吸复合麻醉等方法。

1. 吸入麻醉 麻醉药经呼吸道吸入，通过肺吸收产生麻醉作用，由于吸入麻醉的深浅取决于血液中的药物浓度，可以通过控制吸入浓度调节麻醉的深浅，临床上可以根据手术的刺激强度随时控制和调节麻醉深度，诱导过程中保持呼吸道通畅，检测受术者对刺激的反应，若反应消失就可准备开始手术。吸入麻醉药在体内分解代谢少，主要以原型从呼吸道排出，安全系数较大，通过麻醉机上的专用挥发器吸入，浓度精确，调节方便。快速诱导需辅助呼吸或行气管插管控制呼吸。维持期根据手术要求，维持受术者无痛、无意识、肌肉松弛，器官功能正常，应激反应得到抑制，提前3～5min预测手术刺激，及时调整麻醉深度。复苏过程应使吸入麻醉药尽量代谢干净，否则将导致受术者烦躁、呕吐。

2. 静脉麻醉　静脉麻醉是指所有的麻醉药通过静脉途径用药的麻醉方法。静脉麻醉的麻醉诱导经静脉输注直接用药，速度快，诱导较平稳，患者感觉舒适，无呼吸道刺激作用，无环境污染，也不需要特殊设备。由于静脉麻醉药的作用依赖于其药动学特性，在体内需经过再分布，生物转化和排泄，逐渐从体内消除，因而在使用静脉麻醉药时存在个体差异。

单次注入较大剂量的静脉麻醉药物，可快速达到要求的麻醉深度，多用于麻醉诱导和短小手术。此方法操作简便，但易于用药过量而产生呼吸、循环抑制。也可先静脉注入较大剂量的静脉麻醉药，达到适宜的麻醉深度后，再根据受术者的反应和手术需要分次追加麻醉药，以维持一定的麻醉深度。此方法作用迅速，给药方便，但血药浓度呈锯齿样波动，麻醉深度也因此而波动。

连续注入麻醉诱导后采用不同速度连续滴入或泵入静脉麻醉药以维持一定的麻醉深度。此方法避免了血药浓度和麻醉深浅的波动，调整注入速度可满足不同手术刺激的需要。靶控输注用微量输注泵，以药代动力学和药效动力学原理为基础，通过调节目标或靶位（血浆或效应室）的药物浓度来控制麻醉药输注速度，维持适宜的麻醉深度。

良好的麻醉恢复应迅速，不良反应少，并尚存一定的镇痛作用，按等效剂量单次注入给药，麻醉恢复快慢的顺序为：丙泊酚、依托咪酯、硫喷妥钠、咪达唑仑、氯胺酮。恢复期的不良反应丙泊酚最少，氯胺酮、依托咪酯麻醉后，苏醒期常出现躁动，咪达唑仑可较好地减少这些不良反应，但使苏醒延迟。受术者在恢复期出现躁动首先应排除缺氧、CO_2蓄积、伤口疼痛及肌松药残余，如果用了吸入麻醉药还应考虑其吸出是否彻底。

3. 复合麻醉　复合麻醉即同时或先后使用静脉和吸入麻醉药物的麻醉方法，由于目前任何单一药物都不能完全满足临床麻醉所需要的镇静、镇痛、肌松和抑制伤害性反射的目的，因此，现代麻醉技术采用药物和技术手段相联合，最大限度地发挥每种药物的药理作用，减少各药物的用量及不良反应，达到良好的镇痛、遗忘、肌松，自主反射抑制及生命体征稳定，

既可以获得理想的麻醉深度，又能维持围麻醉期患者生命体征的稳定，同时还能做到诱导平稳，恢复迅速，并发症少，提高患者的舒适度。联合用药方法多种多样，如静脉麻醉诱导，吸入麻醉维持；或吸入麻醉诱导，静脉麻醉维持；或静吸复合诱导，静吸复合维持。由于静脉麻醉起效快，诱导平稳，而吸入麻醉易于管理，麻醉深浅易于控制。因此，静脉麻醉诱导后采取吸入麻醉或静脉吸入复合麻醉维持，在临床麻醉工作中占主要地位。

对于大面积、多部位的脂肪抽吸，常伴有大量组织液丧失。最好采用全身麻醉，利于手术操作及控制生命体征。

三、术后处理

脂肪美容整形手术后的处理是围术期处理的一个重要阶段，若术后处理得当，能够使手术应激反应减轻到最低，为术后顺利康复打下坚实基础。

（一）常规处理，术后医嘱

包括手术名称、麻醉方式、护理级别、监测方法和治疗措施。脂肪美容整形手术多为清洁手术，脂肪组织切除术、吸脂范围较大或脂肪移植时，可静脉输液，还包括氧气吸入、伤口及引流管护理等处理。

1. 监测　局麻和椎管内麻醉患者清醒，术后多无须监测；全麻患者手术后先转至麻醉复苏室，待完全清醒后可返回原病房。常规监测生命体征，心电监护，并采用经皮氧饱和度监测仪动态观察动脉血氧饱和度6～8h。

2. 术后用药　脂肪美容整形手术多为Ⅰ类切口，小范围手术可不应用抗生素，或仅口服应用1～3天。美容手术后应常规使用抗生素。脂肪组织切除、大面积吸脂、大体积脂肪移植、脂肪组织游离移植等手术时间较长时，可选择静脉应用抗生素预防感染。此类手术术中不显性液体丢失较多，并且手术范围大，术中广泛解剖和组织创伤，又使大量液体重新分布到第三间隙，因此患者术后应给予足够量的静脉输液。肿胀麻醉时，如果术中注液量较大，术后需常规静脉滴注平衡盐溶液及5%葡萄糖注射液，加速肿胀麻醉液代谢与排泄。另外，还可以酌情使用消肿及止血药物。

3. 引流　放置负压引流应在医嘱中写明负压大小、引流部位及护理方式。要经常检查引流管有无阻塞、扭曲等情况，换药时要注意引流管是否妥善固定，以防脱出，并应记录、观察引流物的量和性质，它可提示有无出血和积液等的发生。根据引流管内引流液的性质和引流量，确定拔管日期。橡皮条引流可于术后

首次换药时拔除。

4. 体位　手术后，应根据麻醉及患者的全身状况、术式、疾病的性质等选择体位，使患者处于既舒适又便于活动的体位。全身麻醉尚未清醒的患者除非有禁忌，均应平卧，头转向一侧，直到清醒，使口腔内分泌物或呕吐物易于流出，避免误吸入气管。蛛网膜下腔阻滞的患者，应平卧或头低卧位12h，以防止因脑脊液外渗致头痛。全身麻醉清醒后、蛛网膜下腔阻滞12h后，以及硬膜外阻滞麻醉、局部麻醉等患者，可根据手术需要选择体位。

5. 术后不适的处理

（1）疼痛。术后麻醉作用消失后，伤口疼痛可引起呼吸、循环、胃肠道和骨骼肌功能变化，甚至引起并发症。胸部和上腹部手术后疼痛，患者会自觉或不自觉固定胸肌、腹肌和膈肌，不愿深呼吸，促成肺膨胀不全。活动减少，引起静脉淤滞、血栓形成和栓塞。有效的止痛会改善大手术的预后。常用的麻醉类镇痛药有吗啡、哌替啶和芬太尼。临床应用时，在达到有效镇痛作用的前提下，药物剂量宜小，用药间隔时间应逐渐延长，及早停用镇痛药有利于胃肠动力的恢复。采用硬膜外阻滞麻醉的下腹部和下肢手术，术后可连接镇痛泵以缓解疼痛，可连续应用2~3天，镇痛效果较好。也可使用患者自控镇痛技术，即患者感觉疼痛时，按压控制键给药，给药的剂量可按疼痛程度调控，能有效地缓解术后疼痛。

（2）呃逆。术后发生呃逆多为暂时性，偶有顽固性。手术后早期发生者，可采用压迫眶上缘，短时间吸入二氧化碳，抽吸胃内积气、积液，给予镇静或解痉药物等措施。

6. 活动　术后患者清醒，麻醉作用消失后，原则上应该早期床上活动，如深呼吸、肢体主动活动及间歇翻身等。争取在短期内起床活动，以利于恢复及消肿。早期活动有利于增加肺活量，减少肺部并发症，改善全身血液循环，促进切口愈合，减少深静脉血栓形成的发生率。早期起床活动，应根据患者的耐受程度，逐步增加活动量。

（二）术区处理

1. 脂肪受区术后处理　脂肪移植术后应检查填充区是否平整，外形是否自然流畅。术后即刻局部按摩塑形最为重要，在注射后轻柔按摩塑形，使脂肪均匀分布，与受区充分接触，既有利于血液供应，又可预防硬结的发生。按摩时动作要轻柔，避免用力按压。

术后即时的变形肿胀，此时移植区的超量注射及麻醉药液均可造成受区变形。术后3~5天组织内多余的液体吸收和渗出，水肿快速消退，逐渐呈现设计的形态。虽然有轻微肿胀，但通常不影响日常生活。

术后注意观察受区有无红、肿、热、痛等感染症状，若出现上述症状，需及时到医院复查，进行血常规等检查确定是否发生感染，并及时处理。

面部肌肉（咬肌、额肌、颞肌等）表情运动或者咀嚼运动，影响移植脂肪早期新生血管形成，降低移植脂肪保留率。因此，术后2周内减少或避免移植区周围肌肉的活动。

乳房脂肪移植术后，休息时尽量采取仰卧位，以免移植组织受压迫。术后2周双上肢动作需轻柔，避免剧烈运动，以减少胸大肌收缩引起的脂肪组织移位，随时间逐渐增加运动幅度。术后1个月内禁止按摩胸部，短期内佩戴无钢圈软质胸罩，让胸部组织在自然条件下成形，并定期复查。若早期发生硬结，可进行热敷或理疗等对症处理，及时行B超检查，如果有囊肿形成可以早期穿刺抽出囊液。术后6个月、1年及以后每年进行乳房B超等检查，以排除钙化等异常情况发生。

臀部脂肪移植术后1周内睡觉时尽量避免仰卧位，1个月内避免坐硬板凳。3个月后可观察到臀部塑形的效果。

脂肪移植如果术后吸收率较高，可间隔3~6个月后，重复进行自体脂肪移植注射。第1次注射后吸收率最高，随着注射次数的增加，吸收率逐渐下降。隆胸有时需要注射2~3次方可取得良好的塑形效果。

2. 脂肪供区术后处理　脂肪抽吸术后皮肤切口≤2mm的可不予缝合，拉拢对位后用无菌拉力胶布粘贴即可，2mm以上的视皮肤张力情况用5-0无损伤线缝合，根据不同部位7~10天拆线。术后即刻穿弹力塑身服，需要24h穿着，早期可以帮助排出残余的肿胀液，减轻局部肿胀程度，可以有效防止血肿、血清肿的发生，并可使已有血肿的不再加重。3~5天后换药时可以根据水肿消退情况调整弹力塑身服。水肿逐渐消退时，应更换小号弹力塑身服。大范围吸脂者弹力塑身服需穿着1~3个月，可促进皮肤弹性回缩，达到形体雕塑的目的。

全腹抽吸术后3个月内应使用护腰加以固定；下腹部或髋关节侧后可使用腹带；股部吸脂，可用下肢带。男性乳房发育和腹部吸脂时，若吸脂量＞2000ml，推荐放置引流，引出物少于30ml/24h，可拔除引流管。

3. 脂肪组织切除术后处理　不同部位、不同类型的脂肪组织切除术，其术后处理有所区别。腹部脂肪组织切除术后多存在皮瓣紧绷，因此术后应避免增加切口皮肤张力。腹部脂肪组织切除术后下肢屈曲位，既便于手术切口缝合，又有利于减轻伤口张力，避免伤口裂开，促进伤口愈合。受术者术后移动较困难，术前应做好练习。术后伤口包扎后应穿上腰带，术后应采取半坐卧位1周左右，逐渐过渡到平卧，避免腹式呼吸受限。卧床时应主动活动或者被动刺激下肢，也可使用间歇性压力充气装置，预防深静脉血栓形成。

上臂脂肪组织切除术后手臂切口敷料包扎，并使用弹力绷带缠绕，但压力不可过大，以免影响皮瓣血液循环。术后手臂抬高，以利回流，促进肿胀消退，若末梢肿胀严重，应去掉弹力绷带，或改用弹力套。

脂肪组织切除术有时与脂肪抽吸术联合应用，以达到更好的形体雕塑目的，吸脂后可减轻切口缝合张力，轻柔的小插管吸脂在脂肪组织切除手术中有助于皮肤缝合，特别是存在皮肤张力的情况下。但这种吸脂也存在风险，如损伤皮瓣穿支血管可导致皮瓣坏死。术后10～12天可拆除缝线，也可根据患者的实际情况采用间隔拆线。电刀切口，应推迟1～2天拆线，无菌拉力胶布可起到保护和减轻瘢痕的作用。

（三）术后指导

术后应保证有足够的休息和睡眠，避免因剧烈活动使手术伤口渗血，从而导致感染的发生；术后1周应鼓励多饮水和进高蛋白饮食，多吃水果和蔬菜，不能久坐不动，适当活动，以帮助消化和促进血液的循环，以便尽早康复；术后恢复期应补充所需的各类营养，促进组织的生长。

患者需要遵照医嘱，主动配合，否则将会影响手术后效果，甚至产生并发症。脂肪移植术后早期减少移植区按压碰撞，1周后可指导患指轻度按压，以减轻不平整。也可以指导脂肪抽吸患者在术后2周左右开始对抽脂部位进行轻柔的按摩，有助于减少微小的不规则轮廓。自体脂肪隆胸手术后2周内，乳房对性触摸反应不敏感，还会有疼痛等不良感觉。3周后可恢复性生活，但仍应慎重，避免对乳房造成伤害。如准备妊娠，最好在隆胸术3个月后，待乳房形状稳定下来再开始为宜，细胞辅助自体脂肪隆胸手术一般不会影响哺乳的能力。

应告知脂肪抽吸患者，术后如发现异常应随时复诊，早期轻度的皮肤和软组织肿胀、瘀血和硬结属正常。术后第1周进行少量身体活动，可以减轻肿胀，第2周根据吸脂的量逐渐增加活动。在第1周末，应当鼓励患者开始轻度的体育锻炼，如在跑步机上做较快速的走步，也可以开始上半身调节，但必须穿着弹力加压服保护。3～4周时，如果肿胀和青紫正常消退，患者可以恢复全面运动。大量吸脂和股部环四周吸脂的患者需要更为限制性的术后生活方式。

重返工作岗位取决于很多因素：患者的职业、抽脂量、整体健康状况、身体和情绪恢复状况及患者对重返工作的愿望。一般中等量吸脂术（2～4L）后，大多数患者在1周内开始工作，可能会有疲劳感，但可以正常工作。对于大抽脂量吸脂术（大于5L），一般情况下，患者应至少休息1周。

术前应该详细记录受术者的信息，建立受术者随访表。按照随访计划指导受术者随访，完善的术后随访资料。患者分别在术后1周和1个月、3个月、6个月、1年及以后每年定期随访，观察手术效果，拍标准照与术前照片比较，对比正面、45°、90°各角度外形轮廓变化。

（易成刚　厉　怡　吴晓军　韩　超）

第 13 章 手术并发症

一、脂肪组织切除术的并发症

脂肪组织切除术常应用于腹壁、腰臀部、上下肢整形，通过传统的手术切除来达到减脂和整形的目的。随着脂肪抽吸技术的逐渐成熟，以及并发症较多、术后效果较差，传统的脂肪组织切除术已逐渐趋于淘汰，通过抽脂结合皮肤软组织切除以达到形体雕塑的目的发展为当前主流手术方式。本章将传统脂肪组织切除术及形体雕塑手术术后主要常见并发症诊治和预防在此一并进行简要叙述。

（一）局部并发症

1. 血肿 手术后最常见并发症，发生率在 3%～15%。常于手术后 24h 内发生，表现为局部疼痛肿胀和瘀斑，多为手术中止血不彻底。血液可积聚于创面内，可引起术区手术后大量出血（图 13-1）。

因此，手术中必须进行可靠的彻底止血，不可过度依赖电刀，较大的血管应进行结扎止血。尽管引流不能完全预防血肿，但在血肿发展中常能提醒医生。术后要进行可靠的加压包扎，一旦出现血肿，应立即排除，小血肿应当通过放置引流和加压包扎使其完全消退，大的血肿应当手术清创和止血。

2. 血清肿 血清肿也是脂肪组织切除手术最常见的并发症，发生率为 0%～20%，在许多系列报道中，形体雕塑中的浆液性血清肿发生率为 5%～15%。到目前为止其发病机制仍不十分清楚，但病因包括：手术中剥离的范围较大，存在大面积无效腔，术中损伤淋巴管，真皮脂肪皮瓣脱离后的无效腔，皮瓣和腱膜之间的剪切，以及炎性介质的释放。血清肿可发生于手术区的任何部位，但在腹部环形脂肪切除手术中多见于后部。BMI 指数较大的患者发生血清肿的概率也较高。

血清肿的影像学表现包括简单的积液，通常伴有周围脂肪浸润。鉴别诊断包括脓肿，会出现红、肿、热、痛症状或白细胞增多，在增强扫描图像上缺乏粗大或不规则的边缘强化是一个有帮助的鉴别特征。在超声检查中，缺乏内部网状结构或高回声碎片可区分血清肿和血肿。

血清肿通常是自限性的，可能与其他并发症的形成有关，如伤口裂开、皮瓣坏死或感染等。彻底而充分的止血、使用组织黏合剂、绗线缝合或渐进式张力缝合术、放置负压引流及术后加压包扎、穿紧身衣、减少活动等均可降低其发生率。保留引流管充分引流，直至引流液＜30ml/24h，但这会延长住院时间，增加感染风险和患者不适的发生率。也有报道上臂整形术中与没有引流的患者相比，术后使用负压引流并不能显著降低血清肿发生率。在腹部应最小限度地破坏 Scarpa 筋膜、使用组织黏合剂、渐进式张力缝合及缩小腹部皮瓣剥离范围等。

术后应当仔细观察以便及时发现血清肿，发生后必须积极治疗。最常用的方法是连续负压吸引治疗。对于顽固的血清肿，可使用硬化剂和插入导管。要避免发生感染，一旦发生除外科引流外还应当积极开始经静脉给药抗感染治疗。偶尔，长期存在的血清肿可发展成假性黏液囊肿，必须手术切除

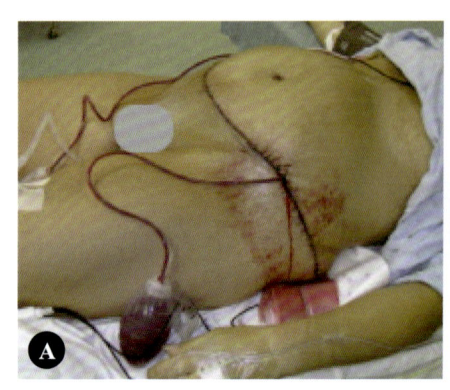

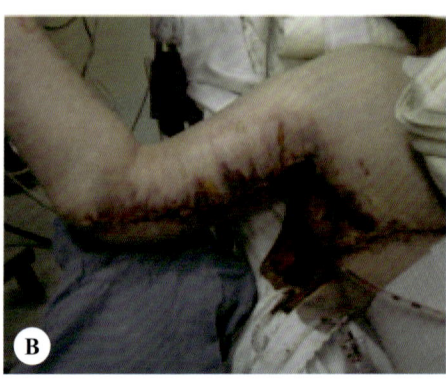

◀ 图 13-1 **A.** 腹部成形术后血肿。腹部、创缘肿胀，引流液增多，呈血性，引流管附近漏液，典型的需要紧急手术引流的血肿的临床表现。**B.** 臂成形术后血肿。主诉疼痛加重，去除敷料，可见肿胀瘀青。需通过早期手术干预避免皮肤坏死

引自 Gusenoff JA.Clin Plast Surg, 2014; 41(4): 805-818.

（图13-2）。

3. 感染 术后感染的常见原因为血肿和血清肿，感染腔隙通常伴有浅层皮肤软组织的蜂窝织炎，而单纯蜂窝织炎相当少见，有时引起液体积聚、发热和全身不适。伤口感染率报道的范围为1%～8%，腹部发生率为1.0%～3.8%，上臂发生率为1.7%。

术后大多数伤口感染是浅表的，对口服抗生素反应良好。脂肪组织极易发生感染，其预防措施是严格消毒术野，通常使用适当谱系的抗生素并密切随访。如发生感染，应及时查找原因，进行细菌培养和药物敏感试验，并使用有效、足量的抗生素控制。

感染严重可发生中毒性休克综合征。术后可发现患者出现中毒性发热、寒战、全身不适和血白细胞计数升高。尽管通常伤口没有明确脓液或大量液体积聚的证据，此类者常需要侵入性的手术切开引流。

4. 凹凸不平 传统的脂肪组织切除术，通过手术刀或组织剪去除局部多余脂肪，很难控制平整，术后极易出现术区凹凸不平，这也是传统脂肪组织切除术最大的弊端。

5. 伤口裂开 伤口裂开可发生于各种手术（图13-3），但腹部环形切除手术更易发生。原因主要与切口缝合的张力过大有关。

故手术后避免做引起腹部过伸的动作，可通过术后保持患者屈曲体位5～7天和指导患者在术后第2周逐渐恢复到伸直位预防伤口裂开。环形手术在身体前后面均产生张力，使得患者很难处于不增加任何闭合伤口张力的体位。

为避免伤口裂开，这类患者必须根据对侧张力调整另一侧的切除量、术后早期仔细移动患者并指导患者如何做才能预防伤口裂开。一旦发生切口裂开，应立即清创缝合，必要时在切口两侧做减张缝合，保守处理也可使其愈合，但常会遗留需二次修整的瘢痕。

6. 脂肪液化 一般发生在手术后4～5天，表现为切口处红肿有张力，可触及波动感，能抽出淡黄色的皂化液。发生原因不明，可能与手术中脂肪受损伤或污染有关。

故手术中应加强无菌操作，尽量减少对组织的损伤，一旦出现脂肪液化，应及时开放切口引流，待局部液化控制后再缝合伤口。

7. 淋巴瘘 主要表现为伤口或引流管持续引出多量淡黄色液体，每天引流量基本恒定，其原因与手术中损伤淋巴管有关。

因此，手术前设计皮肤切除范围时应留有余地，术中操作避免损伤淋巴管，避免因切口缝合张力过大而向淋巴管所在区域游离皮瓣。一旦发生淋巴瘘，应保持引流通畅，引流管留置时间应延长，尽量让大部分创面先愈合，使淋巴瘘成为窦道后再拔引流管。

8. 皮肤坏死 常见于皮瓣局部坏死，原因主要与

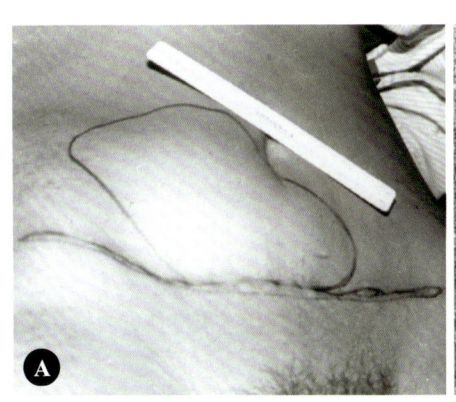

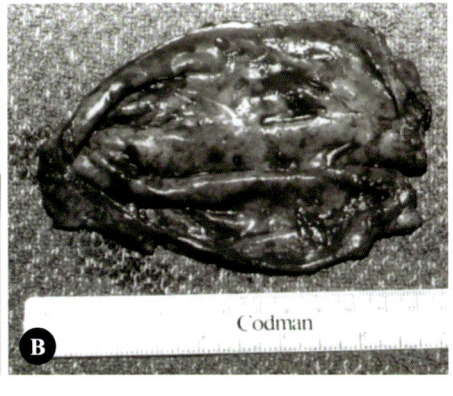

◀ 图13-2 腹部假性囊肿
A. 腹壁肿胀、质软；B. 假性囊肿切除术后

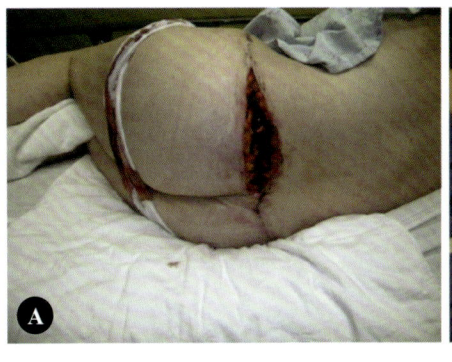

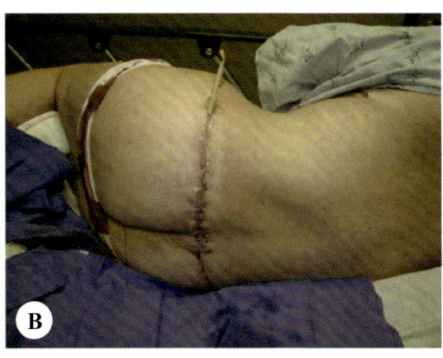

◀ 图13-3 臀部提升术后
A. 术后2周切口裂开；B. 清创后重新缝合，放置引流管［引自Gusenoff JA.Clin Plast Surg, 2014, 41(4): 805-818.］

皮瓣血供有关。血供减少可发生于躯干下部、上臂导致组织坏死。腹壁的下内侧面最容易发生坏死。多种因素与此相关，包括腹部闭合时张力过大、腹壁皮瓣过薄，任何导致腹壁侧方营养血管减少的情况，如既往腹部手术切口等。

上臂整形术约20%患者会发生皮瓣远端坏死，导致腋窝部位较小的残留伤口，需要二期愈合。上臂前徙瓣容易发生末梢坏死，而末梢坏死会延迟伤口愈合并导致瘢痕增生和收缩。原因可能是由于其接近三角胸肌间沟面产生的张力过强。弹力套或弹性绷带造成的压力也可能会导致末梢坏死。

故手术中皮瓣剥离的范围不要过大，组织的切除不要过多，以防切口缝合的张力过大，一旦发生皮瓣坏死，应及时切除坏死组织，待出现新鲜肉芽组织后，采用皮片移植修复创面，二期愈合可能发展成更大的收缩瘢痕。可以通过改进皮瓣设计和避开收缩压力避免此并发症发生。

9. 脐部畸形 腹壁整形术后常出现脐部畸形，主要表现为肚脐部位置过高、过低或偏位，其主要原因与手术中脐定位不准确有关。

因此，手术中向下牵拉皮瓣时，应保持两侧对称，以适当的拉力展平皮瓣，注意不要过度向下牵拉皮瓣，切开皮瓣显露脐部时，应在脐的正上方横向切开，如果手术后发现脐移位，可待其自然调整。必要时，通过手术将脐重新移至正常位置。

10. 皮肤瘢痕 由于伤口过紧，有时可能产生明显的增生性瘢痕，多数于半年后逐步减轻。瘢痕完全复原常需2年以上的时间，所以应鼓励患者等待瘢痕消退。瘢痕是上臂成形术最常见的并发症，发生率为24%。尽管有最佳的闭合时机和术后保守治疗措施，如激光治疗和类固醇注射。但有时需要手术修复增生性瘢痕，而手术翻修率为8.3%。

尽管仔细设计有助于减少瘢痕和体形不对称，但由于固有的骨骼和软组织不平整，使得对于许多患者不大可能根除这些问题。术前医生最好发现这些自身存在的不对称并向患者说明。瘢痕治疗方法可按增生性瘢痕的治疗原则进行处理。

11. 皮肤感觉受损 损伤皮肤感觉神经会导致术后出现相应区域的皮肤感觉迟钝和麻木感。一般可在半年左右恢复正常。上臂成形术中尤应避免损伤前臂内侧皮神经。

一项研究包括67名接受腹部成形术的患者，其中19.4%的患者报道他们经历了慢性术后疼痛，多为"电击"、刺痛和神经病理性疼痛等非剧烈疼痛。多为术后神经瘤疼痛或神经卡压，体格检查出现Tinel征或病变部位压痛，通过靶向注射局部麻醉药缓解，可诊断神经瘤。治疗应该包括神经松解术和神经切除，并植入到邻近的肌肉中。

12. 局部淋巴水肿 淋巴水肿是一种令人痛苦的晚期并发症，在切除手术后，下肢比上肢更常见。部分肥胖患者由于对压力治疗过敏可导致慢性、轻微的肢体肿胀。上臂脂肪组织切除术后约20%患者的臂内末梢会有3~5cm复发性淋巴囊肿。少数患者出现核桃大小的肿块。

反复抽吸和局部施压对所有的淋巴水肿都有效。上肢和下肢的水肿通常通过抬高四肢、使用加压包裹物或衣服及淋巴按摩来治疗。

（二）全身并发症

1. 呼吸受限 呼吸运动受限制是严重的全身并发症，发生更频繁且极为严重。尽管该现象并不常见，但有些患者在术后可能会立刻出现呼吸困难。治疗为休息、吸氧和物理治疗。

常需鉴别由腹直肌鞘折叠术导致的呼吸受限。腹直肌鞘折叠产生的回缩力有助于缩小瘢痕，但折叠过度会破坏解剖结构，增加腹压，影响呼吸，增加下肢血栓形成风险，而且折叠收紧的腱膜会松弛复发。

2. 深静脉血栓、肺栓塞 腹部脂肪切除术后，因收紧腹壁导致腹腔内压升高，下肢静脉血回流减少，血液淤滞于深静脉，可引起血栓性静脉炎、深静脉血栓形成和（或）肺栓塞，肺栓塞是脂肪切除术中最严重的并发症。血栓性静脉炎发生率为1.1%，肺动脉栓塞的发生率为0.8%，并且肺动脉栓塞的死亡率也较高，服用激素替代性药物及近期乘过航班的患者此发生率也偏高。肺栓塞可以迅速致死；10%的有症状的肺栓塞患者在1h内死亡，幸存者可能发展为右心劳损或右心衰竭。

因此，凡有心脏及血管系统疾病的患者，尽可能避免做此手术。女性患者在术前及术后均应禁服避孕药。术后推荐使用弹力袜和预防性药物治疗。术后6h均接受低分子量肝素治疗，不会增加出血和血肿的风险。目前对于腹直肌折叠术是否增加肺栓塞发生的风险还不清楚，如果腹直肌折叠术对患者手术效果的提升不显著，则不推荐行此手术，否则可能弊大于利。还有其他降低此并发症的手段，包括减少手术时间，保证补液量充足，以及早期下床活动。需要对患者进行术前教育，让患者自身提前对深静脉血栓形成和肺栓塞有一定的认识。

作为静脉血栓栓塞事件的个体化风险评估工具，

术前使用2005Caprini评分是最有帮助的。Caprini评分＞8的患者可能受益于化学预防（低分子量肝素）。然而，不建议在一般低风险整形手术人群中常规应用低分子量肝素预防血栓栓塞。由于血栓栓塞事件也发生在低风险患者中，一些作者认为合理的预防性干预阈值是为了最大限度地提高患者的安全性。

3. 全身代谢的影响 有研究结果显示，虽然皮下脂肪切除术对老年女性的肥胖有较好的治疗效果，但对代谢和肝功能均有不良影响。因此，脂肪切除术是对抗肥胖的双刃剑，需要深入的调查和精确的选择。动物实验大鼠皮下脂肪切除术后，出现明显的空腹高血糖、血脂异常、血浆白蛋白降低、氧化还原状态紊乱，组织学改变加重。

尽管大网膜切除对胰岛素敏感性、胰岛素抵抗、糖脂代谢的改善和肿瘤发生的保护作用，在动物实验中已有较多的证据。而人体实验虽已经多次改进，并从多个方面进行探讨，多数研究却仍未发现相应改善，大网膜切除改善糖脂代谢和代谢综合征的期望收益均未被证实。

4. 心理 接受大量脂肪组织切除手术，特别是大量减轻体重后的患者术后可能发生心理问题，影响其恢复。尽管这可以发生于任何手术，但环形脂肪组织切除手术后，患者的恢复期较长，因此术前应评估患者的心理承受能力并排除心理问题尤为重要。大量减轻体重的患者多有经过长期单纯减轻体重不能解决的心理问题，存在相对更高的心理障碍发生率倾向。患者对手术结果感到失望是经常会存在的问题，严重情况可能远超出预期。

二、脂肪组织游离移植术的并发症

1893年，德国外科医生Gustav Neuber首次提出了脂肪组织游离移植，为软组织填充物的选择开辟了新方向。1895年，Vincent Czerny率先在乳房重建手术中使用自体脂肪移植，将患者自己的脂肪用于乳房重建。从颅面部和乳房重建，到改善手术后僵硬关节活动度，通过供区与受区的脂肪转移达到调配脂肪、雕塑体形的目的，传统的脂肪组织游离移植曾在临床上得到广泛的应用。然而，由于这种块状脂肪组织游离移植以后吸收严重，对抗感染的能力亦较低，常形成无菌性液化坏死，以及其他一些相关并发症的发生，在很大程度上限制了其临床应用。

（一）吸收

真皮脂肪复合移植被认为可以更好的血管化，有利于移植组织的存活。然而，术后移植组织不可避免的会发生吸收，主要有以下几个因素：组织厚度过大、创伤性操作、血肿、伤口感染、固定不可靠或组织血管化差。脂肪垫的厚度被认为是移植存活的重要因素，在15mm时，预测游离真皮脂肪组织有25%～30%的吸收率。推荐的最佳脂肪垫的厚度为25mm，既能提供足够的体积，又有利于存活。由于体积丢失不可避免，建议最初过度矫正10%～40%。虽然在长期研究中皮瓣的萎缩趋势很小，但也可能发生继发性收缩。因此在没有并发症的情况下，25%～30%的过度矫正往往能获得令人满意的效果。导致吸收的其他因素有移植物体积过大、患者年龄偏大、移植物术前或术后感染、移植床烧灼、移植物粗暴处理。

（二）感染

为真皮脂肪移植术后较严重的并发症，美国眼窝真皮脂肪移植物感染的发生率为0%～5.5%，加纳系列病例中最高为13.7%。移植物发生溃疡必须处理，因为真皮的缺陷可能成为深部感染的途径。如果发生真皮溃疡，可用羊膜进行覆盖。羊膜从传染病血清学检测阴性的剖宫产术中获取，羊膜上皮面朝上置于显露区域，缝合固定，面积应略大于溃疡区域。定期复查，2周后，羊膜下自体组织生长，并满意地覆盖裸露的脂肪。

推荐局部和全身性使用抗生素预防这一严重并发症。此外，术中可能需要使用抗生素，因为受区消毒准备有可能不够彻底，而且在某些情况下，供区可能是一个相对清洁的部位。对于术前受区存在感染的病例，治疗和完全清除感染是移植脂肪的重要前提。吻合血管的脂肪组织游离移植术后应用抗生素5～7天，预防感染。

（三）坏死

脂肪组织带蒂或脂肪真皮蒂转移时，由于脂肪自身内含血管较少，故缺血可能导致部分脂肪坏死。真皮脂肪移植在首次有2.9%的坏死率，再次移植坏死率达4.5%，通常还会在手术后2～3年或更长时间再发生坏死。因此，脂肪坏死的程度和美容效果之间的关系需要更长期的观察来进行评价。

（四）填充不平整或不足

填充不平整或不足由脂肪组织移植后收缩或吸收所致，预防办法为移植体体积应较缺损区大约1/3。如果发生可用自体脂肪颗粒注射填充部分凹陷部位。

随着三维成像技术的出现，新的技术使其成为治疗面部畸形的理想方法。鉴于面部的复杂体积性质，使用计算机软件的虚拟图像可以帮助外科医生设计重建方案。数学计算可以给出准确的容积缺损值，使手术计划更精确，并减少修改的需要。然而，自体软组织重建仍然是一个挑战，因为它的动态性质涉及肿胀和萎缩期。目前临床应用的结果显示，三维技术可以精确地再现面部畸形的解剖结构，可成功应用于面部软组织重建，其结果是可以量化的，为外科医生提供了一种客观分析术后结果的手段。随着三维硬件和软件成本的降低，重建外科医生可能会使用这项技术来设计更具美学效果的复杂手术。

（五）表皮样囊肿

真皮脂肪组织游离移植时，如移植体表皮未去除彻底，受区可于术后几个月出现表皮样囊肿形成。遇此情况，应在局麻下手术切除。

但也有研究发现在健康志愿者进行游离真皮脂肪植入后1周至5年的不同时间间隔内，随访并获得生物标本，进行临床和组织学评价，活检标本显示"未见表皮样囊肿、毛囊或皮脂腺的痕迹"。虽然在显微镜下表皮样囊肿的形成是常见的，但这些囊肿似乎被宿主纤维组织所取代。对33名患者的43例真皮脂肪移植的临床评估（随访至少1.5年，85%的患者）显示没有囊变的临床证据。

（六）移植物多毛、角化

在3.8%～25%的真皮脂肪移植物中会出现移植物多毛或保留纤毛，这是一种常见的并发症，但通常是自限性和无症状的。同样是因为移植组织表皮没有被完全去除，真皮附属物和角蛋白再生长。这些并发症是完全可以预防的，只要在手术时注意细节，将移植物上皮彻底去除。再者，供区位置可选择毛发最少的部位。

（七）肉芽肿

形成肉芽肿，明确诊断非常重要，需要同其他肿块类病变鉴别。应该进行放射成像检查，如MRI，以识别肿块的特征。重视正确评估和治疗的重要性，以缩短诊断和治疗时间。治疗首先应使用类固醇或抗炎药进行保守治疗，再考虑行手术切除。控制炎症是最好的治疗方法，因为它可以消除病因，减少复发。

（八）移位

脂肪组织移植时，固定不可靠，或者发生肿胀，导致移植组织移位。

（九）增生肥大

术后受术者体重增加，可同时出现移植物体积增大，从而影响术后效果。叮嘱受术者术后调节饮食，保持体重平稳。

（十）吻合血管的脂肪组织游离移植

术后要加强观察与护理，按照显微外科要求应用抗凝、抗血管痉挛、抗感染治疗，定期观察移植物血液循环，测局部皮温，预防动静脉危象。术后观察期间一旦发生血管危象，需立即探查抢救。术后定期行凝血功能及血小板聚集功能监测，以便早期发现血栓形成的风险，必要时可通过彩色超声进行排查。病房温度控制在22～25℃，必要时给予镇痛、镇静处理。

（十一）术后供区问题

供区出现增生性瘢痕及凹陷，在切取真皮脂肪瓣时，由供区仅留表皮，真皮脂肪被移除所致，术前应告知受术者，必要时可用自体脂肪颗粒填充。在一项针对乳腺癌术后应用腹部真皮脂肪组织移植修复缺损患者的调查中发现，尽管在腹部供区部位有额外的瘢痕，然而，与术者预期相反，患者并没有抱怨额外的瘢痕，而是对新的身体形象感到满意，因为手术减少腹部额外的脂肪组织体积。

供区伤口裂开很少见，大范围开裂仅占0.6%，小的裂口可能会逐渐愈合，而大的裂口可能需要手术切口边缘清创和缝合。仔细选择供区和分层缝合有助于防止供区伤口裂开。受区伤口裂开可能由于切口位置选择不当，臀部脂肪组织移植时，为减少手术创伤做单一的臀部切口，导致了一系列与裂开等相关并发症。而经过改进之后，使用两个臀部切口，这种做法在术后提供了相同程度的美容效果，但发生相关并发症的概率明显减小。

供体部位血肿也很少见，一次血肿占1.7%，在许多病例中被认为是由供体部位血肿引起的术后早期过度运动。在术后早期必须强调对患者严格的活动限制。吻合血管的游离脂肪组织移植时受区需加压包扎并放置引流。

三、脂肪抽吸术的并发症

据估计，2018年全世界施行的脂肪抽吸术有1 453 000例，并且呈逐年增长态势，脂肪抽吸术成为世界上最普遍的美容整形手术。

脂肪抽吸术能够去除人体局部堆积的皮下脂肪，达到减肥及重塑体形的效果。随着对美学概念、流体动力学、麻醉选择和技术进步的更深入的理解，使得吸脂手术更安全、更容易进行，也越来越受欢迎。但同时脂肪抽吸术的适应证不断扩展，抽吸人群数量持续增加，既包括年轻患者，也包括年长患者，抽吸量及肿胀液体注射量不断增加，常见并发症的发生率也有增加趋势，一些少见的严重并发症时有发生，有时甚至危及生命。加之超声波、激光、射频和冷冻溶脂等新技术相继应用于临床，也出现了一些有别于以往的并发症。

（一）局部并发症

1. 水肿、瘀斑 脂肪抽吸术后早期水肿是组织对手术创伤的正常反应，部分原因是术中注射肿胀液的潴留所致，手术后通常持续4~6周。在正常情况下，肿胀在手术后2周达到顶峰，随后10~14天质地变得更坚硬。当肿胀液、脂肪酸和血清被重新吸收，组织就会恢复其正常的柔韧性。晚期的肿胀大多发生于下肢，尤其是小腿吸脂术，主要是由于手术损伤皮下组织淋巴系统导致局部的淋巴回流障碍。因此术后应适当抬高下肢，穿戴弹性适度的塑身裤，弹力服压力过高也会导致淋巴回流障碍。极少数情况下，水肿伴有疼痛可能持续6周以上。被认为是由过度的组织创伤引起的，导致局部烧灼样损伤。持续的水肿也可能导致瘢痕、纤维化和表面凹凸不平。

抽脂后瘀斑是由于抽吸时损伤毛细血管后渗血（图13-4），多出现在体位较低处皮下，于术后当天或次日出现，7天达高峰，4周后消退。

男性腹部吸脂术后1周左右通常会出现生殖器瘀斑，原因是患者活动时血液和肿胀液下降，多可在1个月内自然愈合。过度和严重的瘀斑可能与患者吸烟史、使用药物有关，也可能与手术抽脂时静脉系统损伤有关。为了避免这种并发症，预防措施包括在吸脂术中操作温和，并确保患者遵守术前指导。在浅层吸脂时要在真皮层下留出1~2cm厚的皮肤层，目的是要保护皮肤动脉血管丛，这样可以避免出现大理石样斑纹皮肤现象。也可辅助口服活血化瘀药物。

2. 血肿 正确使用肿胀技术和正规操作脂肪抽吸术，能够在很大程度上保证手术安全，出血量是极少的。若是肿胀液注射的范围不够大或是吸脂时超出注射肿胀液的范围及抽吸时位置过深伤及血管，就会导致出血量增加。

注射肿胀液时动作要轻柔，适当用力，避免暴力操作，尽量避开大血管部位。抽吸操作时采用扇形隧道式抽吸，一手平置于皮肤表面以感知和掌握抽吸的方向及深度，应避免抽吸的层次深浅不均。脂肪抽吸应在肿胀液注射30~60min后再进行，不仅麻醉药效果发挥较好，而且能明显减少术中出血。若术中出血增加，应停止抽吸，进行加压包扎以减少出血。术后出现血肿可用针管穿刺抽吸再局部加压包扎，预防应用抗感染药物，酌情给予止血药物。

大的血肿需反复抽吸后局部加压包扎，但完全消散所需时间较长，故关键在于预防。因此，术后3天内弹性加压服不能随意松脱，若弹力不足，可以衬垫敷料。另外，术后48h内常规留置引流管持续负压引流也是有效的预防血肿的措施。

3. 血清肿 文献报道脂肪抽吸术后血清肿发生率国外为2.4%，国内为2.9%。血清肿发生在术后第1天，平均在24h内表现最为明显。吸脂术所去除脂肪组织的部位可产生潜在的组织腔隙，或吸脂针管通过范围过长，在皮下组织形成无效腔，较大的腔隙内充满了不凝的血清液体，形成血清肿。随着血清肿的形成，皮肤脂肪层与深层组织之间不能粘连愈合，在重力的作用力，发生松脱下垂。

血清肿大多发生于下腹部，大腿前外及前内侧、肘内侧，而其余部位较少发生。分析原因可能是这些部位吸脂量较多、皮肤较薄、活动频繁，术后又没有很好的加压包扎或者加压包扎的时间比较短。因此在这些部位进行脂肪抽吸时尤应注意不要过多过深超量抽吸。术后立即着紧身衣（其稳定压力值略小于中心静脉压）可防止血清肿的发生，还可通过减少所有吸脂区域的相对活动度而减少疼痛和不适。

血清肿发生早期必须充分引流，切实加压包扎，消灭无效腔，尽早促进腔隙粘连愈合。对于中期的血清肿，采用注射器抽吸，加上有效的局部加压包扎，一般均能控制血清肿。如血清肿迁延不愈，则需要根据积液的量及部位、时间，采取放置引流、搔刮创面等不同的治疗方法，及早促进腔隙闭合。

4. 感染 脂肪抽吸术发生术后感染的概率是极低的，约为0.4%，主要与手术室消毒不良或未经治疗的血肿继发细菌污染有关。最常见的浅表感染类型通常在切口附近，由葡萄球菌和链球菌引起。深部感染多

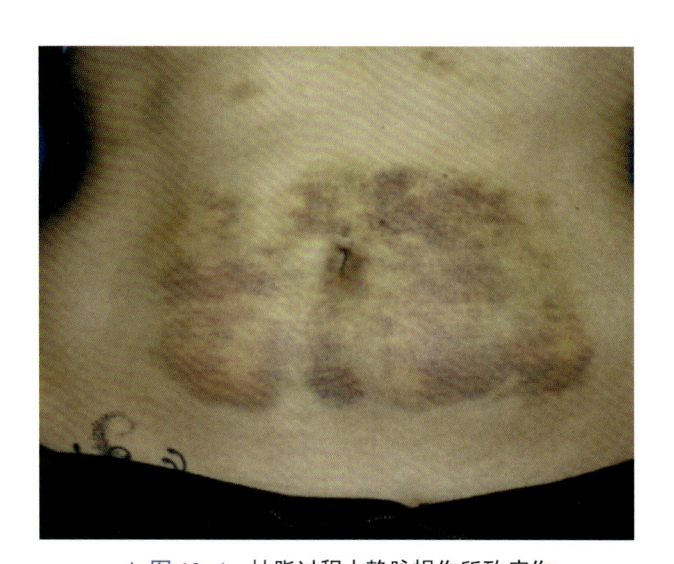

▲ 图13-4 抽脂过程中静脉损伤所致瘀伤

引自 Al Dujaili Z, Karcher C, Henry M, Sadick N.J Am Acad Dermatol, 2018, 79(2)：197-205.

是由非结核性杆菌引起。

预防措施包括手术室的严格消毒，手术器械的严格灭菌，术中规范的无菌操作，在行大量吸脂或吸脂同时行其他手术时，围术期可注射广谱抗生素，然后预防性口服抗生素5~7天，以防止感染。术后感染应及时诊断，感染通常出现在吸脂术后早期（10天至6周内），症状包括局部红斑和疼痛。一旦感染，问题将会非常严重。因为术中组织剥离后，感染将会沿着剥离间隙迅速而无阻碍地扩张，发生严重并发症，如坏死、败血症或中毒性休克综合征（图13-5）。及时行细菌培养及敏感实验，根据结果进行针对性治疗及配合局部治疗，抬高患肢及引流等。

5. 皮肤坏死 脂肪抽吸术所致的皮肤坏死不多见，国外报道发生率为0.2%，国内为1.77%。主要原因是抽吸过浅损伤真皮下血管网及皮肤创伤，预防措施主要在于尽量保护真皮下血管网的完整，熟悉局部解剖，根据不同区域血供特点进行抽吸，保证皮瓣血供安全。一般应保留真皮下1~2cm厚的脂肪层，抽吸时吸头切忌面向浅层皮肤反复抽吸。

超声辅助脂肪抽吸术中探头与皮肤之间接触时间延长会造成摩擦损伤，操作不慎导致的局部皮肤灼伤，损伤了皮肤全层或皮肤血管网，使皮肤失去血供而发生坏死。防止热损伤的最重要规则是：只在潮湿的环境中使用超声能量，始终保持超声探头移动。

电子和光纤溶脂技术也可导致皮肤灼伤，预防措施主要是规范操作，在吸脂管入口处要加以适当保护。光导纤维末端要保持移动，不可过长时间停在同一点发射激光，照射时不可过浅，尽量保护真皮下血管网的完整。

紧身衣也可能导致坏死，其机制是过度紧身可致局部组织缺血，尤其是衣服的皱褶处。

皮肤坏死的治疗包括外科清创、抗生素和二次伤口闭合翻修。高压氧和PGE$_1$可作为增加血液供应的辅助治疗。据报道，早期使用高压氧有助于限制坏死面积。

6. 皮肤感觉异常 脂肪抽吸术后早期会有局部的皮肤感觉麻木、感觉过敏、感觉迟钝，这是由抽吸过程中损伤皮肤感觉神经末梢所致，或脱髓鞘作用有关（在超声吸脂术中更常见）。灼烧痛和深部痛可能越治疗症状反而越重，这是最为常见的表浅神经损伤的症状，通常为自限性，不需任何处理，一般3~6个月后自行恢复。严重或慢性疼痛可能是由小的神经瘤引起的，但更多的是由潜在的筋膜或肌肉的损伤引起的。

慢性疼痛需要由神经科专家进行评估，使用局部麻醉可暂时的缓解，但推荐使用MRI。MRI可以确定神经损伤或瘢痕形成造成的压力的潜在位置，进而行手术干预以缓解。

7. 皮肤松弛、下垂 吸脂后皮肤不完全回缩会导致皮肤明显松弛，常见部位包括腹部、手臂和大腿内侧。皮肤弹性差、肌肉筋膜过度松弛和大量脂肪沉积的患者尤其危险，因此不鼓励接受抽脂手术。抽吸后皮肤松弛、下垂可能加重。对于以上患者行吸脂术的同时可考虑同期或分期进行皮肤软组织切除整形。还应注意辅助脂肪抽吸方式的选择，水辅助脂肪抽吸不能产生皮肤固有的收缩反应。部分患者吸脂术后固定不当，弹力塑身衣压力不足，穿戴时间过短，过早进行大运动量或节食减肥等也是导致皮肤松弛下垂的原因。

应该客观评价吸脂术中宜去除的脂肪量及可经术后皮肤自身回缩达到紧致的皮肤赘余的最高限度。评价的依据为患者的查体情况及术者的自身经验。术后加压服使用12周可能会增强皮肤回缩。射频辅助脂肪抽吸可使软组织线性收缩（图13-6），在术后6个月的皮肤活检组织学检查中，胶原基质增厚高达

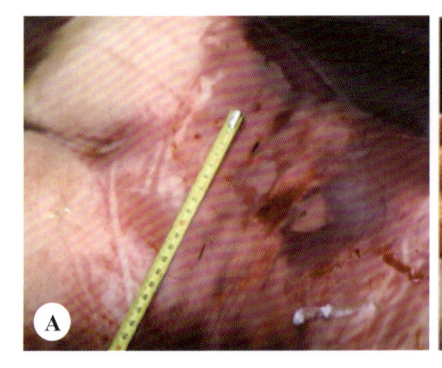

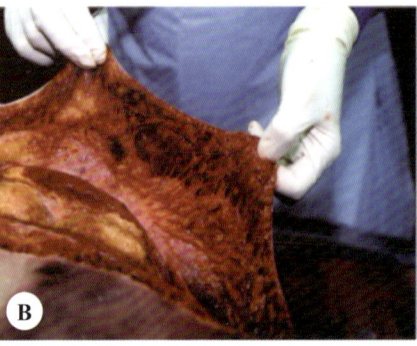

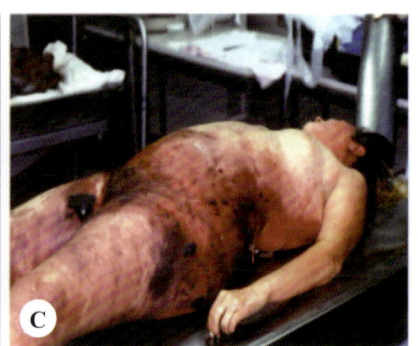

▲ 图13-5 产气荚膜梭状芽孢杆菌感染，下腹部、背部气性坏疽，吸脂超过3000ml。患者术后20h死亡

引自 Lehnhardt M, Homann HH, Daigeler A, et al.Plast Reconstr Surg, 2008, 121(6):396e-403e.

47%，达到了平均 31% 的局部线性收缩。

适合于皮肤松弛没有严重到需要进行标准切除手术的程度，但仅进行抽脂很可能会有较差的美学结果的患者群体。若患者的皮肤赘余过多，应选择手术切除法来处理。

8. 瘢痕 吸脂术瘢痕并不常见，可能是由皮肤的热损伤造成的。可表现为色素脱失/沉着、增生、肥大，甚至形成瘢痕疙瘩，严重影响美观。浅层抽吸时使用大套管，切口部位热损伤和反复通过都会引起皮肤瘀伤，导致色素沉着过度的瘢痕。因此切口的设计应该位于较为隐蔽、操作方便、利于吸脂管通过的位置。切口的长度为吸脂管直径的 1.5 倍，尽管切口越小越好，但如果切口与吸脂管贴附太紧，吸脂管的来回穿梭也会造成严重的摩擦创伤。这种摩擦创伤最终可致组织坏死和切口凹陷，以及色素沉着性瘢痕的形成。

为避免此类并发症，必要时可以做辅助切口，以便整个吸脂区域的操作都具有安全性和可控性。推荐用生理盐水或其他溶液将切口边缘进行润滑，还可以用塑料胶贴或特制硬性保护壳来保护皮肤，贴膜需要用微孔胶带直接固定于皮肤上。作者单位通过用注射器制作成吸脂管套管，缝合在切口处，来避免吸脂管与皮肤间的直接摩擦损伤。

治疗可以用类固醇/对苯二酚霜或激光治疗（图 13-7），增生性瘢痕可结合硅胶片、注射类固醇、加压治疗或再次切除。

9. 凹凸不平 脂肪抽吸术后早期由于水肿、肿胀和包扎压力不够等会出现轻微的凹凸不平，常见于皮肤弹性差、先前存在脂肪团和瘢痕的患者。通常无须处理，经过一段时间即可恢复；若是有明显的凹凸不平或半年后仍凹凸不平，说明抽吸不均匀，过度抽吸或者在同一隧道反复抽吸，以及吸脂管直径选择不当，这将导致永久性的畸形。

预防措施包括将最大吸脂压力设定在 250～400mmHg，并在低压下抽吸浅层。保留浅层 1～2cm 的脂肪组织，抽吸时应在同一层次平面呈放射状抽吸，不可形成在同一隧道多次抽吸的习惯。根据凹陷的情况，凹陷不严重且周围脂肪丰富者，可采用注射器抽吸周围脂肪，使凹陷平复，个别深凹处可进行适量脂肪注射。整体脂肪过度抽吸者，应从其他脂肪组织丰富的部位抽吸脂肪，再按标记的范围进行适量、多次的脂肪注射，注射量可适当超过需填充量，以矫正脂肪部分的吸收。移行交界区也要注入少量脂肪，使凹陷区与突起区能够完好连接，术后两区融为一体，外形更加自然。

为避免切口凹陷，术者应尽可能不让吸脂管管头碰到切口附近区域，在曲度较大的区域，抬起吸脂管手柄并向前穿入组织，抬起的目的是使管头在预设的深层平面内，避免皮肤内表面受到管头损伤。

10. 皮肤色素沉着 抽脂区域循环障碍会导致皮肤色素沉着，过度抽脂导致真皮下血管网受损，引起局部皮肤缺血致色素沉着，其原因是含铁血黄素的沉积和紫外线的固化作用。含铁血黄素是表层出血后血红蛋白分解的产物。而出血往往是由吸脂管道的机械损伤导致血管损害，进而导致皮屑脱落过多。瘀斑、药物（米诺环素）、术后恢复期阳光暴晒、损伤切口上方真皮等也是造成这一现象的原因。

虽然这种并发症通常在 1 年后就会消失，但会在大腿处持续存在，对患者应给予相应的预警。避免过多的表浅抽吸和日光暴晒可防止色素沉着，直至皮下出血吸收。超声波按摩受影响的区域可以促进其消退。

11. 不对称 出现不对称说明术前设计存在缺陷，

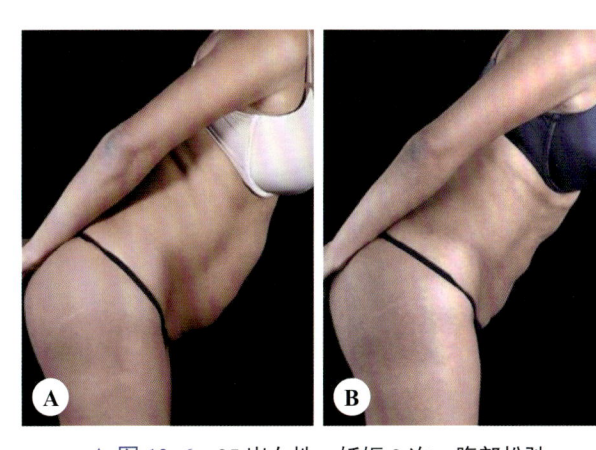

▲ 图 13-6 35 岁女性，妊娠 2 次，腹部松弛
A. 射频辅助脂肪抽吸术前；B. 术后 12 个月。共抽脂 1000ml，外部温度 40℃［引自 Theodorou SJ, Del Vecchio D, Chia CT. Aesthet Surg J, 2018, 38(suppl_2):S74–S83.］

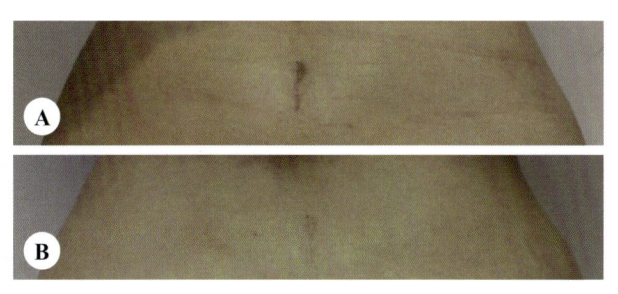

▲ 图 13-7 **A.** 吸脂术后 5 个月瘢痕色素沉着增加；**B.** 二氧化碳激光治疗 3 个月后

引自 Al Dujaili Z, Karcher C, Henry M, Sadick N.J Am Acad Dermatol, 2018, 79(2):197-205.

多出现于腹部两侧（图13-8）、下肢和上肢，其原因是抽吸量不均，针道深浅不一，另外还与局部皮肤弹性好坏有关，但也可能在术前已存在。

使用测量和临床摄影记录任何患者自身的不对称是至关重要的（图13-9）。故在操作中应掌控抽吸的层次使其在同一平面，随时注意左右对比，测量吸脂物的体积，对皮肤弹性差者应采取抽吸与切除相结合的方法，争取做到两侧吸脂范围和吸脂量均等。术后手动和目测观察有助于识别不对称。如果不采取这些措施，患者很可能会不满意，并要求随后的矫正程序。

12. 抽吸不足 这种情况多见于髂腰部，因受肋缘、腹外侧肌肉和骨的影响，这个部位脂肪的水平剖面是呈弧形生长的，脂肪抽吸时易造成不平整或抽吸不足。抽吸此部位时，应顺势沿胸腰筋膜做弧形轨迹

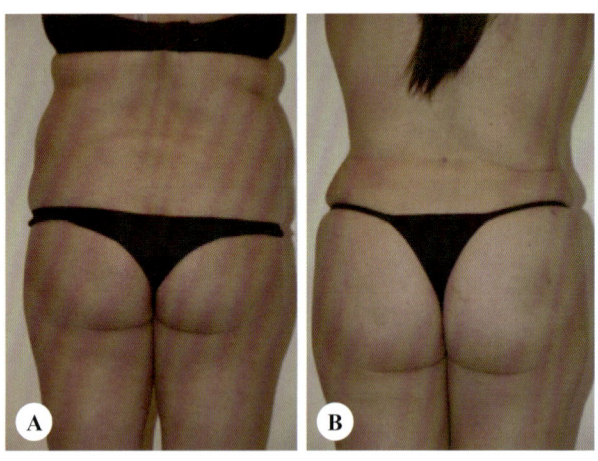

▲ 图13-8 A. 吸脂前；B. 吸脂后。左侧脂肪较多，表现为不对称

引自 Al Dujaili Z, Karcher C, Henry M, Sadick N.J Am Acad Dermatol, 2018, 79(2):197-205.

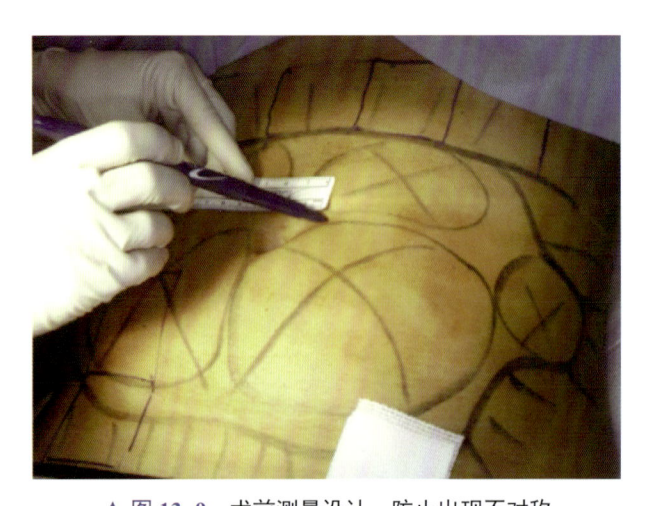

▲ 图13-9 术前测量设计，防止出现不对称

引自 Al Dujaili Z, Karcher C, Henry M, Sadick N.J Am Acad Dermatol, 2018, 79(2):197-205.

的抽吸，并注意保持吸脂管远端的皮片厚度。

也见于术前和患者的沟通不足，术后没有达到患者的预期效果。这种情况可以在半年或1年后再次抽吸。

13. 术后疼痛及跛行 多出现于下肢脂肪抽吸术后，这主要是由于下肢抽吸脂肪过度，抽吸层次过深，造成阔筋膜或肌膜的广泛损伤，导致肌肉疝出，与皮肤粘连，行走时肌肉收缩牵拉皮肤导致疼痛、跛行、行走困难。局部表现为皮肤变硬，触觉敏感及明显的凹凸不平，可持续数月之久。该并发症处理较为困难，需经物理疗法、服用维生素、按摩等方法减轻粘连。

（二）全身并发症

1. 脂肪栓塞及脂肪栓塞综合征 脂肪栓塞及脂肪栓塞综合征是机体遭受创伤后的一种严重并发症，对于脂肪抽吸术而言，一般不会出现。然而，对于吸脂量过大或者同期施行多个受术者，其发生概率明显增加。

脂肪栓塞综合征主要影响肺部，也有报道疑似发生冠状动脉栓塞的病例（图13-10）。小脂肪子栓塞是由于脂滴和脂肪酸释放到体循环中而发生严重炎症，产生一系列体征和症状，如Gurd标准（表13-1）所示，死亡率为10%～30%，通常发生在术后72h内。相比之下，大栓子脂肪栓塞的特征是存在大量脂肪细胞，可形成直径1～8cm的栓子。这些栓子阻塞肺循环，导致类似肺血栓栓塞的临床症状，并导致急性心力衰竭，死亡率极高，通常发生在术中和术后12h内。

吸脂患者在术后72h内出现发热、呼吸困难和各种意识状态改变的症状，特别是在没有腹痛的情况下，都应该立即住院，以排除脂肪栓塞。尽快进行CT，是否显示肺部磨玻璃样混浊或胸腔积液的影像，有助于诊断及判断预后。

脂肪栓塞综合征并无特异性治疗方法，因此应以预防为主。术前根据适应证谨慎选择患者，缩短手术时间及脂肪抽吸量。术后密切观察生命体征，监测血氧饱和度，早期适量活动，适当镇静止痛等。如有呼吸困难和呼吸衰竭的迹象，应尽快进行常规实验室检查，包括血气检查，以确定是否需要插管。当存在一个Gurd主要标准和两个次要标准，并且CT结果为阳性时，可做出脂肪栓塞的早期诊断。

由于目前没有能直接溶解脂肪子的药物，治疗的主要方法为生命支持，对症处理，预防感染，提高血液乳化脂肪的能力等处理，防止脂肪栓塞的进一步

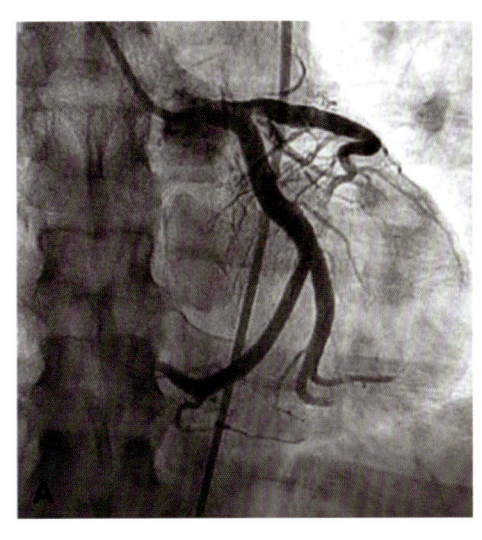

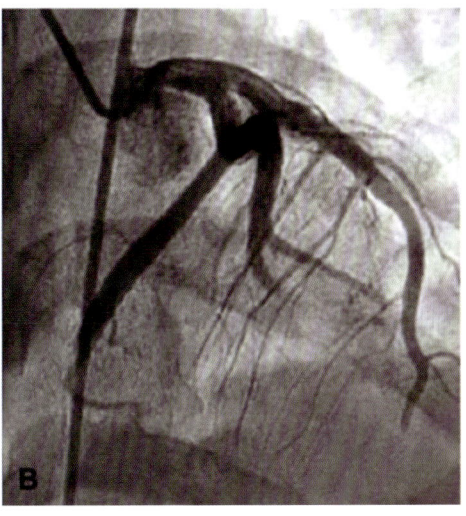

◀ 图 13-10 冠状动脉造影显示，左前降支完全闭塞，边缘 3 个钝支，左后降支前后位尾侧观（A）和右前斜位头侧观（B）

引自 Thamwiwat A, Sudhakar D, Paniagua D, et al.Catheter Cardiovasc Interv, 2018, 92(7): E449-E452.

	表 13-1　脂肪栓塞 Gurd 标准
主要诊断标准	• 腋窝或结膜下瘀点 • 低氧血症动脉血氧分压<60mmHg；吸入氧分数 =0.4 • 与低氧血症不匹配的中枢神经系统抑制 • 肺水肿
次要诊断标准	• 心动过速>110 次 / 分 • 发热>38.5℃ • 眼底镜下视网膜有栓子 • 尿中出现脂肪 • 红细胞压积、血红蛋白或血小板突然不明原因下降 • 红细胞沉降率加快 • 痰中出现脂肪小球

加重，纠正 FES 的缺氧和酸中毒，防止和减轻重要器官的功能损害，促进受累器官的功能恢复。当出现缺氧症状时，可给予吸氧、持续正压通气或呼气末正压通气。药物治疗包括碳酸氢钠溶液、胆碱、抑肽酶及氯贝丁酯，进行抗凝、脱水和抗生素的预防性应用。激素，如大剂量氢化可的松及甲泼尼龙等，在临床治疗中的应用比较广泛。

2. 深静脉血栓形成及肺栓塞　深静脉血栓形成是抽脂手术最严重的并发症之一，也是导致抽脂相关死亡的主要原因。单独吸脂的病例中静脉血栓栓塞的发生率相对较低，为 0.02%～0.06%，即 2500 名患者中有 1 名。然而，高 BMI、高龄、麻醉 ASA 评分较高及吸脂量大于 5000ml 会显著增加发生风险。BMI>30 患肾静脉血栓的风险会提高 6 倍。增加风险的因素还包括雌激素治疗、脱水及口服避孕药物史、深静脉血栓家族史、恶性肿瘤、充血性心力衰竭、手术持续时间超过 1h、吸脂和腹部整形的联合手术等。

早期诊断是防止致命后果的当务之急。术后症状，如呼吸急促或胸痛需要认真对待，特别是在手术后的前 2 周。深静脉血栓可能与静息痛有关，也可能仅与运动时的疼痛有关。潜在的深静脉血栓的其他迹象包括阻塞的静脉远端肢体水肿，皮肤温度升高，足背屈时疼痛，以及触诊时小腿压痛。诊断的一线影像学检查是静脉多普勒超声。其他辅助检查包括纤维蛋白原、血浆 D- 二聚体，静脉造影是诊断的金标准。肺栓塞主要症状为胸痛、咯血、精神症状、心动过速、心动过缓、发热等。术后突发性呼吸困难应引起高度怀疑。辅助检查包括胸片、通气灌注扫描、肺血管造影。胸部 X 线检查可见非特异性炎症性改变或类似于肺不张的表现。

治疗应首先应抗凝，静脉肝素化，用量为 5000～10 000U，后续以 1000U/h 维持，使凝血酶原时间达正常值的 2 倍；另外，口服抗凝药，如华法林，以最小量维持 2 周。治疗方法还有溶栓治疗、手术取栓、机械血栓清除术和放置下腔静脉滤器等。预防措施包括术后早期活动、抬高下肢，高危人群应于术前 2h 皮下注射小剂量肝素 5000U，术后每 12 小时注射 5000U。

3. 体液失衡　皮下注射大量肿胀液后，部分会被吸收进入血液循环（注射后 2h），但更多的液体滞留于皮下组织内，加上炎性渗出液，皮下积聚大量液体。尤其是大范围大容量吸脂时，可能造成大量液体储积于第三腔隙，使有效循环血量不足，导致低血压及静脉功能不全。

脂肪抽吸术皮肤切口虽小，但皮下创伤范围广泛，术中出血颇多，国外报道术中血压下降 2.67kPa 以上者占 73%。究其原因主要是由于术中短时间内失血量过多未能及时补充所致，脂肪抽吸术是一种大手术，应该重视失血问题。术前、术后 30min 静脉注射氨甲环酸 10mg/kg，对于减少吸脂术围术期的出血是有效的。如果抽吸范围较大，一次抽吸量较多，术中和术后应给予适当输血。

短时间注射大量肿胀液，在吸脂过程中液体的快速和大量进入组织可加重循环负荷。健康人可以耐受 2000ml/h 的静脉输液，注入肿胀液 5L 可导致血液稀释 10%。再加之输血、输液使血容量增加，可增加心源性肺水肿的风险。大剂量使用利多卡因可减少肺泡液体清除率达 50%，从而加重肺水肿。

急性肺水肿的诊断采用胸部 CT、脉搏血氧饱和度和血液检测。治疗需要提供足够的通气支持，并缓解液体潴留或失衡。预防策略是在同一区域调节静脉输液量和按抽吸部位分次注入肿胀液，再进行抽脂。吸脂期间根据患者的尿量/生命体征给予最佳液体复苏管理，每 1 毫升抽吸物补充 0.25ml 乳酸林格溶液。

4. 低体温 中度低体温（33～36℃）在吸脂手术中较为常见，主要是由麻醉药物、机体体温调节、外界室温偏低、低温灌注液扩散到机体等共同造成的。全麻可导致血管扩张，进一步导致皮肤散失更多的热量而产热却降低，以及机体热量从中心扩散到周围组织的分布变化。体温轻度降低足以引起凝血因子发生改变，增加出血和伤口感染的可能性，延长愈合时间，带来更大的凝血功能障碍的可能。

可以采取防止低体温的预防措施。术前患者应处于温暖室温环境中，以最大限度减少麻醉初期的热量损耗，加热毯、热空气保温装置是目前较为有效的非创伤性保暖技术。用加压气泵罩住患者上肢和头部，足以保持中心体温的正常水平，避免代谢降低和血液成分的改变。有一些方法也可以避免低体温的发生，如静脉补液前液体加温，肿胀液加热到 37℃可以减少对患者的不良刺激，并预防出现低体温。然而，有一些研究人员认为这会增加血管扩张和出血的易感性。

5. 中毒性休克 脂肪抽吸术出现该并发症极少，大多数与注射肿胀液中的利多卡因有关。由于短时间内注射大量的肿胀液，易使单位时间内血液中利多卡因浓度升高，同时在吸脂过程中若伤及血管（吸出的混悬液是红色时），也易使利多卡因进入血液循环的量增多。

美国 FDA 规定了局麻时若利多卡因与肾上腺素联用，利多卡因最大安全剂量为 7mg/kg，单用时其最大安全剂量为 5mg/kg。但有研究显示，吸脂手术肿胀液中利多卡因剂量应用至 55mg/kg，并且结果显示利多卡因的用量与并发症的发生率之间没有任何的相关性，未对患者产生明显损害风险。利多卡因常与肾上腺素联用，将其溶于大量肿胀液中，浓度较低。肝功能是影响利多卡因浓度的重要因素，有些药物在肝细胞色素酶中可与利多卡因发生相互作用，如抗抑郁药。这类药物可以提高利多卡因的血清浓度，进而导致利多卡因的中枢神经毒性和心脏毒性作用。

利多卡因灌注过度可以产生毒性作用，轻度毒性作用（其血清浓度为 3～5g/ml），起初表现为焦急、眩晕、疲倦及皮肤感觉异常，利多卡因血清浓度较高时（5～8g/ml），患者可有视物模糊、恶心、呕吐、耳鸣、震颤；血清浓度高于 8g/ml 后可有抽搐、呼吸困难、心律失常及低血压等表现。

多部位吸脂时可采用分部位序贯抽吸脂肪的方法，即一个部位注射肿胀液后立即快速抽吸，可减少肿胀液在组织内的停留时间和吸收量，之后再进行下一个部位的抽吸，这样可有效减低利多卡因吸收中毒发生的可能性，达到安全有效的目的。

利多卡因中毒的治疗包括增加氧气通气量、保护气道、呼吸支持、苯二氮䓬类镇静药、保持血容量、血管收缩药及正性肌力药。

丙胺卡因系酰胺类局麻药，麻醉强度和速度与利多卡因相似，但持续时间较长，对血管扩张作用较弱，毒性较利多卡因低，尤其适用于忌用肾上腺素的患者。丙胺卡因已被提议作为避免利多卡因引起的心脏毒性和肝、肾功能不全患者的一种替代方案，研究发现两者在有效性或耐受性方面没有差异。

6. 坏死性筋膜炎 坏死性筋膜炎是一种极少见的侵及肌肉和皮肤软组织的感染，以快速进行性浅筋膜坏死并伴随大量周围组织的逐渐损害为特征，通常情况下包括皮肤、皮下组织和浅筋膜，涉及或不涉及深筋膜。早期应与蜂窝织炎相鉴别。由于其症状与体征分离的特点常使诊断延误，治疗不及时而导致不良预后，死亡率更高达 30%～50%。常见部位为腹壁和四肢，临床表现为弥漫性皮肤瘀斑、血性大疱和进行性皮肤坏死（图 13-11）。

在吸脂手术后发生感染时，应时刻牢记坏死性筋膜炎。早期的体征和症状通常是非特异性的，首发症状为发热、低血压、呼吸急促、局部水肿、红斑、压痛，通常发生在术后第 3 天，高热、大疱、伤口裂开和脓性分泌物一般出现较晚，极少数患者在第 1 次出现症状时被诊断。

坏死性筋膜炎发生中毒性休克概率较高，当发生红斑性软组织感染时，应该高度怀疑坏死性筋膜炎，

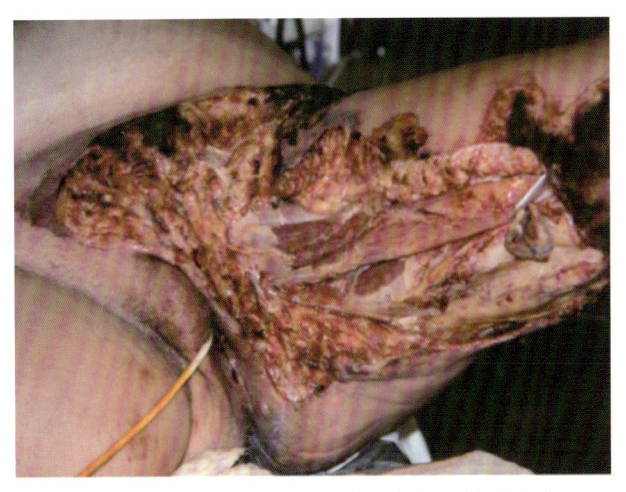

▲ 图 13-11 大腿、臀部和腹壁的坏死性筋膜炎

引自 Lehnhardt M, Homann HH, Daigeler A, et al.Plast Reconstr Surg, 2008, 121(6):396e-403e.

并立即进行抗菌治疗，在最初的几个小时内仔细跟踪红斑的进展和广谱抗菌药物的治疗反应，蜂窝织炎抗感染常有效。早期抗感染应根据自己的临床实践经验性用药，抗菌治疗应包括抗需氧菌、厌氧菌和耐甲氧西林金黄色葡萄球菌的药物。细菌培养大部分是单一化脓性链球菌感染，这与皮肤正常菌群相关，而多重感染通常包括厌氧和兼性细菌，根据分泌物细菌培养结果调整抗生素使用。超声检查可辅助区分早期坏死性筋膜炎和蜂窝组织炎，当不能排除时，应立即进行 MRI 或 CT 扫描。即使没有这些检查，也必须迅速手术探查和积极清除坏死组织，这对于降低发病率和死亡率是极其重要的。高压氧和静脉注射免疫球蛋白可作为辅助治疗。之后根据坏死性感染的临床病程和生命体征，可再次进行外科清创坏死组织切除术。患者病情稳定后，可采用植皮、局部和游离皮瓣进行二期闭合，但往往美学效果受影响，遗留明显瘢痕。避免患者术后发生坏死性筋膜炎的关键是术前充分准备，术中严格无菌操作，术后使用抗生素预防感染。

7. 脏器穿孔 内脏穿孔是另一个严重的并发症，由于脂肪抽吸术是在盲视下操作，因此吸管有误入其他组织的危险性。轻者可损伤颊脂肪垫筋膜导致颊脂肪垫疝出、肌肉破裂、误入关节腔、损伤跟腱，重者可导致气胸、腹壁穿孔或内脏穿孔（图 13-12 和图 13-13），症状包括术后腹痛或胸痛增加。

气胸是一种罕见的吸脂并发症，由肺实质损伤引起。在一项 16 215 例抽脂手术的研究中，发生气胸 7 例，发生率 0.0432%，其中腋窝抽脂 6 例（85.7%）。所有病例首发体征均为术中、术后血氧饱和度下降，5 例（71.4%）行胸腔闭式引流，2 例（28.6%）单纯观

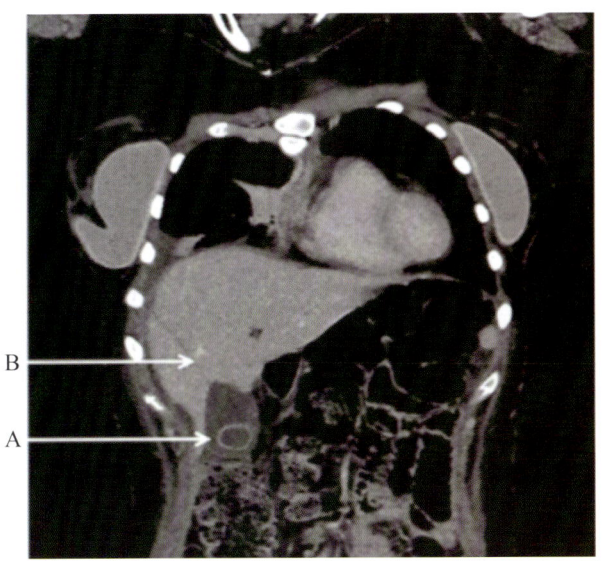

▲ 图 13-12 **A.** 腹部 CT 冠状位显示胆囊周围囊状液体，提示胆囊损伤；**B.** 其中一条横贯肝脏并与胸膜腔相通的束清晰可见

引自 Ezzeddine H, Husari A, Nassar H, et al.Aesthetic Plast Surg, 2018, 42(2):384-387.

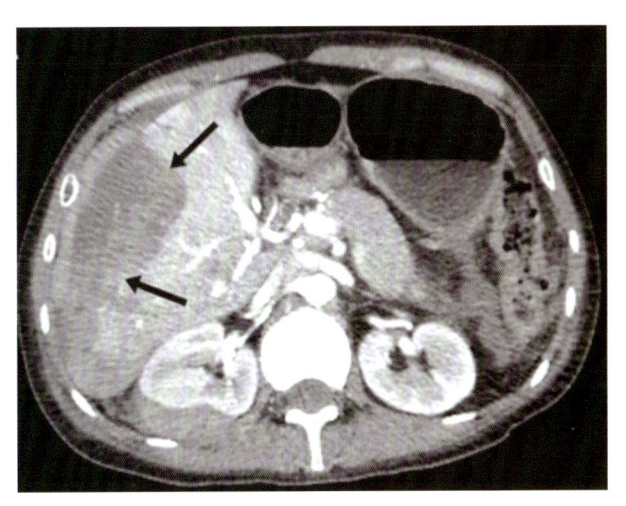

▲ 图 13-13 38 岁女性联合腹部成形术和吸脂术，轴位 CT 显示肝脏右侧包膜下血肿（箭）

引自 Gialamas E, Oldani G, Modarressi A, et al.Aesthet Surg J, 2015, 35(7):NP211-NP215.

察。研究认为吸脂引发气胸的危险因素包括腋窝抽脂，使用柔韧的浸润导管，以及既往吸脂史。建议使用硬质 > 3.5mm 的浸润导管，最大限度地减少正压通气，强调所有患者（尤其是既往有吸脂术或瘢痕组织的患者）对插管尖端的认识，并在腋区手术时更加谨慎。腋窝接近胸部区域，肋骨弯曲，患者卧位时难以绕过上肢操作。另有研究认为由于脂肪组织的纤维性和靠近胸膜间隙，在背部和胸腔区域进行吸脂也是危险因素。

内脏穿孔的常见部位是下腹部，特别是存在疝的

情况下。腹部器官的创伤和穿孔特别罕见，但它是与吸脂有关的常见死亡原因，仅次于肺栓塞。主要与操作者操作不当有关，如术前没有很好地了解患者基本情况、术中操作过于粗暴（表13-2）。这类穿孔通常累及小肠，较少发生在结肠、脾脏或胆囊，但也有极少数发生肝脏损伤的情况。

表 13-2 吸脂术前、吸脂术中、吸脂术后预防/诊断内脏穿孔指南

术前	• 询问有无腹部手术史 • 查体有无腹部疝或腹部薄弱 • 有腹部手术史或伤口行术前超声检查
术中	• 由有经验的外科医生实施浸润/抽脂 • 吸脂插管远离内脏方向操作 • 沿切线操作，避免突然暴力 • 乳房下皱襞或季肋部切口代替脐部切口
术后	• 密切随访 • 危险信号：术后第1天腹痛、恶心、呕吐、肠鸣音减弱 • 腹部摄影、腹部-盆腔CT扫描

即使有经验的医生也可能发生这种情况，但更多是无心理准备的术者。术前需要在不同区域做若干切口以提高操作的安全性并降低难度。对于下背弓较高者，推荐术者在上腹部进行操作，切口在乳房下皱襞内。要进行仔细的体格检查以排除腹壁疝的可能性或检查是否存在瘢痕区，防止吸脂管通过此区误入腹腔。

早期识别器官穿透并发症是至关重要的，所有接受抽脂手术的患者都应该在术后2h内密切监测。如有异常腹痛、发热和（或）低血压（休克），应怀疑可能引起不良事件。在早期积极液体复苏后，必须放射照相、腹部超声、CT扫描或腹腔镜检查，以确定诊断。介入放射学在肝外伤的早期处理中起着关键作用，通常能够控制出血。然而，对于血流动力学不稳定或非手术治疗不成功的患者，可能需要紧急剖腹、止血和肝周填塞手术治疗。

增加对局部解剖结构的认识、仔细设计切口及手术操作轻柔等，都可以避免深部器官穿孔或神经血管结构的破坏。

（三）超声、激光、射频辅助脂肪抽吸、冷冻溶脂相关的并发症

超声辅助脂肪抽吸相关并发症有瘀斑、血清肿、皮肤坏死和烧伤、脂肪坏死和纤维化、色素沉着和感觉改变。一项对609例患者进行安全性回顾性研究发现，并发症发生率为1.36%，无严重不良反应。共发生9例并发症：低血压2例，血清肿3例，接触性皮炎3例，出血1例。一份24周随访数据显示患者术后未发生酒窝、硬结、烧伤、瘢痕或皮肤松弛的变化，超声成像显示治疗区域没有异常。对血脂、炎症标记物、凝血、肝或肾功能、血液学检测没有影响。

激光辅助脂肪抽吸的并发症通常是所有装置中最少和最轻微的，有几项研究报道根本没有不良影响。其他研究报道治疗区域肿胀或红斑，治疗期间疼痛，以及排尿增加；但这些都是暂时性的，可自然消退。激光辅助脂肪抽吸并未增加血脂，相反，却可以降低血清胆固醇和瘦素水平。对连续537例患者的回顾性研究表明，发生5例局部并发症：1例局部感染，4例皮肤烧伤（图13-14）。

射频辅助脂肪抽吸有9.5%的患者会出现一过性红斑和轻微疼痛，常在术后1h内自然消失，可能与所用设备有关。其他不良反应还包括红斑、瘀斑、水肿、烧灼感和烧伤。

近100%的冷冻溶脂术的患者在治疗部位出现红斑、水肿和感觉障碍。虽然在治疗区域没有水疱、坏死、色泽异常、冻伤、溃疡、瘢痕或感染，但极少数病例报道灵敏度增加或降低，以及结节或弥漫性浸润。组织学研究显示，神经纤维结构没有长期变化。但有病例显示冷冻3个月后治疗区出现反常脂肪增生，发生率估计仅为0.0051%。冷冻溶脂未对脂质代谢和肝功能变化产生明显影响。

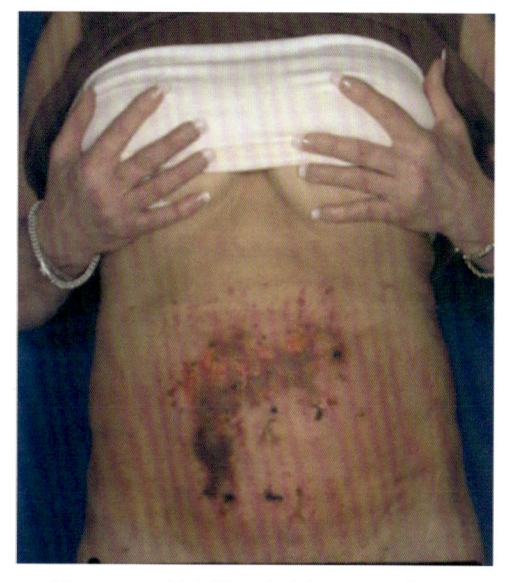

▲ 图 13-14 激光辅助脂肪抽吸术后皮肤烧伤

引自 Blum CA, Sasser CG, Kaplan JL.Aesthetic Plast Surg, 2013, 37(5):869-875.

尽管吸脂术后并发症的发生率很低，但有些可能会导致破坏性的美容效果，甚至可能危及生命。灾难性并发症常与外科医生的专业知识、经验和技术缺陷有关。通过对解剖学的细致了解、外科训练、恰当的术前咨询和掌握对并发症的诊断处理，可以确保最佳的临床效果。但一些患者尽管手术成功，仍表示对结果不满意，这可能与期望值过高、不健康的生活方式或精神心理问题有关。指导患者进行术后生活方式的调整可以确保吸脂效果得以维持。必要的心理咨询可以帮助解决自我认知的心理问题。

四、脂肪注射术的并发症

自体脂肪移植在面部年轻化和形体雕塑上有着越来越广泛的应用。相比人工填充材料，自体脂肪具有来源丰富、充盈效果好、生物学可靠，无免疫原性等优点，已成为目前临床上应用较为理想的填充材料。自体脂肪的面部填充可以有效改善面部轮廓，显得更年轻，对减少额纹、改善皮肤质地也有一定的效果。近几年来，包括面部、胸部、手背和臀部注射在内的身体轮廓技术已被广泛应用。随着此类手术的大量开展，注射次数增多，并发症发生率也有所增加。有些并发症是轻微或暂时的，但有些导致严重后果，包括败血症、失明、偏瘫，甚至死亡。

（一）局部并发症

1. 瘀血、肿胀　脂肪注射术后常造成皮肤的瘀血和软组织肿胀，可持续2周或更长时间，这取决于许多因素。可能与注射过浅损伤浅表静脉有关，还与脂肪的数量、移植的解剖位置、使用的特定技术和仪器、患者服用的药物、患者的年龄和遗传相关。眼眶周围，尤其是下眼睑，肿胀会特别明显，而且会持续时间较长。使用钝头导管降低了血管内注射的风险，但更大的尖端反复穿过组织所造成的摩擦增加，可能会导致受区的肿胀。

术前应该告知患者，预计术后会出现局部水肿。术后应尽量减少活动和避免移植脂肪移位，保守治疗（如使受区处于高位以利引流），以及1个月内避免受区受压可能会有所帮助。

2. 出血、血肿　脂肪注射移植后发生出血和血肿的原因包括：①受术者凝血机制障碍，自身血液系统疾病或口服抗凝药，由于手术前没有进行良好的沟通，在医生不知情的情况下进行手术；②误伤皮下小血管；③注射脂肪时操作粗暴，遇到阻力强行突破损伤血管，导致出血；④使用锐性注射针注射脂肪；⑤受区包扎不当。

在Poland综合征患者的脂肪移植隆胸过程中，需要特别小心锁骨下区域，因为锁骨下血管可能比平常低。

术者应熟练掌握局部解剖，选择钝头的注脂针进行脂肪移植注射，术中应掌握好层次，手法轻柔、细心，避免暴力操作，减少血肿的发生。血肿一经发现，应予静脉滴注止血药、局部加压包扎对症处理，并视情况决定是否穿刺抽吸，必要时行切开引流处理。

3. 感染　脂肪移植的感染率极低，乳房手术的风险为0.6%~1.1%，臀部感染率为0.3%~2%。最常见的细菌是金黄色葡萄球菌，而在臀部常为革兰阴性菌（大肠埃希菌、脆弱类杆菌、需氧链球菌、铜绿假单胞菌和肠球菌）。感染的原因多为手术器械及术中消毒不严格，吸脂、处理脂肪或注入脂肪时无菌技术不严格，脂肪颗粒长时间暴露于空气，被含有细菌的微粒所污染；或受区局部原有慢性炎症，术后伤口护理不当。单点脂肪移植量过大或术后血肿也可导致感染发生率增加。

感染的预防更重于治疗，要严格选择受术者，受区局部有感染者应暂停手术。选择高等级层流手术室，手术器械严格灭菌消毒，术中要坚持严格的无菌操作技术，尽可能减少脂肪暴露在空气中的时间，移植量较大时尤其需要注意熟练操作，注射脂肪要均匀散开，不要聚集成团致中间区域缺血坏死而成隐患。围术期静脉注射抗生素，术后口服抗生素，以及在转移前将患者的脂肪与抗生素混合，最大限度地减少伤口感染。指导患者在手术前进行氯己定冲洗，并指导患者在手术后保持良好的卫生。即使采用最谨慎的方法，也可能发生伤口感染。由于自体脂肪注射后难以预测脂肪的吸收率或发生坏死，有时需要重复注射脂肪。因此，低温保存技术被开发和使用。但低温保存的脂肪活细胞数量减少，被污染的概率增加，导致移植部位发生脂肪坏死、炎症和感染的可能性更高。

由于移植的脂肪未血管化，一旦感染将成为细菌聚集地。因此应积极应用抗生素治疗，包括局部加强换药，一般3~5天后症状可明显消除。严重者需引流脓液，可通过延长脂肪移植切口进入脓肿，并做细菌、真菌、厌氧菌及结核分枝杆菌涂片检查、药敏试验，以指导抗生素应用。如感染继续加重应切开患处，充分清除坏死组织，留置负压引流，并加压包扎，一般经积极处理后可痊愈（图13-15）。

非结核分枝杆菌感染是脂肪移植术后的罕见并发症，在面部可导致毁容。预防、早期识别和治疗是处理此类感染性并发症的关键。

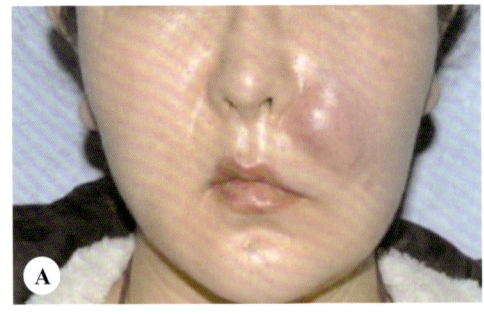

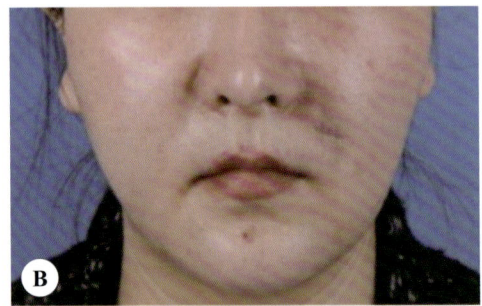

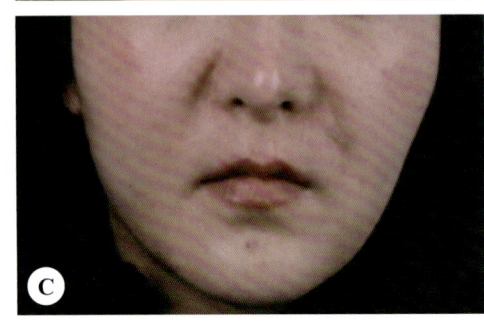

▲ 图 13-15　法令纹脂肪填充术后感染
A. 脂肪填充后 20 天感染；B. 清创术后 13 天；
C. 清创术后 1 个月

非结核分枝杆菌感染表现为轻微不适症状，红色结节和毛囊炎、肿胀、溃疡和脓肿形成，系统性症状很少见。虽临床症状明显但缺乏特异性，难以早期识别。因此，当自体脂肪注射后 2 周后出现新的炎症或感染加重，对常用抗生素治疗耐药，必须怀疑感染非结核性杆菌的可能性，特别是快速生长分枝杆菌。

非结核性杆菌感染的临床症状多样，并且对常规培养反应阴性，诊断困难。这就导致了正确治疗的延误，从而导致症状的加重。传统的组织病理学检查、抗酸染色检测和培养方法难以确认非结核性杆菌感染。分枝杆菌的显微镜检测因灵敏度低而受到限制。培养结果具有较高的灵敏度和特异度，但需要较长的时间才能证实结果。与其他诊断方法相比，PCR 检测方法对分枝杆菌感染的诊断灵敏度和准确性最高。鉴别诊断包括脂肪坏死、油囊形成或不典型感染。

由分枝杆菌引起的皮肤软组织感染的最佳治疗方法至今仍不清楚，治疗指南尚不完善。建议一旦发现感染立即根据经验使用抗生素，然后迅速进行抗生素敏感性试验，使用经验性抗生素，之后再根据药物敏感试验结果选择抗生素，同时进行附加试验诊断分枝杆菌感染。体外实验证明，对分枝杆菌敏感的抗生素包括氯红霉素、阿米卡星、妥布霉素、利奈唑胺。尽管使用抗生素的最佳治疗时间尚不清楚，但至少需要 6 个月或更长时间进行治疗。对于严重病例，还包括局部伤口护理、消肿、神经营养和早期血浆输入干预、抑制瘢痕增生和色素沉着等。此外，适当的外科治疗，如切开引流或摘除炎性结节，有助于控制感染。然而，手术治疗可能会引起瘘管、切口瘢痕和不对称等并发症。因此，当保守治疗无效时，手术治疗可作为最后的选择。分枝杆菌感染通常是由于使用了污染的手术器械，或无菌观念不强。因此，使用清洁、消毒的器械，术中严格无菌操作是预防的最有效措施。

4. 过度吸收　脂肪移植的一个重要并发症是随着时间的推移不可预测的组织吸收。不同个体，不同部位脂肪吸收率常不相同。吸收率高时，会影响手术效果。吸收率在 1 年内为 20%～80%，有些研究发现 3 个月时体积损失高达 50%。导致脂肪吸收率高的主要因素包括受区形成血肿、脂肪受挤压、局部肌肉活动等。为达到较好的手术效果，注射时可以适当超量注射。小体积脂肪再次移植可以改善手术效果，也有助于降低过度矫正的风险，并有可能避免脂肪囊肿和钙化的发展。

5. 表皮样囊肿形成　由于穿刺时将表皮带入皮下组织内，6～12 个月可能长出小的圆形表皮样囊肿，如有发生，应局麻下手术切除。

6. 脂肪瘤形成　因注射的脂肪颗粒聚集成块，刺激了宿主细胞转化增生成脂肪瘤。因此注射脂肪颗粒要均匀，术后可轻度按摩。若已呈瘤样增生，则只有切开组织将增生处剪平或切除。

7. 肉芽肿　脂肪肉芽肿是一种发生于网状真皮和皮下组织的肉芽肿性炎症，与脂质或油性物质的注射有关。它通常发生在注射部位，但也可以在组织平面的其他部位形成，或者通过从注射部位扩散开来的淋巴管形成。眼睑局部脂肪注射可形成脂肪肉芽肿，在前额和眉间脂肪注射后出现眼眶周围区域肉芽肿也比较常见，而形成这种移行性脂肪肉芽肿的原因可能是面部肌肉运动、重力和眼眶周围极薄的皮肤共同作用的结果。由于术中对上睑部位解剖结构造成机械损伤，填充的脂肪细胞破裂后脂滴无法被吸收，引起组织的一系列肉芽肿性炎症反应，并最终由纤维组织所替代，出现囊腔样脂质变性。另外，脂肪填充过量及冷冻脂肪的二次填充也可能导致上睑脂肪肉芽肿的形成。冷冻保存使活的脂肪细胞减少，从而增加了炎症的风险和对注射的异物不良反应。

上睑的脂肪肉芽肿可发生于术后1个月甚至10年后，典型的临床症状为上睑肿胀、皮下结节形成、上睑下垂等，影像学检查可帮助明确诊断。组织病理检查是确诊的依据，脂肪肉芽肿通常表现为多分叶状弥漫性囊性肿块，组织学检查脂质空泡和炎症是其典型特征（图13-16）。

对于眼睑肉芽肿的治疗，可口服或局部注射糖皮质激素，可对大部分上睑脂肪肉芽肿有较明显的治疗作用。仍不能缓解者可通过重睑成形术入路行手术切除。

8. 上睑下垂　手术过程中造成的创伤和移植脂肪给眼睑增加的机械负荷是导致上睑下垂的罪魁祸首。外科医生应该意识到这种并发症，一般术中很难发现。

建议单侧上睑注射量不宜超过2ml，应避免过度校正，如矫正不足可以进行补注射。宁可增加注射次数也不要冒险进行大量填充，以免过量导致并发症，后期处理较为棘手。注射部位不应重叠，避免注射部位集中，形成肿块。将脂肪移植到眼轮匝肌后层，但不要更深，因为随着植入位置的加深，潜在的损伤眼睑结构和血管的可能性增大。当脂肪被注射到较深的部位或移动到较深的位置时，会影响术者对眼睑体积的判断力，可能会进行不必要的第2次注射，从而使移植脂肪体积过大。

当患者出现上睑下垂时，应检查有无肿块和提上睑肌无力。局部按摩可以消除肿块，如无效，则应通过开放切口去除脂肪。可通过常规的经皮眼睑成形术切口，切除移植物与周围组织之间的纤维连结，并去除多余的脂肪，然后评估手术矫正上睑下垂的必要性。如果行手术矫正，则使患者遭受了更大的损伤。

9. 色素沉着　切口或注射进针点在短时间内可出现色素沉着，一般术后3～6个月可逐渐消退。下眼睑脂肪移植的部分患者，术后皮肤上可能会有轻微的染色，可能是含铁血黄素沉积或其他色素的变化，这些染色可能会持续数月之久。

10. 感觉异常、头痛　术区的暂时性麻木是由于在注射中损伤局部神经。一侧或两侧的前额至头顶部麻木或感觉迟钝是额部脂肪移植后较常见出现的并发症。在眉弓上方移植时应注意避免损伤滑车上神经及眶上神经，在面神经支走行路径操作应轻柔，避免损伤，如损伤可造成该侧额肌运动异常，出现眉下垂或两侧不对称。这种损伤大多是神经挫伤，而非断裂，因此症状大多是暂时性的，在3～6个月后就能自然恢复。脂肪移植造成永久性的神经损伤极少见。

有研究报道脂肪移植术后患者出现了头痛症状，并且均否认有既往头痛病史。头痛的机制尚不清楚，推测是手术中刺激了颞肌及其周围组织所导致。大多数在6～12个月后用非甾体抗炎药治愈。

11. 脂肪坏死：液化、油囊和钙化　脂肪移植后坏死发病率为3%～17%，而在一项大型的前瞻性美容隆胸系列中，脂肪坏死的发生率更是高达16%～19%（基于影像学检查，实际坏死率可能更高）。脂肪液化主要是由移植脂肪细胞坏死引起的，脂肪液化发生率与脂肪颗粒的注射量成正比。根据脂肪移植三层存活理论：从外围到中间依次为存活层、再生层、坏死层。在同一部位，同一层次移植注射过多的脂肪颗粒，或者注入脂肪不均匀，脂肪颗粒未能与移植床广泛接触，导致中央区血供重建困难而逐渐发生坏死、液化；移植的脂肪颗粒纯化处理不当，造成组织碎块残留、大量脂肪细胞破碎；由于术者操作粗暴，移植术区受到较严重的创伤，出现血肿、感染等，影响注入脂肪的

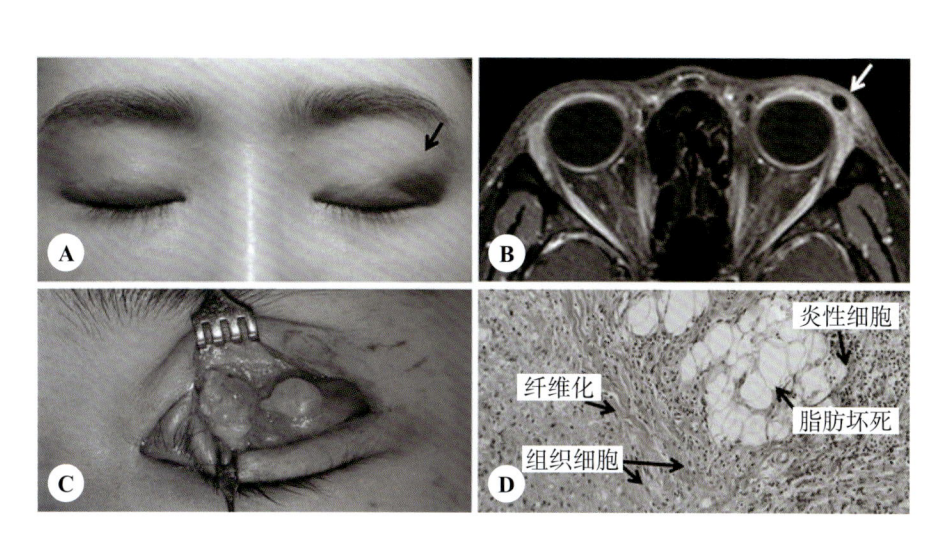

◀ 图13-16　A. 27岁女性前额注射自体脂肪5个月后出现左上眼睑水肿和肿块（箭）；B. MRI T$_1$加权，脂肪抑制和强化显示低密度病变（箭），周围强化不均匀；C. 术中照片显示多分叶囊性肿块，周围有炎症；D. 组织病理学检查发现多个椭圆形空泡包含脂肪坏死，周围纤维化和炎症细胞

引自 Seo JW, Sa HS.Aesthetic Plast Surg, 2015, 39(6):946-952.

存活，造成脂肪的坏死液化；术后过早过度按摩移植受区，影响移植脂肪的存活。坏死的脂肪组织会引起瘢痕化、油囊和钙化。

如果纤维组织中央有微小的油滴（＜1mm），则会持续存在慢性炎症，5年内可出现砂粒样大钙化。脂肪组织坏死早期尚未液化时，可在局部引起纤维包裹反应，当坏死灶液化时可形成具有囊壁的囊腔。油囊是永久性的问题，它们既不增大，也不缩小。囊壁无休止的炎症和进行性钙化可引起硬肿等症状，更容易发生在乳房、臀部等大体积脂肪移植后，可能造成乳房和臀部局部隆凸（图13-17）。油囊壁大量分泌液体，造成囊肿增大，随着时间的推移其中纤维壁钙化，不但影响乳房手感，而且影响乳房包块的诊断。

尽管体外和体内研究表明自体脂肪移植物和其中的脂肪来源干细胞具有促进乳腺癌生长、复发和转移的肿瘤学潜力，但这种相关性尚未在临床中得到证实。虽然临床上没有发现乳腺癌发病率的增加，但长期乳腺癌筛查和实施公开可获得的登记对证明脂肪移植的安全性至关重要。标准移植物中脂肪干细胞的比例较低（与实验研究中使用的相反）可能是临床上均是阴性报道的原因。临床文献报道与乳房再造相似，自体脂肪隆胸并不会增加乳腺癌的可能性，不会超过平均风险。

但当在乳房X线中检测到大量类似于沙子和（或）蛋壳的钙化物时，会影响对乳房X线图像的详细评估和乳腺癌的准确诊断。脂肪坏死引起的每个钙化的视觉特征通常是不同的，经验丰富的影像诊断医生可以将其与乳腺癌引起的微钙化区分开来。为区别移植脂肪钙化还是新生肿瘤的钙化，有必要在术前、术后进行钼靶摄片随访，便于鉴别肿块性质和减少不必要的活检。有乳腺癌家族史的患者不建议使用脂肪移植的方法，否则会导致假阳性诊断和不必要的活检，严重时可能会贻误恶性肿瘤的诊断和治疗时机。脂肪移植后这种X线改变的风险与其他乳房外科手术后相似。此外，自体脂肪移植术后1年，乳房X线上的影像学表现会有所改善。整形外科医生要注意的是不要将脂肪注射到乳腺腺体内。

移植后脂肪坏死在很大程度上取决于脂肪注射技术、注射体积和局部微环境。注射脂肪应严格按多隧道、多层次、多点方法进行注射，一个隧道注射的脂肪量应掌握在1ml以下，退针注射，目标是移植物周围有健康、血管良好的组织，允许营养和氧气扩散到所有移植的脂肪细胞。脂肪处理过程应动作轻柔，最大程度避免过多损坏脂肪细胞，尽量去除肿胀麻醉液、血细胞、破碎组织等，以获取纯度良好的脂肪颗粒。

油囊的处理取决于囊肿的大小。小的油囊可以自行吸收，可以用注射器抽吸加小套管引流，也可以用标准的切开引流。较大的脂肪液化容易引发感染，病灶局部可有红、肿、热、痛及波动感，需要及时处理。可在直接触诊或超声引导下引流，穿刺液细菌培养加药敏试验；用生理盐水局部冲洗并放置负压引流，局部加压包扎，根据药敏结果应用抗生素治疗。若形成脂肪囊性变，需通过手术摘除囊壁，术后局部加压包扎封闭无效腔。

12. 组织损伤　上睑注射要防止损伤眼球，选择上睑外侧进针时，针的运行方向与眼球呈切线方向，避免损伤是容易做到的，上睑脂肪填充难度较高，需有足够填充经验的医生才可以操作。

泪腺损伤的原因可能是穿刺不当或受术者有泪腺下垂而误伤。刺伤泪腺后表现为患侧眼部当天出现十分明显的水肿，并逐渐累及面部甚至颈部，局部无瘀血，可以排除因出血所致的血肿，2周后水肿渐退，无任何后遗症。

腮腺区填充有时会遇到浅层脂肪室间隔致密纤维组织的制约而无法充分填出饱满形态，此时可设法在SMAS筋膜下进行脂肪注射。在腮部进针不可过深，

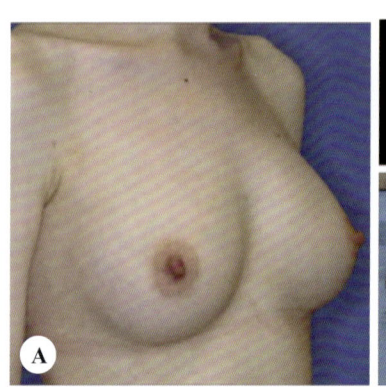

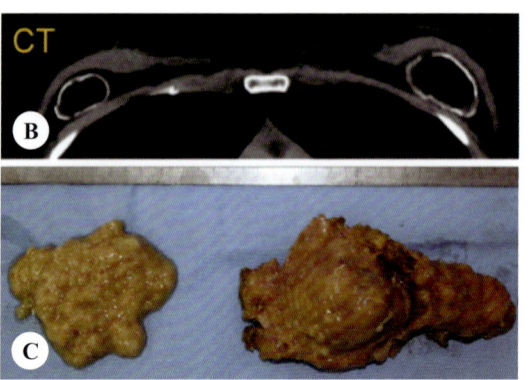

◀ 图13-17　油囊。乳房脂肪移植术后6个月乳房硬度增加，并逐渐出现压痛和异常的感觉

A. 乳房上极的轮廓看似植入物挛缩；B. 术前CT显示双侧乳腺下方大的钙化性油囊；C. 切除油囊，内部充满脂肪坏死的浑浊物［引自 Yoshimura K, Coleman SR.Clin Plast Surg, 2015, 42(3):383-388］

以免刺入腮腺。

颊部凹陷注射应避免过深，尽量位于真皮下，以免注射后在口腔黏膜下形成脂肪团块影响咀嚼。注意注射方向平行于面神经走行方向，避免面神经损伤，注射时避免损伤血管，注射方向呈扇形。

13. 美学问题

(1) 不对称。双侧注射填充的部位，不对称是最常见的并发症。

发生不对称的原因有：①术前未识别已存在的不对称；②设计不清楚、不细致，导致注射不准确；③双侧移植量不等，或体积相同但浓度不同或注射层次深浅不一致等；④两侧脂肪的存活率不同；⑤技术不熟练；⑥术后管理不合格，双侧不对称、不平衡的活动。

术前识别并与患者讨论术后可能发生的不对称相当重要，对其本身的不对称性在手术前与患者进行详细沟通。避免不对称的方法是正确标记注射范围，准确把握两侧注射量，注射完毕后仔细检查，必要时补充注射或抽出过多注入的脂肪颗粒。如果术后注意到明显的不对称，先等待3~6个月待移植脂肪稳定后，再进行完整准确的评估，这一点很重要。如果此时不对称仍很明显，那么可以进行再次矫正手术。

(2) 不规则。脂肪移植后的不规则现象多见于注入脂肪颗粒不均匀或手术医生经验不足，也见患者身体的特性和移植后移植物移动。此外，术后体重增加可能引起脂肪移植物的过度生长，甚至在体重稳定的人体内，脂肪移植物也可以生长。有1例报道眼睑脂肪移植术后脂肪肥大出现严重复视的病例，MRI发现大量皮下脂肪通过眶隔缺损到达眼眶底。肿块切除后，症状完全消失。这种过度生长与体重增加无关，见于药物反应，但也可能无明显原因。

移植时要把握好注射量，首次应避免注射量过大，不足时可再次补充注射。由于脂肪吸收的多少很难掌握，并且在皮下注射时很难准确无误地达到并固定在特定区域内，导致术后矫正不足或某些部位过多，皮肤凹凸不平，受术者对外形不满意，术毕应即刻适度按摩至皮肤平整。要注意注射部位与未注射部位的过渡，对于注射部位边缘的处理一定要细致，可手法按压、推挤，将边缘形成缓慢过渡，以避免出现明显的台阶样畸形。在发际边缘注射时，如果没有在发际内帽状腱膜下注射，术后在发际边缘可以看到明显的台阶。避免的方法是将脂肪颗粒注射的范围扩大到发际内，从而使填充部位不会显得突兀。

(3) 矫正不足和矫正过度。矫正不足通常很容易在随后注射更多的移植物材料来修复（图13-18）。因为存在脂肪移植术后吸收，所以脂肪移植均存在矫枉过正，但过度矫正会影响受区外观，甚至形成局部结节，需要手术矫正。虽然过度矫正最初可以采用保守措施，如按摩、超声波和微型吸脂术，但通常需要手术去除脂肪组织。在脂肪填充矫正瘢痕时，脂肪颗粒注射不足和瘢痕分离不彻底是手术失败的两大主要原因。瘢痕区注射局麻药过多，会使局部肌肉的运动能力减弱，粘连的酒窝可不明显，错以为瘢痕已彻底分离。一旦麻药作用消失，局部肌力恢复后，就会再次出现酒窝现象。减少局麻药物对局部肌肉的影响十分重要。

(4) 注射部位不准确：导致脂肪颗粒填充部位不准确的原因是多方面的。注射前未标记或标记不准确，注射时仅凭感觉和经验，盲目注射。注射前没有仔细审视注射部位的状况，对特定部位的脂肪填充未根据患者自身特点进行标记，而是采取千篇一律的方法，或审视不仔细，容易导致注射部位不符合患者状况。对于注射部位的标记应准确，以确保不会因标记错误而发生注射位置错误。此外，在错误体位进行标记也是发生注射位置不准确的重要原因，如臀部应该在站立位进行标记，因卧位时臀部的形态和站立位有很大的不同，若在卧位标记必然发生标记错误，并导致脂肪注射位置的错误。脂肪注射针在软组织内有相当大的可移动性，在一定距离移动的情况下，针头的实际位置可能并没有发生变化。由于对注射针头所在位置没有正确的估计，可能在同一位置过量注射，或者注射针头已经到达标志线以外的位置时没有及时停止，而将脂肪注射到不需要注射的部位。

（二）血管栓塞并发症

脂肪填充引起血管栓塞是一种罕见事件，原因主要是脂肪注射操作过程中误入血管、注射压力过大、剂量过多，或操作过于暴力损伤组织严重伴有血管破裂，大量脂肪进入血管后，可能导致脂肪栓塞和脂肪栓塞综合征。轻度可导致皮肤发红、可逆性的脱发和皮肤坏死，中度可导致不可逆性的脱发和皮肤坏死，重度则可导致失明、偏瘫、昏迷，甚至死亡。随着自体脂肪填充手术的不断增加，发生这些严重并发症的病例和报道也越来越多，必须引起足够的重视。

轻度的皮肤发红、可逆性的脱发和皮肤坏死，一般通过保守治疗可以缓解，主要治疗方法包括热敷和硝酸甘油涂剂应用以促进血管扩张，按摩以打破局部阻塞，以及口服阿司匹林防止进一步凝血。其他策略包括全身或病灶内使用类固醇来减少损伤组织中的炎症，以及高压氧治疗以保持组织的存活。如治疗及时，很多可以完全缓解，但如果治疗不及时或治疗措施不得力，可能发展成不可逆性损伤。

不可逆性的皮肤坏死和脱发必须及时诊断和治疗，大部分脱发通常发生在 6 个月内且可逆，但也可能会导致永久性脱发（图 13-19 和图 12-20）。永久性脱发可能是由于坏死过程对位于隆凸区的毛囊干细胞造成的不可逆转的损害。由于脱发的可逆性依赖于有足够的侧支血流和足够的再灌注来维持活的头皮组织，因此早期识别和立即处理血管损害是保存头发的关键。透明质酸酶可通过分解受区部位内的胶原基质来降低局部组织压力，可能在帮助脂肪移植物重新分布方面发挥作用。主要治疗方法包括热敷和硝酸甘油涂剂应用以促进血管扩张，按摩以打破局部阻塞，以及口服阿司匹林防止进一步凝血。其他策略包括全身或病灶内使用类固醇来减少损伤组织中的炎症，以及高压氧治疗以保持组织的存活。

严重的血管栓塞可导致视力下降、失明、偏瘫、昏迷，甚至死亡等，主要是因为脂肪注射后导致了眼动脉、脑动脉及肺血管的栓塞。我们对以往数据进行汇总分析发现，严重的血管栓塞并发症共发生 341 例，其中眼动脉栓塞 100 例，脑动脉栓塞 56 例，肺静脉栓塞 185 例。

1. 眼动脉栓塞 韩国一项面部填充注射后导致失明的全国性调查显示，因注射导致失明的患者达 44 例，其中脂肪最多，达 22 例。

从注射部位来看，额部占 26 例，鼻唇沟 11 例，鼻部 10 例，并且施术者主要为整形外科医生。国内相关报道较少，但随着注射量的增加，发生率也在逐渐增高。北京同仁医院眼科报道 13 例面部注射导致失明的患者，其中脂肪占 7 例。由以往报道可以看出，脂肪更容易大范围栓塞于眼部，其导致失明后几无恢复可能。

由于眼部及其周围颈内和颈外循环之间有丰富的广泛吻合网络，在该解剖区域进行的任何物质注射都有进入眼动脉的风险，可能是通过滑车上动脉、眶上动脉和鼻背动脉的逆行流动。任何高压注射到眼面部区域的物质，都可能通过丰富的颈外 – 颈内动脉吻合进入视网膜中央动脉，并进入视网膜组织，导致不可逆转的严重视力丧失（图 13-21 和图 13-22）。动物实验也表明，在注射压力足够高时，填充剂一旦进入面动脉，可逆行进入眼动脉，但在活体内发生率（1 只 /20 只）比在尸体中（20 只 /20 只）要低得多。并发症的发生还与注射脂肪颗粒大小和注射剂量相关，注射脂肪颗粒越小越容易引起眼部并发症，增加脂肪组织的注射量并发症发生率和死亡率均有所增加。

眼动脉栓塞的早期表现主要为视力急剧下降、视野缺失、眼区疼痛、眼肌麻痹、斜视、上睑下垂、角膜水肿、前房炎症、瞳孔异常等。若栓塞视网膜循环处，大多会引起永久性失明；若进入眼内肌动脉，会出现眼肌麻痹、上睑下垂、眼痛等症状；若睫状后动脉或脑膜丛的小分支等营养视神经的动脉阻塞，则可能引起缺血性视神经萎缩。视网膜中央或分支动脉阻塞的典型表现，患者表现为极度眼痛，这是潜在视力丧失的先兆，可伴有突然失明、视网膜白化和樱桃红斑。在突发性视力丧失的情况下，必须考虑血管炎、巨细胞动脉炎（老年患者）、颈动脉和心脏栓塞源的可能性。当实验室和心血管检查结果正常时，必须考虑注射物从颈外循环逆行流入眼动脉。单纯后循环阻塞会发生视力突然丧失，但眼底检查正常，荧光素血管造影可见脉络膜充盈缺损。

目前对于视网膜血管脂肪栓塞没有可靠的治疗方法，因此预防至关重要。视网膜缺血造成的损害在 90min 后是不可逆的，因此强调早期诊断和给予支持性治疗至关重要。应迅速发现情况，如果出现眼周疼痛，应立即停止注射。治疗方式包括类固醇、抗血小板药物，高压氧治疗，降低眼压，将栓子排入更多的外周血管。目前唯一一例脂肪栓塞导致失明后救治成

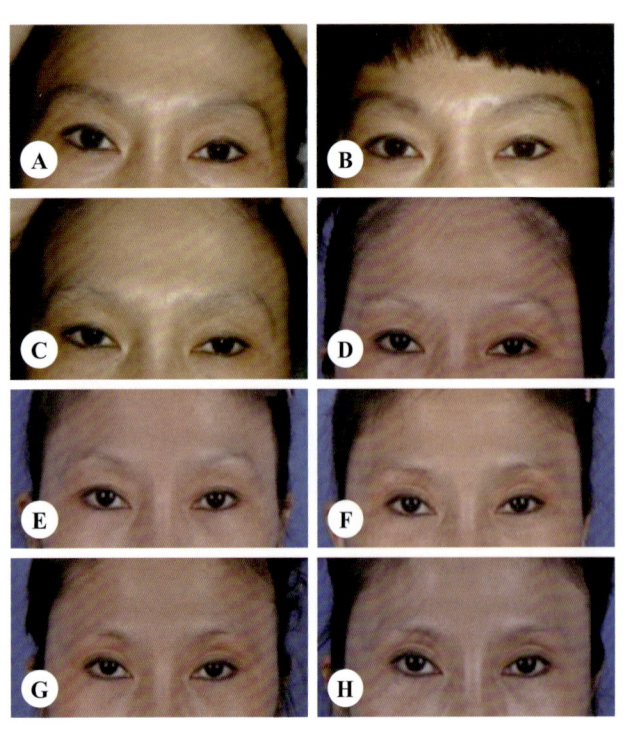

▲ 图 13-18 术后吸收，矫正不足，经过 8 次填充，最终效果满意

功的经验来自波兰，患者面部脂肪注射后右眼眼痛、无光感，右侧视网膜小动脉栓塞，出现症状后 20min 即实施治疗，主要的治疗方案为前列地尔和长春西汀、眼部按摩、降眼压等，90min 后视力缓慢恢复，随访 2 年视力保持稳定。

2. 脑动脉栓塞 当注射压力过大，脂肪颗粒进入到处于功能性关闭状态的颅内外血管的交通支时，因脂肪颗粒进入眼动脉和颈内动脉而致同侧大脑中动脉栓塞，可引发急性脑梗死。研究表明，每平方毫米的大脑区域中达到 100 个脂肪球将是致命的。脑白质瘀

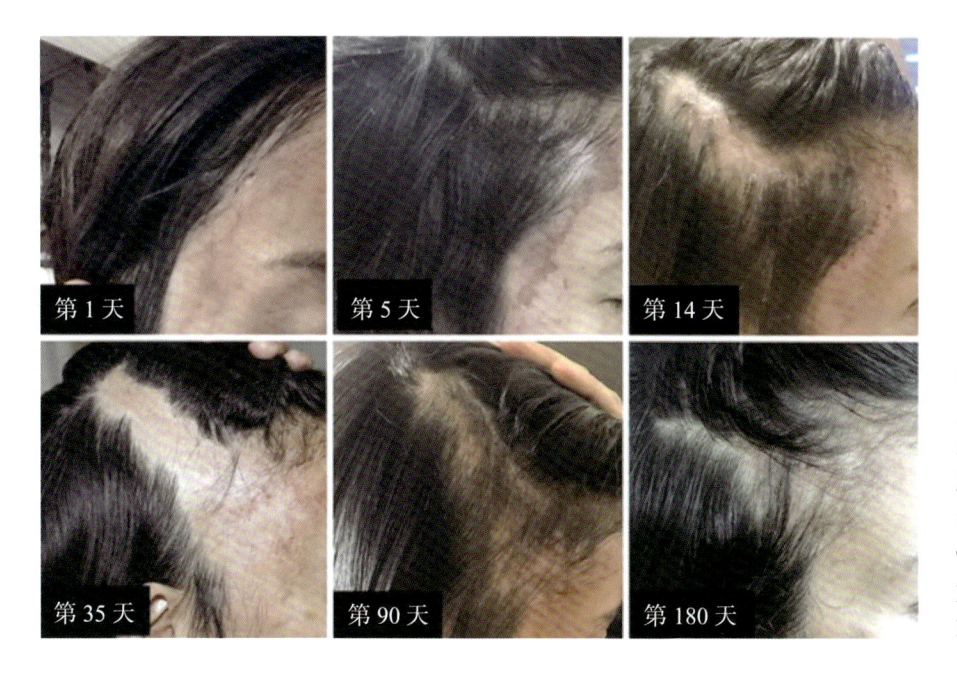

◀ 图 13-19 自体脂肪移植至太阳穴后血管栓塞，导致皮肤坏死和脱发，一般 6 个月内可逆，但原有皮肤坏死区域除外

引自 Khunkhet S, Rattananukrom T, Thanasarnaksorn W, et al.Case Rep Dermatol, 2019, 11(2):150-156. Published 2019 Jun 5.

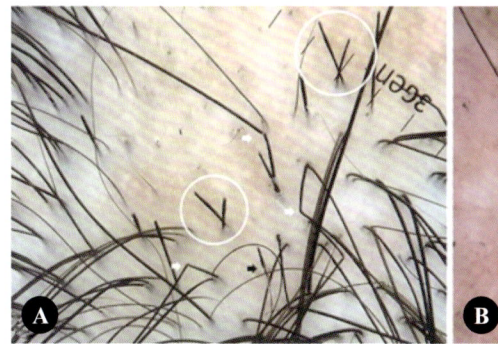

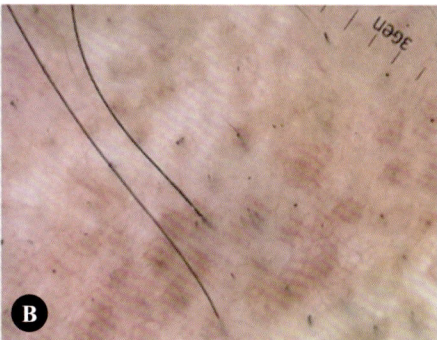

◀ 图 13-20 镜检脂肪填充导致的脱发，20×

A. 在脱发斑周边，可见黑点、断毛、感叹号毛发、成角毛发和 V 形毛发（圆圈）；B. 在先前的皮肤坏死部位，镜检显示白色背景上的黑点和散在的分支血管［引自 Khunkhet S, Rattananukrom T, Thanasarnaksorn W, et al.Case Rep Dermatol, 2019, 11(2):150-156. Published 2019 Jun 5.］

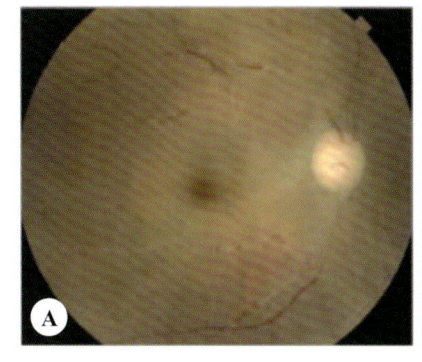

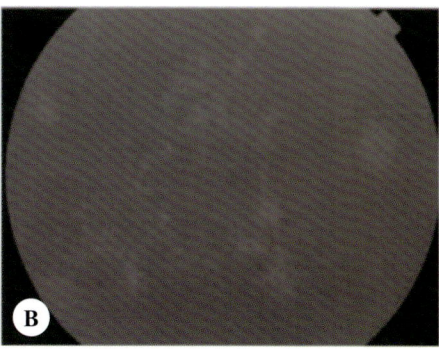

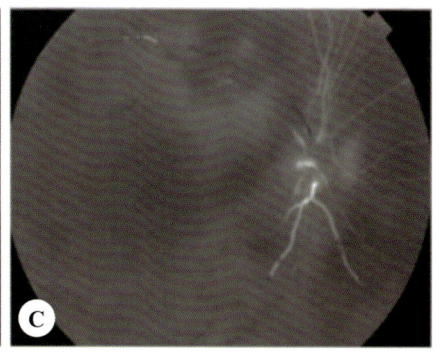

▲ 图 13-21 额部脂肪填充术后视力丧失

A. 右眼眼底彩色照片显示视网膜弥漫性白化，小动脉内充满脂质；B. 早期右眼荧光血管造影显示迟发斑片状脉络膜充盈；C. 随后荧光素血管造影显示视网膜动脉不完全充盈，脉络膜充盈呈斑片状［引自 Carle MV, Roe R, Novack R, et al.JAMA Ophthalmol, 2014, 132(5):637-639.］

点出血是典型的脑脂肪栓塞伴脑微梗死和血管源性水肿的病理表现。因此，出现非局部性症状的患者往往会经历精神状态的变化，这种变化可能会迅速发展为昏迷，而癫痫发作的情况则很少。CT 扫描显示低密度区提示有栓塞梗死，MRI 可以提供更好的颅内可视化的变化。DSA 是脑脂肪栓塞的标准检查，用于确认闭塞的血管（图 13-23）。

再灌注对提高临床疗效和降低死亡率具有重要意义。宁波市第九人民医院报道了第一例机械性脂肪栓子去除成功治疗脑脂肪栓塞的经验。该患者接受面部脂肪注射手术 4h 后出现意识丧失，并伴有左侧偏瘫。脑动脉 CTA 显示为多发性脂肪栓塞。随机使用 Solitaire 支架（4×20mm）和 Solumbra（持续负压吸引）去除脂肪栓子（图 13-24）。术后 3 个月，左侧肢体肌力评分 4 级，脑卒中评分 0 级。然而，在脑动脉脂肪栓塞中脂肪栓子常难以清除，再灌注几乎不可能。脂肪栓子对溶栓药物没有反应，在大动脉阻塞的病例中，不可避免地出现大面积梗死并伴有水肿加重。由于严重的脑水肿，患者需要实施去骨瓣减压术。早期去骨瓣减压术后患者预后较好，虽然神经功能缺损不可避免，但可以提高生存率。而大多数未手术的患者在入院后 1～2 周内死亡。在一组病例中，5 例患者出现严重脑水肿；其中 3 例患者行去骨瓣减压术后存活。所有患者均出现四肢运动功能减退，2 例患者失语，2 例患者病情进展死亡。治疗则应进行呼吸系统支持，保持有效循环，避免低血容量性休克，大剂量糖皮质激素等。

3. 肺动脉栓塞 较大的脂肪组织团块进入静脉后，自右心房进入右心室，阻塞肺动脉继发心肺衰竭。肺栓塞是脂肪移植少见的严重并发症，并且预后较差，故应引起高度重视。大量脂滴（9～20g）短时间内进入肺循环（图 13-25），使 75% 的肺循环受阻，可引起窒息，发生急性右心衰竭，甚至死亡。

隆臀术中肺脂肪栓塞发生率较高，2019 年，在

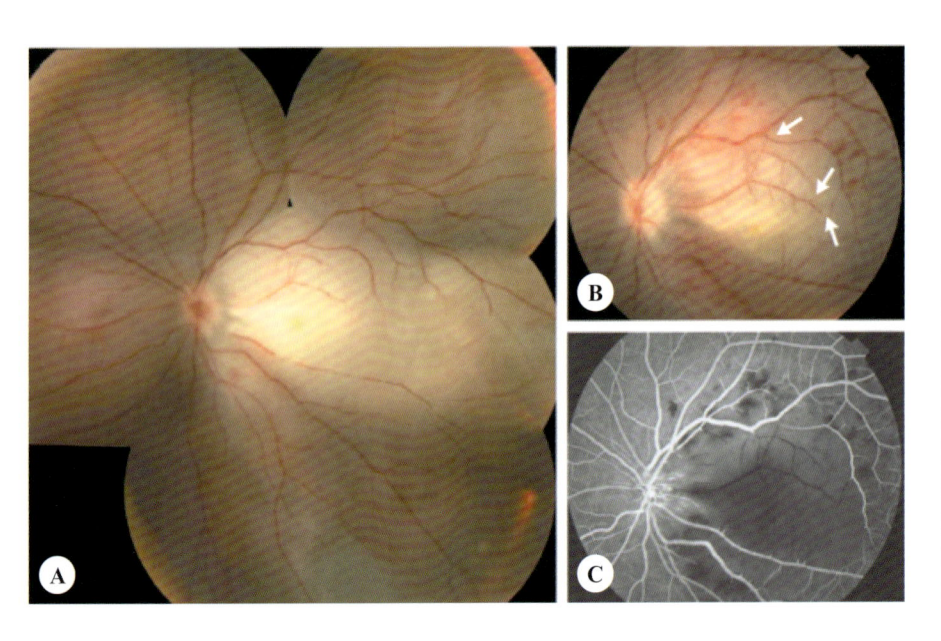

◀ 图 13-22　**32 岁男性，额部自体脂肪注射致左眼完全失明**

A. 视网膜检查视神经乳头肿胀，广泛视网膜白斑，小动脉中断；B. 后续摄影和荧光素血管造影证实视网膜多发出血，视网膜小动脉可见脂肪栓子（箭）；C. 弱荧光区组织床完全缺乏灌注［引自 Park YH, Kim KS. N Engl J Med, 2011, 365(23):2220.］

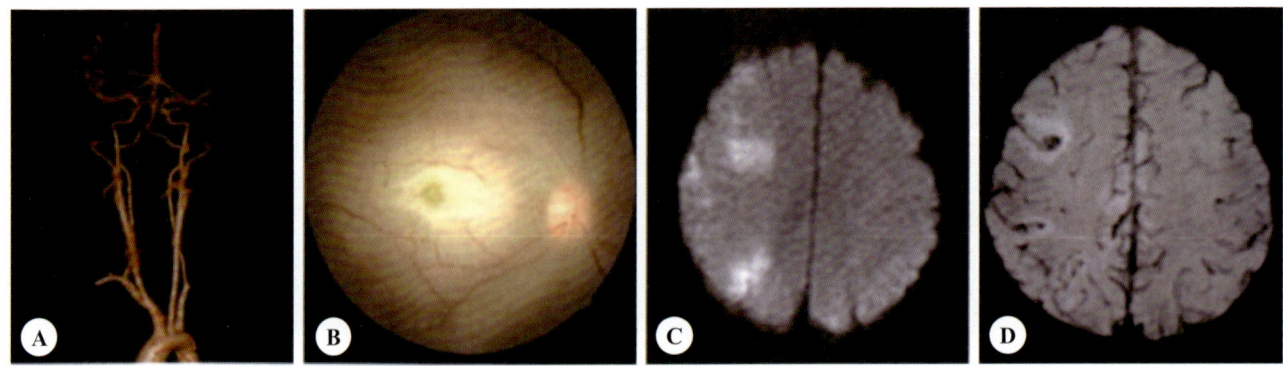

▲ 图 13-23　A. 头颅 CTA 未见颅内大血管闭塞；B. 眼底荧光造影提示网膜动脉细，动脉可见节段性闭塞；C. 头颅 MRI 提示左侧额顶叶脑梗死；D. 磁敏感加权序列可见左侧额叶出血点

引自 Carle MV, Roe R, Novack R, et al. JAMA Ophthalmol, 2014, 132(5):637-639.

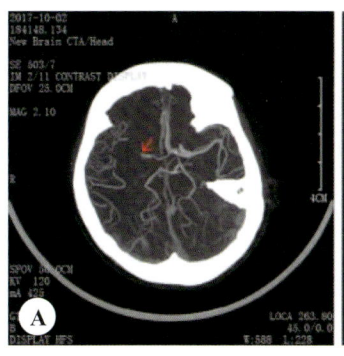

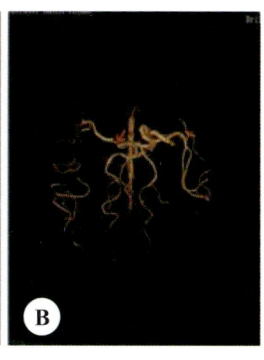

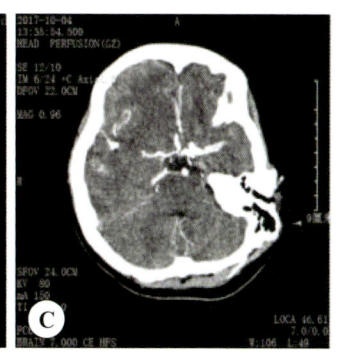

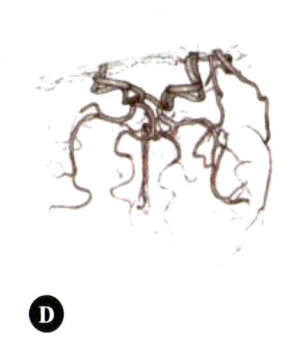

▲ 图 13-24 脑脂肪栓塞机械性去除脂肪栓子

A 和 B. MRA 显示右侧颈内动脉和大脑中动脉闭塞；C 和 D. 治疗后 CT 图像显示了先前阻塞的动脉的通畅［引自 Zhou K, Cai C. Plast Reconstr Surg Glob Open. 2019;7(1):e2091.Published 2019 Jan 7.］

美国美容外科教育和研究基金会特别工作组报道的 198 857 例脂肪隆臀患者中，有 135 例发生肺脂肪栓塞，最终死亡 32 例，手术的死亡率高达 1/2351。脂肪体积与脂肪栓塞的风险无关，脂肪移植的位置似乎与脂肪栓塞的风险有关。通过对 20 具尸体臀部血管注入彩色乳胶，生成血管的空间位置和管径变异性的解剖图，评估所有血管的数量和血管分布。结论认为，臀部越深层和靠内侧的区域的血管更粗大，穿透这些血管可能会导致脂肪栓塞和死亡。因此建议将脂肪移植到皮下平面，避免注射到肌肉和肌肉深层，避免插管向下倾斜。一项研究通过对 10 具新鲜尸体，从不同位置、不同角度穿刺注射后发现，从臀间沟上内侧以 -10° 和 0° 进行穿刺注射无并发症发生，而臀沟中下部以 -30°、0° 和 +15° 穿刺注射 100% 发生并发症。因此认为，在臀间沟上内侧以 -10° 和 0°，以及通过臀中部的臀上切口以 -30° 向粗隆方向注射脂肪，可以达到脂肪隆臀所需的安全平面。一项系统回顾性研究中，脂肪注射到皮下平面后报道的并发症较少（4.1%），而且根据多因素分析，深层肌内注射致死性和非致命性脂肪栓塞的发生率显著增高。

臀部脂肪注射时损伤血管必须依次穿过筋膜和肌肉，才可能插入深部血管，同时还要重复多次注射，这在局麻下几乎不可能发生。局麻下肌肉受刺激会自主收缩，患者不太可能会忍受这样的疼痛，医生会根据这些反馈信号修改或终止手术。这与深度镇静或全身麻醉形成鲜明对比，后者没有保护性疼痛反应和反应性肌肉收缩。因此认为，局麻下臀部脂肪移植是一种有效、安全可靠、效果持久的手术。实时超声辅助脂肪注射技术，采用 7.5MHz 高频探头，在注射过程中保持在皮下平面实时评估插管的深度和位置，准确可靠地识别脂肪的注射平面。避免损伤深部血管结构，进一步降低主要并发症的风险。

此外，进行臀部脂肪注射时，应明确询问患者有无坐骨神经痛症状，有可能是静脉曲张压迫坐骨神经所致，考虑进一步行 MRI 扫描证实。如果此时盲目穿刺，则脂肪注入血管的概率明显增加，进而引致肺栓塞。

目前，临床应用的溶脂配方主要是磷脂酰胆碱和其乳化剂脱氧胆酸。脱氧胆酸钠可能是脂肪细胞溶解的关键成分，而磷脂酰胆碱起到乳化脂肪的作用。磷脂酰胆碱在德国、俄罗斯等地已获得注册许可，用于静脉注射治疗脂肪栓塞、高血脂、动脉粥样硬化症。

ECMO 是治疗肺栓塞唯一有效的方法。在美国布里格姆妇女医院的 1 例肺移植导致的供体获得性脂肪栓塞综合征的救治过程中，ECMO 作为支持措施，获得了良好的临床结果。ECMO 在创伤骨科中也有少数成功应用的报道。每个整形外科医生和麻

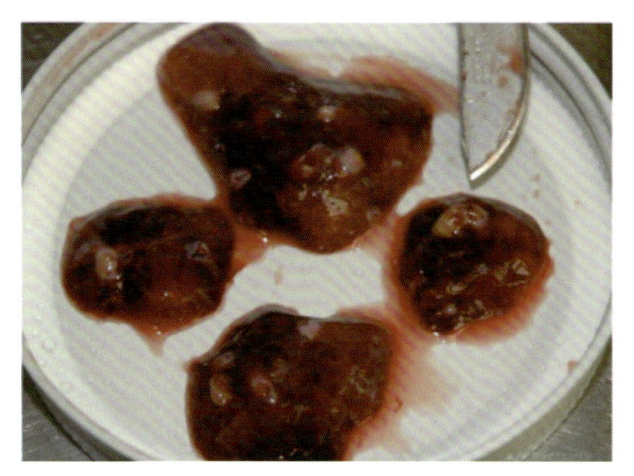

▲ 图 13-25 隆臀术后死亡患者，尸检湿肺组织，可见大的脂肪栓子

引自 Astarita DC, Scheinin LA, Sathyavagiswaran L.J Forensic Sci, 2015, 60(2):509-510.

醉师都应该熟悉 ECMO 的适应证和使用方法。目前并不是在所有的医疗机构都可以应用 ECMO，如所在医疗机构具备条件，当血流动力学不稳定初期或心肺复苏期间药物治疗无效时，应立即开始机械支持；或者预先协调，建立患者转诊机制。如果从病情开始恶化到 ECMO 时间超过 40min，抢救成功的概率较低。右心支持和避免过度复苏使血流动力学状况恶化，可为开始 ECMO 争取更多的时间。

脂肪栓塞综合征应以预防为主，术前应做好全面的检查，并仔细询问受术者有无血栓疾病史，以排除高血脂、血管硬化、高凝状态的凝血功能异常等问题，避免血管栓塞并发症的发生。降低血管内注射风险的步骤包括：首先要了解局部的血管的解剖，使用局部血管收缩药，使用钝针注射和退行注射，并在注射时回抽，进行低压、低流量的注射。每一次推注时，用辅助手的指腹触摸于脂肪注射针针尖所在位置的皮肤，判断是否在推注粒脂肪时有局部同步的饱胀感。

为了预防脂肪栓塞的发生，有研究者在注射装置方面进行了研究，通过智能传感系统，控制注射套管的位置，并根据组织差异确定套管尖端所处的组织类型。对脂肪的注射体积也可进行精确控制，根据需要可准确和持续提供 1/60ml、1/90ml、1/120ml、1/150ml、1/180ml、1/240ml 的脂肪体积，避免手工操作偶尔出现的大体积移植，避免中央坏死和后续的并发症，同时也可预防血管内逆流高压注射导致失明或脑血管意外。

（三）气胸、肺炎

脂肪注射引发气胸和肺炎的可能性极小。对乳房实施脂肪注射时，从乳晕切口进入移植区，注射针刺破肋间内肌及壁层胸膜导致气胸，进而诱发肺炎。报道了 1 例自体脂肪移植后出现气胸的并发症，占同样类型治疗病例的 1.18%。

在移植操作中需注意肋间隙的位置，全程移植过程中需能触及皮下移植管的位置，否则有误入胸腔的风险。如发生常于术后出现胸痛，血氧饱和度降低，可通过胸透和（或）CT 扫描来诊断。如果症状较轻，可以采取保守治疗，症状重时可行胸腔闭式引流，并进行抗感染治疗。

（易成刚　荣向科　厉　怡）

第五篇
临床应用

许多学者对脂肪美容整形技术在形体雕塑中的临床应用已有诸多论述，其共同点在于：各技术的临床应用单独论述，应用解剖、美学标准、各项技术等与临床应用密切相关内容均为独立章节。

本篇按照"脂肪美容整形外科学"整体结构框架，按人体部位及临床问题分为面颈脂肪雕塑、胸部脂肪雕塑、腰腹背部上下肢脂肪雕塑、臀部会阴部脂肪雕塑、脂肪移植在皮肤再生修复治疗中的应用以及小儿脂肪整形6章论述。第14、15、16、17章全面系统地论述了脂肪注射、脂肪抽吸等各种脂肪美容整形技术方法在形体雕塑中的应用及体会。第18、19章是脂肪美容整形新技术在创面、瘢痕、痤疮、老化皮肤和毛发再生修复以及小儿美容整形领域的临床应用的新进展及经验介绍，突出脂肪美容整形外科最新研究成果及美容整形理念。本篇内容是对脂肪美容整形外科临床全面系统的诠释。

第 14 章 面颈部脂肪雕塑

面部雕塑是美容整形外科迅速发展的一个领域，面部脂肪雕塑是通过脂肪切除、游离移植、抽吸及注射等技术对面部轮廓进行打造的美容整形外科技术。随着吸脂、脂肪注射、脂肪干细胞及脂肪修复再生研究的不断深入与进步，加之脂肪美容整形技术简便、安全、有效的特点，脂肪雕塑已逐步超过或取代骨骼雕塑、肌肉雕塑等技术而成为面部雕塑最主要的方法。

本章通过对各部位应用解剖、分区方法及进针点设计分析，为临床手术操作安全性及有效性的提高奠定了基础。进一步的美学标准、主要缺陷，特别是各种缺陷的临床表现及分型介绍，为面部各部位美学缺陷治疗方法选择提供了依据。最后重点通过详尽的临床技术方法（技术要点、术后处理）论述并结合案例报告，为面部脂肪雕塑的临床实践提供参考与指导。本章节通过分区设计及分型治疗，为脂肪美容整形技术在形体雕塑中的临床应用提供了安全及效果保障，也有助于年轻美容整形医师对脂肪美容整形技术的学习和参考。

一、额部

（一）应用解剖

文献报道，填充注射导致失明的病例中有 47.9% 是由注射填充脂肪引起。额部尤其是眉间区域脂肪注射时，因血管栓塞后引起的眼部相关的严重并发症最为常见。因此，充分了解额部区域的解剖结构，对避免失明等严重并发症的发生，以及达到自然美学的改善效果具有重要意义。

1. 分界 额部上界为发际线，下界为眉上缘，左右界为颞上线（图 14-1）。

2. 组织结构 额部皮肤软组织由皮肤、浅筋膜、SMAS（帽状腱膜向下延续，到额肌部分为深、浅两层并包绕额肌，眉上水平与眼轮匝肌、皱眉肌、降眉肌、降眉间肌等眶周表情肌相连）、腱膜下疏松结缔组织及骨膜五部分组成（图 14-2）。正常时皮下浅筋膜内脂肪组织少与皮肤紧密连接，筋膜下组织疏松且薄弱，大体解剖及临床手术分离时，额部软组织一般只能分为三层，即皮肤皮下组织层、SMAS 层、骨膜层。

因此，额部脂肪填充可以选择皮下浅筋膜内浅层注射、SMAS 层额肌内注射、SMAS 与骨膜间腱膜下疏松结缔组织内深层注射。近年来的解剖及 CT 研究表明，额部皮下脂肪组织有 3 个脂肪室，额肌深层（骨膜表面）也有相对应的 3 个脂肪室（中央及左、右侧脂肪室）。浅层中央脂肪室宽度为 (2.17±0.27) cm，长度为 (4.16±0.38) cm；左侧脂肪室宽度为 (2.09±0.31) cm，长度为 (3.65±0.39) cm；右侧脂肪室宽度为 (2.14±0.29) cm，长度为 (3.18±0.55) cm。深层脂肪室边界类似于浅层脂肪室，为无血管区。眉下深层眶上缘外侧 2/3 区域有眼轮匝肌后脂肪垫（retroorbicularis oculi fat，ROOF），厚度为 (2.58±0.03) mm，水平长度为 (2.55±0.05) mm，其内侧界为眶上血管神经束，下界为眼轮匝肌支持韧带，上界为纤维隔性结构，也称为"额部下纤维隔"（inferior frontal septum）。眼轮匝肌支持韧带在眶上血管神经束周围中断，使额部浅层中央脂肪室与上睑区域有潜在的通道。因此，额部自体脂肪注射应以额部深层乏血管脂肪室注射为主，

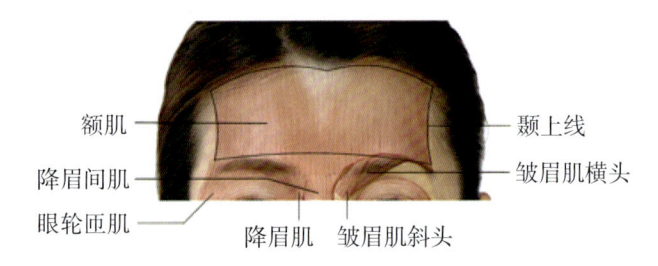

▲ 图 14-1 额部界限及周边延续的主要肌肉

引自 Kim HJ.Clinical Anatomy of the Face for Filler and Botulinum Toxin Injection.Springer ScienceBusiness Media Singapore, 2016

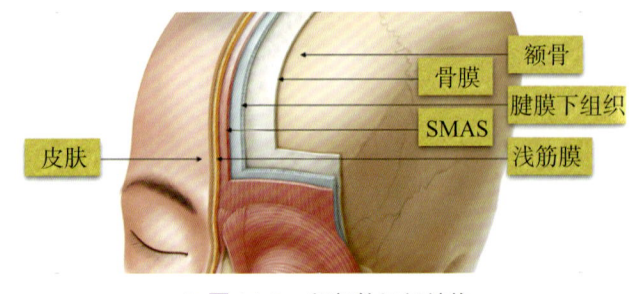

▲ 图 14-2 额部软组织结构

浅层脂肪室不宜过多注射脂肪，以免产生不自然的"寿星头"。此外，额部浅层中央脂肪室与上睑区域有潜在的通道，浅层过多注射和（或）术后挤压、按摩容易导致移植脂肪移位，上睑及眶周迁移性脂肪肉芽肿形成。额部骨骼主要由额骨构成。其标志有左右额结节、眶上孔、颞上线及眉弓（图14-3）。

3. 神经支配

（1）运动神经：支配额部肌肉（额肌）的神经是面神经颞支的前支，它由颞深筋膜浅层表面走行，过颞上线后在额肌的深层进入额肌内。除支配额肌外，还支配眉间肌肉（皱眉肌、降眉肌、降眉间肌）（图14-4）。面神经颞前支损伤后，不能抬眉、皱眉，做降眉动作。

（2）感觉神经：支配额部皮肤感觉的神经有滑车上神经、眶上神经（图14-5）。进行额部脂肪注射或抽吸等手术时，可以进行滑车上及眶上神经阻滞，以提高脂肪注射或抽吸时的麻醉效果。

（3）血液供应：额部的血液循环丰富，皮肤软组织血液供应主要来自滑车上动脉、眶上动脉，以及颞浅动脉的额支（图14-6），三条动脉的分支互相吻合，在额部形成动脉网（图14-7）。三支动脉在眶部与面动脉、眼动脉、上颌动脉的分支均有交通支（图14-8），如额部注射操作不当，均有可能造成眼动脉栓塞及脑栓塞，导致失眠、偏瘫等严重后果。额部静脉与动脉伴行。

额部解剖研究表明，额中部由滑车上动脉供血，出滑车上切迹处内径为（1.01±0.16）mm，滑车上

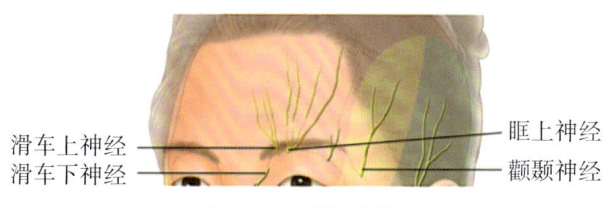

▲ 图14-5　额部感觉神经

引自 Kim HJ.Clinical Anatomy of the Face for Filler and Botulinum Toxin Injection.Springer ScienceBusiness Media Singapore, 2016

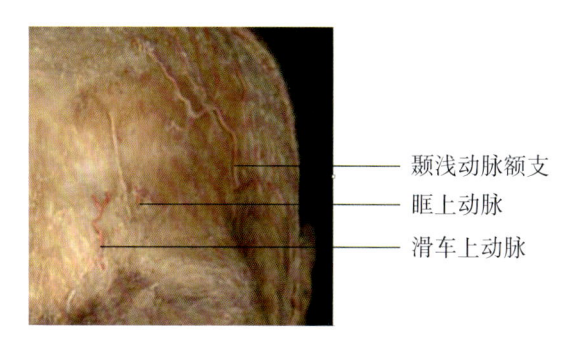

▲ 图14-6　额部三支主要动脉血管

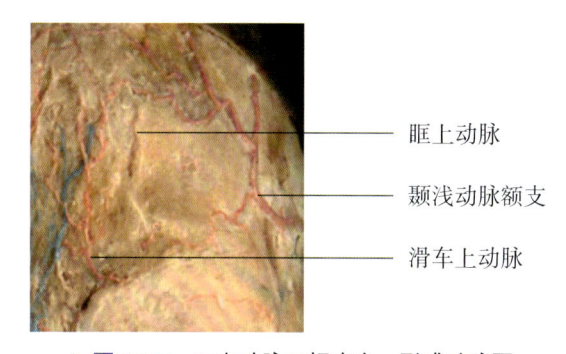

▲ 图14-7　三支动脉互相吻合，形成动脉网

引自 Kim HJ.Clinical Anatomy of the Face for Filler and Botulinum Toxin Injection.Springer ScienceBusiness Media Singapore, 2016

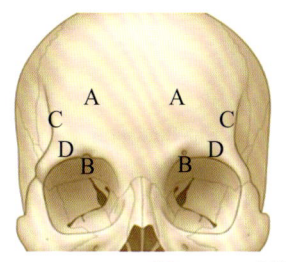

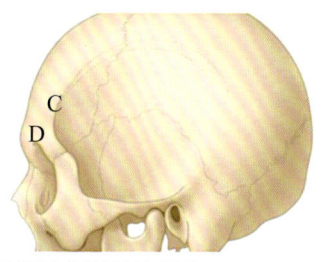

▲ 图14-3　额部骨骼及主要骨性标志

A. 左右额结节；B. 眶上孔；C. 颞上线；D. 眉弓（引自 Kim HJ.Clinical Anatomy of the Face for Filler and Botulinum Toxin Injection.Springer ScienceBusiness Media Singapore, 2016）

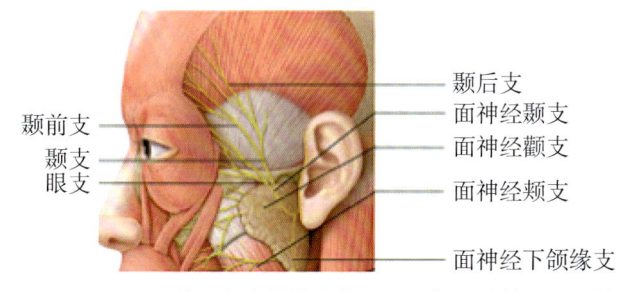

▲ 图14-4　面神经各主要分支位置及额部运动神经（面神经颞前支）支配（额肌、眉间肌群）

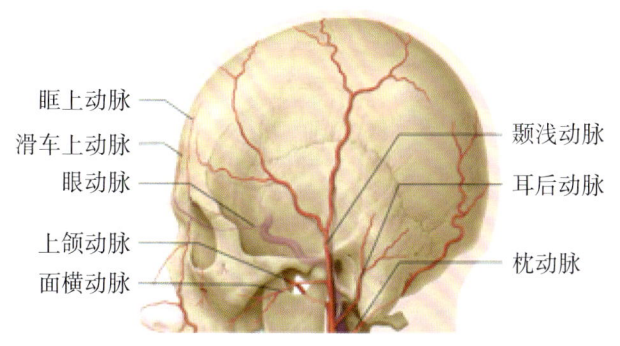

▲ 图14-8　额部三支主要动脉关系

引自 Kim HJ.Clinical Anatomy of the Face for Filler and Botulinum Toxin Injection.Springer ScienceBusiness Media Singapore, 2016

动脉沿内眦垂直线向眶上内侧走行，在距离中线外侧 1.5～2.0cm 处进入额部，在眼轮匝肌与皱眉肌之间垂直上行，逐渐浅出，在距眶上缘 2.0～3.5cm 处进入皮下组织，皮支下 2/3 在肌肉浅面，随后逐渐浅行，上行过程中向真皮和额肌发出小血管分支，并发出分支与对侧同名动脉及同侧眶上动脉吻合，其远端未超越额肌范围；滑车上动脉另有深支进入额肌。眶上动脉位于眶上缘与角膜内侧缘垂直线交界处，内径为（0.85±0.12）mm，穿过眶上孔（或眶上裂与眶上韧带），然后分成浅支和深支。深支包括外侧眶缘支、斜支、垂直支、内侧支及眉支，走行于肌肉深面，垂直支位于最深层。浅支在距眶上缘 2.5～3.5cm 处进入皮下组织，随后逐渐浅行，上行过程中，向真皮和额肌发出小血管分支，并发出分支与滑车上动脉、颞浅动脉吻合。颞浅动脉额支于颧弓根起始，在眉弓水平内径为（1.35±0.15）mm。前额部静脉汇成眶上静脉、滑车上静脉后汇入眼静脉。眶上静脉、滑车上静脉、颞中静脉在眶上缘的交通支汇成眶上横静脉〔内径为（1.95±0.21）mm〕。双侧的眶上横静脉在内侧（鼻背）形成静脉弓。眶上横静脉在眶上缘外侧半走行在眼轮匝肌深面脂肪室（ROOF）中，内侧在眼轮匝肌深面皱眉肌下方或皱眉肌下部深面。

由于滑车上动脉及颞浅动脉额支位置表浅，滑车上动脉离开眼眶后向上穿过皱眉肌、颞浅动脉额支跨过颞上线斜向内上，均走行于皮下浅筋膜层（图 14-6 至图 14-9）。眶上动脉由眶上孔穿出后开始走行于额肌深面，逐渐向上进入额肌。因此，额下部（眉区域）注射时皮下浅筋膜内（浅层）注射比较安全，深层注射有一定风险。而额中上部（眉上区域）SMAS 下（深层）填充注射比较安全，皮下浅筋膜内（浅层）注射存在风险，容易误入血管。

（二）分区方法及进针点设计

为便于临床技术操作及精确雕塑，减少手术风险，提高手术效果和患者满意度，脂肪雕塑均要按部位进行分区操作。根据额部血管神经位置走行特点及体表标志点位置，对额部进行分区。原则上使各主要血管不跨区分布，进针点设计也要避开神经血管，每个区至少有两个进针点可选。

1. 分区方法 沿额结节（最高点）及两侧颞上线中点偏眉梢做一弧线，沿眉头滑车与眶上孔之间向上各做一条垂直线，将额部分为六个区，即左右颞浅 A 区、左右眶上 A 区、滑车 A 区、中间区。根据不同区的血管走行方向及位置不同，再设计、选择不同进针点，以便于手术操作、降低手术风险，保证手术效果及安全（图 14-10）。眶上 A 区及滑车上 A 区是面部血管注射栓塞的主要区域（图 14-11）。

2. 进针点设计 根据额部解剖分区及血管走行方

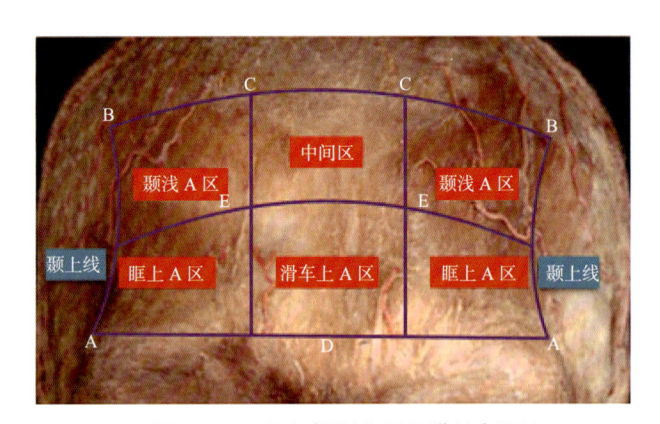

▲ 图 14-10 额部解剖分区及进针点设计

引自 Kim HJ.Clinical Anatomy of the Face for Filler and Botulinum Toxin Injection.Springer ScienceBusiness Media Singapore, 2016

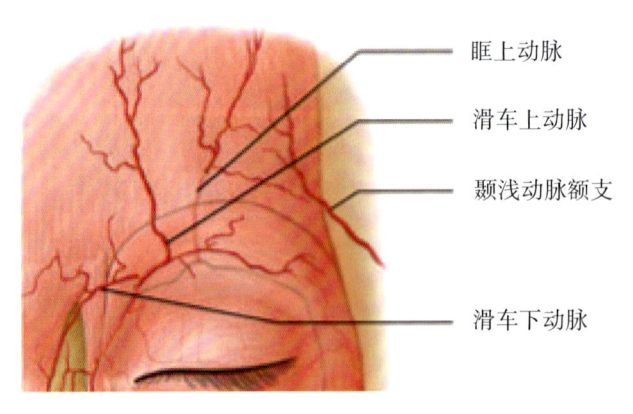

▲ 图 14-9 三条动脉位置关系

引自 Kim HJ.Clinical Anatomy of the Face for Filler and Botulinum Toxin Injection.Springer ScienceBusiness Media Singapore, 2016

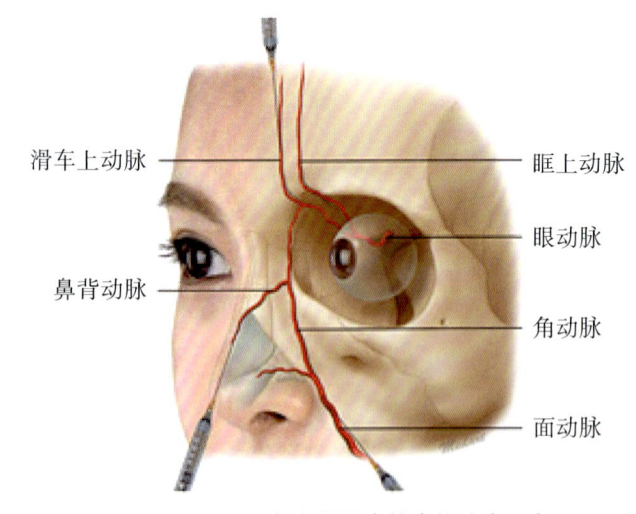

▲ 图 14-11 面部主要发生栓塞的动脉示意

引自 Kim HJ.Clinical Anatomy of the Face for Filler and Botulinum Toxin Injection.Springer ScienceBusiness Media Singapore, 2016

向和位置深浅设计,每个区至少可以通过2个进针点注射填充。额部常规进针点共有7个,分别是左右眉梢点、左右颞上线发际缘点、左右眉头垂线发际缘点、眉间点。个别额头高、额结节突出者,可以在额结节各设计1个进针点,以便于额部填充注射操作(图14-10)。

(三)美学标准

"天庭饱满"是世界公认的美学标准。开阔、饱满、圆润的额头即面部轮廓美的重要标志,也是年轻、智慧的象征(图14-12)。完美的额部除了有开阔、饱满、圆润的外观,优美流畅的轮廓线条,美学测量上应符合以下标准:①符合"三庭五眼""四高三低"的美学原则,即额头高度为面高的1/3,额部、鼻尖、唇珠、下颏为侧面高点,颧额宽度指数(额部最小宽度:面宽)为1:1.2(图14-13);②鼻额角约为135°,额部至鼻尖形成柔和自然的S形曲线(图14-14)。

然而,由于审美的差异,少数年轻人追求过度饱满的额部,出现了许多只有"智慧",缺少美感的"寿星头"样畸形(图14-15)。也有的是因为过度皮下填充或注射生长因子等违规药品导致局部增生隆起,影响额部及面部整体美观。

(四)美学缺陷及临床表现

额部狭窄、低平是亚洲东方人普遍存在的问题,常同时有颞部凹陷。依据额部美学标准,额部的美学缺陷主要表现在以下几个方面(图14-16)。

额部狭窄:常见,多因先天性发育不足引起,主要表现为额部横向宽度不足,严重者出现尖头样畸形(图14-16A和B)。

额部低凹:常见,多因先天额骨发育不足或后天外伤等引起。主要表现为额部曲线不流畅,额部扁平或凹陷,严重者有横向、纵向或U形凹陷(图14-16C)。

额部过短:相对少见,多因先天发际线偏低、额骨发育不良所致,常伴有额部低凹。主要表现为额部纵向高度不足,不符合"三庭五眼"中"三庭"美学原则。常伴有上睑提肌无力,上睑下垂(图14-16D)。

额部过度宽大、凸起:近年常见,多为医源性。多因手术填充过度或注射生长因子后局部增生导致,严重者呈"寿星头"样外观或局部弥漫性突起(图14-16E和F)。

(五)临床分型与治疗方法

1. 临床分型 根据不同脂肪雕塑技术的作用特点,参照额部主要美学缺陷及临床表现,笔者将额部美学缺陷分为两种类型分别采用不同类型手术方法进行治疗。

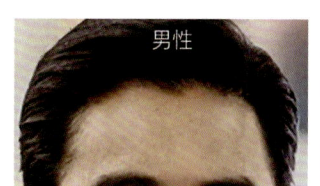

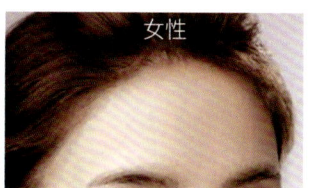

▲ 图14-12 开阔、饱满的额头

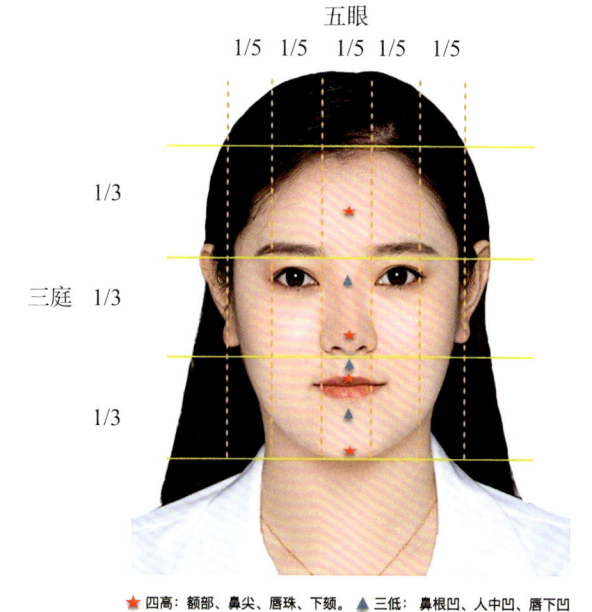

▲ 图14-13 面部正面美学测量及标准

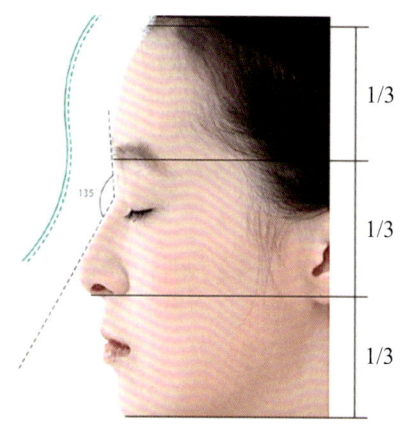

★ 四高:额部、鼻尖、唇珠、下颏。 ▲ 三低:鼻根凹、人中凹、唇下凹。

▲ 图14-14 侧面额部形态及鼻额角

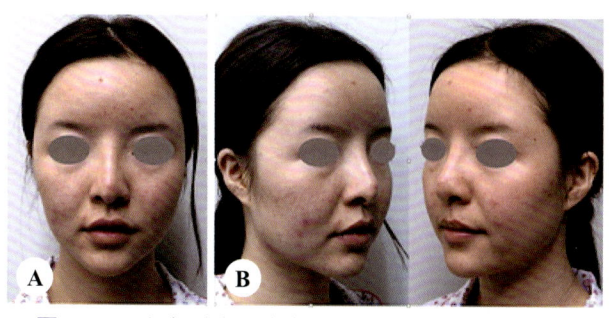

▲ 图14-15 额部过度脂肪填充后呈现的"寿星头"样外观
A. 正面;B. 双斜位

脂肪美容整形外科学

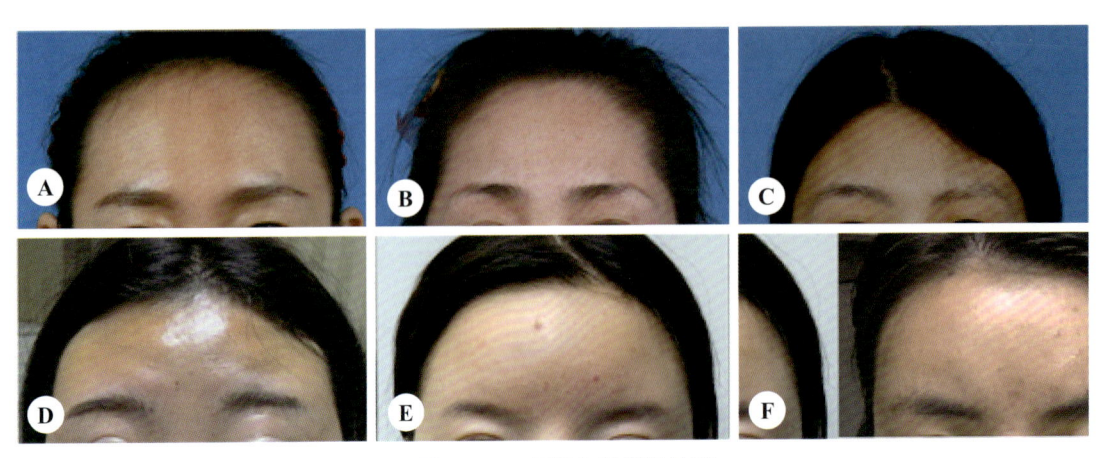

▲ 图 14-16 额部各种常见缺陷

A. 额部狭窄，额颞点间距窄；B. 严重者呈尖头畸形外观；C. 发际线低，额部短，伴有上睑下垂；D. 额部低平，两侧凹陷明显；E. 填充注射过度，呈"寿星头"样畸形；F. 脂肪中加入不明成分，弥漫性突起伴局部隆起

(1) 容量不足型：主要表现为额部宽度、突度、高度不足及不平整。额部狭窄、低凹、过短，额部容量不足是其共同特点。多为先天发育不足引起，少部分因手术或创伤后获得。治疗上过去通常采用假体植入、组织移植、玻尿酸等填充剂注射来纠正。但是，假体植入、组织移植由于创伤大、手术操作复杂，早已弃用。玻尿酸等填充剂注射虽然简便、有效，但从经济性、持久性、安全性方面综合考虑，只适合小面积、小剂量微调，不适合大面积、大剂量填充。由于脂肪注射技术的发展及在纠正额部美学缺陷方面具有简便、持久、有效，以及改善肤质的诸多优势，因此倍受医患青睐。自体血提取物、生长因子注射虽然也是一种改善额部美观度的简便、微创技术方法，但由于剂量难以控制，极易带来局部增生、不平整，甚至"寿星头"样畸形等容量过多类问题，给后期处理带来困难。因此，脂肪注射是纠正额部容量不足型缺陷最理想的技术方法。

(2) 容量过多型：主要表现为额部宽度、高度尤其是突度偏大，不平整。额部容量过多是其共同特点。正常情况下，额部皮下脂肪组织菲薄，脂肪颗粒细小，一般没有局部脂肪堆积容量过多，极少因额骨先天发育过度引起。近年来，一些年轻人存在审美误区，盲目追求欧式面型，崇尚高额头，因额部脂肪或人工材料过度填充后的"寿星头"畸形有增长趋势。也有部分机构在移植的脂肪中添加生长因子等违规药品或不当使用血液提取成分以及直接使用生长因子皮下注射，导致局部软组织增生、隆起，影响美观。由于额部血供丰富，纤维组织致密，治疗上单纯负压抽吸极易出血及堵塞吸脂管，影响手术操作及效果。类固醇类药物注射只适合小范围，不适合额部较大面积组织增生处理；溶脂针对脂肪注射过度虽有一定效果，但维持时间短；手术切除有伤口、瘢痕及操作风险，极少采用。激光辅助或射频辅助组织消融负压抽吸因操作简便、有效，也比较安全，是处理额部过度填充或不当注射后容量过多型问题较为理想的方法。

2. 治疗方法

(1) 脂肪注射：适用于各种原因导致的额部容量不足型缺陷。具体技术要点如下。

① 麻醉选择：额部的组织结构紧密，皮肤痛觉灵敏，因此，需要完善的麻醉才能顺利完成脂肪注射手术操作。对于脂肪供区，一般采用静脉麻醉复合局部肿胀麻醉，以增加患者舒适度。对于额部注射填充区，一般采用静脉麻醉加滑车上神经、眶上神经阻滞麻醉（图 14-17），以减少静脉麻药药物用量及麻醉风险。

对于少部分痛觉不敏感、不愿意全麻者，可以单纯使用局部浸润麻醉和（或）神经阻滞麻醉。如辅助局部浸润麻醉，麻药浓度不宜过高（不加碳酸氢钠的肿胀液），以免影响脂肪细胞的存活。

由于气管插管全麻对面部轮廓产生一定影响，而且气管插管麻醉相对风险较大，无特殊情况，面部脂肪雕塑手术一般不选择气管插管全身麻醉。

② 进针点选择：依据额部解剖分区及不同区域血管位置，一般选择邻近填充区域的进针点。颞浅 A 区填充，一般选择同侧颞上线发际缘点和眉头垂线发际缘点。眶上 A 区填充，一般选择同侧眉梢点、眉间点及颞上线发际缘点。中间区填充，一般选择双侧眉头垂线发际缘点。滑车上 A 区填充，一般选择眉间点、双侧眉头垂线发际缘点。特殊情况下，如额头过高过突者，可以选择眉头垂线中点作为各区域辅助进针点。

212

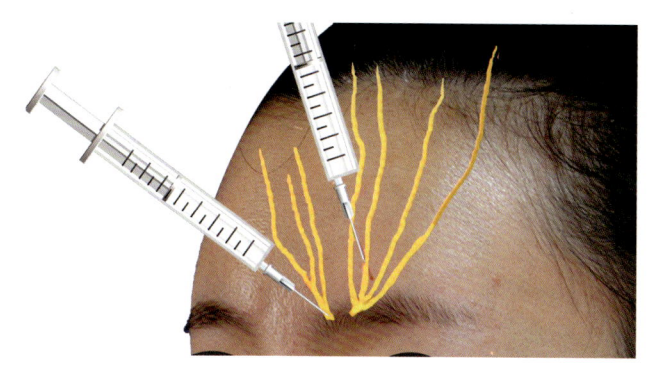

▲ 图 14-17　滑车上神经及眶上神经阻滞示意

③ 注射层次选择：根据额部组织解剖学特点，理论上皮下浅筋膜、SMAS 层（额肌内）及 SMAS 下（骨膜表面）都可以注射脂肪。真皮层也可以注射纳米脂肪以改善皮肤皱纹、色斑、肤质，达到年轻化的效果。临床上，有额部脂肪填充选择皮下浅筋膜浅层、SMAS 层（额肌内）、SMAS 下深层多个层次进行的文献报道，平均注射量为 10.2ml。但更多的研究认为，额部填充应选择单层注射。

脂肪填充塑形的注射层次主要视各区域内血管位置深浅、走行方向而定。原则上需避免与血管同层次注射，尤其是逆动脉血流方向注射。颞浅 A 区填充，皮下浅层有颞浅动脉额支斜形穿过，因此，不建议选择皮下浅层注射。建议选择 SMAS 下深层和（或）额肌内注射。眶上 A 区填充，眉上深层有眶上动脉向上逐步浅行进入额肌，因此，深层向眼眶方向的注射有较大风险，不建议眉头垂线发际缘点或眉头垂线中点进针，眼眶方向深层注射。建议首选眉梢点或眉头垂线中点进针皮下浅筋膜层注射。颞上线发际缘点、眉间点、眉梢点深层注射相对比较安全。中间区填充，皮下浅层有较粗大血管，因此，不建议浅层注射，选择眉头垂线发际缘点进针深层注射比较安全，必要时可以通过眉头垂线中点进针深层注射。滑车上 A 区填充，选择眉间点、眉头垂线发际缘点深层注射。必要时加用眉头垂线中点深层注射。

④ 脂肪类型选择：主要与填充位置深浅有关。皮下浅筋膜层及额肌内填充，选择纳米脂肪胶或细脂肪颗粒。SMAS 下深层填充，可以选择纳米脂肪胶、细脂肪颗粒，或粗脂肪颗粒。

⑤ 注射针选择：额部脂肪注射填充一般只用钝针，粗细选择主要与脂肪类型及填充层次有关，原则上额部脂肪注射尽可能使用 18G 及以上稍粗的钝头注射针。纳米脂肪胶及细脂肪颗粒，可以用 21G 或 18G 钝针注射。粗脂肪颗粒，需要用 18G 及以上钝针深层注射。

⑥ 注射方法：预置隧道，后退、微量、多点注射（< 0.1ml/ 点），以避免局部注射过多产生包块、隆起，或注射针误入血管造成血管栓塞，产生皮肤坏死、失明、偏瘫等严重后果。此外，要特别注意注射进针点及注射层次的选择。特别注意避免发际缘进针点向眶上 A 区深层、中间区浅层的注射，以及额部中间发际缘点或眉头垂线中点进针颞浅 A 区浅层注射。

⑦ 术后管理：脂肪注射术后管理是重要的环节，需要医患共同配合才能获得理想效果。将吸脂及脂肪注射后有关注意事项、恢复过程告知患者，使患者主动积极配合，才能保证手术顺利康复，取得医患都满意的结果。额部脂肪注射后管理比较简单，术后清洁针眼后贴保护敷贴，纸胶布或弹性自黏胶布固定 5～7 天，尽可能减少额部肌肉活动。如术前或术中同时进行额部肉毒毒素注射，更利于移植脂肪细胞的存活。

病例报道
病例 14-1
女性，34 岁，额颞部窄，发际线低，额部低平，泪沟形成。行自体脂肪颗粒额部及泪沟填充。图 14-18 为术前及术后 6 个月对比。

病例 14-2
女性，32 岁，额中间区扁平、不饱满，额部低平，泪沟明显，鼻唇沟加深。行额颞部及泪沟、苹果肌脂肪填充。图 14-19 为术前及术后 18 个月对比。

病例 14-3
女性，50 岁，额上部窄、不饱满，眼窝、颞部、面颊等凹陷，泪沟形成。行额、颞、眼窝、泪沟、苹果肌、面颊脂肪填充。图 14-20 为术前及术后 16 个月对比。

(2) 脂肪抽吸：适用于各种原因导致的额部容量过多型缺陷。具体技术要点如下。

麻醉选择：无论是采用激光辅助还是射频辅助额部组织消融，均需要良好的麻醉，以增加术中患者舒适度。静脉麻醉复合局部肿胀麻醉是较好选择。如配合滑车上神经、眶上神经阻滞，可以减少静脉麻醉药物用量及麻醉风险。由于额部激光或射频辅助脂肪抽吸操作简便，手术时间短，一般不选择气管插管全身麻醉。

进针点设计：无论是采用激光辅助还是射频辅助组织消融，都是通过光电热效应产生作用。从激光及射频的作用范围可控性方面考虑，激光消融相对更为安全。

根据额部解剖分区、面神经颞前支及颞浅动脉额支走行方向和位置深浅设计，原则上进针点需要避开颞上线眉梢上 2cm 左右动脉血管及面神经颞前支进入额肌的区域。

组织消融后抽吸针进针点需要设计在发际缘、眉梢等隐蔽位置，光纤进针点只要避开面神经颞前支和颞浅动脉主干可以随意设计。每个区至少可以通过 2 个进针点抽吸及插入光纤或射频针。一般可以设计常规进针点 6 个，分别是左右眉梢点、左右颞上线发际缘点、左右眉头垂线发际缘点。必要时额结节点、眉间中点可以设计为光纤或射频针进入点。

操作层次选择：由于脂肪注射或生长因子等注射后增生引起的隆起比较弥漫，加之额部及眉间肌肉都由面神经颞浅支支配，操作上如有偏差，有可能损伤神经造成额肌及皱眉肌等功能丧失，影响容貌外观及表情功能。根据额部主要神经血管走行，结合额部解剖分区及进针点位置设计，不同区域脂肪抽吸、激光或射频消融的安全层次有所不同。

中间区及眉间上方滑车上血管区，选择发际缘进针点，深层、浅层操作均比较安全。外上方颞浅动脉区，血管位置表浅，肌肉下深层操作比较安全。眉上眶上动脉区，深层有多根眶上血管神经穿过，只能浅层操作。特别要注意的是，眉梢点外上 2cm 处周围是重要血管神经伴行进入额部并供应额部、支配额肌眉

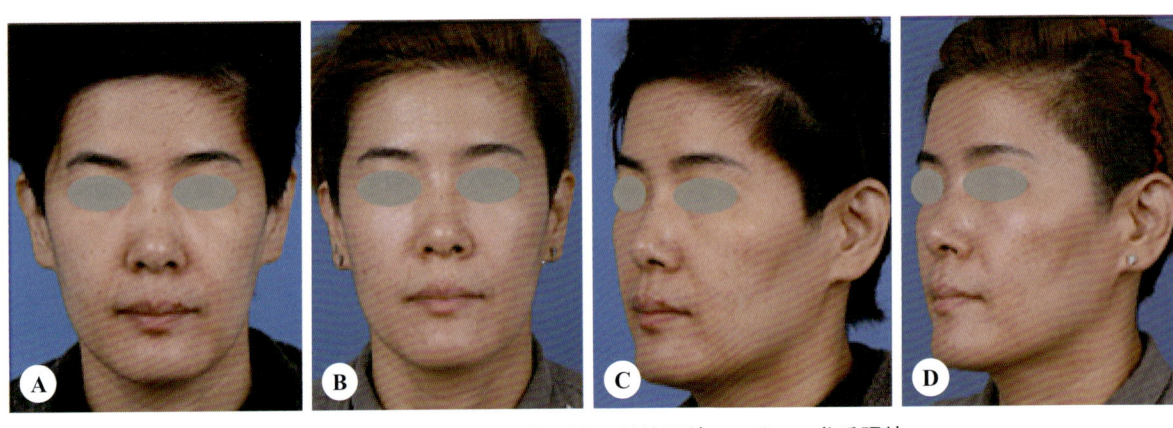

▲ 图 14-18　A 和 C. 术前正位、斜位照片；B 和 D. 术后照片

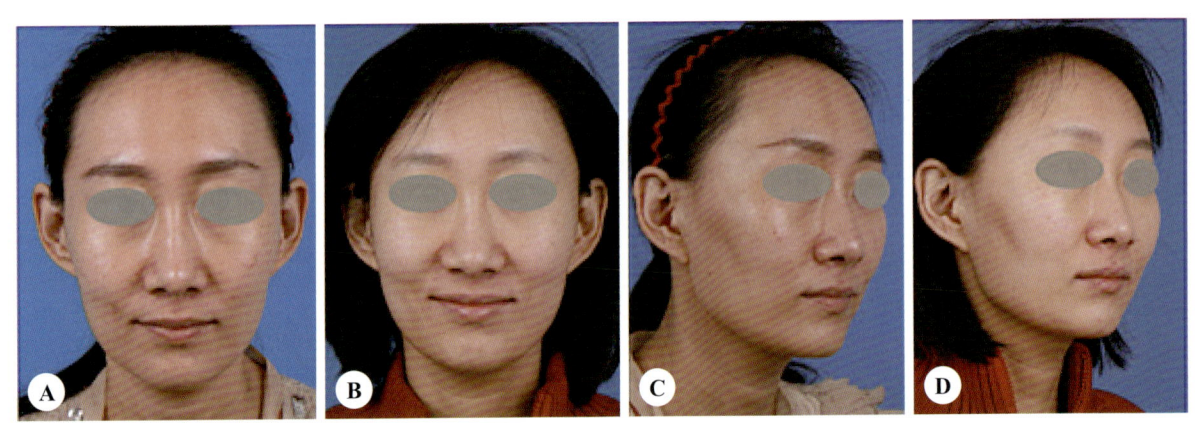

▲ 图 14-19　A 和 C. 术前正位、斜位照片；B 和 D. 术后照片

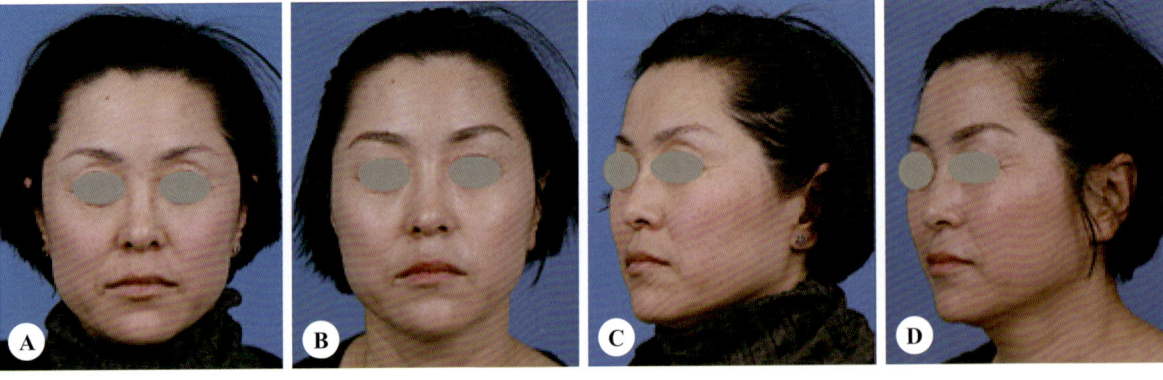

▲ 图 14-20　A 和 C. 术前正位、斜位照片；B 和 D. 术后照片

间肌的位置（图 14-21）。此处深层禁止光纤或射频消融，浅层皮下操作也要特别谨慎，以免造成面神经永久性损伤及动脉血肿。

治疗参数设定：激光、射频治疗的效果主要和操作手法及治疗参数设定有关。

术后管理：额部血供丰富，容易发生瘀青、水肿。如果不能有效加压包扎，容易造成眼部及面颊等部位肿胀、瘀青，影响容貌及心理。额部脂肪抽吸后管理比较简单，针眼贴保护敷贴，皮肤涂油性药膏或凡士林纱布，垫厚棉弹力绷带轻轻加压包扎。术后 2 天换药观察换药，继续包扎 5~7 天。术后 3 周可以进行热敷、按摩、理疗等处理。

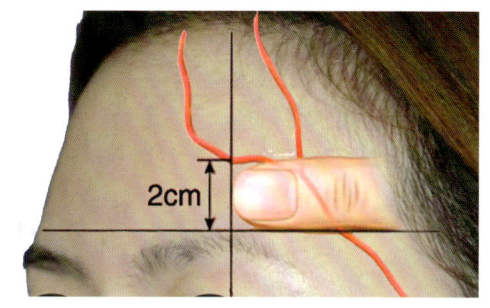

▲ 图 14-21 颞浅动脉额支（面神经颞前支）主干进入额部的位置

病例报道
病例 14-4
女性，30 岁，额部眉弓脂肪填充后增生，额部隆起，眉弓过高。行激光消融塑形。图 14-22 为术前及术后 2、4、6 个月复查情况。

病例 14-5
女性，28 岁，额颞部脂肪填充过度，额颞部隆起。行激光消融塑形。图 14-23 为术前及术后 8 个月对比。

（六）常见并发症
额部脂肪雕塑中最常见的并发症包括脂肪肉芽肿形成及血管栓塞并发症的发生。据文献报道，额部尤其是眉间区域脂肪注射时，因血管栓塞引起的眼部相关的严重并发症最为常见，原因是额部主要由眶上动脉和滑车上动脉供血，它们都是眼动脉的分支，同时与颅内颈内动脉系统和颅外颈外动脉系统之间交通。额部尤其是眉间区域注射操作不当时，极易发生眼动脉或视网膜动脉阻塞，会导致视力丧失；严重者甚至出现大脑动脉阻塞引发脑梗塞。据统计，脂肪填充注射导致失明的病例占比最高（47.9%），预后也最差。为避免上述情况的发生，临床注射操作中应注意低压、少量、缓慢注射，避免因注射力过大使脂肪聚集或逆行至眼动脉或基底动脉，导致血管栓塞并发症的发生。

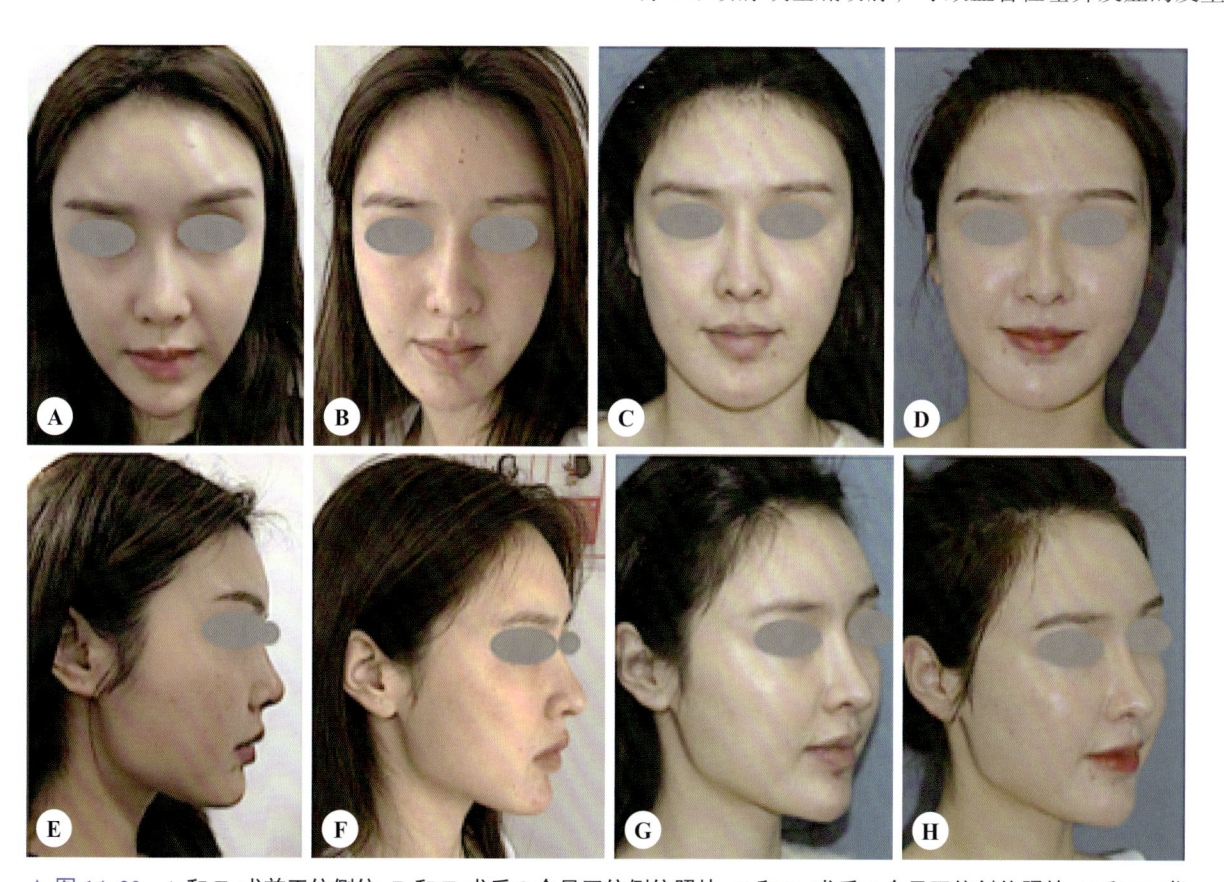

▲ 图 14-22 A 和 E. 术前正位侧位；B 和 F. 术后 2 个月正位侧位照片；C 和 G. 术后 4 个月正位斜位照片；D 和 H. 术后 6 个月正位斜位照片

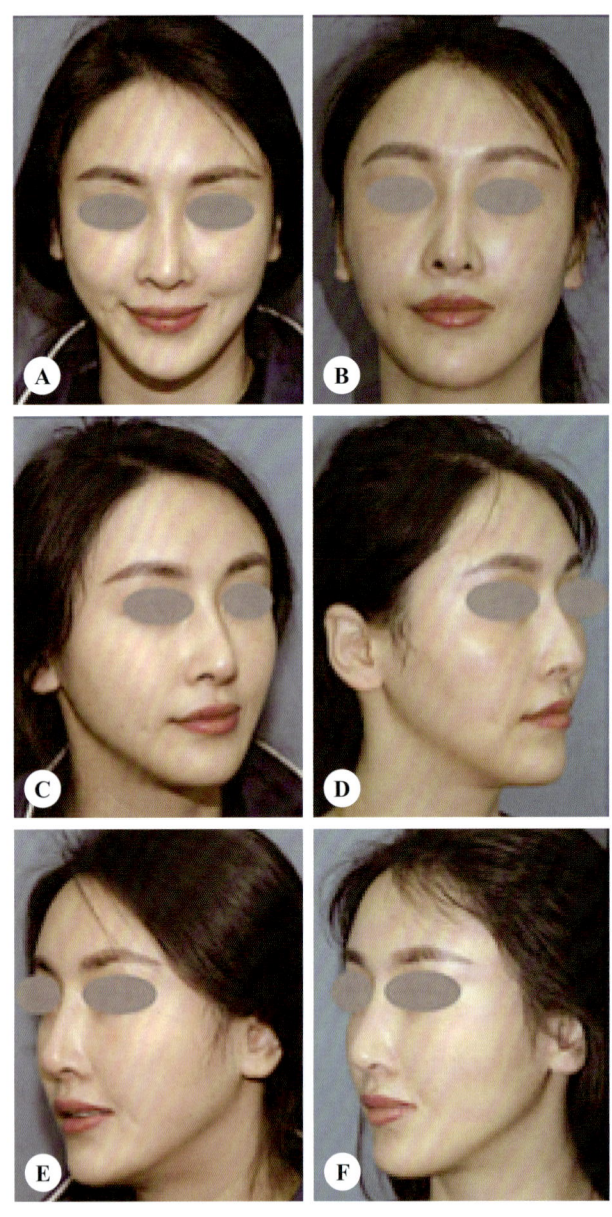

▲ 图 14-23 A、C 和 E. 术前正位斜位照片；B、D 和 F. 术后 6 个月复查正位斜位照片

笔者认为，熟悉额部解剖分区及动脉血管解剖层次、走行方向，注射前预制填充隧道，注射时使用 18G 以上钝针、避开血管，尤其是避免逆动脉血流方向注射，是防止误入血管引起血管栓塞最重要的预防措施。

脂肪填充后包块及迁移性脂肪肉芽肿形成也常发生于额部脂肪填充注射术后。原因是脂肪注射过多、过快，以及注射的脂肪通过额部浅层中央脂肪室与上睑区域潜在的通道进入上睑区域。此外，额肌与眼轮匝肌后肌膜延续，额肌频繁收缩挤压、术后按摩塑形及重力作用都可能使注射的脂肪迁移至上睑及眶周，形成迁移性脂肪肉芽肿。临床上主要表现为眼周可触及性肿块、眼睑水肿和上睑下垂等。有研究发现，使用冷冻保存的自体脂肪组织注射额部更易发生上睑及眶周迁移性脂肪肉芽肿。治疗上可以根据具体情况采用药物注射、手术切除的方法处理，但笔者认为，局麻下钝针穿刺松解、激光消融是比较积极、有效的方法。

（许龙顺）

二、颞部

（一）应用解剖

颞部是脂肪移植较危险的区域之一，熟记颞部解剖结构和特点可极大降低颞部脂肪移植并发症的发生率。

1. 颞部分界

颞部内侧界为颞上间隔；下界为颧弓水平线；外上方向发际内延伸，与颞骨的投影相对应。

2. 颞部相关韧带样结构

（1）颞上隔：颞上隔也称为固定区或者黏附区，其位于颞窝前界额肌外缘，是额部与颞部的分界，也是额间隙和颞间隙的分界。起始于额骨骨膜与颞深筋膜相互移行处，止于额肌和颞浅筋膜，下端与颞附着相互延续。

（2）颞下隔：颞下隔也称轮匝肌颞韧带，位于颞中筋膜的外侧缘的内下方，从颞附着发出到外耳道方向的片状致密连接区，是面神经安全区和危险区的分界线，此处是颞深筋膜与颞中筋膜、颞浅筋膜形成的相对紧密的连接结构。熟记颞部各个层次及各层次的解剖结构和特点极为重要。

3. 颞部的分层及各层次解剖结构 颞部自浅层向深层分为 10 个层次：①皮肤；②皮下脂肪；③颞浅筋膜；④颞中筋膜；⑤颞间隙；⑥颞深筋膜浅层；⑦颞深筋膜深层（也可将之细分为颞深筋膜深层的浅层和颞深筋膜深层的深层，实际解剖和临床意义不大，通常颞深筋膜深层的深层和颞肌筋膜粘连紧密，可将之与颞肌筋膜理解为一个层次）；⑧颞肌筋膜；⑨颞肌；⑩颞骨。其中位于颞深筋膜浅层和深层之间还存在颞浅脂肪垫，位于颞深筋膜深层与颞肌筋膜之间还存在颞深脂肪垫（即颊脂垫颞突）（图 14-24）。

颞部皮肤、皮下组织和颞浅筋膜之间结合紧密，但仍可通过钝针将脂肪移植到皮下注脂层次，因此皮下脂肪层是脂肪移植的安全层次。颞浅筋膜内含有颞浅动静脉，为颞部的营养血管，将脂肪误注入颞浅动脉是导致颞部及颅内动脉栓塞的主要途径（图 14-25）。

颞浅筋膜的下一个层次为颞中筋膜，颞中筋膜与颞浅筋膜在颞下间隔处粘连在一起且较难分开，有学者将颞浅筋膜和颞中筋膜合称为颞顶筋膜。在颞中筋

第 14 章 面颈部脂肪雕塑

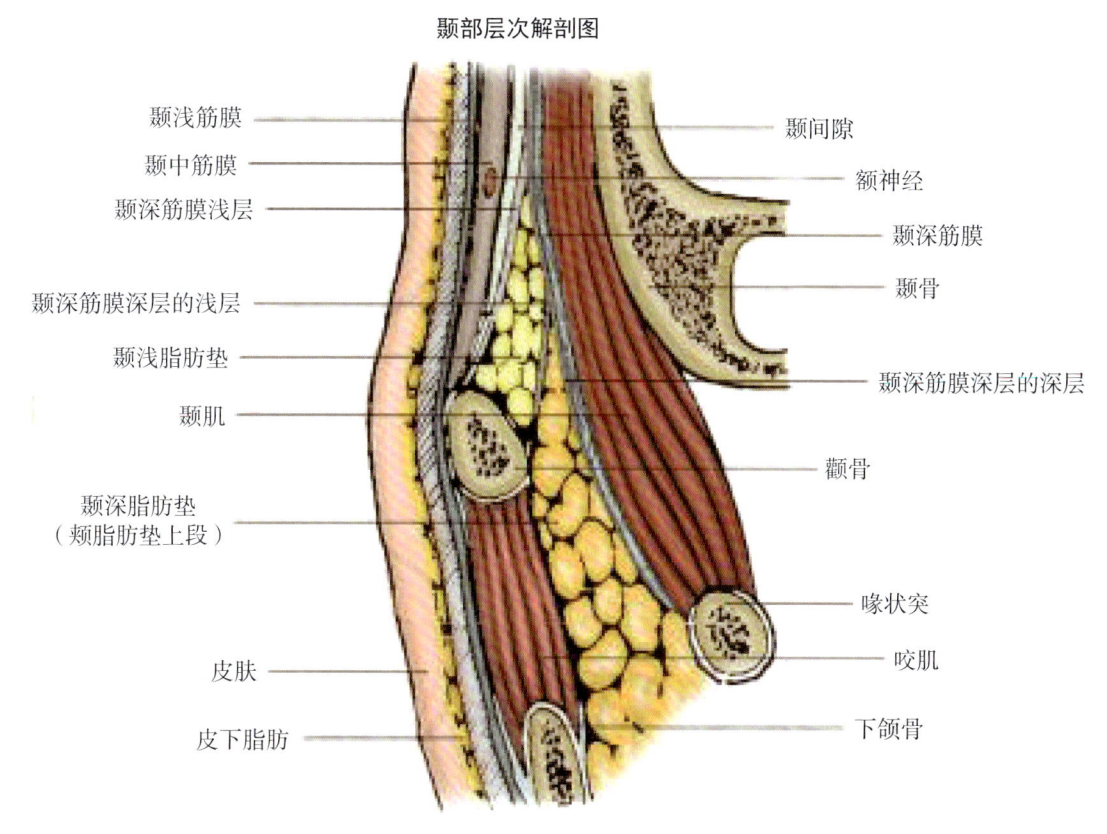

颞部层次解剖图

- 颞浅筋膜
- 颞中筋膜
- 颞深筋膜浅层
- 颞深筋膜深层的浅层
- 颞浅脂肪垫
- 颞肌
- 颞深脂肪垫（颊脂肪垫上段）
- 皮肤
- 皮下脂肪

- 颞间隙
- 额神经
- 颞深筋膜
- 颞骨
- 颞深筋膜深层的深层
- 颧骨
- 喙状突
- 咬肌
- 下颌骨

▲ 图 14-24 颞部解剖层次示意

膜内走行有面神经的额支，有时在颞浅和颞中筋膜之间还存在少量脂肪（图 14-26）。颞间隙位于颞浅筋膜和颞深筋膜浅层之间，在约位于眉弓外上约 1cm 的半弧形区域内有前哨静脉穿过，该静脉是颞部浅静脉与颞中静脉的交通静脉，在颞间隙注射的过程中需注意勿损伤该静脉。颞间隙极为疏松，是脂肪移植的另一个安全层次（图 14-27）。

颞间隙的下一个层次是颞深筋膜浅层，后者附着于颧弓前面的骨膜，该层次的特点是较为坚韧，除非采用较大的骤然性暴力，采用直径较 18G 大的钝针不易穿透颞深筋膜浅层。再向深层的一个层次为颞深筋膜深层，该层次向下延伸附着于颧弓后面的骨膜。颞深筋膜浅层和深层于颧弓水平线上 3cm 分开，形成"人"字形结构，其间存在一团脂肪，称为颞浅脂肪垫，颞中静脉走行于其中，是脂肪移植时应注意的解剖结构（图 14-28）。

颞肌筋膜位于颞深筋膜深层的深层，并与后者的粘连较为紧密。两者同样形成"人"字形结构，包绕位于颞部的另一个脂肪垫，即颞深脂肪垫，该脂肪垫为颊脂垫的颞突部分。因此，如在颞肌筋膜表面移植脂肪并穿透颞深筋膜深层的情况下，移植的脂肪会沿此通道进入颊部的颊脂垫内（图 14-29）。

颞肌筋膜的深层为颞肌，呈扇形，起自颞窝骨面，

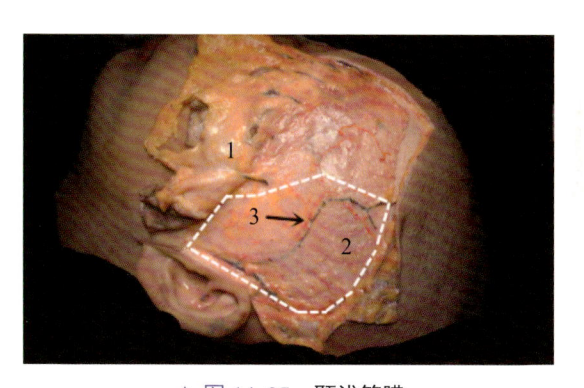

▲ 图 14-25 颞浅筋膜

1. 皮下脂肪；2. 颞浅筋膜；3. 颞浅筋膜额支

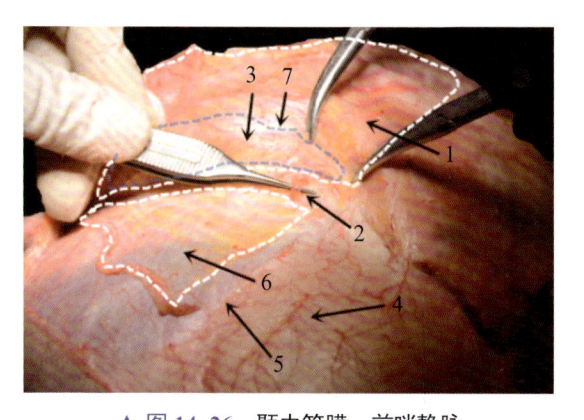

▲ 图 14-26 颞中筋膜，前哨静脉

1. 颞浅筋膜；2. 前哨静脉；3. 颞中筋膜；4. 额骨骨膜；5. 颞上隔断开后遗迹；6. 颞深筋膜浅层；7. 颞下隔断开后遗迹

217

肌束向下集中，通过颧弓的深面，止于下颌骨冠突的尖端和内侧面。它是颞颌关节运动的主要肌肉之一，由颞神经支配，受颞深前后动脉供血。颞肌供应的血管多位于颞肌的深面，但并不恒定，经常穿行于颞肌内的各个层面，因此颞肌内注射填充物是极为危险的一种操作。颞肌在颧弓下部分的浅面和深面具有颊脂垫包绕，因此，无论是穿过颞深筋膜深层（进入颞深脂肪垫）的颞肌上层次的注射，还是在骨膜层面的注射，均可能导致移植的脂肪进入颊间隙。

颞肌的深层为颞骨，颞骨的骨膜经常缺如。颞骨上常见一紧贴骨面的动脉，为颞深动脉中央支，体表投影位置约在发际线上下1cm左右，也是骨膜上注射脂肪易损伤的血管。基于骨膜上注射易进入颊间隙及颞深动脉中央支的存在，笔者并不建议颞部做骨膜上注射（图14-30）。

综上所述，颞部建议的安全填充层次为皮下脂肪层和颞间隙层。

（二）颞部的审美

颞部位于侧面部分区的上面部内，其上内侧界为颞线，内侧界为眶外侧缘，下界为颧弓水平线，后侧界为向发际线延伸的颞肌投影部位。

(1) 面部衰老的特点之一是组织容量的缺失，通常认为颞部饱满圆润是年轻的表现。

(2) 颞部与另一个美学单元区域之间应为圆滑的过渡。颞线处为额颞交界区，理想的颞线应仅在颞肌紧张时可见，放松状态应仅仅可触及、隐约可见或不可见，因此应高度关注颞线区的圆滑过渡。无毛发颞部与带有毛发的颞部应平缓过渡，因此移植脂肪时应注意发际内颞部皮肤之间不应形成阶梯感。颞部与眶外侧缘的过渡呈现为"缓坡状"而非"阶梯状"，故应注意在颞部前内侧界移植脂肪时做好"羽毛状"的过渡。

(3) 注意颞部脂肪填充引起的视觉误差。根据

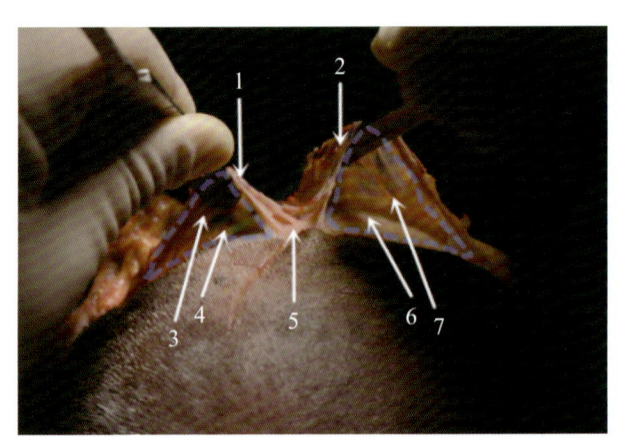

▲ 图14-27 颞上隔，额间隙，颞间隙
1.颞浅筋膜；2.额肌；3.颞间隙；4.颞深筋膜浅层；5.颞上隔；6.额骨骨膜；7.额间隙

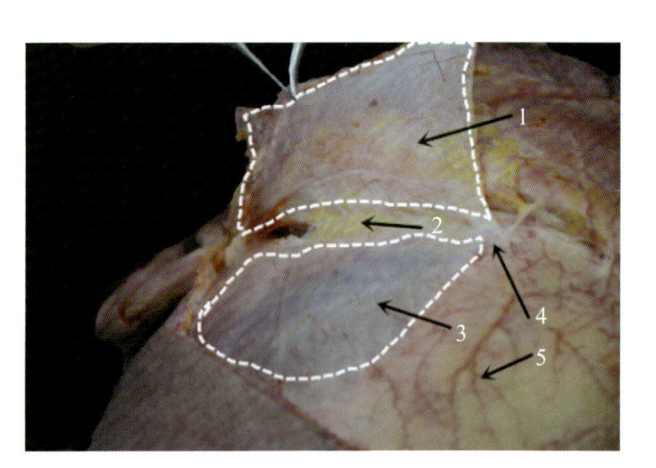

▲ 图14-29 颞深脂肪垫，颞深筋膜深层与颞肌筋膜
1.颞深筋膜浅层；2.颞深脂肪垫；3.颞深筋膜深层与颞肌筋膜紧密粘连；4.颞上隔断开后遗迹；5.额骨骨膜

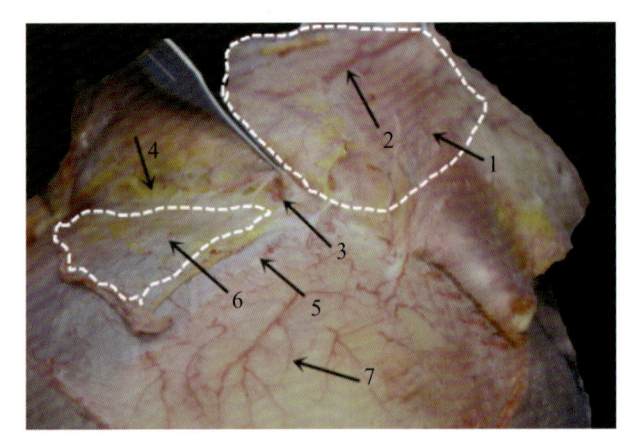

▲ 图14-28 颞中静脉，颞浅脂肪垫
1.颞浅筋膜；2.颞浅动脉额支；3.颞中静脉；4.颞浅脂肪垫；5.颞上隔断开后遗迹；6.颞深筋膜浅层；7.额骨骨膜

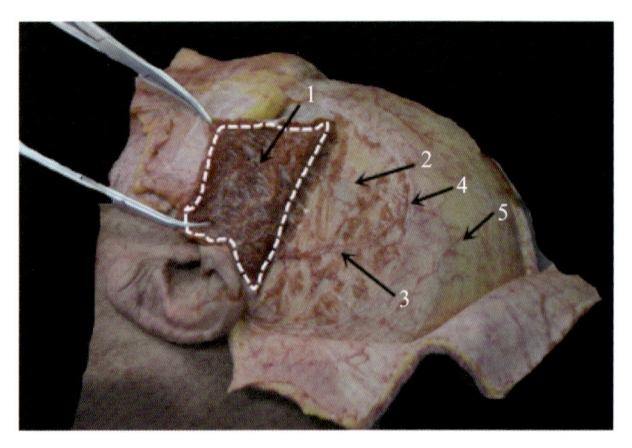

▲ 图14-30 颞肌，颞骨
1.颞肌；2.颞骨；3.颞深动脉中央支；4.颞上隔断开后遗迹；5.额骨骨膜

Müller-Lyer 视觉错觉，即两条长度相等的线段，假如一条线段两端加上向外的两条斜线，另一条线段两端加上向内的两条斜线，则前者要显得比后者长得多。因此，颞部脂肪填充会导致面部更为宽大的视觉错觉（图 14-31）。当患者面型为圆形、面部长度较短时，则应考量上述视觉误差，做到适度填充，防止出现面部过于宽大的问题。另一个视觉错觉，即 Mario Ponzo 错觉（当参照物较大时，目标物会看起来更小）也体现在颞部填充的治疗中（图 14-32），因此当颞部填充后会在视觉上出现眼睛变小的错觉，应在术前详细向患者说明此种情况。

（4）注意额颞部的比例：额颞部的解剖分界线为颞线，视觉上解剖上的颞线并非所有患者均可明显视及，对于此类患者，可嘱患者用力咬合牙齿以紧张颞肌，利于确定颞线。其中额颞部的比例在视觉上接近黄金比例，即 1 : 1.618。由于额部显露受到发际线的影响，并同时影响到额颞部的视觉比例，因此应将发际线的高度、额颞部分界（颞线及颞部下界）、颧弓水平线综合考虑额颞部的黄金比例问题。对于额部较窄的患者，可在解剖颞线外侧增加脂肪填充量，以造成新的"视觉颞线"来增加额部的视觉比例。额颞的黄金比例如图 14-33 所示。

（三）颞部脂肪移植技术

1. 麻醉 患者通常采用局麻镇静麻醉，如患者可忍受疼痛也可采用局部麻醉。颞部切口采用常规局部麻醉，填充术区采用低利多卡因浓度的肿胀液麻醉，通常单侧颞部注射 <5ml 的肿胀液，需浸润所有预填充脂肪的层次。注射肿胀液后局部压迫 5～7min，局部水肿可基本消退。注射麻药采用 18G 钝头单孔、7cm 注水针。

2. 切口及移植针选择 切口用 18G 锐针开口。当注射层次为颞间隙时采用发际内切口，即与颞线平行的颞线以外约 1cm 平行线，发际线以内约 1cm 弧线交点（A 切口）。当注射层次为皮下脂肪层时，切口选择在眉尾（B 切口），与颞线平行的颞线以外约 1cm 平行线（发际线以内约 1cm 弧线交点）（A 切口），以及与颞线平行的颞线以内约 1cm 平行线（发际线以内约 1cm 弧线交点）（C 切口）。不同入口做不同方向的脂肪移植。脂肪移植针通常选用 18G 钝头单孔、5～7cm 的脂肪移植针。

3. 脂肪的纯化 不同术者采用静置法、离心法或棉垫吸附法处理脂肪，因不同纯化方法的脂肪存活率存在很大争议，故无论哪种方式纯化脂肪均可。将纯化完毕的脂肪转移入 20ml 螺口注射器，并通过直通转移至 1ml 螺口注射器内备用。

4. 脂肪移植 颞部脂肪移植的安全和适宜的层次为颞间隙和皮下脂肪层。不同层次填充脂肪的效率和存活率略有差异。脂肪移植于皮下脂肪层，优点是较

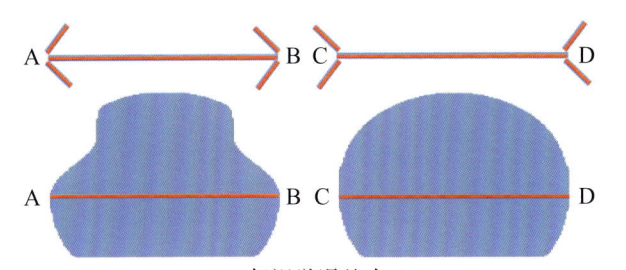

AB=CD 但视觉误差为 AB<CD

▲ 图 14-31　Müller-Lyer 错觉

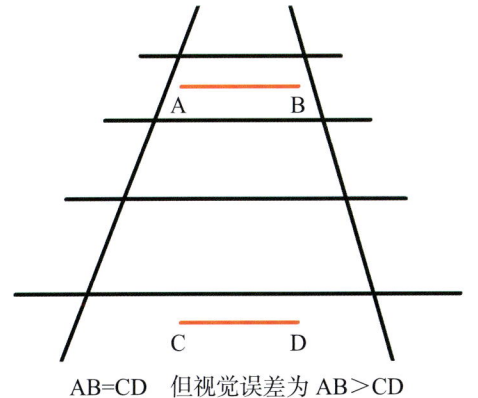

AB=CD 但视觉误差为 AB>CD

▲ 图 14-32　Mario Ponzo 错觉

de/ef 长度比例约为黄金比例

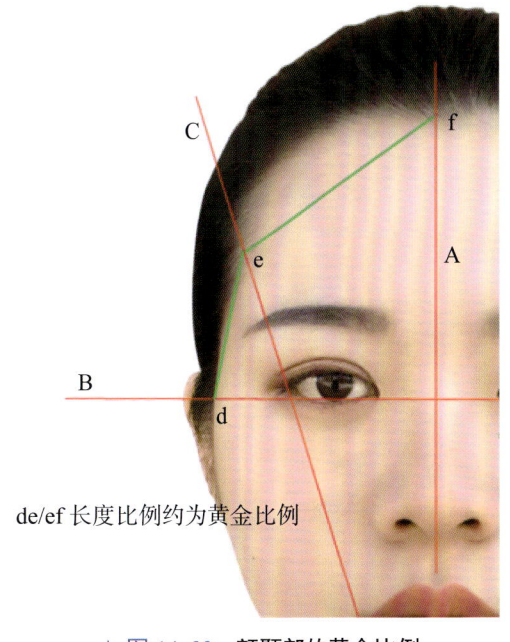

▲ 图 14-33　额颞部的黄金比例

线 A 为中垂线，线 B 为颧弓水平线，线 C 为颞线切线。点 f 为中垂线与发际交点，点 e 为线 C 与发际交点，点 d 为线 B 与发际交点。理想的额颞部比例为 de 长度 /ef 长度约为黄金比例，即 1 : 1.618

小的剂量即可获得相对较好的效果，并且存活率较高；缺点是皮下脂肪层容受移植的容量有限，并且多量移植后易出现臃肿和凹凸不平的外观。脂肪移植于颞间隙层次，优点是可容受较大容量，并且不易出现臃肿和凹凸不平的现象；缺点是隆起的效率较低，并且存活率较皮下脂肪层略低。因此，在颞部凹陷较小的情况下，通常只需要移植皮下脂肪层，反之则应将脂肪移植于颞间隙和皮下脂肪2个层次，颞间隙与皮下脂肪层移植量的比率通常约为2∶1。单侧颞部移植脂肪总量为1～20ml。

采用1ml螺口注射器，18G钝头单孔、5～7cm的脂肪移植针，以边退边注射的方式移植脂肪，单点脂肪移植量应少于1/30ml。

首先，实施颞间隙层次脂肪移植。采用A切口入针。由于颞间隙为极为疏松的结缔组织层，当移植针可在该层次较容易的摆动时即为颞间隙层次。注意移植时发际线内颞部的填充，以保证无毛发部与发际内颞部的圆滑过渡，防止出现"阶梯样"畸形。如需将"视觉颞线"内移，则应注意在近颞线处给予较多的脂肪移植剂量。

然后，实施皮下脂肪层次脂肪移植。先采用B切口进针，将脂肪平铺于皮下脂肪层，注意发际内颞部的过渡。皮下脂肪层与颞浅筋膜层粘连紧密，为利于寻找皮下脂肪层次、保证注射的安全，术者的辅助手应在移植区实施中度以上的压力，并随移植针的移动在不同的区域施压。之后再次自A切口进针，向颞部的下内和下外方向移植脂肪，在近眶外侧缘区域时，应注意做"羽毛状"移植，防止出现眶外侧缘与颞部之间的"阶梯样"畸形。最后自C切口进针，将脂肪少量平铺于额颞部过渡区（即颞线），使"视觉颞线"呈现圆滑过渡。

（四）术后护理

术后术区保持干燥5天，可用消毒或无菌生理盐水擦拭术区。3个月内勿压迫术区。余护理同脂肪移植术后护理常规。

（五）典型病例

病例14-6

女性，28岁，单侧颞部填充14ml，额部填充18ml（图14-34）。

病例14-7

女性，32岁，单侧颞部填充9ml，额部填充16ml（图14-35）。

（韩雪峰）

三、眉眼部

（一）应用解剖

1. 分界 眼眶是一个由上颌骨、腭骨、额骨、蝶骨、颧骨、筛骨及泪骨7块骨块组成的四棱锥形骨腔。眶壁上附有眶骨膜，有包围眼球的眼球筋膜，包围眼外肌周围的肌鞘及起软垫作用的眶脂。骨腔由前向后至眶尖逐渐变小。四棱锥形骨腔有上、下、内、外4个壁，它的基底为眶缘。上眶缘由额骨、外眶缘由颧骨、内侧眶缘由额骨和上颌骨、下眶缘由颧骨和上颌骨构成，四周眶骨构成眶腔。

2. 组织结构 眼眶内容物由眼球、视神经、眼外肌、血管、神经、筋膜、韧带、骨膜、腺体和脂肪体等组织结构组成。眶周主要由皮肤、肌肉、纤维层及眶脂构成。眶周肌肉主要为眼轮匝肌、上睑提肌和Müller肌，肌下疏松组织为帽状腱膜下疏松组织的延续，其中有睑板缘血管弓和感觉神经走形。眼睑纤维层由眶隔和睑板组成。眶隔是致密结缔组织，下端连睑板，上端与眶缘的骨膜相连，将眶和眼睑隔开，如

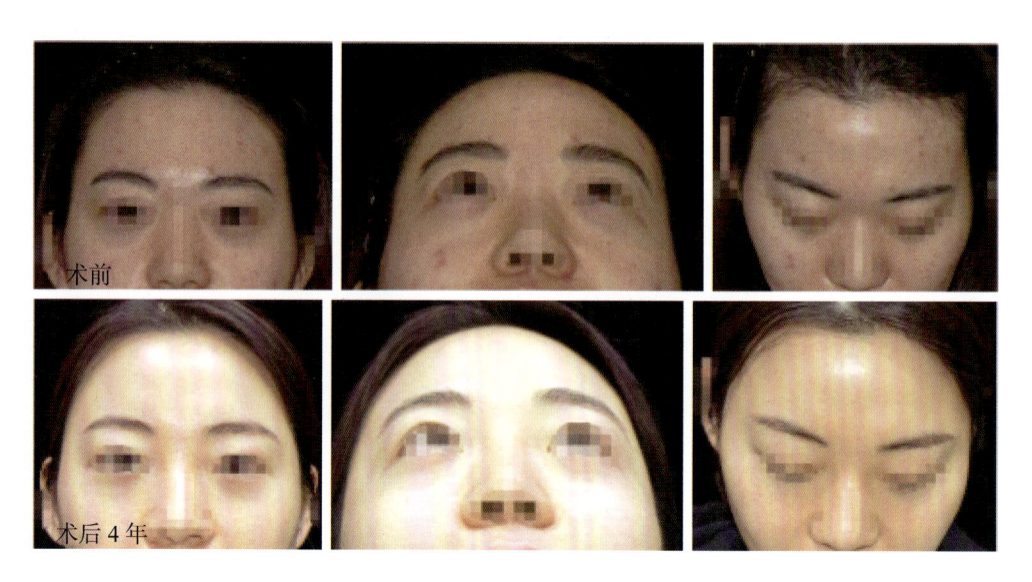

◀ 图14-34 额颞部填充典型病例

女性，28岁，单侧颞部填充14ml，额部填充18ml。术后4年

有出血可互不干扰。眶隔有限制眶内脂肪移入眼睑和防止炎症扩散的作用。

3. 神经支配 在注射美容中，掌握眼睑的神经支配尤为重要，其分为运动神经和感觉神经。运动神经包括，眼轮匝肌由面神经颞支和颧支支配，上睑提肌由动眼神经支配，Müller 肌由交感神经支配。感觉神经为三叉神经的分支支配，主要由眼神经及上颌神经分出的眶上神经、滑车上神经、滑车下神经和眶下神经。

4. 血液供应 眼动脉是眶内主要供血动脉，入眶后依次分出视网膜中央动脉、泪腺动脉、睫状后动脉等，其中与眼眶手术操作关系密切的是视网膜中央动脉，视网膜中央动脉一般是眼动脉进入眼眶内发出的第一分支，因其是眼动脉唯一的终末动脉，一旦发生栓塞、痉挛和断裂将导致视网膜缺血，严重者造成视力丧失。

眼睑血管来源于面动脉系统和眶动脉系统。前者有面动脉、颞浅动脉和眶下动脉，后者有鼻背动脉、额动脉、眶上动脉与泪腺动脉。由眼动脉及泪腺动脉分出的内外两侧上、下睑动脉，在眼轮匝肌及睑板之间相互吻合，形成 3 个动脉弓，即上、下睑缘动脉弓和周边动脉弓。静脉与动脉伴行。睑板前方的静脉回流入内眦静脉及颞浅静脉。睑板后方的静脉回流入眼静脉。

（二）分区方法及进针点

1. 分区方法 眼眶部分为 5 个美学亚单位：眉睑区、睑颊区（泪沟区）、鼻睑区（内眦区）、睑板区和下睑缘区。

2. 进针点设计 上睑部在眶外侧壁内缘，下睑部在下睑外眦部。

（三）美学标准

眶区应该丰满而不过于凸出和凹陷，整个区域与额部、颞部、颧部构成统一而流畅的曲面，使眶骨及颧骨隐藏在软组织内而不凸显在外。

（四）主要缺陷及临床表现

眶周组织因随着面部表情活动度较大，并且中央是中空的眼眶，没有深筋膜的支持，眶部软组织的支撑只来源于眶周的韧带，故容易出现下垂或凹陷性表现。常见的眶周老龄化表现有眶上凹陷、泪沟、眶颧区凹陷、眉尾部低平等。

（五）临床技术方法

1. 分型治疗

容量不足型：脂肪注射。

容量过多型：手术切除。

2. 临床技术方法

(1) 脂肪注射方法

技术要点

麻醉选择：2% 利多卡因局部浸润麻醉受区。

进针点选择：上睑部在眶外侧壁内缘，下睑部在下睑外眦部。

注射层次选择：上睑凹陷注射层次在皮下组织层与眶隔层，下睑缘区注射在皮下，泪沟区注射层次为骨膜上层与皮下组织层，细纹注射层次为皮内。

脂肪类型选择：浅层脂肪室可移植小脂肪颗粒，深层脂肪室可移植大脂肪颗粒，对于眼周较多皱纹的位置，可使用纳米脂肪实施真皮下注射。

注射针选择：凹陷填充时先用 16G 针头穿刺进针点，可使用 19G 钝针移植小脂肪颗粒，18G 钝针移植大脂肪颗粒，细纹填充可选用 21G 钝针连接 1ml 注射器注射。

注射方法：以亚甲蓝标记需填充部位的范围。使用 1ml 无菌注射器分装处理后的脂肪颗粒，依据患者眶部凹陷及老化的部位和程度进行脂肪注射，翼凹陷

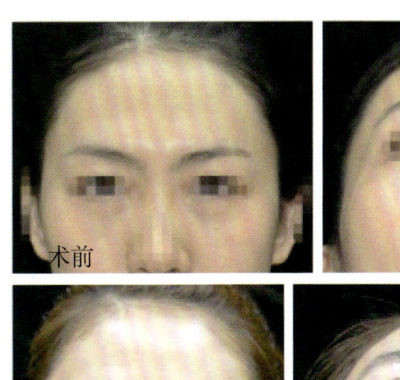

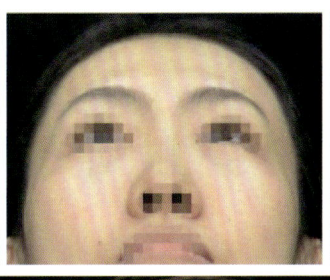

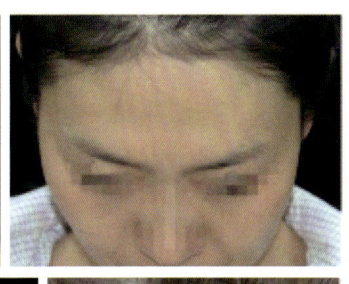

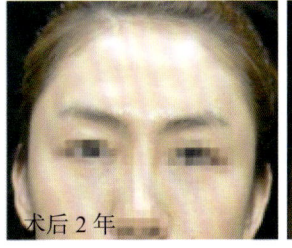

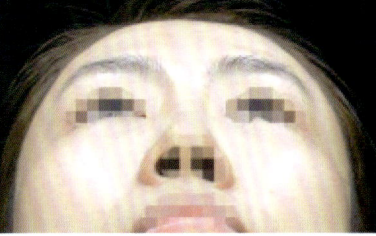

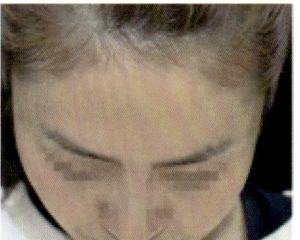

◀ 图 14-35 额颞部填充典型病例 14-7

女性，32 岁，单侧颞部填充 9ml，额部填充 16ml。术后 2 年

最远端为界限，边退针边注射，保证脂肪注射均匀，还可采用多通道、多层次、少量多次注射，手术过程中各区域注射量需由专人准确记录，确保两侧注射量基本相同。注射完毕需要按摩填充部位，保证面部平整、光滑、对称，提高填充效果。

术后管理

术后患者面部可能出现肿胀现象，可采用冰敷消肿，禁止按压，并且可考虑进行常规抗感染治疗。

病例报道

病例 14-8

女性，33岁，因自觉双侧泪沟凹陷，行脂肪填充术（图 14-36）。

(2) 脂肪切除：患者眶部脂肪容量过多常表现为上睑肥厚及下睑袋畸形，一般采取切开法手术直接切除眶隔脂肪。

3. 常见并发症 术后并发症情况包括感染、硬结、钙化、纤维囊性化等。

（易成刚　厉　怡）

四、鼻部

（一）应用解剖

文献报道，填充注射导致血管栓塞致失明的病例中超过50%是在注射眉间区域及鼻部时发生的。因此，充分了解鼻部及周边区域的解剖结构，对避免血管栓塞致失明等严重并发症的发生，以及达到自然美学的改善效果具有重要意义。

1. 表面解剖标志 鼻由外鼻、鼻腔和鼻窦三部分构成。外鼻是指突出于面部的部分，由骨和软骨为支架，外面覆以皮肤构成。外鼻形如三棱锥体，突出于颜面中央，易受外伤，是本书主要涉及的解剖内容。外鼻的表面解剖标志有鼻根、鼻尖、鼻背、鼻翼、鼻底、鼻孔和鼻小柱等（图 14-37）。

鼻根：外鼻上端与额部连接的地方。

鼻尖：鼻前下端隆起的地方称为鼻尖。

鼻背：鼻根与鼻尖之间的部分称为鼻背。

鼻底：锥形的外鼻底部称为鼻底，一般呈尖指向鼻尖的三角形。鼻底上两个卵圆形孔称为鼻孔。

鼻小柱：两侧鼻孔之间的隆基称为鼻小柱。

鼻翼：鼻孔外侧的隆起称为鼻翼。

2. 组织结构 按照解剖特点，可以把外鼻分成3部分：骨性框架、支撑结构和覆盖组织。

(1) 骨性框架指鼻骨和鼻软骨

鼻骨：左右成对，中线相接，上接额骨鼻部成鼻额缝，外缘接左右两侧上颌骨额突，后面以鼻骨嵴与筛骨正中板相接，下缘以软组织与鼻外侧软骨相接（图 14-38）。上部窄厚，下部宽薄，易受外伤而发生骨折，但由于血管丰富，骨折复位后易愈合。鼻软骨：鼻部的软骨包括一对上外侧软骨、一对下外侧软骨（鼻翼软骨）、一对鼻翼小软骨、一对鼻副软骨及一个鼻中隔软骨（图 14-39）。

(2) 支撑结构：指连接鼻骨和鼻软骨的结缔组织和韧带。

(3) 覆盖组织：包括外面的皮肤和鼻腔的衬里黏膜。位于鼻骨表面的皮肤薄，移动范围较大，而靠近鼻尖部分的皮肤较厚，皮脂腺丰富，相对固定，附着紧密，不易活动。鼻衬里包括鳞状上皮和黏膜。鼻前庭和膜状鼻中隔表面主要由鳞状上皮覆盖，易干燥。

鼻部肌肉（图 14-40）按照其功能可分为鼻孔扩

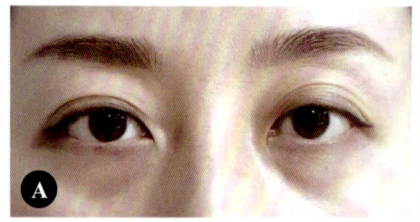

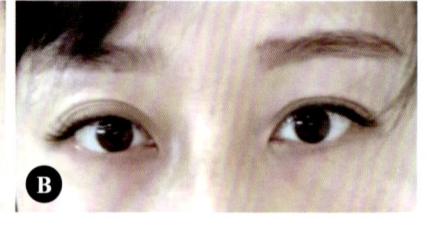

◀ 图 14-36　A. 术前；B. 术后 2 个月

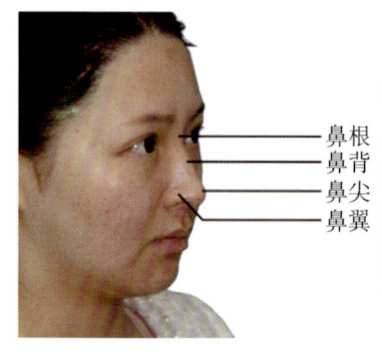

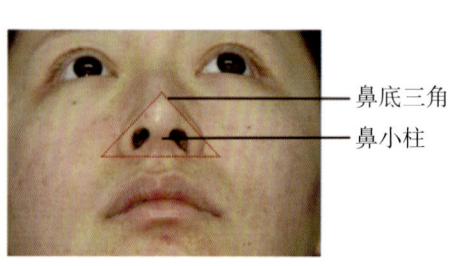

◀ 图 14-37　鼻的表面解剖标志

大肌和鼻孔缩小肌。其中鼻孔扩大肌包括降眉间肌、提上唇鼻翼肌、鼻肌翼部；而鼻孔缩小肌包括鼻肌横部、降鼻中隔肌。另外，口腔的口轮匝肌的一束纤维，也附着于鼻翼及其皮肤处，起到下降鼻翼和收缩鼻孔的作用。

外鼻肌肉中临床意义最大的肌肉是提上唇鼻翼肌和降鼻中隔肌。提上唇鼻翼肌薄而宽，其内眦头起于上颌骨额突上方，向外下斜行分为两束，一束止于下侧鼻软骨和皮肤深面，另一束止于上唇，主要作用是使鼻孔扩大，并可上提上唇并外翻，使鼻唇沟顶部上升和加深。提上唇鼻翼肌损伤时可致功能性鼻塞，出现鼻唇沟变浅的面瘫症状。降鼻中隔肌起于上颌骨的尖牙窝，肌纤维向上止于鼻翼和鼻中隔，收缩时可下降鼻中隔，缩短上唇。因此，鼻部畸形整复手术中，应尽量保留提上唇鼻翼肌的功能，避免破坏其附着部位。降鼻中隔肌如果比较明显，在临床会出现上唇缩短的外形，收缩时可能导致鼻尖高度下降，此时可把降鼻中隔肌的起点分离并转位，将两侧断端缝合到一起，以保持上唇的丰满度，避免做表情时鼻尖下降过多。

3. 神经支配 外鼻皮肤的感觉神经来自三叉神经的分支眼神经及上颌神经。眼神经的分支有滑车上、下神经和筛前神经分支外鼻支，它们发出的细分支支配鼻部皮肤的感觉。鼻根部、鼻缝点及鼻侧方上部的皮肤，由滑车上、下神经发出的纤细分支所支配。外鼻支支配鼻背下部包括鼻尖表面皮肤的感觉。鼻下半部侧方的软组织感觉则来自上颌神经的眶下神经分支，同时还有分支至鼻小柱及鼻前庭的外侧方。因此，在局部麻醉下进行鼻整形手术时，满意的眶下神经阻滞非常重要。外鼻的肌肉均受面神经的支配（图14-41）。

4. 血液供应 鼻部结构和供血动脉比较复杂（图14-42和图14-43），外鼻与鼻腔及鼻窦的供血血管不尽相同。

（1）外鼻的血供：外鼻的鼻背和鼻翼主要由内眦动脉供血。外鼻的不同部位主要血供并不一样。鼻背部主要由眼动脉及内眦动脉供血，鼻尖区主要由面动脉分支供血。为鼻尖供血的分支动脉一般起于鼻基底深部，止于鼻尖的真皮下血管网，如果过度去除鼻尖皮下的组织会导致鼻尖部皮肤缺血坏死。因此在进行鼻尖部位的整形手术时，改变鼻尖形态必须依靠重建深层硬性框架而不是去除皮下组织来实现。

（2）鼻腔和鼻窦的血供主要来自颈内动脉的眼动脉及颈外动脉的上颌动脉。筛前动脉、筛后动脉中隔支、上唇动脉、腭降动脉、鼻腭动脉在鼻中隔前下部构成丰富的动脉丛，为鼻出血的好发部位。

（二）美学标准

1. 三庭五眼 三庭五眼（图14-44）是中国古代

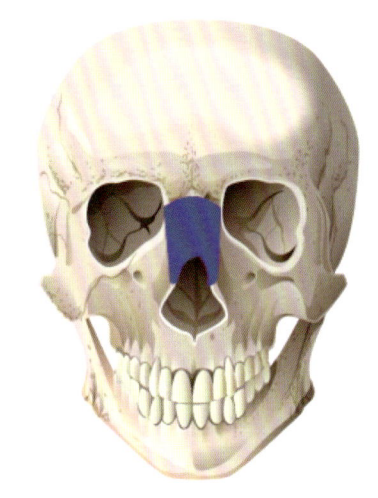

▲ 图14-38 鼻骨位置

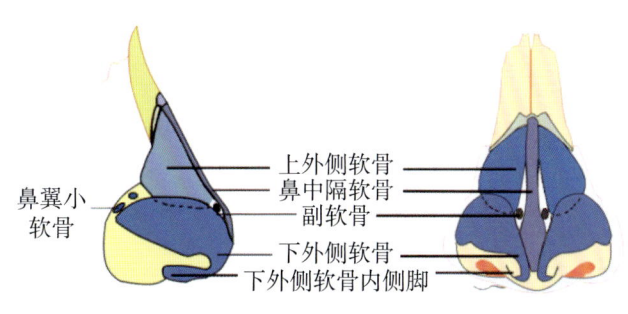

▲ 图14-39 鼻骨鼻软骨解剖结构

（鼻翼小软骨、上外侧软骨、鼻中隔软骨、副软骨、下外侧软骨、下外侧软骨内侧脚）

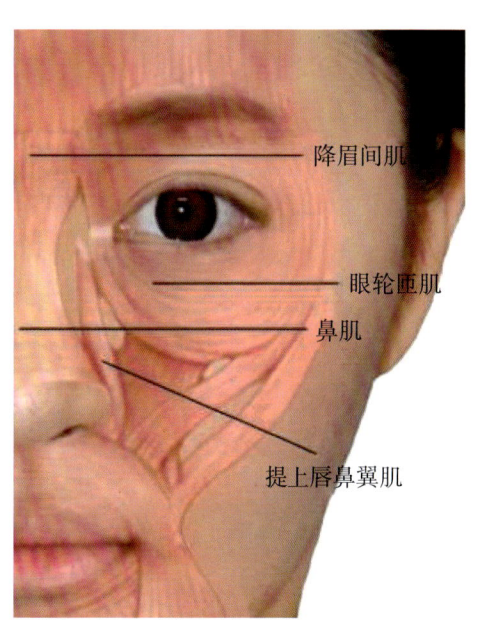

▲ 图14-40 鼻周肌肉

（降眉间肌、眼轮匝肌、鼻肌、提上唇鼻翼肌）

引自 Kim HJ.Clinical Anatomy of the Face for Filler and Botulinum Toxin Injection.Springer ScienceBusiness Media Singapore, 2016

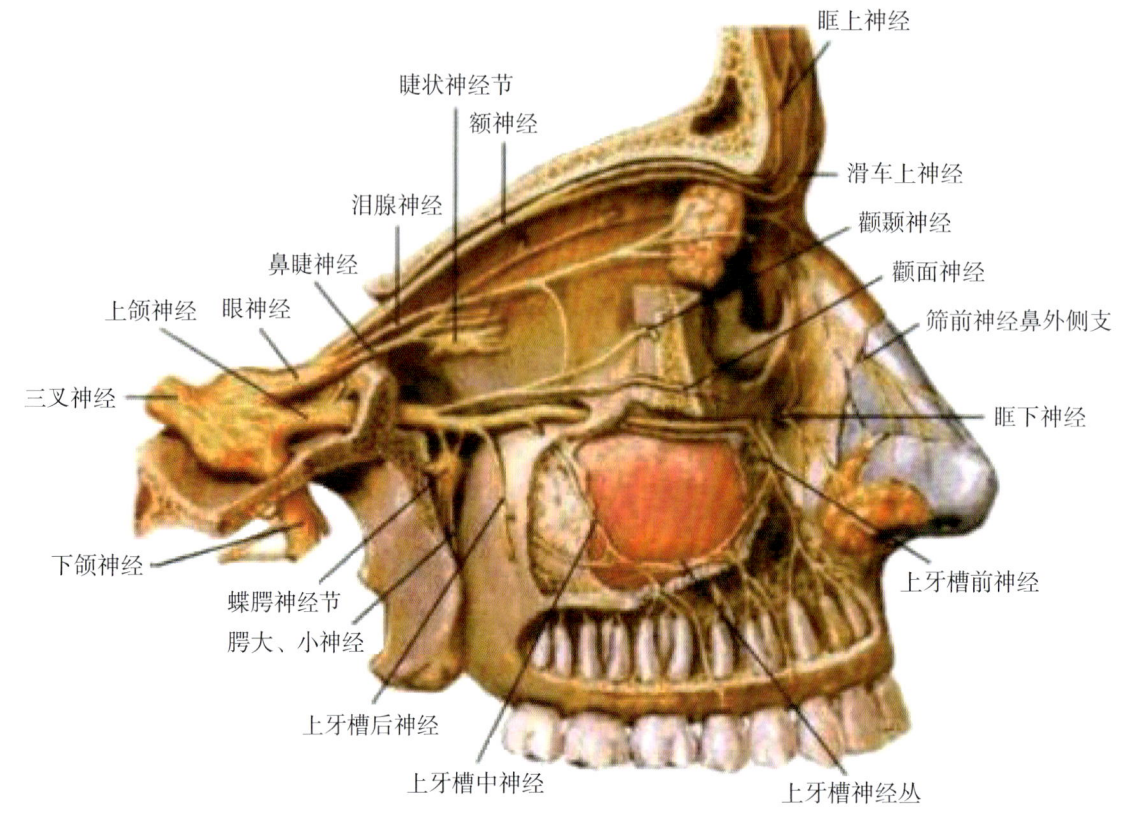

▲ 图 14-41　面部神经支配（矢状面）

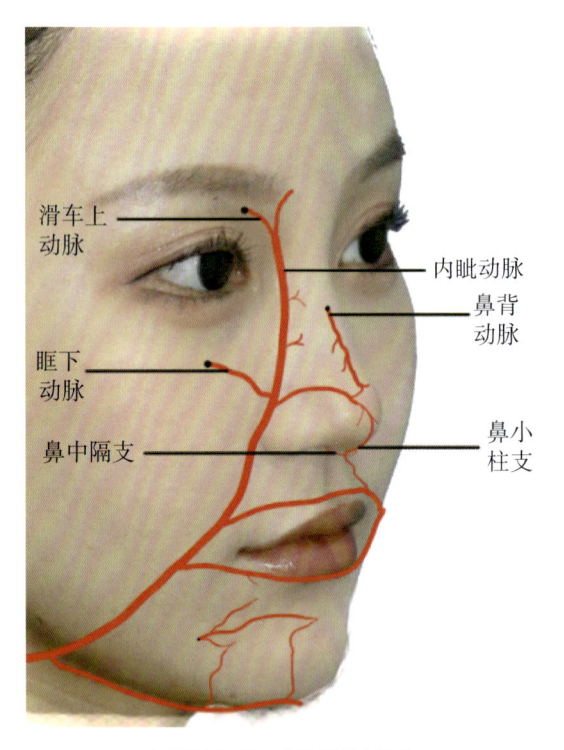

▲ 图 14-42　鼻部动脉分支

画家根据正常成年人正面五官的位置和比例归纳出来的一般性规律，阐明了面部正面观察时五官的纵向和横向比例关系，是衡量中国人五官大小、比例和位置的标准，也称"横三庭，竖五眼"。但需要指明的是，对于不同性别、不同人种、不同肤色、不同胖瘦的人来说，美学比例要求并不是绝对的，另外东西方的审美标准也存在一些差异。

(1) 三庭：沿眉间点和鼻下点做横线，将面部正面横向分为上中下三等分，即上、中、下三庭。其中从发际至眉间点为上庭，眉间至鼻底为中庭，鼻底至颏下点为下庭。

(2) 五眼：将面部正面纵向分为五等份，每一等份的宽度等于一个眼裂的宽度，即两侧耳轮至同侧外眦的间距与两眼内眦的宽度都等于眼宽，称为"五眼"。

(3) 小三庭（图 14-45）：从鼻下点至颏下点的面下 1/3 又可以被经口裂点和颏上点的横线分为三等份，其中上 1/3 为上唇的高度。小三庭的比例有助于进行唇裂畸形整复和颏部成形术的手术设计。

2. 鼻的美学标准　鼻位于面部正中，对容貌美起着重要作用。作为面部最立体最突出的器官，精致、挺拔的鼻部会使面部具有立体的美感。完美的鼻部的美学标准包括位置以鼻根为中心，鼻根至外眦的距离为半径画圆，可以显示鼻在面部的位置。对于儿童，此圆的弧经过口角；对于成人，此圆的弧则经过鼻小柱、鼻翼缘。鼻的正面观及侧面观呈黄金三角形。

(1) 长度与宽度：鼻的长度为额面长度的 1/3，成人一般为 60～75mm，鼻的宽度（两鼻孔外侧缘的距离）一般是鼻长度的 70%，为面宽的 1/4。鼻根部宽度约为 10mm，鼻尖部约为 12mm。

(2) 高度：一般不低于 9mm，男性为 12mm，女性为 11mm。

(3) 鼻的美学角度：见图 14-46。

鼻额角：由鼻根点分别与眉间点和鼻尖点做连线，两线相交构成鼻额角，正常为 125°～135°。其大小决定于额部形态和鼻尖凸度。

鼻颏角：鼻尖分别至鼻根点和颏前点连线，相交构成。正常为 120°～132°。

鼻唇角：鼻小柱与上唇构成的夹角，正常为 90°～100°。上颌骨的正颌手术可以明显改变此角度。

鼻面角：沿眉间点至颏前点画线，沿鼻尖至鼻根点画线，连线相交构成鼻面角。正常范围是 36°～40°。颏成形术及下颌骨正颌手术可以造成此角度改变。

(4) 鼻的美学曲线（图 14-47）：鼻部的特点可由以下几条美学曲线来表示。

从斜位来看，从眉毛或眉弓起，向下延伸至鼻背、鼻尖，再转向下方的鼻小柱，止于鼻小柱与上唇的结合部，形成一个光滑的 S 形曲线。

从正面看，鼻两侧的轮廓线起自眉弓，沿鼻骨、

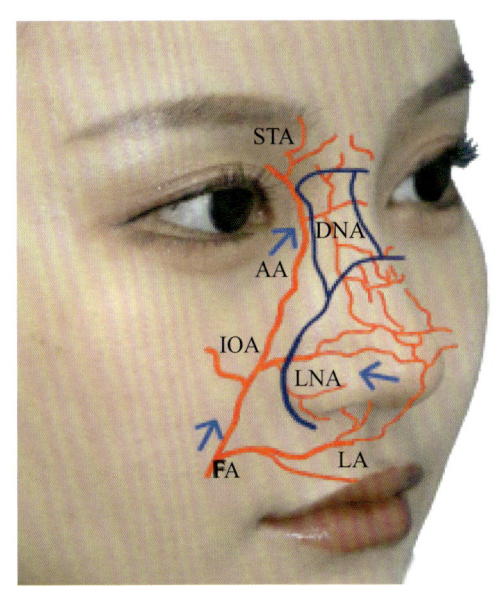

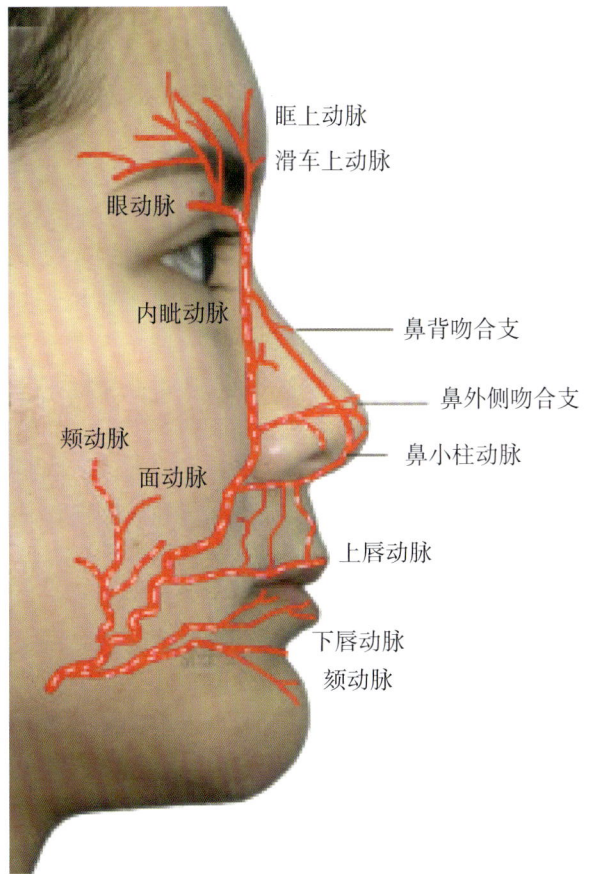

▲ 图 14-43 鼻部动脉分支

SAT. 滑车上动脉；DNA. 鼻背吻合支；AA. 角动脉；LNA. 鼻外侧吻合支；IOA. 眶下动脉，LA. 上唇动脉；FA. 面动脉

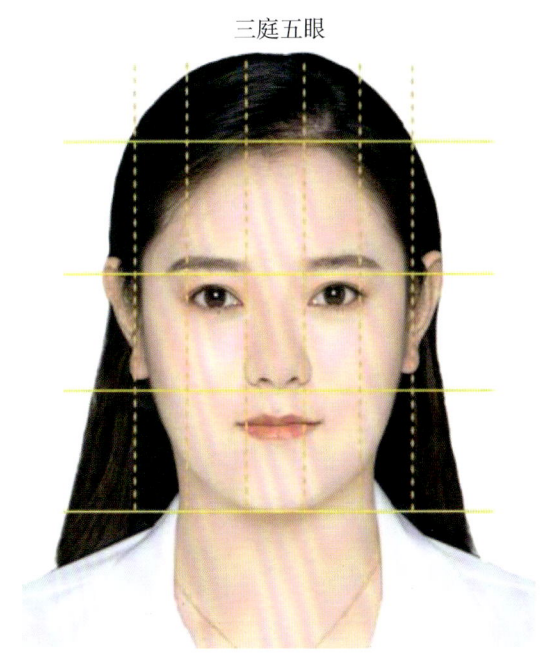

▲ 图 14-44　三庭五眼

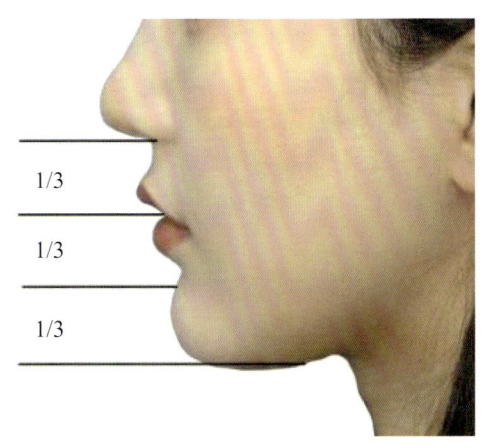

▲ 图 14-45　小三庭

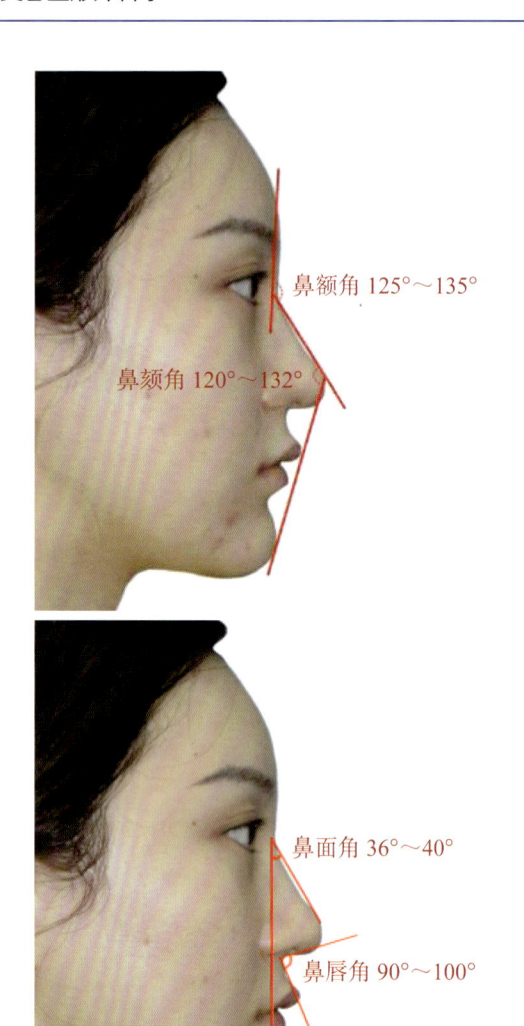

图 14-46 面部常用美容角

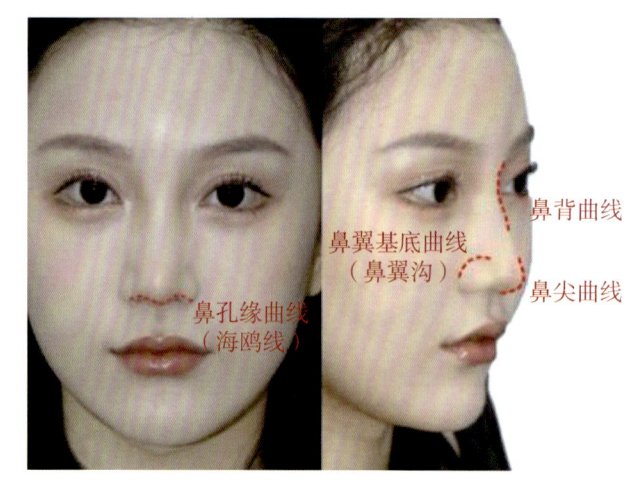

图 14-47 鼻部常用美学曲线

鼻侧软骨、鼻翼外缘，经鼻翼沟，止于鼻翼与上唇的结合点时向内略倾斜，亦形成一个光滑的 S 形曲线。

而由鼻峰两侧的曲线与鼻尖轮廓线相连，又形成一向上开口较小的 U 形曲线；而鼻尖部的曲线为一中线对称的"海鸥翅"形曲线。

从侧面看，鼻翼及鼻基底处形成一个 C 形鼻翼基底曲线。

（三）主要缺陷及临床表现

1. 低鼻 多为先天发育所致。鼻根部鼻梁<9mm，鼻面角男性<30°，女性<25°。

2. 鞍鼻

轻度：鼻中部凹陷，鼻尖部正常并向上稍突起或平坦；重度：鼻长径缩短，鼻尖鼻孔朝天，鼻翼旁和鼻唇沟加深。

3. 驼峰鼻 多系先天性鼻骨、鼻中隔软骨、侧鼻软骨鼻翼软骨发育过度导致。主要变现为鼻梁部呈嵴状突起，重度驼峰鼻伴有鼻尖过长、下垂，称为鹰钩鼻。

4. 歪鼻 先天或后天导致，属于鼻部畸形，分 C 形和 S 形。正常：偏斜<0.2mm；轻度偏斜：0.3～0.5mm；中度偏斜：0.6～0.8mm；重度偏斜：0.9mm。

5. 鼻头肥大 包括软组织增生肥厚和鼻翼宽大或肥大，可伴有毛孔粗大，称为蒜头鼻。

6. 挛缩导致的鼻畸形 鼻整形术后瘢痕组织或包膜引起收缩导致鼻部形态变化，具体表现为鼻翼软骨向头侧牵拉移位，鼻长度变短，鼻孔外露，呈朝天鼻外观。

（四）临床分型及治疗方法

1. 临床分型 根据不同脂肪雕塑技术的作用特点，参照鼻部主要美学缺陷及临床表现，笔者将鼻部美学缺陷分为两种类型，并采用相应不同的技术方法进行治疗。

(1) 容量不足型：中国人属蒙古人种，因此低鼻、鞍鼻的比例较高，主要表现为鼻梁的高度较低，鼻子长度过短，鼻小柱较短，鼻头塌陷，容量不足是其主要原因。另外，老化的鼻部在眉间点和鼻根点失去了组织的饱满性，这种情况远比鼻的其他区域严重。此区域萎缩后，其他区域会显得相对较大。如鼻尖会因为鼻上部萎缩而显得较大，随着这种情况发生，鼻尖还会显得低垂。隆鼻术有助于恢复正常鼻额角，形成黄金点，从而改善美观效果。其中，胶原蛋白、透明质酸钠凝胶、膨体聚四氟乙烯、硅橡胶假体、真皮瓣与自体软骨等均可作为隆鼻材料。由于鼻部形态与面部整体轮廓均存在先天差异，选用合适的隆鼻材料有助于长期维持更佳的整形美容外观。鼻整形手术常见的并发症是由于鼻软骨和骨性组织重新不再连续导致的开放屋顶畸形。这种畸形可以通过菲薄的鼻背皮肤触及甚至看到深部的鼻骨畸形。软骨或骨的变形在鼻整形术后一些其他情况中出现，一些患者的鼻部皮肤很薄以至于畸形明显可见，使鼻整形术后令人不快地发现许多皮下结构错位。随着自体脂肪与自体脂肪干细胞移植领域的不断发展，自体脂肪颗粒移植术的适应证较广，主要在丰臀、隆乳、隆颜与面部凹陷等美容术中广泛应用。由于自体脂肪取材较为简便，具有无组织排斥与微创等优势，因此，自体脂肪颗粒移植逐渐被求美者所接受，成为纠正鼻部容量不足的理想的技术方法。鼻部脂肪移植填充最显而易见和最简单的应用是填充缺损和断层。皮下移植薄层脂肪可为皮肤提供支撑，还能遮盖软骨或骨组织的不平整。集中移植脂肪到鼻部某个特定区域可以改善鼻背部光线的折射，或者巧妙地改变鼻部的某一部分相对于其他部分的比例。通过脂肪移植的应用能够在结构上改善鼻翼缺损或开放屋顶畸形。另外，在鼻阈部结构上脂肪移植可以起到扩张的作用，从而减轻鼻通气障碍。然而，鼻部脂肪移植不仅只是填充缺陷，它还能为皮下的骨和软骨支架提供软组织覆盖。自体脂肪具有无排异性、来源丰富、可重复注射的优势，能避免置入的假体透光、压迫鼻尖皮肤及感染等优点，成为近年来隆鼻术的新宠。

(2) 容量过多型：主要表现为鼻部的高度、宽度偏大，特别是鼻背、鼻根处较宽、较高，鼻额角变大，显得鼻子笨重、畸形。正常情况下，鼻部皮下脂肪组织菲薄，鼻根、鼻背处一般没有局部软组织堆积容量过多，由于注射填充物的残留或者有部分机构在填充剂或脂肪中添加生长因子等违规药品或直接使用生长因子皮下注射，导致局部软组织增生、隆起，影响美观。由于鼻部区域较小、皮下纤维组织致密，单纯负压抽吸治疗的效果并不理想，激光辅助或射频辅助组织消融因操作简便、有效、安全，是处理鼻部过度填充或不当注射后容量过多型问题较为理想的方法。

2. 治疗方法

(1) 脂肪注射填充。

适应证及优点

适应证：适用于鼻背部外形不佳者，尤其对硅胶、膨体等假体材料发生过排斥反应者，以及主动要求使用自体脂肪行隆鼻术者。对于假体隆鼻术后鼻背部外形生硬不自然及轻度歪鼻、驼峰鼻者，也可以通过脂肪组织注射移植矫正外形轮廓，达到圆润与自然的效果。

鼻部自体脂肪移植作为鼻整形手术的一种补充手术，为外科医生提供了新的工具，鼻部脂肪移植的效果令人惊异，移植的脂肪改善了移植部位局部组织的质量。通过填充和增加组织支撑力，鼻部脂肪移植能填充缺损，改变鼻部形态，或加强支撑力以解决多种问题。

优点：自体脂肪颗粒属于自体组织移植，无免疫排斥反应；个性化设计，因限于隆起鼻根，无须太多填充脂肪量，可重复注射，形态质感与周围组织一致，避免了人工植入体填充术后常见的假体轮廓，鼻梁部不会看到假体光影，也解决了隆鼻后鼻头不能上抬的通病；充盈外形好，易于塑形，对轻中度内眦赘皮者可有部分改善；鼻小柱根部填充可抬高鼻头，产生较长时期的支撑效果。术后鼻尖形态自然圆润，不会造成因假体直接抬高鼻尖带来的诸多不良现象。

自体脂肪颗粒作为一种软组织填充物，由于其来源丰富、取材容易、操作简单、充盈外形好、无排斥反应等优点，越来越受到国内外整形美容医师的重视。

应用自体脂肪颗粒移植鼻根局部隆鼻，除有以上优点外还有以下特点：因限于隆起鼻根，无须太大假体，避免假体的浪费；无须雕刻假体，操作简单，易于塑形，省时且效果好；个性化设计填充脂肪量；微创操作，患者痛苦小，乐于接受；取材方便，可重复注射，即"润色"手术；对轻中度内眦赘皮者可有部分改善。

但鼻骨与鼻软骨交界点即鼻背最突出点以下至鼻尖处，不宜注射脂肪颗粒，因为该段鼻背软组织渐厚，自体脂肪作为软组织填充物可加重鼻头肥厚外观。

技术要点

麻醉选择：一般选择用局部肿胀麻醉联合镇静药，使用 0.5% 利多卡因 +1 : 100 000 肾上腺素，肾上腺素收缩血管借此减少血管内栓子的形成。然而，注射肾上腺素后局部皮肤软组织会发白，不能与局部血管栓塞引起的发白相区别。

进针点选择：注射进针点一般选择在额部正中、眉间中点、颊部或鼻翼基底，以及通过唇部中央。

注射层次选择：脂肪平铺在骨膜/软骨膜和真皮层之间（图 14-48）。

一般可以分为 2 个层次注射，即鼻背骨膜上与皮下层。分层次的点状注射可使脂肪均匀分布，既安全又利于脂肪存活。

鼻部血供网络由颈内外动脉分支共同构成并存在交通支，通常有两纵四横（角动脉、鼻背动脉，鼻根、鼻侧、鼻翼缘、鼻下动脉）供应鼻部的血液循环。角动脉为面动脉终末支，鼻背动脉是眼动脉终末支，两者构成鼻部纵行的血液循环，其间有鼻根动脉等交通支，此交通结构的存在是注射后致盲乃至脑卒中的重

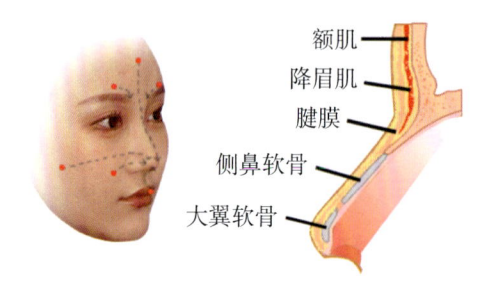

▲ 图 14-48 进针点设计与注射层次

A. 常用鼻部注射填充进针点；B. 鼻背注射填充安全层次（SMAS 层的深面或浅面）

要因素。

大多数情况下，鼻部血管都在 SMAS 层，因此，熟知鼻部解剖、把握好注射层次十分重要。

注射量：注射量的范围很广，很大程度上取决于缺损的程度，少至鼻翼边缘的 0.4ml 脂肪，多至鞍鼻畸形的 9ml 脂肪。

注射方法：鼻脂肪移植选取鼻小柱中央一个进针点，进至鼻额角高度。将此针尖朝向鼻的骨面注射，边退边注射脂肪。浅层注射完毕后退行填充鼻背及鼻侧壁浅层。最后穿刺针退至鼻尖处注射填充鼻尖。鼻背注射脂肪每推注射量为 0.02～0.05ml，全鼻脂肪用量为 1～3ml。注射时应一只手边退针边推注脂肪，另一只手的拇指、示指放置于鼻背两侧便于感知注射范围，亦同时防止注入血管中发生栓塞，导致失明和脑卒中等严重并发症。注射时务必注意回抽、退针缓慢注射，切勿暴力操作。一旦发生栓塞，立即停止注射并积极采取治疗措施。

鼻根区和鼻背上区骨膜上注射时应缓慢均匀，使脂肪颗粒在骨性组织上产生压实和坚挺，利于塑造挺拔的鼻外形。

鼻小柱区及鼻翼基底部适量填充脂肪有助于抬高鼻尖，增加鼻背部的高度，达到鼻部及面部外形立体化的美学效果。鼻翼区及侧鼻区组织致密，血管交通支丰富，注射时注意尽量轻柔操作，少量填充。

软三角区为鼻部美学体现点，注射时注意勿破坏此区的美感。

对于鼻部有瘢痕及外伤史者，注射前可先用钝针进行剥离粘连，疏通腔隙后再行注射。

自体脂肪注射隆鼻最常出现的问题是脂肪存活率低，患者抱怨无效。其原因是鼻背软组织菲薄，为脂肪颗粒提供早期的供血能力较差或缺乏承载空间。注射时应细致地分开深浅两层注射，减少过多的穿刺，使每个微小脂肪团独立存在，可提高存活率。其次应加大超量移植量，可超量 50%～100% 移植。但通过超量移植来获取更多的存活脂肪是有限的。增加鼻梁高度的关键在增加鼻骨点处的高度，而鼻骨点处皮肤及筋膜扩张弹性有限，过分加大注射量只能使脂肪颗粒向相对较疏松的鼻梁顶端和鼻梁两侧迁移，破坏鼻梁的形态。一次合理的充分的脂肪颗粒移植可将鼻梁加高 1～2mm。如果需要更大的高度，可在半年后进行第 2 次移植。另外，尚需注意美学问题，避免在鼻梁上端鼻额角处填充过多的脂肪，否则，鼻额角上方膨胀会使鼻额角下移，造成鼻梁被缩短的感觉。自体脂肪质地柔软，比硅胶与软骨对鼻尖的成形效果较差。对于鼻尖上区、鼻尖正中区、鼻尖下区严重塌陷的患者，联合自体软骨移植鼻尖成形效果更佳。因此在与受术者沟通时不仅要告知可以得到什么改变，更重要的是告知不能得到什么改变，那就是不要希望一次脂肪颗粒移植可以将鼻梁加高 2mm 以上和将鼻尖延伸 1mm 以上。然而，鼻梁加高 2mm 和鼻尖延伸 1mm 的改变是有更多需求和受众的。

术后管理

脂肪注射术后管理是重要的环节，需要医患共同配合才能获得理想效果。将吸脂及脂肪注射后有关注意事项、恢复过程告知患者，使患者主动积极配合，才能保证手术顺利康复，取得医患都满意的结果。鼻部脂肪注射术后清洁针眼后贴保护敷贴，纸胶布固定 5～7 天，鼻部避免挤压、碰撞、按摩。

病例报道

病例 14-9

坐位进行。标记设计重建的鼻梁宽度、鼻额角、鼻骨点鼻尖的位置及鼻背侧壁的宽度。鼻脂肪移植选取鼻小柱中央一个进针点，进至鼻额角高度。将此针尖朝向鼻的骨面注射，边退针边注射脂肪。浅层注射完毕后退行填充鼻背及鼻侧壁浅层。最后穿刺针退至鼻尖处注射填充鼻尖。鼻背注射脂肪每推注射量为 0.02～0.05ml，全鼻脂肪用量为 1～3ml（图 14-49）。

病例 14-10

女性，31 岁，低鼻。行自体纳米脂肪胶填充鼻部塑形。图 14-50 为术前及术后 5 个月对比。

病例 14-11

女性，28 岁，鼻假体取出术后行自体纳米脂肪胶填充鼻部塑形。图 14-51 为术前及术后 1 年对比。

病例 14-12

女性，38 岁，低鼻。行自体纳米脂肪胶填充鼻部塑形。图 14-52 为术前及术后 1 年对比。

病例 14-13

女性，25 岁，低鼻。行自体纳米脂肪胶填充鼻部塑形。图 14-53 为术前及术后 2 年对比。

病例 14-14

女性，36 岁，低鼻。行自体纳米脂肪胶填充鼻部塑形。图 14-54 为术前及术后 3 年对比。

(2) 脂肪消融：适用于各种原因导致的鼻部容量过多型缺陷。

技术要点

麻醉选择：无论是激光辅助还是射频辅助鼻部组织消融，均需要良好的麻醉，以增加术中患者舒适度。由于鼻部激光或射频辅助脂肪抽吸操作区域小，手术时间短，一般选择局部麻醉。

进针点选择：无论是采用激光辅助还是射频辅助组织消融，都是通过光电热效应产生作用。从激光及射频的作用范围及可控性考虑，激光消融相对更为安全。进针点一般选择在额部正中、眉间中点、鼻尖或是需要消融区域的附近。

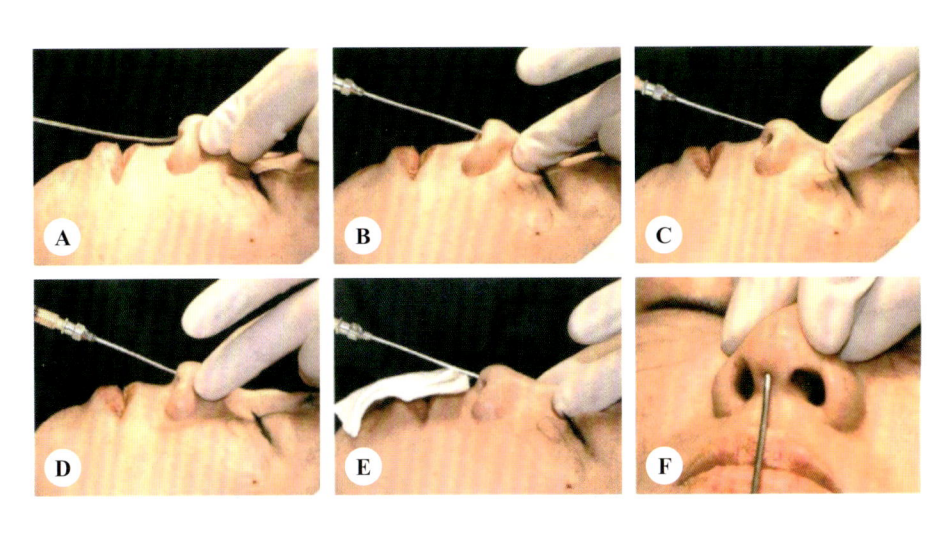

◀ 图 14-49　进针点与注射方法

(引自 Lin S. Annals of Plastic Surgery, 2017;78:1)

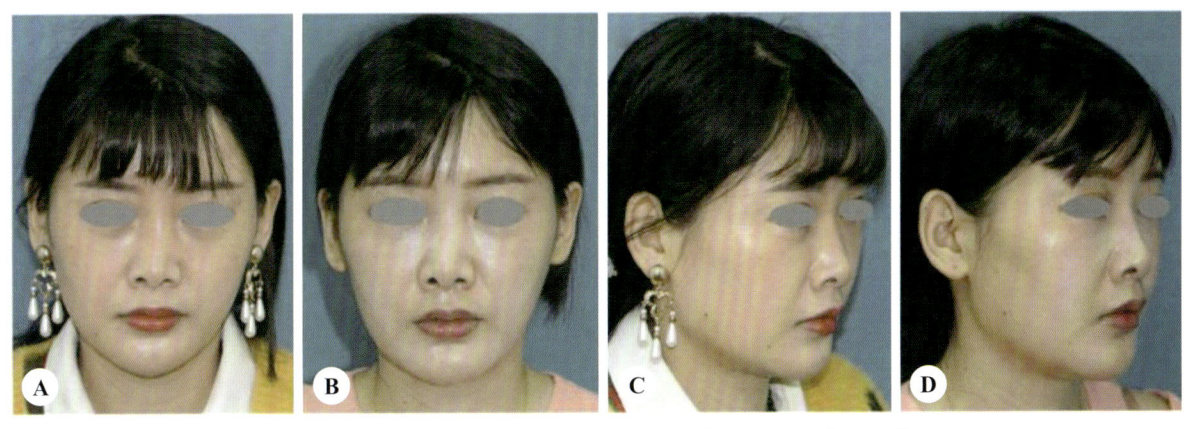

▲ 图 14-50　A 和 C. 术前正位、斜位照片；B 和 D. 术后照片

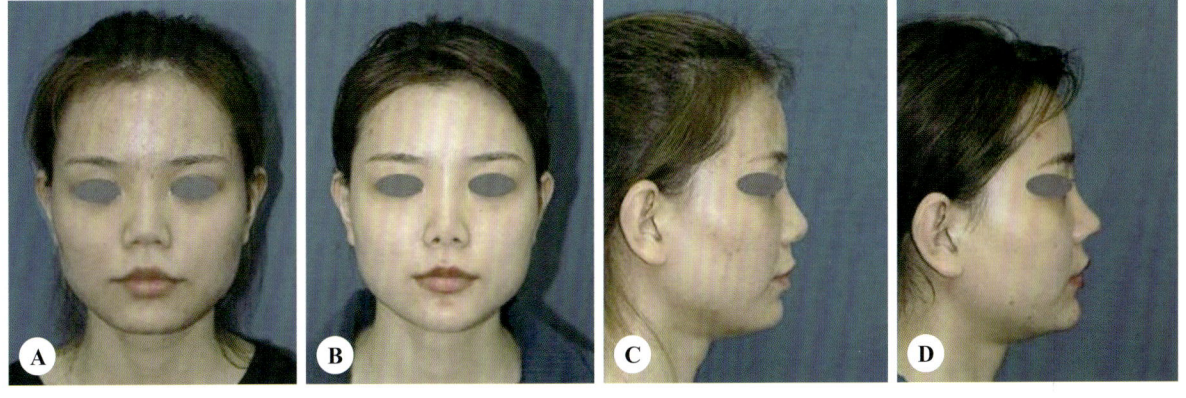

▲ 图 14-51　A 和 C. 术前正位、侧位照片；B 和 D. 术后照片

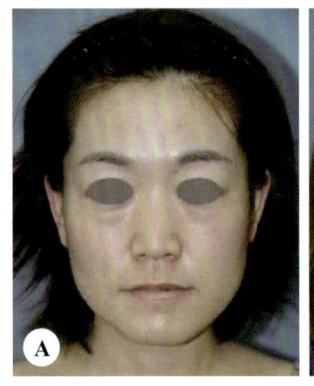

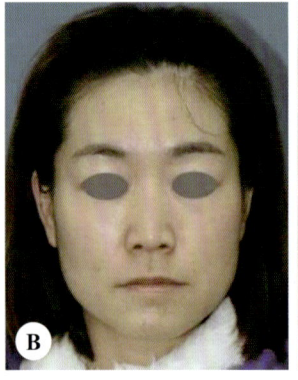

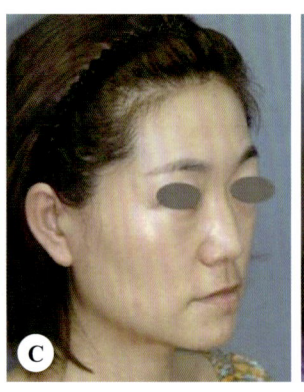

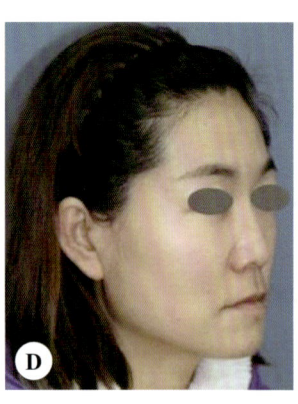

▲ 图 14-52　A 和 C. 术前正位、斜位照片；B 和 D. 术后照片

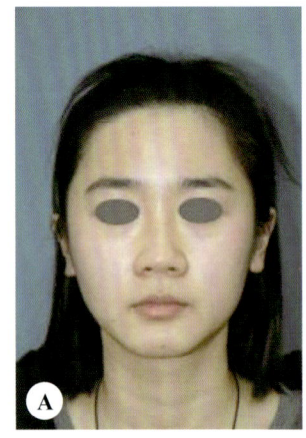

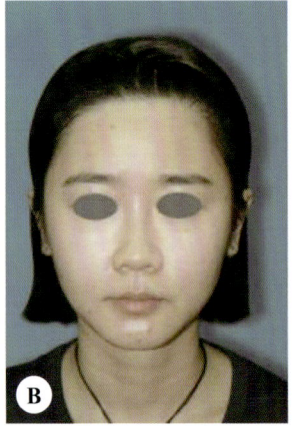

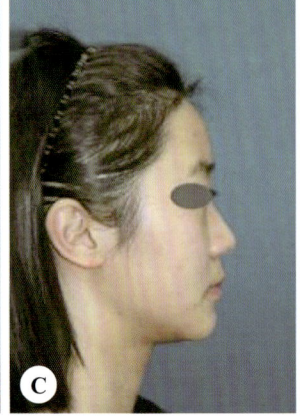

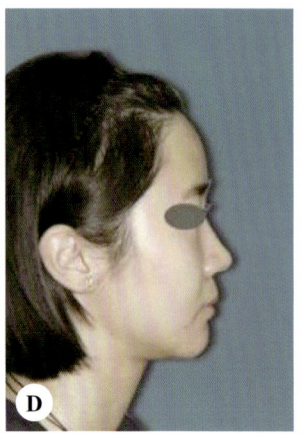

▲ 图 14-53　A 和 C. 术前正位、侧位照片；B 和 D. 术后照片

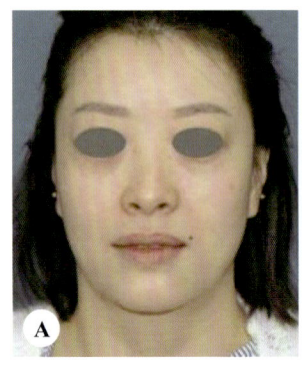

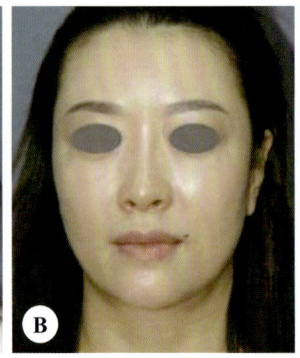

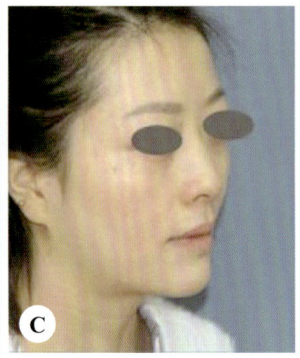

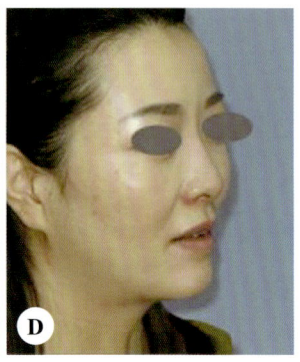

▲ 图 14-54　A 和 C. 术前正位、斜位照片；B 和 D. 术后照片

操作层次选择：脂肪注射或生长因子等注射后增生引起的组织增多比较弥漫，一般分深、浅两层，即鼻背骨膜上与皮下层进行激光消融。

治疗参数设定：激光、射频治疗的效果主要和操作手法及治疗参数设定有关。

术后管理：激光消融术后最重要的术后处理是有效的加压包扎，一般用纸胶布固定 5~7 天，由于鼻部深层为骨性支撑，尽量避免弹力绷带等加压包扎，以防局部缺血造成皮肤坏死。术后 3 周可以进行热敷、按摩、理疗等处理。

（屈　怡　范荣辉　许龙顺）

五、颧部

（一）应用解剖

1. 分界　颧部在面部美学中占有重要地位。颧部是指颧弓上缘到外眦水平连线与耳屏软骨下缘到口裂水平连线之间的区域。颧前部是指面中部前方，下睑与鼻唇沟之间的区域，呈倒三角形。年轻的中颊部饱满而均一。随着老化，颧前部常被三个皮肤上的沟槽（睑颧沟、泪沟、面中沟）分成三个单独的区域：睑颊部、颧颊部和鼻唇沟部（图 14-55）。

2. 组织结构　颧部软组织由浅至深也可分为五层：皮肤、皮下脂肪、SMAS、间隙和韧带、骨膜和深筋膜。

颧部的皮下脂肪（第2层）被大量的垂直走向的纤维间隔分成不同的脂肪室。这些纤维间隔内走行有细小的血管，并将皮肤与其深方的表情肌连接在一起。这些浅层脂肪室包括颧内侧脂肪室、颧中间脂肪室和鼻唇颊脂肪室等。

颧部的第3层为SMAS层，该层向下与颈阔肌相延续，向上与颞浅筋膜相延续，向鼻部与鼻部的SMAS相延续，在眶周与眼轮匝肌相延续。面中部的SMAS与深方的第5层之间有很多坚固的连接。这些连接或者是神经从深到浅的保护套，或者是强劲的固定点（颧弓韧带、眼轮匝肌限制韧带、上颌骨韧带），或者是动脉血管走行的路径（面横动脉在颧弓韧带处的穿支）（图14-56）。

颧部的第4层是深部的疏松网状层。因为有很多韧带穿过，这些韧带围绕分隔成不同的间隙，又称间隙和韧带层。这些间隙中有面中部的深层脂肪室分布。在侧颊部，第3层与第5层（腮腺咬肌筋膜）紧密贴合在一起。颧前部被韧带和血管鞘结缔组织分隔成不同的间隙和脂肪室，包括颧骨前间隙、深内侧脂肪室内侧部、深外侧脂肪室外侧部分、上颌前间隙、Risktow间隙等（图14-57）。

3. 相关韧带 包括眼轮匝肌支持韧带、颧韧带和颊上颌韧带。

(1) 眼轮匝肌支持韧带：起于眶缘下方约2mm的眶骨骨膜，垂直经过眼轮匝肌止于皮肤。该韧带在内外侧眼轮匝肌与骨膜粘连不紧，瞳孔下方粘连较紧，故年老后下睑区域形成V形畸形，产生睑颊沟，因此在睑颊沟所在位置的骨膜上注射脂肪既可以补充该区域第4层缺失的容量（即该部位面部第4层结构，SOOF），又具有加强眼轮匝肌支持韧带将面部向上外侧轻度提升的作用。2012年，眼轮匝肌支持韧带内侧被Wong定义为泪槽韧带，为泪槽畸形的发生提供了解剖学基础。

(2) 颧韧带：呈束状，约1cm长，沿颧颞缝和颧间缝处的颧弓前1/3的下部和颧骨体后半部走行，此韧带的定位（将脂肪注射到该韧带附近）对于间接法提升颧部具有重要意义。另外，由于颧韧带的附着紧密，对外侧颧颊部的凹陷也起到一定的作用。

颧韧带还发出颧皮韧带止于瞳孔中线以外的皮肤，颧皮韧带分割颧骨前间隙和咬肌前间隙，是导致颧颊沟的重要解剖学基础。由于颧韧带是自骨膜向上发出束状分支形成颧皮韧带止于皮肤的，因此自骨膜上注入脂肪有利于加强颧皮韧带，提升颧部，减轻颧颊沟；

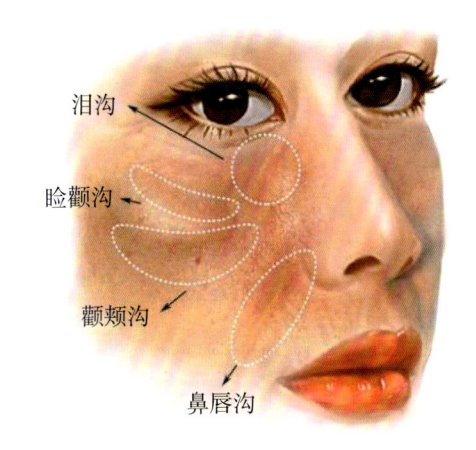

▲ 图14-55 颧部及颧前部三条皮沟槽分成的睑颊部、颧颊部和鼻唇沟部

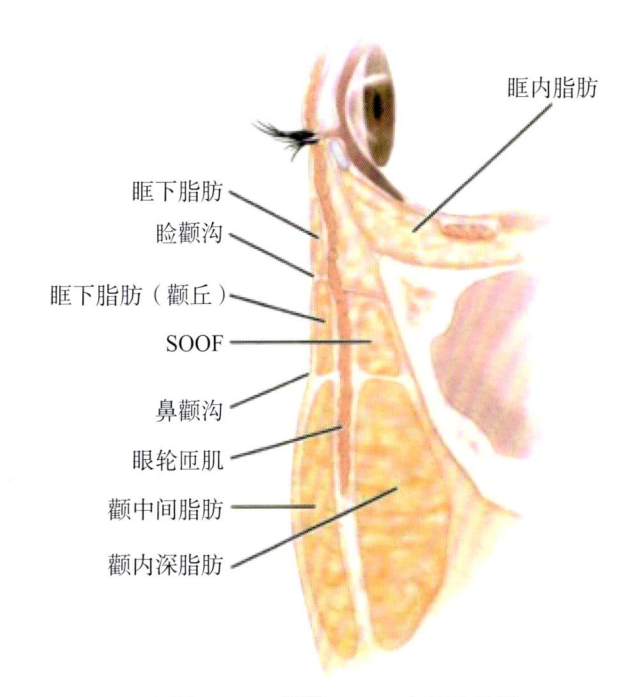

▲ 图14-56 颧部SMAS各层次关系

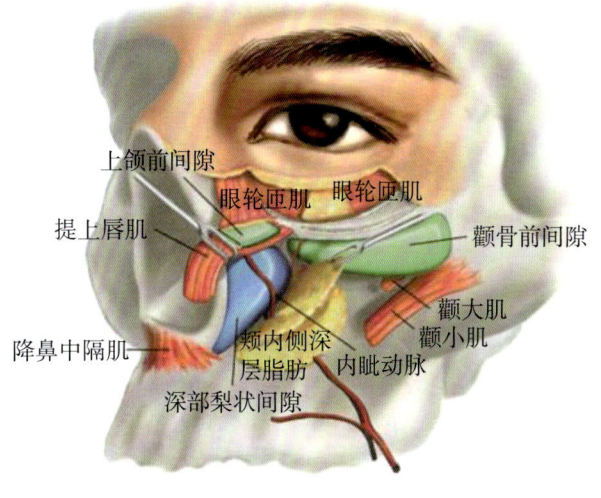

▲ 图14-57 颧部面部各脂肪室、间隙及肌肉比邻关系

于皮下脂肪层将颧皮韧带在皮肤上的粘连纤维用钝针轻度分离，同时注入少许脂肪也可起到矫正颧颊沟的作用。

（3）颊上颌韧带：含有真性韧带和假性韧带，其中真性部分为上颌韧带，假性部分为颊韧带。上颌韧带为1~1.5cm长、3~5mm厚，起自颧上颌缝的骨膜表面并向上延伸到眶缘，其位于眶下孔的上外侧，呈篱笆状悬吊颊部，对鼻唇沟的形成起到重要的作用。因此，在颊上颌韧带周边的骨膜上注入脂肪能够起到加强该韧带的作用，提拉颧部，从而减轻鼻唇沟。

4. 相关脂肪室 包括眼轮匝肌下脂肪室和面中部深层脂肪室（deep medial cheek fat，DMCF）及浅层脂肪室（颧内侧脂肪室、颧中间脂肪室和鼻唇颊脂肪室）等。

SOOF：眼轮匝肌下脂肪上方为下睑的眼轮匝肌，下方为颧骨的骨膜，上界为眼轮匝肌支持带，下界为颧皮韧带。SOOF位于颧骨前间隙内，向内侧与颧深内侧脂肪室内侧部相邻，分为内侧和外侧两部分。内侧SOOF位于瞳孔内侧缘与外眦之间。外侧SOOF起自外眦角，向外延伸，终于眶外侧增厚区。内侧SOOF的下部与颧深内侧脂肪室的外侧部分相互重叠。表面覆盖鼻唇颊脂肪室和颧内侧脂肪室。外侧SOOF位于眶外侧脂肪室和颧中间脂肪室的深方，覆盖在颧突表面，多数在抵达颧弓上缘上方前终止。眼轮匝肌下脂肪分成很多细小的小叶，颜色偏黄。颧面神经和血管、支配眼轮匝肌的面神经分支走行在此层脂肪之中。于外侧SOOF行容量补充，可以恢复萎缩的骨骼和SOOF容量，达到年轻化的目的。

DMCF：位于浅层脂肪的深层，外界是颧大肌的内侧和颊脂垫，内侧边界是梨状孔周边 DMCF位于眼轮匝肌深层，上方界限是眼轮匝肌支持带，深层是上颌骨的骨膜。该部位容量的缺失是颧部衰老的主要原因。Rohrich将尸体的DMCF注入生理盐水后，可见颧部明显上提，鼻唇沟明显改善。因此，颧部的深层容量补充（即DMCF位置的容量补充）在颧部的脂肪注射中占有重要地位。

颧深内侧脂肪室位于颊浅层脂肪室（颧内侧脂肪室和颧中间脂肪室）的深面，颧大肌的内侧，上颌骨骨膜表面，可以分为内、外侧两部分。外侧部位于颧内侧脂肪室的深层，向头侧与SOOF相邻接，并略有重叠，向外侧与颊脂肪垫相邻接，向深方与上颌骨骨膜相邻接，向内侧借面静脉与内侧部相隔。内侧部分略呈四边形，位于鼻唇颊脂肪室的深面，并进一步向内侧延伸。其上界为泪槽韧带和眼轮匝肌起点，外侧边界为面静脉，内侧边界为梨状孔韧带，下界为上颌骨韧带。眼轮匝肌眶部和面中部的SMAS构成脂肪室的顶，其底部并未直接覆盖在上颌骨骨膜上，在它与骨膜之间还有一个潜在的Risktow间隙。该脂肪室包绕着提口角肌，与周围结构有明确的分界。其血供主要来自眶下动脉。当发生面部创伤、上颌骨骨折时，此动脉特别容易损伤（撕裂或堵塞）。该脂肪室的血供发生障碍时，面部突出度会明显降低。

在脂肪注射中，对SOOF和深内侧脂肪室内侧部分的填充对改善泪槽畸形和下睑袋非常重要，对颧内侧脂肪室和深内侧脂肪室外侧部的填充对丰盈"苹果肌"有重要意义。

颧内侧脂肪室：它位于鼻唇颊脂肪室的外侧，颧中间脂肪室的内侧。后壁为眼轮匝肌、深内侧脂肪室和颊脂垫，上界为眼轮匝肌限制韧带和眶下脂肪室。下界为下颌脂肪室和颊脂垫的颊突。另外，颧大肌与该脂肪室的下缘相邻。该脂肪室对应的位置即为所谓的"苹果肌"所在的区域。

颧中间脂肪室：它位于颧内侧脂肪室和外侧颞颊部脂肪室之间，眶外缘垂线的外侧，腮腺的前面和浅部。上界为眶下和眶外侧脂肪室。颧大肌走行于该脂肪室的上部。此处，三个脂肪室的纤维间隔组织相互汇聚，构成致密的面部固定带。

鼻唇颊脂肪室：该脂肪室向上邻接眼轮匝肌限制韧带，向下覆盖或毗邻下颌上脂肪，外侧毗邻眼轮匝肌下脂肪、颧内侧脂肪和颧中间脂肪，内侧为上颌骨。该脂肪室在鼻唇沟的构成中发挥重要作用（图14-58）。

5. 组织间隙

（1）Risktow间隙又称深部梨状间隙，大小约1.1cm×0.9cm，是位于梨状孔周围呈半月形的潜在腔隙，其内侧界为降鼻中隔肌和梨状孔韧带，上外侧被

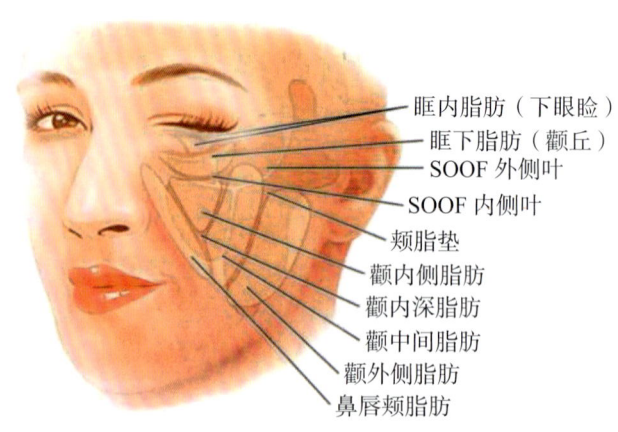

▲ 图14-58 颧部各脂肪室及毗邻关系

深内侧脂肪的内侧部包绕，浅面为提上唇肌和深内侧脂肪内侧部。面动脉被纤维组织鞘包裹从该间隙的顶与深内侧脂肪室之间上行。深部梨状间隙，位于上颌骨前部的深面，深部梨状间隙深入到内眦动脉，并且与凹陷的梨状孔相毗邻，梨状间隙会随着衰老进一步凹陷，从而使得这个间隙变大。内眦动脉从间隙的浅层横向穿过，在这个层次内眦动脉没有贴近骨膜。对Risktow间隙的填充可以显著改善鼻唇沟，也可以有效治疗梨状窝凹陷，还有很好的安全性，不用担心血管内栓塞损伤。其深部与面中部上半区通过一条未定义的通道相连通。唇部提升肌群也悬垂在这个间隙，向鼻唇沟发出连锁交叉的肌纤维。填充深部梨状间隙在提升和填充鼻唇沟时，能够减弱这些表情肌对于鼻唇沟的力矩臂效应。深部梨状间隙和颧骨前间隙顶部的限制均是泪槽沟韧带。

(2) 颧骨前间隙是颧骨体浅面的三角形间隙。该间隙的上界为眼轮匝肌限制韧带，下界为颧弓韧带，间隙的底为一层骨膜上脂肪层和颧大、小肌的起点，顶为眼轮匝肌的眶部。该间隙内容纳着深层脂肪SOOF。颧骨前间隙基部是骨膜前脂肪垫（图14-59）。

眼轮匝肌后缘的SMAS封套筋膜紧邻覆盖骨膜前脂肪室的筋膜。通过外侧入路使用钝针进入这个间隙，需要注射者用对侧手将皮肤和眼轮匝肌"捏拉"向上方（图14-60），使得钝针能够走行向深层进入颧骨前间隙。钝针进入此间隙时，注射者可以通过触觉和听觉的感知确认钝针已经突破颧骨前间隙囊。当钝针穿透颧骨前间隙囊进入间隙时，注射者可以触摸到并且听到一个"爆裂音"。

6. 血液循环 颧部皮肤和软组织主要靠颈外动脉系统供血。其中面动脉在向上走行的过程中是主要的供血动脉。典型的面动脉在咬肌前缘跨过下颌缘后，进入面部，在口角外侧、鼻唇沟区和鼻面角上行，沿途发出下唇动脉和上唇动脉、侧鼻动脉、角动脉，最后终止为内眦动脉与滑车上动脉相吻合，但该种走行方式仅占50%左右。还有面动脉向眶下方走行（眶下型），终止到上下唇动脉（唇型），或终止在侧鼻动脉（鼻型）。面动脉在走行过程中深浅变异也较大，可走行在表情肌浅面、内部或深面。在鼻唇沟处，面动脉可经过其内侧、外侧或穿过其正下方。在该区域，面动脉较恒定走行于深内侧脂肪室与Risktow间隙之间。

眶下动脉：是由上颌动脉在其第三段发出分支，经眶下裂入眶，在眶下管内与眶下神经伴行，经提上唇肌深方的眶下孔出眶后，移行为眶下动脉，在提上唇肌和提口角肌之间下行，与面动脉、上唇动脉、面横动脉形成吻合，通过肌皮穿支供养周围的软组织。其位置恒定，与相关静脉与神经伴行，有致密结缔组织包裹，一般操作不易伤及，注意避免粗暴操作。

颧面动脉：上颌动脉分为颧面动脉和颧颞动脉，分别自颧骨上的颧面孔和颧颞孔穿出，营养其上的软组织。其中颧面孔位于颧骨最高点外与方3~5mm位置，当于骨膜上注射补充SOOF容量时，颧面动脉恰好位于其周边，因此要注意避免粗暴操作。

面横动脉：该动脉为颞浅动脉的分支，走行层次为SMAS深层，体表投影位置约位于颧弓下一横指。由于该动脉走行较深，于外侧颧颊部注射脂肪时，层次均为皮下脂肪层，极少会伤及此动脉造成栓塞。面横动脉在腮腺内起自颞浅动脉，在腺体内向前走行，在颧弓下方、腮腺导管上方跨过咬肌。在走行过程中，有面神经的颧支或颊支伴行。面横动脉供养同侧颊部的大面积区域，与眶下动脉和面动脉形成丰富的吻合。其中有一筋膜皮肤穿支伴随颧弓韧带走行，在分离时较易出血。

面静脉收纳眶周和面中部的静脉血，与下颌后静脉的前干共同汇入颈外静脉，也可直接汇入颈内静脉。

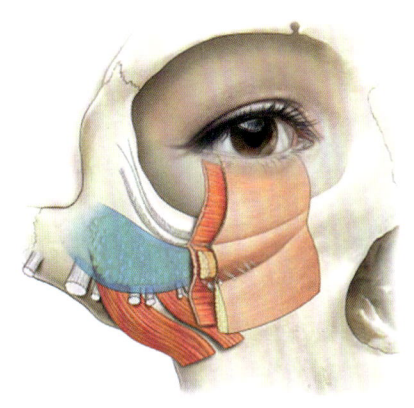

▲ 图 14-59 颧骨前间隙位于眼轮匝肌下深层平面（蓝色）

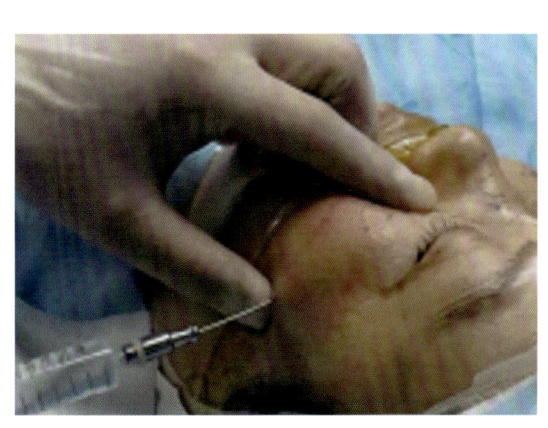

▲ 图 14-60 展示"捏拉"技术将钝针置入眼轮匝肌下平面并进入颧骨

面静脉在下颌缘的咬肌前缘处与面动脉伴行，进入面部后两者即相互分离，面静脉在动脉外侧更为垂直上行，构成颧深内侧脂肪室外侧部分和内侧部分的分界，上升到眼轮匝肌韧带下方后，以近似直角向内侧转折，在颧骨前间隙的上缘向内侧走行过渡为角静脉和内眦静脉（图 14-61）。

7. 肌肉组织 提上唇鼻翼肌是一个长窄的肌肉，起自上颌骨额突的上部，沿鼻面角在提上唇肌浅面向下走行，构成颧部的内下界。分成两个部分，附着在大翼软骨的外下侧和上唇的外侧皮肤。它的作用是张大鼻孔和提升上唇。它也能牵拉鼻唇沟的上内侧部分向上运动，因此对鼻唇沟有加深作用。该肌由面神经颊支支配，由面动脉的分支角动脉滋养。

提上唇肌是一片小的三角形肌肉，起自眶下孔上方的上颌骨和颧骨的眶下缘，向下止于提上唇鼻翼肌和提口角肌之间的上唇皮肤中。它能提升和翻转上唇，也能协助颧小肌加深鼻唇沟的中部。该肌由面神经颊支支配，由面横动脉滋养。

颧小肌起于颧颌缝后方的颧骨外侧面，行向内下，止于口角内侧上唇皮肤。它位于提上唇肌的浅面。它能提升上唇和翻转口角，也参与鼻唇沟的形成。

颧大肌是一个长条形肌肉（长约 7cm），起自颧颌缝前面的颧骨，颧小肌起点的上后方，斜向下走行，越过咬肌浅面，到达口角处，部分纤维插入到皮肤中，部分肌纤维移行于口轮匝肌，构成颧部外下界。从法兰克福平面来看，颧大肌的平均起点位于外眦点外侧 0～1cm 范围下方 1.4～1.5cm 处。它能牵拉口角向外上方，呈现笑容。该肌由面神经颊支支配，由面横动脉滋养。

提口角肌是厚而圆的肌肉，位于提上唇肌和颧小肌的深面，起自眶下孔下方的尖牙窝。肌纤维向外下方走行，止于口角。该肌能上提口角，同时使口角向内侧牵拉，最终使鼻唇沟加深。它由面神经颊支支配（图 14-62）。

8. 神经支配 颧部的感觉神经主要来自上颌神经和下颌神经的分支。上颌神经发出的颧神经经眶下裂入眶后，发出颧面神经，经眶外下缘颧骨上的小孔出眶，穿过眼轮匝肌后，支配颧突下方的面颊皮肤感觉。上颌神经在眶内进入眶下神经管，经眶下孔出眶后，移行为眶下神经，发出分支传导中颊部、鼻基底和上唇的感觉。下颌神经发出的颊神经在翼外肌两头之间向前走行，穿过颞肌下部或经其深面，从咬肌和下颌升支前缘穿出，与面神经的颊支吻合，传导颊肌周围的皮肤和黏膜。

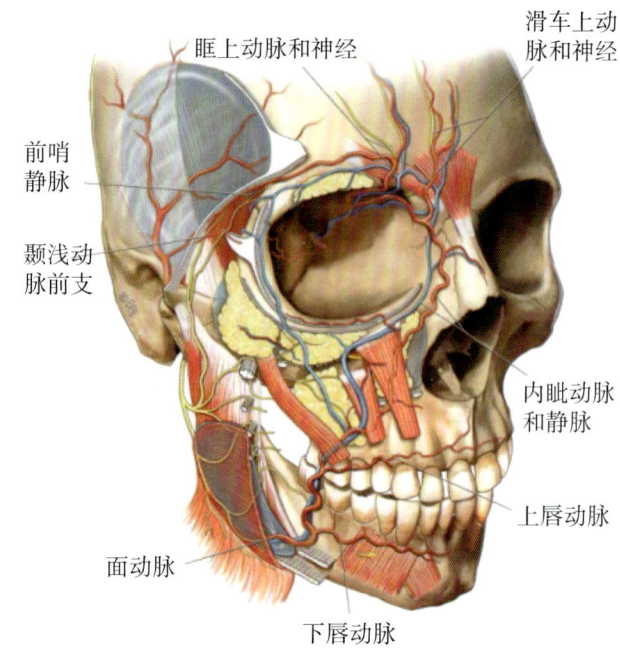

图 14-61 面部血管分布

（标注：眶上动脉和神经、滑车上动脉和神经、前哨静脉、颞浅动脉前支、内眦动脉和静脉、上唇动脉、面动脉、下唇动脉）

面神经穿茎乳孔后，即进入腮腺。在腮腺内，面神经分为五大主要分支：颞支、颧支、颊支、下颌缘支和颈支（图 14-63）。面神经出腮腺后，在面中部，在腮腺咬肌筋膜深方继续向前走行跨过咬肌后，走行在颊脂垫表面或穿入颊脂垫内，在表情肌深面进入肌肉（提口角肌、颏肌、颊肌在其表面进入），支配各表情肌的运动。

（二）美学评估

面中部包括面中部内侧和外侧区域，其中内侧区域为广义上的颧部，外侧区域为广义上的颊部。广义颧部定义为上界为内外眦的水平线沿颧骨水平线至耳屏上缘，下侧界为口角至耳屏下缘水平线，内侧界为沿梨状孔周边沿线至鼻唇沟沿线。眶上韧带、颧韧带、咬肌皮肤韧带、下颌韧带形成的连线将面中部分为内侧颧部和外侧颊部。

颧部的审美应把握 5 个关键词：饱满与突出、曲线与过渡、整体与局部、动态与静态、对称性。

1. 饱满与突出 饱满与突出随着面部衰老，颧部开始出现骨骼的萎缩，肌肉张力下降，皮下脂肪及深层脂肪萎缩和下垂，颧部容量出现缺失。由于眼轮匝肌支持韧带和颧皮韧带的阻挡，面中部出现反 Y 形沟壑，即颧颊沟、泪沟和睑颊沟（图 14-64），并将颧部分为睑颊部、颧颊部（狭义上）和鼻唇沟部（图 14-65）。另一种少见的情况是，由于先天性的发育原因，在幼年时即出现此种反 Y 形沟壑。这就涉及第一个关键词，即饱满与突出，当颧部出现容量缺失或沟壑时即需要矫正。

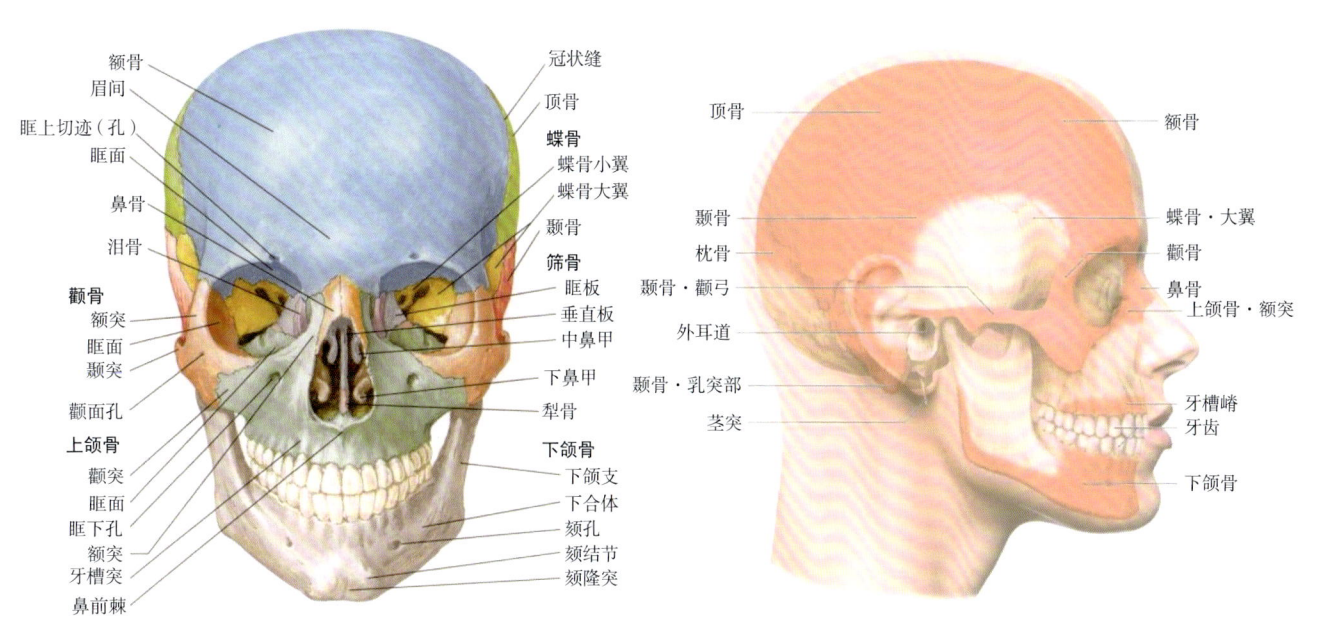

▲ 图 14-62 颧部骨骼及主要骨性标志和肌内组织

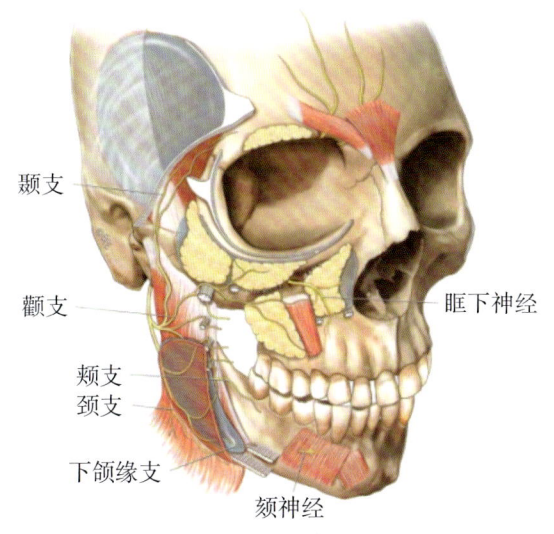

▲ 图 14-63 眶下神经与面神经主要五个分支走行

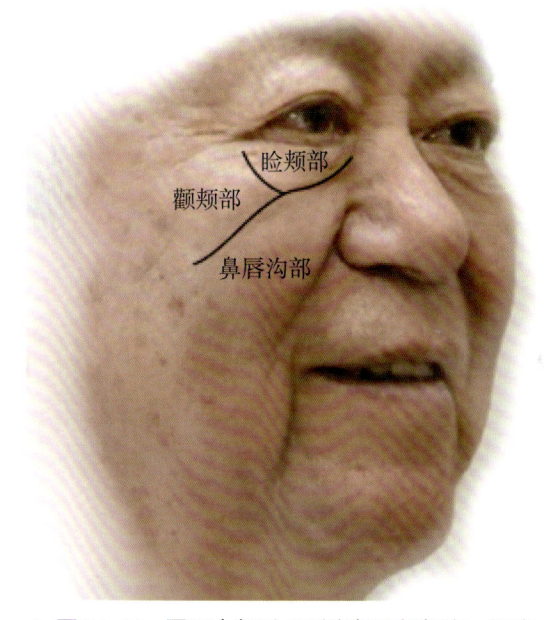

▲ 图 14-64 图面中部反 Y 形沟壑及颧颊沟、泪沟和睑颊沟

2. 曲线与过渡 描述颧颊部侧视圆润程度的 Ogee 线，以及描述低头位时的颧弓线出现中断和起伏，就涉及第二个关键词：曲线与过渡。

Swift 描述该曲线为面部位于 45°时的侧面部曲线，笔者借用 Ogee 线概念，结合东方人审美特点，将该曲线描述为 A、B 两条曲线之间包含的一个区间（A 曲线：颞线—外眦点—口角点；B 曲线：颞线—眶外侧缘—木偶纹与下颌缘交点），目的为可根据不同求美者的面部宽度特点而分别定义此曲线，即当设计面部变宽时采用 B 曲线，面部变窄时采用 A 曲线（图 14-66）。

关于颧部最高点的问题，由于东西方审美的差异，西方人的最高点定义为在外眦、口角和耳屏上缘三点形成的三角区内角膜下缘水平线位置（图 14-67），以获得突出的颧弓高点。然而，中国人认为此突出高点易给人以严肃、刻薄的印象。笔者根据中国人审美特点，分别定义了颧部的最高突出点（α 点）、第 2 突出点（β 点）和 1 条突出线。

最高突出点（α 点）：一般情况下定义为耳屏鼻翼下缘连线与 Ogee 线（根据设计的面中部宽度选择 A 曲线或 B 曲线）的交点，某些情况下，由于颧颊沟的最低点位置与常规定义的最高突出点略有差异，可以将颧颊沟与 Ogee 线交点定义为最高突出点（从解剖结构上说，此点为颧弓韧带自骨膜向皮肤延伸的颧皮

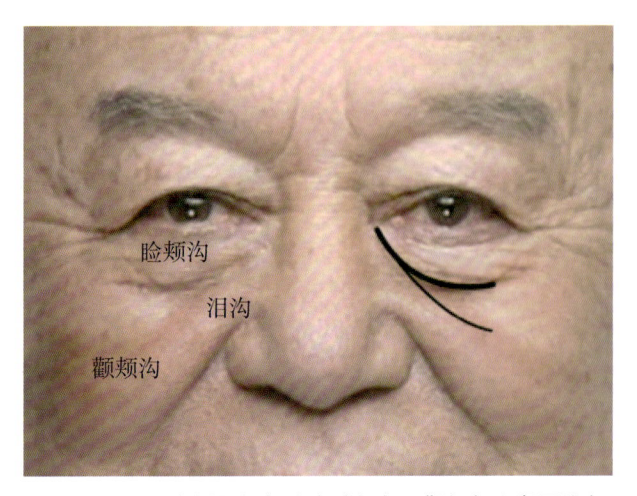

▲ 图 14-65　内侧颧颊部分为睑颊部、颧颊部和鼻唇沟部

韧带位置，在此位置骨膜上注射除可以补充容量外，还可以加强颧皮韧带并具有提升作用）。

第 2 突出点（β 点）：鼻唇沟上方鼻侧部隐没点与耳轮脚隐没点连线与 Ogee 线的交点（此点位于 SOOF 及眼轮匝肌支持韧带附近，于骨膜上注射此点具有外上提拉眼轮匝肌支持韧带的作用，可减轻泪沟及睑颊沟，同时可补充 SOOF 容量）。

突出线：Ogee 线沿线。在鼻翼缘水平线以上部分尚具有上颌骨，可于骨膜上注射突出表现 Ogee 线，由于鼻翼缘水平线以下部分为口腔，因此应注意该部分脂肪治疗时应以 Ogee 线为中心突出线注射。

颧部还需要注意的 1 条曲线，即颧弓线。该线为自头端向尾端角度审视时沿颧弓至内眦的圆滑曲线，其在颧部的审美具有重要作用，具体表现在 Ogee 线内侧至内眦部分亦需与 Ogee 线最高点之间形成良好过渡（图 14-68）。

3. 整体与局部　此关键词主要涉及的是整体面部的审美与设计，甚至涉及形体与面部的整体协调。例如，求美者的鼻部低矮较重，单纯的颧部的饱满突出会更显鼻部缺陷；求美者头部较大、身材瘦小，单纯将颧部塑造成理想形态，反而造成对整体效果的不协调。

4. 动态与静态　当微笑或大笑时，颧部的突出和曲线圆滑程度会发生改变，而且某些求美者还会出现与静态表情不一致的现象。例如，静态时颧部容量缺失较多，而动态时容量缺失表现为极轻微或无，此时应该注意对颧部的容量补充要极其保守，否则会出现术后动态时颧部"大苹果"表现；静态时 Ogee 线曲线圆滑顺畅，动态时出现该线某点的中断，此时应分析产生中断的原因，如为容量缺失导致，则适度补充该中断点容量，兼顾动静态的平衡。

动态评估还包括评估颧部的下垂程度。术者拇指

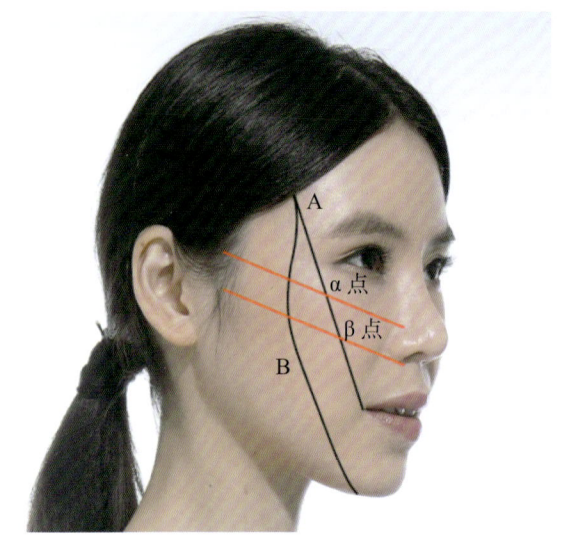

▲ 图 14-66　Ogee 线、α 点、β 点示意

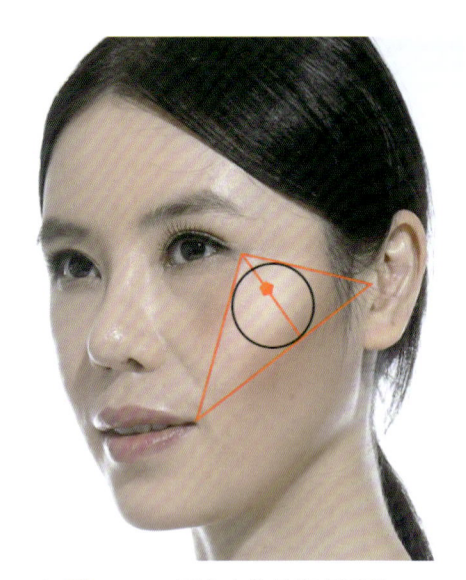

▲ 图 14-67　西方人的最高点示意

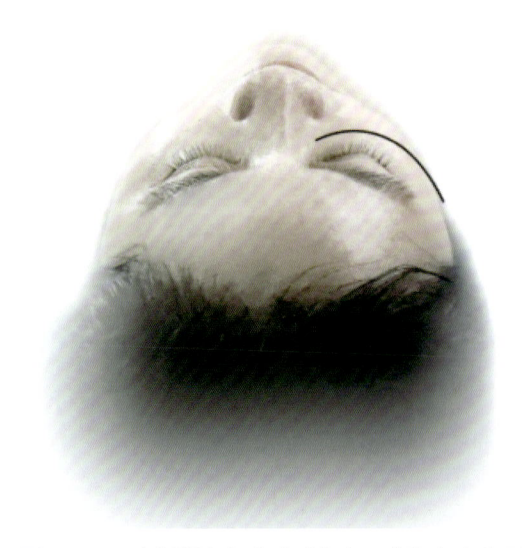

▲ 图 14-68　内侧颧颊部分为睑颊部、颧颊部和鼻唇沟部

和环中指置于求美者颧弓皮肤上，并向后外上方向提拉皮肤，评估颧部下垂的严重程度，以预估通过间接法提升内侧颊部的效果。

另外，还需评估颧部的动态活动程度，主要涉及是否应用肉毒杆菌毒素调整肌肉张力，达到减轻过度活动、调整对称性的目的。

5. 对称性 最后，要对上述 4 个方面做最后的对称性评估，以决定治疗的部位、方式和程度等。

颧部与颊部过渡区，即前述 Ogee 线区域和 1 条突出线。将此区单独提出的主要目的是进一步强调该区的重要性。在鼻翼缘水平线至口角水平连线之间，Ogee 线分别向内侧和外侧延伸 1~2cm 的水滴形区域，笔者称为 Babyface 区域（图 14-69）。该区域的饱满对于中国人表现可爱、年轻的气质十分重要。

（三）美学缺陷及临床表现

随着年龄增加，面部的一些解剖结构的张力改变，出现中面部的老化，并表现出不同的外貌特征。

在眶周下部区域，眼轮匝肌、下睑缘和眶隔的萎缩和松弛可以导致眶脂肪垫和眶下脂肪垫的下垂和假性疝出，下睑外侧弓状变形，下眼袋、皱纹和颧袋形成。颧袋是颧部的赘肉，与眼袋是有区别的，其位置低于眶下缘，多由于 SOOF 的下垂而引起。

颊部失去了中面部支持韧带系统的支撑后会导致中面部皮下脂肪向前下方移位。这将使前颊部和下颊部的脂肪相对增多，而侧颊部和上颊部的脂肪相对减少。由于脂肪不能跨过鼻唇沟皱襞处致密的真皮筋膜连接，因此中面部的脂肪下垂将会导致：①较深的鼻唇沟纹；②较重的鼻唇皱襞；③鼻唇皱襞外侧颊部皮肤的多发皱襞；④颊部骨骼的"骨化增生"样外观；⑤颧下空虚凹陷（图 14-70）。

颧脂肪垫（俗称为"苹果肌"）为底朝鼻唇沟的一个三角形纤维脂肪组织，是维持颊部饱满的主要因素。颧脂肪垫紧密附着在真皮下，并由一薄层 SMAS 将其与提上唇肌群分隔开。颧脂肪垫上端还与眼轮匝肌眶下部及外下部相融合。颧弓韧带、眼轮匝肌支持韧带及眶外侧肥厚部，这些韧带的松弛会导致颧脂肪垫的下移，而颧脂肪垫的松弛又进一步加重鼻唇沟处皮肤支持韧带的松弛，因此使鼻唇沟逐渐加深。颧脂肪垫外侧延伸的皮下脂肪下垂，会导致咬肌、部分腮腺、颏下和下颌韧带无力兜住，形成下颌区轮廓不清。

由于真性支持韧带的稳固，颧大小肌、提上唇肌与提口角肌一起在收缩时产生一种最为常见的笑，即颧骨笑。当年龄增加，皮肤脂肪松弛而肌肉与韧带仍然保持原来的支持力度时，往往出现颧颊部"轨道"。

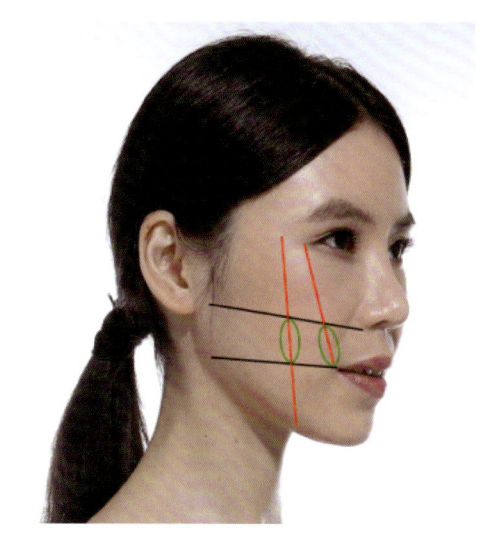

▲ 图 14-69 Babyface 区域示意

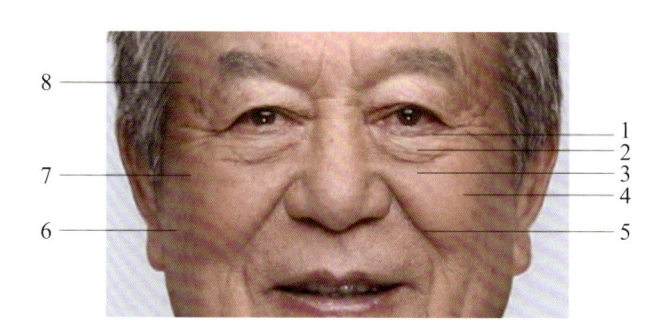

▲ 图 14-70 中面部衰老面容

1. 下睑外侧弓状变形；2. 眼袋；3. 颧袋；4. 眶下脂肪垫的下垂；5. 鼻唇皱襞；6. 颧下空虚凹陷；7. 颊部的"骨化增生"；8. 颞部凹陷

当衰老时，皮肤皮下组织及假性支持韧带松弛，肌肉与真性韧带也松弛时，则表现为颧颊垫下移，"苹果肌"的弧度消失，鼻唇沟更加深陷。

（四）分型治疗及临床技术方法

颧部位于面部中央，是面部轮廓的重要构成因素，颧骨颧弓整形在面形重塑中起着重要的作用。笔者将颧部美学缺陷分为两种类型，并采用相应不同的技术方法进行治疗。

容量过多型：面颊部、下颌部、颧部等是面部脂肪轻易堆积的部位，过多的脂肪会使面部显肥胖，形似满月脸、倒装脸、下颌脂肪袋、国字脸等，而失去轮廓美感。面颊部、颧部、下颌部等部位皮下脂肪堆积均适合做面部吸脂术。

容量不足型：肌肉萎缩患者局部发生神经功能障碍时，可导致侧脸颊颧骨下方肌肉发生萎缩，从而出现凹陷的表现。长期饮食习惯不良，蔬菜、水果等食物摄入较少，可引发机体营养不良，导致机体缺乏微量元素，可引起脸颊颧骨下方出现凹陷。

(五)颧颊部注射方法与技巧

颧部注射方法与技巧涉及问题包括脂肪的选择、术前画线定位(图 14-71 和图 14-72)、消毒、麻醉、进针点位、移植点位、移植量的选择。

1. 术前划线定位

(1) α 点(SOOF 补充提升点):为耳轮隐没点—鼻唇沟上方鼻翼缘隐没点连线与 Ogee 线的交点。由于 Ogee 线在外眦与眶外侧缘之间的区域,因此此点呈线性,可根据求美者面部的宽窄与要求做适当调整。如果求美者存在颧颊沟、泪沟、Ogee 曲线于此点欠圆滑,则可决定于此点注射,反之亦反。

(2) β 点(颧部最高点):此点需根据求美者是否存在颧颊沟而定位为不同点位。不存在或存在轻度颧颊沟,定位为口角 - 耳屏上缘连线与 Ogee 线的交点。存在中重度颧颊沟,定位为颧颊沟最低点轴线与 Ogee 线的交点。

(3) $β_2$ 点(位于 Ogee 线的颧部最高点向内下方延伸过渡点):如果 Ogee 线下方曲线圆滑度欠佳,可增加此点。

(4) γ 点(位于 Ogee 线的颧部最高点向内上方延伸过渡点):在瞳孔中线外侧与 β 点之间,如 β 点突出后其内上方过渡欠佳,可增加此点。

(5) 颧颊区水滴形区域:该区域位于颧颊区,是需要浅层修饰的过渡区域。由于鼻唇沟区在衰老后会出现容量增多和下垂,因此在求美者鼻唇沟区存在上述情况时,勿于此区域划线和补充容量。

颧颊部过渡区:即 Babyface 区域,上界勿超过颧弓最高点,下界勿超过口角水平线。如该区域出现缺失导致 Ogee 线圆滑度不佳,可于该区域划线矫正畸形。

2. 消毒 注射脂肪时要严格遵守无菌原则,理想的消毒剂应具有高效、无色和易于获取的特点。笔者建议使用碘伏或含氯的无色高效消毒剂,而乙醇、苯扎溴铵(新洁尔灭)、氯己定(洗必泰)等中效或低效消毒剂则不建议采用。建议术者在每次注射针注入体内时对进针点要再次消毒,减少污染的可能性。

3. 麻醉 在注射面部脂肪时,经常采用静脉镇静联合局部浸润麻醉,或者单间采用肿胀液(或含有肾上腺素的局麻药)行局部麻醉和阻滞麻醉。当然,要控制注入局麻药剂量,否则会影响术中及术后即刻形态而影响填充量的判断。

由于肾上腺素的血管收缩作用,局部会出现皮肤发白、指压反应延长的现象,肾上腺素引起血管收缩降低了瘀青程度及血管栓塞的风险,同时延长麻药作用时间,因此术后肿胀轻、恢复快、不易注射过量。显微外科已经证实,钝针会从血管周边划过(此时血管会滚开),而不进入到血管内。当血管收缩后,钝针进入血管的风险进一步降低。

4. 注射操作 用 18G 及以下钝针可减少脂肪注射推注阻力以减少脂肪细胞在针管内剪切力的破坏,常用于平铺深、浅层脂肪区域、线性注射、需轻度分离粘连区域时采用;25G 及以上的钝针可被视为锐针,可用于纳米脂肪、SVF 等细小脂肪颗粒组织用浅层沟槽修饰,钝针可降低进入血管的风险。

关于注射时体位,笔者习惯使用仰卧位,可增加求美者的舒适性和医生操作的舒适性。然而,在做提升性操作时,建议求美者采取半卧位,以提高注射的精确度。

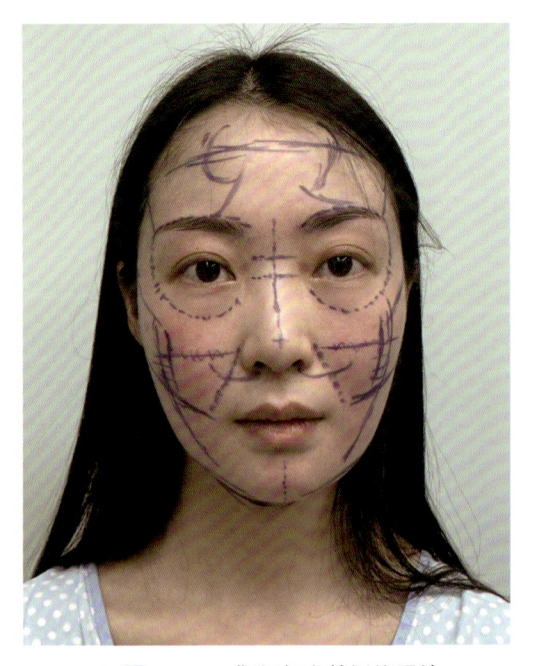

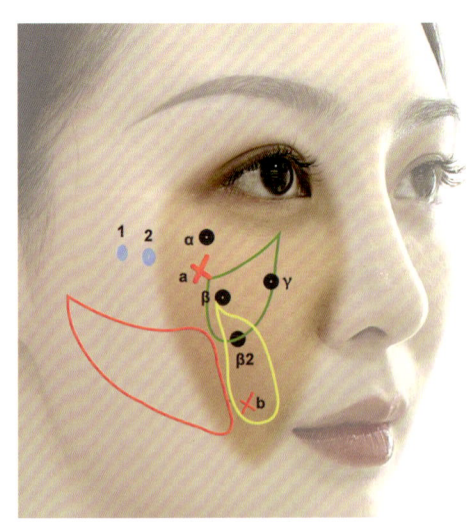

▲ 图 14-71 颧颊部术前划线照片

▲ 图 14-72 颧颊部术前划线示意

(1) α点注射针选择：钝针。层次在骨膜上。材料选择硬度大、黏弹性大的脂肪。剂量0.03～0.2ml。需注意的是，如果求美者此点的皮肤较薄，选择注射材料时宜选择较软的材料，否则易发生局部硬结。注射α点时，未注射前将针头对准术前划线点，后用非注射手将皮肤轻度向外上提拉，此时针尖位置不动，然后垂直刺入针尖对准的皮肤，即实际注射点位于术前划线点的下内方。骨膜上注射提升时均采用此种操作技巧。此种注射方法的目的为利用脂肪的黏弹性和硬度支撑该区域，会获得更好的提升效果。此点骨膜上注射时可加强眼轮匝肌支持韧带，具有轻度提升颧部和减轻泪沟的作用。

(2) β点注射针选择：钝针。层次在骨膜上。材料选在硬度大、黏弹性大的脂肪。剂量0.1～0.5ml。β点骨膜上注射可撑起颧皮韧带，同时由于脂肪的内溢也可补充DMCF的容量，具有提升颧部的作用

(3) β₂点剂量：0.1～0.3ml。余同β点。由于该点位于上颌骨或颧骨向后方弧形转角位置，因此注射时针尖方向需向后上方偏角，注意勿注入口腔内。该点注射可进一步深层圆润Ogee线。

(4) γ点剂量：0.05～0.3ml。余同β点。该点骨膜上恰好位于眶下孔外侧，是危险区域。另外，由于过量脂肪填充可导致压迫眶下神经出现局部麻木的现象，因此要控制剂量且尽量远离眶下神经孔。γ点骨膜上注射可补充DMCF容量，同时可加强颊上颌韧带，对颧部的提升和容量补充具有重要作用。

(5) 颧颊区水滴形区域注射针选择：钝针。层次在皮下脂肪层和DMCF。材料选择硬度小、黏弹性小的脂肪。剂量0.1～0.5ml。进针口位于水滴形钝头端外侧方约1cm位置。需注意该区DMCF注射时，尤其是接近眶下动脉区域时，要轻柔操作，边退边打。如求美者存在颧颊沟，则应用钝针适度分离皮下的颧皮韧带粘连，不要分离过度，皮下浅层注射量建议不要超过0.2ml，否则会造成远期脂肪移位至颧颊沟上下两端而加重颧颊沟。

(6) 颧颊沟的分型及治疗

① 伴有颧部下垂的先天性颧颊沟：此型特点为由于年龄因素，颧部出现下垂。先天性颧颊沟的颧皮韧带较紧，难以分离和矫正。治疗上应首先通过直接法和间接法于骨膜上注射脂肪，矫正颧部的下垂，然后于颧颊沟部皮下浅层脂肪层适度分离颧皮韧带，少量注入脂肪量，采取分期矫正，可间隔3～12个月后再次矫正。

② 不伴有颧部下垂的先天性颧颊沟：采用直接法于骨膜上β点注入脂肪，皮下浅层注射同第1型。

③ 伴有颧部下垂的后天性颧颊沟：此型特点为颧颊沟畸形产生因素以老化因素为主，较易矫正。注射方法包括直接法和间接法矫正。

④ 不伴有颧部下垂的后天性颧颊沟：此型只需采用直接法矫正即可。

(7) 内侧与外侧颧颊部过渡区注射针选择：钝针。层次在皮下脂肪层。剂量0.1～1.5ml。进针口位于Ogee线上，水滴形尖端上方约1cm位置。选择此进针口的目的为可以更好地沿Ogee线方向注射，利于突出鼻翼上缘至口角区域Ogee线高亮，同时具有轻度提升口角的作用。还需注意该区容量补充的下界勿超过口角水平线，防止由于脂肪的远期移位导致口角外侧出现凸起而呈现老态。

5. 术后管理 脂肪注射术后管理是重要的环节，需要医患共同配合才能获得理想效果。将吸脂及脂肪注射后有关注意事项、恢复过程告知患者，使患者主动积极配合，才能保证手术顺利康复，取得医患都满意的结果。血供丰富，容易发生瘀青、水肿。如果不能有效加压包扎，容易造成眼部及面颊等部位肿胀、瘀青，影响容貌及心理。

颧部脂肪抽吸后管理比较简单，针眼贴保护敷贴，皮肤涂油性药膏或凡士林纱布，垫厚棉弹力绷带轻轻加压包扎。术后2天换药观察换药，继续包扎5～7天。术后3周可以进行热敷、按摩、理疗等处理。

（六）病例报道

病例14-15

女性，38岁，填充苹果肌、泪沟、鼻唇沟、眉间（图14-73和图14-74）。

病例14-16

赵女士，填充泪沟、颧突、颊肌等（图14-75）。

病例14-17

女性，26岁，填充泪沟、颧突、提上唇肌、额颞等（图14-76）。

（李立威　韩雪峰　鲁树荣　刘成胜

严　竣　张茜玥）

六、唇部

唇除了与语言及饮食功能密切相关之外，还具有重要的美学意义，其形态、色泽和结构的完美与否对容貌的影响极大。口唇上的畸形与缺憾不仅直接影响到正常的发音、咀嚼与吞咽功能，而且往往最引人注目。另外，随着年龄的增长，唇部亦会出现组织萎缩、口周皱纹等明显的衰老征象，因此近年来，唇部年轻化也越来越受到求美者的关注与重视。

脂肪美容整形外科学

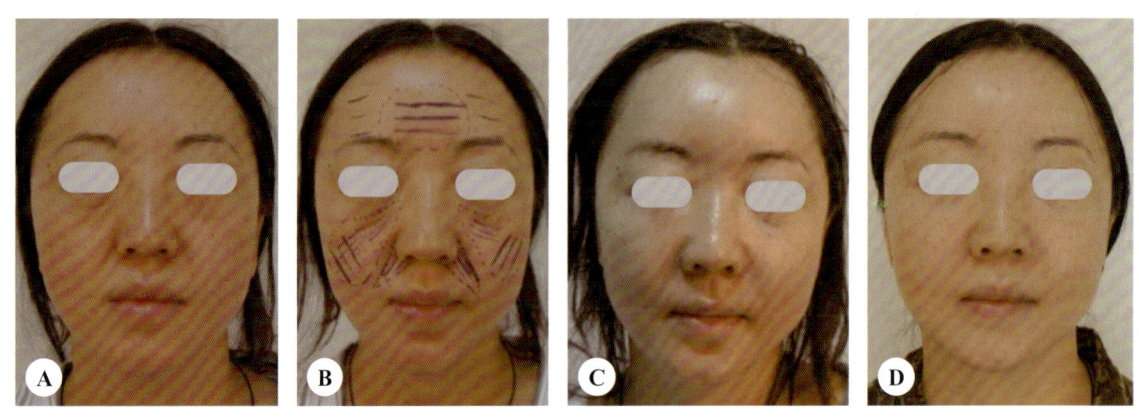

▲ 图 14-73　A 和 B. 术前正位及术前设计；C. 术后即刻；D. 术后 3 个月

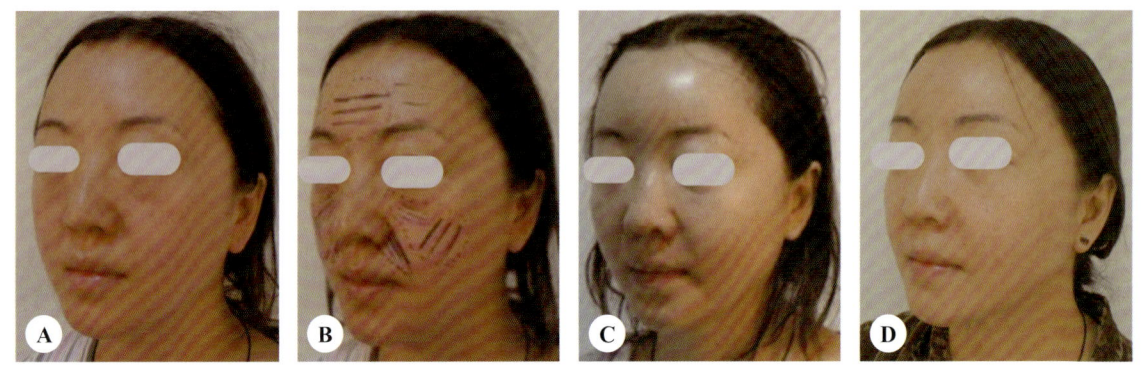

▲ 图 14-74　A 和 B. 术前斜位及术前设计；C. 术后即刻；D. 术后 3 个月

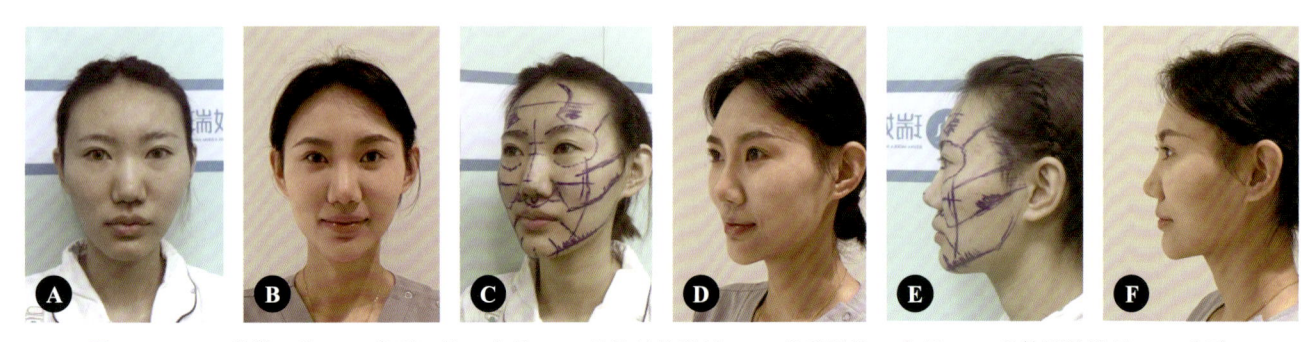

▲ 图 14-75　A. 术前正位；B. 术后正位 3 个月；C. 术前斜位设计；D. 术后斜位 3 个月；E. 术前侧位设计；F. 术后侧位 3 个月（鲁树荣主任案例）

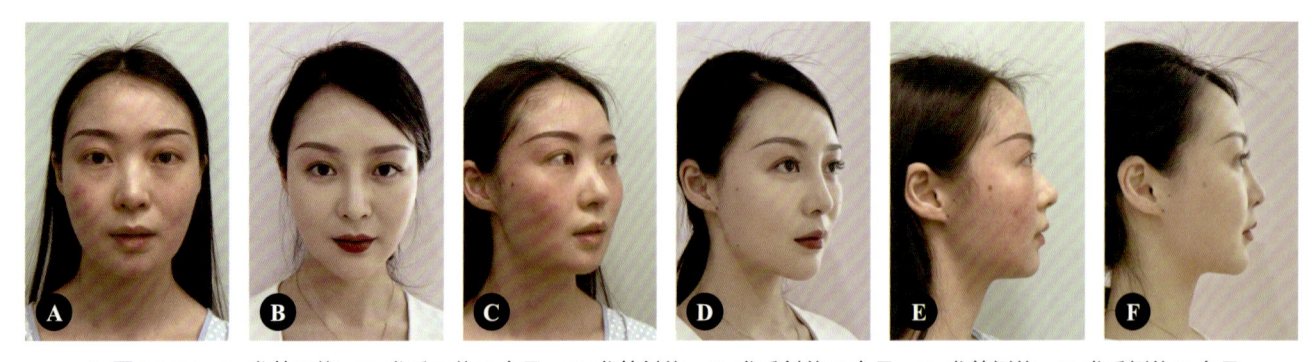

▲ 图 14-76　A. 术前正位；B. 术后正位 3 个月；C. 术前斜位；D. 术后斜位 3 个月；E. 术前侧位；F. 术后侧位 3 个月

（一）应用解剖

1. 边界与表面解剖标志 唇位于面部下 1/3，分为上、下两部分（图 14-77）。上唇的上界为鼻底，下唇的下界为颏唇沟，两侧界线为唇面沟。唇的表面解剖标志有口裂、口角、唇红、唇红缘、唇弓、唇峰、唇珠、人中、人中嵴、颏唇沟等。

(1) 口裂和口角：唇以口裂为界分为上、下唇，口裂的宽度是判断大口及小口畸形的指标，口裂过大或过小都会影响唇的美观及功能。口裂的两侧，上下唇两侧联合处为口角，口角的宽度与瞳孔相当，约位于平视时经瞳孔向下的垂线与尖牙和第一前磨牙相交处，对口角开大或缩小手术定位有指导意义。由于感染、创伤、营养不良等因素，口角区域皮肤黏膜容易出现皲裂、糜烂、渗出及结痂等症状，为口角炎。

(2) 唇红：口唇分为白唇和红唇两部分，白唇表面覆有皮肤，口唇的黏膜移行区域，色泽红润称为唇红，当贫血或缺氧等病理状态下可出现苍白或发绀。红唇向外与皮肤相交，上皮薄而不角化，缺乏皮脂腺和小唾液腺，易干燥，称为干性红唇；向内口腔内黏膜相交的部分有唾液湿润，称为湿性黏膜。

(3) 唇红缘：白唇与红唇的交接处为唇红缘，唇红缘微微隆起，在正中线稍低并微向前突起称为人中切迹，上唇唇红缘为 M 形，下唇呈扁平的 W 形。

(4) 唇弓：上唇唇红缘呈弓背状称为唇弓。

(5) 唇峰：两侧唇弓的最高点为唇峰，与人中嵴相交。

(6) 唇珠：上唇唇红部正中呈珠状突出，称为唇珠。

(7) 人中：由鼻小柱起始，向下与上唇之间的浅行凹陷为人中，凹陷上方浅、下方深，人中与唇红缘的交点为人中点。

(8) 人中嵴：人中沟两侧隆起的皮嵴称为人中嵴，人中嵴上方略窄，下方略宽。

(9) 颏唇沟：下唇与颏部之间的横行凹陷称为颏唇沟。

2. 组织层次 唇部由浅及深可分为五层：皮肤、皮下组织、肌层、黏膜下层和黏膜。

(1) 皮肤：较厚，富含毛囊、汗腺和皮脂腺，与浅筋膜和表情肌紧密结合，易发生毛囊炎、痤疮及皮脂腺囊肿等。

(2) 皮下组织：又称为浅筋膜，较为疏松，因此炎症或者创伤之后，容易出现明显的水肿。

(3) 肌层（图 14-78）：主要为口轮匝肌，口轮匝肌为环绕口裂的环形肌，与面部的其他肌肉共同组成下面部的表情肌。口轮匝肌的主要作用是保持唇周的正常形态，其收缩可使口裂缩小，闭唇，嘟嘴，并参与咀嚼、发音等。

口轮匝肌分上唇和下唇两部，由围绕口裂数层不同方向的纤维组成。口轮匝肌分为浅、中、深三层肌纤维，浅层与面部的表情有关，肌纤维从唇一侧皮肤和黏膜至对侧，构成口轮匝肌浅层，是口轮匝肌的固有纤维，分为上、下两组肌纤维束。上束为鼻束，分别起于颧骨、上颌骨和鼻骨，肌纤维主要来自颧大肌、颧小肌、提上唇肌、提上唇鼻翼肌、鼻横肌；下束为鼻唇束，起于下颌骨的尖牙窝，肌纤维主要来自降下唇肌，该束肌纤维在上唇分为长短两种纤维，短纤维止于同侧人中嵴，长纤维在中线交叉后止于对侧人中嵴。深层与摄食有关，部分纤维来自颊肌和切牙肌，构成口轮匝肌深层，其下缘的肌纤维与黏膜一起向外翻卷形成唇红。肌浅面的皮肤、皮下组织及深面的黏膜均较厚，浅、深部的肌束均较细。口轮匝肌的中层由颧大肌、颧小肌、提上唇肌、提上唇鼻翼肌、提口角肌、降口角肌和降下唇肌的纤维参与组成。

(4) 黏膜下层：其内含有上下唇动脉，在平唇红缘处形成动脉环。动脉损伤后需夹压止血，可触及波动，

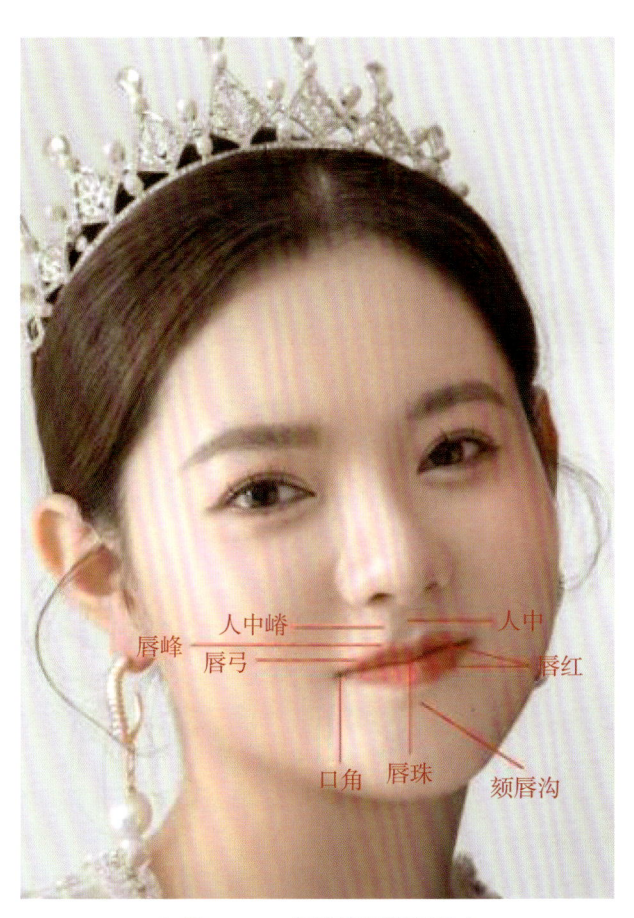

▲ 图 14-77 唇的表面解剖标志

动脉环距黏膜近。黏膜下层内富含黏液腺，可分泌黏液，保护黏膜。

(5) 黏膜：唇黏膜上皮为无角化的复层鳞状上皮，其深面的固有层为致密的结缔组织，分干性及湿性黏膜，有黏液腺开口，分泌黏液，一旦堵塞，可发生囊肿。

3. 血液供应

(1) 上唇的动脉供应（图 14-79）：上唇部的血液供应主要来自上唇动脉及其分支，鼻翼下缘动脉、鼻中隔后动脉和筛前动脉的分支到达上唇并与上唇动脉血管网吻合。上唇动脉一般于口角水平稍上方起于面动脉，走行于口轮匝肌与上唇黏膜之间，在中线处与对侧同名动脉吻合。鼻翼下缘动脉起于面动脉，向内横向走行于鼻翼下缘水平，与上唇动脉的鼻底支和鼻中隔支形成吻合。

(2) 下唇的动脉供应：下唇的血液供应主要来自下唇动脉、水平唇颏动脉及垂直唇颏动脉，此 3 条动脉发出的小血管支与面动脉的小分支分布于口轮匝肌，在皮下与黏膜下构成血管网。下唇动脉（图 14-80）于口角处起于面动脉，于下唇黏膜下穿行，供应下唇的皮肤、肌肉、腺体与黏膜。两侧的唇动脉在中线处吻合形成唇动脉环。

(3) 唇部静脉：上下唇静脉与同名动脉伴行，汇入面静脉。

(4) 唇的淋巴回流：唇的淋巴引流广泛，上唇淋巴管注入下颌下淋巴结、颈深上淋巴结；下唇中部的淋巴管注入颏下淋巴结；下唇中线或近中线的淋巴管可交叉至对侧，注入下颌下淋巴结。下唇外侧的淋巴管注入下颌下淋巴结，还可通过颏孔进入下颌骨。

(5) 唇的神经分布：支配唇的感觉神经来自上、下颌神经的分支，上唇的感觉由通过眶下孔的眶下神经支配；下唇的感觉由通过颏孔的颏神经支配。唇的运动神经主要来自面神经的颊支和下颌缘支。

（二）美学标准

唇的美学标准就是指唇部的形态，它因种族、年龄、性别及遗传等因素不同也呈现不同的特点。经过科学求证证实，亚洲人普遍嘴唇部位发育不足，整体偏薄弱。

一般上唇唇红低于 5mm 以下，唇峰和唇珠不明显即为薄唇。而理想唇型标准则是上唇中央厚度为 7~8mm，下唇中央厚度为 10mm，唇弓线清晰，唇峰点较人中切迹高出 3~5mm 为佳。

大部分求美者眼中美观的嘴唇，上下唇的比例约为 2 : 3，下唇较上唇稍厚。最好拥有如月牙一般上翘的嘴角，让嘴角略微上翘，即使在不笑的时候，嘴角看起来像是在微笑一样（图 14-81）。

（三）主要缺陷及临床表现

1. 薄唇 唇的厚度 4mm 以下为薄唇。薄唇为红唇发育不足或后天衰老导致。有许多因素造成了唇部的老化，但其中最重要的因素就是皮下脂肪萎缩，造成上下唇包括口角的容量缺失，口周皮肤、肌肉松弛导致上唇高度变长，红唇部分内卷，外观上红唇显露过少。

2. 口周皱纹 光老化、口周肌肉活动过多形成口周纵向皱纹，真皮胶原纤维嗜碱性变造成口周皮肤皱纹深在形成橘皮样外观。

3. 唇裂 唇裂是在胚胎发育早期，由于遗传或环境等因素影响，导致唇部的中胚叶组织发育障碍所导致的口腔颌面部的先天性畸形。主要表现为上唇部软组织部分或全层裂开，皮肤、肌肉、口唇黏膜分离移位，累及面部多器官与组织，影响整个面部发育，不仅对患者容貌造成较大的损害，还会影响到患者的吸吮、进食、语言等功能。

4. 口下颌沟皱纹 俗称木偶纹，是指随着年龄的增长，口角向下延伸出的凹陷，为面部老化的重要标

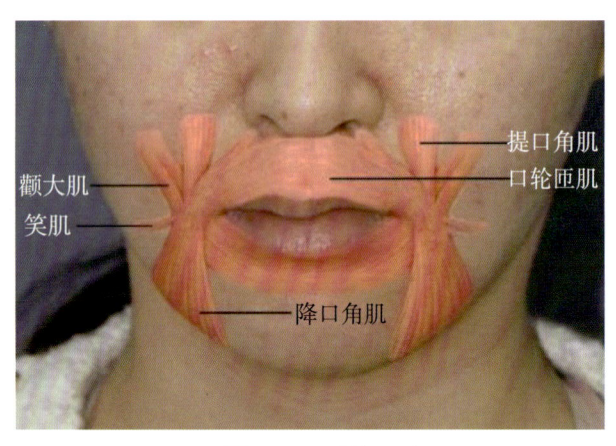

▲ 图 14-78 唇部肌肉

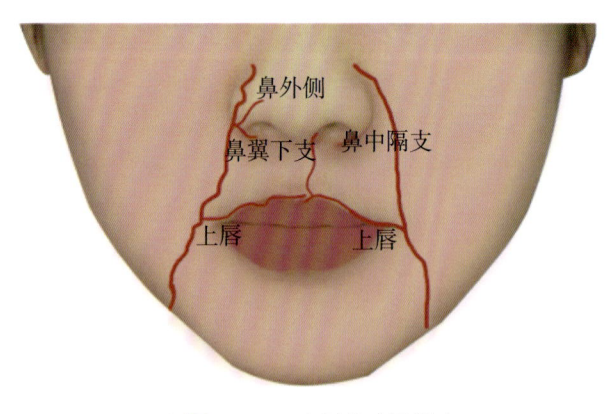

▲ 图 14-79 上唇的动脉供应

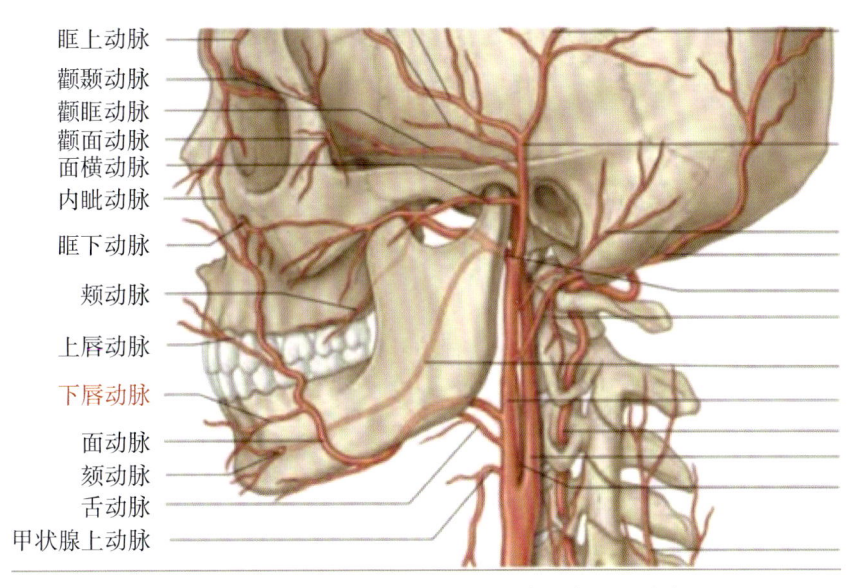

▲ 图 14-80　下唇动脉起源：于口角处起于面动脉

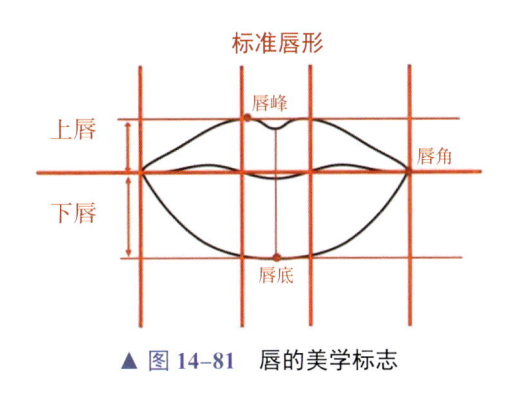

▲ 图 14-81　唇的美学标志

志。形成原因主要是面部骨性改变、皮肤弹性下降、韧带松弛、软组织萎缩下垂，以及口周肌肉反复牵拉；也有一部分遗传因素导致的木偶纹，在口周肌肉动态活动时明显，静态时不明显。

5. 人中过长　由于先天性或是衰老导致人中过长，常伴随人中区皮肤松弛、皱纹、人中嵴过浅，红唇内翻，唇部比例失调，呈现严肃、衰老的面容。

6. 下唇外翻　下唇先天性发育肥厚、外翻，或由于创伤、感染后瘢痕挛缩导致下唇黏膜过度显露称为下唇外翻。轻度下唇外翻影响面容美观，重度下唇外翻影响口唇功能。

（四）临床分型及治疗方法

1. 临床分型　根据不同脂肪雕塑技术的作用特点，参照唇部主要美学缺陷及临床表现，笔者将唇部美学缺陷分为两种类型，并采用相应不同的技术方法进行治疗。

（1）容量不足型：唇部的衰老主要表现在上唇组织量减少萎缩、口角下降、口周皱纹及口唇轮廓线模糊消失等几个方面，因此，增加上唇组织量、去除口周皱纹、加强口唇轮廓线等在唇部年轻化中具有重要作用。据文献报道，迄今为止有很多种方法来纠正上唇的不对称和容量缺失，如肌腱、筋膜、真皮脂肪瓣填充及脂肪移植、局部皮瓣、自体骨填充等，每种方法都有其适应及优缺点。胶原蛋白、玻尿酸等外源性填充剂也被广泛用于唇部填充，但也有吸收、维持时间短、需要反复注射及移位等风险。也有学者通过缩短人中的手术，使上唇部黏膜外翻，唇部提升来达到丰盈唇部的目的，但这种方法的缺点是瘢痕会比较明显，而且钝化了唇红缘的自然曲线，影响上唇部自然灵动的形态。目前，自体脂肪移植已经被广泛应用于上唇部轮廓缺失、不对称及容量重建，也常用于纠正正颌手术或者唇裂术后唇线偏斜。随着年龄的增长，由于皮下脂肪的减少，唇颏角加深，自体脂肪填充唇下区域可以使下唇轮廓年轻化。自体脂肪填充在唇部注射上也有其局限之处，如唇部缺失的中间部位或是特定的空间局限部位，自体脂肪的存活率和轮廓曲线都会受到影响。另外，足够的容量支撑往往伴随着部分矫枉过正，特别是术后7~10天术区也会有明显的肿胀，使得唇部的外形美观会受到很大的影响。同时，由于唇部脂肪存活率相对较低，往往需要2~4次重复注射，也使得唇部脂肪移植难以达到非常满意的效果。

（2）容量过多型：唇的厚度与种族及个体关系密切，处理先天遗传因素的厚唇，一些病理性因素也会引起唇部肥厚，如细菌感染、慢性炎症、腺样体肥大引起唇部组织增生，或是甲状腺功能不全、生长激素分泌过多引起口唇肥厚增大，都会使面部比例失调，影响面部的和谐美。随着唇部填充日益过多，唇部填充剂或是脂肪注射过多也会造成唇部的臃肿外观。另外，由于外伤、感染、烧伤等因素，口周皮肤瘢痕挛缩导致红唇外翻畸形也会使唇部组织容量相对过多。

2. 治疗方法　脂肪注射填充：适用于各种原因导致的唇部容量不足型缺陷。

麻醉选择：一般选择用局部肿胀麻醉使用 0.5% 利多卡因 +1∶100 000 肾上腺素，由于唇部血供丰富，也可以使用 0.5% 利多卡因 +1∶200 000 肾上腺素。

进针点选择：上唇部塑形注射进针点一般选择在口角外侧点、唇正中点、唇弓点；下唇部塑形注射进针点一般选择在口角外侧点、下颌缘切迹点。

注射层次选择：白唇的注射层次由外及内为真皮深层、皮下层、肌肉层及黏膜下层。红唇的注射层次由外及内为黏膜下层及肌肉层。人中嵴的注射层次主要为真皮深层及皮下层。口下颌沟皱纹的注射层次主要为皮下层、肌肉层及骨膜上层。

注射量：注射量的范围取决于缺损的程度，红唇的注射量一般为上下唇各 1~3ml；人中嵴的注射量一般为 0.6~2ml；口下颌沟皱纹的注射量一般为 2~8ml。

注射方法：多层次、多隧道、多点注射，注射时动作尽量缓慢轻柔，每一次注射极少量。

在红唇部脂肪注射于深层可以使容积得以恢复，浅层注射可以塑造理想唇形。注射量取决于缺损程度，选用较细的注脂针，先进行唇珠塑形，在唇珠塑形过程中要注意缓慢推注与观察，使唇珠始终位于中线，注射量过大或受力不均容易使唇珠偏斜；为了使唇部的曲线更加光滑流畅，可以沿红唇横轴连续注射，边退针边注射，先注射深层，再注射浅层，最后可以将小脂肪颗粒沿着唇红缘进行注射，使唇部形态更加清晰。

人中嵴注射可以选择唇弓进针点，尽量浅层注射以打造明显的嵴状线条。

白唇区除了人中嵴塑形，最主要的缺陷是皮肤松弛、变薄，口周肌肉反复活动形成口周皱纹，可以于白唇区真皮层扇形平铺纳米脂肪以进行肤质改善。

3. 术后管理　脂肪注射术后管理是重要的环节，需要医患共同配合才能获得理想效果。将吸脂及脂肪注射后有关注意事项、恢复过程告知患者，使患者主动积极配合，才能保证手术顺利康复，取得医患都满意的结果。唇部脂肪注射术后容易水肿，特别是术后 7~10 天内，患者面部美观可能会受到影响，应提前告知，可口服消肿药物帮助快速消肿。局部避免挤压、碰撞、按摩。

4. 病例报道

病例 14-18

女性，32 岁，薄唇，因下唇不明填充物填充后感染导致下唇瘢痕畸形，行自体脂肪注射填充修复。图 14-82 为手术前及手术后 2 年。

厚唇整复：适用于各种原因导致的唇部容量过多型缺陷。

麻醉选择：唇部操作区域小，手术时间短，一般选择局部麻醉。

手术方法：对于单纯组织过多或增生引起的厚唇，可以做唇部局部组织切除。沿唇红内唇黏膜与口腔黏膜交界处设计划线，使伤口闭合式切口位于口内隐蔽位置。梭形切除黏膜及增生组织并缝合伤口。

对于小范围皮肤缺损或瘢痕牵拉造成的轻度唇部外翻，可以 Z 字成形矫正术或 V-Y 滑行皮瓣矫正术进行唇外翻矫正。对于上下唇缺损范围大或瘢痕挛缩明显引起的重度唇部外翻，可进行皮瓣移植。

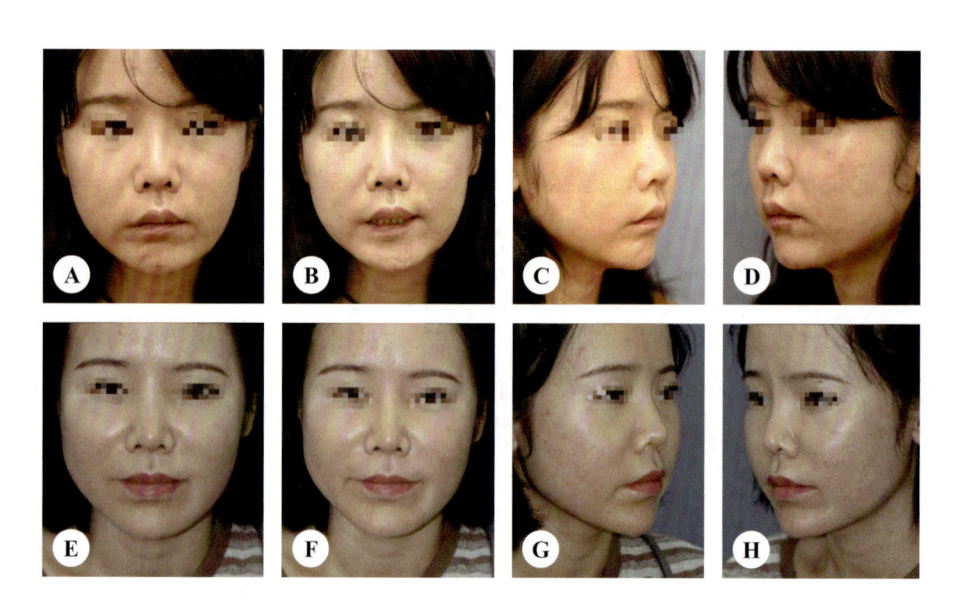

◀ 图 14-82　下唇自体脂肪注射填充修复术前及术后情况

A 至 D. 术前正位、斜位；E 至 H. 术后 2 年正位、斜位

术后管理：口唇部由于组织结构疏松，手术治疗后容易出现明显的肿胀。

（屈 怡 白转丽 许龙顺）

七、颏部和下颌轮廓

颏部和下颌轮廓在解剖学上分属独立的区域，但两者解剖位置相邻且层次结构相似，下面部衰老时组织解剖改变具有协同效应，对正侧面轮廓具有重要影响，目前美容外科经常将两者视为统一的美学单位，治疗时也常同步。颏部和下颌轮廓的美学评估随人种、性别而不同，下颌角清晰、下颌缘轮廓流畅、长度适合且略前凸的颏部符合理想的下面部美学效果。

（一）应用解剖

1. 分界 上界为唇颏沟和耳垂连线，下界为下颌下缘，左右为两侧上颌骨升支（图 14-83）。

下颌轮廓由两块下颌骨构成，下颌骨包括下颌骨体、下颌骨升支，以及下颌骨体部与下颌骨升支部相交部位的下颌骨角部。两侧下颌骨体在矢状中线融合形成颏正中联合，颏部是由正中联合和上覆结构产生的区域，其通过唇颏沟与两侧下颌缘区分界，唇颏沟即两侧口角与下颌骨韧带附着点的连线，也称木偶纹，常与鼻唇沟向下延伸方向一致。

下颌缘区可以外眦和下颌角浅切迹纵行连线分为前后两部分，前区即衰老引起的下颌囊袋"羊腮"出现的区域。中下面部松垂越严重，下颌囊袋越松垂，唇颏沟越明显，下颌骨皮韧带的皮肤固定作用越明显（图 14-84）。

颏部的美学解剖标志有与下唇的分界线唇颏沟，颏部最前凸的点称软组织颏前点，此处填充可以改善颏部的凸度；正中联合最下点称软组织颏下点，此处填充可以加强颏部的长度（图 14-85）。

2. 组织结构 下颌缘和颏部的软组织和面部其他部位一样分五层，由浅到深为皮肤层、皮下脂肪层、浅表肌肉腱膜系统或肌肉层、深层脂肪层、骨膜层。下颌角处因有咬肌的附着而层次有所不同，深层脂肪层下方还有咬肌筋膜和咬肌两层。下面部的衰老跟各个层次都相关，如皮肤皱褶弹性降低、皮下脂肪再分配、韧带隔膜的松弛及骨质的吸收。但最重要的原因仍然是衰老引起的脂肪室再平衡。下颌角肥大跟咬肌肥大和下颌角骨质相关。颏部的短缩或小颏畸形与颏肌紧张、脂肪吸收及骨质相关。根据个性化的美学解剖评估，进行综合治疗，达到下颌角到颏部的自然过渡。

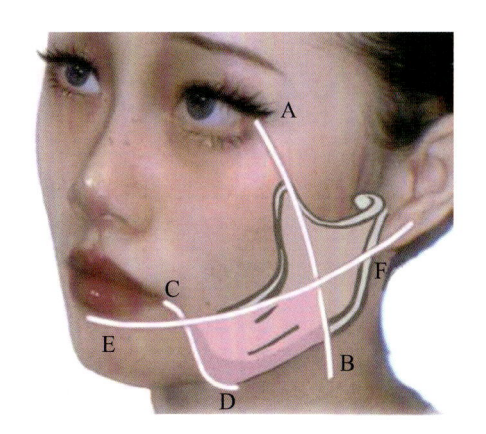

▲ 图 14-84 下颌袋畸形体表范围

A. 外眦；B. 下颌切迹；C. 口角；D. 唇颏沟；E. 唇颏沟；F. 耳垂；粉色部分为下颌袋位置

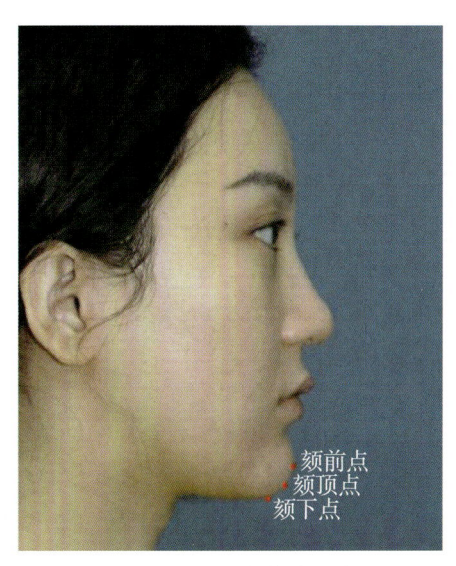

▲ 图 14-85 颏部表现点

颏前点是颏部最靠前的投影点；颏下点是最下位的突出点；颏顶点式颏前点和颏下点之间的中点

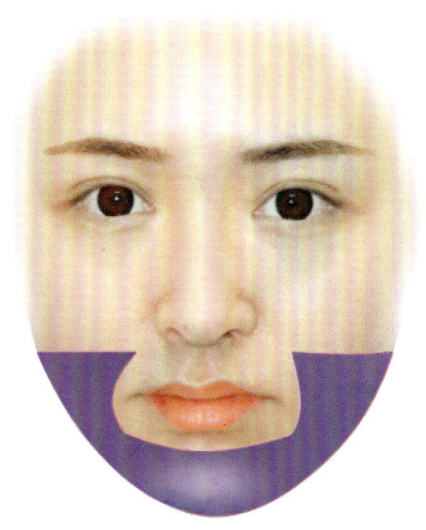

▲ 图 14-83 颏部和下颌缘相关解剖位置

(1) 皮肤：颏部和下颌缘处皮肤稍厚，与皮下脂肪层由纤维隔膜紧密连接，是青春期痤疮的高发区，颏部皮肤皮脂腺分布丰富，脂溢性皮炎常好发，在脂肪注射术前应先处理皮肤疾病，避免术后不良反应。此外，颏肌止于颏部皮肤的真皮层，收缩时可引起皮肤鹅卵石样外观，在脂肪填充前建议联合应用肉毒毒素注射。

(2) 脂肪：颏部和下颌缘的衰老与深浅脂肪垫的脂肪再平衡有关。下颌浅脂肪室是唇颌沟外侧的脂肪室，其与颏部的浅层唇颌脂肪室之间由唇颌沟相隔，衰老时颏部唇颌脂肪室容量萎缩，而下颌脂肪室下垂肥大，唇颌沟加深，下颌囊袋松垂加重。在颏部中央，两侧唇颌脂肪室之间为颏脂肪室，其由颏肌分为深浅两层，浅层在颏肌浅面，深层在颏肌深面，脂肪填充的深浅不同，唇颌沟改善效果相反，于深层颏脂肪垫填充脂肪时唇颌沟变浅，反之，于浅层颏脂肪垫填充脂肪时，唇颌沟变深。此外，深层颊脂垫前叶肥大松垂也是构成下颌囊袋的重要解剖因素（图14-86和图14-87）。

(3) 韧带：沿着颏部和下颌缘走行的主要有三条重要的韧带，由中央向两侧分别为颏下韧带、下颌骨皮韧带、颈阔肌下颌韧带（图14-88）。

颈阔肌下颌韧带沿下颌缘分布，位于上下颌角前方约5cm处，把下颌骨脂肪室分隔为上、下两部分，对下面部脂肪室起到分隔、悬吊和提高稳定性的作用。下面部衰老时颈阔肌下颌韧带松弛，使下颌骨上部脂肪室下垂越过下颌骨，进一步模糊下颌线轮廓。

下颌骨皮韧带位于颈阔肌下颌韧带的前方，距下颌角约5.5cm处，于下颌缘上方约1cm，约3.5mm宽，其远端纤维与降口角肌相互交叉，形成唇颌沟的下半段。下面部衰老时下颌骨皮韧带松弛，其外侧的下颌脂肪垫下垂，下颌囊袋越松垂，此时下颌骨皮韧带于下颌缘上方固定皮肤的位点可通过触诊确定，年轻化治疗可根据个体化考虑韧带支撑或释放，两侧脂肪再平衡处理进行容积加减法，使下颌缘流畅。

(4) 肌肉：颏部由浅到深分布着降口角肌、降下唇肌和颏肌。下颌缘部分布着颈阔肌，下颌角处有咬肌附着。

降口角肌起源于下颌骨外斜线和颌结节，它插入口腔的口角蜗轴，与颈阔肌、口轮匝肌和笑肌融合。它由面神经的下颌支支配并降低口角，临床常用肉毒毒素注射降口角肌而达到口角提升的微笑表情。降下唇肌起源于颏部正中联合和颏孔之间的下颌线，插入口轮匝肌和下唇皮肤。它由面神经的下颌缘支支配并压低下唇。

颏肌起源于下颌骨牙槽轭，肌纤维插入口轮匝肌和下唇皮肤。它由面神经的下颌缘支支配，向上向内牵拉颏部皮肤，导致颏部出现鹅卵石样皱坑。大多数的颏肌两侧是融合的，少部分也可有间隙。Da-Yae Choi通过解剖44例半侧尸体头部，发现86.4%颏肌为肥厚的三维穹隆型；其余13.6%为扁平型，肌肉纤维排列薄且稀疏，不能形成三维隆起结构，扁平贴合在骨膜上（图14-89）。颏肌主要分布在距正中矢状线5~10mm处，距嘴角水平线20~30mm处，颏肌位于皮肤下6.7~10.7mm处（图14-90）。

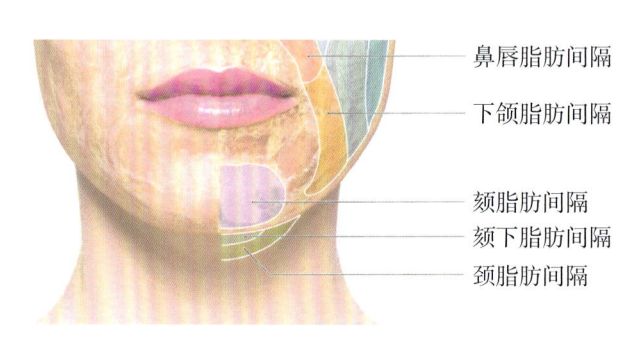

▲ 图 14-86　下面部脂肪室

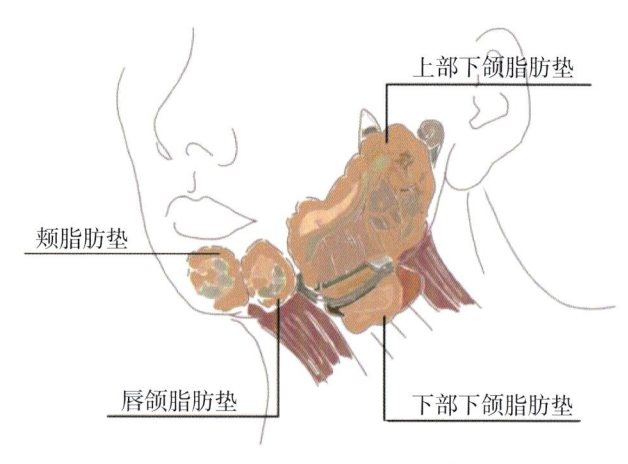

▲ 图 14-87　下面部脂肪垫

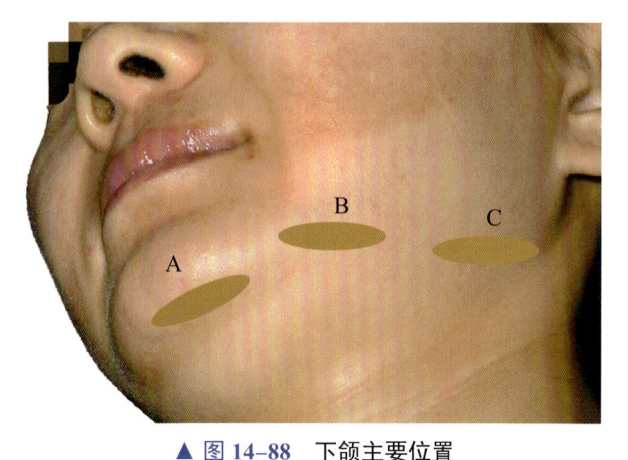

▲ 图 14-88　下颌主要位置

A. 颏下韧带；B. 下颌骨皮韧带；C. 颈阔肌下颌韧带

咬肌起于上颌骨颧突、颧弓下方，止于下颌支外面和咬肌粗隆。分为浅、中、深三部分。三部分在止点位置大部分重叠，因此咬肌发达者下颌角处会肥大膨出，影响下颌缘的流畅，常需行肉毒毒素注射引起咬肌萎缩来改善。

颈阔肌是覆盖在颈前及下面部一块薄而宽阔的表浅肌肉。起自胸大肌与三角肌表面筋膜，向上内止于口角、下颌骨下缘及面部皮肤。根据两侧颈阔肌肌纤维在颏下的交叉情况可以分为三类：①两侧交叉矢量小于20mm；②两侧交叉矢量大于20mm；③两侧没有交叉。两侧肌纤维交叉情况可能与颈阔肌纵向条索形成和颏下软组织松弛相关。仅有少部分颈阔肌止于下颌缘，大多都达到甚至越过口角耳垂连线（图14-91）。于颈阔肌分布范围内用肉毒毒素多点微量注射可使下颌缘变清晰，下面部提升。

（5）骨骼：下颌缘和颏部的骨骼支撑是两侧下颌骨体，两者在矢状中线融合形成颏正中联合。发育畸形或衰老引起的骨吸收，都会影响骨骼上方软组织的轮廓。下颌角外翻是下面部轮廓宽大的一个常见原因。而衰老引起的骨吸收可继发韧带或软组织脂肪垫支撑力下降下垂，也是下面部年轻化应该关注的问题。颏部的前凸和长度也与下颌骨的发育有关。

3. 血液供应　下颌缘和颏部的主要血管仍是面动静脉。面动脉在咬肌前缘越过下颌骨体下缘上升至面部，在颈阔肌和降口角肌下方走行，依次发出分支，包括颏下动脉、颏唇动脉、下唇动脉、上唇动脉等，偶可通过触诊其搏动来识别。面静脉位于面动脉的深处和更外侧。

颏部和下唇的供养血管高度吻合，并且走行和位置多变（图14-92）。颏动脉是颏部的主要供养血管，分别在两侧下第一和第二前磨牙之间位置出颏孔。颏动脉是下牙槽动脉的末端分支，下牙槽动脉由上颌动脉发出，颏部其他的血液供应来自下唇动脉和唇颏动脉。唇颏动脉可由面动脉直接发出，或由面动脉发出下唇动脉后由下唇动脉再发出分支。在降下唇肌和口轮匝肌之间，最终走行在下唇的唇黏膜下方。同样，从面动脉分支后，下唇动脉自面动脉主干发出后横向沿降口角肌深部走行，继而在唇黏膜下方沿着下唇的唇红缘下方走行。颏下动脉是面动脉颈支中最大的分支，于面动脉出下颌腺时发出，颏下动脉向前在下颌骨的下方穿过下颌舌骨肌，然后垂直穿过靠近下颌联合的下颌骨。

4. 神经支配　颏神经为下唇、下颌和下颏区域提供感觉神经支配。颏神经血管束由两侧颏孔发出，颏孔位于两侧下第一和第二前磨牙之间位置。其运动神经支配主要来自面神经的下颌缘支。面神经下颌缘支穿出腮腺后，在SMAS下方行进并跨过面动静脉浅面，

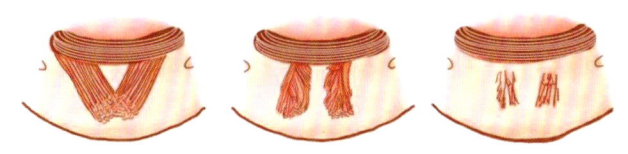

▲ 图 14-89　颏肌的形态（正面观）

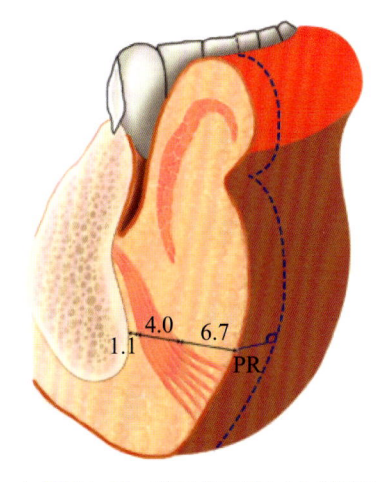

▲ 图 14-90　颏肌的形态（矢状面）

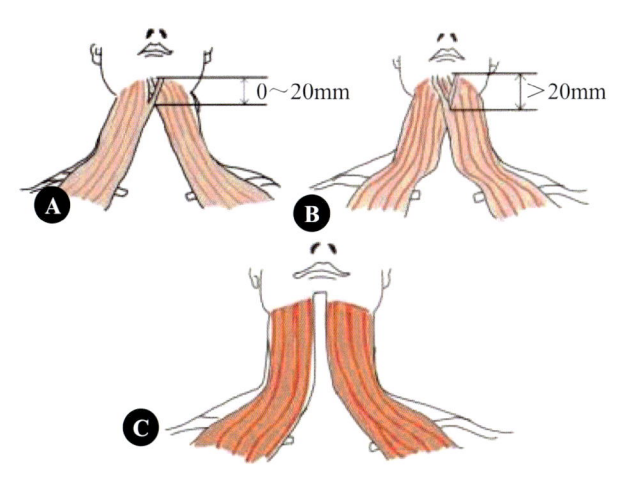

▲ 图 14-91　颈阔肌肌纤维分类

A. 两侧交叉矢量小于20mm；B. 两侧交叉矢量大于20mm；C. 两侧没有交叉

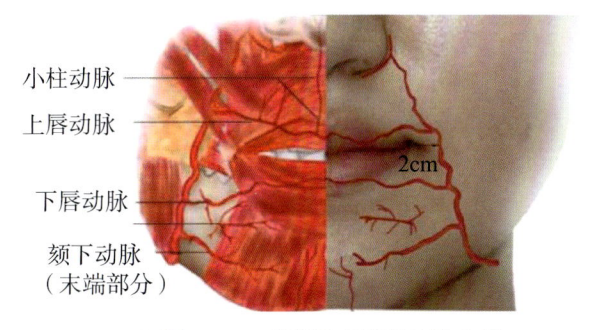

▲ 图 14-92　颏部和唇部的动脉血管

之后走行逐渐表浅，支配降下唇肌、降口角肌、颏肌。脂肪填充时应注意动作轻柔并于安全层次操作，避免损伤神经。

（二）美学标准

下颌缘和颏部是决定面部轮廓的关键因素，两侧下颌角之间的宽度决定着下面部的面宽；清晰流畅的下颌缘被认为是年轻的表现；颏部的长度和适宜的前凸度不仅对下面部侧貌轮廓有重要影响，并且被认为与个性特征有关，宽阔且较前凸的颏部被认为坚毅有力的象征，而颏部稍后缩常被认为具有温良谦逊的个性。与面部其他部位类似，颏部和下颌轮廓的美学评估随人种、性别而不同。

下面部的宽度与面部的正面形态密切相关。下颌角的骨性结构大小和软组织厚度是下面部宽度的主要决定因素，也是整体脸型轮廓的主要决定因素。欧美和亚裔对脸型的审美有差异，欧美更倾向于轮廓分明的脸型，下颌角突出被认为是轮廓分明的审美元素；而亚裔则更倾向于瘦小或者上宽下窄的倒三角脸型，因此在亚裔中很大比例的求美者有要求肉毒毒素注射咬肌以期改变下面部脸型的愿望。此外，男女的下面部宽度的审美也不完全一致，下颌角凸出被作为性格坚毅的特点。因此，男性理想的下颌角之间的宽度接近于颧部的最大面宽；而女性则希望下面部稍窄一些，瓜子脸型或者鹅蛋脸型更受欢迎（图14-93）。此外，下颌角的角度（图14-94）是指下颌骨体和下颌骨升支在下颌角处的夹角，也是判断下面部轮廓的重要指标。理想的下颌角角度约120°，耳垂至下颌角的垂直距离2.5cm左右，下颌角点在耳垂至下颌角垂线前方1cm左右。方形脸下颌角角度偏小且耳垂到下颌角距离过长，常需行下颌骨截骨术矫正。

颏部的美学多用于评估下面部侧面轮廓，最常用的指标是颏部的前凸度和长度。颏部前凸度现多参考Ricketts平面，即E线（图14-95），为鼻尖点与软组织颏前点连线，评估颏部、唇、鼻之间的突度和位置关系。亚裔美学标准是鼻尖、下唇唇红、颏前点在一条直线上；欧美美学标准因唇部薄略有不同，唇部位于E线略后方1~2mm，上唇较下唇略靠后。此外，早在1968年，Gonzalez-Ulloa等就提出使用零子午线作为评价颏部矢状位置的标准。Gonzales-Ulloa零子午线（图14-96）即鼻根点、前鼻嵴、颏前点的连线，该连线为直线时，即侧貌接近直面型时面部最有吸引力。而下颏长度与人中长度的比值反映了下面部正面形态和颏部的长度，即下唇点到颏下点的间距与鼻下点到上唇点间距的比值，理想的比值约2:1。

André Braz指出，理想的颏部宽度也因性别不同（图14-97），男性的颏宽约等于两侧口角之间的距离，女性的颏宽约等于两侧鼻翼之间的距离。此外，随衰老而加深的唇颏沟、木偶纹也是颏部美学评估的重要指

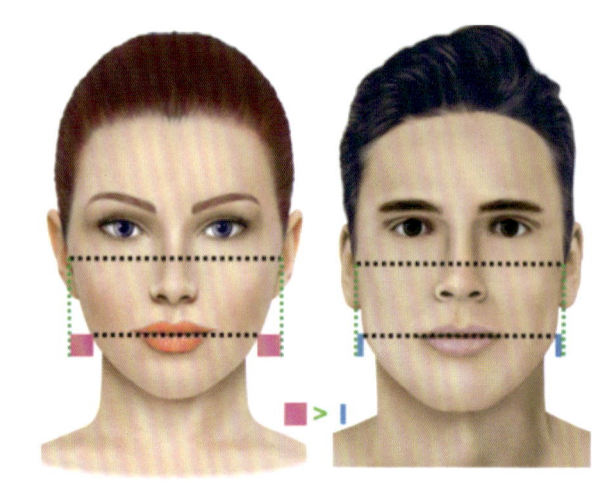

▲ 图14-93 下面部宽度美学评估

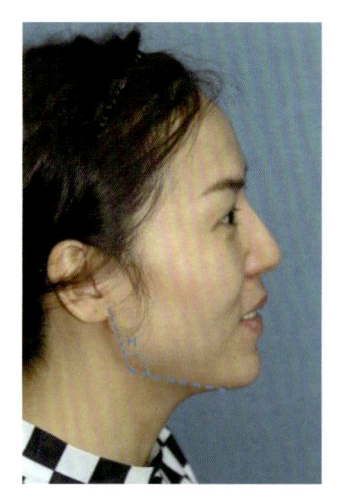

▲ 图14-94 下颌角角度

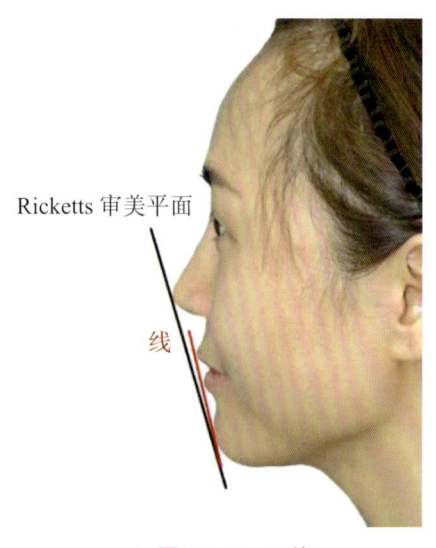

▲ 图14-95 E线

标，标准唇颏沟深约 4mm，颏部与颈之间应有清晰的弧度，基于颏部衰老的脂肪再平衡理论，以及针对先天发育引起的颏部后缩或短小，常需行脂肪填充进行治疗，可获得丰满、轮廓精致的颏部（图 14-98）。

理想的下颏到下颌缘之间线条衔接柔顺流畅，并且与颈部之间弧度清晰。除了先天性的发育因素，衰老引起的软组织和骨性结构的变化成了下颌缘不流畅的最常见的原因。"羊腮"、唇颏沟下颌缘处凹陷、下颌缘与颈界限模糊、颏下脂肪堆积都是下颌缘年轻化治疗的主要诉求。应根据个体化的脂肪再平衡分析，做出适宜的脂肪加减法诊疗方案，改善下颌缘与颈部的弧度，使下颌缘更加流畅、清晰。

（三）主要缺陷及临床表现

1. 小颏 小颏畸形是因发育或外伤导致下颌骨颏部发育不良所致的面下 1/3 外观失常，颏部向后退缩畸形，影响面部整体美观，是最常见的颏部畸形。McCarthy 等根据颏部垂直面及矢状面长度比例关系将小颏畸形归为 4 类：①颏矢状径短缩而垂直径正常；②颏垂直径减小而矢状径正常；③颏矢状径及垂直径均减小；④颏矢状径短缩而垂直径增长。此外，畸形还有轻重程度不同（将 Ricketts 美学平面上颏后缩 7mm 以内者归为轻度，颏后缩 15mm 以上为重度，颏后缩 7~15mm 为中度），轻重程度不同对治疗方法的选择至关重要，故在诊断时应全面考虑。

2. 颏裂 颏部正中有一条沟，把下颏分成左右两半，深浅不一，明显者颏部呈 W 形，其形成原因主要是成对的颏肌于发育过程中在颏部正中未融合。

3. 颏部前突 分为先天性或后天性，先天性主要是发育导致颏部过度前突，后天性主要是填充剂过量或是填充剂中添加生长因子等导致软组织过度增生。

4. 下颌脂肪袋（俗称"双下巴"） 主要表现为下颌及颏下部皮下脂肪过多，大部分患者同时伴有不同程度的下颏短小、后缩，使得颏颈角不明显。

5. 下颌角肥大 下颌角由下颌骨的下颌支和下颌体组成，如果下颌角过大，通常会影响美观。对东方人而言，下颌角骨质的肥大突出是主要原因，包括下颌角过于后突、外翻或者两者兼而有之。

6. 咬肌肥大 咬肌肥大又称咬肌良性肥大，单纯咬肌肥大的情况较少，临床上咬肌肥大多伴有下颌角肥大等情况发生。咬肌肥大可为先天性咬肌肥大，也可为后天性，可为一侧，也可为双侧。经常仅用一侧牙齿咀嚼食物，致使一侧咬肌良性肥大。青春期，下颌骨可塑性强，肌肉也正处于发育期，两侧咬肌过度发育，导致下颌角肥大外翻，成年后即方脸。

7. 羊腮 随着年龄的增长，面部肌肉和颊脂垫等面颊深层组织，会松弛下垂，在口角两侧出现的囊袋

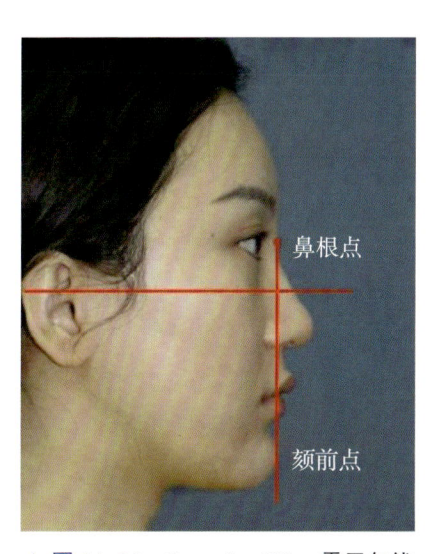

▲ 图 14-96 Gonzales-Ulloa 零子午线
Gonzales-Ulloa 零子午线是由鼻根点、前鼻嵴颏前点连线形成的直线，与法兰克福平面垂直。理想的下颏应位于这条线上或稍短于这条线

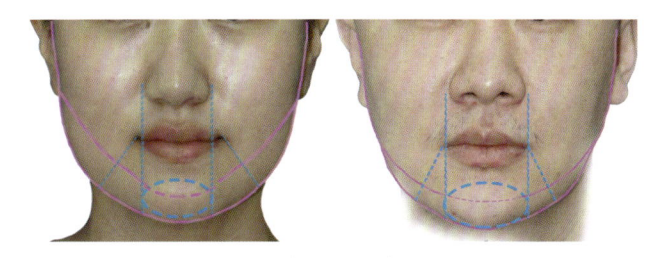

▲ 图 14-97 理想的颏部宽度因性别不同
女性的颏宽约等于两侧鼻翼之间的距离，男性的颏宽约等于两侧口角之间的距离

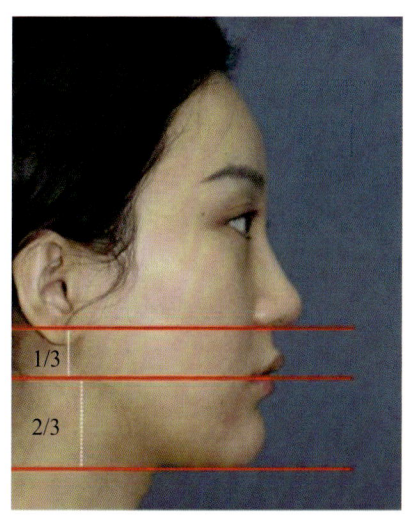

▲ 图 14-98 理想的下颏长度与人中长度的比值

状下垂，形似羊腮，羊腮脸的出现是面部衰老的一种现象，羊腮脸形成原因主要有三种：①年龄增长，皮肤老化，面部肌肉和颊脂垫松弛下垂；②面部脂肪堆积所导致的口角囊袋出现；③体重骤降，面部皮肤松弛。

（四）临床分型及治疗方法

1. 临床分型　根据不同脂肪雕塑技术的作用特点，参照颏部及下颌部主要美学缺陷及临床表现，笔者将颏部及下颌部美学缺陷分为两种类型，并采用相应不同的技术方法进行治疗。

(1) 容量不足型：颏部为面下 1/3 的重要组成部分，其自身的形态对脸型有着关键性的影响，与上中面部的协调比例关系亦是构成面部美学的重要元素。相较于大多数西方人方下颌带来的骨感，东方人则更容易出现颏部发育不良，主要表现为下颌过短、下颌后缩等问题。目前隆颏术多采用人工填充剂隆颏术、假体植入隆颏术、颏截骨前移术等手术方式。假体植入隆颏术常用的假体材料有硅胶、膨体、Medpor 等，术前可将假体雕刻成符合患者需求的形状，然后置入分离好的腔隙中，但是大范围的组织剥离有可能产生一些并发症，如排斥反应、感染、骨吸收、假体移位和神经损伤等。颏截骨前移术将颏部骨质水平切开并前推，以增加颏部的凸度，缺点是创伤较大，恢复期长。人工填充剂隆颏术具有微创、恢复快、风险小的特点，但缺点是一定时间后会被人体吸收，维持效果不长，需要反复注射。相较于玻尿酸及其他软组织填充剂，自体脂肪效果持久、操作简便、安全性高，并且因其创伤较小、恢复时间较快、术后即刻效果明显而受到较多患者的青睐，并较传统隆颏术式（假体植入隆颏术、颏截骨前移术）有着明显的优势。自体脂肪不存在免疫原性，不会诱发机体的过敏反应，而且能够促进移植区肤质改善，皱纹减少，因此称为理想的面部填充剂。然而，对于肥胖或者颏下、下颌线、颈部局部脂肪堆积的人群来讲，不能只是单纯进行颏部的脂肪填充，一定要同时行颏下、下颌线及颈部的吸脂塑形，才会体现出轮廓的美感。

(2) 容量过多型：近年来，随着注射隆颏术的普遍开展，由于注射填充物过多、残留或者有部分机构在填充剂或脂肪中添加生长因子等违规药品或直接使用生长因子皮下注射，导致颏部局部软组织过度增生、隆起，导致"巫婆脸"，严重影响美观。由于颏部区域较小、单纯负压抽吸治疗的效果并不理想，激光辅助或射频辅助组织消融因操作简便、有效、安全，是处理颏部过度填充或不当注射后容量过多型问题较为理想的方法。近年来，通过减少脂肪容量来进行面部轮廓塑形的病例越来越多。颏下和下颌线的线条和轮廓对于面部美学起着至关重要的作用，这两个部位局部脂肪堆积会弱化面部轮廓的清晰度，影响面部轮廓的曲线美。而随着年龄的增长，双侧下颌区、口角区、颏下区容易出现脂肪堆积和松垂，形成"羊腮脸"，严重影响面部的形态美和整体轮廓美。目前对于改善下面部及颏颈部脂肪堆积松弛的治疗方法较多，通过研究发现，脱氧胆酸可以通过破坏及溶解脂肪细胞有效改善局部脂肪堆积，虽然能够有效地减少局部脂肪，但是脱氧胆酸引起的一系列严重并发症限制了其应用，如水肿、疼痛、局部硬结、血肿、麻木，还有一些不常见的并发症，如神经感觉异常、皮肤坏死、溃疡、脱发及不良血管事件。手术方式主要为下面部提升手术及负压吸脂术，其可有效减少下面部及颏颈部松垂的脂肪组织，但因为面部脂肪堆积呈室性的区域间隔，并且有血管及神经穿行其中，盲视下暴力操作存在一定的风险，手术过程创伤较大，恢复期较长。相较于传统吸脂方式，激光辅助或射频辅助组织消融通过先激光消融或射频消融再负压抽吸的方式，较单纯吸脂所用肿胀液更少，过程更轻柔，出血量少，创伤小，还能有效收紧松垂皮肤，较传统负压吸脂有着明显的优势。

2. 治疗方法

(1) 脂肪注射填充：适用于各种原因导致的颏部容量不足型缺陷。

技术要点

麻醉选择：一般选择用局部肿胀麻醉，使用 0.5% 利多卡因 +1 : 100 000 肾上腺素。

进针点选择：注射进针点一般选择在颏下正中、左右侧颏下缘。

注射层次选择：注射层次主要为皮下组织层、肌肉层和骨膜层，其中颏部正中点重点注射，以形成明显的颏突表现点。

注射量：注射量的范围很广，很大程度上取决于缺损的程度，注射量在 5~15ml，平均 8ml。

注射方法：据患者颏部的外形及鼻、唇、颏三者的关系设计填充的范围，首先标记正中线，双侧不超过口角垂直线，上界不超过唇颏沟。颏部是一个较为立体的结构，因此在填充过程中，要兼顾冠状面、矢状面及水平面的多维角度，可以先进行骨面填充，建立稳固的地基，然后再进行浅、中、深多层次填充，以得到良好的外形。颏部脂肪填充的吸收率比较低，约 15%，因此为了得到理想的颏部外形，我们通常需要有 20% 左右矫枉过正。

根据脂肪移植 3L3M 原则，即低压抽吸、低速离心、单点少量、多点、多层次、多隧道、由远及近、交叉注射的方式，边退针边注射脂肪。根据 Khouri R.K. 脂肪移植"悬崖理论"，每个通道注入 1/20～1/10ml 脂肪，将脂肪组织注射于骨膜上下和颏肌之间，少量注射于皮下层，以避免凹凸不平和臃肿的外观。

为了提高脂肪存活率，可以提前 2 周或手术当天注射肉毒毒素放松颏肌紧张度，以减少颏肌的压迫，从而保证可移植部位的局部血供，具体操作方法是位于颏下缘上方 0.5～1cm、距中点 0.5cm 处选择左右对称 2 点，注射层次为肌肉层，注射量为 5～10U。注射完毕后用宽胶布固定颏部注射区域皮肤 3～5 天。术后 1 个月内避免按摩挤压术区。

术后管理

脂肪注射术后管理是重要的环节，需要医患共同配合才能获得理想效果。将吸脂及脂肪注射后有关注意事项、恢复过程告知患者，使患者主动积极配合，才能保证手术顺利康复，取得医患都满意的结果。颏部脂肪注射术后清洁针眼后贴保护敷贴，纸胶布固定 5～7 天，局部避免挤压、碰撞、按摩。

病例报道

病例 14-19

女性，27 岁，颏部短、平，轻度颏裂行自体纳米脂肪胶填充塑形。图 14-99 为术前及术后 1 周对比。

病例 14-20

女性，25 岁，颏部短、平，行自体纳米脂肪胶填充塑形。图 14-100 为术前及术后 8 个月对比。

病例 14-21

女性，36 岁，颏部短、平、后缩，行自体纳米脂肪胶填充塑形。图 14-101 为术前及术后 6 个月对比。

(2) 脂肪抽吸：适用于各种原因导致的颏部及下颌部容量过多型缺陷。

技术要点

麻醉选择：无论是激光辅助还是射频辅助颏部及下颌部组织消融，均需要良好的麻醉，以增加术中患者舒适度。由于颏部激光或射频辅助脂肪抽吸操作区域小，手术时间短，一般选择局部麻醉。下颌部激光

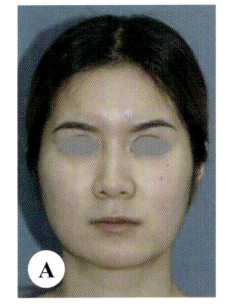

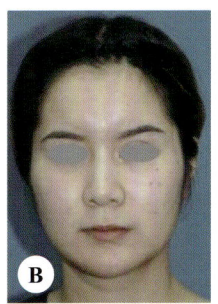

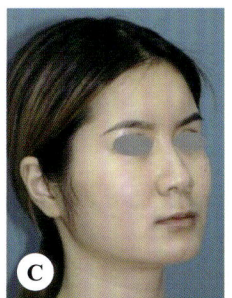

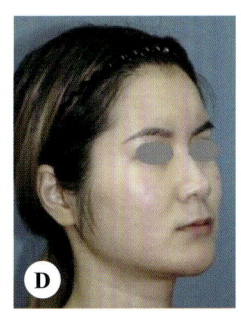

◀ 图 14-99　A 和 C. 术前正位、斜位照片；B 和 D. 术后照片

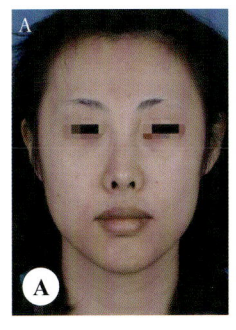

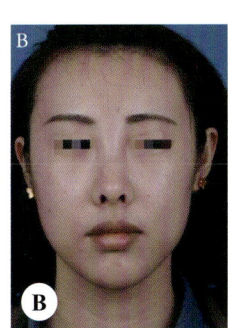

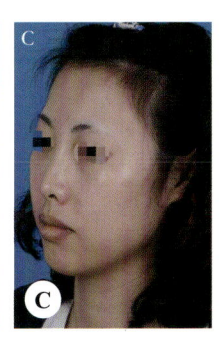

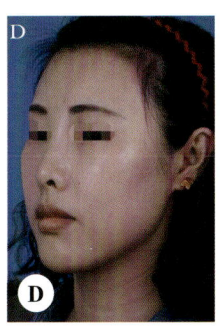

◀ 图 14-100　A 和 C. 术前正位、侧位照片；B 和 D. 术后照片

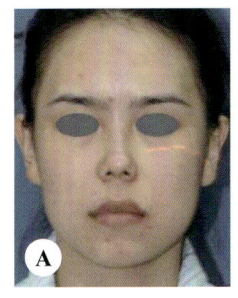

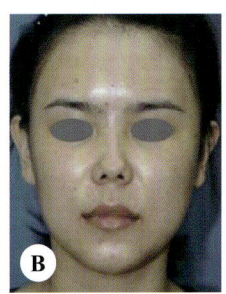

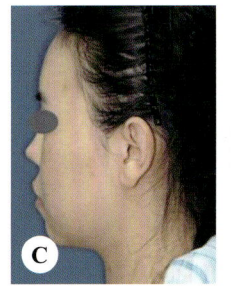

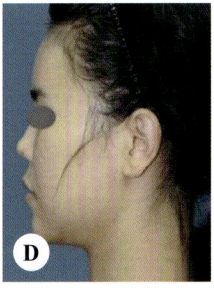

◀ 图 14-101　A 和 C. 术前正位、侧位照片；B 和 D. 术后照片

或射频辅助脂肪抽吸可视患者耐受程度选择局部麻醉或静脉复合麻醉。

进针点选择：无论是采用激光辅助还是射频辅助组织消融，都是通过光电热效应产生作用。从激光及射频的作用范围及可控性考虑，激光消融相对更为安全。颏部进针点一般选择在颏下正中、左右侧颏下缘；下颌部组织消融进针点一般选择颏下正中、耳垂下方等隐蔽部位。

操作层次选择：颏部脂肪注射或生长因子等注射后引起的组织增生比较弥漫，一般分深、浅两层（即皮下层与骨膜上层）进行激光消融。下颌部组织消融层次为皮下脂肪层。

治疗参数设定：激光、射频治疗的效果主要和操作手法及治疗参数设定有关。

术后管理

激光消融术后最重要的术后处理是有效的加压包扎，颏部激光消融后一般用纸胶布固定5～7天，下颌缘激光消融后用弹力胶布固定5～7天，术后1～3个月戴下颌套。术后3周可以进行热敷、按摩、理疗等处理。

病例报道
病例 14-22
女性，47岁，双侧面颊、颌下脂肪堆积，行双侧面颊、颌下激光溶脂紧肤。图14-102为术前及术后2年对比。

病例 14-23
女性，54岁，双侧下颌缘、颏下脂肪堆积。行双侧下颌缘、颏下射频溶脂紧肤术对下面部轮廓塑形。图14-103为术前及术后1个月对比。

病例 14-24
女性，46岁，双侧下颌缘、颏下脂肪堆积，口角囊袋形成。行双侧下颌缘、颏下射频溶脂紧肤术对下面部轮廓塑形。图14-104为术前及术后6个月对比。

病例 14-25
女性，42岁，双侧下颌缘、颏下脂肪堆积。行双侧下颌缘、颏下射频溶脂紧肤术对下面部轮廓塑形。图14-105为术前及术后2年对比。

病例 14-26
女性，45岁，双侧面颊、颌下及颏下脂肪堆积。行双侧面颊、颌下及颏下激光溶脂紧肤。图14-106为术前及术后1年对比。

病例 14-27
女性，32岁，颏部注射后组织增生、皮肤敏感、皮屑形成，颏下及颌下脂肪堆积。行双侧颏部消融、颏下及颌下溶脂紧肤处理。图14-107为术前及术后1年对比。

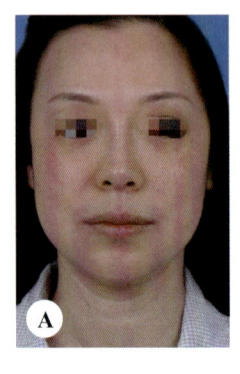

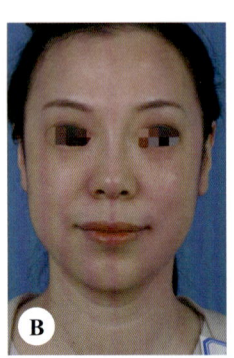

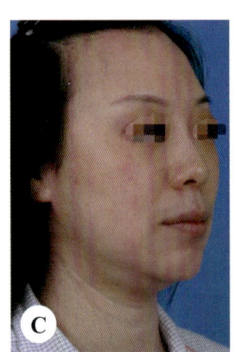

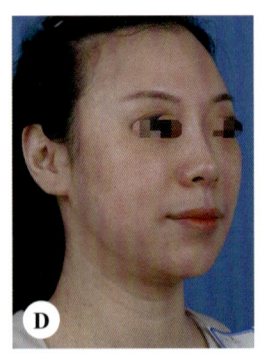

◀ 图 14-102 A 和 C. 术前正位、侧位照片；B 和 D. 术后照片

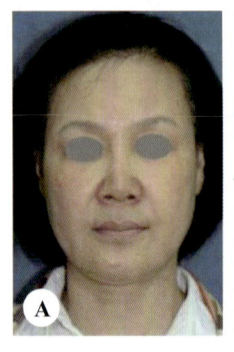

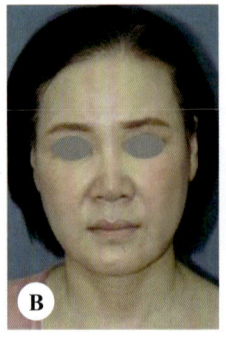

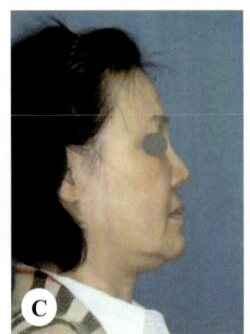

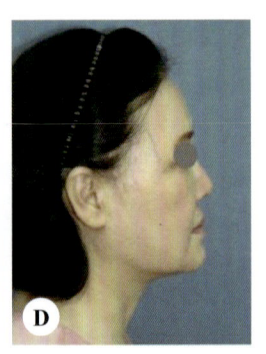

◀ 图 14-103 A 和 C. 术前正位、侧位照片；B 和 D. 术后照片

第14章 面颈部脂肪雕塑

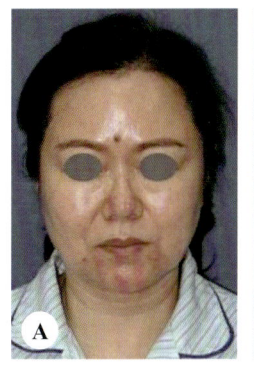

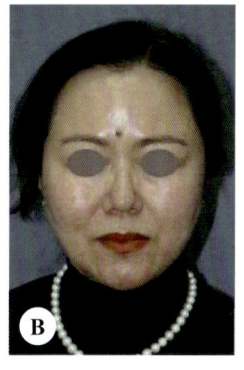

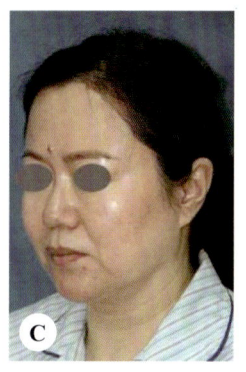

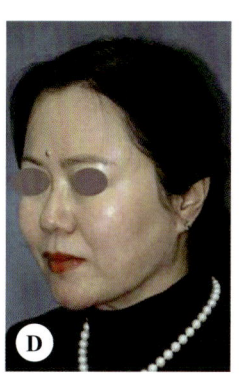

◀ 图 14-104 A 和 C. 术前正位、斜位照片；B 和 D. 术后照片

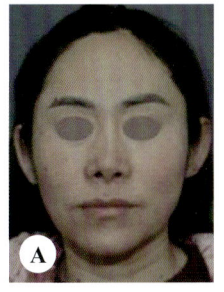

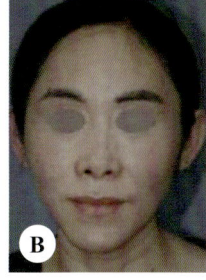

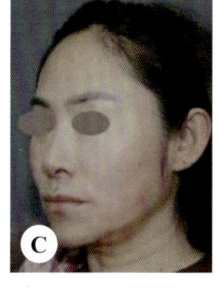

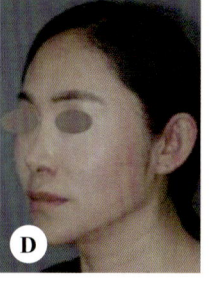

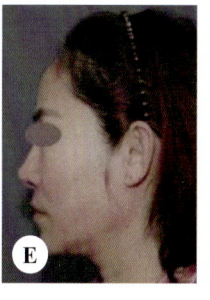

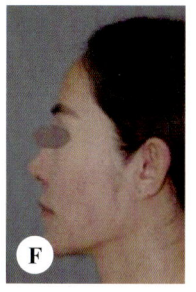

▲ 图 14-105 A、C 和 E. 术前正位、斜位、侧位照片；B、D 和 F. 术后照片

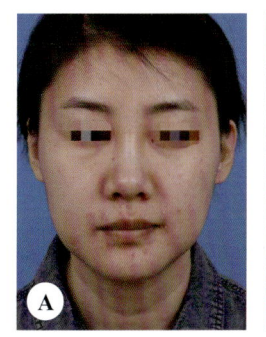

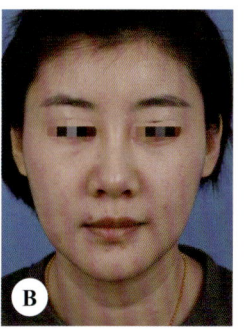

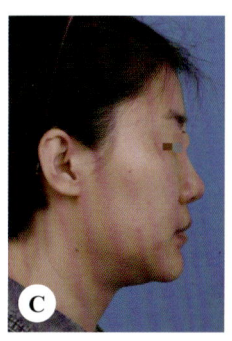

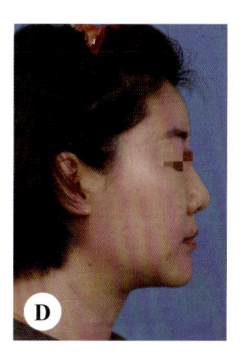

◀ 图 14-106 A 和 C. 术前正位、斜位照片；B 和 D. 术后照片

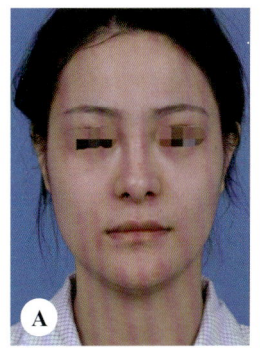

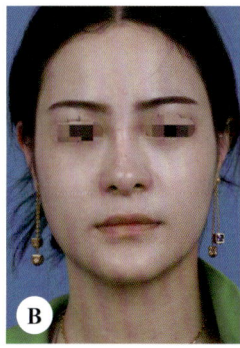

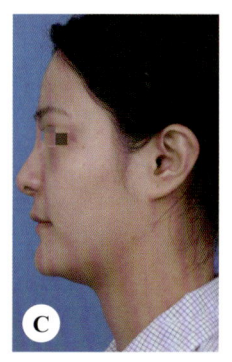

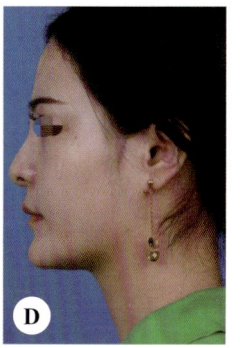

◀ 图 14-107 A 和 C. 术前正位、侧位照片；B 和 D. 术后照片

（屈　怡　白转丽　许龙顺）

第 15 章 胸部脂肪雕塑

一、女性乳房应用解剖

（一）乳房的胚胎及生长发育

在哺乳动物胚胎时期，乳房最初沿腹部外胚层所谓的"乳线"（图 15-1）分布发育。经过逐渐的退化和成熟，分散的乳腺起源细胞逐步聚集在"乳线"上的一些特定位置。"乳线"起自腋窝，止于腹股沟。退化不完全者，可能会出现副乳，除第 4 肋间的正常乳腺位置以外，副乳可以出现在"乳线"上的任何位置。常见的一种情况是左侧乳房下皱襞出现副乳头。有时副乳头会伴有形态非常完整的乳晕，甚至伴有腺体实质的发育也不少见。这种情况多见于腋窝，单侧或双侧，伴或不伴乳头乳晕发育。副乳组织会随着妊娠而增大，以致需要在妊娠过后手术切除。在正常的发育过程中，位于第 4 肋间的乳腺胚芽，最终会发育成为左右各一的成熟乳房。乳房在 11—12 岁开始发育，通常持续整个青春期，到 18—20 岁时，乳房初次发育基本完毕。乳房的二次发育受很多因素的影响，包括妊娠、体重增减、激素改变、哺乳、年龄增加等，二次发育主要表现在乳房大小和形态的改变。总之，在女性的生长过程中，乳房的外观会不断变化。必须熟知这些变化特点，术中对乳房的大小形态等的设计才能够有所参考。乳房形态在术后当时满意，不代表 10 年后还能够满意，故对乳房改变的理解和预知，对手术效果具有指导性的意义。

（二）乳房的位置、结构与外形

1. 乳房外形 女性乳房位于上胸部，发育完善的乳房在视觉观察上可分为半球形、圆锥形、圆盘形、水滴型。对于亚洲女性而言，半球型乳房属于外形较理想的乳房，欧美女性则认为水滴型乳房较为美丽。然而，乳房发育不完全时呈扁平形、下极狭窄型或管状。正常中国女性的乳房体积为 250~350ml，平均乳房体积为 310~330ml。两乳房之间的谷区称为乳沟。

2. 乳房位置 乳房位于体表第 2~6 肋骨之间，其内侧位于胸骨旁线，外侧位于腋前线，乳房肥大时可达腋中线。腺体尾部指向腋窝前皱襞，形成腋角，直立体位时乳房外展 15°~30°（乳房垂直轴与正中矢状面所成的角度）。乳房的上内 3/4 部分附着于胸大肌筋膜和前锯肌筋膜表面，下外 1/4 部分附着在腹直肌和腹外斜肌筋膜的表面。

3. 乳房结构

(1) 乳房皮肤：乳房皮肤，又称皮肤乳罩，在乳房美容手术效果中起到非常重要的作用，而且在不同的患者身上，皮肤的特性千差万别。年轻人的皮肤较坚韧、弹性良好，能够对其深方的乳腺实质和脂肪起支撑作用，构成年轻坚挺的乳房外观。随着人种、基因变化、衰老、体重增加、妊娠等因素逐渐影响，皮肤的动力特性随之改变。正常情况下，乳房皮肤在腺体周围较厚，在乳头乳晕周围的皮肤较乳房其他部位皮肤薄。乳房皮肤的质地和伸展性在乳房各个部位的分布是不同的，其中乳晕的皮肤较其四周的皮肤更易于伸展。乳腺体积与皮肤乳罩之间存在有一个完美的比例，不仅赋予乳房以良好的外形，而且能加强皮肤对乳腺的悬托作用。若两者之间的比例失调，往往会发生乳房下垂。当乳房体积变大，其表面的皮肤将会变薄，尤其乳头乳晕复合体处更为明显，从而失去弹性，皮肤面积逐渐增大，出现向下拉伸，皮肤逐渐下垂，难以继续维持乳房体积，失去昔日的外观。此时，乳

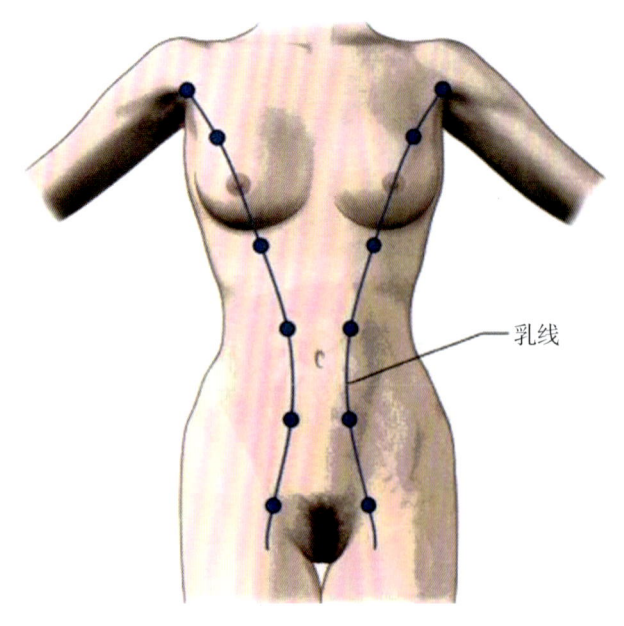

▲ 图 15-1 "乳线"走行从腋窝到腹股沟，成年人副乳和（或）发育不全的乳头乳晕可以出现在该线上的任何位置

头乳晕的位置也会随之改变而出现降低，或许是因为乳头乳晕本身下垂，又或者是随着乳房容积干瘪皮肤下垂造成。但有一点值得注意的是，很多患者都会存在一种情况，即乳房手术使其内部支持结构有不同程度的松解而使皮肤变得容易拉长延伸。

朗格线是在新鲜尸体乳房表面皮肤做许多圆形小孔，伤口扩张后的总体长轴排列成的线。它反映了皮肤本身的纤维组织和弹力纤维的张力方向，与其下方的腺体、肌肉组织无关（图 15-2A）。静态张力线（rest skin tension lines，RSTL）与肌肉的收缩方向垂直。乳房区域皮肤静态张力线的走行与肋骨的走行方向相同，即内侧呈水平，外侧略向上翘。大部分情况下，手术切口应保持与皮肤的 RSTL 一致。值得注意的是，乳房的朗格线并不与 RSTL 完全一致（图 15-2B）。在进行乳房美容整形手术的切口设计时，乳房皮肤切口应首先依据自然轮廓线，即首选乳晕边缘、乳房下皱襞切口；乳头乳晕部分及乳晕周围 2cm 范围内的良性肿物，则首选乳晕边缘内切口。除此之外，理想的乳房皮肤切口应与皮肤的静态张力线平行或一致，但在乳房下极由于重力作用的影响，横行切口承受较大的张力，特别是横行切口术中病理显示为肿瘤结果时，横行切除部分皮肤和腺体可以导致乳头位置的改变。因此，乳房下极的皮肤切口以放射状切口为宜（图 15-2C）。

(2) 乳房腺体：乳房腺体是乳房的主要结构与功能部分，其构造类似皮脂腺，功能活动近似汗腺。乳房腺体是由 15～20 个腺叶组成，这些腺叶以乳头为中心，呈放射状排列。每一个腺叶分成许多乳腺小叶，乳腺小叶又由 10～100 个末端导管的扩大部分—腺泡构成，其为乳腺基本功能单位。腺泡由近似立方体的乳腺细胞排列组成，形似葡萄串样，紧密地排列在腺泡管周围。腺泡的开口与腺泡管相连接。腺泡管的细胞是柱状的，乳腺细胞分泌乳汁，聚集到腺泡里，由腺泡管排出。腺泡管汇集成小叶内乳管，再进一步汇集至整个腺叶的乳管，腺叶的乳管又称输乳管。输乳管的周围有肌肉组织，肌肉收缩可以促进乳汁的排出。输乳管在乳头附近扩大呈壶状，称为输乳管窦，有储存乳汁的作用。输乳管以乳头为中心呈放射状排列，汇集于乳晕，开口于乳头，称为输乳孔。在乳头的乳腺导管周围和乳晕皮下有横纹肌束，呈圆周形和放射状排列，具有收缩功能，在神经支配下可使乳头勃起。在乳房形成脓肿需切开引流时，必须采用放射状切口，避免损伤输乳管而造成乳瘘。乳房腺体外上角突向腋窝，成为一个狭窄的部分，称为"腋角"，有时甚至伸入腋窝或胸肌后面。此处乳腺长癌时容易被忽略，因此在做乳房检查时，应注意这个部位。

(3) 乳头与乳晕：乳头是乳房最前突的部分，半球形或圆锥形乳房，在站立位时乳头位于乳房中心。其体表位置在第 4 肋间隙或第 5 肋间隙水平与锁骨中线交界处。乳头可粗略地将其看作是筒状或圆锥状。它的形状变化很大。然而，在乳房整形术中，重要的是乳头高度，因为这将影响泌乳和突起。正常时，乳头高于乳晕平面 1.5～2.0cm，直径一般为 0.8～1.2cm，大小约为乳晕直径的 1/3。需要特别注意的几种异常形态的乳头包括：扁的或短的乳头；脐状乳头，即乳头内陷，但能被拉出；内陷乳头，即乳头内陷，但不能被拉出，此种乳头畸形是由乳腺导管短或乳头肌发育不良所致。

乳晕位于乳头外围，为圆形，呈红润粉嫩或呈浅褐色的皮肤，直径 35～50mm，有时为一个纵椭圆形。乳晕皮肤被乳头肌与腺体分开。乳头肌是一块小的平滑肌，呈环形或放射状排列。乳晕皮肤与乳头肌紧密地连接。当有机械刺激时，平滑肌反射性地收缩，使乳晕缩小、乳头勃起。乳头肌被一层脂肪组织与腺体分开，这层脂肪组织在乳头基底较厚，在乳头乳晕移植时，乳头肌成分必须包括在移植体内。乳晕区有

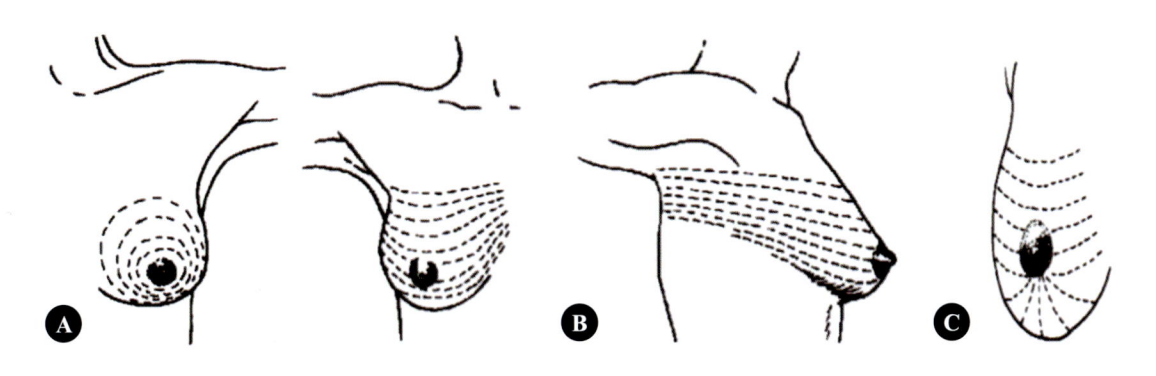

▲ 图 15-2　A. 乳房的朗格线；B. 乳房皮肤的静态张力线；C. 符合美学原则的乳房皮肤切口

许多小圆形凸起，为乳晕腺，此处的乳腺与乳房腺体相同，在哺乳期有泌乳功能，其腺管与附近的大乳管相通，其分泌的皮脂腺有保护皮肤、润滑乳头及婴儿口唇的作用。乳晕与乳房皮肤有明显的分界线，生育后色素沉着呈褐色。乳晕下方为乳房的无脂区，浅筋膜脂肪在乳晕周围开始消失。乳头和乳晕部的皮肤比较薄弱，易损伤而引起感染，形成乳晕炎或乳晕下脓肿。

乳头与乳晕共同构成的乳头乳晕复合体是乳房审美中心，利用体表标记，有许多评估乳头相对位置的方法，在站立位，胸骨上切迹至两侧乳头的距离及乳头间距均为18～24cm，平卧位时长2～3cm；乳头间距平均为18～24cm；胸骨中线至乳头的距离，一般为9～12cm；两侧乳头与胸骨切迹之间近似正三角形，但通常胸骨切迹到乳头的距离要比乳头间距长2～3cm。乳房微微自然外倾、上挺、前突，乳房前突度（从乳头到基底部的距离的平均高度）为5～6cm，挺胸站立比一般状态前突2cm。乳头位置受皮肤弹性及乳房体积的影响，皮肤松弛时，乳头位置下移；乳房体积每增加300ml，乳头即向外下方移位约1cm。许多女性存在左右乳头不一致的情况。正常情况下，未经哺乳的女性两侧乳房基本对称。哺乳后，由于哺乳习惯不同，两侧乳房的大小可明显不同，但基本位置不会改变。乳房的基底横径为12～16cm，大的乳房基底部能承受较大体积的乳房而不下垂。乳房上部与胸部呈斜坡形，大约45°，而乳头下方的乳房与胸壁成钝角。乳房下皱襞是决定女性乳房形态的重要结构。它是乳房与胸壁的连接线，乳房下皱襞至乳头距离5～7.5cm，平均6.5cm；而出现肥大或皮肤松弛时可以延展至10～12cm。中老年女性的乳房，或是增大的乳房，乳房下皱襞可降到第7肋间隙（图15-3）。

（4）乳房的脂肪：乳房的体积主要是由乳腺实质和周围的脂肪组成，这两者各自占的比例颇不恒定，不仅个体之间有差异，同一个体两侧之间也会不同，可能与年龄、体重、妊娠、激素水平改变及遗传等因素有关。手术当中，以纤维组织为主的乳房，要比以脂肪组织为主的乳房难以塑形。即便是脂肪组织也不尽相同，有些人比较坚实，有些人比较疏松。术前评价一下脂肪类型，可以指导术中如何塑形，尤其对于乳房悬吊术和乳房缩小术更有意义。对于脂肪组织比较坚实的患者，在术中设计皮瓣及组织蒂时需要更加精确，因为它们不容易通过手法塑造成形，不像疏松脂肪组织的患者。另外，这样的患者可以不依赖内缝合手段塑形；相反，脂肪疏松易变形的患者，则需要依附相对坚实的乳腺实质组织，才能获得良好形态。

乳房的脂肪主要分布于乳腺的前后脂肪囊及夹杂在乳腺小叶之间。包绕乳腺的前后脂肪囊分别是浅筋膜的深浅两层脂肪，这两层脂肪又合称为乳房囊。前层乳房囊是皮下浅筋膜浅层脂肪，因在乳头乳晕复合组织区被腺体导管和皮肤真皮替代而局部缺失。乳房囊后层可因个体差异而出现厚薄不等的脂肪，这层脂肪使得乳房可以在肌肉表面相对滑动。脂肪囊起于第2肋水平，止于下皱襞水平。

（5）胸壁的肌肉：乳房内侧2/3位于胸大肌表面，外侧1/3越过胸大肌外缘位于前锯肌表面，乳房的最下部覆盖于腹直肌上部的腱膜表面。但因个体发育、年龄及营养状况的不同，其范围大小会有很大差异（图15-4）。

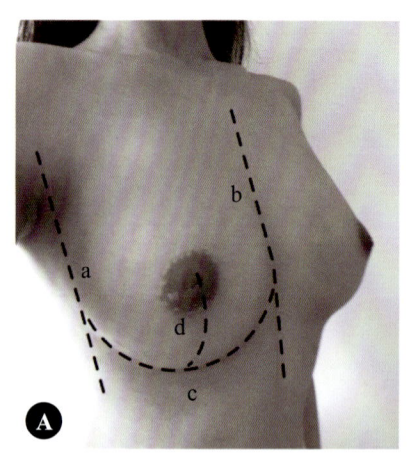

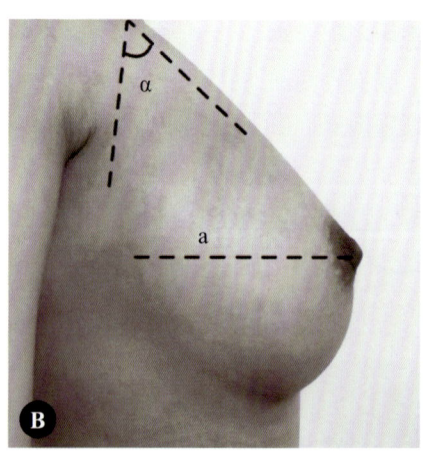

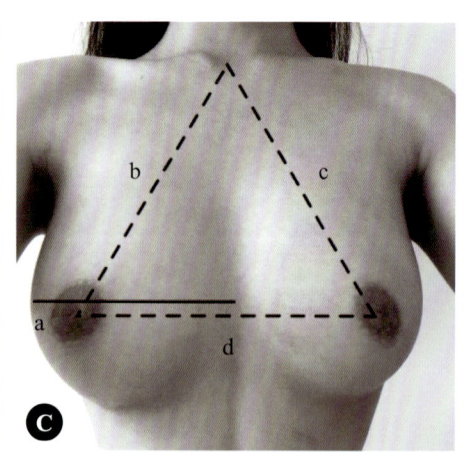

▲ 图15-3 乳房体表标志、前突度和基底横径

A.乳房体表标志示意。a线所示腋前线；b线所示胸骨旁线；c线所示乳房下皱襞；d线为乳房下皱襞与乳头的距离；B.乳房前突度示意。α角为乳房与胸壁的夹角；a线所示乳房前突度；C.乳房基底横径示意。a线为乳房的基底横径；b线、c线、d线构成等边三角形

胸壁的肌肉在乳房手术中作用巨大，原因有两点：第一，来自胸壁的主要滋养血管的穿支穿过肌肉供应乳房，如胸肩峰动脉系统的众多穿支，通过胸大肌进入乳房；第二，更为重要的一点是，假体经常放置于胸肌的深方。因此，这些肌肉的解剖位置及与其浅面乳房的关系，在乳房整形手术中也占有重要的地位。虽然支配躯干上部的肌肉有很多，但是最直接影响乳房的是胸大肌。此肌肉内侧起点广泛，从锁骨中央、胸骨外缘全长、向下至第6～7肋中央。有时，起点甚至再向下延伸到腹直肌鞘及腹外斜肌上部纤维。另外，肌肉的下方还有一些纤维附着于第4～6肋的前骨面，从肋间隙来的血管穿支通常会与这些纤维伴行。因此，胸大肌的附着点很广泛，其面积基本上涵盖了乳腺轮廓所在区域，这些解剖概念在理解隆乳术剥离胸肌下腔隙时非常有用。从这些起点出发，肌纤维逐渐聚合形成一束强大的螺旋形肌腱，止于肱骨结节间沟。胸大肌有着广泛的血液供应，其中胸肩峰动脉是最主要的供血血管，其他分别来源于胸廓内动脉穿支及肋间动脉前穿支和外侧穿支。神经支配来自胸内侧和胸外侧神经，这两组神经的命名并非根据其解剖位置，而是根据其臂丛来源。胸内侧神经穿过胸小肌，支配胸大肌外侧及下部的肌纤维，在剥离胸大肌下腔隙的时候，经常易看见该神经穿出。胸外侧神经在胸小肌内侧穿出，从深方进入胸大肌，支配其上部及内侧部分肌纤维。

(6) 乳房的血液供应：乳房虽没有一支专门的动脉供血，但其血液供应非常丰富，其最初来源于胸壁的血管，在乳房的发育就已经建立了。然后随着乳房的发育增大，动静脉的血供也逐渐发展，最终形成多源性血供。其主要有胸廓内动脉的肋间穿支、胸外侧动脉、胸肩峰动脉的胸肌支和肋间动脉外侧穿支，以及肩胛下动脉的分支等，这些丰富的血管在乳房内互相吻合形成血管网。共同形成乳房的3种供血模式，其中以胸内动脉和胸外侧动脉吻合供血为主，其次为胸廓内动脉与肋间动脉吻合供应，少部分为3条动脉共同供血。

胸廓内动脉的肋间穿支是乳房血液供应的第一来源，主要供养乳房内侧及中央部分。胸廓内动脉的第1～4肋间穿支，在胸骨旁穿过肋间隙，于胸骨外缘穿过胸大肌附着部，进入乳房的内侧缘。胸廓内动脉的第2～6肋间穿支从距胸骨旁1.0～2.0cm处穿过胸大肌。在妊娠及哺乳时，乳房增大，胸廓内动、静脉较正常者成倍增粗。

胸外侧动脉和肋间动脉的外侧穿支是乳房血液供应的第二来源，主要供养乳房的外侧部。胸外侧动脉是腋动脉的分支，在胸外侧壁下降到胸小肌及前锯肌表面，在浅筋膜层发出数条乳房动脉分支供养乳房外侧部。

胸肩峰动脉的胸肌支，在胸大小肌间下降，穿过胸大肌筋膜到乳腺的分支，自乳腺后方穿入乳腺，成为乳房来自深部的血液供应。

乳房的动脉系统是由其内侧、外侧及深部三个主

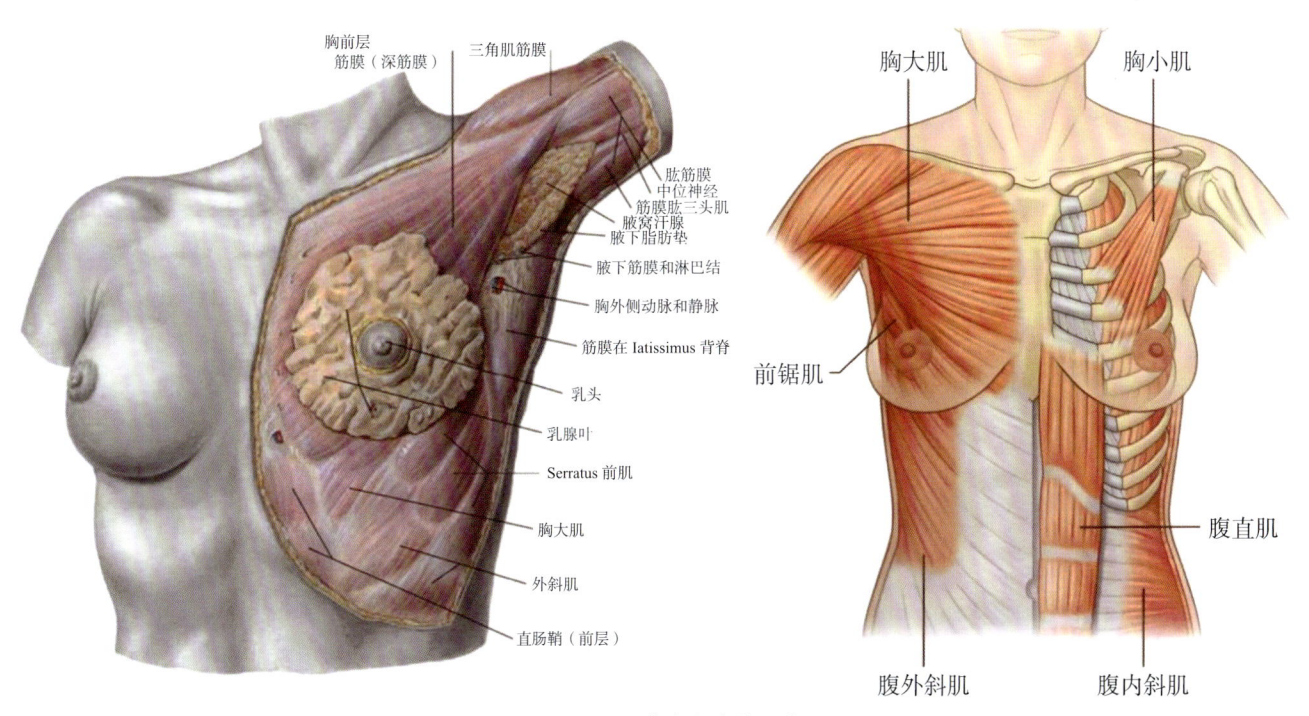

▲ 图 15-4 乳房和胸壁肌肉

要方面的动脉分支组成的,并且这些动脉相互吻合,在乳房的腺体前后形成浅、深两组动脉网。浅层动脉血管末梢最终向乳头乳晕聚集而成环形血管网。因此乳头乳晕的皮肤由两组血液供给:浅层动脉形成的皮下环线血管网及正常皮肤的真皮下血管网。

乳房的静脉有浅、深两层分布,深静脉与同名动脉伴行,汇入胸廓内静脉、肋间后静脉,进而汇入奇静脉或半奇静脉和腋静脉。当乳房肥大,乳房的动、静脉也相应增粗,其直径可达 5~6mm。

乳房的上述血液供应,在乳房皮下及乳腺内交织成网(图 15-5)。这是乳房缩小整形中虽有多种切口设计及皮瓣、乳腺组织瓣移植,但不易造成乳房组织坏死的原因。因此,在乳房手术中,可以选择多种切口入路,其余部分形成的组织蒂,可以保证乳头乳晕复合体有足够的血供。然而,必须指出,虽然乳房血供来源众多,其主要血供仍来自胸廓内动脉系统。胸廓内动脉由于邻近心脏,故血管内压力充足,可以作为受区血管用于游离皮瓣移植。同时,胸廓内动脉穿支与乳房其他供血动脉有广泛吻合。因此应尽可能地保留胸廓内动脉穿支。有了胸廓内动脉的强大血供保障,即使所有其他血管都被破坏,仍然不会发生组织坏死。

(7)乳房的神经支配:与血管系统一样,乳房的神经支配也是广泛而多变的。第 2~6 肋间神经的外侧皮支的前支和前皮支,以及锁骨上神经,它们在乳房都有分支,为乳房的支配神经。皮支主干在走行过程中沿途向各个方向发出细小分支达乳腺体及皮肤,呈立体发散状分布。一般情况下,两者的延伸范围以锁骨中线为限,但也有部分分布范围出现互补性,即部分肋间神经外侧皮支的前支超过锁骨中线支配更大范围,此时其前皮支的外侧支分布范围会相应缩小;反之,部分肋间神经前皮支的外侧支超过锁骨中线支配更大范围,其外侧皮支的前支分布范围会相应缩小。

乳房中部及乳头乳晕的神经支配,来自 T_3、T_4、T_5 肋间神经的外侧皮支的前支和前皮支。第 4 肋间神经外侧皮支和前皮支较粗大,在乳房中分布范围较其他神经明显占优势,并且分布于乳头和乳晕。第 4 肋间神经的乳房深支沿深筋膜浅面走行,从乳腺后方进入乳腺,伴随乳腺导管走行并到达乳头。浅支走行于乳腺腺体表面浅筋膜层内,最终进入乳晕皮肤。第 6 肋间神经主要支配乳房下部,主干不朝向乳头方向走行(图 15-6)。

其交感神经与胸外侧动脉乳房支及肋间动脉乳房支相伴行进入乳腺,支配皮肤、血管、乳头、乳晕的平滑肌及腺体组织等。

第 2 肋间神经的皮下分支外侧皮支,向外侧及末端,经过腋部与正中神经的上臂皮神经及第 3 肋间神经构成神经丛,称为肋间臂神经。乳房扩大整形术(即隆乳术)后引起上臂疼痛,与该神经受压或损伤有关。

腋窝入路的假体隆胸术在操作时,需要考虑一些感觉神经和肌支可能受损伤的问题,主要有肋间臂神经、上臂内侧神经、胸内侧神经。肋间臂神经受损会产生隆胸术后上臂内侧麻木的症状。胸外侧神经和胸肩峰动、静脉穿出于肋间隙,向前走行于胸大肌深面脂肪垫中,最终进入胸大肌。胸内侧神经的位置不是固定的,有时会进入胸小肌而不是从肌肉侧缘穿出。

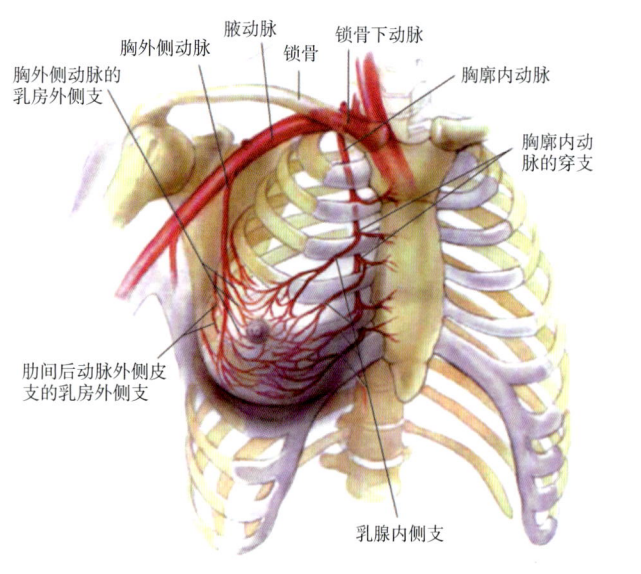

▲ 图 15-5 乳房的血供

在临床上，该神经的粗细差异也很大。大多数情况下，术者在分离胸肌下腔隙时都会保护胸内侧神经，但当神经从更靠胸小肌下部的位置穿出时，继续保留胸内侧神经会妨碍假体植入腔的形成，此时需要离断该神经。离断胸内侧神经虽然不够理想，但不会造成胸大肌肌力的明显减弱。

乳房内神经的走行情况也有很多种变异，穿出肋间隙以后，有些沿深筋膜，有些沿乳腺实质表面，最终分支进入乳腺。显然，很多以局部方向组织为蒂的乳房成形术或缩小术，都不可避免地破坏掉一些神经。鉴于肋间神经前支和外侧支走行的重要性，手术当中应当尽量避免损伤。而实际上，在乳房手术中，神经损伤是难以避免的并发症之一。

(8) 乳房的淋巴回流：乳房的淋巴网非常丰富，腺体内各小叶间有着稠密的淋巴网。女性乳房淋巴回流丰富，分浅、深两组。浅组位于皮下和皮内，深组位于乳腺小叶周围和输乳管壁内。两组之间广泛吻合。除乳头、乳晕和腺体中部的小部分淋巴管汇集形成乳晕下淋巴丛外，绝大部分的腺体内淋巴管都汇集到胸大肌筋膜，形成深筋膜淋巴丛。乳房的淋巴输出有四个途径。

约 75% 的淋巴沿胸大肌外缘流向腋窝淋巴结，腋窝淋巴结分为 4 组：①外侧组又称外侧群淋巴结或腋静脉群淋巴结，在腋静脉周围排列，接受上肢淋巴回流；②前组又称前群或胸肌淋巴结，位于胸小肌下缘，沿胸外侧血管排列，接受胸前壁和乳房的淋巴回流；③后组又称肩胛下淋巴结，在腋后壁沿肩胛下血管排列，接受肩、背、颈下部的淋巴回流；④中央组在腋窝脂肪组织中，为腋窝内最大的淋巴结群，接受上述 3 组淋巴结的输出淋巴管。继而达锁骨下淋巴结，锁骨淋巴结又称尖群，沿腋血管近端排列，位于腋窝尖端，接受以上 4 组淋巴结的输出管，输出淋巴管组成锁骨下淋巴干。但亦有少量淋巴（多来自乳房上部）流向胸大、小肌间淋巴结（Rotter 淋巴结），直达锁骨下淋巴结。

约 25% 的淋巴（多来自乳房中央区和内侧）沿肋间隙流向胸骨旁淋巴结，沿着胸廓内动、静脉排列，一侧仅有 3~4 个。

乳房深部淋巴网还沿着腹直肌鞘和肝镰状韧带通向横膈和肝。

乳房皮肤淋巴网与胸壁、颈部、腹壁的皮肤淋巴网有广泛的联系。因此，一侧乳房的淋巴不仅可以流向对侧乳房，还可流向对侧腋窝，甚至两侧腹股沟的淋巴结。

乳房的淋巴回流也是广泛而且多变的。传统认为，淋巴池包括腋窝淋巴结和沿乳内血管分布的淋巴结。通常情况下，在手术过程中，虽然能会破坏一些淋巴管道，但由于其广泛的网合，一般术后不会出现严重的淋巴回流障碍并发症。这一点上与乳房重建手术不一样，因为任何乳房美容手术中，大多数的淋巴结都不会被触及，故术后的淋巴回流一般不成问题。

(9) 乳房的筋膜支撑结构

乳房的实质组织中有结缔组织、血管、神经及淋巴组织。乳腺则被胸部浅筋膜的深浅两层分隔并包绕，其上起锁骨肋骨结合处，外侧最远可达腋中线，内侧至胸骨旁线，下达乳房下皱襞。乳房悬韧带（Cooper 韧带）由从乳腺小叶表面到乳房前面的浅筋膜的浅层乳房的纤维结缔组织构成，该层结构表面附着于皮肤，深层扩展附着于胸肌筋膜，对乳腺位置起支撑维持作用。

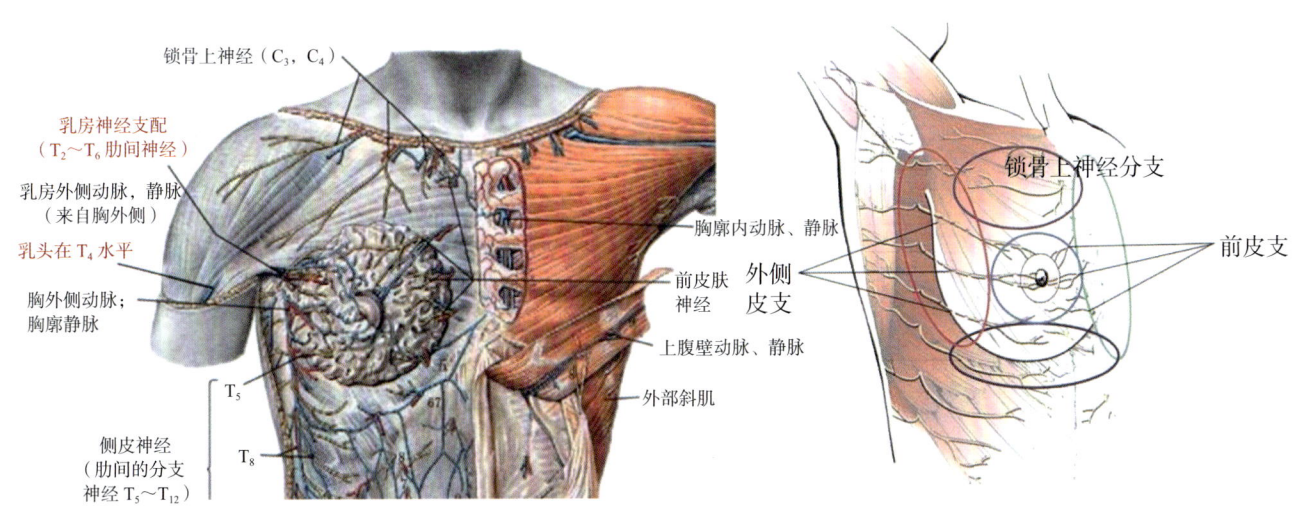

▲ 图 15-6 乳房的神经支配

胸部筋膜分为浅筋膜和深筋膜。乳腺位于皮肤浅筋膜浅层与深层之间。前面一层即乳房切除术的常用分离平面，后面一层将乳房和其深方的胸大肌分隔开，是乳房后隆乳术的分离平面。

浅筋膜浅层位于皮下脂肪组织中。锁骨下区的浅层筋膜极薄，与胸大肌筋膜紧密相连，向下、向外分别延续为腹壁及胸壁皮下脂肪结缔组织，向内与对侧浅筋膜浅层延续。浅筋膜起源于乳腺上极的第 2 肋水平，在第 4 肋水平以上连续而清晰，在乳晕下方逐渐消失。乳房下极的筋膜在矢状面上呈放射状三角形结构，被称为三角聚集韧带。其基底位于第 5 肋骨骨膜（胸大肌与腹直肌交界处），扇形放射状直接与乳腺下极的真皮层相连。该筋膜大部分位于乳腺下皱襞，此处无浅筋膜浅层结构。在乳腺下皱襞下方 1cm 处，乳腺 Scarpa 筋膜出现。此处有一些水平分布的筋膜连接腹直肌筋膜和表皮。浅筋膜深层位于整个乳腺腺体的后方。浅筋膜浅层与深层包绕整个乳腺腺体。浅筋膜深层与胸大肌筋膜之间，组织疏松呈空隙状，称乳房后间隙。其可使乳房在胸壁上有一定的活动度。

胸部的深筋膜即胸深筋膜分为两层。浅层遮盖于胸大肌表面（胸大肌筋膜），向上附着于锁骨骨膜，内侧与胸骨骨膜结合，外侧移行于覆盖前锯肌的筋膜，向下移行于腹直肌筋膜。深筋膜浅层在三角肌、胸大肌三角处及胸大肌下缘处与深筋膜深层结合，向后越过腋窝底部，在背阔肌前缘处，移行于背部筋膜，并在腋窝部形成浅层腋筋膜。浅层腋筋膜内侧与前锯肌相连，外侧与臂筋膜延续。深筋膜深层位于胸大肌深面，在腋窝内侧壁覆盖肋间肌、前锯肌，并与肩胛下极筋膜相连。此处筋膜较薄，向下逐渐增厚。深筋膜深层向上分两层，包绕锁骨下肌形成锁骨下肌鞘，然后附着于锁骨骨膜。向下也分为两层，从前、后两面包绕胸小肌，形成胸小肌鞘。胸小肌以上部分称为锁胸筋膜。胸小肌内侧缘部形成一个圆形空隙，胸肩峰动脉的胸肌支和胸前神经的分支由此穿出至胸大肌，头静脉和淋巴管则由此进入腋腔。此筋膜内侧缘纤维粗厚如镰状韧带，即为自锁骨跨过第 1 肋间分布到第 2 肋间的筋膜。深层筋膜在腋窝底连接为深层腋筋膜。腋筋膜由胸深筋膜深、浅两层在腋底部分融合而成，中央部分较薄，周缘部分较厚。中央部分有许多血管、神经及淋巴管穿过，因上面有许多小孔，所以称为筛状筋膜。胸壁的皮下淋巴管通过腋窝的筛状筋膜小孔，进入腋窝内。乳房外侧的淋巴管通过这些小孔与腋窝内的淋巴结相连。

具有一定重量的半流体乳腺在空间上的位置是依靠前、后、上、下、内、外六个方向上广泛的韧带和韧带样结构固定的（图 15-7）。前、后方是依靠 Cooper 韧带的固定，向上有锁骨韧带浅束和深束，向内有内侧胸骨韧带，向外有胸小肌悬韧带、胸大肌外缘韧带、胸外侧融合筋膜，下方有下皱襞区韧带。这些韧带乳腺的筋膜韧带围绕乳房形成环状结构，对支撑、悬吊、保持乳房自然形态起重要作用（图 15-8）。所有的韧带样结构随着年龄增长而延长，力量上逐渐减弱，乳房随之下垂。

在乳腺实质内，两层筋膜之间广泛分布着凸起的结缔组织纤维，包绕乳腺小叶形成小叶间隔，称乳房悬韧带，又名 Cooper 韧带。其一端连于皮肤和浅筋膜

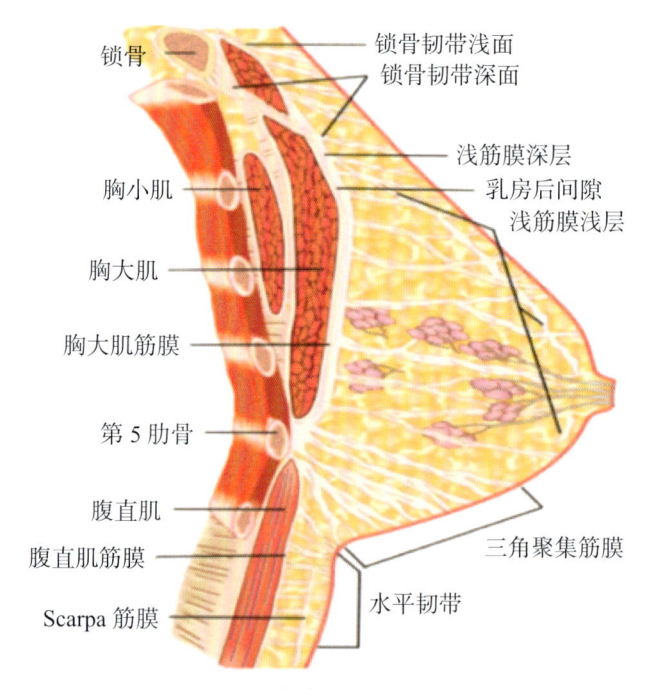

▲ 图 15-7　乳房的韧带、筋膜结构

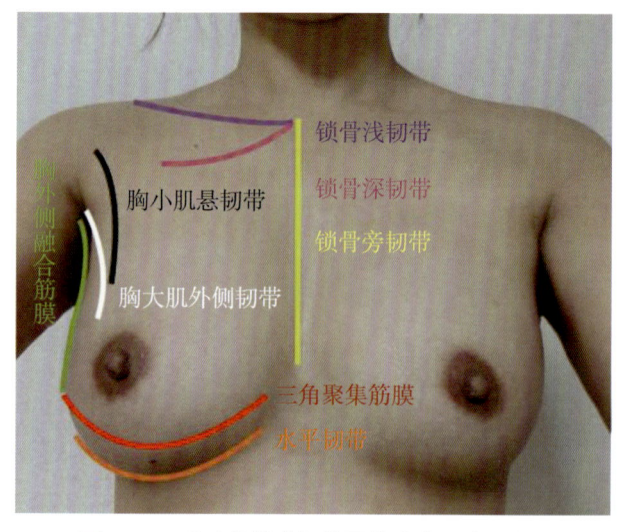

▲ 图 15-8　乳腺的筋膜韧带围绕乳房形成环状结构

浅层，一端连于浅筋膜深层及胸壁深筋膜，韧带两端固定，无伸展性，对乳腺组织和脂肪组织起支持作用，并保持乳腺的弹性、硬度和外形。使乳腺既在皮下有一定的活动度，又在直立时不至于明显下垂，在维持乳房的正常形态上起重要的作用（图 15-9）。

内侧胸骨韧带：随着脂肪囊前后两层向内移行，在胸骨边缘出现致密纤维组织，这些致密纤维组织从胸骨骨膜发出至真皮，很短但很牢固。内侧胸骨韧带承担着浅筋膜和深筋膜融合并锚定在胸骨上的重要作用。致密和牢固的另一个原因是这里很少有脂肪分布，更没有乳腺分布。这个韧带构成了乳房内侧最牢固的固定黏合区。其连接胸骨骨膜和局部表皮形成乳沟。

锁骨韧带：有浅深两束，浅束止于锁骨前上缘，深束止于锁骨的下深缘。

胸大肌外缘韧带：位于胸大肌外缘与乳房外界的交会处，韧带致密。这是乳房外上方主要的坚固且锚定的韧带。此处已经可以观察到胸大肌肱骨附着的部分腱性组织。

胸外侧融合筋膜：这由胸大肌、胸小肌和前锯肌三块肌肉的筋膜会合而成。筋膜向上与腋窝悬韧带相延续，向下内与下皱襞韧带相延续。筋膜向深面有纤维穿过前锯肌肌束、肌间隙，止于第 4 肋、第 5 肋、第 6 肋肋骨骨膜。

胸小肌悬韧带：是起于胸小肌筋膜而分布在胸外侧的束状致密韧带。从胸小肌起始后，向下走行，其间掺入了胸大肌外侧筋膜和前锯肌筋膜的部分纤维，顺势向腺体方向深入，距乳头外侧 4cm 处渗入下半部乳房腺体。

下皱襞区三角集聚韧带：通过尸体解剖的组织学观察发现，此区存在三角形分布的聚合度很高的纤维密集区。从第 5 肋骨膜起始，向浅面发散并且垂直深入皮肤真皮的致密纤维聚集区，在矢状面上呈三角形态，故命名为三角融合体。部分纤维在由深入浅的过程中，经过胸大肌和腹直肌交界处，部分嵌入乳房的下极。乳房的体表特征源于内部的组织分布和构造。下皱襞的位置和状态，基于纤维组织结构精细的配置。不同的乳房韧带类型致密程度不同，下皱襞越明显、乳房下极越膨隆的个体，韧带纤维越密集、越多。该韧带区可视为乳房结束区，其下方是一些水平方向的短韧带组织，从腹直肌发出而止于浅筋膜，未再向皮肤浅出。下皱襞下 1cm 处上腹部的筋膜结构开始呈现，重新出现 Scarpa 筋膜。

理解和识别乳房下皱襞处的乳房、Scarpa 筋膜、浅筋膜深浅层之间的精确解剖关系，对一个成功的乳房美容手术极其重要，并且一个稳定而位置正确的乳房下皱襞是所有其他乳房类手术的基础。因此，应尽可能将这些解剖结构处理好。前腹壁的皮下脂肪可分成明显的深浅两层结构，浅层厚而致密，深层薄且疏松。这两层脂肪之间被致密的 Scarpa 筋膜所分隔，该筋膜在乳房的后极处分开，形成前后两层。当乳房体积增大时，组织聚集在前后两层交汇点的上方，从而自身折返形成了乳房下皱襞。乳房下皱襞在入路隆乳术时，往往要切开 Scarpa 筋膜后层，使两层脂肪直接接触位于上方的假体，并且承受其压力。由于深层脂肪比较疏松，应力状态下易被拉伸延展，故任何手术打开 Scarpa 筋膜以后，在假体持续压力作用下，深方疏松脂肪组织可能会下垂，导致形成的乳房下皱襞位置较预想的低，进而导致设计切口以下腹部皮肤将构成新的乳房皮肤罩。其最终的结果是乳房下极的不良扩大及假体移位，影响手术效果。假如换一种方式，从 Scarpa 筋膜前层进入乳房后间隙，保持后层完整，假体和乳腺实质的重力就会主要作用在更加坚实致密不易变形的表浅层，在一定程度上可以避免 Scarpa 筋膜下深层脂肪组织的受力变形。在这种情况下，下皱襞的位置处理得才比较放心。

乳房横膈：在广泛分布的 Cooper 韧带系统中，存在一处相对明显的、致密的横向的筋膜间隔，该纤维隔大致起自第 5 肋水平的胸大肌筋膜，由内自外水平穿越乳腺实质，直至乳头中央，将乳腺粗略分割为上 2/3 的头侧和下 1/3 的尾侧两个解剖单位。该纤维隔在乳房的内侧缘和外侧缘变厚形成垂直走向的韧带，止于胸壁。在第 5 肋存在致密的韧带起始点，以及乳腺在内外有垂直向韧带。此筋膜与固定的弓状血管相伴行，止于乳头乳晕复合体。在筋膜的头侧，有来自胸肩峰动脉及胸外侧动脉穿支形成的血管网，筋膜的尾侧有来自肋间动脉的穿支。来自各个分支的支配乳腺的神经至少有一部分经过此筋膜。因此，该致密的筋

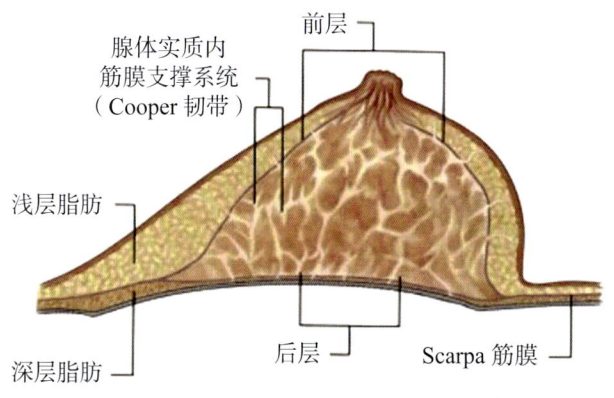

▲ 图 15-9 乳腺筋膜支持系统

膜结缔组织成为乳房（尤其是乳头乳晕复合体）的神经血管系膜，起到支持和营养的作用（图15-10）。

该筋膜间隔作为独立的结构，在偏瘦的患者身上显得更加明显，而在脂肪含量虽较多的乳房甚至肥胖患者身上就相对不容易找到。在进行乳房手术时，可以此为根据设计组织蒂。例如，当设计下组织蒂以保障乳头乳晕血供时，禁忌过于广泛的剥离，否则会破坏筋膜尾侧的血管网，结果导致乳头乳晕的血供仅能依靠真皮血管网来源，远远少于肋间穿支血管来源的血供。当然，在体积较大的乳房缩小时，该筋膜蒂的长度也相应增加，故更应小心保护，以免术后影响乳头乳晕的血供。

临床上有很多涉及韧带的问题，如手术继发畸形产生原因的探讨。其中乳房下皱襞结构的保留对于维持乳房下部形态至关重要，有利于乳房假体置入后形成良好的乳房下部轮廓及形态。隆胸继发的双泡畸形是指乳房下方在弧度上不呈单一的曲线，而呈不协调的双重曲线。其中乳房外侧韧带没有适当松解是造成双泡畸形的重要原因之一。另有研究证实，乳房下皱襞始终位于胸大肌下缘以下。如完全剥离乳房下皱襞，将会彻底破坏胸大肌起点下段的结构，导致胸大肌松解，支撑作用消失，假体下移。乳房下皱襞以下罕见乳房腺体组织，故保留乳房下皱襞不违背肿瘤安全性原则。

相对于"看不见"的乳房下皱襞，"看得见"的乳沟对于美观更重要。假体隆胸继发的双乳合一是指乳房假体跨越胸骨边缘向内移位。此类畸形的内在原因是内侧胸骨韧带被突破，使其完整与连续性被破坏，导致乳房假体向内侧疝出。故术中保留内侧胸骨韧带的完整性，避免向中线方向的过度分离，有助于乳房再造形成更自然的乳沟形态。

另外，以往乳房再造手术似乎一直忽视了乳房上部的重要性。通过对锁骨韧带深束解剖的理解，术中注意保留其完整性，有助于维护乳房上部及腋尾部自然平滑的轮廓，进一步实现良好的外观。

（三）乳房的评估与评价

1. 乳房的形态 女性乳房的形态与大小因人而异，又随着年龄和妊娠等生理情况而变化，因此，确定标准的乳房形态是困难的，但有三个形态学的因素可以参考。

乳房基底横径：乳房内、外侧界限之间的直线距离。此距离表明乳房在青春期的最大发育。大的乳房基底能承受较大体积的乳房而不下垂。

乳房高度：乳房向前凸起的程度。正常的乳房高度应不超过乳房基底横径的1/3。

乳房下垂程度：判断乳房下垂程度的标准较多，比较有临床指导意义的有以下几条。

(1) 根据乳房下皱襞和乳房下极的关系分型：正常乳房，两者相等；乳房下极超过乳房下皱襞1~2cm，为轻度下垂；超过2~3cm，为中度下垂；超过4~10cm，为重度下垂；超过10cm，为最重度下垂。

(2) 根据乳头与乳房下皱襞及乳房下极的关系分型：乳头在乳房下皱襞水平位置，为轻度下垂；乳头在乳房下皱襞之下、乳房下极之上，为中度下垂；乳头在乳房下极边缘，为重度下垂。

(3) 根据乳房体积分型：正常体积（250~350ml）的乳房下垂，小乳房（低于200ml）下垂，中度肥大（600~800ml）乳房下垂，巨乳（超过1500ml）下垂。

判断乳房下垂，还要注意腺体下垂和皮肤下垂的区别（图15-11）。

2. 乳房体积测量技术 乳房体积作为客观的量化指标，对乳房手术的术前计划和术后效果评估意义重大。由于乳房不是一个规则的几何体，在形状和大小上的差异给计算乳房体积造成一定的困难，常需要通过特殊设计的工具和方法才能测出。基于不同原理的乳房测量方法，所需要的硬件和软件设备各不相同，可操作性差别很大。为此，人们创造出许多测量方法来估算乳房体积。

(1) 经验公式法：本法于1991年报道，为临床上最常用方法，所需工具为直尺、卷尺。测量指标为立位或坐位测量，胸围Ⅰ（经腋下测量），胸围Ⅱ（经乳头最

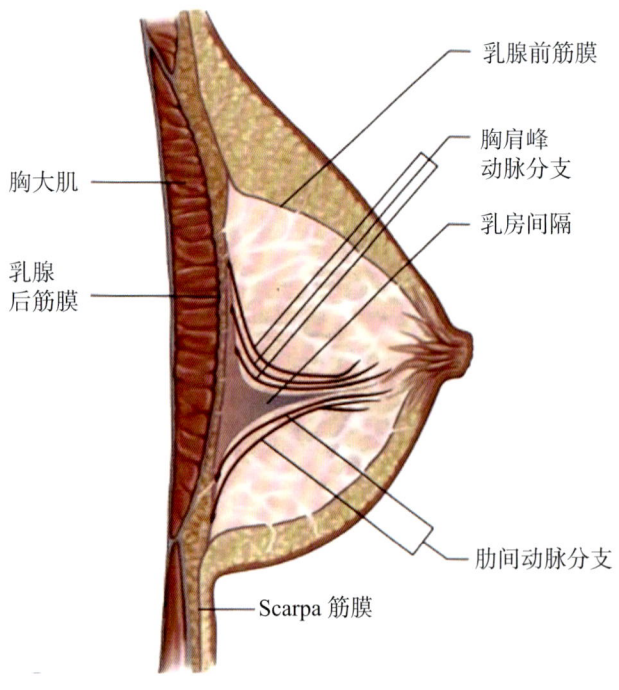

▲ 图15-10 乳房的筋膜结缔组织

丰满处测量），胸围差（胸围Ⅰ-胸围Ⅱ），乳房半径、乳房高度。

乳房=1/3π×乳房高度²×3×（乳房半径-乳房高度）

或

乳房体积=250+50×胸围差+20×超重体重

其中上胸围、乳房半径和高度单位为cm，体积单位为ml，体重单位为kg。方法原理简单，随意性大，粗略估计，不够精确。

(2) 阿基米德定律的测量法：阿基米德定律说明，任何物体全部或部分浸没在液体中都会受到向上的浮力，其浮力的大小等于物体排出的液体的重量。被排出的液体体积与浸没在液体中的物体体积相等。用一个直径稍大于乳房基底的充满水的缸，俯身使乳房浸入缸中，直到缸缘达到乳房基底的周围，用量杯测量排出水的体积，即可分别得到两侧乳房的体积（图15-12）。

(3) 模具法：为了配合临床运用，实现快速、准确、方便的测量，国内外研制了各式各样的乳房体积测量模具，其中得到公认且具有适用范围广，准确性好等特点的是Grossmant和Tezel等研制的模具，均应用了水或空气体积置换原理。Grossman模具是一种带有体积刻度，可调节底部口径的几何圆锥体，被测试者平卧位，将Grossman模具围绕乳房体旋转展开成为一紧贴乳房体的圆锥，乳房体积可直接在圆锥体斜面的刻度标志上读出，体积测量误差范围在5~10ml以内。Tezel模具由一个底部带孔的透明塑料容器、一个质软的塑料袋和一个橡皮塞构成。被测试者平卧位，按乳房大小选择合适口径的容器，塑料袋袋口从小孔拉出，袋身置于容器内，罩于乳房上，然后向塑料袋内注水，直至观察到注水塑料袋与乳房紧贴，同时被测试者又感受不到明显的压力时，再将小孔用橡皮塞堵住，取下后计算塑料袋内注水量体积为X（ml），容器体积已知为L（ml），故乳房体积R=L-X（ml）（图15-13）。

模具法显然比公式法直观，并且计算简单，但需根据乳房体积大小制备多种口径的模具，以便达到相应的精确测量，同时模具与乳房紧贴程度受到来自不同胸廓形态的干扰，Grossman模具法虽可调节底部口径，但根据Palin等研究发现，该模具在乳房体积超过425ml以上时，精确度大幅度下降，临床应用价值也随之降低。

(4) 乳房X线体积测量法：Kalbhen等在1999年提出这种方法，主要运用于乳房已有病理性改变，需做常规乳房X线摄像的受术者。首先，将被测试者乳房在颅面位上压缩至一定厚度，X线摄像获得压缩后的乳房成像，然后在图像上获取从乳房内侧边缘至外侧

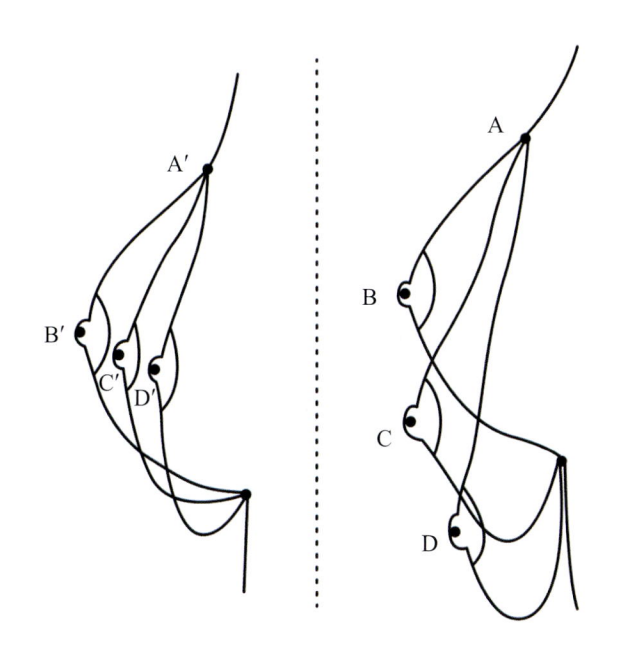

▲ 图15-11 乳房下垂示意（腺体下垂和皮肤下垂的区别）
腺体下垂：A′B′=A′C′=A′D′；皮肤下垂：AB<AC<AD；腺体下垂和皮肤下垂的区别

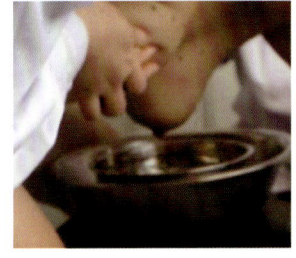

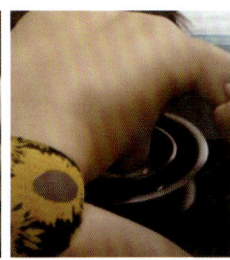

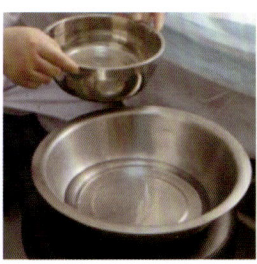

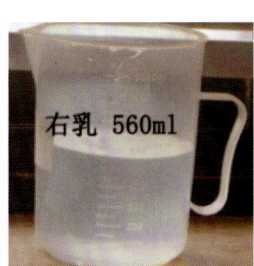

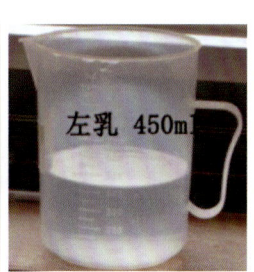

▲ 图15-12 阿基米德定律测量法测量乳房
左乳体积450ml，右乳体积560ml

边缘的乳房宽度 W，从胸大肌表面至乳房表面的乳房高度 H 和已知压缩厚度 C。将数据运用半椭圆柱体积运算公式即可得到结果。

$$V=(\pi/4) H \times W \times C=0.785H \times W \times C (cm^3)$$

(5) CT 测量法：王凌宇通过 CT 获得乳腺图像，将图像导入相关软件建立乳房模型来计算乳房的体积（图 15-14）。Everson 等报道了如何使用 CT 来观察假体是否破裂，指出 CT 只能鉴别包膜内的假体破裂，对包膜外的假体破裂并不准确，因为 CT 图像上硅胶与乳腺组织无法区分。CT 测量的缺点是有明显辐射。

(6) 超声测量术：Malini 等在 1985 年提出了超声测量乳房的技术，并运用该技术对月经周期乳房体积改变进行了研究。该技术是应用超声数字静态灰度扫描探头，对乳房进行横切或纵切扫描，间隙距离为 1cm。要求平面范围包括探头所能识别的所有乳房组织，深度范围包括真皮层以下、乳房后间隙、胸大肌表面筋膜以上。计算机运算出每个扫描层面积，然后依靠各层叠加估算出乳房体积。本法为一新的测量技术，B 超设备目前已经很普及，但该技术数据运算较烦琐，并且乳房为不规则的软组织，超声探头的接触很难保证挤压变形的程度对每次测量结果有无影响。

(7) MRI 技术：MRI 技术是目前先进并运用较成熟的临床诊断工具，有关三维实体的计算机数字化取样已经具备了完善的方法。Foster 等在 1983 年就运用 MRI 研究了乳房的形态，精确度很高。Fowler 等也应用了 MRI 研究了月经周期对乳房体积的影响。MRI 技术对三维实体图像进行重建，具体操作方法为：测试者取俯卧位，乳房自然下垂，MRI 从胸大肌平面向乳头做切割层面扫描，每个平面厚度在 0.5~1.0mm 范围选择。按各层面叠加重建三维立体图像，并可以计算各层面及其厚度的体积，然后将各层体积叠加得出乳房体积（图 15-15）。MRI 三维立体图像重建技术为非接触性技术，对软组织分辨率高，精确度高，重复性好，但需特殊设备。

(8) 立体照相测量术：这一技术为 Herron 首先提出，其全称为生物立体照相测量术。原理是仿照人类利用双目线索感知距离的特点，采用分析几何的方法实现对三维信息的感知。1960 年，Hallert 描述了如何通过照相测得测量点的二维数据精确地推算测量点的三维数据。1970 年，Herron 在"立体照相测量术在生物学及医学中的应用"一文中建立了立体测量更为完善的理论基础，指出人类与其他生物体类似，均是由不规则几何体和轮廓线构成，因而三维立体描述精确度远远大于传统的二维参数测量。

该技术运用光学成像原理，用两台摄像机模拟人

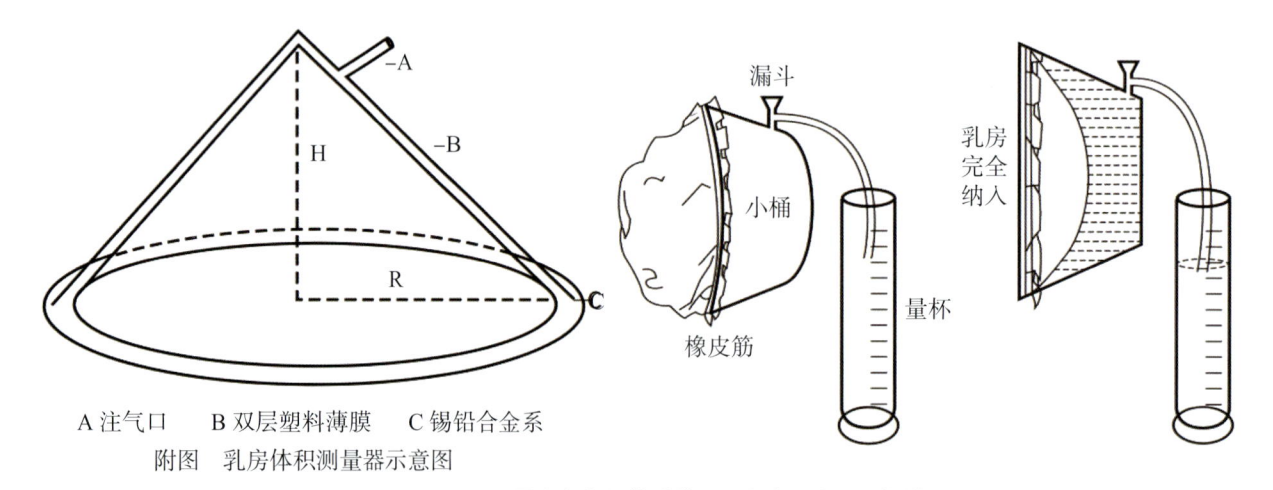

A 注气口　　B 双层塑料薄膜　　C 锡铅合金系
附图　乳房体积测量器示意图

▲ 图 15-13　双层充气塑料薄膜模具和小水桶体积置换模具

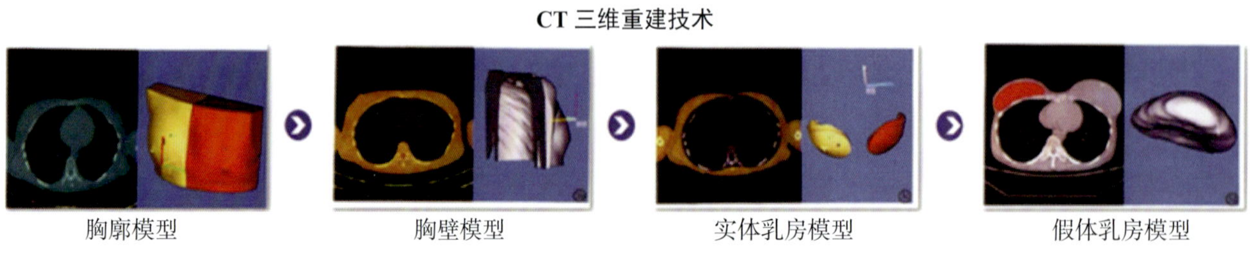

CT 三维重建技术

胸廓模型　　胸壁模型　　实体乳房模型　　假体乳房模型

▲ 图 15-14　CT 测量法

的左右双眼，固定在同一基线上，拥有相互拍摄的交汇点，物体表面的情况在同一时间，在两台摄像机的胶片上分别形成图像，物体被带有基准坐标的标尺框内，设定好物体表面采样点，两台摄像机的距离、交会角、摄像机与物体的距离、镜头等设置，以达到满足物体表面的所有参数均被摄取，同时可具备相当高的摄像精度，其立体照相工作主要原理如图15-16。获得两幅图像后，将所采集的物体表面采点的情况输入计算机，数据通过图像处理方法得到两幅图像投影点相一致的对应点，再运用几何原理及数学运算，得出模拟物体采点三维坐标。通过三维重建技术，重建物体表面情况，然后可以运用计算机立体视觉原理计算出物体表面需要得到的各种信息，如表面积、局部体积、轮廓角度的变化等。其基本几何参数定义和二维图像获得三维深度信息原理见图15-17。

该技术与其他方法相比较，有以下特点：这是一种非接触性测量法，测量过程中不会引起敏感部位和软组织的变形。对于乳房这种软组织器官而言，接触性测量显然并不适合。在其他极度敏感部位，如眼睛和开放性创口此法也有运用优势。此技术在各项测量中的高度精确性和可重复性，能直接指导术前设计和术后评价，得到了广泛认同。测量省时、省力，是一瞬间的拍摄过程，大幅缩短测量时间。由于时间很短，保证了身体各部分的位置处于相对无移动状态，可以消除乳房因胸壁随呼吸起伏产生的测量误差。价格经济合理。与MRI及三维超声昂贵的价格相比，要求乳房整形者更愿意接受照相，并且能重复拍摄。该技术为非侵入性检查。患者不受射线影响。便于手术设计

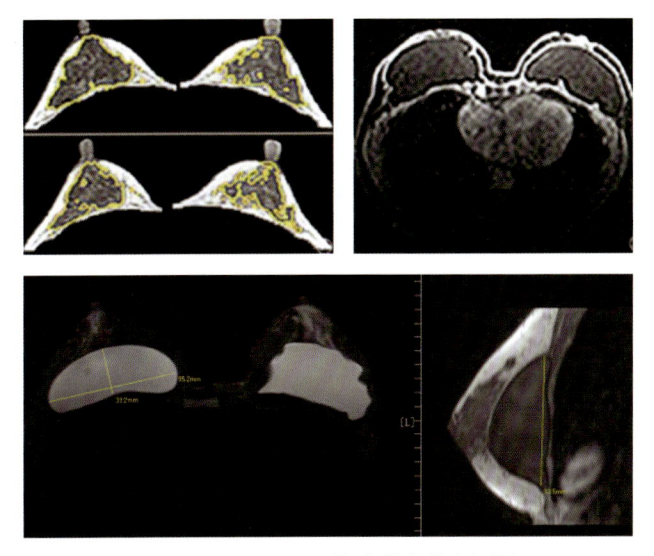

▲ 图 15-15 MRI 技术乳房体积测量

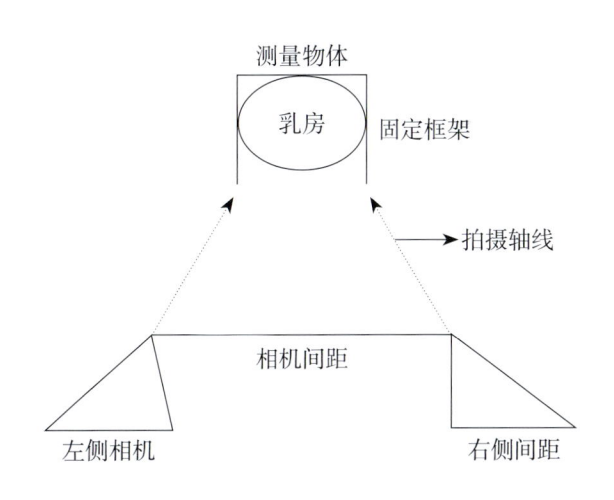

▲ 图 15-16 立体照相测量工作原理图

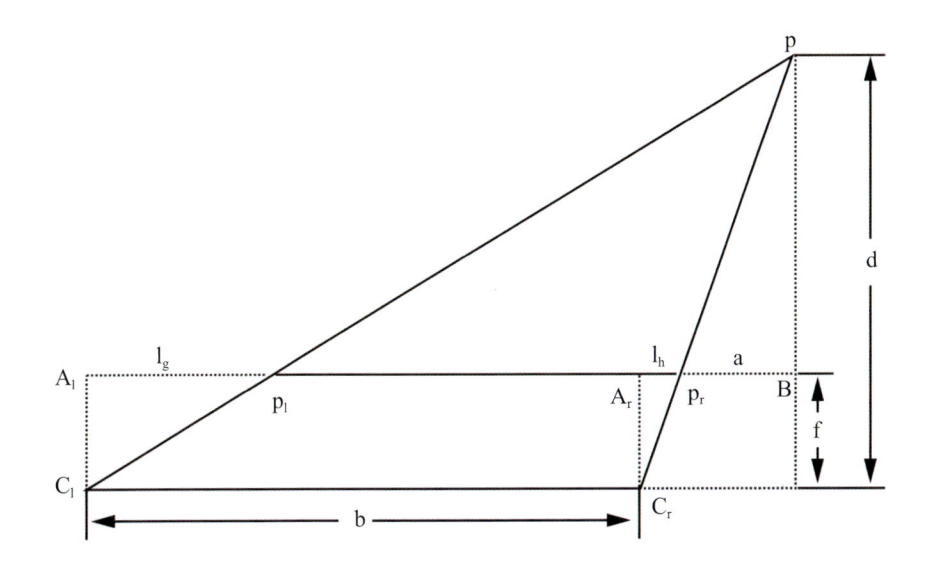

◀ 图 15-17 二维图像获得三维深度信息原理图

C_l、C_r 分别为左、右两个相机的光学中心（透视中心）；C 与 C_r 之间的距离为 b，相机焦距为 f。物体上的点 p 在左右相机图像桌面上的投影点分别为 p_l、p_r，p 与 C_lC_r，连线间距离为 d，C_l、C_r 分别向图像面（即视平面）做垂线，垂足为 A_l、A_r，p 点向图像面做垂线，垂足为 B，令 |A_r Pl=lP, B|=a，则经三角代换：a+labf, d=f。la-1, 即为 p 点在图像面的视差。lbla—lb

和数据库建立，由于运用现代计算机的高新技术，图形数据不但能够产生预期的数据参数，还能合成一个完整的空间三维模拟图形，便于术前设计和术后研究。特别对于美容外科而言，意义更为重大，而且统一的数据采集分析系统能够保证同一测度者在不同时期乳房形态变化测量的可比性。

2000年，胡华新等报道了扩张皮肤三维图像建立和面积体积测量软件的开发和应用，运算过程以3个平面参数推算三维坐标，重建图形类似半球形，而有关立体照相术对乳房的三维立体构象模型获取尚未见报道，国外亦无类似成形的软件可资借鉴。

(9) 3D建模测量法：3D建模测量乳房体积分为两个步骤，第一步是使用3D激光扫描仪或者立体照相机扫描患者胸部，从而获得乳房构建3D模型的数据；第二步是在计算机中计算乳房3D模型的体积。扫描时，患者取坐位或站位，3D仪器扫描其正面，或者取与镜头30°夹角的位置，取得不同角度的图像进行合成。

计算乳房体积时，首先界定出乳房的边界，界定方法各有不同，可直接在3D模型上通过乳房下皱襞等解剖标志划定乳房边界，或扫描前在患者的身体上做好乳房边界的标记，通过3D模型上的印记来界定乳房边界。界定了乳房的边界之后，利用计算机计算模拟出一个曲面来表示乳房的后界。该曲面和之前乳房边界划定的胸部表面正好形成一个封闭的立体图形，从而计算出乳房的体积（图15-18）。多种3D扫描仪器可提供3D建模需要的数据，如KonicaMinolta公司制造的MinoltaVivid910，Cyberware公司制造的Cyberware WBX Scanner等。缺点是3D测量的仪器成本相对较高，测量耗时相对较长。

(10) 在线测量软件法：在线乳房体积测量软件Crisalix只需要3张照片即可测出乳房体积，因为无须特殊器材，所以不仅能测量术前、术后，也可以测量术中的乳房体积。与其他方法相比，该软件在乳房体积测量中是相对客观和精准，同时简单又方便（图15-19）。缺点是该软件产权方和计算方是在瑞士，需要在线上传资料，然后等待外方传回结果，需要一定的时间，每年都需要支付软件费，费用相对较高。

（李立威　刘成胜　邵文辉　吕京陵　严　竣）

二、乳房健美的标准

（一）概论

乳房是女性美的象征，也是女性最重要的器官之一，乳房分泌乳汁、哺育后代，其健康关系到性功能、子宫、卵巢的正常发育。乳房经男性爱抚后勃起并反射子宫收缩，为第二性器。性兴奋时乳房增大25%，乳头长度增加0.5～1cm。女性身体部位中，胸部是男性最先关注的部位。研究发现，关注女性胸部可以增进男性健康，甚至延寿4～5年。

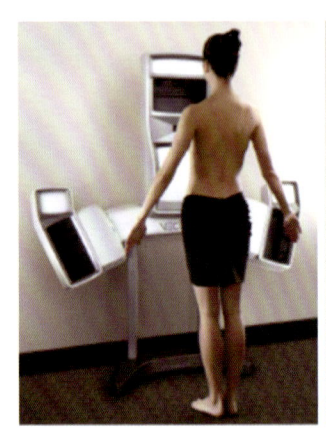

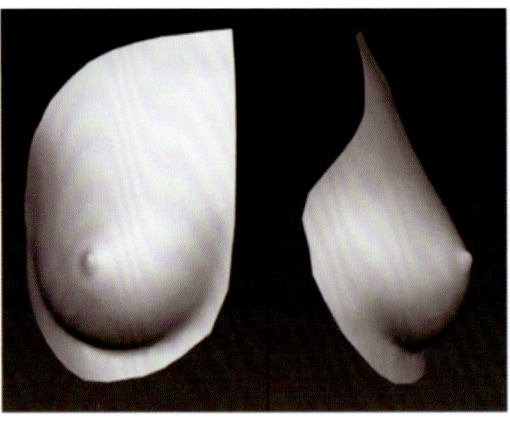

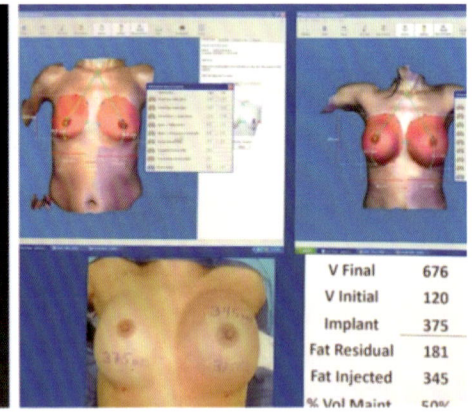

▲ 图15-18　Vectra乳房3D扫描测量乳房体积

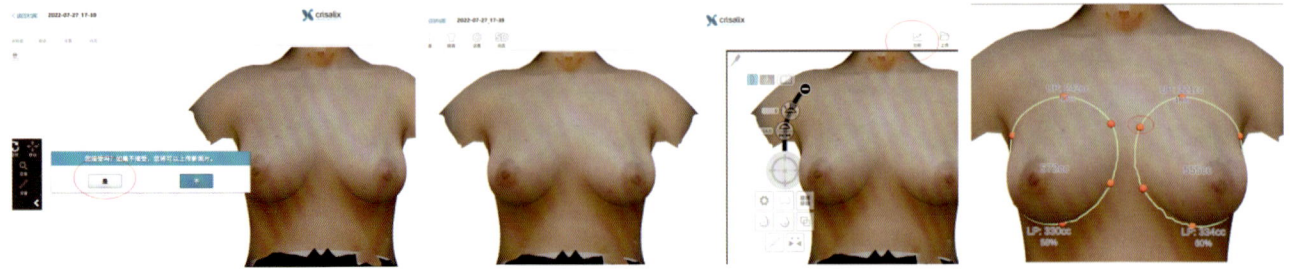

▲ 图15-19　在线乳房体积测量软件Crisalix测量乳房体积

乳房的触觉手感细滑，张力和软硬适中，弹性好，皮肤有光泽，正常挺立、丰满、匀称、柔韧。与人体形成统一、和谐的整体。乳房使女性形体呈 S 形曲线，大小与人体的高低胖瘦比例协调。乳房因个体、种族、年龄不同而不同。

在女性的生长过程中，受很多因素的影响，包括妊娠、体重增减、激素改变、哺乳、年龄增加等，乳房的外观会不断变化，主要表现在乳房大小和形态的改变。女性 10 岁时乳房开始发育，20% 少女乳房膨胀；14 岁时，98% 膨隆；15 岁乳房与成人相同。随着生长发育，乳房内充满脂肪，变得丰满、成熟，富有弹性。21—25 岁时达到高峰。随着结婚、妊娠，乳房明显增大。哺乳期后雌激素下降，乳房缩小，失去弹性并逐渐下垂。更年期后，变得更小且日益松弛。

人类女性的乳房功能包含：①哺育生命，女性的乳房可以生产人类生命的源泉，即乳汁，以哺育新的生命；②女性第二性征之一，以展示女性性感魅力，代表生命、青春、爱情和力量；③体质健康，丰满的乳房代表健康、自信、自尊、骄傲和成就；④装饰和平衡，展现女性曲线美感，比男性身体更为平衡；⑤审美功能，乳房是审美器官，形态丰满、曲线优美的乳房，蕴含女性魅力的绿洲，显示女性美的特有象征。

乳房美学在此特指人类东方女性的乳房审美，包括乳房审美的主观性和客观性两方面。乳房审美主观性主要有历史、宗教、文化、种族等因素，乳房审美客观性主要有对称性、乳房体积、乳房前凸度、乳头乳晕复合体、乳房下皱襞、乳房下垂度六大内容。乳房美学标准包括乳房科学标准和乳房美学设计标准，现在还要充分考虑乳房的个性化审美，以及时尚美感因素。

（二）乳房的主观性审美（主要包含有历史、宗教、文化、种族等内容）

我们的史前祖先会塑造出胸部巍然的偶像。早在农耕行为出现之前，西班牙、中欧等地就出现了这样的塑像，她们往往在胸前塑形很大，同时也在腹部与臀部十分肥胖。丰美的体态未必符合现代人的美学品位，但对粮食来源不稳定的远古先民而言，女性肥胖是一种福气，代表高的存活机会，即便在饥荒时依然可以哺育小孩。她们的姿态经常是双手放在肚皮上或胸前，似乎在诉说女性繁殖与授乳的力量值得崇敬。

古文明世界里，女体造型都是以乳房作为特征，虽然乳房的大小、形状，甚至数目不一，但都非常显著（图 15-20）。发展于希腊克里特岛与希克拉迪群岛（Cyclades）的文明便是最佳例子。克里特与希克拉迪文明兴盛于青铜器时代（公元前 3200—公元前 1100 年），比希腊文明还早。希克拉迪是一个群岛，环绕着戴洛斯岛（Delos），该文化的女性偶像有的高仅数英寸，有的如真人大小，都是用晶莹的大理石雕成，雕刻精美，姿势大多是以双臂托着赤裸的乳房，双腿并拢形成一个象征阴部的三角形。这些偶像可能用于"巩固维系生命"的宗教仪式，也用于出生与死亡的生命过渡仪式；她们造型优美抽象、线条简单，代表了一个失落的世界。在那个文明里，两个圆圈、一个三角形便标示了性别差异，女性的神秘力量被人崇拜。

另一个重要的地中海文明是克里特岛上的迈诺斯（Minoan）文明，该文化的女体形象胸部饱满，比较写实。不管是花瓶、大理石棺上的绘画，或者是皇宫里的壁画，都可看到女祭司主持仪式的画面，成群女性手捧祭祀物品游行，其他女性则群聚欢笑、舞蹈、聊天，她们全都袒胸露乳，下着钟形的裙子。这些壁画是写实勾勒了当时女性的穿着，还是在描绘理想中的女性形象？迈诺斯女性在公开场合里是赤裸胸部，还是和其他西方、近东文明里的女性一样，用衣服遮掩着乳房？这个疑问没有确切答案，因为视觉艺术不必然反映现实，有人认为迈诺斯女性只有在宗教崇拜仪式时，才会穿着裸露双乳的紧身褡，另有一说则认为袒胸是当时女性的"日常穿着"。我们只能说迈诺斯文明里的女性形象不乏袒胸露乳、表情丰富、衣着精美者，显示那时的女性颇有权力并受到尊崇。

我国古代塑像和画作也有很多女性乳房美的展现（图 15-21）。

唐朝的陶器唐三彩襦裙装一般都是低胸装，显示出女性乳房的饱满形态、曲线弧度、乳沟表现完美。南宋刘松年画作《茗园赌市图》里市井女性低胸着装，露出乳沟。南宋画师梁楷画作《蚕织图卷》和南宋画师李嵩画作《观灯图》里女性也内穿抹胸，外套褙子，乳沟显露。我国古代尚有大量文学作品描写女性乳房的美。

▲ 图 15-20 古文明里以乳房为特征的人体造型

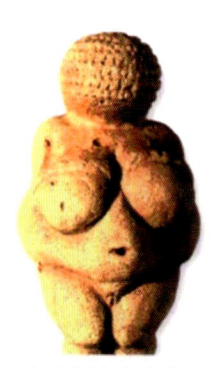

奥地利出土丰产仪式中的女神像　　母神伊什塔尔　　古埃及露胸装女性

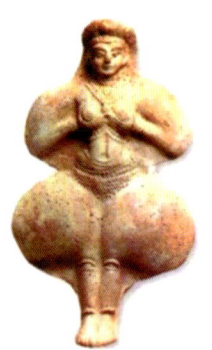

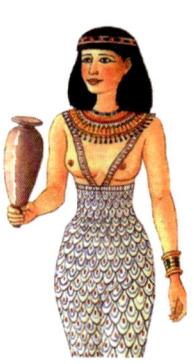

古诗词用"巫峰"形容女子乳房。自古以来中国文人描写乳房的词汇，如"膨大""丰满""高耸""白胖""肥满"等，涉及《诗经·泽陂》、王俦《酥乳》、朱彝尊《沁园春·咏乳》、陈玉瑛《沁园春·咏乳》，以及茅盾、张资平等近代学者。

乳房美学还有时代特征。20世纪20年代，崇尚平坦，"爵士时代"的姑娘们剪短头，涂黑眼圈，用紧实胸罩束缚乳房的"男孩"形象十分流行。30年代，凸显胸形，肌肤毕现的贴身衣裙，将胸部显耀于众，紧身胸衣托起乳房，内衣凸显胸形。40年代，高耸圆润，第二次世界大战期间，要求女性强壮丰满，用束腹内衣收紧细腰，突出高耸圆润的乳房。50年代，强调尖突，锥状内衣强调乳房的尖突感。60年代，回归自然，不戴胸罩成为时髦；70年代，中性主张，不分男女的着装。80年代，健美结实，生气勃勃的乳房是理想胸形。90年代，适度丰满，以健康为标准，大小适度、均匀自然、浑圆挺拔乳房具吸引力。近年来，乳房的个性化审美及时尚美感的兴起，对乳房审美的要求更显突出，明显的乳沟衬托乳房的挺拔，彰显女性性魅力，在乳房整形美容的同时，乳沟的形成正在成为新的热点项目。

在中西方不同的国家里，乳房美学也有差异性；在同一国家不同的民族中，乳房美学也有差异性。

丰满且富有魅力的乳房，是女性梦寐以求和引以为豪的。美丽性感的乳房具良好充盈度，随运动产生韵律性动感，站立静卧时显"水滴"般的三维形态。

现代时尚乳房具有明显乳沟，是视觉聚焦和自我展现的标志。随着计算机辅助设计、大数据分析、3D打印及机器人等人工智能技术的发展，乳房整形美容手术进入一个新的发展阶段。日新月异的技术革命，一定会给乳房整形美容带来令人惊喜的进步。

（三）乳房的客观性审美

1. 乳房形态丰满：女性乳房美首要条件之一 乳房形状丰满、体积大小和饱满度合适，是女性乳房美第一要求。

乳房饱满度可以通过乳房上中下三维测量，得出相关数据。可以参考国际乳罩升级标准，即以胸围减去下胸围后的数值，作为评判标准。计算公式：罩杯尺寸＝胸围尺寸－下胸围尺寸。各罩杯型号如下：AA罩杯约7.5cm，A罩杯约10cm，B罩杯约12.5cm，C罩杯约15cm，D罩杯约17.5cm，E罩杯约20cm，F罩杯约22.5cm（图15-22）。一般中国女性的乳房体积为250～350ml，平均乳房体积310～330ml，具体的罩杯型号大约为B罩杯和C罩杯，这两种杯型的乳房也是比较美的乳房。

乳房的体积主要是由乳腺实质和周围的脂肪组成，这两者各自占的比例颇不恒定，不仅个体之间有差异，同一个体两侧之间也会不同，可能与年龄、体重、妊娠、激素水平改变及遗传等因素有关。

2. 胸型挺拔、乳房曲线优美：女性乳房美必要条件之一 发育完善的乳房在视觉观察上，即根据乳房前凸的长度，大体可以将乳房形态分为四种类型：圆

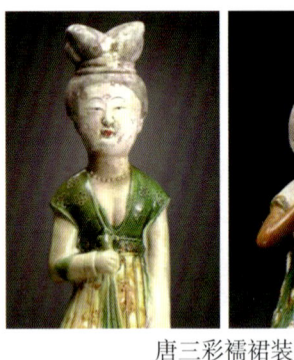

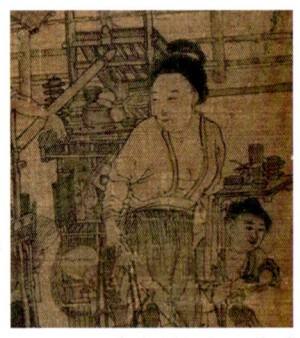

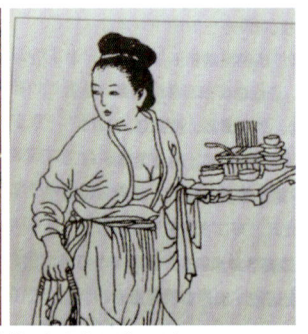

| 唐三彩襦裙装 | 南宋刘松年画作《茗园赌市图》局部 |

◀ 图15-21 我国古代塑像和画作里以乳房为特征的女体造型

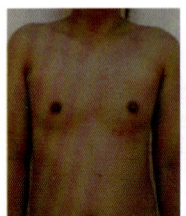

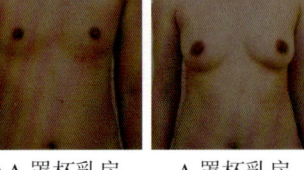

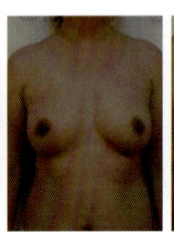

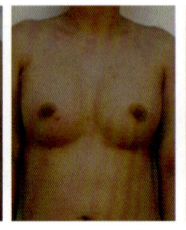

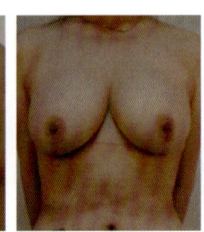

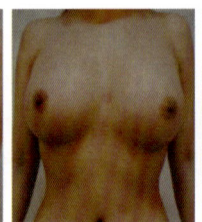

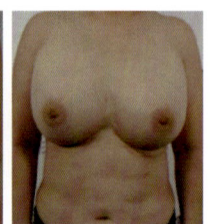

| AA罩杯乳房 | A罩杯乳房 | B罩杯乳房 | C罩杯乳房 | D罩杯乳房 | E罩杯乳房 | F罩杯乳房 |

▲ 图15-22 从罩杯看乳房形态

盘形、半球形、圆锥形、下垂形。

圆盘形乳房前突的长度小于乳房基底部周围半径。乳房稍有隆起，其形态像一个翻扣的盘子，胸围环差约12cm，看上去不算丰满，着衣时难见乳房形，达不到理想乳房美的标准。女性圆盘形乳房约占15%，多见于青春发育初期女青年。半球形是中国女性中较为常见的一种形状，这种形状的乳房前突的长度等于乳房基底部周围半径（乳房前突为4～6cm），胸围环差约14cm，属较美观的乳房，着衣时可见到乳房形。其形态像半球形，乳房浑圆、丰满，是中国女性最美的乳房。圆锥形乳房前突的长度大于乳房基底部周围半径，胸围环差约16cm。乳房与胸壁形成的角度小于90°，乳峰前突且微微上翘，无论着何种服装，都能显示出丰腴感。下垂形乳房前突的长度更大，呈下垂形态（图15-23）。

乳型挺拔适宜，造就女性乳房美，从医学美学与美容观点，前三种乳房是正常、健美的；尤以半球形乳房圆周半径高而相等，像一个丰满的半球状，是最美的乳房形态；中国传统的审美习俗是以圆与柔为美，圆不仅有着对中国人追求的"圆满"的喜好和希望，更有着一种对事物线条的挑剔。这种对半球形乳房的情有独钟，与中国传统的审美观不无关系。对于亚洲女性而言，半球形乳房属于外形较理想的乳房，欧美女性则认为水滴形乳房较为美丽。发育不完全时女性乳房则呈扁平形、下极狭窄型或管状。

栾杰教授等收集了98名汉族女性的乳房数据，基于研究的结果，提出了完美乳房下半部是半球形的假设（图15-24）。

黄金胸型最完美的乳房曲线，由正面看来是呈现出"等边三角形"，也就是俗称的"黄金三角点"。这三点分别为锁骨中间凹陷处及两个乳头，三点所连接成的直线如果是等距离的正三角形，那就符合"黄金三角点"的完美比例（图15-25）。

3. 乳房位置及乳房下皱襞适中：女性乳房美重要条件之一 乳房位于体表第2～6肋骨之间，其内侧位于胸骨旁线，外侧位于腋前线，乳房肥大时可达腋中线。腺体尾部指向腋窝前皱襞，形成腋角，直立体位时乳房外展15°～30°（乳房垂直轴与正中矢状面所成的角度）。乳房的上内3/4部分附着于胸大肌筋膜和前锯肌筋膜表面，下外1/4部分附着在腹直肌和腹外斜肌筋膜的表面。乳房的实际范围常超出上述界线，向上达锁骨，向内至正中线，向外抵背阔肌外缘，向外上延伸到腋顶。

乳房下皱襞是决定女性乳房形态的重要结构（图15-26）。它是乳房与胸壁的连接线，乳房下皱襞至乳头距离5～7.5cm，平均6.5cm；而肥大或皮肤松弛时可以延展至10～12cm。中老年女性的乳房，或是增大的乳房，乳房下皱襞可降到第7肋间隙。

乳房下皱襞区三角聚集韧带：从第5肋骨膜起始，向浅面发散并且垂直深入皮肤真皮的致密纤维聚集区，在矢状面上呈三角形态，故命名为三角融合体。部分纤维在由深入浅的过程中，经过胸大肌和腹直肌交界处，部分嵌入乳房的下极。下皱襞的位置和状态基于纤维组织结构精细的配准。不同的乳房韧带类型致密程度不同，下皱襞越明显、乳房下极越膨隆的个体，韧带纤维越密集、越多。该韧带区可视为乳房结束区，

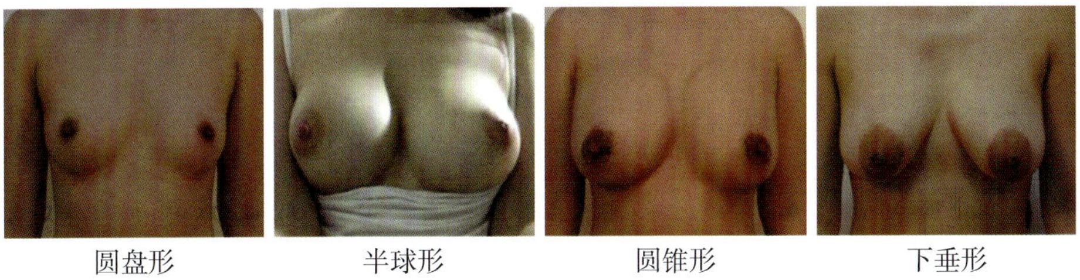

| 圆盘形 | 半球形 | 圆锥形 | 下垂形 |

◀ 图15-23 乳房的四种形态

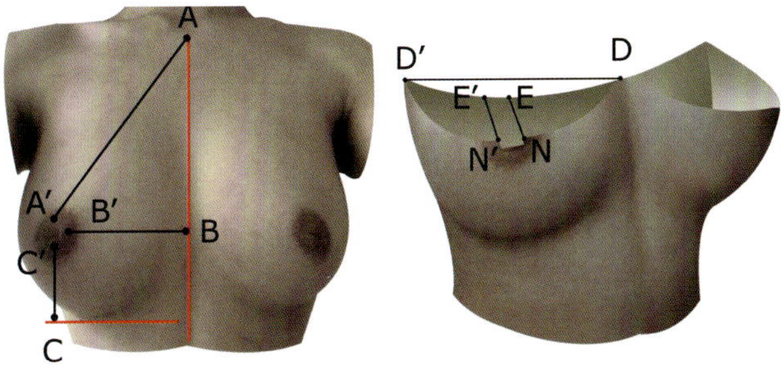

▲ 图15-24 完美乳房下半部是半球形

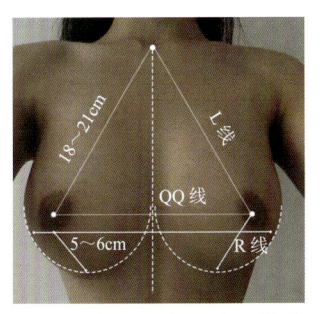

▲ 图15-25 呈等边三角形的"黄金三角点"

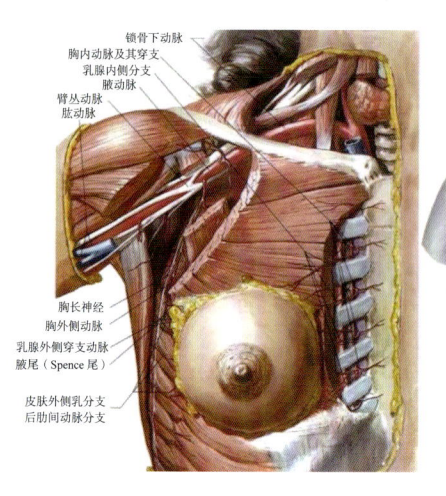

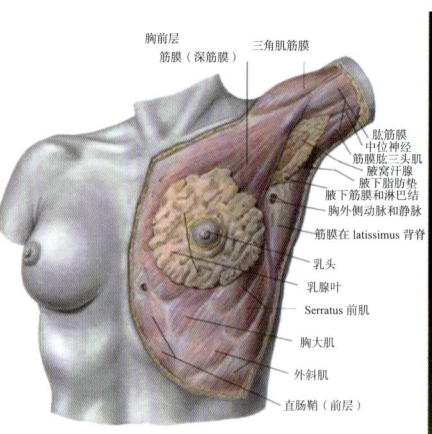

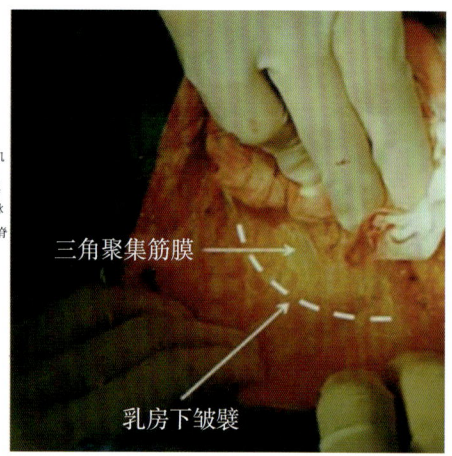

图 15-26 乳房位置及乳房下皱襞

其下方是一些水平方向的短韧带组织，从腹直肌发出而止于浅筋膜，未再向皮肤浅出。下皱襞下 1cm 处上腹部的筋膜结构开始呈现，重新出现 Scarpa 筋膜。

4. 乳房上下极的表现：女性乳房美重要条件之一 乳房上极应该过渡自然，上极软组织无空瘪，无突出，未凹陷，曲线流畅，侧面观未成角；乳房下极饱满对称，弧度圆润，无凹陷，无组织粘连。

Mallucci 教授对 100 名女性的乳房观察，并且邀请 1315 名人员选出最有吸引力的胸部，最后总结出迷人胸部的特点：①上下极比例为 45%∶55%；②乳头微微上翘 20°；③乳房上极的弧度为直线或微凹；④下极弧度为凸面。

整形外科医生和寻求隆胸的患者对乳房形状的偏好差异：66 名参与调查人员，其中整形医生 11 人（2 名女性，9 名男性）；患者 13 人（均为女性）；42 名其他非专业人员（16 名男性，26 名女性）。美容患者认为上极为凸形的乳房更有吸引力，而且似乎认为这种形状更自然；整形外科医生认为上极为凹形的乳房更有吸引力。

对 1294 份调查进行分析，乳房美学的偏好显示，18—30 岁的人更喜欢 50/50 的比例，而 31—50 岁组和更大的人则表现出对更自然的乳房（45/55）的偏好（图 15-27）。大多数女性喜欢同样饱满的上下极，大多数男性喜欢 40/60 的比例。超过 86% 的参与者喜欢较小尺寸的乳头乳晕复合体，位置位于中央。

5. 乳房紧实不松垂和乳房间距及对称性正常：女性乳房美重要条件之一 乳房美学客观测量指标涉及：SN-N，胸骨上切迹中点 - 乳头中点；SN-LIMF，胸骨上切迹中点 - 乳房下皱襞垂直距离；N-N，两乳头中点距离；N-M，乳头中点 - 胸骨中线垂直距离；BW，乳房横径；AD，乳晕横径；CCN，经乳头胸围；

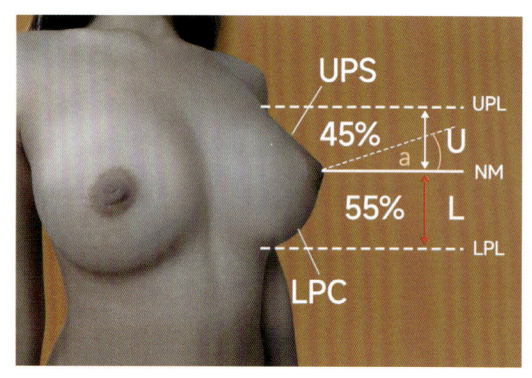

图 15-27 更自然的乳房上下极比例为 45/55

CCIMF，经乳房下皱襞胸围。

乳房美学通常认为，SN-N 为 19～21cm，N-N 为 18～22cm，锁骨中点和两乳头连线为等边三角形，乳头到剑突的距离为 11～13cm 或距前正中线 10～10.5cm。

女性乳房的形态与大小因人而异，又随年龄和妊娠等生理情况而变化，因此，确定标准的乳房形态是困难的，但有三个形态学的因素可以参考。

乳房基底横径：乳房内、外侧界限之间的直线距离。此距离表明乳房在青春期的最大发育。大的乳房基底能承受较大体积的乳房而不下垂。

乳房高度：乳房向前凸起的程度。正常的乳房高度应不超过乳房基底横径的 1/3。

乳房下垂程度：判断乳房下垂程度的标准较多，比较有临床指导意义的有以下几条。

根据乳房下皱襞和乳房下极的关系分型：正常乳房，两者相等；乳房下极超过乳房下皱襞 1～2cm，为轻度下垂；超过 2～3cm，为中度下垂；超过 4～10cm，为重度下垂；超过 10cm，为极重度下垂。

根据乳头与乳房下皱襞及乳房下极的关系分型：乳头在乳房下皱襞水平位置，为轻度下垂；乳头在乳房下皱襞之下、乳房下极之上，为中度下垂；乳头在乳房下极边缘，为重度下垂（图15-29）。

根据乳房体积分型：正常体积（250～350ml）的乳房下垂，小乳房（低于200ml）下垂，中度肥大（600～800ml）乳房下垂，巨乳（超过1500ml）下垂。判断乳房下垂，还要注意腺体下垂和皮肤下垂的区别。

总之，女性乳房紧实，富有弹性，弧度圆润，无松垂、乳房下垂度为零是女性乳房美非常重要表现。

6. 乳头乳晕复合体正常：女性乳房美非常重要的条件之一 乳头与乳晕共同构成的乳头乳晕复合体是乳房审美中心，利用体表标记，有许多评估乳头相对位置的方法。在站立位，胸骨上切迹至两侧乳头的距离及乳头间距均为18～24cm，平卧位时长2～3cm；乳头间距平均为18～24cm；胸骨中线至乳头的距离，一般为9～12cm；两侧乳头与胸骨切迹之间近似正三角形，但通常胸骨切迹到乳头的距离要比乳头间距长2～3cm。乳房微微自然外倾、上挺，前突，乳房前突度（从乳头到基底部的距离的平均高度）为5～6cm，挺胸站立比一般状态前突2cm。乳头位置受皮肤弹性及乳房体积的影响，皮肤松弛时，乳头位置下移；乳房体积每增加300ml，乳头即向外下方移位约1cm。许多女性存在左右乳头不一致的情况。正常情况下，未经哺乳的女性两侧乳房基本对称。哺乳后，由于哺乳习惯不同，两侧乳房的大小可明显不同，但基本位置不会改变。乳房的基底横径为12～16cm，大的乳房基底部能承受较大体积的乳房而不下垂。乳房上部与胸部呈斜坡形，大约45°，而乳头下方的乳房与胸壁成钝角。

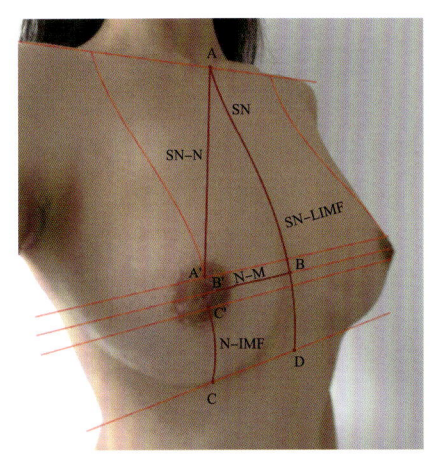

瑞典哥德堡大学整形科，调查了1000名男性和1000名16—74岁的女性，在年龄和性别亚组的偏好之间发现了明显的差异。通过调查发现，无论是男性还是女性，人们认为理想的乳头乳晕复合体位满足正面位置为40：60，侧面位置为50：50（图15-30）。

乳头是乳房最前突的部分，半球形或圆锥形乳房在站立位时乳头位于乳房中心。其体表位置在第4肋间隙或第5肋间隙水平与锁骨中线交界处。乳头可粗略地将其看作是筒状或圆锥状。它的形状变化很大。然而，在乳房整形术中，重要的是乳头高度，因为这将影响泌乳和突起。正常时，乳头高于乳晕平面1.5～2.0cm，直径一般为0.8～1.2cm，大小为乳晕直径的1/3。需要特别注意的几种异常形态的乳头包括：扁的或短的乳头；脐状乳头，即乳头内陷，但能被拉出；内陷乳头，即乳头内陷，但不能被拉出，此种乳头畸形是由于乳腺导管短或乳头肌发育不良。

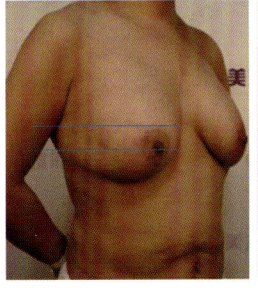

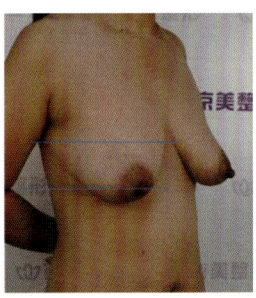

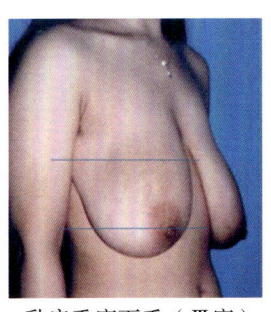

▲ 图15-28 乳房美学客观测量指标

乳房轻度下垂（Ⅰ度）　乳房中度下垂（Ⅱ度）　乳房重度下垂（Ⅲ度）

◀ 图15-29 乳头位置与乳房下皱襞关系决定乳房下垂程度

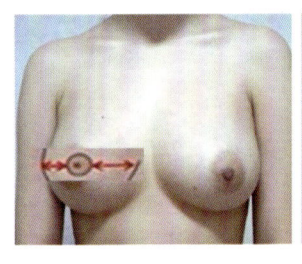

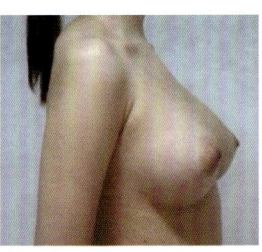

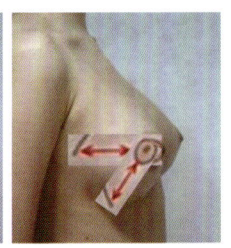

◀ 图15-30 乳头乳晕复合体在乳房比例
正面位置为40：60，侧面位置为50：50

乳晕位于乳头外围，为圆形，呈红润粉嫩或浅褐色的皮肤，直径35～50mm，有时为一个纵椭圆形。

7. 乳房与身体各部位比例和谐：女性乳房美重要条件之一 人的全身是相互联系的统一的有机体。美感建立在各部分之间比例关系上，说明女子身体各部位的比例适度非常重要。乳房作为女子身体的一个重要组成部分，它的美学标准必定要受到全身比例关系的约束。

人体美学的全身比例关系中，首先需要知道的是人体高度与人体各部位长度的比例关系，即身高与头、颈、胸、腹、四肢之间的长度比例关系。人体身高的比例主要分为正常比例和理想比例。正常比例为人体总长为7个半头高，这是所有高等艺术院校进行人体素描所依据的正常比例。然而，只要观察一下就会发现，这种比例表现在过于矮小的人身上，就会显得矮胖，不能令人满意。多数现代艺术家加长了身高，把人体长度定为8个头高，这就是理想比例，女性穿高跟鞋，正是追求这种理想比例所产生的美感。

女性身体较窄，最宽处为2个头宽，腰为1个头宽。从脚向头部算，乳头位于6个头处，乳房下缘位于6个头处，乳头与脐相距1个头长。人体长度和各部位长度比例关系是由骨骼系统先天决定的，在通常情况下不能改变（某些体育锻炼在骨骼成熟早期会对人体各部位长度发生极小的改变）。乳房在女性身体的上下位置则显得尤为重要。乳房下垂，就会改变躯干上下的比例关系，破坏这种理想比例的人体美。因此，要通过乳房健美的锻炼或乳房下垂矫正手术来达到、保持和恢复这种美。

人体美学的第二个大问题是人体几个大部位之间的粗细比例关系，也就是人体"五围"（上臂围、胸围、腰围、臀围、大腿围）的比例关系。

世界上公认点身材比例完美的古罗马神话中的果园女神米洛斯的维纳斯，胸围94cm，腰围66cm，臀围96cm，维纳斯三围的比例即2.85：2：2.91，这也可以看作西方女性围径的最佳比例。

根据我国民族的体形特点与参加健美锻炼的20—35岁女子的体形情况相结合，计算出来的健美成年女子身体各部位比值，是目前较为合理的女子体形的标准比值（表15-1）。根据身高与表中所列的比值，通过比例换算，就可求出标准的"五围"数据。

按照此表可得出我国女性胸、腰、臀围径的最佳比例大约为2.7：2：2.76。总之，乳房应与身体各部位比例和谐、适应、匀称。

表15-1中除体重比值允许范围为±0.025外，其他允许范围均为±0.01。计算举例：某女性身高160cm，求其合乎健美标准的胸围、臀围及体重。

160：2.53（身高比值）=体重：0.84（体重比值）

$$体重 = \frac{160 \times 0.84}{2.53} \approx 53 \, (kg)$$

160：2.53（身高比值）=胸围：1.35（胸围比值）

$$胸围 = \frac{160 \times 1.35}{2.53} \approx 85.37 \, (cm)$$

160：2.53（身高比值）=臀围：0.84（臀围比值）

$$臀围 = \frac{1.380.84}{2.53} \approx 87.27 \, (cm)$$

8. 乳房动感自然、手感柔软：女性乳房美重要条件之一 乳房皮肤，又称皮肤乳罩，在不同的女性身上，皮肤的特性千差万别。年轻人的皮肤较坚韧、弹性良好，能够对其深方的乳腺实质和脂肪起支撑作用，构成年轻坚挺的乳房外观。而随着基因变化、衰老、体重增加、妊娠等因素逐渐影响，皮肤的动力特性随之改变。乳房皮肤的质地和伸展性在乳房各个部位的分布是不同的。正常情况下，乳晕周围的皮肤较乳房其他部位皮肤薄，更易于伸展。乳腺体积与皮肤乳罩之间应有一个完美的比例，这样，不仅赋予乳房以良好的外形，而且也能赋予乳房匀称、柔韧而富有弹性的自然动感和柔软手感（图15-31）。

以纤维组织为主的乳房，要比以脂肪组织为主的乳房更紧实。即便是脂肪组织也不尽相同，有些人比较坚实，有些人比较疏松。乳房的脂肪主要分布于乳腺的前后脂肪囊及夹杂在乳腺小叶之间。包绕乳腺的前后脂肪囊分别是浅筋膜的深浅的两层脂肪，这两层脂肪又合称为乳房囊。前层乳房囊是皮下浅筋膜浅层脂肪，因在乳头乳晕复合组织区被腺体导管和皮肤真

表15-1 我国健美成年女子身体各部位比值						
部 分	身 高	体 重	上臂围	胸 围	腹 围	臀 围	大腿围
比值	2.53	0.84	0.38	1.35	1.00	1.38	0.82

皮替代而局部缺失的。乳房囊后层可因个体差异而出现厚薄不等的脂肪，这层脂肪使得乳房可以在肌肉表面相对滑动。因为这些因素，综合化后就会影响乳房的动感和手感。

9. 仰卧、侧卧都自然：女性乳房美重要条件之一

乳房在仰卧、侧卧时各个角度都应过渡自然，曲线流畅，弧度圆润，无凹陷，无组织粘连，自然无异常凸起，手感柔软（图15-32）。

仰卧时乳房变平，各软组织平铺开来，每个层次的张力比立位时要高。一般假体隆乳术后，若假体选择较高突，其自身软组织覆盖较薄，则乳房会突兀，假体轮廓明显，乳房与胸壁成角，无软组织过渡，双乳之间是一片"开阔地"，形成"两边各立一座高山，中间一片平谷"的畸形现象。使得术后乳房异常突起，就会破坏女性的乳房美（图15-33）。

熟知乳房美学这些特点，对整形美容术前乳房的大小、形态等的设计及对术后乳房的审美和评估才能够有所参考；对乳房美学标准的理解和乳房变化的预知，会对乳房的整形美容手术效果有指导性的意义。

（四）乳房美学的标准评分表

包括乳房形态、乳房皮肤质地、乳头形态等多方面的因素。为了比较容易判断，设计了乳房健美标准的评分表（表15-2），一般情况以74分以上为健美。健美是以健康为基础，有乳房疾病者，患病期间不予评分。

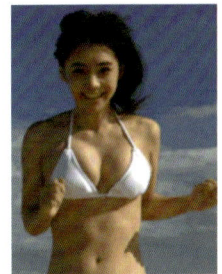

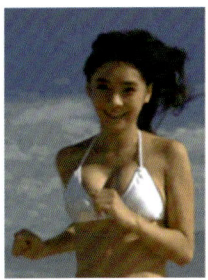

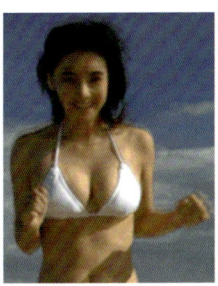

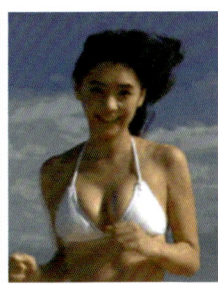

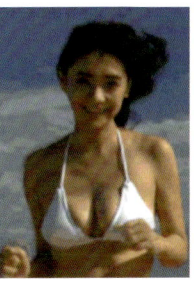

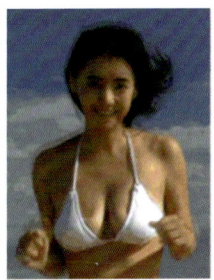

▲ 图15-31 一个在沙滩上奔跑的少女，上下起伏着的乳房，展示她乳房的自然动感和柔软度

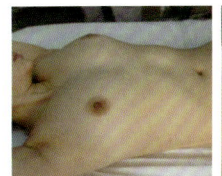

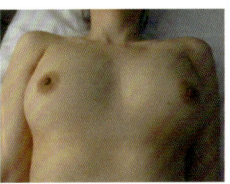

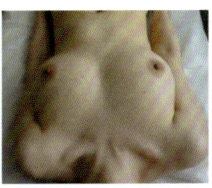

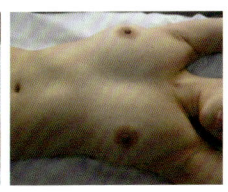

◀ 图15-32 仰卧、侧卧乳房都圆润自然，曲线流畅

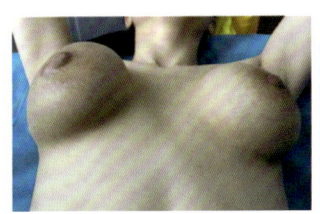

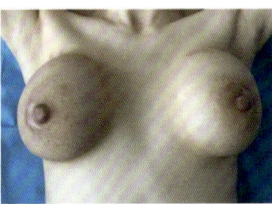

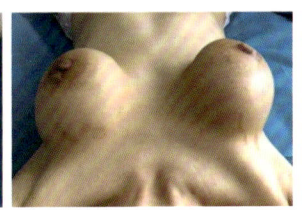

◀ 图15-33 假体隆乳术后乳房内假体包膜挛缩4级

表15-2 乳房健美标准评分表

标准胸围	达到，30分	相差1cm以内，25分	相差2cm以内，20分	相差2cm以上，10分
乳房类型	半球形，30分	圆锥形，25分	圆盘形，20分	下垂形，10分
乳房位置	正常，10分	过高，8分	两侧不对称，5分	过低，2分
皮肤质地	紧张有弹性，10分	较有弹性，8分	尚有弹性，5分	松弛，2分
乳房外观	正常，10分	颜色异常，8分	皮肤凹陷，皱褶，有瘢痕，5分	颜色异常，皮肤凹陷，皱褶，有瘢痕，2分
乳头形态	挺出，大小正常，10分	过小，8分	下垂，5分	内陷，2分

人体的胸围和乳房的大小主要为先天遗传因素和后天锻炼所决定，但又受工作性质、生活条件等环境因素的影响。从事体力劳动者比从事脑力劳动者的乳房要发达。凡不喜欢运动，而专用脑力的人，不论男女，胸部的发育多较无力。

（刘成胜　邵文辉　吕京陵　李立威　严　竣）

三、自体脂肪移植隆乳术

（一）概述

自体脂肪颗粒注射移植术，是指将患者脂肪较丰厚的部位，如腹、臀、大腿或上臂等处的脂肪，用湿性吸脂方法吸出，经过处理成纯净脂肪颗粒后，注射植入需要改变的有缺陷的受区内，以改变完善受区的形态的一种手术方法。

游离脂肪颗粒的自体移植现在已广泛应用于各种软组织缺损的修复，这一技术的优点是移植物为自体组织，其生物学特性远远优于任何人工的组织代用品、异体或异种材料，脂肪颗粒移植取材容易，组织来源丰富，操作简便，安全可靠，易于存活；传统的手术切除脂肪块或真皮脂肪块移植术，创伤大，留有较大的手术瘢痕，而且可能会造成供区的缺损，而采用游离脂肪颗粒注射移植创伤小，供受区都不留明显瘢痕，受区形态均匀自然，无体表投影；可重复注射，易于塑形；吸脂减肥与软组织填充，特别是隆乳术一次完成，费用相对较低，痛苦小，患者乐于接受。

自体脂肪移植已有上百年历史。Neuber首次使用自体脂肪填充软组织缺损并取得满意疗效。1895年，德国医生 Vincenz Czerny 通过移植脂肪瘤来修复乳房缺损。1910年，柏林 Hollander 教授报道了用脂肪组织填充面部半侧颜面萎缩（伯格病），1912年又报道了用游离脂肪组织的注射方式成功矫正乳房缺损。这是当今自体脂肪移植技术真正的开端。

随后，各国外科医生也纷纷进行了尝试，至20世纪30年代，脂肪移植成为整形外科界确认的方法，但效果一直不甚理想，这是由于人们对脂肪的认识仍处于初级阶段，开刀直接切取脂肪块的方式，不但容易在供区留下显著瘢痕，术后恢复缓慢，而且具有较高的并发症发生率，不可预测的高体积吸收率始终是其最大的缺点，尽管自体脂肪移植技术在不断改善，却总是达不到人们的期望。1956年，Peer报道脂肪移植的存活率仅50%~60%，并且疗效极不稳定。

20世纪80年代，随着肿胀麻醉技术的发明及脂肪抽吸技术的发展和进一步完善，为自体脂肪移植技术的普遍应用提供了先决条件。随即，脂肪移植又重新引起了人们的关注。

1986年，周兴亮在国内率先报道了湿性吸脂术，随即吸脂和脂肪移植在中国国内应用开来。脂肪移植作为再生医学一个新兴领域，在基础研究和临床应用方面均迅速发展。随着脂肪抽吸术的广泛应用，自体脂肪颗粒注射移植术越来越受到整形美容外科界的关注和青睐，近年来已在国内外得到广泛应用。本章介绍自体脂肪颗粒移植在乳房增大中的应用。

（二）自体脂肪隆乳国内外研究历史和现状

1889年，Van der Meulen 首先报道了脂肪组织的自体移植。1893年，德国外科医生 Gustav A.Neuber 尝试了第一例脂肪移植，用于眼部凹陷性瘢痕的填充。1895年，德国医生 Vincenz Czerny 通过移植脂肪瘤来修复乳房缺损。1910年，柏林 Hollander 教授报道了用脂肪组织填充面部半侧颜面萎缩（伯格病），1912年又报道了用游离脂肪组织的注射方式成功矫正乳房缺陷。1919年，德国医生 Erich Lexer 用切割脂肪来治疗两侧乳房缺损、前额瘢痕性凹陷、鸟嘴样小颌畸形，用脂肪与肋骨、皮肤一起重建眼窝，用脂肪移植治疗膝关节强直、恢复手部肌腱滑动。1921年 Neuhof 和1931年 Josef 先后在研究中使用自体脂肪治疗相关软组织缺损疾病并取得成功。

在20世纪30年代，在一些整形美容手术教科书中用了大量的篇幅来讨论如何弥补缺陷，尤其是在面部区域使用脂肪组织。那时的医生们获取脂肪非常困难，一般每次只能获得少量脂肪，所以脂肪组织使用也很有限，一般情况下，大块脂肪组织必须通过外科方法切除，然后使用手术刀将其切成小块，在那时，人们已经知道只有小脂肪颗粒才能完全存活。Miller报道了注射器注射脂肪移植法，但这种方法并没有流行起来。第二次世界大战期间，此项技术多用于战场上负伤战士的修复重建，而在民用领域，一些获取更简单的人工材料（包括凡士林、液状石蜡、硅酮等）注射技术如雨后春笋一般崛起，这些都是当时欧洲名媛贵胄们很感兴趣的话题，但最终这些材料的临床应用出现了很多难以预料的并发症，导致这些材料逐渐被淘汰。

1950年，Lyndon A.Peer 对脂肪移植后体积减小的现象提出著名的"细胞存活假说"，认为移植后仅有部分脂肪细胞能存活并保留下来，这一经典论文标志着脂肪移植研究开始进入细胞时代。同一时段，来自意大利的 Arpad Fischer 和 Giorgio Fischer 发明了脂肪抽吸系统，通过小切口，在脂肪中伸入钝头且中空的吸脂管，管子后方连接上有吸引力的设备，利用绞肉机原理，把脂肪吸进小孔中切成小颗粒后吸出。这种技术确实损伤相对小、省时间、组织不变形、抽吸更精确，但缺点也很大，包括反复的抽吸使得手术出血量大得惊人，学界称为干性吸脂技术。随后，法国巴黎的外科医生Yves-Gerard-Illou将其进一步改进为湿性吸脂技术，即先在皮下脂肪中打入一定量的液体，使脂肪组织肿胀，血管封闭，然后再进行吸脂操作。湿性吸脂技术大大降低了出血量，并且抽出的脂肪随后也被证实活性与干性吸脂所得并无二致，大大提高了脂肪获取的安全性。

随着脂肪抽吸术的应用，在较短时间内获取大容量的脂肪组织变成一种可能。1986年，Illouz提出了脂肪颗粒移植理论；1987年，Klein报道的肿胀技术，使吸脂术和脂肪颗粒移植迈出了革命性的一步；1987年，在美国整形外科年会上，Mel Bircoll发表了应用游离脂肪移植物进行隆胸手术的研究课题，但是，当他宣读论文时，却遭到了激烈的批评。因为有些医师经常使用不成熟的技术将大量脂肪组织注入乳房，这导致乳房内出现了大量的油囊肿和钙化等严重的后果，美国整形外科协会专家们否决了游离脂肪移植技术，虽然这种否定并没有任何科学依据或背景支持。

脂肪移植的有效性也成为了困扰众多外科医生的难题。因为医生间脂肪的处理和注射技术不同导致移植结果的巨大差别，有报道的体积保留率为25%~80%，一时间支持者与反对者皆众。在随后的几年中，只有这一领域某些科学家的个别脂肪移植病例被发表，一些先驱者（如Chajchir、Illouz、Ellenbogen、Bircoll和Coleman）仍在进行脂肪移植手术应用和研究，除此之外并没有太多人研究这一领域。

1995年，美国纽约Sydney R.Coleman改良了脂肪抽吸和注射移植技术，极大地提高了脂肪移植的存活率，以低负压抽吸、离心纯化、多通道注射为标志，称Coleman法。Coleman将其总结命名为结构性脂肪移植，其做法得到了众多医生的认可，并作为脂肪抽吸技术金标准及传统技术被广泛沿用至今。随着Coleman技术的问世和推广，大幅提高了脂肪移植的平均体积保留率。脂肪移植填充技术在整形美容外科中也成为一种常规技术，为先天性、继发性等因素所致的薄弱或缺损组织提供良好的修复途径。至20世纪末，随着脂肪移植研究和应用的日渐升温，促使该技术逐步走入大众的视野。

2007年3月，Coleman在PRS杂志上发表了用结构脂肪移植方法进行隆胸的结果，而这种方法也大量用于填充面部。此后，这个问题引起了越来越多的关注，美国和德国纷纷任命了专家委员会。他们再次检验了脂肪移植技术的基本原理，最终决定取消对脂肪组织移植的禁令。随后，很多医师们开发了新的方法，该方法不仅简化了脂肪收集过程，而且简化了移植过程，使整个过程可以预测。有一些研究也提供了容量分析。

2001年，美国加州大学学者Patricia A.Zuk从脂肪中发现了脂肪干细胞的存在。脂肪是间充质干细胞的重要储存库，这为再生医学开辟了新的视野。随后，大量研究证实了脂肪干细胞可增强脂肪移植的效果。日本学者Kotaro Yoshimura提出在移植物中添加适量脂肪干细胞的细胞辅助脂肪移植，即可明显改善脂肪移植后体积缩小的情况。Yoshimura等的研究通过增加移植脂肪组织的干细胞，显示隆胸存活率提高了20%~30%。2013年，比利时学者Patrick Tonnard在此基础上研发了纳米脂肪，事实上这是一种简便的脂肪干细胞提取方式，利用反复推注获得的纳米脂肪中主要成分，即包括油脂和悬浮的脂肪干细胞。将纳米脂肪和脂肪混合移植也能起到近似于CAL的良好效果。

自1986年起，中国济南周兴亮率先应用并报道了湿性吸脂术，南京王志军于1990年赴日本周哲南处进修学习吸脂和脂肪移植。20世纪90年代中期，戚可名、汪良明、刘成胜，以及2000年后李发成、曹卫刚、易成刚、宋建星、刘宏伟等相继开展了吸脂和脂肪移植技术。与此同时，当时流行的聚丙烯酰胺水凝胶（商品名国产为奥美定，进口为英捷尔法勒）等注射填充材料被发现具有严重并发症，于2006年被中国国家药品监督管理局停用，这样的背景为脂肪移植在中国的空前发展铺平了道路。

2016年，国内鲁峰研究团队在Tonnard的研究基础上，对纳米脂肪技术进行了改良，去除了产物中过多的油脂，同时尽可能保留脂肪原生胶原，再对脂肪干细胞含量进行浓缩，研发了SVF-gel。SVF-gel的移植具有80%以上的体积保留率，适用于精细部位移植。

在CAL和SVF-gel这两项新技术中，都含有比传统脂肪移植更高浓度的脂肪干细胞，并且均在移植后报道了脂肪再生现象，为脂肪移植后的"宿主替代假说"提供了部分依据。

近年来，随着美国Roger K.Khouri发明的胸部外扩张器Brava的广泛临床应用，以及受体软组织顺应性理论的普及，国内外大体积脂肪移植隆乳和乳腺癌切除术后用脂肪重建的效果大大提高。

随着上述应用的进展，作为一种来源广泛、生物相容性好的自体填充物，自体脂肪颗粒移植在先天性及继发性人体组织的损伤修复改善中已经取得诸多显著的临床效果，并且逐渐被越来越多地应用于隆乳术、假体或异物取出后或乳腺癌根治术后的乳房局部凹陷畸形等的临床治疗中，并取得了显著疗效，值得在临床上推广应用。

（三）自体脂肪颗粒隆乳机制

1. 脂肪组织移植后转归和机制 回顾 1 个多世纪以来人们探索的历史，我们不难看出前人努力求索的足迹。有专家根据各自对注射用软组织填充剂的研究，先后提出了关于理想的软组织填充剂的标准。结合现代研究进展及临床实践，总结出以下几点要求：①良好的组织相容性；②最小的异物反应及炎症反应；③无致敏性及引起其他免疫组织相关性疾病；④无致癌、致畸性；⑤与宿主间可形成薄层但稳定的包膜，不易迁移，并且外形手感自然；⑥易于消毒、贮藏；⑦易于操作，塑形方便，疼痛感轻；⑧填充效果稳定、持久；⑨出现不良反应后能找出切实可行的相应处置措施；⑩经济。从以上总结可看出，自体脂肪无疑是复合要求的。

皮下脂肪组织来源于中胚层，广泛地分布于全身各处体表，其组成成分包括脂肪细胞及细胞外基质，如各型胶原蛋白、纤维粘连蛋白及生长因子类。脂肪细胞由一层薄薄的细胞质组成，核偏向一侧，由大部分体积以居中的甘油三酯为主的液泡组成，通过负压抽吸获得，是软组织填充的天然材料。

对游离脂肪移植后的组织细胞学研究已有 80 多年的历史。Billing 等在 1989 年总结了众多学者的观察结果。在游离脂肪移植后 4 天，可见移植体内宿主细胞浸润，包括多形核白细胞、单核细胞、淋巴细胞、嗜酸性白细胞。基质内的上皮细胞和脂肪细胞没有退化的迹象。移植体内微血管充血扩张，可见红细胞丛状聚集，白细胞渗出，这表明移植物微血管与宿主血管发生吻合。移植后 10 天，有脂肪细胞坏死区出现，其他区域有脂质沉积。在大部分脂肪小叶边缘可见脂肪细胞增殖区。宿主组织细胞吞噬脂质后增大。14~20 天，脂肪细胞进一步融解，出现大量巨大组织细胞，吞噬脂质形成脂滴。真皮脂肪移植后 4 天，移植体内没有明显的宿主细胞反应，可见皮脂腺、毛囊、汗腺等早期退化征象。真皮脂肪移植后 10 天，移植体内出现大量胞质内含有泡沫颗粒的巨大组织细胞，这是典型的异物巨细胞反应。许多脂肪细胞破裂释放出脂质，皮脂腺、毛囊、汗腺已明显退化。移植后 30~60 天，组织细胞大量增加，至 2 个月达高峰。3~8 个月，组织细胞逐渐减少，炎症反应逐渐消退，正常脂肪组织存在，周围被纤维结缔组织包绕。

近来年，人们对脂肪移植又作了进一步的研究。Epplay 等观察血管吻合的脂肪瓣、游离块状脂肪瓣、脂肪颗粒 3 种移植体术后形态变化。发现吻合血管的脂肪瓣移植体脂肪细胞形态好，移植体中心没有坏死和巨噬细胞入侵现象，有明显的微血管化。而块状和脂肪颗粒移植体纤维化明显，表面有极少量毛细血管，其中心脂肪细胞崩解，内部结构部分消失。脂肪颗粒移植体内部明显纤维结缔组织形成。祁佐良等对脂肪颗粒移植后进行电镜观察，前脂肪细胞合成脂类，形成许多小脂滴，这些小脂滴聚集融合成中心大脂滴，脂滴没有外膜包绕。在未成熟的脂滴内有微丝状的网状结构形成脂滴支架，这些支架与脂肪酸及脂类的合成有密切关系。可见许多椭圆形线粒体，细胞核偏于一侧，周围有少量粗面内质网和溶酶体。

在动物脂肪移植研究中发现，移植体内早期出现脂肪细胞的破裂和大量宿主细胞浸润。因此有关移植后脂肪细胞的转归形成了两种观点。一种观点认为，移植体内原有脂肪细胞都不能生存下来。宿主组织细胞吞噬降解脂肪细胞所释放的脂质，成为新的脂肪细胞，即宿主替代理论。另一种观点认为，组织细胞仅起到清除脂质的作用，并不能替代移植体的脂肪细胞。宿主炎症反应结束之后，大部分脂肪细胞可以存活，即细胞存活理论。两种理论争论的焦点为，移植体最终存活的脂肪细胞是由宿主组织细胞转化而来，还是由移植体的前脂肪细胞聚集脂质形成，而组织细胞仅起到清除游离脂质的作用。1954 年，Hausberger 用出生 5 天鼠的含有间质细胞的未成熟脂肪进行移植获得成功，证实了这些间质细胞为前脂肪细胞，具有转化为成熟脂肪细胞潜能。随着组织培养技术和脂肪细胞体外培养的发展，人们利用胶原酶处理脂肪组织，将成熟脂肪细胞与基质血管成分细胞分开，SVF 细胞经培养可发展为成熟脂肪细胞。细胞学和酶学均证实 SVF 含有前脂肪细胞。1982 年，Van 等将鼠附睾脂肪块用胶原酶处理后离心，得到 SVF 细胞，经同位素标记后移植到同一鼠的不同肌肉表面，术后 6 个月显微镜观察移植体的脂肪细胞形态和大小与成熟脂肪细胞相同。成熟脂肪细胞部位有 80% 的放射性，其余 20% 存在于尚未分化的 SVF 细胞内。此次实验说明了脂肪细胞分化可发生在体外，也可发生在体内，再次证实了前脂肪细胞是参与脂肪细胞周转的重要细胞，从而为细胞存活学说提供了可靠的依据，故后一种学说目前已被广大学者接受。

关于脂肪移植后的转归，Neuhof 的宿主细胞代替理论认为移植的脂肪细胞不会存活，而是由宿主间质细胞吞噬降解脂肪细胞所释放的脂质，变成新的脂肪组织。Peer等的细胞存活理论认为部分移植的脂肪细胞能够存活，待炎症细胞反应消退后，这些脂肪细胞最终能保留在移植体内。而宿主组织细胞仅起清除脂质及坏死的脂肪细胞的作用，并不能取代移植的脂肪细胞。前脂肪细胞理论认为前脂肪细胞是脂肪组织中含有一种类似成纤维细胞样的间充质细胞。它的体积较小，为低分化细胞，对创伤和缺氧的耐受力比成熟脂肪细胞好。移植后，大部分成熟脂肪细胞不能存活，而前脂肪细胞可以存活并转化为脂肪细胞起到填充缺损区域的作用。目前有前脂肪细胞理论支持的脂肪细胞存活理论更广为接受，它为脂肪移植后的永久填充效果提供了充分的理论基础。Illouz认为，脂肪颗粒是彼此分散的脂肪细胞，而不是成块的组织，这些细胞移植后在建立血液循环之前，要通过周围的组织液和血浆的渗透获得营养保证存活，因此，移植脂肪细胞要和受区有足够的接触面积。Jose Guerrerosantos发现，在肌肉组织内大量注射的脂肪颗粒比在皮下注射能获得更好的血供，并能大大提高注射脂肪细胞的存活率。

2001年，Zuk等通过处理抽吸人脂肪组织获得一个显微镜下呈成纤维细胞形态的梭形细胞群，体外培养发现该细胞群具有稳定的增殖效应和低衰老性，与骨髓来源干细胞相似，被称为脂肪干细胞。ADSC的发现让人们开始重新审视脂肪游离移植的存活问题。研究表明，ADSC广泛存在于脂肪组织脉管系统周围，在脂肪组织的细胞成分中占有很高的比例，具备自我更新能力及多向分化潜能等干细胞特性、低免疫原性、低致瘤性等种种优势。脂肪移植后，ADSC多因素的作用下，能够大量诱导分化为成熟脂肪细胞，这种"补偿性"增殖的现象为脂肪细胞再生论提供了依据。

脂肪细胞再生理论以日本学者Yoshimura的三区域理论为主要代表。Yoshimura等将移植的脂肪颗粒组织分为3个环形区域：最外面一层为存活区，中间是再生区，最内侧是坏死区。三区域理论让人们对脂肪游离移植后脂肪细胞存活机制的认识发生了很大的改变。

目前认为，脂肪不仅是能量储存组织，参与新陈代谢，也是重要的内分泌器官，在免疫调节、血管生成等方面具有重要作用。脂肪组织富含脂肪细胞、脂源性间充质干细胞、前脂肪细胞、巨噬细胞、内皮细胞等，不仅能在注射部位发挥物理性支撑、增大受区容量的作用，还能分泌大量与再生和代谢密切相关的细胞因子，如VEGF、EGF、TGF、PDGF、FGF等。这些细胞因子不仅能促进纤维母细胞的增殖与分泌，刺激受区胶原蛋白纤维合成，使真皮层增厚，还能促进血管内皮细胞增殖，加快局部血液循环建立，为组织的修复提供充足的氧气与营养，有效改善组织质地。

2. 脂肪组织移植隆乳存活机制 自体脂肪移植是大容量自体脂肪移植，也是一种三维的移植，为了获得良好效果，需要将下列四要素优化组合，以使各自发挥最佳效应：①脂肪，它的质量、活力、脂肪诱导能力；②脂肪移植技术，均匀、无创移植，避免密集成堆；③受区的大小，血管化程度，是否有促细胞生长的因素；④术后护理，制动，刺激其生长。上述4种元素的组合，构成了一个瓶颈，将影响最终的结果。

移植物的存活要满足两个基本条件：移植物与受区的接触面及间隙液压的限度。

移植物与受区的接触面：复合组织块，如果其半径不超过2mm，作为游离、非血管化的移植物被小块移植能够存活。移植物存活的传统理论是一场赛跑，即在有限时间里移植细胞被血浆吸收或移植物能与受压毛细血管网之间建立功能连接而再血管化。此时间局限在2天以内，移植物在此赛跑中命悬一线。因为2mm移植物与受区接触面的限制，没有脂肪细胞能够在离开毛细血管网络2mm的情况下恢复自身的毛细血管循环从而存活。只有微片移植才能存活，而较大容量的注射将会出现中心性坏死。应将脂肪滴作为不超过2mm的微片通过一个半径0.2cm，底面积为0.126cm的圆柱状插管进行移植。通过数百次在受区的插管穿刺，使得微片脂肪以三维形式排列，而不至于重叠和融合。分层将移植物置入以避免脂肪滴溶合成大块。也要避免产生或使移植物进入腔隙中，此腔隙将使移植物死亡或变成坏死性囊肿。

间隙液压的限度：决定受区能接受多大容量的脂肪块。当注入较多的脂肪时，受区部位开始增大，以适应增加的容量，整个受区部位的容量等于所移植的容量加上受区原来的容量。

超过一定容量的注射，组织的顺应性将迅速降低，作为生理反应机制，间隙液压将突然增加。当间隙液压增加时，毛细血管循环急剧下降，从而抑制氧分释放和新生血管形成，影响到移植物存活。即使采取有效措施来移植脂肪滴和微片，我们认为太多脂肪进入一个较小的空间将导致部分脂肪细胞产生窒息并出现坏死。随着小容量移植增加时，组织相对能够顺应。然而，当较多的脂肪进入到一个受区时，组织顺应性将迅速降低，从而增加了间隙液压，减慢了血流速度和养分释放，最终造成移植物坏死和容量减少。

生理学家已检测每一个平均容量变化所造成的间隙压力的增加。皮下组织是水肿液积聚处，是身体容纳过多液体之处，此处组织的顺应性最好。许多研究表明，液体注射至受区，增加到40%时，间隙液压增加约10mmHg。这是在可以接受的生理性间隙性液压的范围之内。然而，如果再注射60%的液体，使得受区容量增加1倍，则会使间隙液压达到30mmHg，从而处于间隙综合征和循环衰竭的危险境地。

进行大容量脂肪移植时，受区平均容量的改变成为决定性的因素。如果间隙液压的上限未被突破，可以通过受区的顺应性和容量来测定最大的移植物的容量，顺应性越大，受区容量越大，则能移植最多的脂肪。大容量脂肪移植的关键是决不要超过受区所能容纳的量。

能够移植到受区的脂肪的数量取决于受区的生理状态。如果局部致密，很显然，只能移植少量脂肪，如果组织（不是皮肤）松弛、顺应性好，将可以移植较多的脂肪。极大容量的移植会导致病理性的间隙液压，不但会降低存活率，还会引起组织坏死。简而言之，矫枉过正是可以的，但不能移植太多。三维移植时，过多的移植物拥挤在受区，将使整个区域阻塞，导致移植失败。

决定脂肪移植存活并使脂肪隆乳取得成功的主要机制是移植物的量、移植物-受区的接触面、受区部位的血管化和间隙液压。

（四）适应证和禁忌证

1. 适应证 身体及心理健康、希望进行乳房美容的女性，因为乳房较小，接受并选择脂肪移植隆乳者；妊娠和哺乳后，以及减肥后，乳房萎缩空瘪者；先天性畸形，如管状乳房、单侧乳房缺失等；继发或医源性畸形，如乳房感染后不对称、外伤后凹陷、乳腺癌根治术后等；假体或凝胶隆乳术后，拟行脂肪移植转换者。

2. 禁忌证 吸烟；长期出血；有明显的精神心理异常不能够配合手术者，期望值不切实际；妊娠期或哺乳期女性；瘦弱无脂者，或以往经过多次大面积脂肪抽吸术等；受区和供区局部有急性感染；乳房内有肿瘤并怀疑乳腺癌可能者；患有高血压、冠心病、糖尿病，以及肺、肝、肾功能减退等不能耐受手术者。

（五）手术方法

1. 术前准备和设计思路

（1）术前准备

术前常规检查：包括体温和血压测量，心电图，血常规+凝血检查，乙肝、丙肝、HIV、梅毒等传染病筛查等；乳房的影像学检查，包括B超或钼靶或MRI检查（图15-34）。

乳房和供区局部检查：包括胸廓形状、乳房形状、乳房对称性、乳房的皮肤性状（颜色和弹性）、乳房的拉伸度、乳腺的软硬性和厚薄及韧性、乳腺的肿块、乳房皮下脂肪多少、胸大肌厚薄和强弱等（图15-35）。供区主要检查局部脂肪的分布范围、厚度、延续性、特点、不平和凹陷点及对称性，以及动态情况等。

拍照：使用相机（而非手机）进行拍照，单反相机最好，要有乳房的全景照片，体位应是正面、左右斜侧位、左右正侧位及背面等部位的照片，同时要拍下上述体位的动态视频（图15-36）。

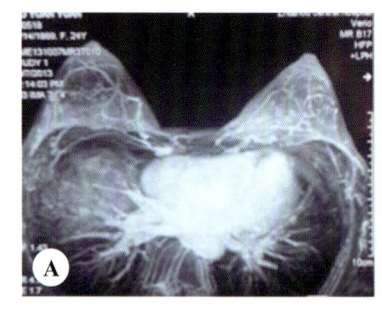

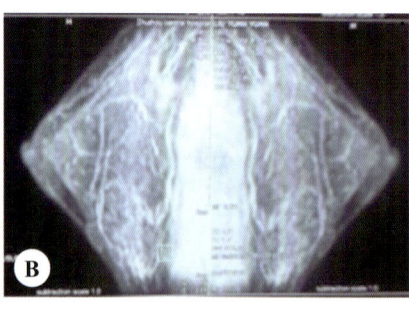

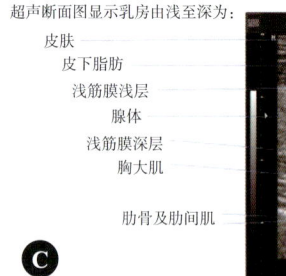

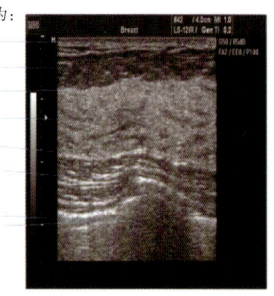

▲ 图15-34 A. 乳房MRI检查；B. 乳房钼靶检查；C. 正常乳腺的超声图像

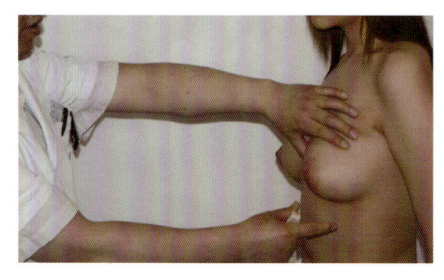

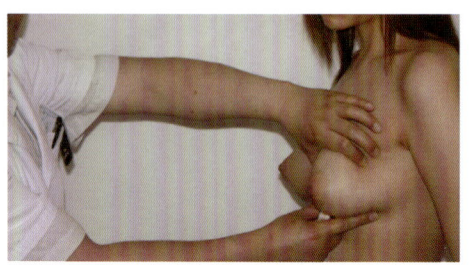

◀ 图15-35 乳房和供区局部检查

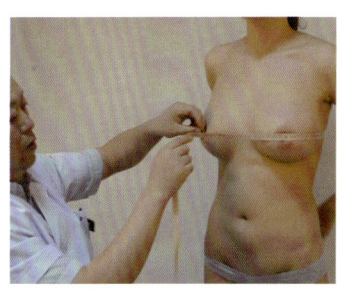

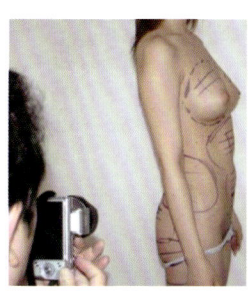

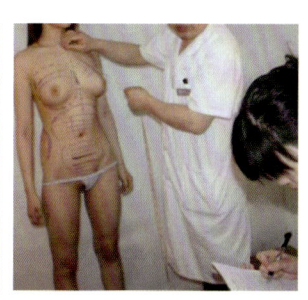

▲ 图15-36 拍照和测量

测量：包括体重、身高、乳房上中下三围、锁乳线、乳头连线、乳沟深度、乳高、乳房间距、乳房下皱襞至乳头距离、乳房皮下脂肪厚度、臀部及大腿等围度（图15-36）。各罩杯型号见图15-37。

乳房测量表

胸部
基本情况：乳房疾病家族史：
乳房的既往病史（隆胸史）：
5年内的体重变化：
哺乳史：（有、无）
哺乳时间：
哺乳时乳房大小：
当前胸罩尺寸：
生育史：
乳房情况：胸廓形态（椭圆形、扁平胸、桶状胸、鸡胸、漏斗胸、胸廓一侧变形和局部隆起等），对称（有、无），乳房基础（大、中、小、平），乳房皮肤包被弹性（紧致、中等、松弛），乳房形态（扁平型、圆盘形、半球型、碗形、锥形、巨大形），下垂（轻、中、重、无），异物（有、无），肿块（有、无），手感（软、硬），乳头内陷（左、右）乳房测量：
手臂平举：乳房上围（cm），平乳头围（cm），乳房下围（皱襞线处）（cm）
手臂下垂：乳房上围（cm），平乳头围（cm），乳房下围（皱襞线处）（cm）
双乳头连线距离（cm）
胸骨上切迹至乳头距离：左（cm），右（cm）
锁骨中线至乳头距离：左（cm），右（cm）
腋中线至乳头距离：左（cm），右（cm）
胸骨中线至乳头距离：左（cm），右（cm）
乳沟深度：（cm）
乳房下皱襞至乳头距离：左（cm），右（cm）

罩杯型号	胸围与胸下围的差距
AA罩杯	约7.5cm
A罩杯	约10cm
B罩杯	约12.5cm
C罩杯	约15cm
D罩杯	约17.5cm
E罩杯	约20cm
F罩杯	约22.5cm

▲ 图15-37 乳房测量表

张力状态下乳房下皱襞至乳头距离：左（cm），右（cm）
乳房表面面积（横径×纵径）：左（cm×cm），右（cm×cm）
乳房基底直径（测量乳房内侧缘至外侧缘距离）：左（cm），右（cm）
乳房的垂直高度（乳房下皱襞和上极轮廓平行于锁骨中线交叉点的距离）：（cm）
乳房间距：（cm）（测量时将乳房轻轻向内推）
平卧时双乳头距离：（cm）
乳晕直径（高度×宽度）：左（cm），右（cm）
乳头直径：左（cm），右（cm）
乳头高度：左（cm），右（cm）
胸骨柄乳房上中点乳房下中点脐耻骨＝总长（cm）

其中以乳房上中下三围测量数据较重要，国际乳罩升级标准就是以胸围减去下胸围后的数值，作为评判标准。计算公式：罩杯尺寸＝胸围尺寸－下胸围尺寸。

例如，胸围是 87.5cm，下胸围是 75cm，相对应的文胸尺码就是 75B（75 是下胸围的尺寸，B 是罩杯，即上胸围减下胸围所得尺寸），文胸尺寸表见图 15-38。

内上胸围就是指平乳头围度，也就是胸围。乳房术前术后的对比效果确认除了照片和视频的显示，其他重要指标之一就是胸围与下胸围差。

3D 扫描：可以进行乳房形态精准的记录和乳房体积的计算，现在机型很多，国外和国内都有（图 15-39）。

3D 扫描图及乳房体积计算见图 15-40。

胸指数（breast index，BI）统计公式为：$BI = \frac{\pi R^2 H h}{3G}$。H 为胸部的高度、R 线为乳房基底半径的长度（单位为 cm），h 为身高（m），G 为体重（kg）。

胸指数是描述女性的乳房的挺拔和饱满程度的一个指数，胸指数越高，说明测试者的乳房越饱满挺拔，并且就自身身形（身材）而言，乳房就越突出。引用胸指数，就避免了单用罩杯来衡量女性的乳房大小和不完美胸型而造成的一些影响美学的不准确性。

一个正常体重的 B 罩杯女性和一个体重超重的 C 罩杯女性，单就罩杯而言，后者当然更好，就她们的乳房与自身比例来说，前者更为突出，从视觉上来说，前者对比度更强。同时，该指数引用了 R 线和 H 线，就将胸型进行了综合考虑，这样不完美胸型（如扁平形和下斜形等）的胸指数会很低。

一般女性乳房 BI 大多在 5～20，数值与胸型成正比，越低越差，越高越好，但低于 5 表明胸型很差，高于 20 表明胸型太过挺拔和饱满。

病例 15-1

2018 年 5 月 8 日，术前，乳房内有假体，身高 1.63m，体重 51kg，乳房基底直径左侧 12.7cm，右侧 12.7cm，乳房高度 6.3cm，R=（12.7+12.7）/4=6.35，BI=（3.14×6.35×6.35×6.3×1.63）/（3×51）≈ 8.49，表明她的乳房虽内有假体，胸型仍一般。

2019 年 9 月 24 日，术后 1 年余，假体取出脂肪植入术后，身高 1.63m，体重 50kg，乳房基底直径左侧 15.5cm，右侧 15.5cm，乳房高度 8cm，R=（15.5+15.5）/4=7.75，BI=（3.14×7.75×7.75×8×1.63）/（3×50）≈ 16.39，表明她的乳房去除假体移植脂肪后，胸型变得比术前更好（图 15-41）。

病例 15-2

2018 年 5 月 29 日，假体取出术后，脂肪移植术前，身高 1.52m，体重 48kg，乳房基底直径左侧 12.6cm，右侧 13.4cm，乳房高度 4cm，R=（12.6+13.4）/

尺寸表						
Cup 下胸围(cm)	A 下胸围+10.0cm	B 下胸围+12.5cm	C 下胸围+15cm	D 下胸围+17.5cm	E 下胸围+20cm	F 下胸围+22.5cm
70	70A	70B	70C	70D	70E	70F
75	75A	75B	75C	75D	75E	75F
80	80A	80B	80C	80D	80E	80F
85	85A	85B	85C	85D	85E	85F
90	90A	90B	90C	90D	90E	90F
95	95A	95B	95C	95D	95E	95F

注：32/34/36/38 为英尺码，70/75/80/85 为国际标准尺码，两种尺码换算为：32=70，34=75，36=80，38=85

▲ 图 15-38 文胸尺寸表

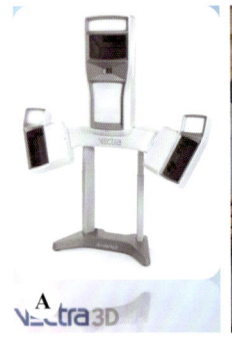

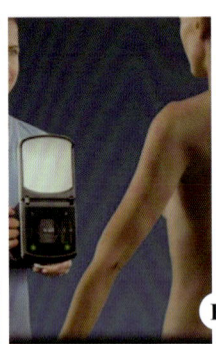

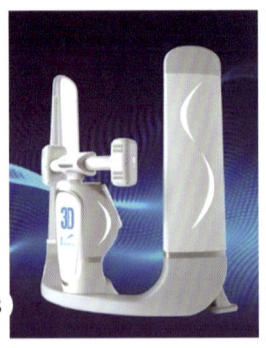

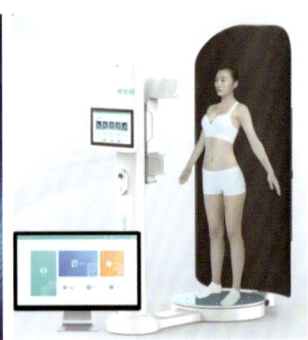

◀ 图 15-39 A. 美国产 Vectra3D 扫描仪；B. 国产 3D 扫描仪

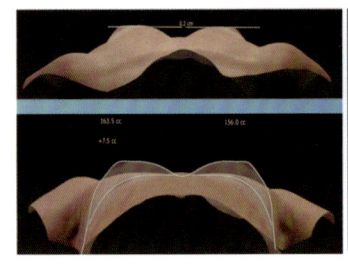

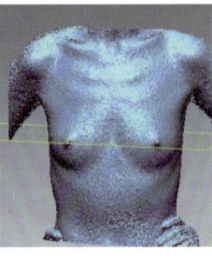

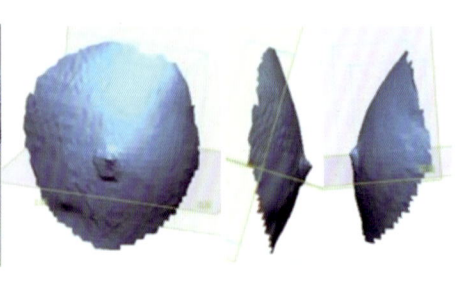

◀ 图 15-40 乳房 3D 扫描图

4=6.5，BI=（3.14×6.5×6.5×4×1.52）/（3×48）≈5.6，表明她的乳房胸型较差。

2019年9月29日，二次自体脂肪丰胸术前，身高1.52m，体重49kg，乳房基底直径左侧14cm，右侧14cm，乳房高度6.3cm，R=（14+14）/4=7，BI=（3.14×7×7×6.3×1.52）/（3×49）≈10.02，表明她的乳房胸型明显改善（图15-42）。

(2) 病历书写：与患者沟通后签署知情同意书。

(3) 术前设计：标记供脂区脂肪抽吸的范围，预估能够满足填充所需脂肪量的采集。腹部、后腰部、大腿部、臀部等均可作为供脂区。一般小范围吸脂多选择在腹部，以脐孔皱襞处进针，吸取下腹部和脐两侧的脂肪，这样吸脂后腹部比较平坦，对称度较好。如吸脂量较大，选择后腰部、大腿部、臀上部为供脂区（图15-43），应注意两侧抽吸脂肪，并且两侧抽吸的位置、吸脂深度和吸脂量应当基本一致，避免吸脂后两侧不对称情况发生。

供脂区的顺序选择，主要依据受术者实际各部位脂肪含量情况和BMI数值，以及既往吸脂史，当然还要参考受术者个人要求。笔者的习惯选择是：BMI数值16～20（因求美女性大部分都比较瘦，BMI为18左右者比例较高），大多第一选吸脂部位是大腿后部和部分内、外侧脂肪，第二是臀上部和腰部脂肪，第三是大腿前部和部分内、外侧脂肪，第四是腹部和侧腰部脂肪，第五是上臂部脂肪，第六是背部脂肪，第七是小腿部脂肪。

以上供区脂肪量若不够，可以联合2个或3个部位。每次供区脂肪吸出以移植需求量为准，以量入为出及珍惜节约脂肪为原则，既要充分照顾到首次脂肪移植量，又要统筹安排第2次或第3次其至第4次的乳房移植脂肪量。若求美者脂肪含量较多，如BMI数值22以上，可首选腹部和侧腰部脂肪做供脂部位，因为这种人往往腹部围度较大，腹部围度减小后，也有助于视觉上胸部的隆起。

BMI是国际上常用的衡量人体肥胖程度和是否健康的重要标准，主要用于统计分析。肥胖程度的判断不能采用体重的绝对值，它天然与身高有关。因此，BMI通过人体体重和身高两个数值获得相对客观的参数，并用这个参数所处范围衡量身体质量。根据世界卫生组织定义，理想的BMI为18.5～23.9，BMI在18.5～24.9时属正常范围，BMI大于25为超重，BMI大于30为肥胖。亚洲人比欧美人体格偏小，亚洲人BMI若高于22.9便属于过重。有专家建议，中国人BMI的最佳值应该是20～22，BMI大于23.9为超重，BMI大于30为肥胖。

标记乳房拟进行脂肪填充的范围及估计需要填充的脂肪量（图15-44），根据乳房的情况和手术者的经验，要根据需填充的乳房表面面积、组织的凹陷程度、乳房皮下厚度、乳腺厚度和韧性、胸大肌厚度和强弱、皮肤的张力和弹性等，来预估拟注射的脂肪量，并据此来预先确定需抽吸的脂肪量。一般来说，注脂量（移植物容量）与受区表面积、受区容量、组织顺应性成正比，与组织间隙压成反比。

其他方面：患者应避开经期，避开感冒时，没有严重疾病，心理精神状态正常，一般情况好，能够耐受和配合手术。

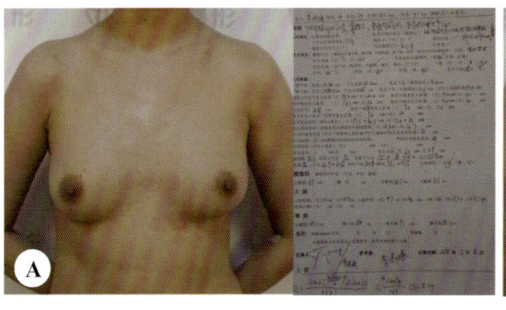

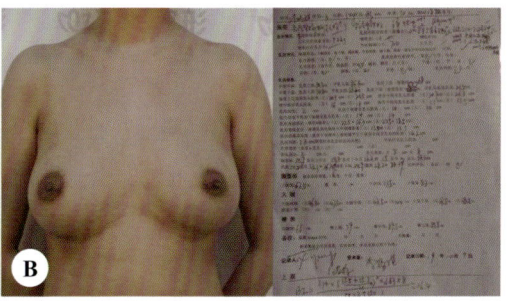

◀ 图15-41 A.2018年5月8日，术前，乳房内有假体；B.2019年9月24日，术后1年余，假体取出脂肪植入术后

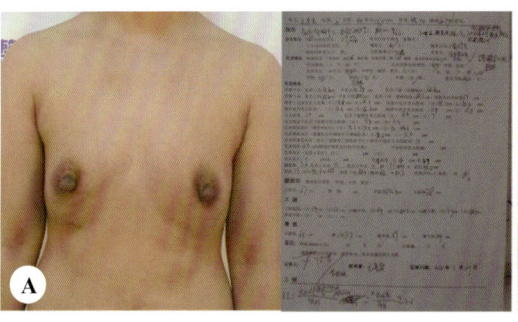

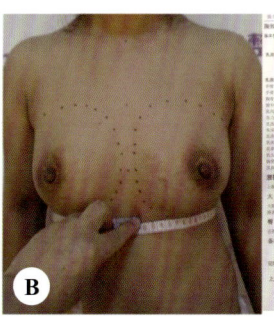

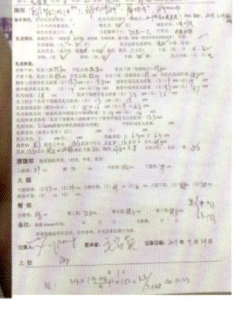

◀ 图15-42 A.2018年5月29日，假体取出术后；B. 2019年9月29日，二次自体丰胸术前

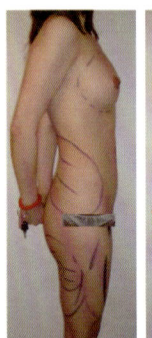

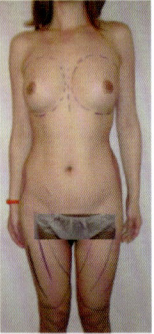

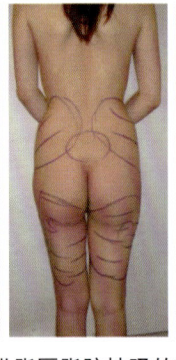

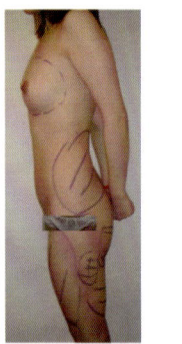

▲ 图 15-43　标记供脂区脂肪抽吸的范围

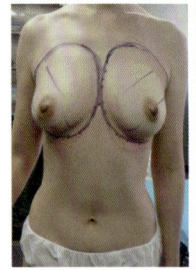

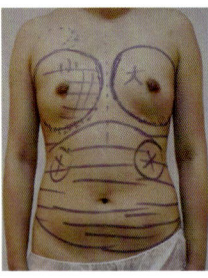

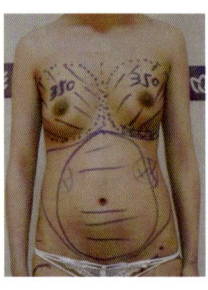

▲ 图 15-44　标记乳房拟进行脂肪填充的范围及估计需要填充的脂肪量

2. 麻醉要点　根据需要选择麻醉方式，因脂肪隆乳需要的脂肪量较多，需行较大范围的吸脂，因此脂肪抽吸手术一般采用，非气管插管的静脉复合麻醉加局部肿胀麻醉（"局静复合麻醉"），静脉复合麻醉所用药物为麻醉药丙泊酚（促使术中安静入睡）、强烈镇痛药舒芬太尼、镇静药力月西（促使术中暂时性遗忘）等，术后一般使用托烷司琼镇吐药防治受术者恶心呕吐，手术整个过程，应该让受术者安全舒适地度过。

供区常规行局部肿胀麻醉，大多是用注水泵较大剂量、均匀地将含有低浓度肾上腺素的低浓度利多卡因溶液（通常称肿胀液）注射到吸脂区的皮下组织内，直至吸脂区皮肤发白肿胀为止。

3. 脂肪抽吸要点

(1) 供区及吸脂口选择：全身有脂肪的地方都可以做供区，但是一般人脂肪最为丰厚的部位还是大腿、腹部和臀上后腰部，其次是背部、上臂、小腿。

吸脂口根据吸脂部位而异，应以隐蔽和无张力的部位、自然形成的凹陷中点或皱褶处，以及方便操作为选择原则，常选以下几种：①当采集臀上部和腰部脂肪时，可选择骶尾处臀股沟内缘做切口（图15-45）；②当采集背部脂肪时，可选择后背中线处做切口（图15-46）；③当采集大腿后部及内、外侧脂肪时，可选择臀线皱褶处做切口（图15-47）；④当采集大腿前部脂肪时，可选择髂前上棘交于腹股沟凹

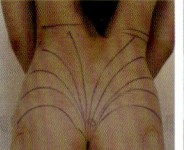

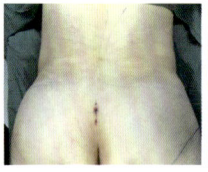

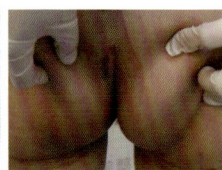

骶尾处切口，抽吸臀上腰后部　　骶尾处臀股沟内切口（置放保护器）　　术后1天，骶尾处臀沟内切口痕迹不显

▲ 图 15-45　骶尾处臀股沟内缘切口（已置放保护器）

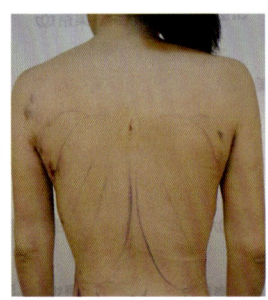

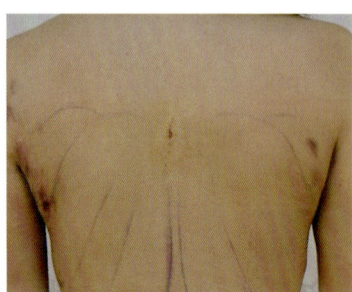

▲ 图 15-46　后背中线处切口

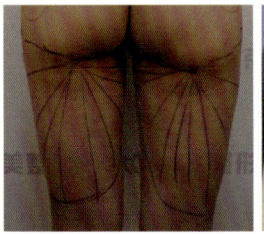

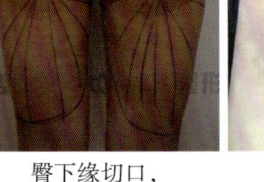

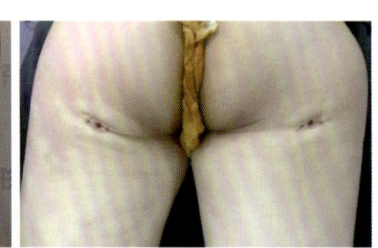

臀下缘切口，抽吸大腿后部　　臀下缘切口（置放保护器）

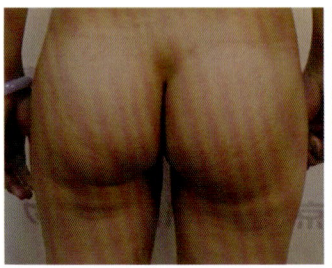

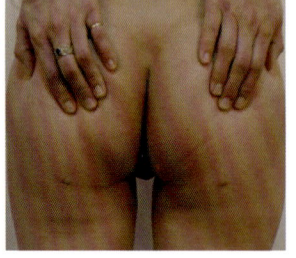

术后半年，站立位臀后观切口瘢痕不显　　上提臀部，才见切口瘢痕

▲ 图 15-47　臀下缘切口（已置放保护器）

陷皱褶处做切口（图15-48）当采集大腿内侧部脂肪时，或可选择阴阜两侧阴毛内或毛迹边缘做切口；⑤当采集腹部及侧腰部范围的脂肪时，可选择阴阜阴毛内或腹股沟凹陷皱褶处做切口（图15-49）；⑥当采集腹部及侧腰部范围的脂肪时，可选择阴阜阴毛内或腹股沟凹陷皱褶处做切口，若有剖宫产横切瘢痕残留，可选择瘢痕两端做切口，也可辅助脐内切口（图15-50），尤其适合于上腹部及侧腰部范围的脂肪吸取；⑦当采集上臂部脂肪时，可选择肘部皱褶处做切口（图15-51）；⑧当采集小腿部脂肪时，可选择踝部皱褶处或腘

第 15 章 胸部脂肪雕塑

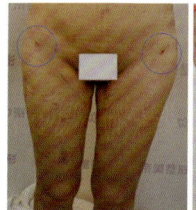

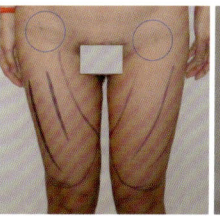

| 腹股沟切口，抽吸大腿前部 | 腹股沟切口，抽吸大腿前部 | 术后 9 月，腹股沟切口瘢痕较淡 |

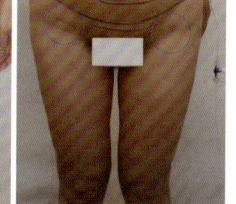

▲ 图 15-48 腹股沟切口

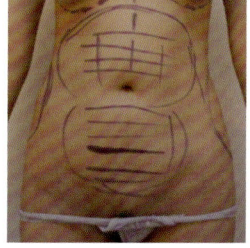

| 腹部吸脂术前设计划线 | 术前设计 - 阴部切口 |

| 2013 腹部吸脂术前 | 2018 术后 5 年，切口不显 |

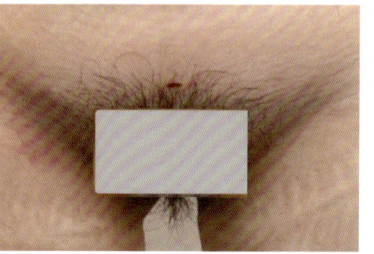

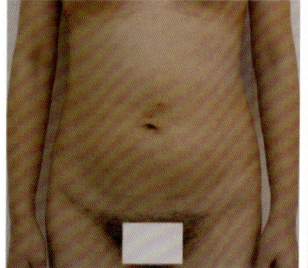

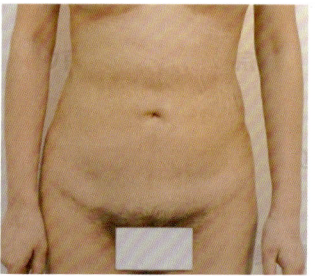

▲ 图 15-49 下腹阴阜部切口

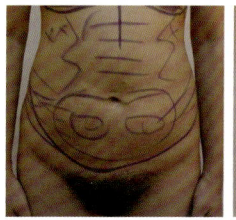

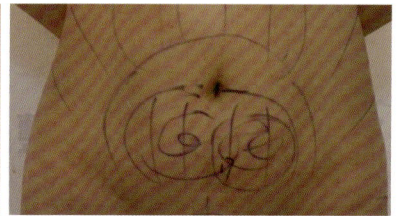

▲ 图 15-50 脐内切口

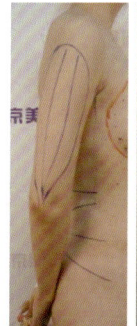

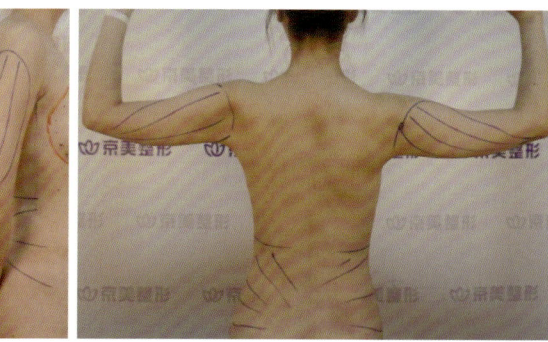

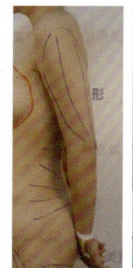

▲ 图 15-51 上臂吸脂，用肘部切口

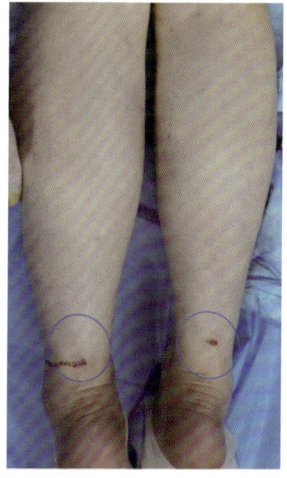

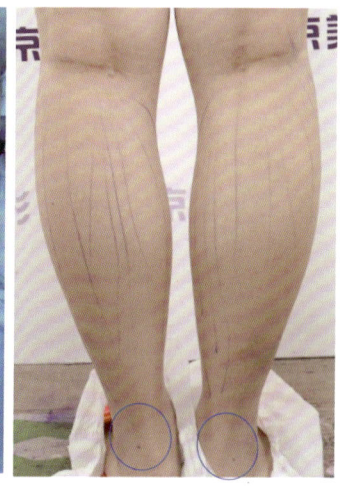

| 踝部切口，抽吸小腿部脂肪 | 小腿吸脂范围、走向 + 切口设计划线 |

| 小腿部吸脂术中 | 小腿部吸脂术后第 1 天 |

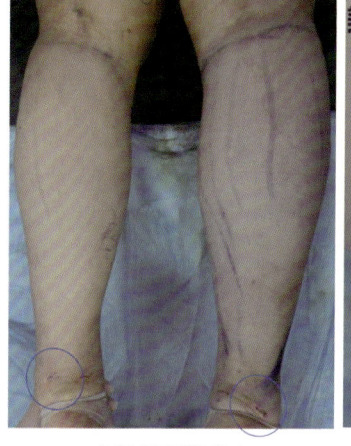

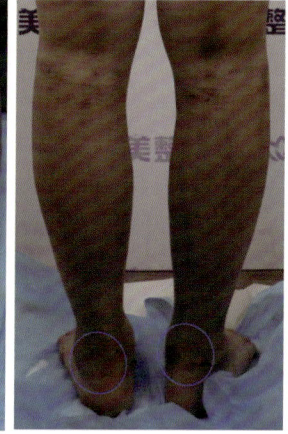

▲ 图 15-52 小腿吸脂踝部切口

窝处做切口（图 15-52）。

(2) 肿胀液的注射及置入切口保护器：可选用局部浸润麻醉，切开切口后皮下用小剪刀稍加分离。若是主切口，一般使用保护器保护切口，切口保护器有很多种，有特制金属，也有一次性塑料。笔者一般使用 1ml 注射器套，尾端留 1cm 长度截断后，将侧面两个推头各钻一个眼，就可以当作保护器使用（图 15-53）。

注射器械和肿胀液配制：一般选用直径 2～2.5mm 带侧孔钝头长针注射（长 19～35cm），尾端有手柄接入，连在无菌硅胶管上，另一端接在特制的带孔秤砣

283

上，可放入盆内无菌肿胀液中，硅胶管其中一段被接入电动注水机上（图15-54）。笔者一般将硅胶管通过尖头金属接头直接插入已配好的3000ml袋装肿胀液中（图15-55）。

肿胀液配制时间不要过长，最好是现配现用，肿胀液配制采用Klein配方：以1000ml 0.9%氯化钠溶液中加入2%利多卡因20ml、肾上腺素1mg、5%碳酸氢钠10ml（单纯局麻时可加入以减少注射疼痛，在有静脉复合麻醉时可以不加）为一个肿胀液配制单位，根据吸脂范围可以配制多个单位使用，一般以利多卡因用量在患者每千克体重38mg内为安全用量。肿胀液中利多卡因浓度为0.04%~0.08%，注射速度70~80ml/min，肿胀液灌注量为抽出量的2~3倍。

注射方法：分别自每个切口往标识的供区注入肿胀液，肿胀液要均匀注射至各区脂肪层中，使脂肪膨胀起来，并且最好分深浅两层注射，术中要不断触诊，以判断注射针的层次，当注射针于脂肪层中抽插时，会有连续的阻力感或突破感，那是蜂窝组织中的纤维结缔隔膜被注射针突破时产生的。注入肿胀液直至供区组织出现发硬、发白、肿胀为止。

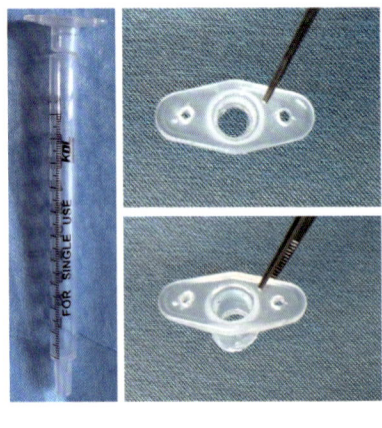

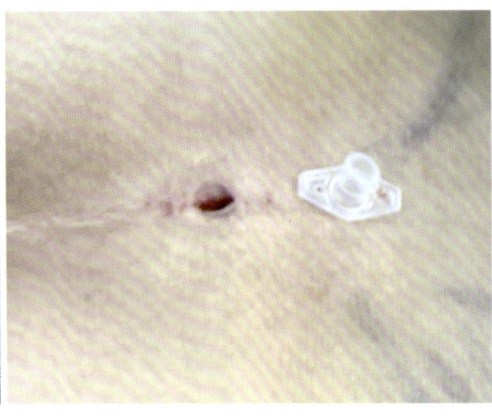

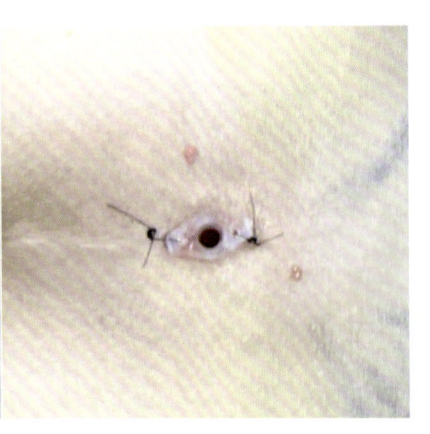

▲ 图15-53　切口保护器

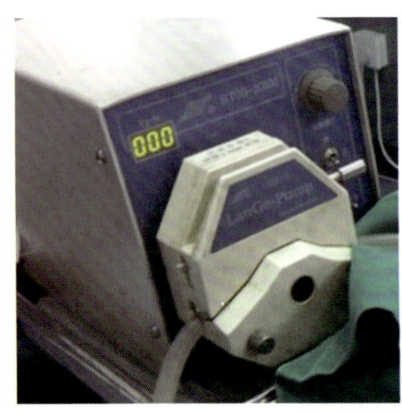

▲ 图15-54　电动注水机及注水钝头长针

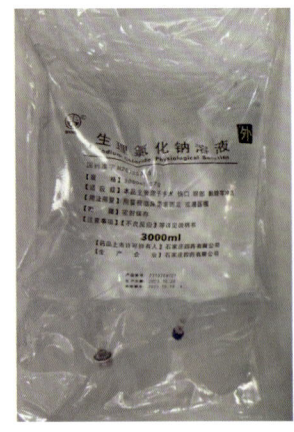

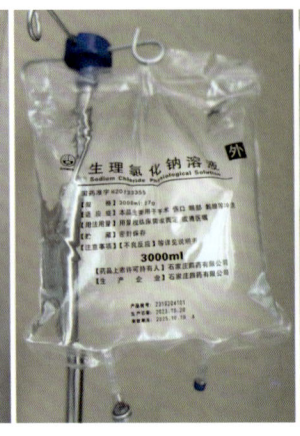

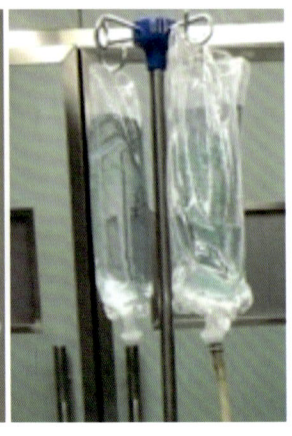

◀ 图15-55　3000ml和1000ml袋装肿胀液

注意事项：确切地将肿胀液注射于脂肪组织中，可以减少肿胀液的用量，减轻术后水肿，也可以减小创伤，抽吸时也较省力。在抽吸脂肪深层时更应加以注意，如大腿前、外侧和后侧。操作中有时会将肿胀液误注于筋膜或间隙中，虽然看似膨胀起来，但那不是脂肪的膨胀。操作中对注射针的反复触诊是保证注射层次的重要手段。在小腿抽脂注射肿胀液时，尤其应注意不要将肿胀液注射至深部筋膜层，也不要注入过多，以防止骨筋膜间室综合征的发生可能。若盲目地将注射针插入深筋膜浅层的间隙中，没有上述阻力感或突破感，注射肿胀液时也没有阻力，但抽吸脂肪时，就会感到不顺畅，费力且不易做到均匀抽吸，容易出现凹凸不平。

(3) 脂肪抽吸

吸脂器械选择：脂肪移植隆乳由于所需的脂肪量较多，所以一般选用电动负压吸引机械吸脂法，笔者所用的吸引器包括天津市医疗器械二厂生产YB·DX30/0.093A型膜式电动吸引器，抽气速率30L/min，真空极限压力0.093MPa，电流1A，频率50Hz；上海医疗设备厂生产YB·DX23D电动吸引器，抽气速率20L/min，电压20V，频率50Hz，功率250W（图15-56）。吸引负压一般在0.04~0.05MPa之间即可，也符合Sydney R.Coleman提出的以低负压抽吸为吸脂的基本原则。

笔者选用的吸脂针通常为2.0~4.0mm直径的钝头吸脂针，长度为20~40cm，连接真空负压吸脂管（图15-57）。

联合供区选择：受术者BMI数值16~20时，一般取两个联合部位作为供区。笔者习惯首选吸脂部位是大腿后部和部分内、外侧脂肪，联合臀上部和腰部脂肪（这几处脂肪都可以在俯卧位时一次性吸取），切口可选在大腿后根部与臀部交接处的皱褶偏外1/3处，以及骶尾处臀股沟内缘切口，长约3mm，使用切口保护器（臀线处切口也有助于吸取侧腰部脂肪）；做第2次脂肪移植隆乳时，再选择大腿前部和部分内、外侧脂肪，联合腹部和侧腰部脂肪（这几处脂肪都可以在仰卧位时一次性吸取），可在两髂嵴左右近腹股沟区做约3mm切口，使用切口保护器，可附加脐孔内或耻骨联合处阴毛内切口。

若求美者脂肪含量较多，如BMI在22以上，可首选腹部和侧腰部脂肪做供脂部位，切口可选在耻骨联合处阴毛内，长约3mm，使用切口保护器，附加脐孔内切口。

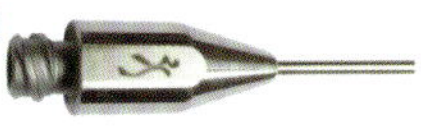

吸脂的层次：上腹部、背部、上臂、小腿以浅层脂肪为主，下腹部、臀部、腰部、大腿内侧部、股骨大转子部（骑士臀）以深层脂肪为主，大腿前、后、外侧部深、浅脂肪层都很发达。

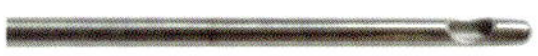

抽吸手法：抽吸脂肪应是一手抓住吸脂管手柄，

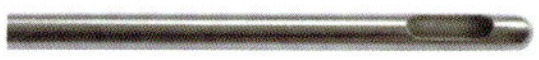

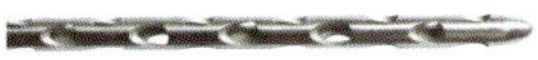

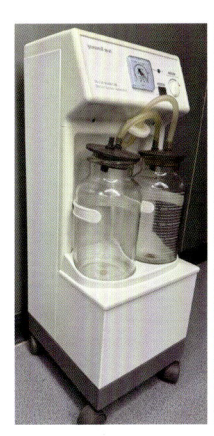

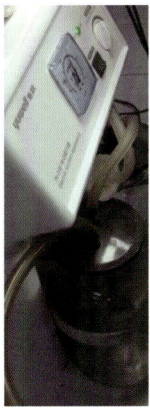

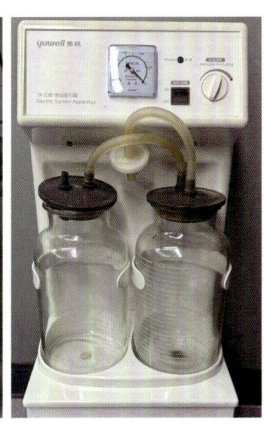

▲ 图15-56 电动吸引器

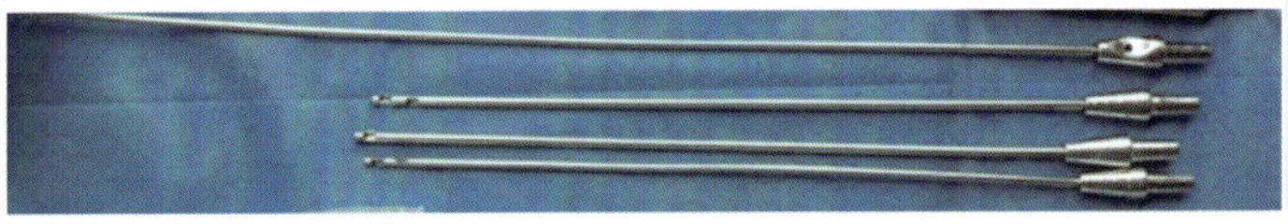

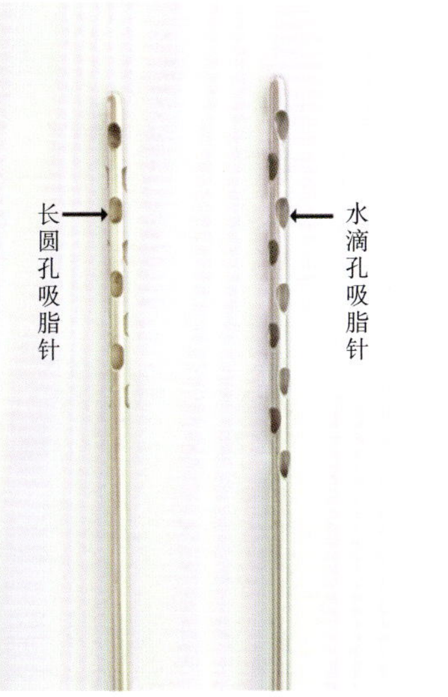

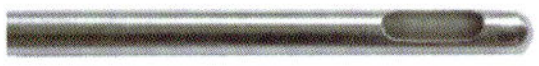

◀ 图15-57 吸脂针头

将吸脂管头部插入皮下脂肪层，进行往复拉锯式抽吸，另一手放在吸脂区域，以感知吸脂层次和判断脂肪余量，并协助将堆积的脂肪吸出。抽吸手法主要是根据吸脂时段、部位及层次不同会有所改变，总结起来有以下几种。

握压法：这是吸脂的最常用手法，即一手抓住吸脂管吸，另一手手掌握住并压住吸脂区域（图 15-58），在吸脂所有的时段、所有的部位和层次都会用到，尤其是在吸脂早中期时段脂肪较多时，以及在吸深层脂肪时，此时主吸手抽吸速度可以适当加快，动作幅度也可适度加大。

捏法：一手抓住吸脂管吸，另一手手指捏住吸脂区域（图 15-58），在某区域吸脂中晚期时段，以及较松软的部位（如腹部上臂部）和相对较浅的层次会用到。

点按法：一手抓住吸脂管吸，另一只手手指压按住吸脂区域（图 15-58），在相对较浅的层次和脂肪分布较集中时会用到，此时主吸手抽吸速度应适当放慢，动作幅度也应减小。

套筒法：一手抓住吸脂管吸，另一手手指与手掌弯成套筒，将吸脂区域紧紧抓住手中（图 15-58），在某区域吸脂中晚期时段，以及较松软且脂肪堆积较多的部位（如腹部）和相对较浅的层次会用到。

挑皮法：主吸手抓住吸脂管将皮肤挑起，另一手手指配合将未吸平整的脂肪吸去（图 15-58），主要用于在某区域吸脂晚期时段检查吸脂效果和清除皮下多余脂肪。

抽吸的方法：美国医师 Sydney R.Coleman 提出以低负压抽吸为吸脂的基本原则，得到了众多医生的认可。低负压抽吸减少了剪切力对脂肪组织的破坏，以尽可能保留脂肪组织原有结构。

首先将电动机吸引负压调整在 0.04～0.05MPa 之间，将吸脂管通过硅胶管连接好负压电动机，将吸脂管先插入皮下脂肪深层，进行放射状拉锯式抽吸，同一层面同一部位抽吸要呈游走状隧道式（图 15-59），吸出深层脂肪后，即用同样方法吸取浅层脂肪。脂肪的抽吸要有层次感，以深层脂肪为主的部位，术后也不易出现凹凸不平，以浅层脂肪为主的部位避免粗暴抽吸，容易出现凹凸不平、皮瓣坏死和血清肿，无论任何部位进行脂肪抽吸，都有必要保留一定厚度的浅层脂肪。总之，须均匀抽取皮下脂肪，使皮肤平整，过渡自然，抽吸完成后，须保留浅筋膜组织（图 15-59）。抽出的脂肪颗粒收集在无菌容器内。吸出的沉淀纯净脂肪量约在 1000ml。

注意事项：无论任何部位的脂肪抽吸，都有必要保留一定厚度的浅层脂肪，否则可形成真皮与肌层的粘连，尤其大腿外侧部和小腿。脂肪层若太薄，可出现血清肿和粘连，行走时可出现"酒窝"状凹陷。对以深层脂肪为主的部位，对层次的要求不太高，可以把大部分脂肪组织吸取掉，术后也不易出现凹凸不平。对以浅层脂肪为主的部位，则要避免粗暴抽吸，否则极易出现凹凸不平、皮瓣坏死和血清肿。需要放保护器的切口须切开 5～8mm 长，便于将保护器中央部完全放入切口内，可以保护好切口皮缘免受吸脂针的撞

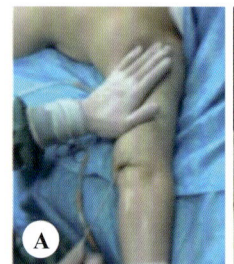

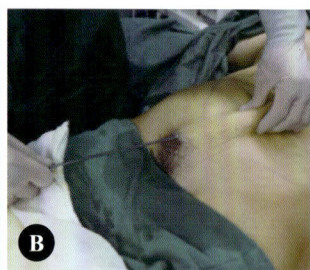

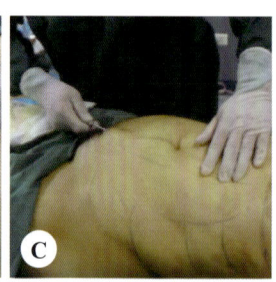

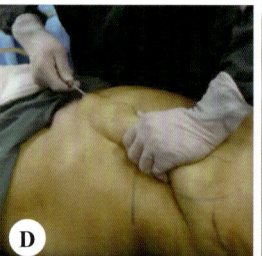

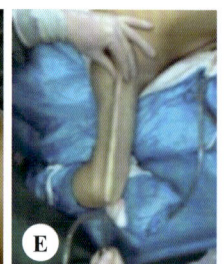

▲ 图 15-58　A. 握压法；B. 捏法；C. 点按法；D. 套筒法；E. 挑皮法

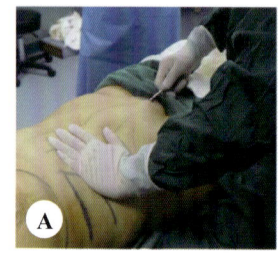

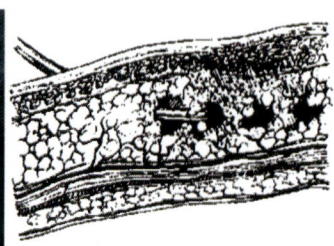

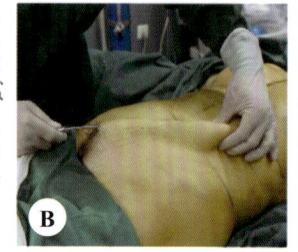

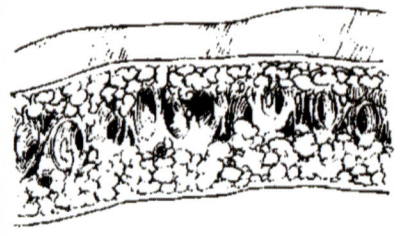

▲ 图 15-59　A. 隧道式抽吸；B. 抽吸完成后，保留浅筋膜组织

击和摩擦；对于小范围吸脂，可使用直径 3mm 或以下的吸脂针，无须放保护器的切口，只需切开 3mm 即可。供脂区吸脂后多不需要放置引流条，针孔或切口处外涂抗生素油膏。对于吸脂量比较多、皮肤组织比较松弛的部位，尤其是腹部，有时吸脂切口很容易黏合住，致使吸脂区大量积液产生，因此，需放置引流条或引流管。

4. 脂肪颗粒制备方法

(1) 脂肪的收集：吸脂针抽吸出来的脂肪是通过硅胶管吸至无菌脂肪收纳容器内储存，收纳容器包括金属制作、高分子树脂制作（图 15-60）、玻璃制作，有的专家直接将脂肪吸至无菌袋内（图 15-60）。

笔者用的收纳容器为广口厚玻璃瓶（图 15-60），容积为 1000ml，瓶口为耐高温、耐高压的橡胶塞，其上插有两个金属接头，一个接头通过硅胶管连接吸脂针，一个接头通过硅胶管与电动负压吸引器上的负压瓶相连，这样的收纳容器内会有恒定的负压，从而能够持续不断将脂肪吸入瓶中。笔者通常将脂肪收纳容器放在冰水中冷却，以降低脂肪的代谢，保证离体脂肪组织的活力。

(2) 脂肪颗粒的纯化处理方法：目前自体脂肪颗粒处理，主要目的是去除抽吸物中的水分、破碎的油脂、红细胞、利多卡因等药物成分和纤维结缔组织。主要包括静置沉淀法、离心分离法、纱布（筛网）过滤+棉垫吸附法、生理盐水清洗法（FFG 脂肪纯化术）。改进"获取-纯化-注射"流程，尤其是提高浓缩纯化效率，仍是当前广大临床医生关注的焦点。越来越多的研究认为，通过对吸取脂肪混合物的浓缩纯化处理，去除破碎的脂肪细胞、血源性细胞、水分和油脂，以获得 ASC 富集度更高的脂肪组织，将有利于提高移植后受区的体积保持率。据美国美容整形外科协会的一项调查可知，约有 47% 的手术医师在移植前使用离心法来处理脂肪组织，29% 的术者用正常生理盐水洗涤脂肪组织后进行过滤处理，12% 的医生未标明使用的技术，仅有 12% 的医生不对移植物做任何处理。

静置沉淀法：是最为简便的处理方法，利用水、脂肪颗粒、油脂密度不同的原理，在重力和浮力相互作用下使不同成分分离。通过静置沉淀处理，抽吸获得的脂肪颗粒混合物会分为三层，上层为破裂脂肪细胞析出的油脂成分，中层为结构完整的脂肪颗粒，下层为析出的含有肿胀液、血液、细胞碎片等的混合液。美国迈阿密乳房中心 Roger Khouri 教授采用静置的方法，是去除抽吸物中的水分，一般将抽吸物分装到多个 10～20ml 空针器或其他容器中（图 15-61）。

自 2019 年初起，笔者通常直接将吸出的脂肪放在 1000ml 玻璃瓶内，若含血量较多，则直接在负压瓶中予冰生理盐水，进行反复冲洗直至看不到明显红色，静置 10～30min，去除下层水分，使用上层脂肪颗粒（图 15-62），装入无菌袋内，置于冰水里保存备用。这是比较方便和常用的方法，对脂肪细胞损伤较小，但水分去除不彻底，如果将静置后的脂肪再离心，其中水分仍然占有约 20% 的量。

离心分离法：自美国医师 Sydney R.Coleman 提出的 1200g 离心力处理 3min 的处理方法作为脂肪移植操作标准化流程的一个环节以来，离心分离法成为应用较为广泛的纯化方法，但是在不同地区，人们对离

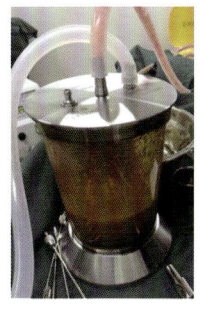

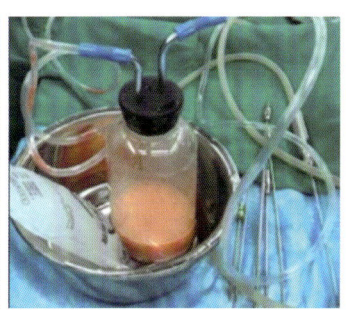

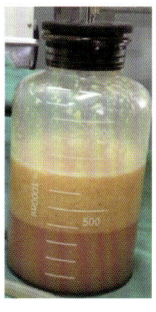

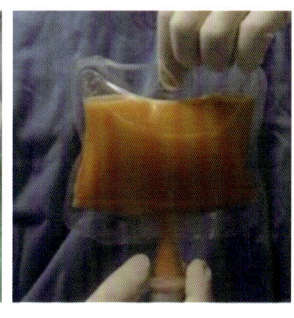

◀ 图 15-60 无菌脂肪收纳容器；广口厚玻璃瓶无菌袋

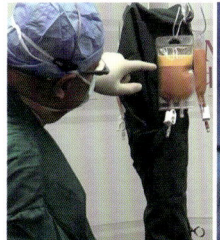

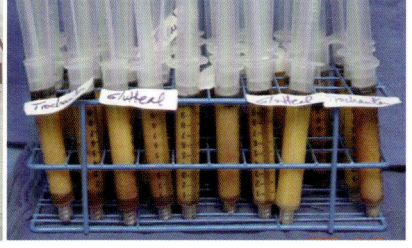

▲ 图 15-61 空针器或其他容器静置脂肪法

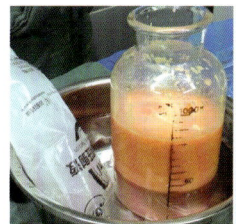

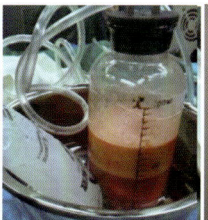

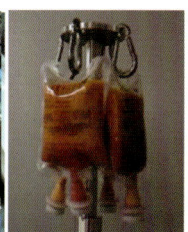

▲ 图 15-62 用 1000ml 无菌瓶或无菌袋静置脂肪法

心数据的选择也有一定差异，而离心力的大小直接影响了脂肪的浓缩效果。将吸出物初步去除水分后，分装于 20ml 或 50ml 空针针管内，下端针头进行封堵后，配备等量平衡后放到离心机中进行离心，离心速度一般 3000r/min，离心时间为 3min，离心后可见抽吸物分为三层，由上至下分别为油脂层、脂肪层和水层，使用时去除水层，应用棉芯吸去油脂层，仅应用中间的脂肪层。Coleman 认为离心去除了移植物中的无法长期保留的灌注液体积，减少血细胞，纯化了脂肪（图 15-63）。

笔者在 2009—2019 年采用低速离心法分离脂肪。考虑离心分离时转速太快、离心力过大，被处理的脂肪组织活性会受到不同程度的影响，甚至脂肪细胞发生崩解坏死的可能，笔者通常是使用低速离心法来处理脂肪。将抽取的脂肪混悬液适当静置后，置于离心机内于 400～1000r/min 离心 3min（图 15-64），弃去肿胀液及杂质和油，将纯化的脂肪颗粒装入无菌袋内，置于冰水里保存备用。

有一段时间，笔者是将抽取的脂肪混悬液适当静置后，置入无菌袋中，用手动摇动机离心 400r/min 离心 3min（图 15-64）。

纱布过滤加棉垫吸水法：为了减少对脂肪颗粒的损伤并提高纯化的效率，有学者提出了利用棉垫、纱布等材料吸附脂肪混合物中液体成分的方法，即通过重力及虹吸作用来进行脂肪的纯化，利用棉垫吸附作用和纱布的滤过作用，去除脂肪混合物中的油脂、血液及肿胀液等成分，达到浓缩纯化脂肪组织的目的，并可以避免脂肪组织受到过多的机械损伤，从而保证移植前脂肪颗粒的良好活性。

笔者在 1996—2009 年主要使用纱布过滤加棉垫吸附法，具体操作是先行脂肪的冲洗，将收集的脂肪倒入铺有单层或双层无菌纱布的不锈钢网盆上，用冰生理盐水进行反复冲洗，直至看不到明显油脂、血液等，再将装有脂肪颗粒的纱布兜起，口部扎好防止脂肪溢出，用棉垫吸附纱布内脂肪颗粒间的水分和油，使脂肪颗粒纯净纯化（图 15-65）。注射用的脂肪组织应是不含血水、破解杂质、脂肪筋膜、游脂肪酸等保留完整细胞膜的脂肪细胞组成的脂肪颗粒，应用比较方便，但会损失部分脂肪，对吸脂量大的患者采用此方法比较适合。

过滤法与吸附法类似，是通过滤网或滤器，将肿胀液、血液和其他小分子杂质滤出，收集纯化脂肪颗粒的方法。同样可以减少对脂肪组织的影响。为了更为彻底地去除脂肪组织中的利多卡因等药物成分，利用生理盐水清洗抽吸获得的脂肪以稀释其中的药物成分，而后再对脂肪组织进行浓缩处理，也是目前常用的一种纯化方法。

生理盐水清洗法（FFG 脂肪纯化术）：是一种基于使用百思瑞一次性使用细胞过滤采集器获取自体脂肪功能群的新技术。

FFG 脂肪纯化术旨在通过一种无消化酶的提纯方式，依靠三个筛网的过滤及摇晃特制金属球产生的温和机械作用，降低脂肪组织中的细胞破坏，去除人体脂肪中的血液残渣、油脂、多余水分等杂质，最终获得高纯细腻的自体脂肪功能群（FFG 脂肪功能群）（图 15-66），提高自体脂肪移植存活率，降低感染及并发症。同时，通过巧妙设计的功能口提取适用于临床的多规格脂肪组织，进行科学的联合移植。

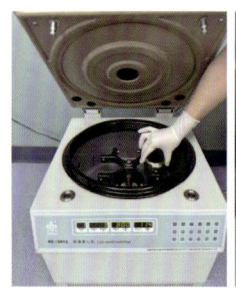

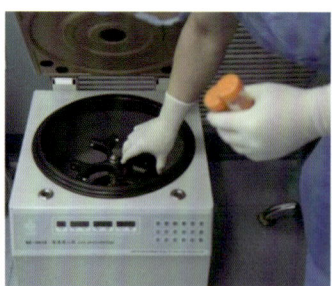

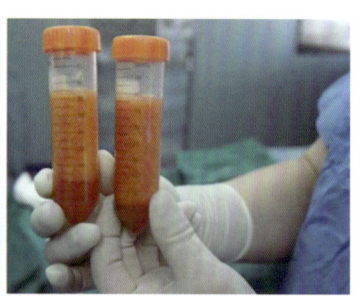

◀ 图 15-63 脂肪离心

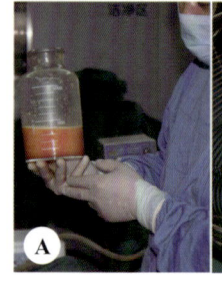

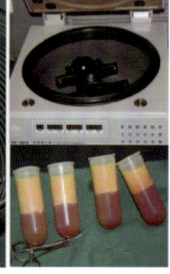

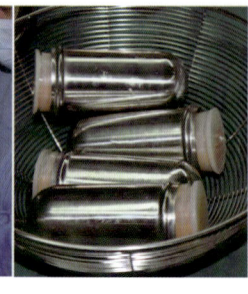

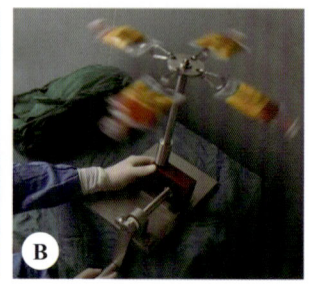

◀ 图 15-64 A. 脂肪装入 100ml 离心罐，电动低速离心；B. 低速手动离心机加速"倾析"

各种脂肪纯化方法均有优缺点，但无论采用何种方法，其目的都是为了去除不利于脂肪存活的成分，如混杂的肿胀麻醉液、油滴、血细胞、细胞碎片及纤维成分等，从而获得性质较均一、浓度更高、术后体积保持更好的脂肪颗粒进行移植。但至今因大样本临床研究及基础研究的缺乏，仍没有一种国际公认的脂肪纯化方法指导临床。

(3) 注意事项：脂肪颗粒纯化处理过程中，始终坚持无菌原则，离心分离法需要将装脂肪的容器放入离心机中，容易造成容器的污染，使用前须将离心机内框用酒精仔细消毒干净，离心机吊罐采用金属，便于高温高压消毒；静置沉淀法和纱布过滤法一般均在手术台上完成，被污染的可能性小。纱布过滤法选用的纱布质量要比较好，直接取大块纱布剪好消毒备用，32织纱的纱布网眼较细，可选用单层；21织纱的纱布网眼若较粗，可选用双层或三层叠加，放在不锈钢漏网上（图15-67）。使用静置沉淀法时，笔者直接将吸出的脂肪放在1000ml玻璃瓶内沉淀，不易暴露和污染。处理好的脂肪，尽可能将装脂肪的容器放入冰水中，以减低延缓脂肪的代谢（图15-68）。

5. 自体脂肪注射移植物过程

(1) 注脂口选择：整个乳房四周皮肤及乳晕甚至脐窝部都可以做注脂口。美国迈阿密乳房整形中心的Roger K.Khouri通常将乳房注脂口按时钟形式设计为8点（图15-69），这种切口设计对于不易出现明显瘢痕的美国白人女性，可以被受术者接受；而对于容易出现明显瘢痕的亚裔女性，往往很难被受术者接受，尤其是对于非常忌讳光洁的皮肤上出现较明显痕迹的当代求美者来说，无疑会成为她们心中永远的创伤。

对于亚裔尤其是中国的求美者，注脂口选择应以隐蔽和无张力的部位、自然形成的凹陷中点或皱褶处、颜色较深部位以及方便操作为选择原则，常选择以下几种。

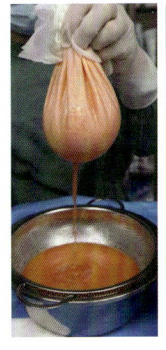

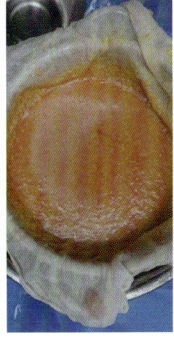

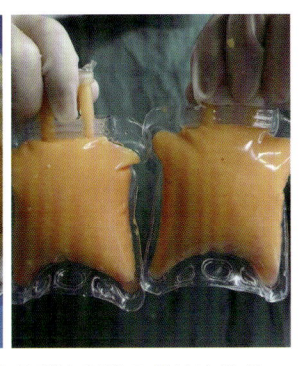

▲ 图15-65　纱布过滤加棉垫吸附法脂肪颗粒纯净纯化

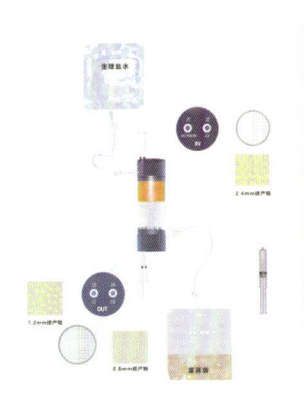

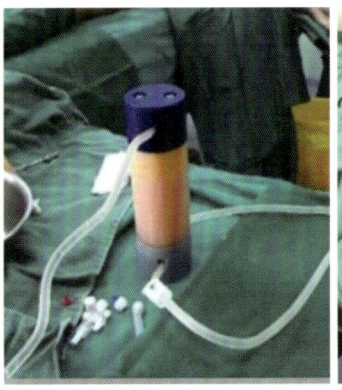

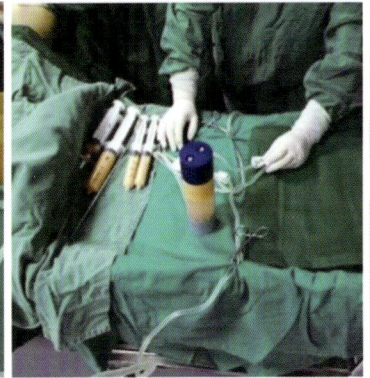

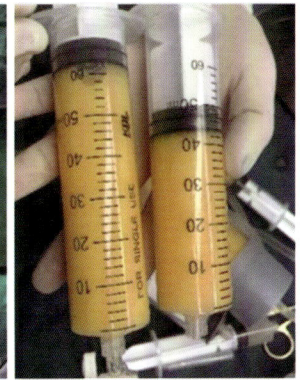

▲ 图15-66　FFG脂肪纯化术

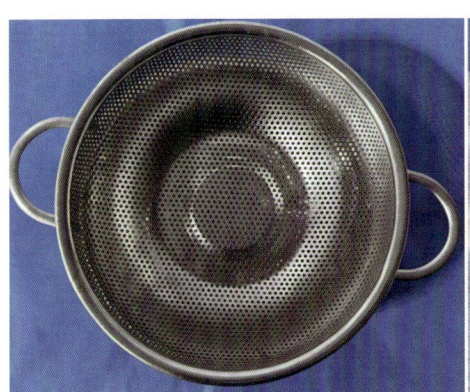

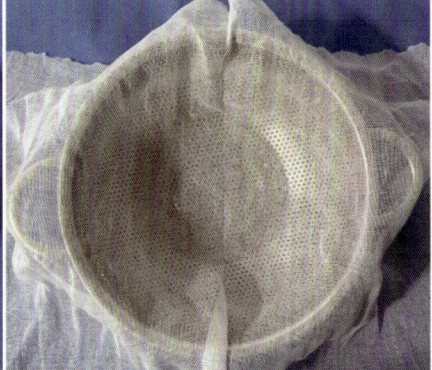

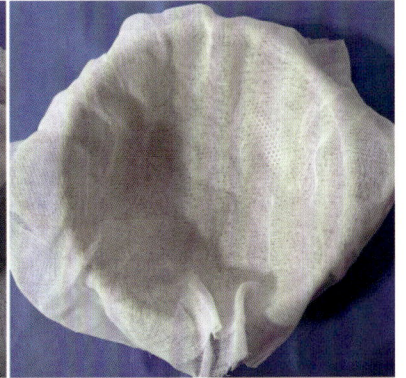

▲ 图15-67　不锈钢漏网＋单层或多层纱网

乳房下缘切口（图 15-70），因距离乳房近、好感知层次及方便操作，是很多脂肪移植医生选择的切口。

腋前切口（图 15-70），即乳房外上近腋窝皮肤皱褶处，距离乳房稍远，但对乳房层次感知性好，尤其是方便乳房深层（如胸大肌及胸大肌下层）注射，最重要的是腋前皮肤为上臂与胸壁交接处，属于隐蔽和无张力的部位，皮肤有自然皱褶延展性好，一般术后都不会留下痕迹，所以深受求美者喜欢，也是笔者选择的切口。

乳晕切口（图 15-70），因颜色较深痕迹不明显，而且位于乳房中央，便于乳房皮下层次的注射，也可应用在乳腺浅筋膜深层和胸大肌筋膜浅层的注射，是笔者惯常选择的切口。

这几种切口可以单独使用，也可以联合使用，笔者通常将腋前切口和乳晕切口联合应用，便于在乳房的各个层次均匀注射脂肪。

(2) 肿胀液的注射：在注射脂肪前是否需要给乳房注射肿胀液是有争议的。有的专家认为，在有麻醉状态下没有必要，只是将进针孔处注射一点局麻药即可。有的专家认为，即使在麻醉状态下也有必要注射肿胀液，第一是肿胀液应用可起到预防乳房内出血的作用，可减轻术后乳房瘀血；第二是虽然术中已有静脉麻醉无须止痛，但对于预防术后的乳房局部疼痛还是有帮助的；第三是注射肿胀液也有助于预估脂肪注射量；第四是起到用水分离乳房各层次的作用，对注射脂肪到乳房各层次和各空间有帮助。

注射器械和肿胀液配制：与吸脂前选用的注射器械和肿胀液配制相同，注射器械可稍短些。

注射方法：先将拟行的注脂口注射一点局麻药，自注脂切口往标识的乳房受区注入肿胀液，笔者习惯用腋下切口，肿胀液要均匀注射于乳房各层次中，一

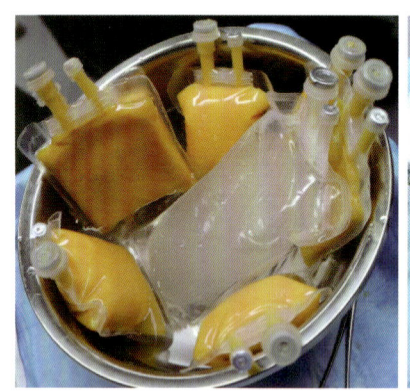

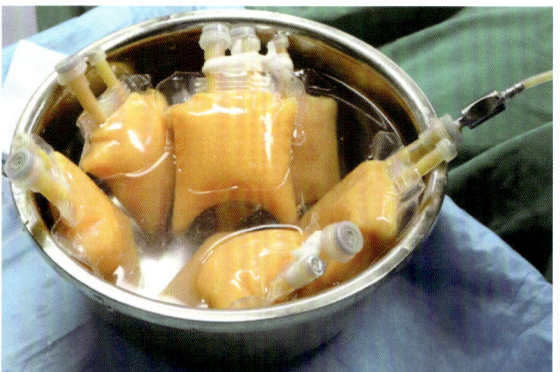

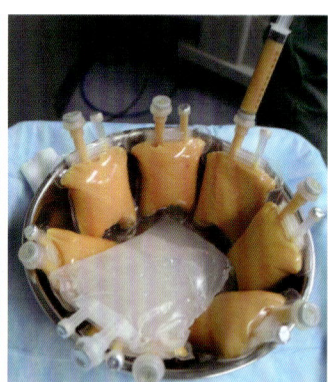

▲ 图 15-68　处理好放入冰水中的脂肪

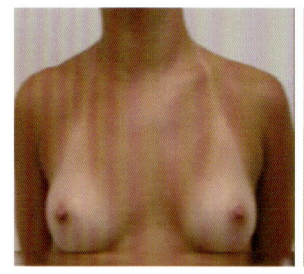

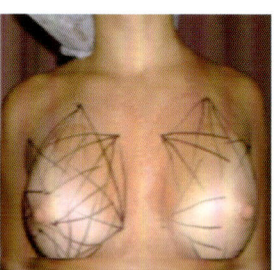

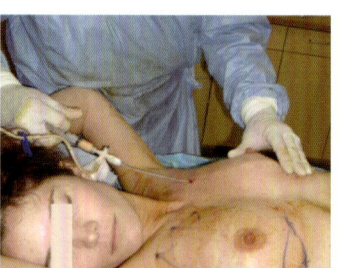

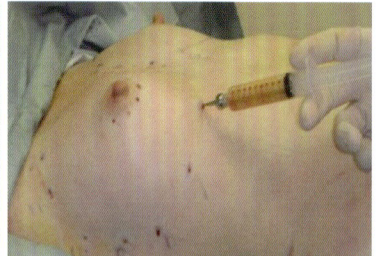

▲ 图 15-69　Roger K. Khouri 教授的乳房注脂口按时钟形式设计为 8 点

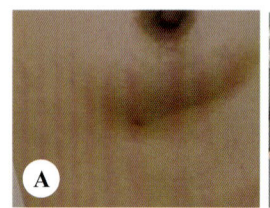

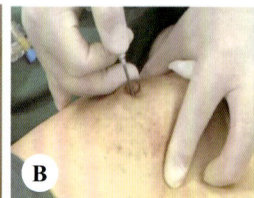

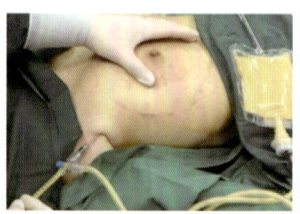

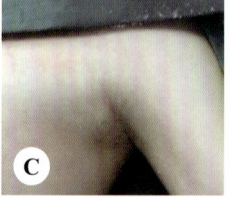

| A. 乳房下缘进针口 | B. 乳晕进针口 | 腋前进针口 | C. 术终腋前进针口 | 术后 2 天腋前进针口 |

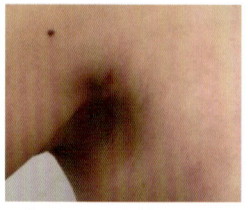

▲ 图 15-70　A. 乳房下缘切口；B. 腋前切口；C. 乳晕切口

般分三层，即皮下层、乳腺下层、胸大肌层，使各层组织膨胀起来，术中要不断触诊，以判断注射针的层次，当注射针于各组织层中抽插时，会有连续的阻力感或突破感，那是蜂窝组织中的纤维结缔隔膜被注射针突破时产生的，尤其是皮下层感觉明显。

注意事项：先行乳房内注射肿胀液，原则上是为了接下来对注射脂肪有帮助，以及预防减少并发症，所以注射时应注意以下情况。

确切地将肿胀液均匀注射于乳房各层组织中，既要减少肿胀液的用量，不能像注入肿胀液至供区组织那样量多，不能出现组织发硬、发白、过于肿胀，以免使受区组织张力太高，影响接下来的脂肪注射，又要在拟行脂肪注射层次空间里将肿胀液注射到位。

皮下操作中须将肿胀液注于皮下与浅筋膜浅层间隙中，乳腺下操作需将肿胀液注于浅筋膜深层与胸肌筋膜间隙中，针头上下都要贴着乳腺层（图15-71），胸大肌层操作中要贴着胸大肌下层肋骨骨膜上滑行，对注射针的反复触诊是保证注射层次的重要手段。

在胸大肌层注射肿胀液时，须在另一只手的引导下操作，动作轻柔，杜绝暴力，尤其应注意不要将注射针捅破肋间肌至胸廓内，造成气胸发生。

应退针注射肿胀液，注水机不宜太快，笔者习惯调至150次/分左右，注水针穿插速度易匀速，以免某局部组织太过水肿，影响脂肪注射。

(3) 脂肪的注射

注脂器械选择：注脂针笔者一般选用两种注脂针，一种是直径2~2.5mm、长约25cm带侧孔钝头长针注射（图15-72），主要是应用在经腋下切口进针将脂肪注射在胸大肌层及胸大肌下层，一种是直径2mm、长约12cm带侧孔钝头长针注射（图15-72），主要是应用在经乳晕切口进针将脂肪注射在皮下层和乳腺下层，注脂针尾端接上四通及注射器。其他包括四通、1ml

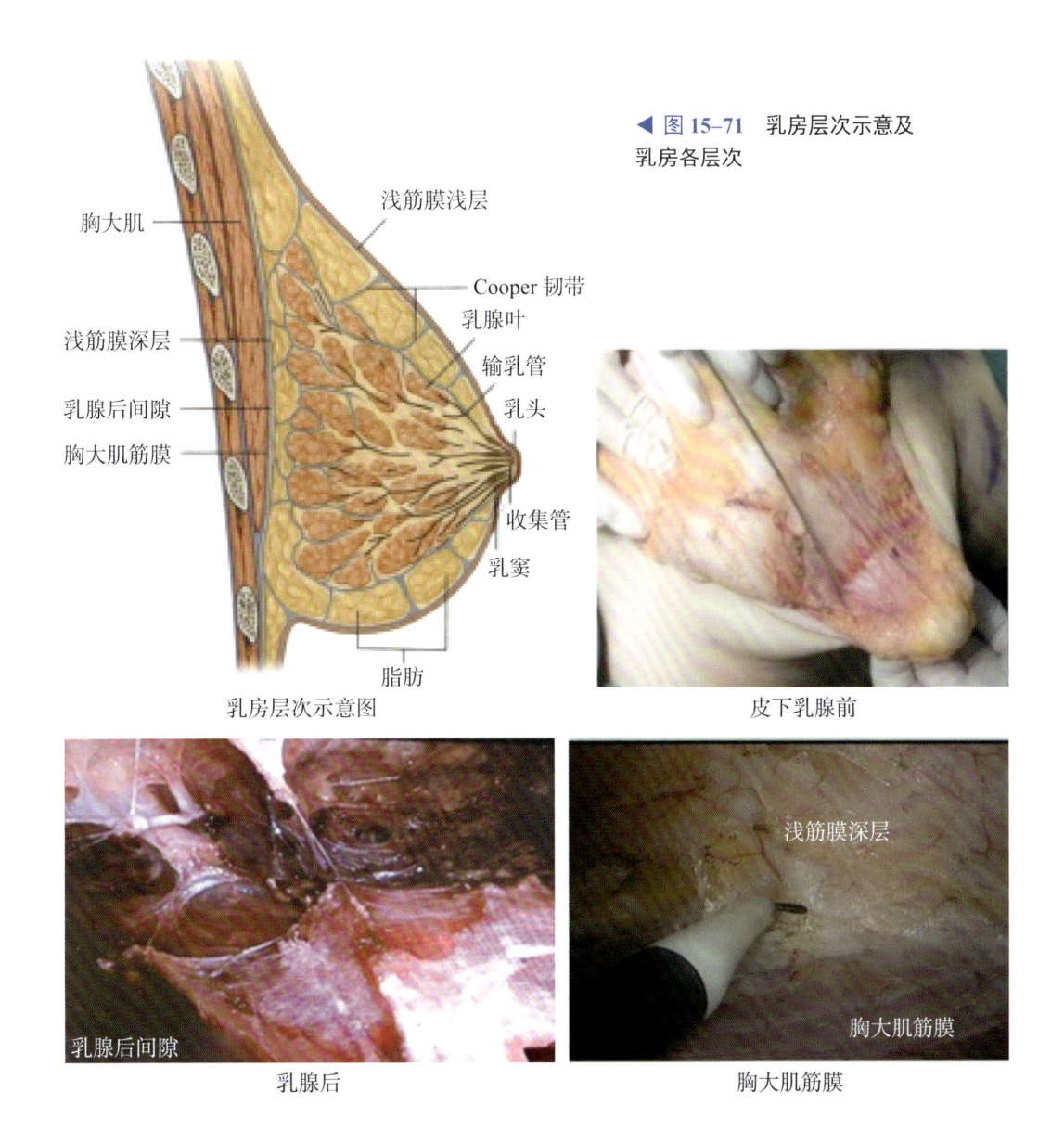

◀ 图15-71 乳房层次示意及乳房各层次

乳房层次示意图

皮下乳腺前

乳腺后

胸大肌筋膜

注射器、硅胶管、金属单孔尖头连接器、100ml 无菌袋（图 17-73）。

这套注脂工具核心是四通，共有四个口，一侧有一个进脂口，连接硅胶管从储存脂肪的无菌袋内吸进脂肪，进脂口简称 A 口，其内有一喇叭形硅胶阀，脂肪只能进不能出；与之垂直 90°方向有一个出脂口，连接注脂针注射脂肪，出脂口简称 B 口，其内也有一反向喇叭形硅胶阀，脂肪只能自此口出；与 B 口垂直方向的是 C 口，与之连接 1ml 注射器；与 A 口垂直方向的是 D 口，放入堵头。四通工作原理将 1ml 注射器抽动针栓形成负压，将脂肪自进脂口（A 口）经中间连接部吸入到注射器内，然后推动针栓将脂肪经中间连接部自出脂口（B 口）连接的注脂针，注射到乳房内（图 15-74）。

使用这套注脂工具后，第一，可以使用最小的注射器（图 15-75），注射出来的脂肪颗粒，比其他专家使用的 20ml 注射器或 10ml 注射器、5ml 注射器注射出来的脂肪颗粒要小得多，也更加精细；第二，可以大大节省注脂时间，比单纯一支一支使用 1ml 注射器，省去了不停地安装和拆卸注射器的时间；第三，更好掌握脂肪注射的进程，规划好脂肪注射的量；第四，可以在注射脂肪时将装脂肪的无菌袋放在冰水里，始终保持脂肪的低温状态，以维护脂肪的活力；第五，注射时无须助手帮助，节省人力。

笔者常用的脂肪移植枪是用 10ml 注射器装入脂肪，放在移植枪上端推注器前，与注射针连接好（图 15-75），扣动扳机后就会有脂肪颗粒自注射针溢出，该枪扳机旁边有一个调节器，可调节出针颗粒大小在 1/100～1/200，即每扣动一下扳机就有 0.1～0.05ml 脂肪颗粒溢出。

皮肤开口器又称破皮针（图 15-76），笔者一般使用直径 2.5mm，头部可以是针尖（斜面带孔），也可以是锥尖（尖头无孔）。笔者认为锥尖更好，它刺破皮肤后，将皮肤撑大，而不会像针尖那样可能会损伤旁边的皮缘。

注脂的层次：从脂肪存活的原理上看，只要是有

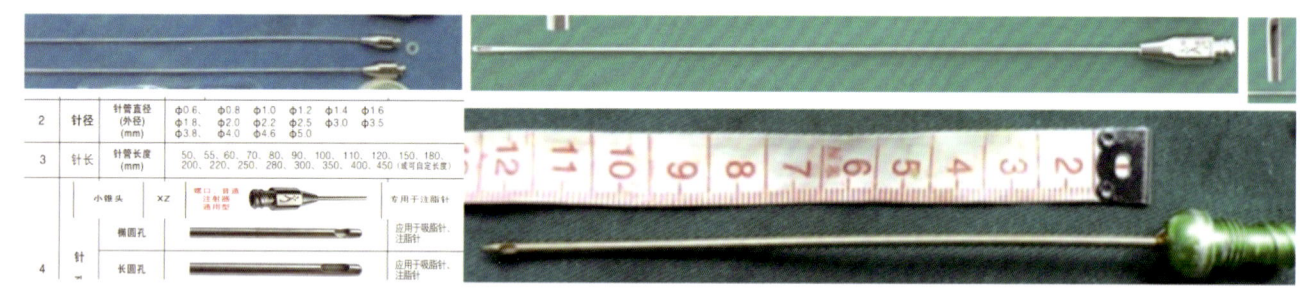

▲ 图 15-72　注脂针

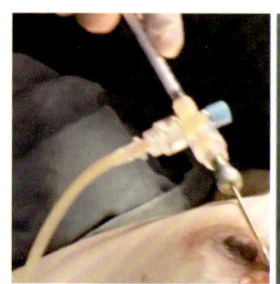

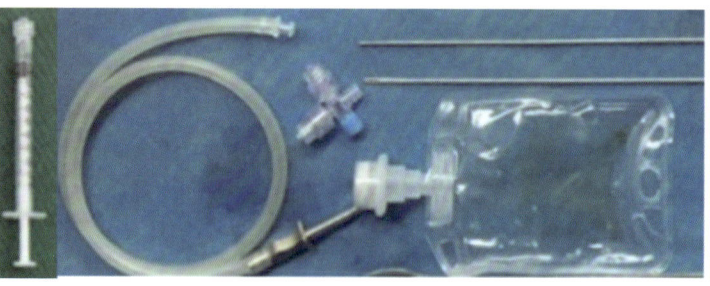

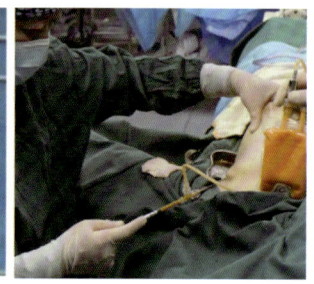

▲ 图 15-73　注脂工具

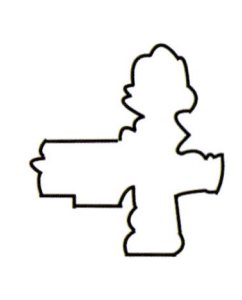

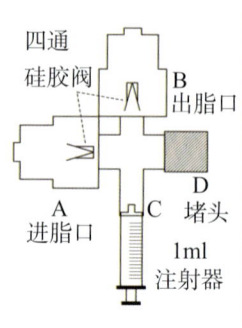

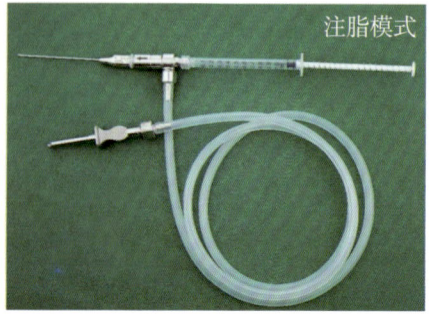

◀ 图 15-74　四通注脂工具使用

血供的乳房软组织内都可以行脂肪移植。而乳房自皮肤至胸廓肋骨表面，由浅至深层依次为皮肤、皮下脂肪、浅筋膜浅层、乳腺腺体、浅筋膜深层、乳房后间隙、胸肌筋膜、胸大肌、胸大肌后间隙、肋骨及肋间肌，层次和疏松的间隙较多（图 15-77），除去皮肤和肋骨及肋间肌无法注射外，理论上都可以进行脂肪注射。

正常乳房每侧包括 15～20 个腺叶，每一个腺叶又分为许多小叶，每个小叶由 10～100 个腺泡组成，其中还有导管、脂肪及纤维组织（图 15-78），可以说乳腺是乳房内最重要的组织，具有泌乳的功能，所以一般情况下不主张将脂肪注射到乳腺组织内，而且年轻的女性往往乳腺较致密，也很难往其内注射脂肪。

因此，通常情况下，乳房的注射层次为：皮下至浅筋膜浅层间隙，浅筋膜深层下乳腺后间隙，胸肌筋膜前，胸肌筋膜后至胸大肌内，胸大肌后。

皮下至浅筋膜浅层间隙，在某些受术者乳房里表现得比较疏松，弹性较好组织较多，可以予以双层注射移植，对于皮下组织致密的乳房，则单层注射移植为好。皮下脂肪的注射脂肪颗粒更宜精细，杜绝较大颗粒粗放式注射，否则很易出现可触摸到的皮下结节。有的施术者用滤网筛选出更小的脂肪颗粒用来注射皮下，笔者自 2019 年初起均使用脂肪注射枪来移植注射脂肪到皮下（图 15-79）。

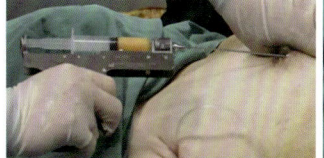

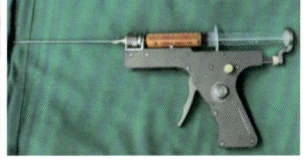

▲ 图 15-75　脂肪移植枪

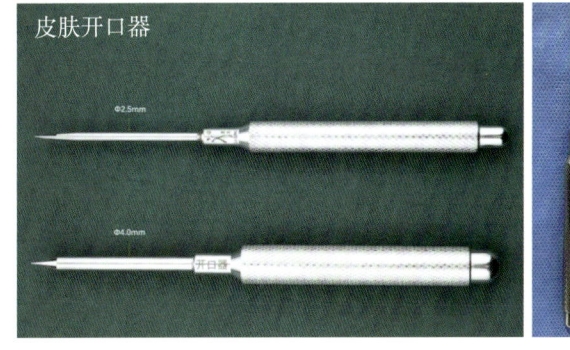

▲ 图 15-76　皮肤开口器

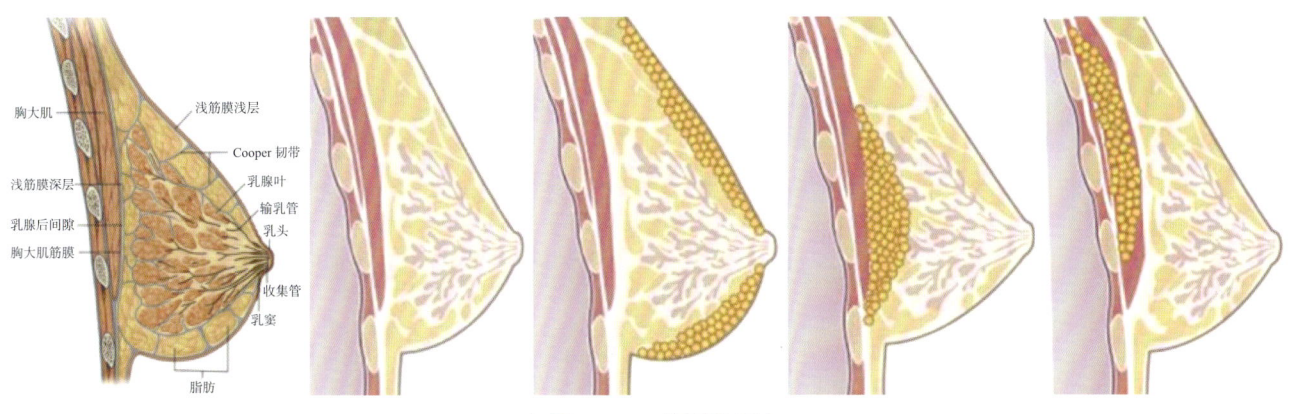

▲ 图 15-77　注脂的层次

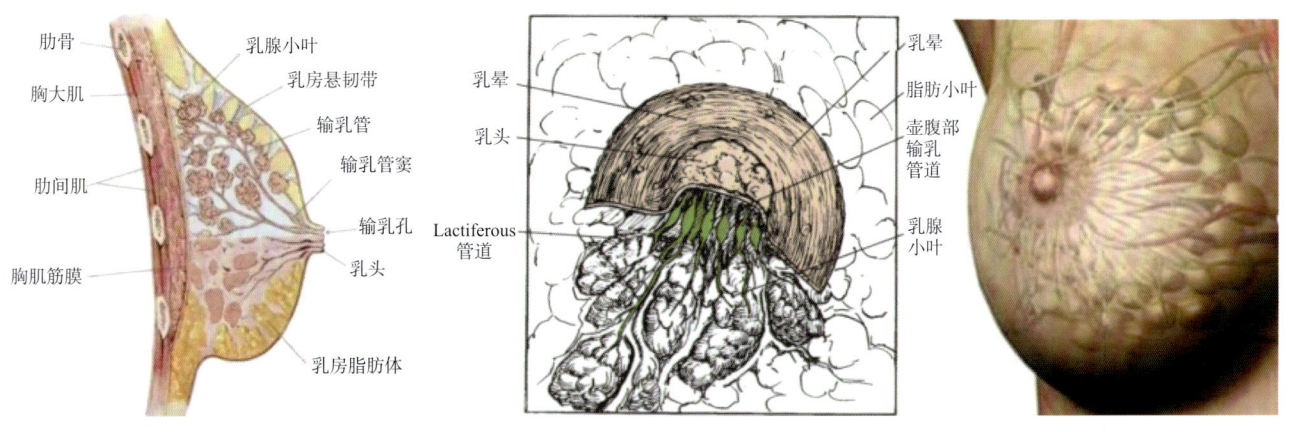

▲ 图 15-78　乳房及乳腺矢状断面模式图和乳房透视图

乳腺后间隙在浅筋膜深层和胸肌筋膜之间，是比较疏松的层次，也是脂肪移植的一个主要层次，对于脂肪移植隆乳术后乳房形态的增大起到很重要的作用，脂肪可以在此层内存活得很厚实。一个效果明显的受术者术后此层的存活脂肪占比至少在 50% 以上，脂肪移植隆乳术后影像检查可以证明这点（图 15-80）。

胸肌筋膜前后血供都比较丰富，脂肪移植后可以很好地生长，往往很致密，有如地毯上的绒毛一样（图 15-81）。

对于将脂肪注射到胸大肌内的操作是有争议的，有的专家认为，肌肉与脂肪不是同类组织，肌肉内原本并没有脂肪存在，担心脂肪注射到肌肉不易存活，以及脂肪存活后会影响肌肉的功能。但是更多的专家认为，肌肉内是脂肪注射的很重要的层次，脂肪在肌肉内存活后可以很好地增加乳房的厚度；肌肉内血供丰富，有利于脂肪在肌肉内存活（图 15-82）；肌肉尤其是胸大肌的功能强大，胸大肌下置入很大的假体都不影响其功能，对于脂肪在胸大肌内存活生长，更不会影响其功能。

对于新手，乳房的注射层次掌握可能有些困难，术中可以借助 B 超指导下定位层次（图 15-83）。

乳房注射范围：内至胸骨旁线、外至腋前线，内外为 17~23cm；上至乳房上缘，下至乳房下缘，上下为 15~20cm（图 15-84）。

注脂的方法：Sydney R.Coleman 提出将脂肪分开注射到受区组织的结构性脂肪移植的基本原则，得到了众多医生的认可。Coleman 认为立体多通道注射可以让脂肪相对分散而不是集中分布，让移植脂肪得到更好的血氧渗透供应，移植物要保留正常脂肪结构，Coleman 将其总结命名为结构性脂肪移植。上海交通大学医学院附属第九人民医院李青峰提出关于脂肪的 3S3L 原则，其中就有在乳房内多点、多层次、多界面、多隧道辐射状穿刺注射方法。

Roger K.Khouri 有一个悬崖理论，即组织间隙压理论，认为应该将脂肪滴作为决不超过 2mm 的微片通过一个半径 0.2cm、底面积为 0.126cm² 的圆柱状插管进行移植。通过数百次在受区的插管穿刺，使得微片脂肪以三维形式排列，而不至于重叠和融合。当间隙

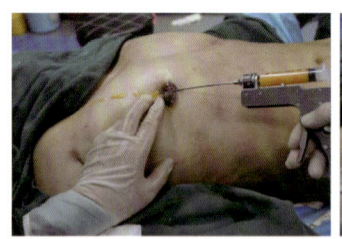

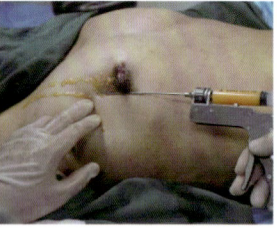

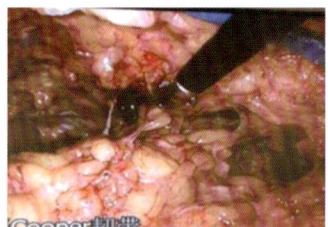

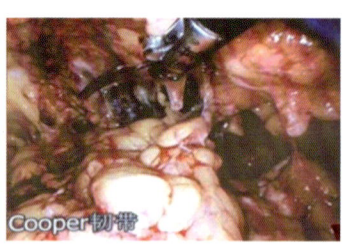

▲ 图 15-79 脂肪注射枪注射脂肪到皮下层和脂肪移植枪示范脂肪注射，以及内镜下皮下层影像

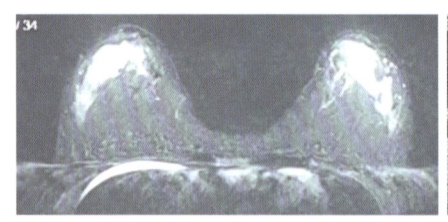

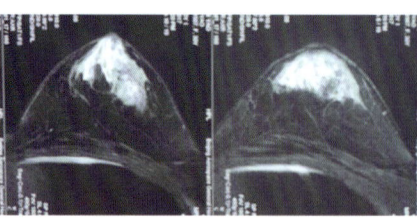

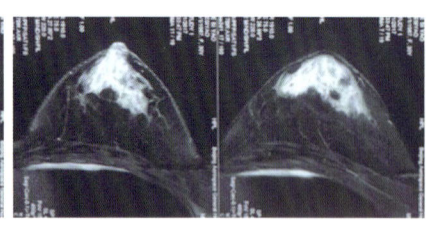

▲ 图 15-80 乳腺 MRI 显示乳腺后间隙存活脂肪占比至少在 50% 以上

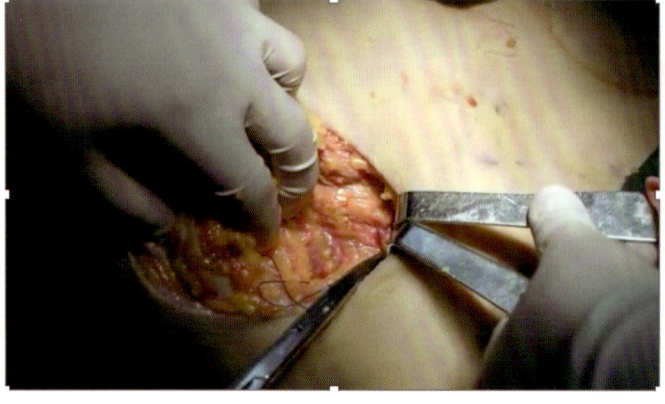

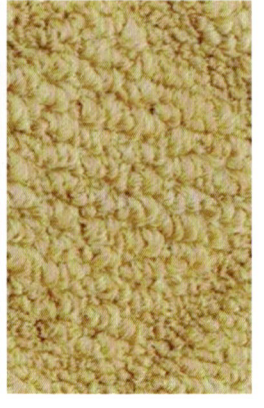

◀ 图 15-81 胸肌筋膜前后脂肪长得如绒毛地毯

液压增加时，毛细血管循环急剧下降，从而抑制养分释放和新生血管形成，影响到移植物存活。如果间隙液压的上限未被突破，可以通过受区的顺应性和容量来测定最大的移植物的容量，顺应性越大，受区容量越大，则能移植最多的脂肪（图15-85）。大容量脂肪移植的关键是决不要超过受区所能容纳的量。

如何做出一个形态大小明显增加、效果很好且不会出现明显结节的乳房，笔者认为，既要有足够量脂肪的移植填充，乳房内能填充的空间和间隙都要注射上脂肪颗粒，又要多平面、多隧道、分散地将脂肪注射在乳房的各个层次里，不要造成脂肪重叠堆积和拥挤，还要求术终时乳房各层和乳房整体张力不高，以免乳房各层软组织的毛细血管灌注功能受影响，才能保证移植的脂肪存活。

笔者自1996年跟随日本华裔周哲南教授学习脂肪移植隆乳术，基本上是使用周教授所传授的方式和方法操作，即是用纱布过滤加棉垫吸附法处理好脂肪以后，用12G单孔长针及20ml注射器进行乳房内脂肪注射。起初，切口选择是在乳房下缘，后看到受术者留下的进针口痕迹比较明显，遂改成乳晕内，大都是选择乳腺后层次退针注射，有一部分注射在胸大肌层。

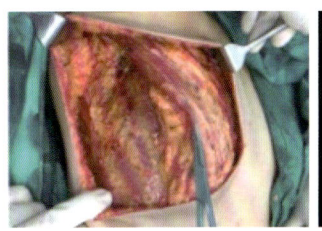

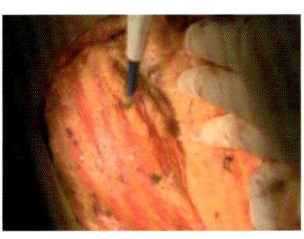

▲ 图 15-82 胸大肌内可见明显脂肪存活（图片由北京市朝阳医院乳腺外科蒋宏传主任提供）

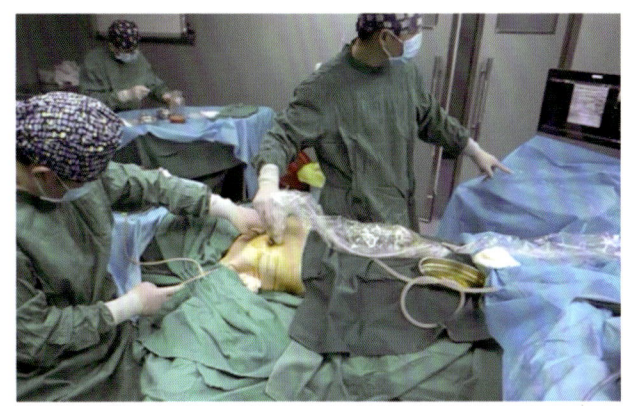

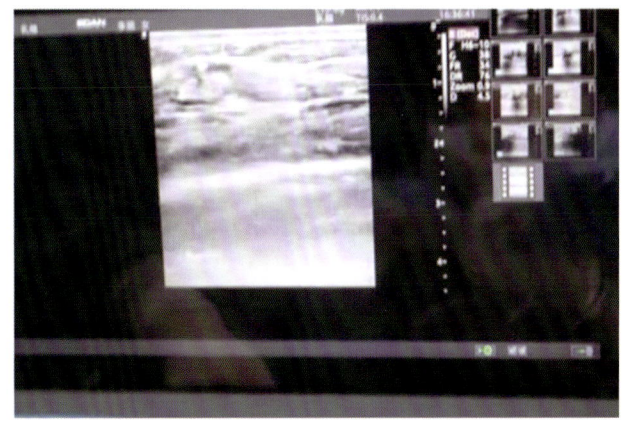

▲ 图 15-83 术中 B 超指导下定位层次

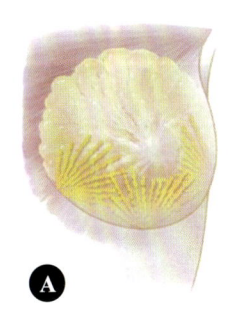

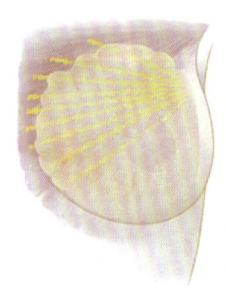

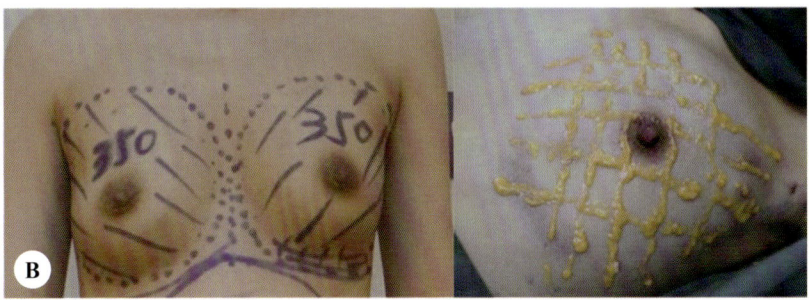

▲ 图 15-84 A. 术前设计的乳房注射范围；B. 脂肪示范注射范围

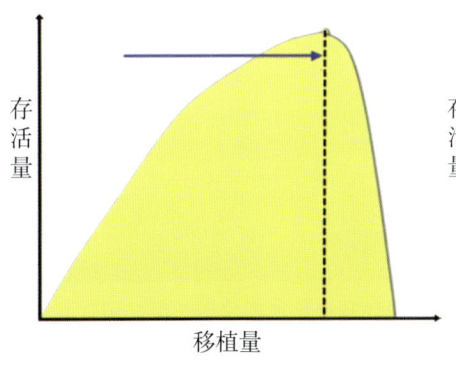

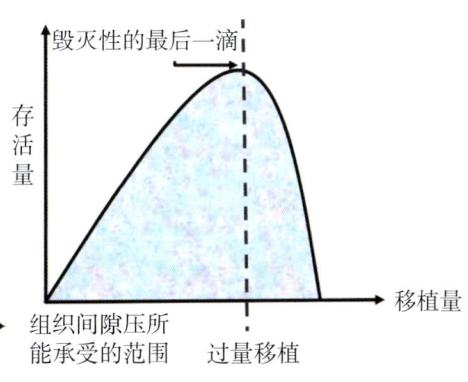

◀ 图 15-85 脂肪存活量和移植量的关系

2003年前后，因考虑到单纯选择乳晕切口进行注射对层次的把握会不准确，增加注射胸大肌层的难度，遂改成腋下切口进针，或与乳晕切口联合进针操作，这样增加了层次的把控和精准，并且增加了进针点，注射隧道更加立体。

因为无法预期脂肪存活率，无法鉴别正常钙化的脂肪与作为癌症的肿块，1987年美国整形外科医师协会发表声明，质疑乳房脂肪移植的安全问题，指出脂肪移植可能会影响乳腺癌的诊断，建议禁止这项手术。随着一大批脂肪移植专家的坚持，以及手术方式和放射学技术的进步，禁令在2009年被解除。随即，脂肪移植在世界整形美容界得到了蓬勃发展，脂肪移植在很多会议上成为热点。笔者受此影响，改用离心分离法处理脂肪，并增加了皮下层次的脂肪注射，因为低速离心的脂肪颗粒相对较稀释，也便于在乳房浅层的注射。

笔者在2013年初去美国迈阿密乳房整形中心 Roger K.Khouri 处学习，引用了 Roger K.Khouri 的一些方法，吸脂使用脂肪移植器 K-VAC（后还是觉得电动吸引器更方便，吸脂效率更高，而且脂肪的活性并不比其他方式方法差）；储脂使用无菌袋，使用四通上连接5ml注射器注脂针注脂（后改用1ml注射器），很好地改善了注脂方式，提高了注脂效率。2019年初引进使用脂肪注射枪，主要应用在乳房皮下层的脂肪注射，减少了皮下层易于出现结节等并发症的发生率，提高了皮下层脂肪的注射量。

笔者现在的整体乳房注射方式主要是分皮下层、乳腺后层、胸大肌层三大层，在每一层均用不同注射针、行使不同的注射方法进行。

皮下层的脂肪注射，切口选择在乳晕内，用脂肪注射枪沿顺时针方向将皮下至浅筋膜浅层间隙间，注射一层脂肪，按压乳房的指尖可感知到脂肪被推注时的"蚁走感"。注射线之间既不要间隔留空太多，也不要重叠，自乳房边缘向乳晕方向边退针边扣扳机注射出脂肪颗粒（图15-86）。用脂肪注射枪来移植注射脂肪颗粒到皮下，每扣动一下扳机最大只有0.1ml脂肪颗粒溢出，注射的脂肪颗粒比1ml注射器注射得还要精细、精准，相对注射器粗放式注射出来的较大颗粒（图15-87），脂肪注射枪移植的脂肪颗粒是不容易产生可触摸到的皮下结节。一般单层注射移植已经足够，在某些受术者乳房里皮下层比较疏松、弹性较好且组织较厚，脂肪量又充足时，可以双层注射移植，即一层在真皮下、一层在乳腺浅筋膜前。

在乳腺后层的脂肪注射，切口亦选择在乳晕内，使用注射针系直径2mm、长约15cm带侧孔钝头长针，注脂针尾端接上四通及1ml注射器。抽动针栓形成负压后，通过硅胶管从储脂的无菌袋内吸进脂肪，自四通进脂口进入注射器内，然后推动针栓将脂肪经出脂口连接的注脂针注射到乳腺后间隙。注射方法类似皮下注射，即自乳房边缘向乳晕方向边退针边注射出脂肪颗粒，并沿逆时针方向逐步注射，直至注射完一层。具体操作是将注脂针通过乳晕切口，垂直穿过乳腺小叶之间到浅筋膜深层下方，然后将注脂针沿着浅筋膜深层推到乳房边缘，开始边退针边注射脂肪颗粒（图15-88）。在一般正常大小形态的乳房上，底盘直径16～18cm，从边缘到中央大致能将1ml注射器推完，过大或过小的乳房稍加减少或增加脂肪用量，同样注射线之间既不要间隔太多，也不要重叠拥挤，而是要将脂肪均匀平铺不留空。

乳腺后间隙底层是胸肌筋膜，此层血供丰富，也是脂肪颗粒的良好着床部，脂肪可以在此处如地毯上的绒毛一样长得很致密。具体操作同浅筋膜深层下方的脂肪注射，不同点是将注脂针穿过浅筋膜深层后，再往下到胸肌筋膜，需要将乳房提起，便于注脂针能贴住胸肌筋膜。

在胸大肌层的脂肪注射，切口选择在腋下，即乳房外上近腋窝皮肤皱褶处。此层分两小层注射，即胸大肌后层和胸肌筋膜后至胸大肌内层，使用注射针是

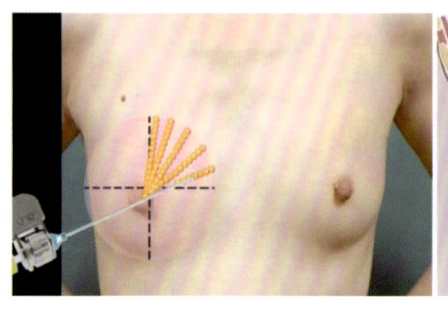

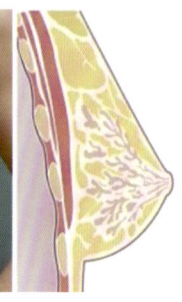

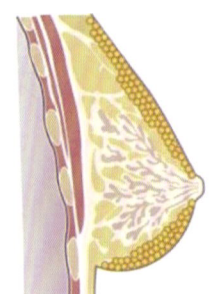

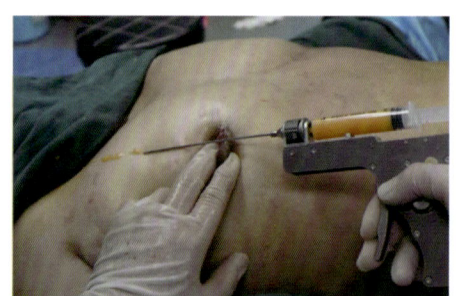

▲ 图15-86 脂肪注射枪注脂到皮下，指尖可感知到脂肪被推出时的"蚁走感"，脂肪移植枪脂肪注射示意（图A由林才民博士提供）

直径 2~2.5mm、长约 25cm 带侧孔钝头长针，注脂针尾端接上四通及 1ml 注射器，将注脂针通过腋下切口，抽动针栓抽取脂肪及推动针栓将脂肪注射到乳房内的步骤与前相同。

具体操作是先进行胸大肌后层注射，注射方法与前不同。用手将乳房提起后，另一只手将长注脂针通过腋下注脂口，让针头滑过肋骨表面到乳房的内上、内侧、内下、下方、外下、外侧边缘，即自上述乳房边缘向腋下方向边退针边注射出脂肪颗粒，并沿顺时针方向逐步注射，直至注射完一个平面（图 15-89）。操作时一定要注意让注脂针始终位于胸大肌下肋骨上，不要将针头扎到肋间肌内。

第二步在行胸肌筋膜后至胸大肌内层注射，方法与胸大肌后层注射相同，不同点是将注脂针离开肋骨表面，稍抬高针头约 2mm 处，再行上述方法注脂。

还有专家利用肉毒毒素让肌肉松弛麻痹的作用机制，将 BTX-A 注射到胸大肌内，对胸大肌进行制动，来提高移植脂肪的存活。笔者是将衡力®注射用 BTX-A 100~200U 加入脂肪内（图 15-90），然后通过脂肪的注射，让 BTX-A 弥散到胸大肌内。从临床效果来看，BTX-A 注射胸大肌后，提高了自体脂肪颗粒移植隆乳术效果。探索其基本原理，是减少了移植脂肪周围的炎症细胞参与的炎症反应，减少了痉挛引起的肌肉缺氧，抑制了瘢痕增生，制动期间促进了创伤愈合，最重要的作用是减少了胸大肌的运动，从而为移植物周边毛细血管的稳定生长和丰富提供了便利条件。

乳房的脂肪移植，先按设计好的乳房内注射范围，按注射层次分层均匀注射。至于每个层次的注射顺序，还是依据施术者的习惯而定。笔者认为，是自下而上还是自上而下进行注射最终都不会影响手术的效果。

注脂量：乳房内脂肪注射量是指注射到乳房总脂肪量，是乳房各解剖层次能容纳的量的总和。若想让乳房形态大小明显增加，前提是必须有足够量脂肪的移植填充，乳房内能填充的空间和间隙应该都要移植上脂肪颗粒，这样才有可能使乳房丰满；同时，又不

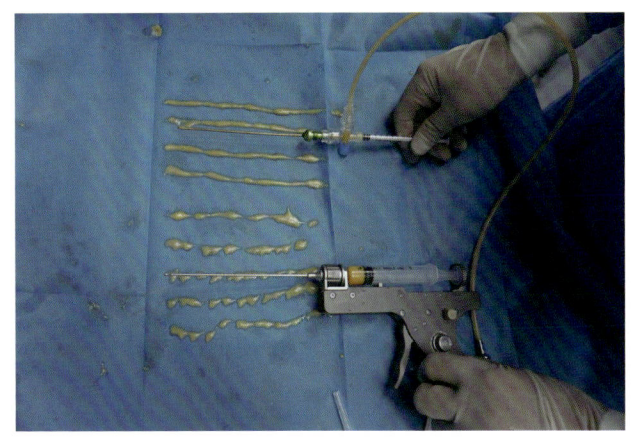

▲ 图 15-87　1ml 注射器和脂肪注射枪注射出的脂肪颗粒比较，注射枪注射出的脂肪更细

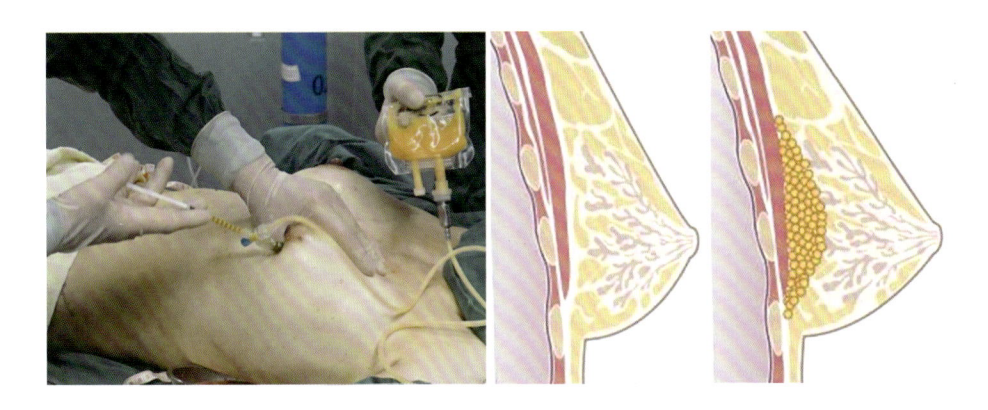

◀ 图 15-88　经乳晕切口乳腺后间隙脂肪注射

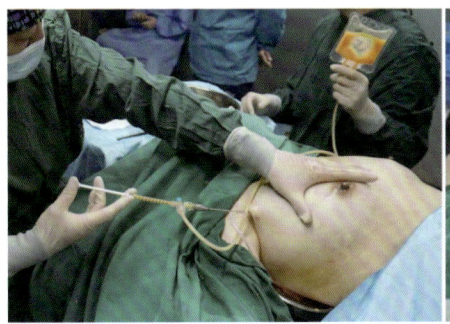

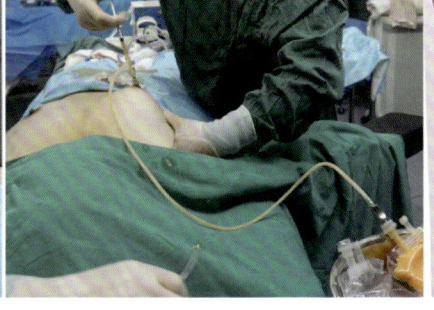

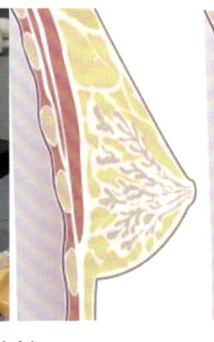

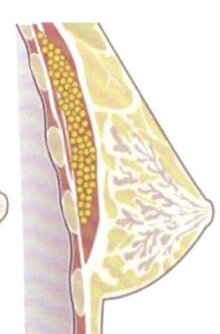

▲ 图 15-89　经腋下切口行胸大肌层的脂肪注射

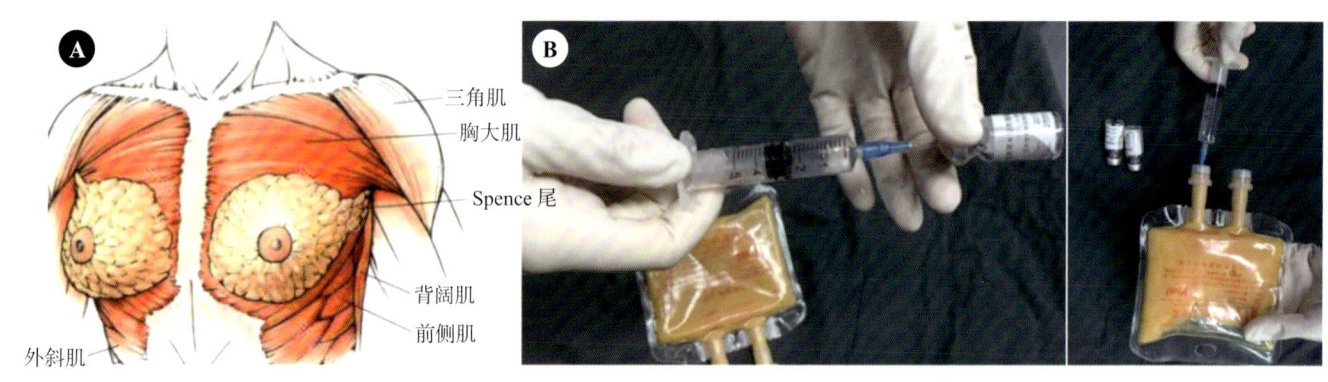

▲ 图 15-90 A. 用生理盐水将 BTX-A 100U 进行溶解稀释；B. 将衡力®BTX-A 加入脂肪内

能造成脂肪重叠堆积和拥挤，避免出现乳房的囊肿和结节。因此，如何让术后的乳房效果很好，脂肪注射量是关键因素。

2009 年，Sydney R.Coleman 就提到脂肪移植的体积少至 50ml，多至 400ml，将其分散注射到乳房和周围组织而获得长期的塑形效果。2001 年，戚可名教授主张每次注射量不宜过多，每侧乳房最多不超过 50ml，否则液化吸收率会增加，而且会发生红、肿、热、痛等炎性反应。2006 年，穆大力等报道 96 例吸脂隆乳术获得良好手术效果的经验体会，每侧单次注射量 60～120ml；另外，还报道了 17 例外院术后乳房内出现大小不等硬结或肿物，其中 10 例注射量均不超过每侧 120ml。

2014 年，Roger K.Khouri 在 PRS 上强调，决定脂肪移植存活的主要因素是移植物与受区的接触面，受区部位的血管化和组织间隙压。过多的移植脂肪超过组织间隙能容纳的能力，将引起大量移植脂肪的坏死。能够移植到受区的脂肪数量取决于受区的生理状态。如果局部是致密的，只能移植少量脂肪，如果组织松弛、顺应性好，将可以移植较多的脂肪。

1982 年，Stranden E 报道了将液体注射至受区，增加到 40% 时，间隙液压增加约 10mmHg。这是在可以接受的生理性间歇性液压的范围之内。1971 年，Guyton AC 报道，如果再注射 60% 的液体，使得受区容量增加 1 倍，则会使间隙液压达到 30mmHg，从而处于间隙综合征和循环衰竭的危险境地。

Roger K.Khouri 认为，进行大容量脂肪移植时，受区平均容量的改变成为决定性因素。能够移植多大限度的脂肪取决于受区部位的间隙液压适合植入的脂肪容量，如果填充后组织间隙液压的上限未被突破，可以通过受区的顺应性和容量来测定最大的移植物的容量，顺应性越大，受区容量越大，则能移植更多的脂肪。大容量脂肪移植的关键是决不要超过受区所能容纳的量。他还建立了一个移植物容量的公式：移植物容量 =（间隙液压 × 组织顺应性 × 受区容量）- 受区容量。

例如，一位中等体型、乳房为 A 罩杯大小的女性，按上述乳房组织分成五个层次，每个层次若只按一个界面（截面）分，则至少有五个界面（截面）可以注射脂肪。这样的女性一侧乳房的受区表面积约 250cm²，即每个界面（截面）250cm²，估计 A 罩杯乳房的平均厚度为 2cm，而受区容量约为 500ml，每个界面（截面）注脂高度 2～3mm，则可以装 50～75ml 脂肪（图 15-91）。若按五个界面（截面）注射脂肪，则每侧可注射 250～375ml。若是受区表面积约 300cm²，即每个界面（截面）300cm²，则每侧可注射 300～450ml。

总之，注脂量（移植物容量）与受区表面积成正比，也就与受区容量成正比，与组织顺应性也成正比，而且移植完成后，组织间隙压一定要在 10mmHg 以内，才不会让毛细血管循环急剧下降，不会抑制氧分释放和新生血管形成，不能影响到移植物存活。最终结果既要保证一定量的脂肪的植入，又要保证移植的脂肪存活和乳房容量增加。

组织间隙压可以通过特定的机器测定，有经验的医生也可以通过手来感知乳房的张力大小，在注射过程中始终要用手触摸按压乳房，经常提拉乳房，来判断乳房的张力和顺应性，注射完成后要求乳房顺应性尚有，并有一定的柔软度（图 15-92）。避免乳房组织的顺应性迅速降低，才能保证乳房的张力不高，也就保证了组织间隙压在合适范围内。

各层次注射数量比例：关于脂肪在各层次分布比例问题，每个医生都会有自己的临床经验和认识，而且会随着临床实践的深入，以及对受术者情况的回馈、资料的汇总、经验的总结，医生们又会有新的想法和认识。例如，Coleman 说他早期治疗的病例中大多注射在胸大肌层，其次是胸大肌后和胸肌筋膜前间隙，后来他又认为这样仅增加了胸壁的厚度，隆乳的效果不明显，现在主要是将脂肪注射到皮下层。

戚可名主要是将脂肪注射到乳腺后间隙。Khouri认为组织有不同的容量的压力顺应性曲线，皮下组织最能顺应，肌肉其次，而瘢痕和经放射的组织最差，他认为皮下组织是脂肪填充的主要层次。

Smahel J 在 1989 年和 Smahel J 等在 1993 年做过研究，认为没有脂肪细胞能够在离开毛细血管网络 2mm 的情况下恢复自身的毛细血管循环从而存活，所以脂肪颗粒半径不能超过 2mm，脂肪颗粒融合成直径大于 4mm 的大颗粒，则会出现中心性坏死（图 15-93）。

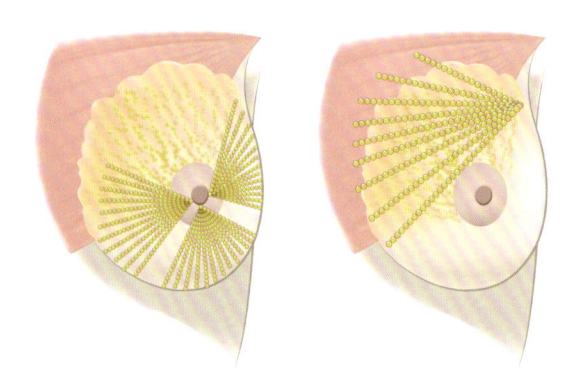

▲ 图 15-91 脂肪注射范围、注射量示意

因此，移植后脂肪存活的关键是脂肪颗粒得小于 4mm，得与受体密切接触，因此脂肪移植时必须要求多平面、多隧道、分散地将脂肪注射在乳房的各个层次里，还要求术终时乳房各层和乳房整体的张力不高，以免乳房各层软组织的毛细血管灌注功能受影响。最终结论是，大容量脂肪移植的关键是各个层次量要均匀，总移植量不要超过受区所能容纳的量。

也就是说，乳房各层次，即皮下至浅筋膜浅层间隙、浅筋膜深层下乳腺后间隙、胸肌筋膜、胸肌筋膜后至胸大肌内、胸大肌后，五个层次脂肪注射数量比例是基本相当；总结一下，即脂肪注射数量是皮下层一层，乳腺后层两层，胸大肌层两层。

注意事项：注脂口一般选用 14G 破皮针和破皮锥刺破皮肤，笔者认为还是破皮锥更好，锥尖刺破皮肤后，是将皮肤撑大而不会像破皮针针尖那样可能会损伤旁边的皮肤；注脂时，应先将针头插到最远端边退边注入脂肪，推出的脂肪颗粒要均匀（图 15-94）。

不够丰满的部位重点注射，一侧大一侧小的乳房，根据测定或实际情况，大的少注些，小的多注些。

皮下层和乳腺下层的脂肪注射术可以选择在经乳晕切口进针，也可以选用乳房外上近腋窝皮肤皱褶处进针，笔者总结使用乳晕切口进针使注射更精准，因为注射是顺时针（或逆时针）进行的，既不会造成注

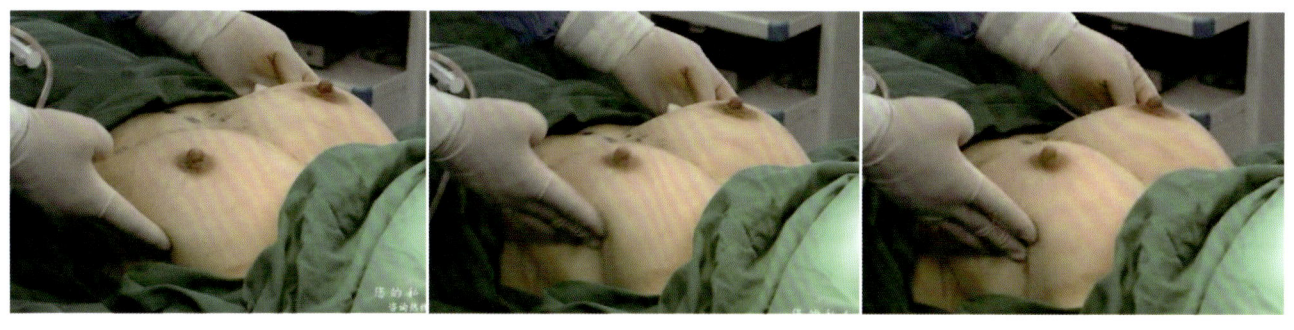

▲ 图 15-92 注射完成后要触压乳房，要求乳房顺应性尚有，并有一定的柔软度，张力（组织间隙压）不高

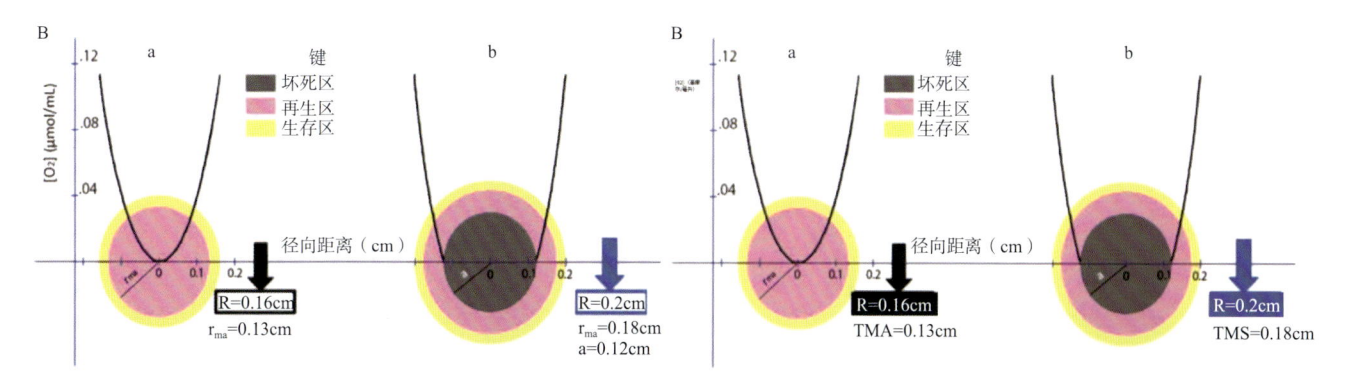

▲ 图 15-93 半径不超过 2mm 复合组织块，行游离、非血管化的小块移植是能够存活的

射的遗漏区，又不易造成脂肪颗粒的堆积。经乳晕行乳腺后注脂，因为需要穿过乳腺间隙，所以针需要结实，钢材要好。

胸大肌层下即为肋骨和肋间肌，故不宜自乳晕切口进针，以免误将针尖扎透肋间肌，造成气胸可能；应选择腋下切口进针，此可让注射针在肋骨表面上滑行，更加精准地在胸大肌下层和胸大肌层及胸肌筋膜层注射脂肪，又不会有误将针尖扎透胸腔的可能。

注脂时应是一手（主手）捂住注射器进行注射，另一手（辅手）抓住乳房感知并引导针尖的注射层次（图15-95），皮下层和乳腺下层注射时辅手应按住乳房皮肤，让指尖感知到脂肪被均匀注射到组织内，胸大肌层注射时辅手应抓起乳房，使乳腺组织腾空，便于将注射针扎入胸大肌层。

辅手还要时刻感知乳房的张力，若乳房整体或局部张力过高，则要调整注射针的注射方向和层次，或者停止注射。

抽动和推动针栓要匀速，既不能太快以免造成脂肪颗粒的损伤，也不能太慢造成手术时间和脂肪离体时间延长，从而影响手术进程和效果。

提纯的脂肪应尽快注射，尽量不超过30min，可将装脂肪的容器放入冰水中以减少脂肪的代谢。

注脂完成后，用少量碘伏抹到乳房上充当润滑剂（图15-96），并用双手按摩乳房，自深而浅自外向内，使乳房各区域和各层次压力均匀，并将注脂口附近的脂肪挤出。若乳房张力较大，则要将部分脂肪挤出，以尽可能减少乳房张力。

注射完毕，每个切口一般较小可以不用缝合，若某些人、某些切口由于张力因素而撑开，可用5-0丝线或可吸收线各缝一针。

术后嘱咐受术者严禁用力按压乳房，并且上半身动作须轻柔，以免胸大肌过度运动，影响脂肪的固定和存活；术后定期随访。

乳房较小者，与患者沟通可能术后需要佩戴乳房外用负压扩张器；或者须二次或多次填充，以3～6个月的注射间隔为好。

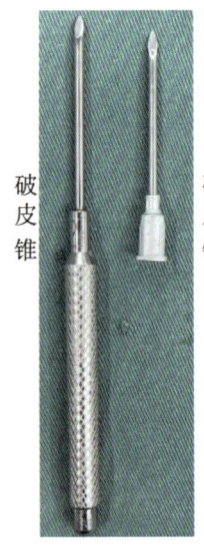

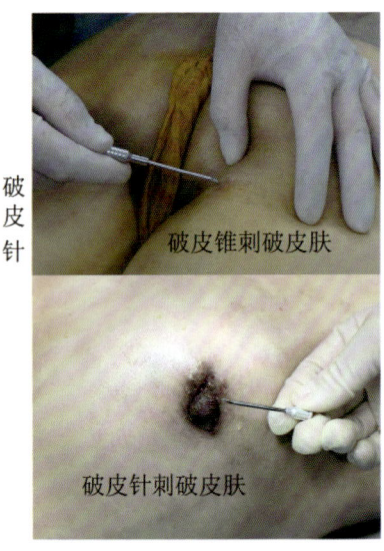

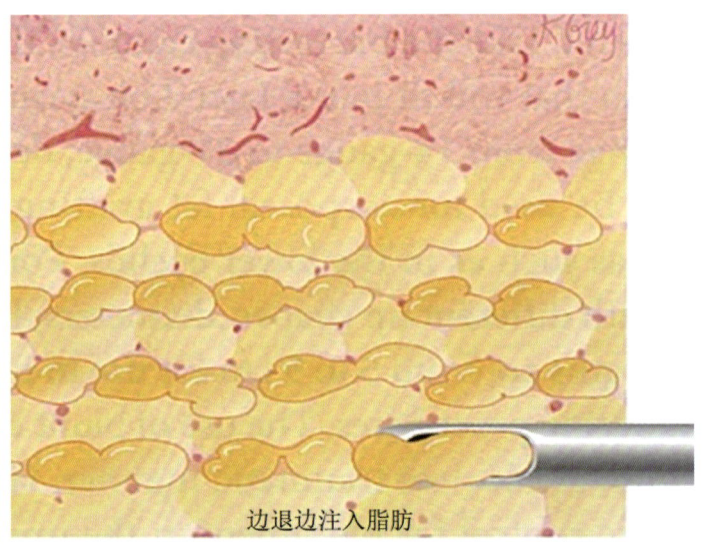

▲ 图 15-94　A. 破皮针针尖容易损伤乳晕切口旁皮肤；B. 破皮锥一般不易损伤切口皮肤；C. 注脂时一定要退针注射

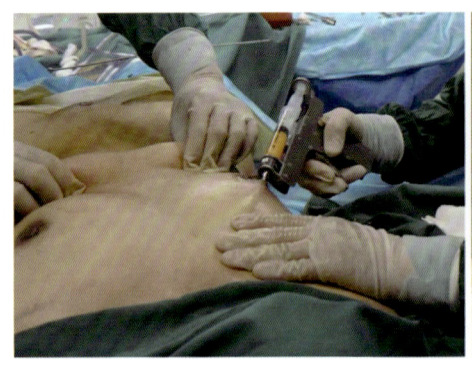

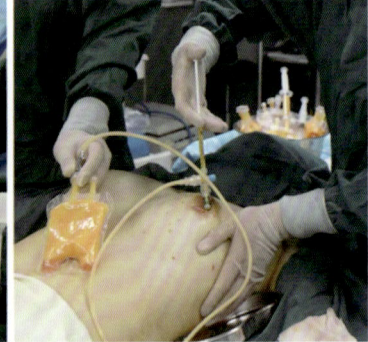

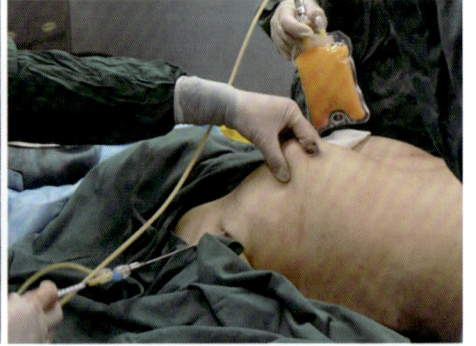

▲ 图 15-95　另一手（辅手）抓住乳房感知并引导针尖的注射层次

6. 术后护理 单纯的自体脂肪移植隆乳术，术后护理比较简单。供脂区吸脂后多不需要放置引流管，针孔或切口处外涂抗生素油膏，无菌纱布敷料覆盖，吸脂区加压包扎（图15-97）。注脂区用不用加压包扎存在争议，有的专家担心加压会影响受区血供，笔者主张注脂后当天适度加压，防止注脂区组织出血和过多水肿，有利于减少皮下瘀青，促进组织恢复。术后第2天即可更换弹性塑身衣，吸脂口处无菌纱布外加卫生巾覆盖，若有潮湿及时更换，尽可能保持伤口清洁干燥。受区可以穿较宽松、舒适的运动内衣，起到保护、保暖的作用。

配合穿戴弹力衣加压的原理，早期是起止血、减轻水肿、防止吸脂区出现积液的作用，所以术后1周内以尽可能穿戴为原则；中期是起促进水肿消退和塑性作用，时间为6～8周，以每天大部分时间穿戴为原则；后期是主要起塑形作用，时间大概为2～3个月，以每天部分时间穿戴为原则，有人坚持半年以上的穿戴，可能塑形效果更好。因为要穿戴较长时间，所以弹力衣的面料质地要柔软、细腻、透气、弹性好，并且方便穿戴脱下，最好不妨碍大小便（图15-98）。

乳房注射脂肪后，一般情况下穿较宽松、舒适的运动内衣即可，较小和比较紧致的乳房，可建议受术者及早佩戴乳房外用负压扩张器，以增加脂肪的存活，增大乳房的形状和体积。

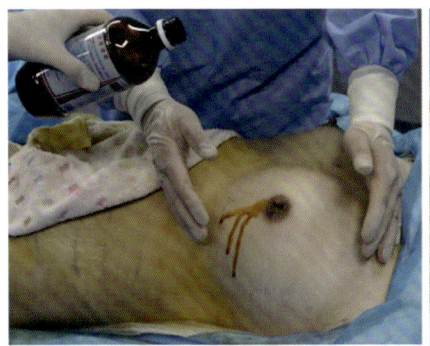

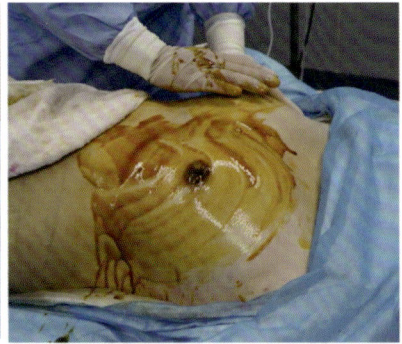

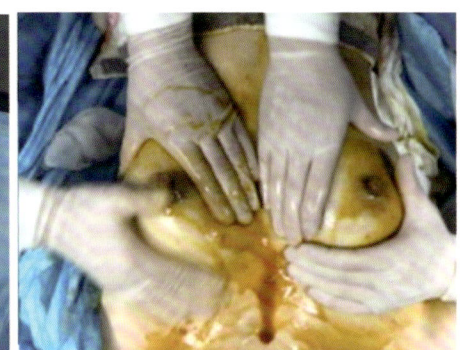

▲ 图 15-96 碘伏涂抹乳房后，再行按摩乳房

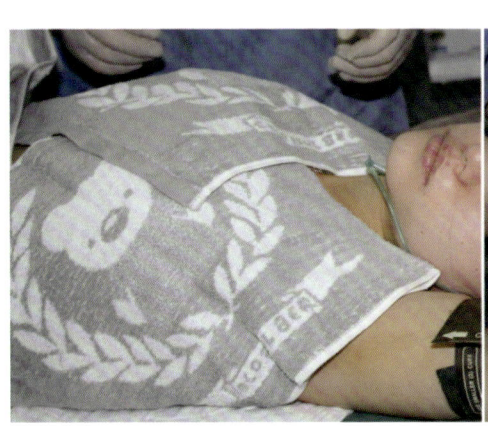

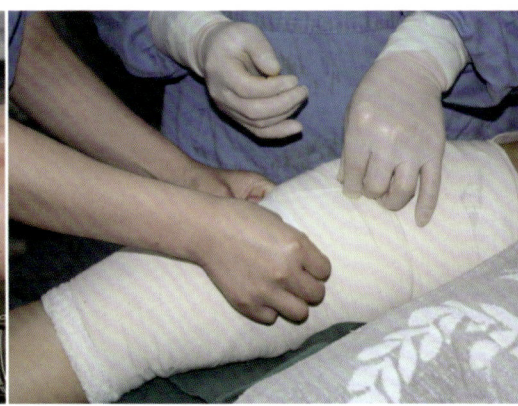

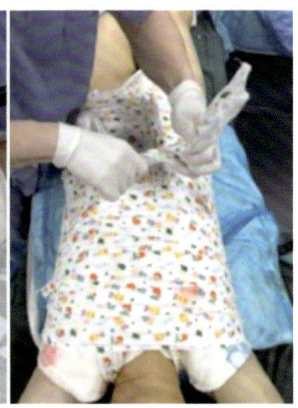

▲ 图 15-97 吸脂区和受区均适度加压包扎

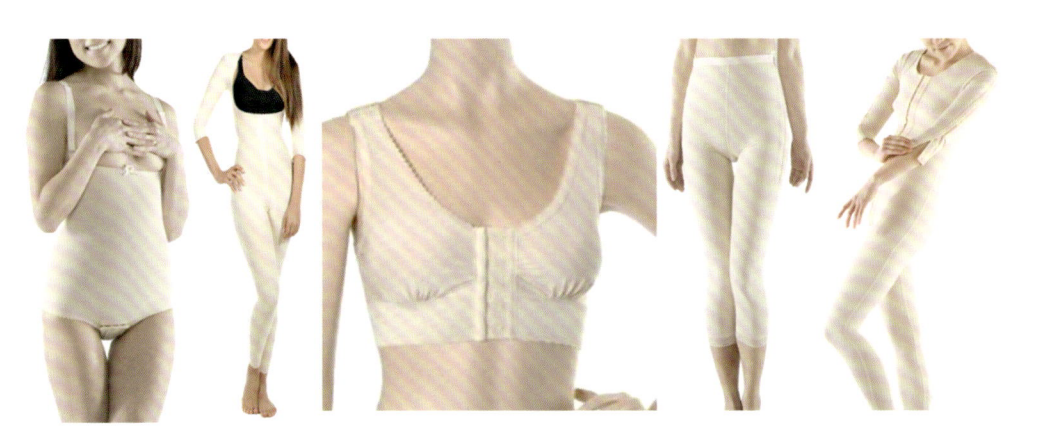

◀ 图 15-98 各种弹力衣

切口早期外涂抗生素油膏，无菌纱布敷料覆盖，2~3天换药1次，保持伤口清洁干燥，如有不吸收的缝合线，按时拆除。供区和受区均需要适当制动，并预防性应用（口服或静脉注射）抗生素。

一般为镇静全麻手术，按照全麻后护理常规进行，受术者术后完全清醒后，可先进水和软质饮食，待肠胃功能恢复后恢复正常饮食，不食用辛辣食物，严禁烟酒。

（六）临床应用

自体脂肪移植系自身组织移植，具有良好的生物相容性，不会产生排斥反应；通常情况下组织量充足，来源丰富，而且取材容易，操作简单；充盈后外形好，可与周围组织自然融合；一旦存活，长期有效，可永久存在；富含间充质干细胞，具有脂向性分化和自我更新能力；吸脂和注脂口小而隐蔽，故而几乎不留瘢痕；必要时可以手术去除；手术创伤相对小，恢复快，在体形雕塑上起到一举两得的作用。因此，可以说自体脂肪移植隆乳术有着很多无可替代的优点，相较其他方式的隆乳术其拥有着巨大的优势。

自体脂肪移植隆乳术最主要的适应人群是身体及心理健康、希望进行乳房美容的女性，因为乳房较小，接受并选择脂肪移植隆乳者，这包括先天性平胸和乳房发育不良的小乳症患者，也包括妊娠和哺乳后，以及减肥后、乳房萎缩空瘪者。

笔者自1993年开展吸脂手术，1996年从整形美容专家、日籍华人周哲南教授处学习用自体脂肪移植进行隆乳术的方法，随即20多年来，未曾间断此项手术。

笔者早期开展的脂肪移植隆乳手术，现在能追溯的受术者，有1999年做的病例（图15-99）。

病例 15-3

1999年3月，受术者年龄30岁，未婚未育，要求进行脂肪移植隆乳手术，第1次吸脂部位为腹部；1999年9月15日，手术6个月后，她做了第2次脂肪移植隆乳术，这一次吸脂部位是大腿部，脂肪处理方式均采取纱布过滤加棉垫吸附法，用20ml注射器配12G单孔长针自乳晕切口进针分层注射脂肪，每次每侧注脂量250~300ml。她于第2次术后6个月做了复查，乳房比术前增大了2~3个罩杯。2006年左右，她结婚生子，乳房没有变小和变松垂。2012年5月，她于第1次手术13年后（43岁）前来复查，她的乳房比以前更丰满了（图15-100和图15-101），并且于5月10日在北京朝阳医院做了B超检查，显示双乳层次清晰，双乳未见占位性病变。

受术者对她术后增大明显的乳房，并且形态和大小一直保持丰满的结果，自始至终都很满意，认为对她的事业和生活甚至婚姻都起到正向的促进作用。

病例 15-4

受术者36岁，女性，已婚生子，曾哺乳半年。2000年3月1日，她接受脂肪移植隆乳手术，腹部和大腿部位吸脂，脂肪处理方式均采取纱布过滤加棉垫吸附法，用20ml注射器配12G单孔长针自乳晕切口进针分层注射脂肪，每侧注脂量大约300ml。2004年1月15日，她于近4年后（40岁）复查，乳房增大了约3个罩杯（图15-102和图15-103）。

受术者在2000年前后总共做了2次脂肪移植隆乳，但遗憾的是其他照片已遗失，故未能展示。有意思的

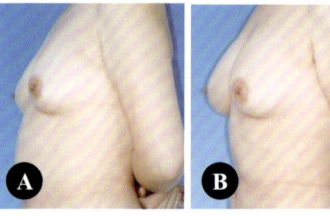

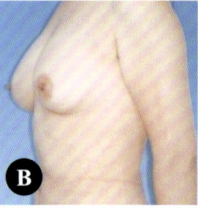

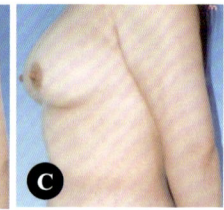

▲ 图 15-99　A. 1999 年 3 月，术前；B. 1999 年 9 月 15 日，第 1 次术后 6 个月；C. 2000 年 3 月，第 2 次术后 6 个月

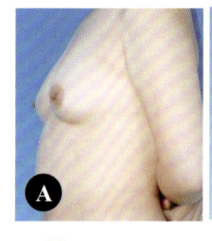

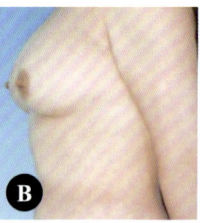

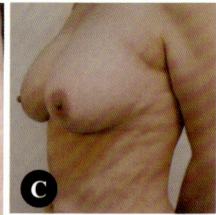

▲ 图 15-100　A. 1999 年 3 月，术前；B. 2000 年 3 月，第 2 次术后 6 个月；C. 2012 年 5 月，距第 1 次手术后 13 年

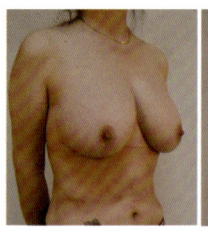

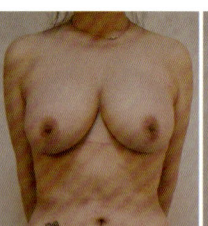

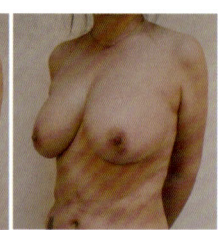

▲ 图 15-101　2012 年 5 月，距第 1 次手术后 13 年

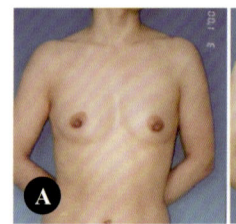

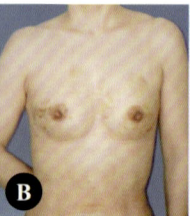

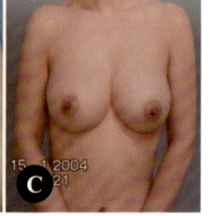

▲ 图 15-102　A. 2000 年 3 月 1 日，术前正面；B. 2000 年 3 月 8 日，术后 1 周正面；C. 2004 年 1 月 15 日，术后近 4 年正面

是，2004年1月15日，该受术者复查的目的是觉得乳房太大，要求适当减小乳房体积，即吸去一些脂肪，尤其是乳房上极的脂肪，并且同时将手臂做一下吸脂（图15-104）。

她曾经谈起，只做一次脂肪移植隆乳对她来说是比较合适的。她要求将乳房吸小的事情说明，受术者对她两次术后增大明显的乳房，并且形态和大小一直保持丰满的结果，有些后悔，认为对她的生活和心理都起到反向作用。

病例 15-5

受术者26岁，女性，未婚未育。2002年2月，她接受了脂肪移植隆乳手术，腹部和大腿部位吸脂，脂肪处理方式均采取纱布过滤加棉垫吸附法，用20ml注射器配12G单孔长针自乳晕切口进针分层注射脂肪，每侧注脂量200～300ml。她于几年后结婚生子。2014年1月，手术12年后（38岁）复查，乳房增大了2～3个罩杯（图15-105和图15-106）。

受术者对她术后增大明显的乳房，并且形态和大小一直保持丰满的结果，总体比较满意，认为对她的事业和生活甚至婚姻都起到正向的促进作用。

笔者将着重介绍以下3例受术者，她们均是有多次的复查对比，复查时间超过10年，相对记录资料较完整。后2例超过2次脂肪移植史，近期均有乳房

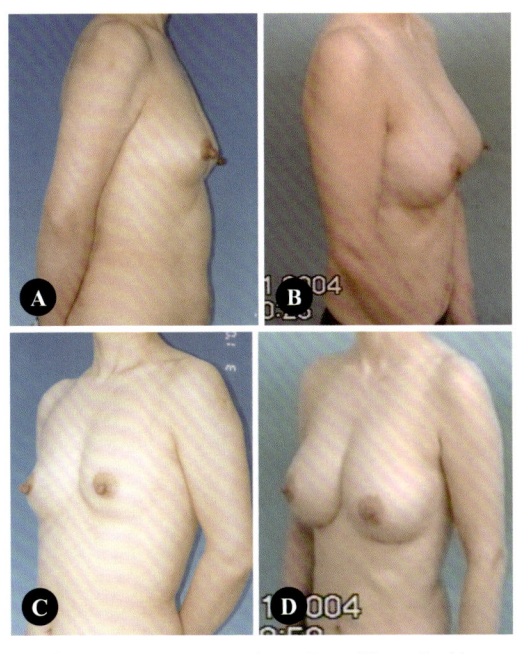

▲ 图 15-103　A. 2000年3月1日，术前；B. 2004年1月15日，术后近4年；C. 2000年3月1日，术前；D. 2004年1月15日，术后近4年

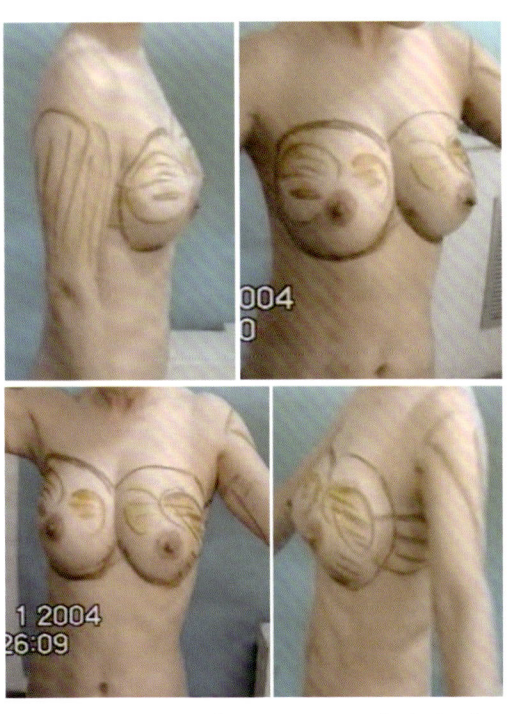

▲ 图 15-104　2004年1月15日，术后近4年，乳房和上臂拟行吸脂设计

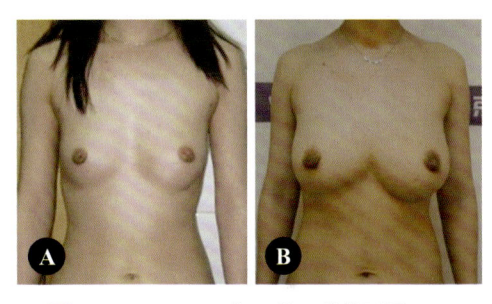

▲ 图 15-105　A. 2002年2月，术前正面；B. 2014年1月，术后12年正面

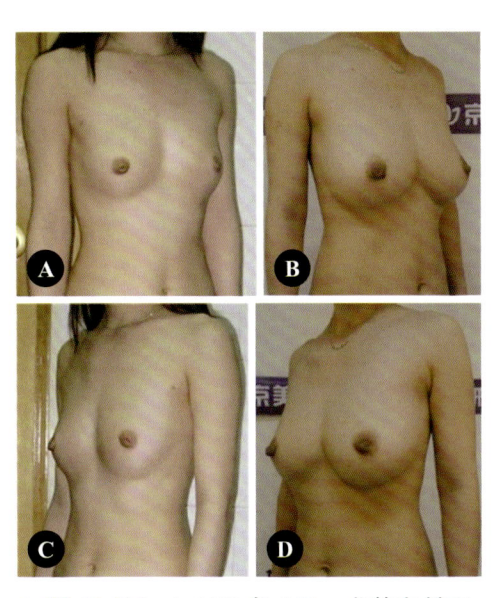

▲ 图 15-106　A. 2002年2月，术前右斜面；B. 2014年1月，术后12年右斜面；C. 2002年2月，术前左斜面；D. 2014年1月，术后12年左斜面

MRI 的检查，对乳房内的脂肪存活情况了解清楚。

病例 15-6

受术者 48 岁，女性，已婚已育。2003 年 2 月 7 日，她接受了脂肪移植隆乳手术（图 15-107）。

腰腹部吸脂，选用的麻醉方式为硬膜外麻醉加局部肿胀麻醉（图 15-108）。脂肪处理方式均采取纱布过滤加棉垫吸附法，用 20ml 注射器配 12G 单孔长针自腋下及乳晕切口进针分层注射脂肪，每侧注脂量大约 400ml。

2004 年 11 月 29 日，手术 1 年 9 个月后，复查，乳房增大了约 2 个罩杯（图 15-109）。

受术者本次复查目的是检查到右乳乳晕上的脂肪包块，即予乳晕上缘切口行包块切除术，同时其做了单纯大小腿吸脂术（图 15-110）。

2005 年 6 月 17 日，手术 2 年 4 个月余后，复查，右乳乳晕上切口不明显，双乳未检查出结节，乳房增大了约 2 个罩杯（图 15-111）。

2013 年 7 月，手术 10 年后（58 岁），复查，乳房增大了 2~3 个罩杯（图 15-112 至图 15-115）。

受术者对她术后增大明显的乳房，并且形态和大小一直保持丰满的结果，总体比较满意，偶尔也担心乳房增大太多，让她显得过胖。但总体来说，她认为这事对她的事业和生活甚至婚姻和心理还是起到正向作用。

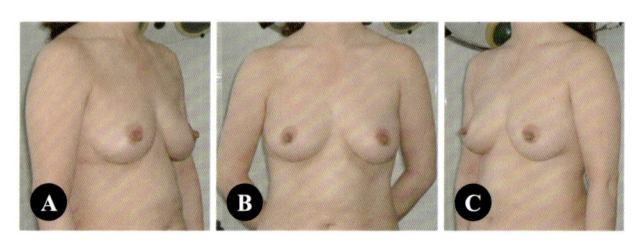

▲ 图 15-107　A. 术前右斜面；B. 2003 年 2 月 7 日，术前正面；C. 术前左斜面

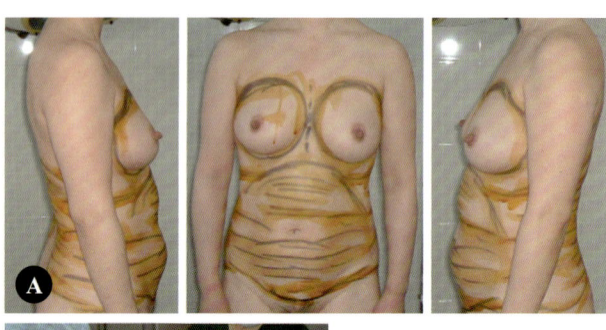

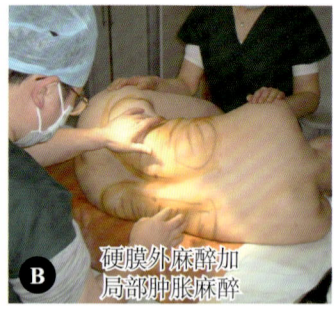

▲ 图 15-108　A. 2003 年 2 月 7 日，术前设计；B. 硬膜外麻醉加局部肿胀麻醉

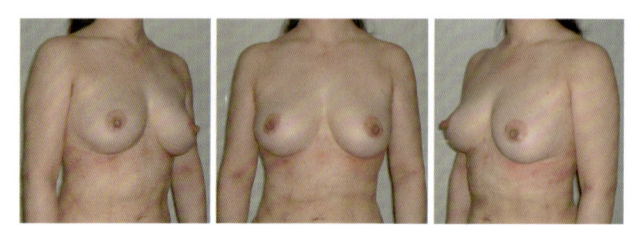

▲ 图 15-109　2004 年 11 月 29 日，术后 1 年 9 个月余，复查

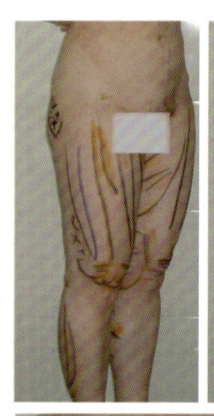

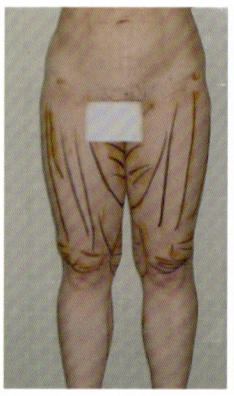

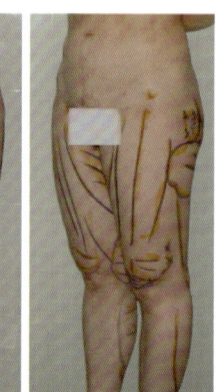

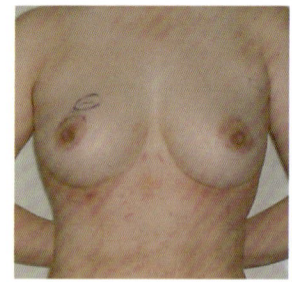

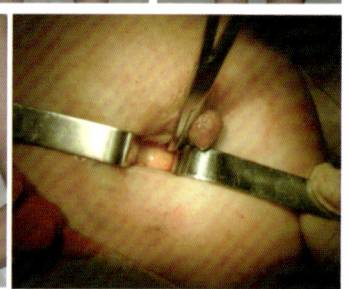

▲ 图 15-110　单纯大小腿吸脂术及右乳乳晕上缘切口包块切除术

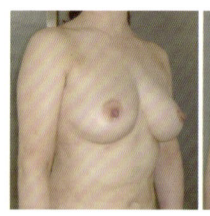

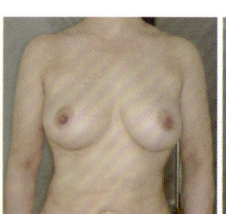

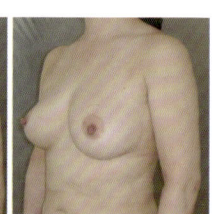

▲ 图 15-111　2005 年 6 月 17 日，术后 2 年 4 个月余，复查

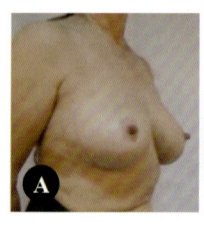

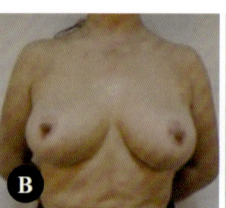

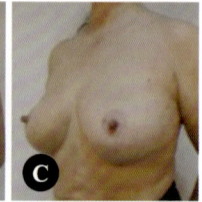

▲ 图 15-112　A. 术后 10 年右斜面；B. 2013 年 7 月，术后 10 年正面；C. 术后 10 年左斜面

病例 15-7

受术者手术时 26 岁，身高 160cm，体重 48kg，BMI 18.75，未婚未育。2009 年 1 月 20 日，她于下午接受了第 1 次脂肪移植隆乳手术（图 15-116 和图 15-117）。

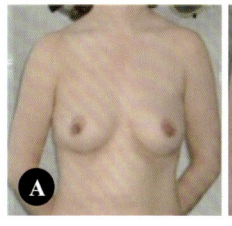

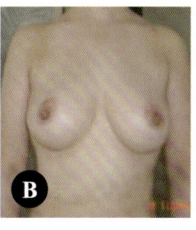

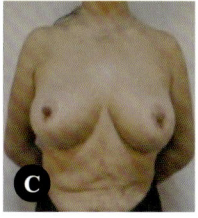

▲ 图 15-113　A. 2003 年 2 月 7 日，术前正面；B. 2005 年 6 月 17 日，术后 2 年 4 个月余；C. 2013 年 7 月，术后 10 年

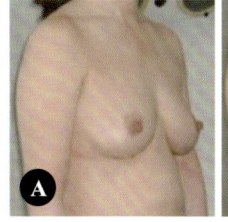

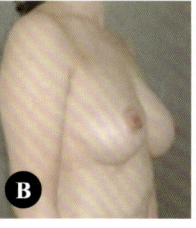

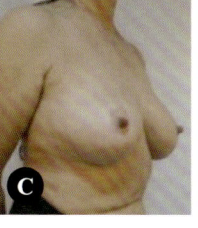

▲ 图 15-114　A. 2003 年 2 月 7 日，术前右斜面；B. 2005 年 6 月 17 日，术后 2 年 4 个月余；C. 2013 年 7 月，术后 10 年

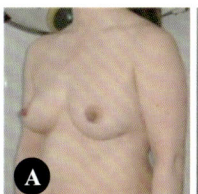

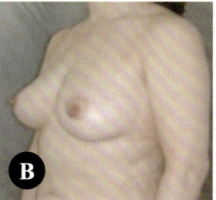

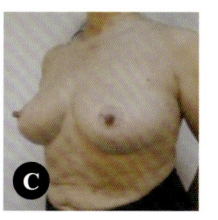

▲ 图 15-115　A.2003 年 2 月 7 日，术前左斜面；B.2005 年 6 月 17 日，术后 2 年 4 个月余；C.2013 年 7 月，术后 10 年

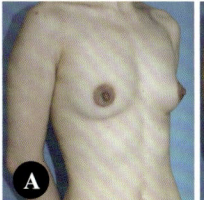

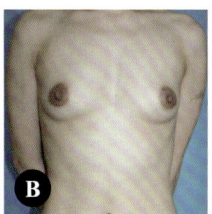

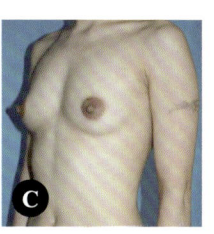

▲ 图 15-116　A. 术前右斜面；B. 2009 年 1 月 20 日，术前正面；C. 术前左斜面

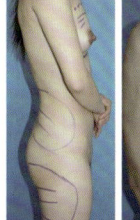

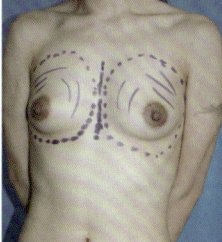

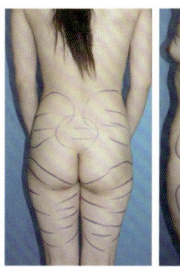

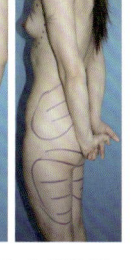

▲ 图 15-117　2009 年 1 月 20 日，供区和受区的术前设计

后腰部和大腿后部位吸脂，供区、受区划线设计见图 15-117。

脂肪处理方式均采取纱布过滤加棉垫吸附法，用 20ml 注射器配 12G 单孔长针自腋下切口进针分层注射脂肪，每侧注脂量 200～300ml（具体数据不详）。2 周多后前来复查，受区和供区已无瘀青，恢复良好（图 15-118），乳房稍有增长。

受术者自认为乳房不够大，又于 2 年后做了第 2 次脂肪移植隆乳。此时她 29 岁，身高 160cm，体重 50kg，BMI 18.59，未婚未育，2011 年 1 月 16 日手术（图 15-119）。

本次供区选择臀上后腰部、大腿前后部位和下腹部吸脂，她要求进行脂肪移植隆乳，同时行大腿部位的塑形，设计见图 15-120。大腿外侧中央区一般皮下脂肪较少，站立时往往大腿筋膜绷紧后，此区域有少许凹陷，因此术前标记出来，并告诉受术者术中不会吸到此处。

本次手术的吸脂方式，用钝头、管径 3.5mm、3.0mm 吸脂管连接负压吸脂机（0.03～0.04kPa）抽取皮下脂肪。脂肪处理方式采取离心分离法，采用低速离心法分离脂肪，将抽取的脂肪混悬液适当静置后，

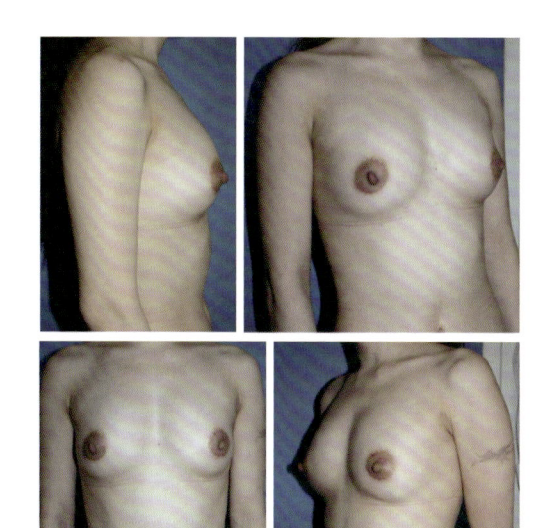

▲ 图 15-118　2009 年 2 月 8 日，术后 18 天

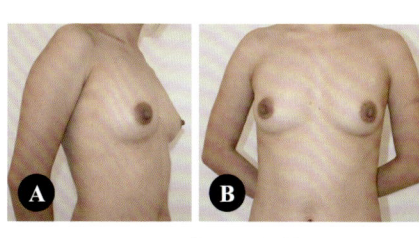

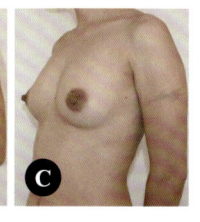

▲ 图 15-119　A. 第 2 次术前右斜面；B. 2011 年 1 月 16 日，第 2 次术前正面；C. 第 2 次术前左斜面

305

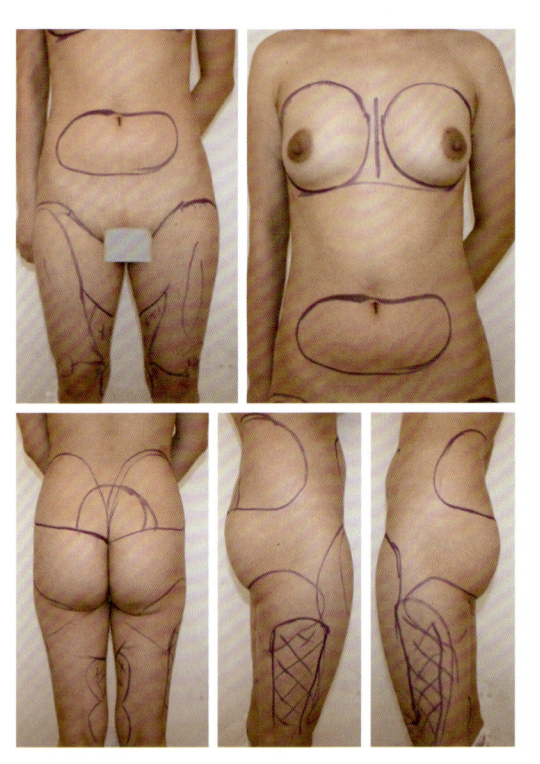

▲ 图 15-120　2011 年 1 月 16 日，第 2 次脂肪移植术前设计

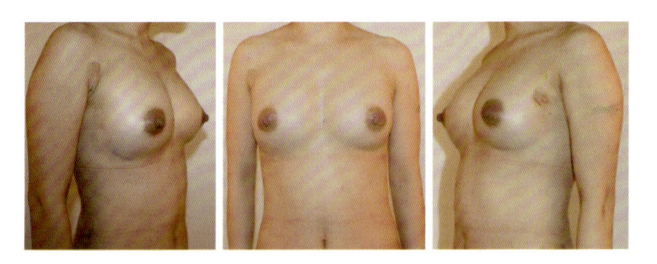

▲ 图 15-121　2011 年 1 月 21 日，术后 5 天，乳房变大，形态自然，左乳皮肤少量瘀青

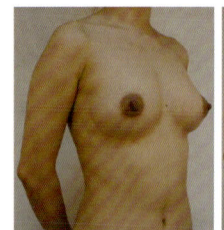

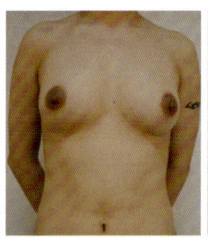

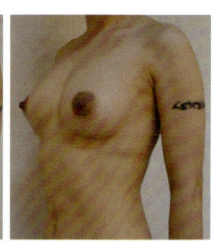

▲ 图 15-122　2012 年 3 月 9 日，第 2 次术后近 1 年 2 个月，乳房形态、体积和大小与术后 5 天相同

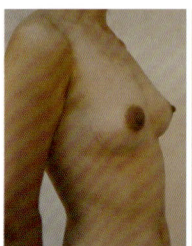

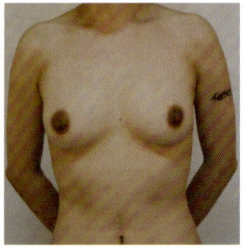

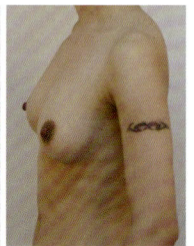

▲ 图 15-123　2012 年 8 月 22 日，第 2 次术后近 1 年 7 个月，乳房形态、体积和大小较术后 5 天减小，她体重减少，肋骨显现

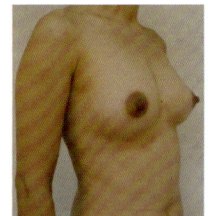

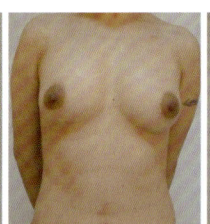

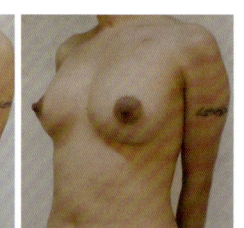

▲ 图 15-124　2012 年 12 月 30 日，第 2 次术后近 2 年，随着体重增加，她的乳房形态、体积和大小又增大了，与术后 5 天相同

置于离心机内于 800r/min 离心 3min，弃去肿胀液及杂质和油。用 20ml 注射器配 12G 单孔长针自腋下切口进针分层注射脂肪，每侧注脂量大约 300ml，手术时间大约 3h。图 15-121 是术后第 5 天复查时的照片。

2012 年做了 3 次复查拍照，分别是 2012 年 3 月 9 日，第 2 次术后近 1 年 2 个月；2012 年 8 月 22 日，第 2 次术后 1 年 7 个月；2012 年 12 月 30 日，第 2 次术后 1 年 11 个月。照片可以看出她的乳房较术前明显增大，但也会随着体重减少而乳房体积减小，这可以在 2012 年 8 月 22 日的照片中明显看出（图 15-122 至图 15-124）。

2013 年 12 月，复查，她觉得自己体重增长较多，自觉其上臂、腋后部、后腰部脂肪堆积较多，要求将这些部位的脂肪吸除，并进行臀部的脂肪填充。当时她的胸上围（平腋下一圈）84.5cm，胸围（平乳头一圈）88cm，下胸围（下皱襞线一圈）71cm，显示

胸围也有所增长（图 15-125）。乳房表面范围（平乳头横径 × 平乳头纵径），左侧 21.5cm×19cm，右侧 21.3cm×18.5cm，乳沟深度 3.5cm，乳房间距 1.0cm，乳房基底横径（乳房内侧缘至外侧缘贴胸廓距离），左侧 15cm，右侧 15cm，乳头中心至乳房下皱襞皮面距离左侧 8.0cm，右侧 8.0cm。腰围 68cm，大腿根围左侧 50.5，右侧 50cm，臀围 88.5cm。

胸上围测量时软尺应放在腋下方乳房上缘水平一圈，胸围测量时软尺应放在平乳头水平一圈，下胸围测量时软尺应放在下皱襞线下方水平一圈；测量应在身体放松时，呼气末胸廓固定状态；持单手压住软尺，软尺应紧贴胸廓，呈不紧不松的状态；术前术后的测量，尽量是同一人实施为好；测量总会有一定的误差，但是要做到尽量客观准确，手法始终如一，前后一致，将误差减少到最小。

随后在 2014—2018 年每年都进行复查拍照，她的

乳房形态、体积和大小基本保持不变，有时在她体重增加时有所增加。2015 年 12 月，她做了乳房的 MRI 检查（图 15-126），MRI 显示皮下、乳腺后脂肪存活良好，胸大肌内及胸大肌后均有脂肪存留，所有留存的脂肪均匀、均质，未看出有明显脂肪结节和油囊出现，乳腺后脂肪留存较厚，对整个乳房增大起重要作用。

2016 年 9 月，复查，随着体重增加，她的乳房又明显比 13 年复查时增大（图 15-127）。年龄 33 岁，身高 160cm，体重 54.5kg，BMI 21.29，未婚未育，胸上围 86.4cm，胸围 91.5cm，下胸围 74.5cm，显示胸围也有所增长（图 15-127）。乳房表面范围，左侧 22cm×19.5cm，右侧 22cm×19.5cm，乳沟深度 4.3cm，乳房间距 0.5cm，乳房基底横径，左侧 15cm，右侧 15cm，乳头中心至乳房下皱襞皮面距离，左侧 8.7cm，右侧 9.0cm。腰围 71cm，大腿根围左右均为 52.5cm，臀围 92cm。

2017 年 11 月 22 日，复查，乳房形态、体积和大小与 1 年前相比基本保持不变。年龄 34 岁，身高 160cm，体重 53kg，BMI 20.7，未婚未育，胸上围 84.5cm，胸围 91.6cm，下胸围 75cm（图 15-128）。乳房表面范围，左侧 23cm×19cm，右侧 24.6cm×18.5cm，乳沟深度 4.3cm，乳房间距 1.6cm，乳房基底横径，左侧 14.5cm，右侧 14.6cm，乳头中心至乳房下皱襞皮面距离，左侧 8.8cm，右侧 9.0cm。

2018 年 7 月 29 日，复查，乳房形态与 2 年前相比基本保持不变，体积和大小似乎略有增长。年龄 35 岁，身高 160cm，体重 54kg，BMI 21.09，未婚未育，胸上围 86.6cm，胸围 92.6cm，下胸围 73cm（图 15-129 和图 15-130）。乳房表面范围，左侧 22cm×17cm，右侧 22.4cm×17cm，乳沟深度 4cm，乳房间距 1.6cm，乳房基底横径，左侧 15.5cm，右侧 15cm，乳头中心至乳房下皱襞皮面距离，左侧 8.4cm，右侧 8.4cm。腰围 68cm，大腿根围，左侧 52.5cm，右侧 53.5cm，臀围 92.4cm。

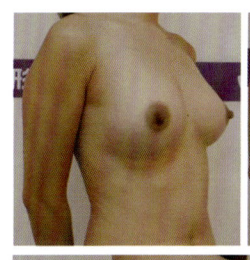

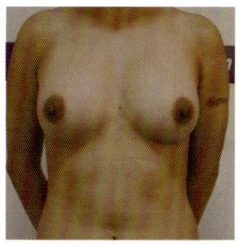

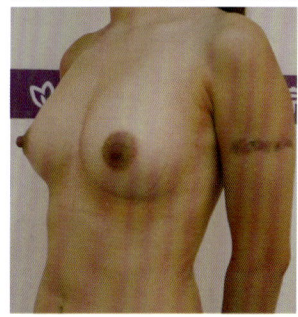

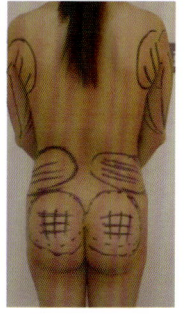

▲ 图 15-125 2013 年 12 月 18 日，第 2 次术后近 3 年，行双上臂、腋后、后腰部吸脂 + 脂肪丰臀术

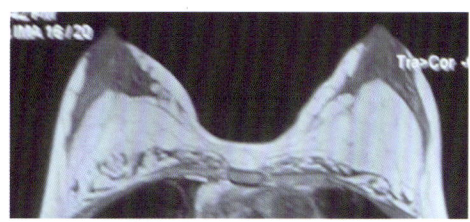

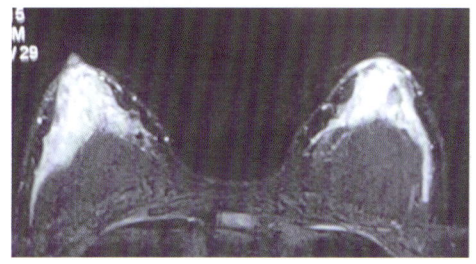

▲ 图 15-126 MRI 显示皮下、乳腺后脂肪存活良好，胸大肌内及胸大肌后均有脂肪存留

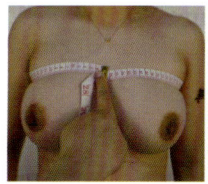

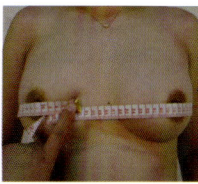

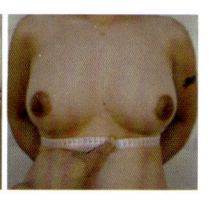

▲ 图 15-127 2016 年 9 月 23 日，第 2 次术后 5 年 8 个月，复查测量，体重增加，乳房增大

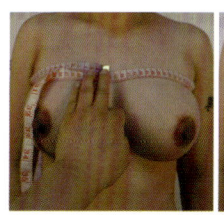

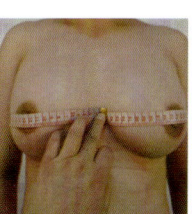

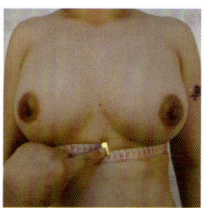

▲ 图 15-128 2017 年 11 月 22 日，第 2 次术后 6 年 10 个月，复查测量

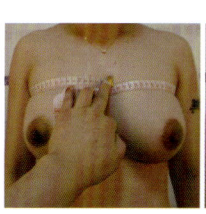

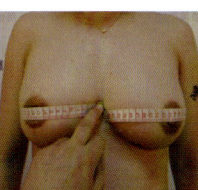

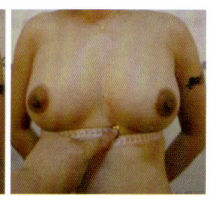

▲ 图 15-129 2018 年 7 月 29 日，第 1 次术后 9 年半，第 2 次术后 7 年半，复查测量

2018年，她又做了一次乳房 MRI 检查（图 15-131），显示皮下、乳腺后脂肪存活良好，胸大肌内及胸大肌后均有脂肪存留，也未看出有明显脂肪结节和油囊出现。

对比 2009 年 1 月（第 1 次术前）、2011 年（第 2 次术前及术后 5 天）、2012 年 2 月、2018 年 7 月乳房照片，第 1 次手术她的乳房增大了 1 个罩杯，第 2 次手术她的乳房又增大了 1 个罩杯，随着她的体重增长，到手术近 10 年后她的乳房增大了 3 个罩杯（图 15-132 至图 15-134）。

受术者对她术后增大明显的乳房，并且形态和大小一直保持丰满的结果，总体比较满意，她认为这对她的事业和生活及心理还是起到正向作用的，只是偶尔也担心乳房增大太多，让她显得上身过胖。

病例 15-8

受术者手术时 21 岁，女性，身高 164cm，体重 48kg，BMI 17.84，未婚未育。2008 年 5 月 26 日，她接受了第 1 次脂肪移植隆乳手术（图 15-135）。

后腰部和大腿后部位吸脂，供区、受区划线设计见图 15-136。

脂肪处理方式均采取纱布过滤加棉垫吸附法，用 20ml 注射器配 12G 单孔长针自腋下切口进针分层注射脂肪，每侧注脂量 200～300ml，手术时间不到 2h，术后即刻乳房张力不高（图 15-137 至图 15-141）。

受术者在 2012 年又做了第 2 次自体脂肪移植，此时她 25 岁，身高 164cm，体重 50kg，BMI 18.59，未婚未育。2012 年 5 月 21 日手术，距第 1 次手术约 4 年时间（图 15-142）。

本次供区选择后腰部、大腿后部位和上下腹部吸脂，她要求进行脂肪移植隆乳，同时行臀部脂肪注射移植，设计见图 15-143。

▲ 图 15-130　2018 年 7 月 29 日，第 1 次术后 9 年半，第 2 次术后 7 年半

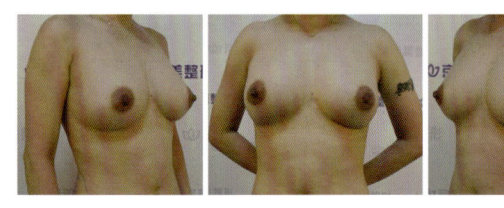

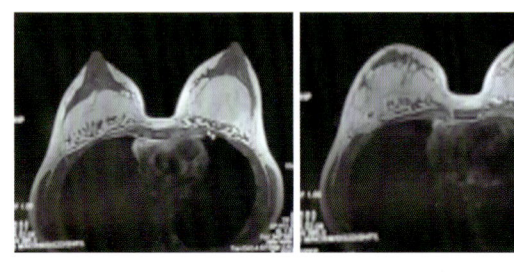

▲ 图 15-131　MRI 显示，各层脂肪存活良好，尤其是乳腺后层脂肪最厚

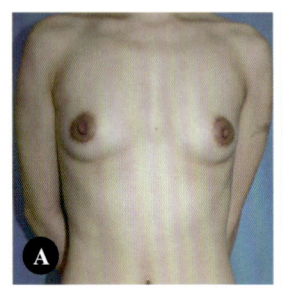

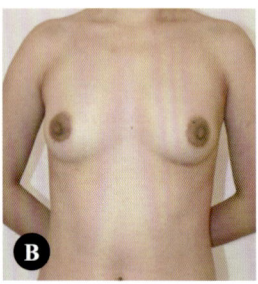

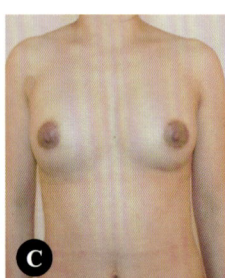

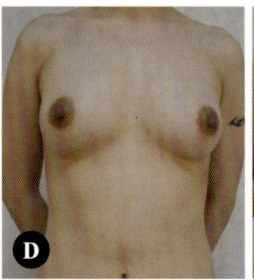

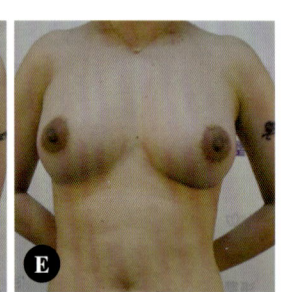

▲ 图 15-132　A. 2019 年 1 月，术前；B. 2011 年 1 月，第 2 次术前；C. 第 2 次术后 5 天；D. 2012 年 2 月，第 2 次 1 年；E. 2018 年 7 月，术后近 10 年

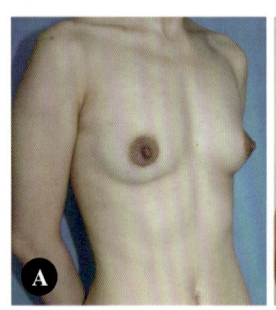

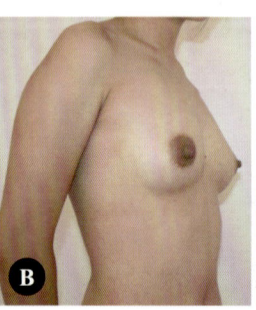

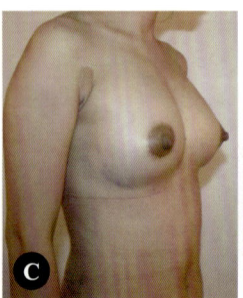

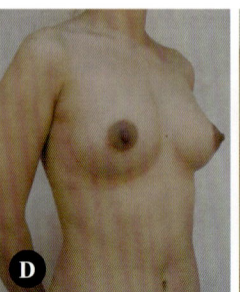

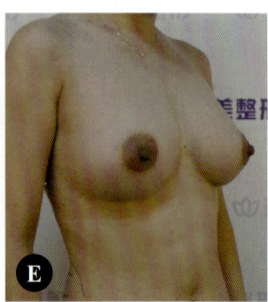

▲ 图 15-133　A. 2019 年 1 月，术前；B. 2011 年 1 月，第 2 次术前；C. 第 2 次术后 5 天；D. 2012 年 2 月，第 2 次 1 年；E. 2018 年 7 月，术后近 10 年

第 15 章 胸部脂肪雕塑

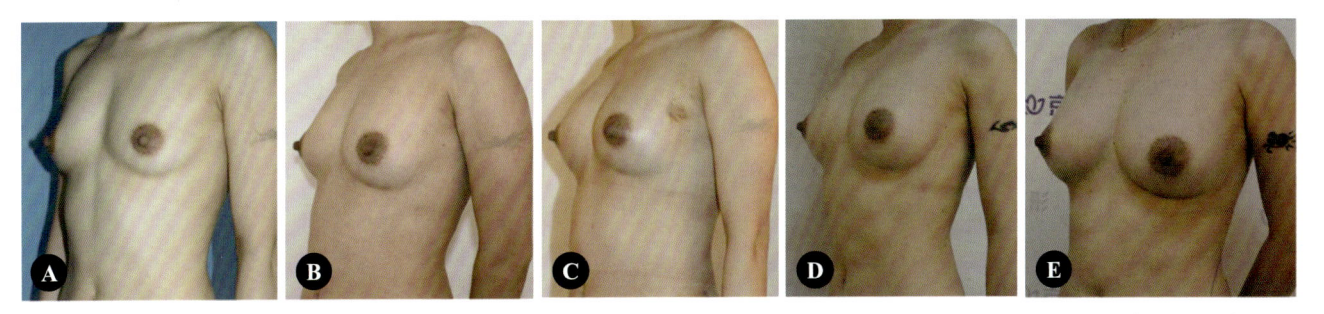

▲ 图 15-134　A. 2019 年 1 月，术前；B. 2011 年 1 月，第 2 次术前；C. 第 2 次术后 5 天；D. 2012 年 2 月，第 2 次 1 年；E. 2018 年 7 月，术后近 10 年

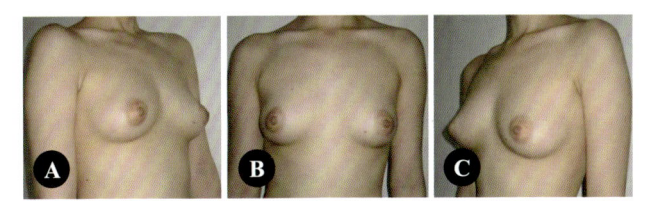

▲ 图 15-135　A. 术前右斜面；B. 2008 年 5 月 26 日，术前正面；C. 术前左斜面

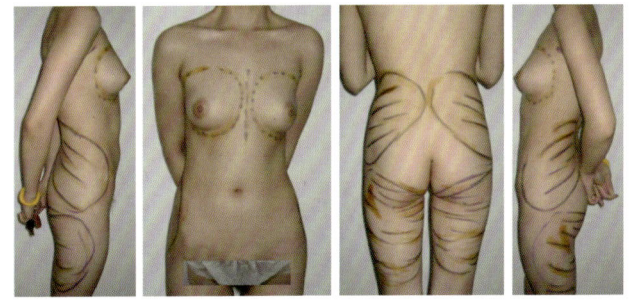

▲ 图 15-136　2008 年 5 月 26 日，第 1 次术前设计画线，大腿后侧、后腰吸脂范围和走向标记 + 乳房注射范围标记

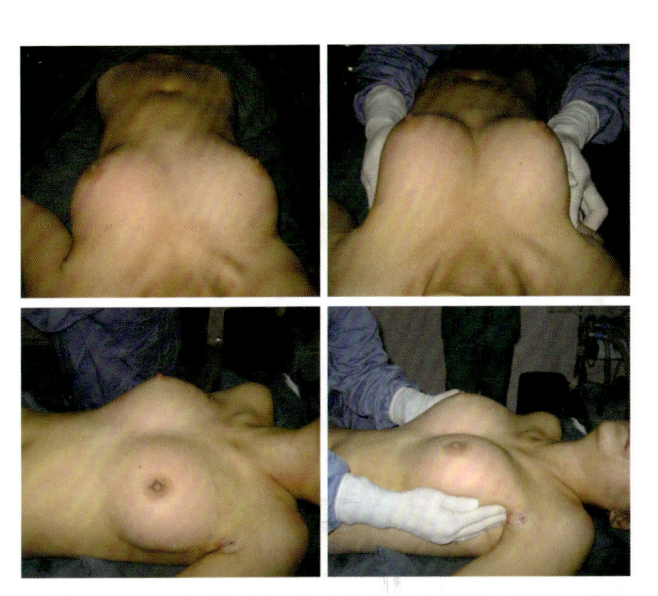

▲ 图 15-137　术后即刻，乳房变大，并且张力不高，弹性尚可，腋下切口缝合一针

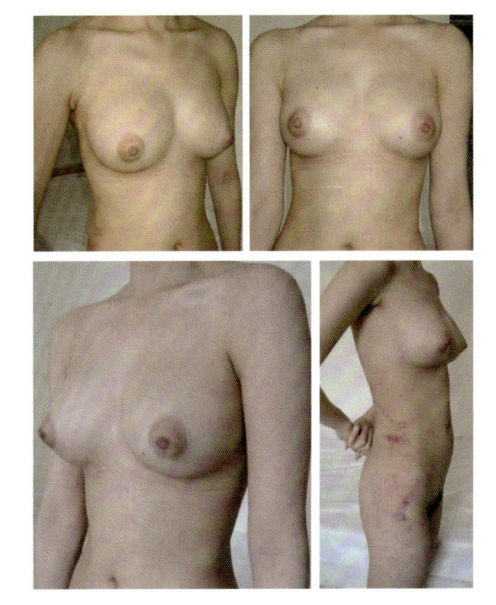

▲ 图 15-138　2008 年 5 月 29 日，术后 3 天，乳房变大，形态自然，乳房皮肤无瘀青，只有侧腰部少量瘀青，腋下缝线已拆

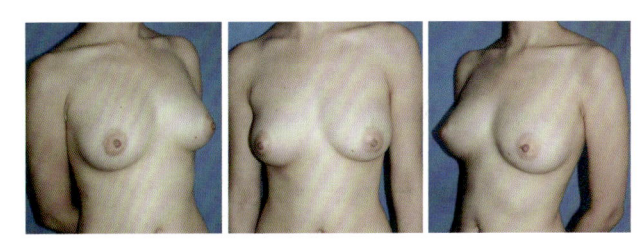

▲ 图 15-139　2008 年 9 月 3 日，术后 3 个月余，乳房形态、体积大小与术后 3 天无明显差别

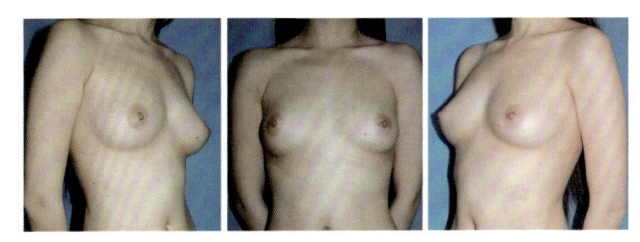

▲ 图 15-140　2009 年 1 月 7 日，术后 7 个月余，乳房形态、体积大小似乎略有减小

309

本次手术的脂肪处理方式采取离心分离法，采用低速离心法分离脂肪，将抽取的脂肪混悬液适当静置后，置于离心机内于 400～1000r/min 离心 3min（图 15-144），弃去肿胀液及杂质和油。用 20ml 注射器配 12G 单孔长针自腋下切口进针分层注射脂肪，每侧注脂量大约 300ml，手术时间大约 3h，术后即刻乳房张力不高（图 15-144）。

对比她第 1 次术前、第 2 次术前和术后 3 天、术后 3 个月，可以看出其术后 3 天有明显的肿胀，术后 3 个月则处于稳定期，这时她的体重为 49kg，胸上围 81cm，胸围 88cm，下胸围 72cm（图 15-145 和图 15-146）。

我们分别在 2013 年 6 月和 12 月、2017 年 1 月对她进行了跟踪复查，可以看出她的乳房自第 2 次术后 3 个月后，在体重基本保持不变的情况下，乳房的形态、体积和大小基本保持不变。2017 年 1 月，复查，她的体重为 52kg，胸上围 83cm，胸围 89cm，下胸围 69cm，显示在体重略有增长的情况下，胸围也会增长（图 15-147 至图 15-149）。

2017 年 3 月，她进行乳房 MRI 检查（图 15-150），显示皮下、乳腺后脂肪存活良好，胸大肌内及胸大肌后均有脂肪存留，所有留存的脂肪均匀、均质，未看出有明显脂肪结节和油囊出现，同第 5 例受术者一样其乳腺后脂肪留存较厚，对整个乳房增大起重要作用。

2019 年，她来复查时说，这 1～2 年她特意进行了锻炼瘦身减肥，工作忙、精神压力较大，乳房也明显缩小了。2019 年 5 月 29 日，对她进行复查，此时体重 49kg，胸上围 83cm，胸围 85.2cm，下胸围 70.5cm，显示在体重减少及瘦身锻炼的情况下，胸围也会减小（图 15-151）。

2019 年 6 月 1 日，她做了乳房 MRI 检查，显示皮下、乳腺后脂肪存活良好，胸大肌内及胸大肌后有脂肪存留，所有留存的脂肪均匀、均质，双侧乳腺对称，腺体结构分布规则，呈腺体均衡型，双侧乳腺后方与胸壁间见植入脂肪影，形态规则，信号未见明显异常，双侧腋窝未见肿大淋巴结（图 15-152）。

在她要求下，2019 年 9 月 19 日，她做了第 3 次自体脂肪移植隆乳及第 2 次丰臀术。术前体检，年龄 32 岁，体重为 50kg，胸上围 81.5cm，胸围 85.5cm，下胸围 69.8cm，乳房表面范围，左侧 21cm×16.8cm，右侧 21cm×17.5cm，乳沟深度 2cm，乳房间距 1.7cm，乳房基底横径，左侧 14.5cm，右侧 14.2cm，乳头中心

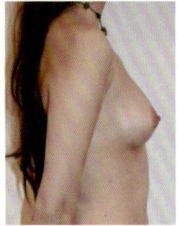

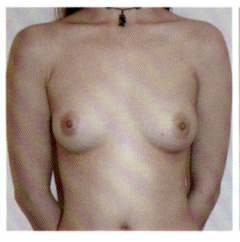

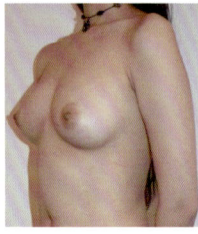

▲ 图 15-141　2009 年 3 月 3 日，术后 9 个月余，乳房形态、体积大小与术后 7 个月余基本相同

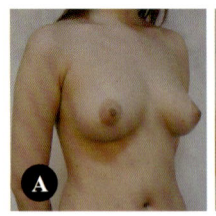

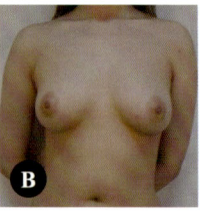

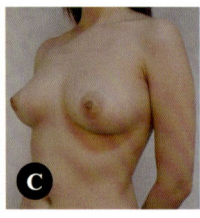

▲ 图 15-142　A. 第 2 次术前右斜面；B. 2012 年 5 月 21 日，第 2 次术前正面；C. 第 2 次术前左斜面

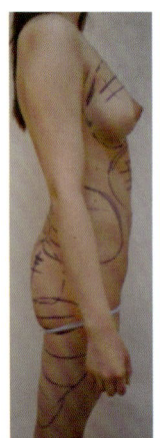

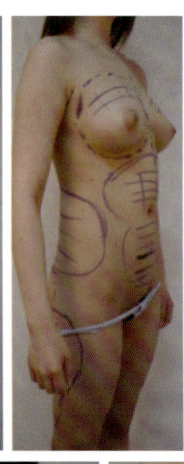

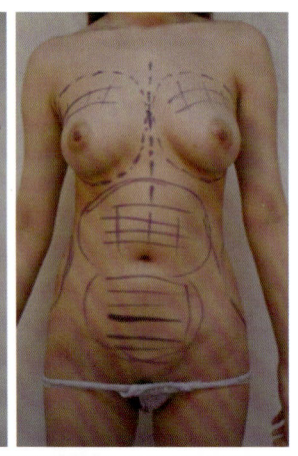

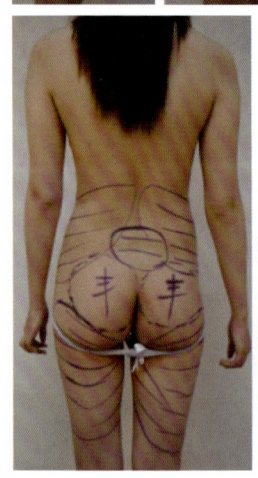

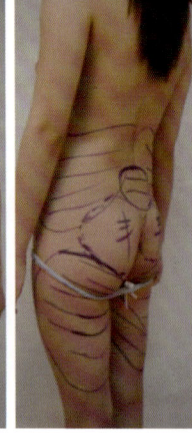

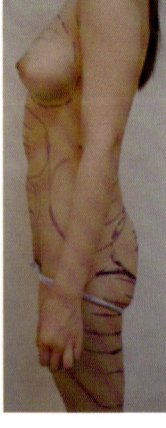

▲ 图 15-143　2012 年 5 月 21 日，第 2 次脂肪移植术前设计

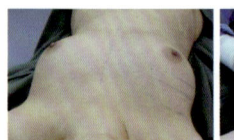

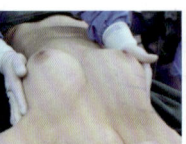

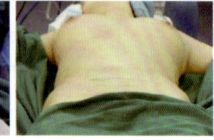

▲ 图 15-144　术后即刻乳房张力不高

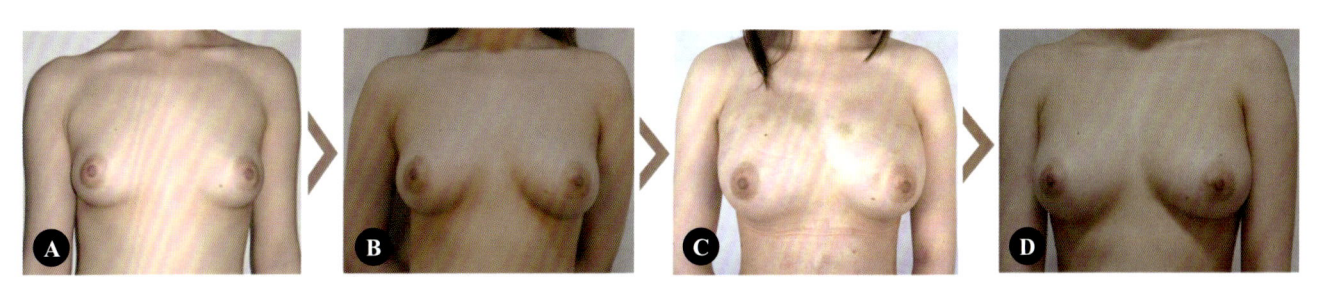

▲ 图 15-145　A. 第 1 次术前正面；B. 第 2 次术前正面；C. 术后 3 天（肿胀期）正面；D. 术后 3 个月（稳定期）正面

▲ 图 15-146　A. 第 1 次术前侧面；B. 第 2 次术前侧面；C. 术后 3 天（肿胀期）侧面；D. 术后 3 个月（稳定期）侧面

◀ 图 15-147　2013 年 6 月 7 日，第 2 次术后 1 年

◀ 图 15-148　2013 年 12 月 9 日，第 2 次术后 1 年半

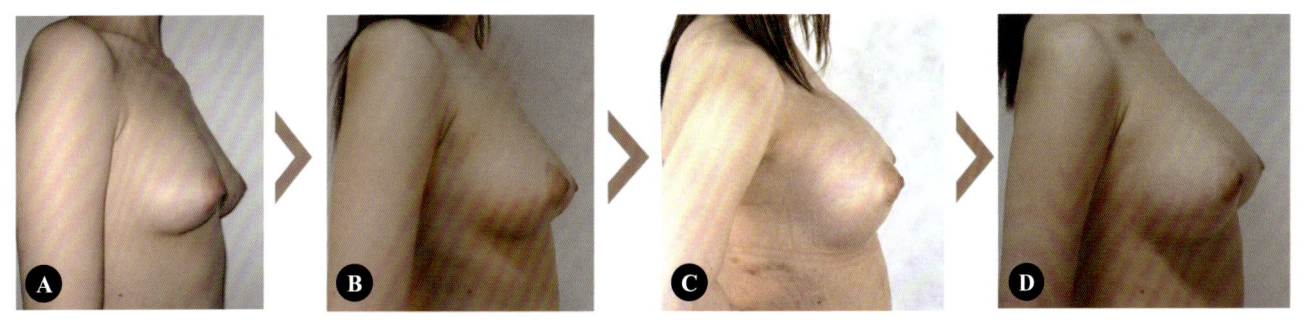

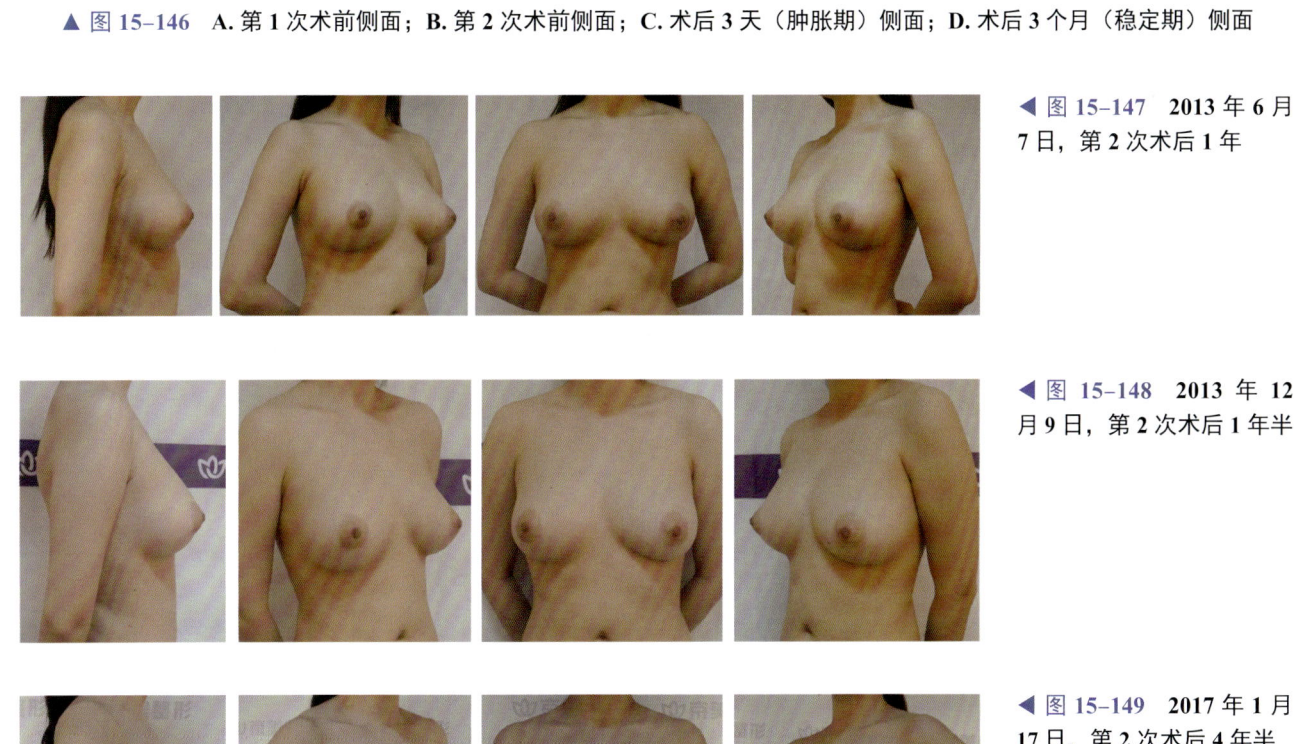

◀ 图 15-149　2017 年 1 月 17 日，第 2 次术后 4 年半

至乳房下皱襞皮面距离，左侧 8.5cm，右侧 9.0cm。臀围 85.5cm，腰围 65cm，大腿根围，左侧 48cm，右侧 49.5cm。本次供区选择后腰部、大腿后部位和上臂部吸脂，脂肪移植隆乳，同时行臀部脂肪移植，术前设计见图 15-153。

配置肿胀液：1000ml 0.9% 氯化钠 / 乳酸林格液中加入 2% 利多卡因 400mg、肾上腺 1mg。手术体位先采取俯卧位，于双肘、骶尾部、双大腿根部皮肤褶皱处做 5mm 切口，用注射器 / 注水泵将肿胀液均匀注入皮下脂肪层，至吸脂区肿胀、发硬，共注射肿胀液 3000ml。

用钝头、管径 3.5mm、3.0mm 吸脂管连接负压吸脂机（0.03～0.04kPa）抽取皮下脂肪，抽吸层次由深至浅，保留均匀浅层脂肪。共吸出脂肪悬液 600ml（双上臂 250ml，后腰 150ml，双大腿后 200ml）。术中输液 500ml，尿量约 600ml，出血量约 10ml。

本次脂肪处理方式采取静置沉淀法，吸出的脂肪直接放在 1000ml 玻璃瓶内静置，冰复方氯化钠洗涤，静置 10～30min，去除下层水分，使用上层相对纯化的脂肪颗粒，装入无菌袋内，置于冰水里保存备用。

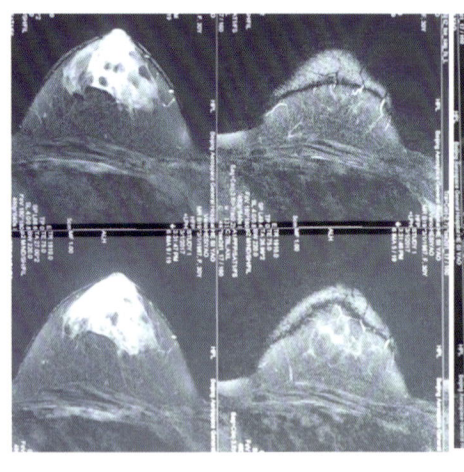

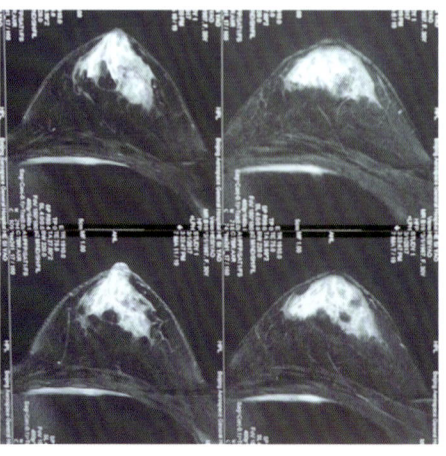

◀ 图 15-150　乳房 MRI 检查显示皮下、乳腺后脂肪存活良好

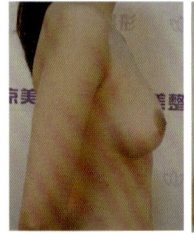

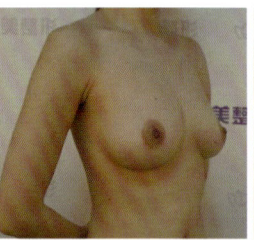

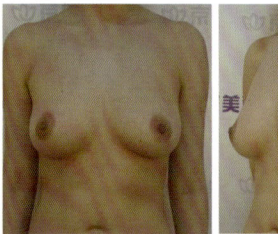

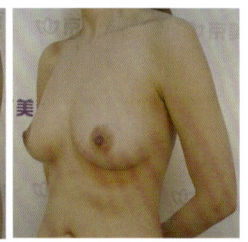

◀ 图 15-151　2019 年 5 月 29 日，第 1 次术后 11 年，第 2 次术后 7 年，复查

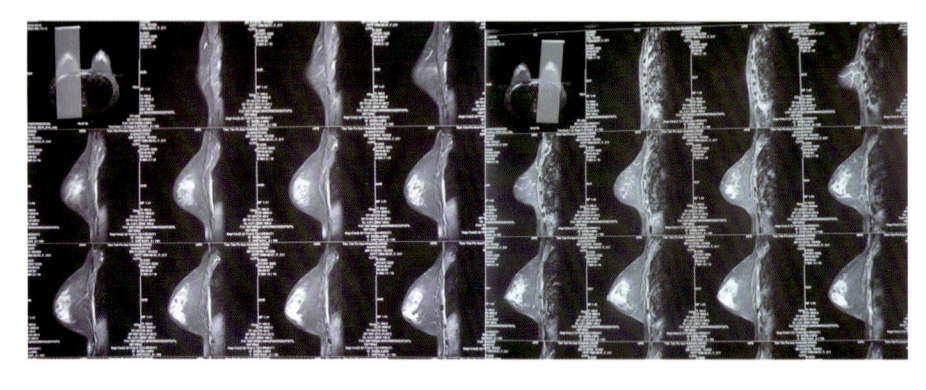

◀ 图 15-152　2019 年 6 月复查 MRI 显示皮下、尤其是乳腺后脂肪存活良好

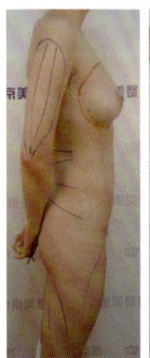

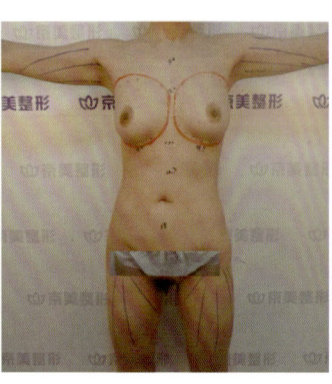

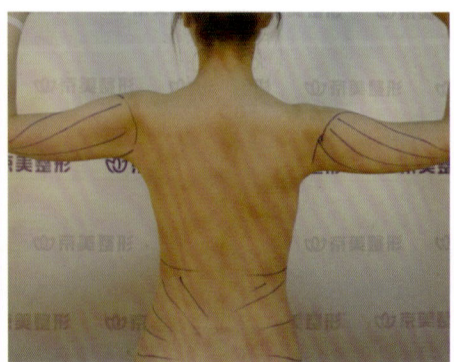

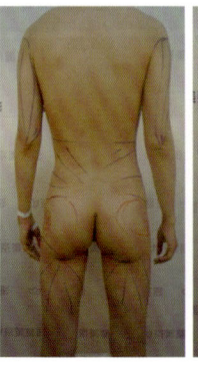

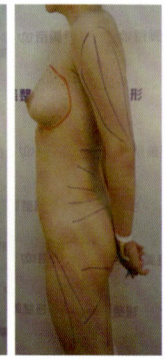

▲ 图 15-153　2019 年 9 月 19 日，第 3 次脂肪移植术前设计划线，大腿前后侧、后腰及上臂吸脂范围和走向标记 + 乳房和臀部注射范围标记

以 1ml 注射器通过四通连接直径 2mm 钝头注射针，用硅胶管与装脂肪的无菌袋相连，将脂肪颗粒经臀间沟切口和臀线（臀下缘）切口，分散均匀注入双侧臀部皮下脂肪深层（图 15-154），左侧臀部 60ml，右侧臀部 50ml。

以 1ml 注射器连接直径 2mm 的 16G 钝头注射针，将脂肪颗粒经乳晕切口，分散均匀注入双侧乳房乳腺与胸大肌之间，约 130ml；枪式脂肪注射器连接 14G 注脂针，将脂肪颗粒经乳晕切口，分散均匀注入双侧乳房皮下脂肪层，约 80ml。左侧乳房共注射 210ml，右侧乳房共注射 210ml（图 15-155）。手术时间从俯卧位麻醉时间 11:50 开始计算，至脂肪注射结束，受术者坐起时间 15:55，共为 245min。

手术结束后，我们在受术者未清醒状态下呈坐姿，进行拍照和胸围的测量，胸围 93cm，下胸围 73cm（图 15-156）。

术后医嘱：①注意保持切口清洁、干燥；②术后静脉抗生素 1~3 天预防感染；③术后第 2 天，复查、换药、切口消毒，穿较宽松弹性好的运动式胸衣保护固定双乳 2 周，弹力紧身服塑形固定双上臂、腰部、双大腿 6~8 周。

2020 年 5 月 8 日，术后 7 个半月，复查，体重 50.8kg，上胸围 86.3cm，胸围 89.6cm，下胸围 69cm（图 15-157 和图 15-158）。乳房表面范围，左侧 21.8cm×18cm，右侧 21.5cm×17.8cm，乳沟深度 2.8cm，乳房间距 1.7cm，乳房基底横径，左侧 14.8cm，右侧 14.9cm，乳头中心至乳房下皱襞皮面距离，左侧 9.0cm，右侧 9.5cm。臀围 87.5cm，腰围 66cm，大腿

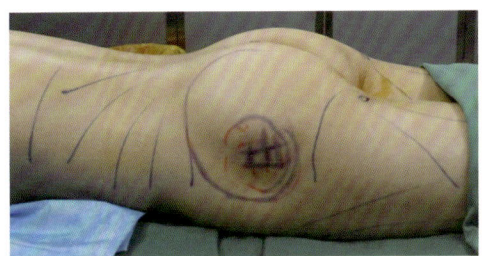

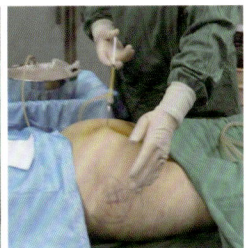

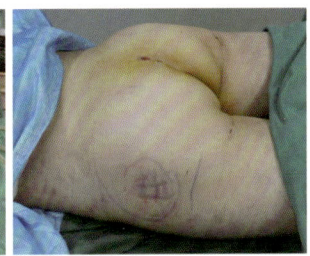

图 15-154 2019 年 9 月 19 日，臀部脂肪移植前，俯卧位，臀部脂肪移植中；臀部脂肪移植后即刻

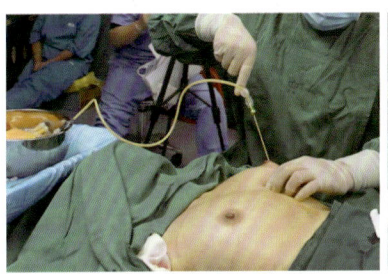

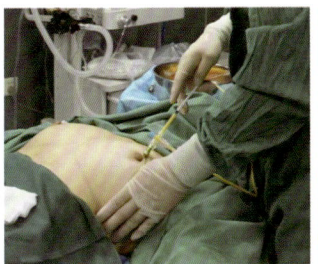

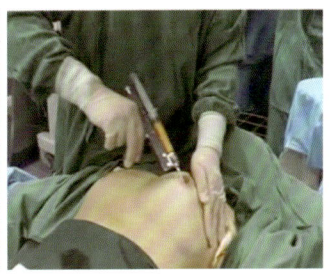

图 15-155 A. 经乳晕切口脂肪注入乳腺后；B. 用脂肪移植枪注入脂肪到皮下层

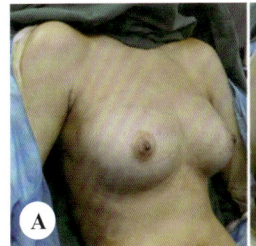

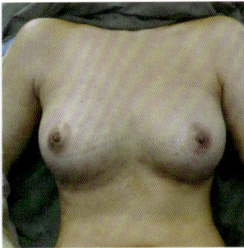

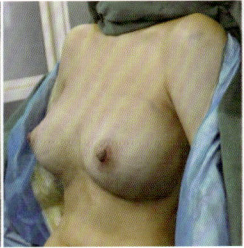

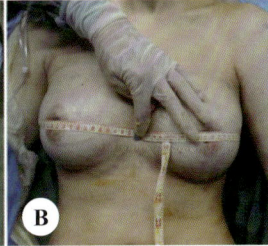

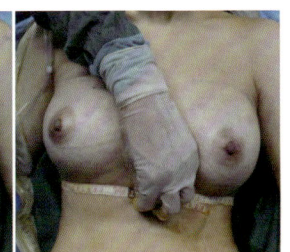

图 15-156 A. 术后即刻，乳房变大；B. 测量胸围和下胸围

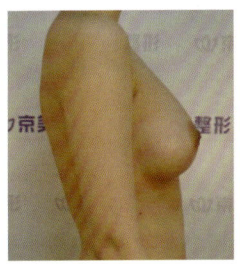

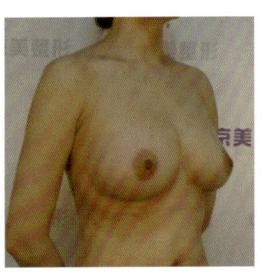

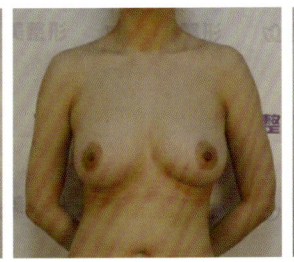

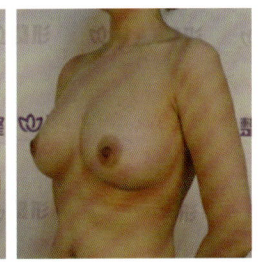

图 15-157 2020 年 5 月 8 日，术后 7 个半月

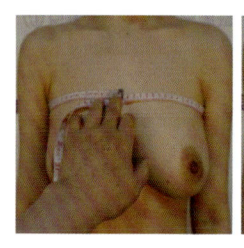

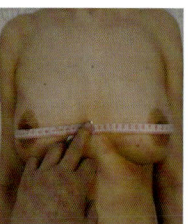

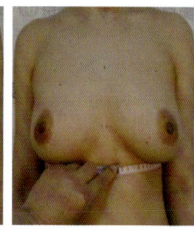

▲ 图 15-158 2020 年 5 月 8 日，上胸围 86.3cm，胸围 89.6cm，下胸围 69cm，胸围差 20.6cm

根围，左侧 48cm，右侧 49.5cm。

受术者对她术后增大明显的乳房，并且形态和大小一直保持丰满的结果，总体很满意，她认为这对她的事业和生活及心理起到正向作用。从她要求做第 3 次手术来看，她比较喜爱较大和丰满的乳房。

因此，根据术后满意度的调查，虽然术后乳房的形态、大小从客观上都发生了增加和改善，但每个人对手术的满意度是随着各自心理预期的不同而不同。

自体脂肪移植隆乳术治疗小乳症和萎缩空瘪乳房，通过随访乳房测量量表的评价，发现乳房的形态、体积大小、乳房皮肤弹性、软组织厚度、动感、柔韧性及受术者自我评价均得到显著改善，具有长期稳定性、有效性，并且永久存在，而且随着体重的增加，使得乳房的软组织质地和厚度乃至乳房整体大小会有显著增加，并可证实自体脂肪注射治疗后的乳房软组织内脂肪存活和再生，以及血管新生、胶原沉积和皮肤增生等一系列组织学改变。

（七）并发症

自体脂肪移植隆乳术在吸脂、脂肪处理及脂肪移植过程中可能会发生以下情况：吸脂、处理脂肪和注射时引起机械损伤，血供中断引起缺血损伤，手术过程中被污染，脂肪用量过多或注射过于集中，大量脂肪堆积会因血供不足而导致脂肪细胞坏死、溶解、吸收，并发感染，出现纤维化、钙化、囊肿及结节等并发症，以及因操作粗暴导致出血和血肿的形成等。

此处介绍一些常见并发症及防治方法，发生部位都是指受区（即乳房）。

1. 感染　主要指受区即乳房部位的感染，感染一般于术后 5～7 天发生，身体出现发热现象，患侧乳房肿大、发热、胀痛或跳痛或刺痛，严重者局部皮肤潮红或针口不愈合流脓（图 15-159），查血常规白细胞一般在 10×10^3/L 以上，甚至在 20×10^3/L 以上，中性粒细胞一般在 70% 左右。

病例 15-9

女性，22—25 岁，2005 年在北京某医院做自体脂肪移植隆乳术，10 天左右出现感染，请笔者会诊，予以处理治疗。

术后感染的原因大致有以下几点：①因医疗器械消毒灭菌不严格或术中消毒不严格；②手术过程中脂肪被污染；③吸脂、处理脂肪或注入脂肪时引起脂肪的机械损伤；④注入肿胀液或脂肪时引起乳房内的组织出血损伤；⑤乳房等部位局部本身原有慢性炎症疾病；⑥全身抵抗力下降。

因此术中消毒要严格，每个环节都要有预防污染措施，注射脂肪要均匀散开，不要聚集成块致中间区域坏死而成隐患。要严格选择患者，一旦感染，应积极用抗生素治疗，包括局部针口换药，一般 3～5 天后可有明显的症状消除，严重者应切开患处抗生素冲洗，去除坏死组织，留置负压引流，有空腔则需加压包扎，一般经处理后可病愈。

病例 15-10

女性，35 岁，2016 年 6 月，来我院做了自体脂肪移植隆乳术，术后 1 周时出现右乳发热及胀痛，查血常规白细胞高于正常，嘱咐其在当地医院用抗生素（如头孢菌素和替硝唑等）输液治疗，4 天后仍未见好转，症状加重，遂让她来院治疗。来院后检查，右乳明显肿大，张力较高，发热、触痛明显，即做 B 超，显示乳腺后侧有大片暗区（图 15-160 和图 15-161）。

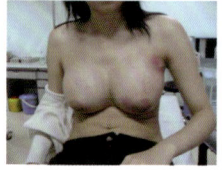

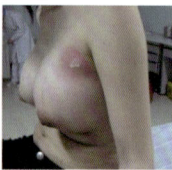

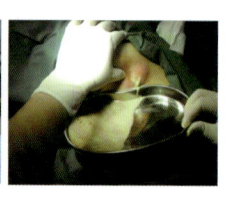

▲ 图 15-159　2005 年，双侧乳房感染，局部皮肤潮红，针口流脓，自进针口将脓液挤出

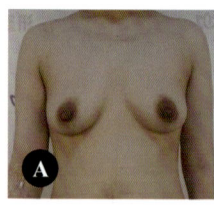

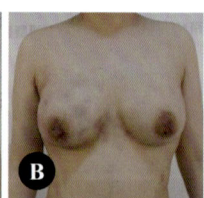

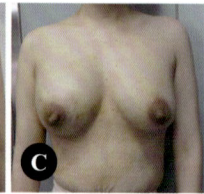

▲ 图 15-160　A. 2016 年 6 月，术前；B. 术后第 1 天，右乳淤青重；C. 术后 11 天右乳肿胀、疼痛、发热

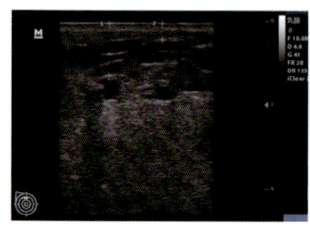

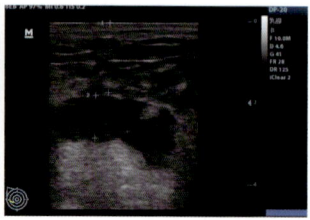

▲ 图 15-161　B 超检查，显示乳腺后侧有大片暗区

右乳清创。在静脉麻醉成功后，分别做腋前、下皱襞切口，用12G头部双孔长针，经上述切口穿刺到乳腺后层，抽吸出液化坏死物70～80ml，呈"芝麻酱"样（图15-162），腥臭味明显，清理比较干净后，用过氧化氢、生理盐水、替硝唑等反复冲洗，最后分别自腋前、下皱襞切口各放置一根引流管，贯穿于感染灶区域，进行负压引流，患区加压包扎。

两天后，右乳仍较肿大，有触痛和波动感，遂予第2次右乳清创。在静脉麻醉成功后，从原腋前、下皱襞切口，用12G头部双孔长针，经上述切口穿刺到乳腺后层，抽吸出液化物30～40ml，呈淡红色（图15-163），无明显臭味，再用过氧化氢、生理盐水、替硝唑等反复冲洗，最后分别自腋前、下皱襞切口各放置一根引流管，贯穿于感染灶区域，进行负压引流，患区加压包扎。

本次右乳清创后，症状明显好转，右乳逐渐变小，引流物逐渐变清、变少，距第1次清创后10天右乳痊愈，但右乳明显变小，将清创前、引流中和痊愈后进行对比（图15-164和图15-165）。

全乳感染，一般是术后注入乳房内的脂肪全部或大部分都已经发生了感染，需将注入的脂肪全部或大部分予以去除，才能使感染的乳房逐渐好转而痊愈。感染的微生物一般经过培养后大多为厌氧菌，其中一种较常见厌氧菌为双歧杆菌，也有少部分为金黄色葡萄球菌和大肠埃希菌造成的感染。

2. 脂肪液化（局部感染） 因注入失活的脂肪细胞过多，或注入脂肪不均匀，同一层次同一部位脂肪注入过多，未能与移植床广泛接触，而自行聚集成块，周边组织可能存活，中央区则逐渐坏死、液化；或者移植床脂肪损伤严重，出现血肿、感染等，影响了注入脂肪的存活，造成脂肪的坏死液化。若液化的脂肪未能在受区很快吸收，则液化区在逐渐增多增大时，出现局部发红、肿胀、疼痛，甚至有液体流动感觉，特别是在皮肤浅表区则较明显（图15-166）。

病例 15-11

因此，注射脂肪应尽可能分层次均匀注射，避免同一部位注入过多，要使注入的脂肪充分与移植床接触，以期最大可能地接受移植床提供的营养而存活下来。脂肪的冲洗、筛选要轻柔仔细，使注入的脂肪为纯净有活力的脂肪颗粒。

局部感染发生后，可先全身使用抗生素，局部也可涂抹鱼石脂软膏、莫匹罗星软膏或红霉素软膏；局部已经形成脂肪液化时，可于液化区边缘或附近隐蔽处进针，穿刺抽出液体，也可加抗生素冲洗，完毕后

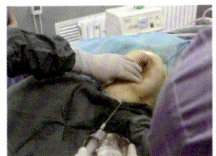

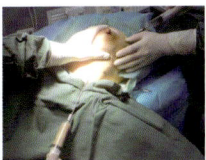

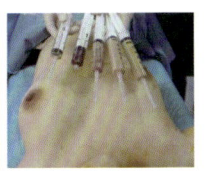

▲ 图 15-162　2016年6月，第1次右乳清创，自乳房内抽出"芝麻酱"样脓液

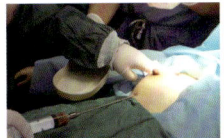

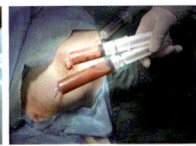

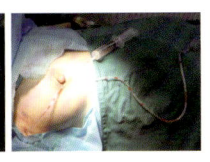

▲ 图 15-163　2016年6月，第2次右乳感染清创，自乳房内抽出淡红色液体

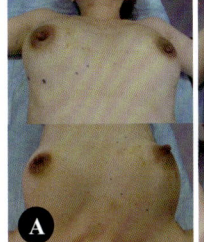

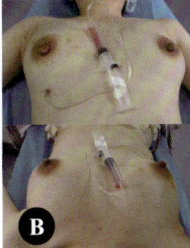

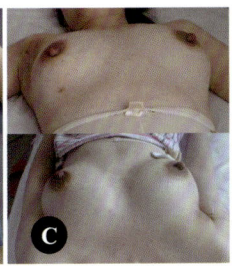

▲ 图 15-164　卧位

A. 2016年6月，右乳感染清创前；B. 右乳清创后引流中；C. 右乳清创后10天，右乳变小

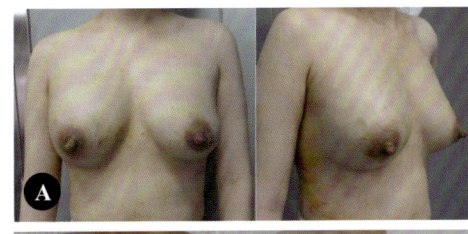

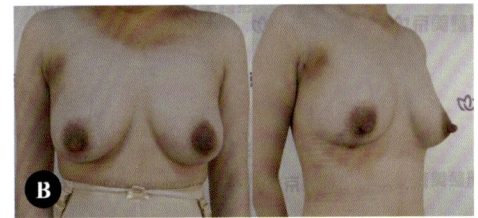

▲ 图 15-165　立位

A. 2016年6月，右乳感染清创前；B. 右乳清创后10天，右乳变小

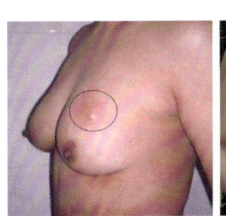

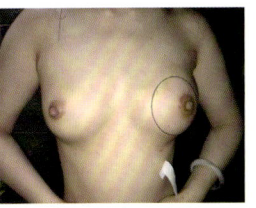

▲ 图 15-166　局部感染

加压包扎。若液化区较大，则需负压引流。

3. 感染后瘢痕、色素沉着及乳房变形

病例 15-12

患者双乳自体脂肪移植 10 多天出现感染现象，1999 年 6 月 17 日，发现双乳肿大，右乳内象限皮肤发红、拟破溃，遂予双乳清创去脓，于 20 多天后症状好转。1999 年 8 月 28 日，2 个月余，复查，双乳变小痊愈，但右乳乳晕内侧已经留下了明显的色素沉着和瘢痕（图 15-167）。

病例 15-13

1998 年 8 月，患者行自体脂肪移植隆乳术，10 多天双乳出现感染症状，皮肤破溃，治疗后乳房下缘出现瘢痕和乳房粘连，乳房发生变形（图 15-168）。

4. 出血和血肿形成 因注射时动作粗暴，或使用器械不当（如用尖头注射针），在注射脂肪时或抽吸包块时伤及乳房内较大的血管，或因患者凝血机制障碍，各种因素都可能导致出血和血肿形成，临床表现患侧乳房肿大、张力高，或有触痛，局部出现软性包块，血肿大包块亦大，反之亦小。乳房内出现血肿后也容易发生感染。

病例 15-14

出现血肿就是因用尖头注射针穿刺而造成（图 15-169）。

注脂前或抽吸前应先行注射肿胀液，可有效防止出血和血肿发生；另外，注射或抽吸动作轻柔，掌握好层次，进行注脂或抽吸时要选用钝头侧孔针头，以上措施都能很好地预防出血。血肿出现后的治疗，应抽出凝血块后局部加压包扎，严重者需重新打开创面止血，静脉用止血药物，放置负压引流。

5. 脂肪栓塞 从理论上说，注射针若扎入血管内，推注脂肪后，脂肪顺着血流可到达各器官脏器处，若导致对一般组织处血管的栓塞，则可造成该处组织的坏死；若造成重要的器官（如心、肺、脑）的血管栓塞，则可能造成生命危险。但从临床实际来说，乳房的脂肪注射移植不易发生栓塞，这与乳房的血管特性、分布有关，也与管径普遍小于注脂针直径有关，笔者做了 24 年脂肪移植，从未发生脂肪栓塞。

注脂前应先行注射肿胀液，以起先行收缩血管的作用；所用的注射针均为钝头侧孔针头，而且相对粗过乳房内血管，注射过程中始终坚持退针注射的原则，都可有效防止脂肪栓塞发生。

6. 脂肪包块 术后乳房内出现包块，是自体脂肪移植隆乳术最易发生也最常见的并发症。直接原因是脂肪移植乳房后，移植的脂肪得不到有效的血供，脂肪组织缺氧而使细胞代谢紊乱，再加上复杂的化学物质、生物因子等因素的作用，脂肪细胞逐渐坏死凋亡，小灶性坏死经酶解液化被淋巴管、血管吸收或被吞噬细胞吞噬，而大的坏死组织会被肉芽组织取代，逐渐纤维化，从而出现机化和包裹，甚至产生钙化，最后表现为包块或硬结形成。

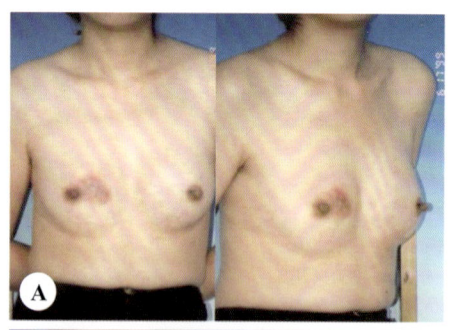

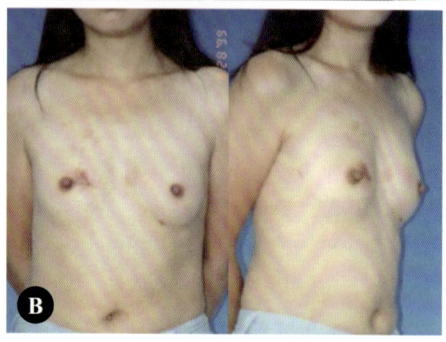

▲ 图 15-167　A. 1999 年 6 月 17 日，双乳肿大，右乳皮肤拟破溃；B. 1999 年 8 月 28 日，治疗 2 个月余复查双乳变小

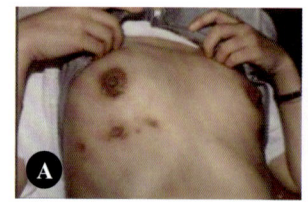

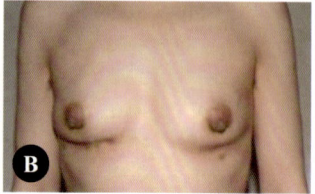

▲ 图 15-168　A. 1998 年 8 月，双乳感染，未治疗前；B. 治疗后，乳房下缘瘢痕粘连，双乳变形

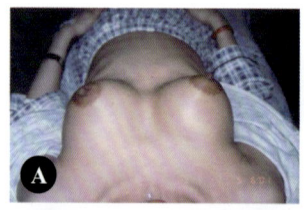

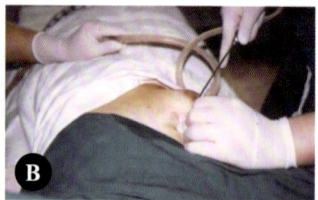

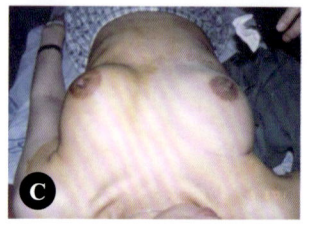

◀ 图 15-169　A. 血肿；B. 术后右乳明显肿大、突起；C. 右乳经抽吸出血块后立刻变平、变小

若注射量多过受区的容纳量，或者注射的脂肪在隧道的交叉中出现融合、堆积，正如 Smahel J 认为，脂肪颗粒半径不能超过 2mm，脂肪颗粒融合成直径大于 4mm 的大颗粒，则会出现中心性坏死，最后的结果就是坏死区出现包块。脂肪包块根据坏死灶的大小、所处位置、时间长短等，会以不同的形态和病理形式出现，最多见的是油囊、肉芽肿、纤维结节、钙化灶、凝固性坏死灶、纤维化、瘢痕化组织形成或以混合病理形式存在。

(1) 包块种类

油囊：因移植脂肪中心区液化性坏死，加之较长期的坏死脂肪边缘变性纤维化，从而机化并包裹成完整的囊壁，油囊可以很小，也可因其囊壁逐渐分泌许多液体，造成肿块愈来愈大。可穿刺吸除油脂（图 15-170），优点是简单方便、无痕、创伤小，缺点是囊壁还存在，尤其是大的较厚的包囊最好是予以去除干净，以免复发。对于有厚壁包囊的油囊，或者是以较大油囊内混合存在肉芽肿、纤维结节等，若包块直径在 3cm 之内，可以在 B 超指导下用旋切刀去除；若包块直径大于 3cm，则予手术摘除，术后加压包扎。

病例 15-15

自体脂肪移植隆乳术后数月，右乳油囊性包块出现。2000 年 8 月 24 日，予穿刺吸除油脂。

肉芽肿：单核细胞及其衍生细胞浸润和增生，形成周界清楚的结节性病变，称为肉芽肿。一般肉芽肿分布不规则，间隙内有成纤维细胞增生，并见组织纤维化。脂肪包块内的肉芽肿多分为脂性肉芽肿和异物巨细胞性肉芽肿，脂性肉芽肿实质上也是异物肉芽肿的一种，内含较多泡沫细胞，是比较年轻的、早期的一种巨噬细胞的形式；异物巨细胞性肉芽肿则进入中晚期，而且分布也杂乱无章，伴随着较多的组织纤维化（图 15-171）。

纤维结节：即纤维组织的再生修复的结果。因注射不均匀或同一层同一部位注入过多造成脂肪颗粒聚集成块，聚集中心区的脂肪因得不到营养供给而出现坏死，随即出现坏死性慢性炎症，即会促使组织进行修复。这种修复首先是通过肉芽组织增生、溶解、吸收损伤局部的坏死组织，并填补组织缺损，以后肉芽组织成熟为纤维结缔组织，时间再长，逐渐转化成以胶原纤维为主的瘢痕组织。脂肪移植的过程也是一种损伤的过程，在损伤的刺激下，受损处的成纤维细胞分裂、增生；成纤维细胞可由静止状态的纤维细胞转变而来，或由未分化的间叶细胞分化而来；成纤维细胞停止分裂后，开始合成并分泌前胶原蛋白，在细胞周围形成胶原纤维，细胞逐渐成熟，转变为纤维细胞。这些因素导致的最终结果是，脂肪的聚集中心坏死区产生纤维结节（图 15-172）。

钙化灶：脂肪细胞逐渐失活引起钙化，属于营养不良性钙化，坏死脂肪细胞和细胞碎片吸引钙盐沉

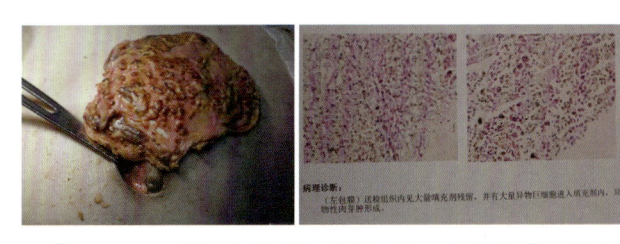

▲ 图 15-171　凝胶注射隆乳术后多年，包膜严重纤维化，大量异物肉芽肿产生

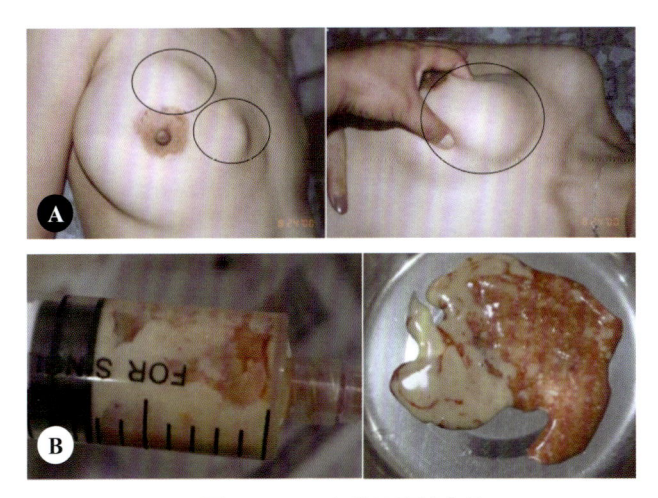

▲ 图 15-170　右乳油囊性包块
A. 2000 年 8 月 24 日，右乳油囊性包块，较硬；B. 穿刺抽吸出油脂

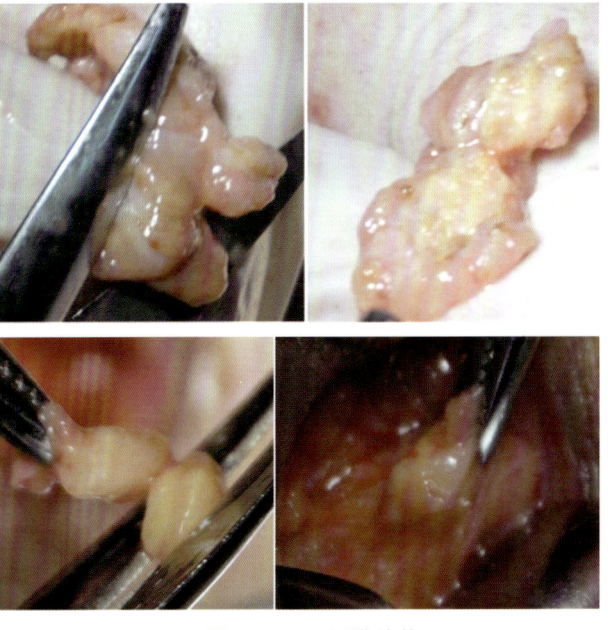

▲ 图 15-172　纤维结节

积，即钙盐沉积于坏死或即将坏死的脂肪组织中而成，镜下呈蓝色颗粒状至片块状。但是，钙盐沉积不是脂肪坏死后才会有的，在假体隆乳后的包膜上也会发生（图15-173），肉眼呈细小颗粒或团块，触之有沙砾感或硬石感。

凝固性坏死灶：因注入脂肪过多堆积并集中一处，大多脂肪细胞营养缺失，脂肪组织内的蛋白质变性凝固且溶酶体酶水解作用较弱时，坏死区呈灰黄、干燥、质实状态，细胞核的变化出现核固缩、核碎裂、核溶解，是细胞坏死的主要形态学标志；细胞质变化，胞质嗜酸性增强；细胞间质的变化出现较晚，崩解液化成无结构物质。对于这样的症状，一般治疗时需用手术摘除（图15-174）。

(2) 病理分期：根据这些受术者出现的包块，进行病理表现分析总结，可将其病理分成三期。

病理Ⅰ期：①反应带边界清楚；②反应带为薄层纤维组织和纤维膜反应，紧贴纤维膜有异物巨细胞反应；③反应带以外的组织结构包括脂肪组织正常，血管丰富，小叶结构清楚。

病理Ⅱ期：①反应带边界不很清楚，有犬齿状纤维带包裹，甚至可见断带、不完整；②形成大量异物性肉芽肿反应，少数淋巴细胞反应；③肉芽肿分布不规则，间隙内有成纤维细胞增生，并见纤维化，异物巨细胞肉芽肿分布杂乱无章。

病理Ⅲ期：①有大量坏死物，包括液化性坏死，油囊形成，以及凝固性坏死，异物巨细胞肉芽肿分布杂乱无章，并且范围扩大；②大量纤维化、瘢痕化形成；③部分坏死区出现钙化灶。

而这病理三期可能会在一个受术者身上并存，甚至在一个乳房的不同区域同时存在。

(3) 临床分级：自体脂肪移植隆乳术后，根据这些受术者术后出现的包块性质、数量、部位、临床症状和病理表现，综合临床评估及出现包块情况进行分级，共分五级。

临床Ⅰ级：乳房形态自然，大小、体积、范围明显好于术前，手感柔软，动感好，乳房内触摸不到明显包块和结节（原有的乳腺增生除外），影像学检查包括B超或MRI或钼靶，都未发现明显结节（病例15-14）。

临床Ⅱ级：乳房形态自然，大小、体积、范围明显好于术前，手感柔软，动感好，乳房内触摸不到明显包块和结节（原有的乳腺增生除外），影像学检查包括B超或MRI或钼靶，发现少量散发结节，结节直径均小于1.0cm（病例15-13）。

临床Ⅲ级：乳房形态尚自然，大小、体积、范围好于术前，手感和动感尚好，乳房内触摸到少量的包块和结节，看不到包块轮廓，影像学检查包括B超或MRI或钼靶发现少量结节，结节直径均小于3.0cm；病理分期从病理Ⅰ期到病理Ⅲ期混合存在，但以病理Ⅰ期和Ⅱ期为主；经过一段时间后，症状部分缓解，或经穿刺或切开取出等处理后，症状明显改善（病例15-9、病例15-12和病例15-18）。

临床Ⅳ级：乳房形态尚自然，大小、体积、范围好于术前，手感和动感均不佳，乳房内触摸到明显较多包块和结节，能看到部分包块轮廓，乳房偶发疼痛；影像学检查包括B超或MRI或钼靶，均可发现

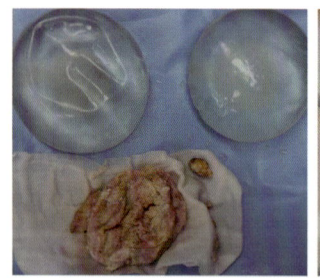

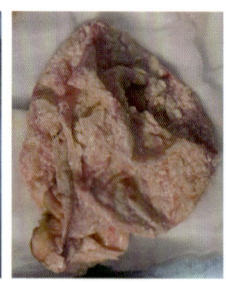

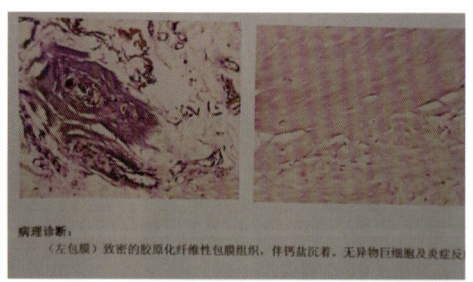

◀ 图15-173 盐水假体隆乳术后14年，包膜挛缩，包膜严重钙化

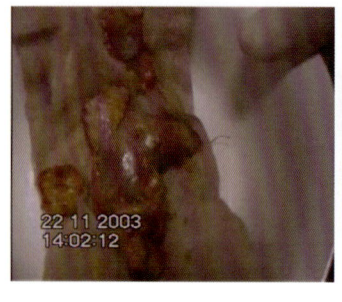

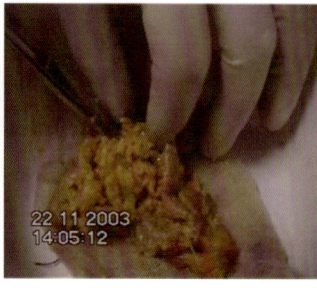

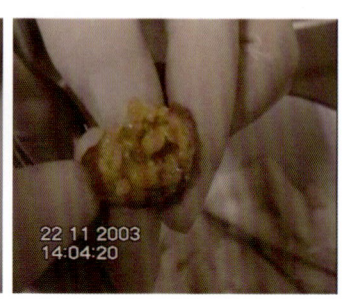

◀ 图15-174 凝固性坏死灶

较多结节，部分结节直径大于 3cm；病理分期从病理 Ⅰ 期到病理 Ⅲ 期混合存在，但以病理 Ⅰ 期和 Ⅱ 期为主；经穿刺或切开取出等处理后，症状缓解（本部分病例 15-15 至病例 15-17，病例 15-19）。

临床 Ⅴ 级：乳房大小、体积、范围或等于或稍大于术前，但形态和动感均明显不佳，乳房内多发大量包块和结节，手感较硬或很硬，能看到多个包块轮廓，乳房经常性疼痛；影像学检查包括 B 超或 MRI 或钼靶，发现乳房内多层次均可发现大量结节，结节连成片状，部分结节直径大于 3cm；病理分期从病理 Ⅰ 期到病理 Ⅲ 期混合存在，但以病理 Ⅲ 期为主；经穿刺或切开取出等处理后，症状无明显改善（病例 15-20）。

总结见表 15-3。

(4) 病例报道

病例 15-16

女性，23 岁，未婚未育，身高 166cm，体重 48.5kg，BMI 17.6。2018 年 3 月，在东北某机构做自体脂肪移植隆乳手术。2020 年 5 月 28 日，来诊，自述术后效果不明显，也没感觉，更没发现有脂肪包块。双乳形态自然，体积较小，手感动感好，双乳未触摸到结节，上胸围 72.5cm，胸围 73.7cm，下胸围 65.7cm。2020 年 5 月 7 日，拍乳房 MRI，能够看到乳腺后脂肪的存在，以及零星的微小结节（图 15-175）。根据以上临床表现，本病例可分为临床 Ⅰ 级。

病例 15-17

女性，33 岁，已婚已育，身高 153cm，体重 51kg，BMI 21.78，2006 年，行注射氨鲁米特凝胶隆乳术。2010 年，在广州某医院行凝胶取出和双乳假体植入术。2018 年 12 月 21 日，来诊，胸上围 81.4cm，胸围 86.7cm，下胸围 72.7cm。双乳 MRI 显示，双侧乳腺假体置入，腺体稀疏，右侧假体内上方可见不规则囊样 T_2 高信号，动态增强扫描乳腺腺体内未见明确肿块，右侧假体内上方囊样异常信号边缘中等强化，左侧腺体内见点状强化。双侧腋窝未见增大淋巴结影（图 15-176 和图 15-177）。MRI 提示右乳内假体上方仍有凝胶存在，遂行双乳假体和右乳凝胶取出术、自体脂肪移植隆乳术。

因为右乳内尚有凝胶，右乳组织被严重腐蚀，能注射并能存活的脂肪右乳比左乳要少，术后即可看出右乳比左乳明显小（图 15-178）。2019 年 8 月 14 日，术后近 8 个月，复查，双乳形态自然，手感柔软，动感好，但是右乳比左乳明显小得多（图 15-179）。行第 2 次脂肪移植隆乳术。

2020 年 5 月 27 日，即一次脂肪移植隆乳术后 9 个月余，复查。虽然仍是左乳大，右乳小，但双乳之间的差距还是有所改善，测量胸围 86.2cm，下胸围

表 15-3 评估

表现分级	乳房形态	手感动感	摸到结节	看到结节轮廓	疼痛	影像学查结节	结节直径	病理分期	处理方法
临床 Ⅰ 级	好	好	无	无	无	未或很少	无或小于 0.5cm	无	无
临床 Ⅱ 级	好	好	无	无	无	有，少	小于 1.0cm	无	无或中药或穿刺
临床 Ⅲ 级	尚好	尚好	有	无	有	有，一些	小于 3.0cm	Ⅰ 期和 Ⅱ 期	中药、穿刺、旋切
临床 Ⅳ 级	尚可	不佳	多	有	较多	多	部分大于 3cm	Ⅰ 期、Ⅱ 期、Ⅲ 期	穿刺、旋切、切开
临床 Ⅴ 级	差	差	很多	多个	有自感疼痛和压痛	很多，多层次	大部分大于 3cm	Ⅲ 期为主 Ⅰ 期、Ⅱ 期	中药、理疗、切开、旋切、穿刺

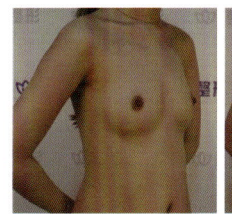

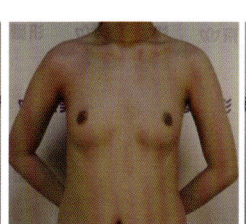

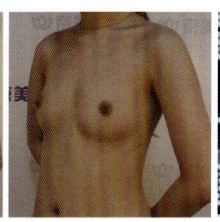

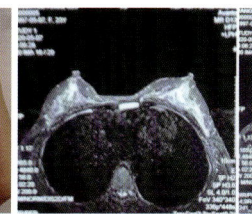

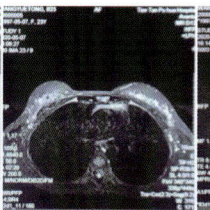

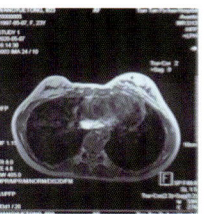

▲ 图 15-175　临床 Ⅰ 级

72cm，已经接近假体未取之前的胸围和下胸围（图15-180）。双乳形态自然，手感柔软，动感好，乳房内触摸不到明显包块和结节，B超发现少量散发结节，结节直径均小于1.0cm（图15-181）。本病例可分为临床Ⅱ级。

病例 15-18

女性，38岁，已婚已育，身高159cm，体重46kg，BMI 18.2。2015年5月27日，受术者做自体脂肪移植隆乳手术，曾在手术前5年左右行大分子玻尿酸注射隆乳术，主诉因为注射物逐渐吸收，双乳变小，而来求医。双乳不对称，左乳明显小于右乳（2007年，左乳曾行纤维瘤切除术），上胸围75.5cm，胸围80.5cm，下胸围72cm。吸出大腿后侧、腰腹部脂肪，经过离心提纯后，行双乳注射纯脂肪，用3mm脂肪注射针从腋前切口进针，呈放射状注射纯脂肪，左乳480ml，右乳360ml（注射层次为乳腺与胸大肌之间、胸大肌与胸小肌之间及皮下脂肪深浅层）（图15-182）。

2017年4月17日，近2年后，复查，体重基本相同，上胸围79.6cm，胸围85cm，下胸围72.3cm，双乳形态、大小明显较前增大，并且双乳形态自然，手感柔软，动感好（图15-183）。

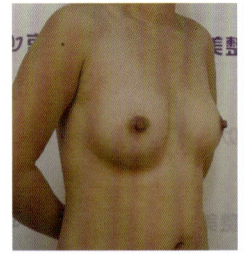

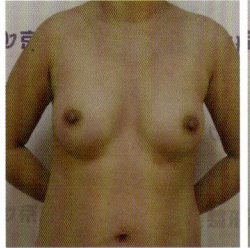

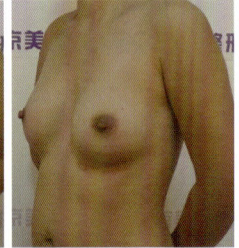

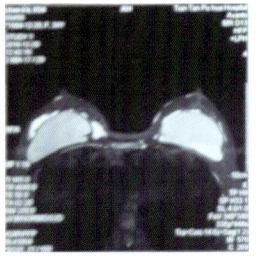

◀ 图15-176 凝胶注射+假体隆乳术后，右圆盘形，左半球形，乳房发硬，贝氏Ⅲ级

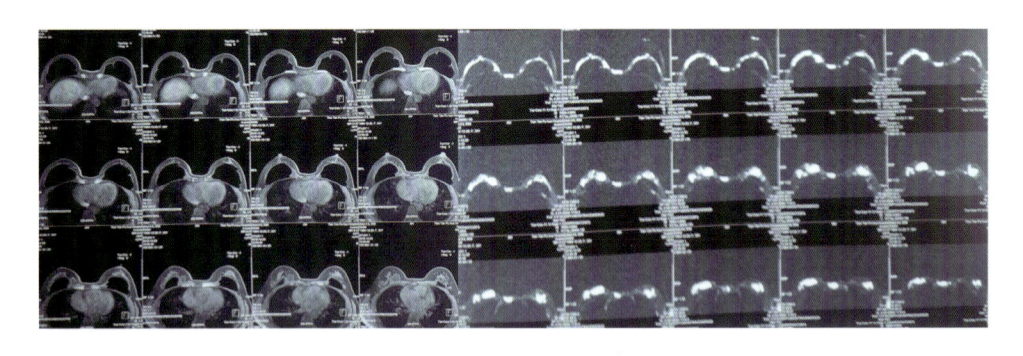

◀ 图15-177 MRI显示，腺体稀疏，双侧假体相仿，信号均匀，右侧假体内上方囊样异常信号，边缘中等强化

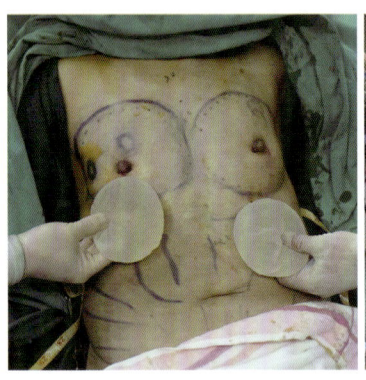

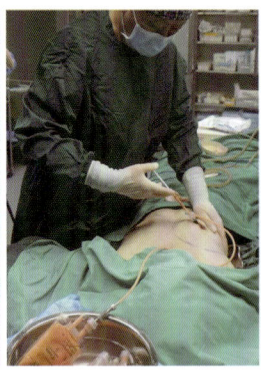

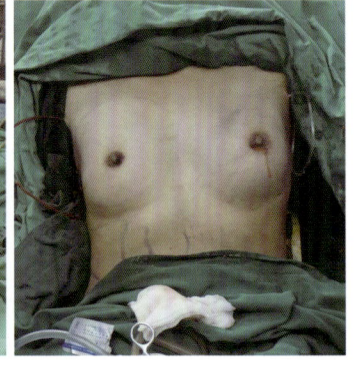

◀ 图15-178 2018年12月21日，假体+凝胶取出术，以及自体脂肪移植隆乳术

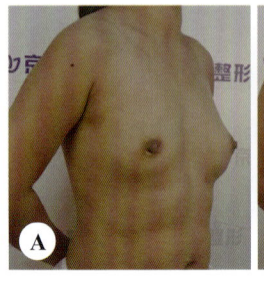

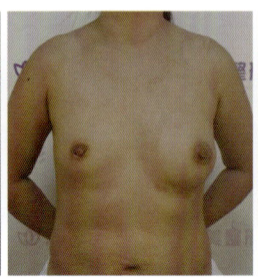

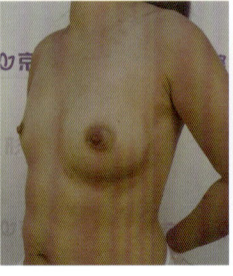

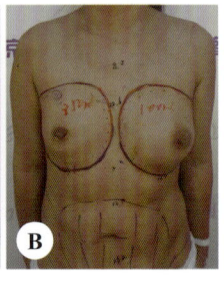

◀ 图15-179 A. 2019年8月14日，第1次自体脂肪移植隆乳术后近8个月，左乳大，右乳小；B. 第2次脂肪移植隆乳术前

左乳晕上可触及一包块，较硬，活动度好，无触痛，大小 2cm×2cm，B 超显示为囊实性结构，测量为 2.7cm×1.44cm；右乳上极包块稍小且较软，B 超显示为油囊结构，测量为 1.57cm×1.04cm（图 15-184）。

左乳结节行切除术，自左乳晕内侧做切口，将左乳内结节取出。取出的结节的病理显示纤维脂肪组织，纤维隔膜内有较多单核淋巴细胞浸润，少数多核异物巨细胞反应，大部分脂肪组织坏死，脂肪间质及部分胞浆内均可见均质粉紫色填充剂（应为未被吸收的玻尿酸填充剂），脂肪组织内无炎症反应。右乳包块皆为油囊，予以穿刺抽吸其内的坏死物油脂（图 15-185）。

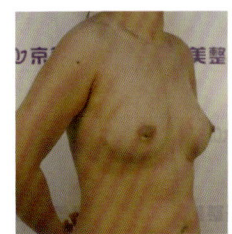

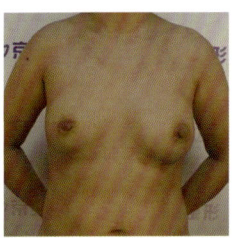

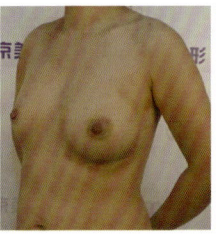

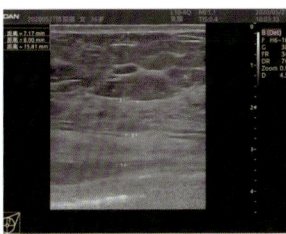

◀ 图 15-180　2020 年 5 月 27 日，第 2 次自体脂肪移植隆乳术后 9 个月余，依然是左乳大，右乳小

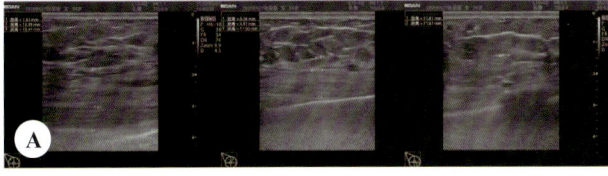

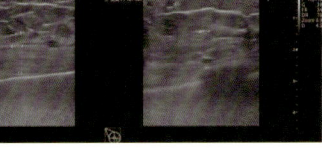

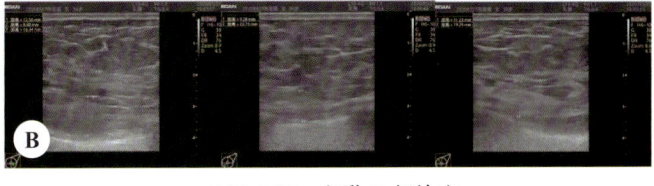

2020.5.27，右乳 B 超检查　　　　2020.5.27，左乳 B 超检查

▲ 图 15-181　A. 右乳 B 超检查发现少量散发小结节；B. 左乳 B 超检查发现少量散发小结节

▲ 图 15-182　2015 年 5 月 27 日，术前

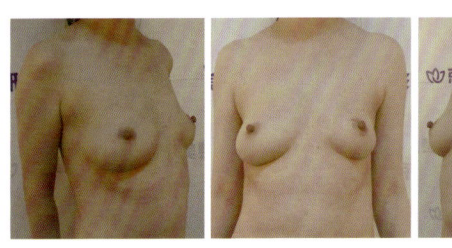

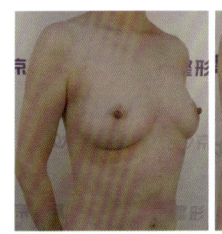

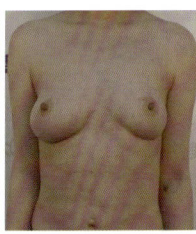

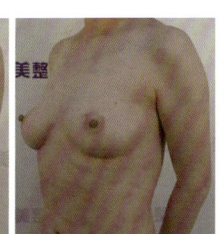

▲ 图 15-183　2017 年 4 月 17 日，术后近 2 年

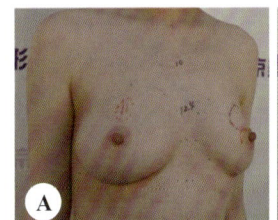

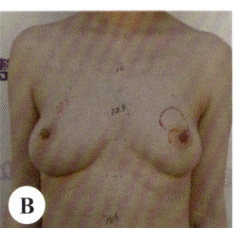

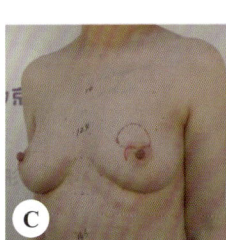

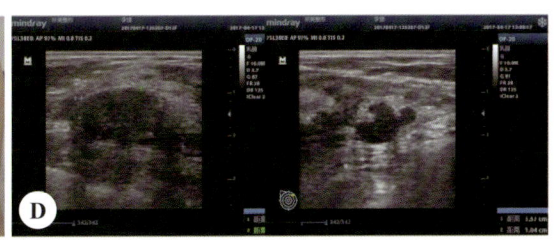

▲ 图 15-184　A. 双乳均可触及包块，左乳较大；B. 左乳 B 超显示为囊实性；C. 右乳包块稍小较；D. 右乳 B 超显示为油囊

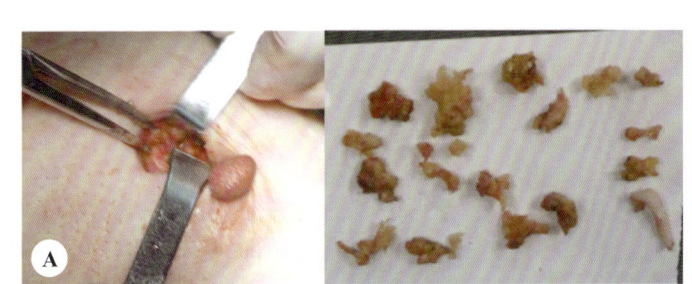

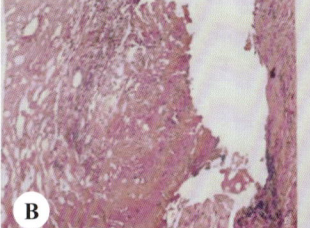

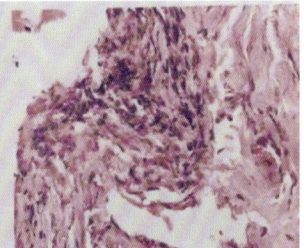

▲ 图 15-185　A. 左乳晕切口取出结节；B. 病理显示纤维脂肪组织，大部分脂肪组织坏死

同样的个体，同样的脂肪，同样的注射方法，大小不一的乳房，不同的注射量（为了调整大小胸，小乳注射量多），以及由此出现的乳房内的压力不同，即术终每侧乳房的组织间隙压不同。虽然当时没有特定的机器测定组织间隙压，也没有记录每个乳房张力情况，现在反过来推断，注射完成后双侧乳房组织的顺应性和柔软度也会降低，双乳的部分区域组织间隙压超过了合适范围内，而且左侧小乳房的张力一定会高过右乳，左乳部分区域组织间隙压也会异常增高，该区域移植的脂肪大多发生坏死，所以左乳出现实质性结节，右乳出现油囊。根据以上临床表现，本病例可分为临床Ⅲ级。

病例 15-19

女性，45岁，已婚已育，身高 163cm，体重 45kg，BMI 16.93。主因双乳发育小，于 2009 年在天津某医院行假体隆乳术，术后半年因效果不满意做了第 1 次修复术，于 2~3 年后进行第 2 次修复术和假体置换术，于第 2 次修复术后 7 年来诊，诉每次手术后 3 个月乳房即明显发硬，两次修复和假体置换并没解决问题，现自觉双乳很硬，严重不适，并担心健康问题。专科检查显示，双乳形态畸形、僵硬，乳头无内陷，双侧乳腺上缘和腋下皮肤可见明显切口瘢痕；乳房皮肤光滑，触诊皮肤软组织较薄，皮肤弹性中下，乳房拉伸度差，动感无；双乳触硬，均可触及乳房内假体棱角，乳房包膜挛缩严重，左右均达到贝氏Ⅳ级，左侧比右侧更硬；假体占乳房比例达 80%~90%，卧位可见双乳异常突出，底盘小，双乳之间平坦，乳房与胸壁无明显软组织过渡，乳房与胸壁夹角几乎达 90°，乳房间距 6~7cm；胸围 85.3cm，下胸围 67.5cm。2019 年 4 月 18 日，行胸部乳房假体取出术及自体脂肪移植隆乳术（图 15-186 至图 15-192）。

病例 15-19 乳房形态、手感和动感均不佳，乳房内触摸到明显较多包块和结节，能看到部分包块轮廓，乳房偶发疼痛；B 超发现多发性结节。结节发生原因应该与乳房软组织较薄有关，而且其内损伤较重，瘢痕较多，从而导致乳房软组织血供较差，再加上注射移植的脂肪相对较多，最后必然发生脂肪结节较多的结果。根据以上临床表现，本病例可分为临床Ⅳ级。

病例 15-20 可作为临床Ⅴ级的典型病例。该患者乳房曾做过凝胶注射隆乳和取出术，以及假体隆乳及取出手术，乳房内组织损伤严重，在此基础上进行脂肪移植，更需谨慎小心，但是因一些特殊原因，该患者在较短时间内，连续做了 3 次脂肪移植手术，致乳房内多发大量包块和结节，手感较硬或很硬，能看到

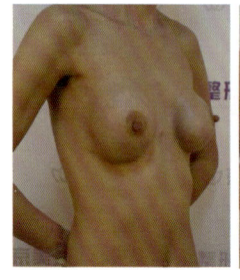

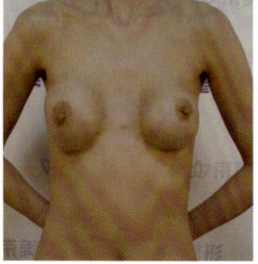

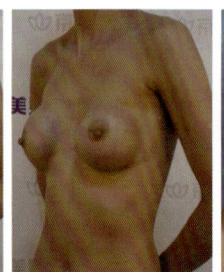

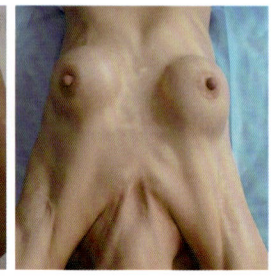

◀ 图 15-186　2019 年 4 月 18 日，来诊，3 次假体隆乳术后，假体轮廓明显、乳房极度发硬，贝氏Ⅳ级

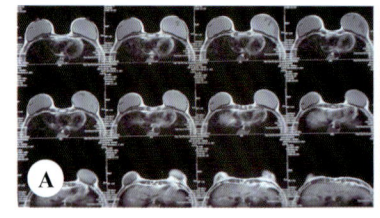

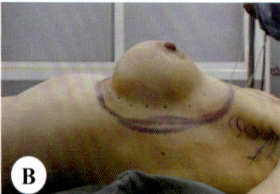

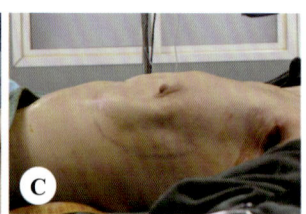

◀ 图 15-187　A. MRI 显示乳腺等软组织很少、很薄；B. 假体取出前；C. 假体取出后

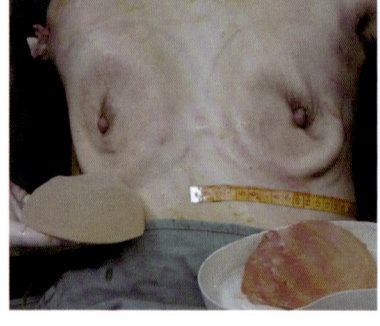

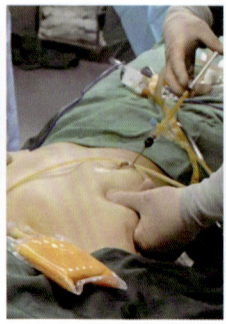

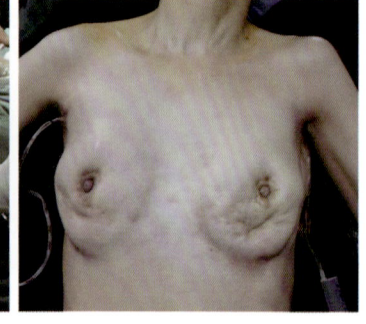

◀ 图 15-188　假体取出后即刻，乳房中央区低凹，组织菲薄，皮下瘢痕粘连严重，注射脂肪后，凹凸不平仍明显

多个包块轮廓，乳房经常性疼痛，形态和动感均明显不佳，影像学检查包括 B 超或 MRI 或钼靶，均可发现大量结节。

病例 15-20

女性，47 岁，已婚，汉族。2003 年，因自觉自幼双乳发育不良，在当地医院行氨鲁米特凝胶注射隆乳术。2015 年 3 月，因担心氨鲁米特凝胶引起不良反应，在某三甲医院行胸部氨鲁米特取出术。2015 年 8 月，于北京某机构行氨鲁米特凝胶取出术，同时行假体隆乳术，术后手能摸到假体边缘，乳房发硬。2016 年 4 月 1 日，行假体及残余凝胶取出术，同时行自体脂肪移植隆乳术，术后对乳房形态仍不满意。2016 年 6 月 24 日，第 2 次行自体脂肪丰胸术。2016 年 10 月 27 日，第 3 次行自体脂肪丰胸术加油囊穿刺。

手术半年后，胸部出现较多包块，伴有疼痛感。2017 年 5 月 4 日，复查，专科检查显示，乳房外形基本对称，双乳房基底较大，稍显扁平，双乳晕下方可见一长约 4cm 弧形手术瘢痕，瘢痕萎缩，乳晕及乳头稍凹陷，手感欠佳，双乳可触及多个包块，质硬，不移动，有压痛，可见包块轮廓，其上皮肤发红，乳头未挤出异常分泌物。双乳房发硬，动感不好，推移不动，双乳皮肤弹性差，双乳拉伸度差（图 15-193）。B

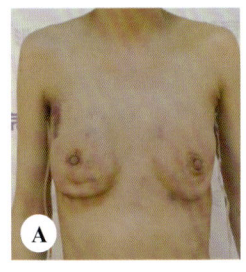

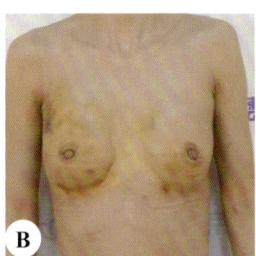

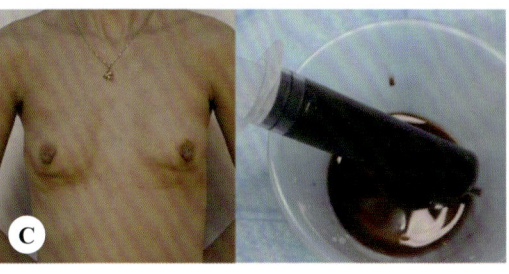

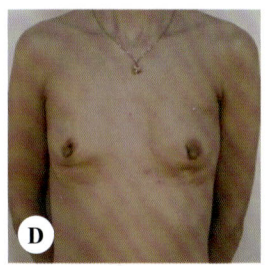

▲ 图 15-189　A. 术后第 1 天；B. 术后第 5 天；C. 术后近 4 个月（乳房内有血肿，予抽出）；D. 术后 7 个月

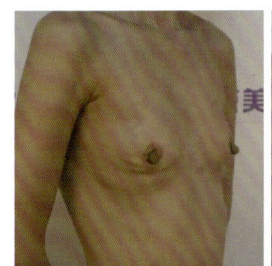

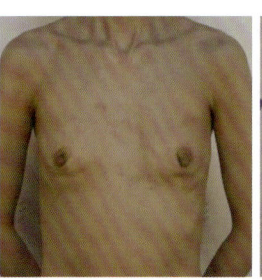

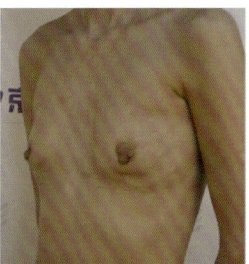

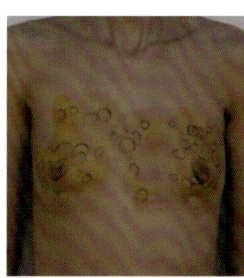

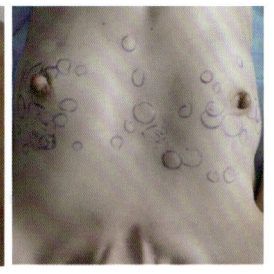

▲ 图 15-190　2020 年 5 月 25 日，假体取出 + 自体脂肪移植术后 13 个月，多发性包块出现

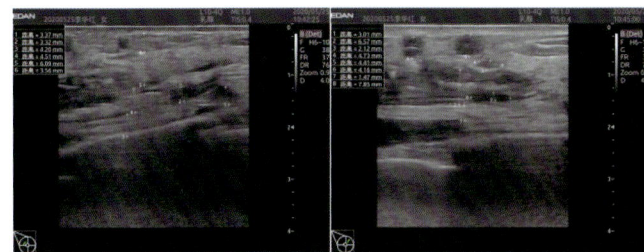

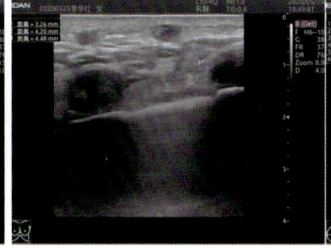

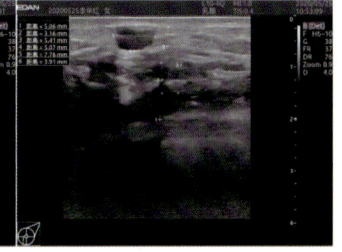

▲ 图 15-191　右乳、双乳中间胸骨区及左乳 B 超检查，可见双乳皮下和乳腺后多发性包块

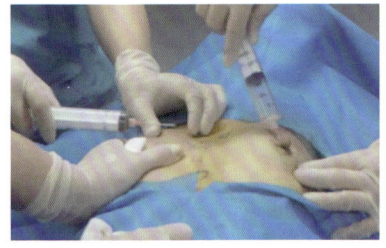

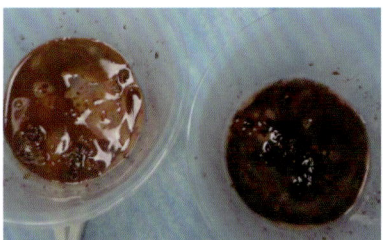

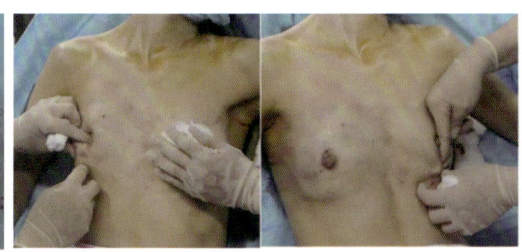

▲ 图 15-192　2020 年 5 月 25 日，假体取出 + 自体脂肪移植术后 13 个月，用注射器穿刺抽吸处理包块，用针头剥离处理胸部凹陷粘连

超显示，双乳皮下及乳腺下有大量结节强化灶。

与患者沟通后，即行部分包块手术切除术，术中可见双乳内（尤其是乳腺下）满布硬化组织，连成片状，其间夹杂大小不一的油囊，将部分实性包块完整取出，包块质较硬，内有坏死脂肪液体，胸下象限包块穿刺吸出坏死液体（黄白色）10ml，予部分包块剪开后，可从硬结分开的截面上观察到严重纤维化（图 15-194）。

病理显示纤维脂肪组织，部分脂肪坏死，并可见液化坏死囊性变，脂性肉芽肿形成，其中可见少量填充剂，伴有异物巨细胞反应（图 15-194）。

分析原因，第一，该患者乳房曾做过凝胶注射隆乳和取出术、假体隆乳手术，乳房内组织损伤严重，本身存在广泛组织瘢痕性粘连的可能，乳房组织顺应性不好；第二，若在此基础上进行适量脂肪移植，可能不会产生脂肪坏死，而不会有较多包块的出现；第三，在该患者"贪大"的想法压力下，主诊医生没有把握原则，即脂肪移植必须在乳房组织顺应性承受范围内进行的原则，在较短时间内（半年内），连续做了3次脂肪移植手术，致移植的脂肪出现多发性坏死，从而引起坏死性炎症反应，致使脂性肉芽肿和广泛纤维化形成，最终导致乳房内多发大量包块和结节。

(5) 多生态存在形式：从临床来说，从乳房上触摸到的包块可能较大，但构成实质性包块的核心一般并不大，而且大多包块都是多生态存在。如图 15-195 所示，包块包含乳房原有的皮下脂肪、移植后柔软并呈乳黄色存活的脂肪，若移植后存活的脂肪血供丰富，则成肉色，一般相对呈杂乱无章分布，间隔大量血管和结缔组织；移植后较大坏死脂肪则纤维化后形成硬结，一般硬结触之很硬，呈黄褐色；有些包块还有油囊夹杂其间。

(6) 防治

脂肪的选择策略：为了保证移植后脂肪在受区更多更好地存活下来，首先须选择新鲜而有活力且具有完整细胞结构的脂肪，所以须采取低负压抽吸的原则抽取脂肪，以尽可能减少抽吸过程中对脂肪的破坏，从而保证脂肪颗粒的活性。

脂肪的处理策略：脂肪颗粒纯化处理过程中，始终坚持无菌和保护脂肪活力的原则，既要减少对脂肪颗粒的损伤，又要适当去除红细胞、脂肪油、利多卡因等炎性因子和杂质，尽可能多地保留具有完整细胞结构的脂肪和其内的脂肪干细胞及血管碎片。因此，脂肪的处理方式尽量选择静置沉淀法和纱布过滤法，而减少选择离心分离法；需要将处理好的脂肪保持低温状态，以减低并延缓脂肪的代谢。

脂肪的注射策略：移植后脂肪存活的关键是脂肪颗粒要小，最好每个单个颗粒直径要小于4mm，与受体密切接触。因此，脂肪移植时必须要求多平面、多

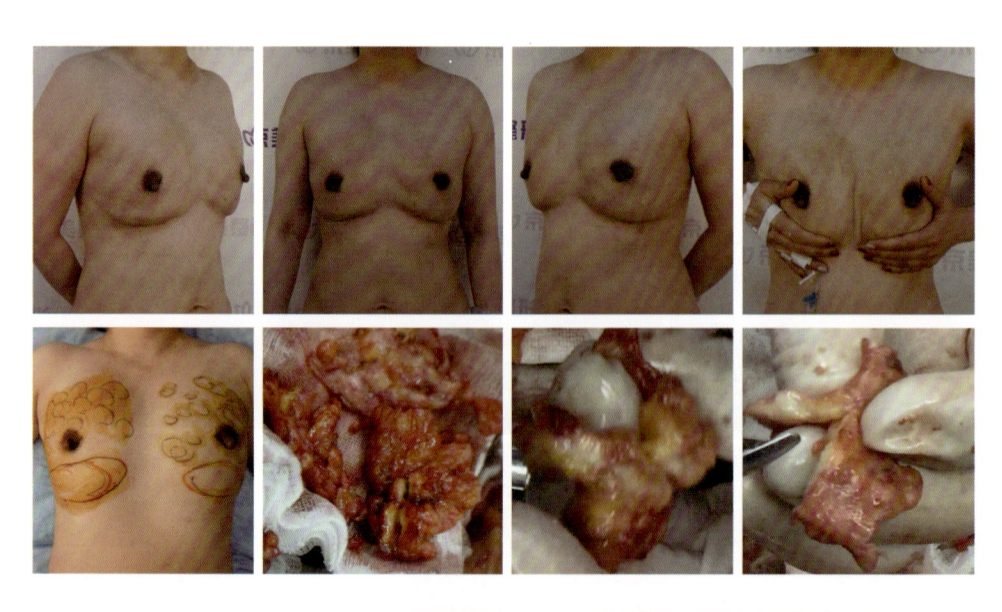

◀ 图 15-193 手术半年后胸部出现较多包块

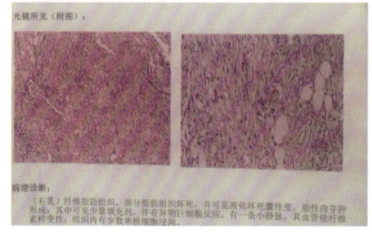

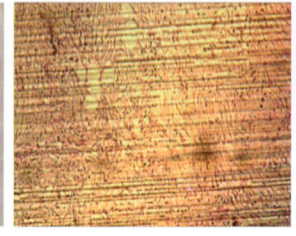

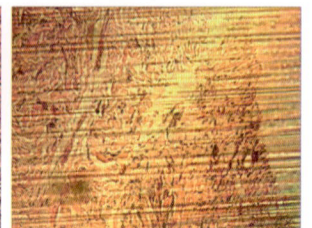

◀ 图 15-194 纤维脂肪组织

隧道，分散地将脂肪颗粒注射在乳房的各个层次，还要求术终时乳房各层和乳房整体张力不高，以免乳房各层软组织的毛细血管灌注功能受影响。最终结论是，脂肪移植的关键是各个层次量要均匀，总移植量不要超过受区所能容纳的量。术后适当按摩揉压，使乳房内的压力更均匀。

治疗：乳房内脂肪包块一般于术后 3 个月左右出现，此时受术者一般无不适症状，B 超可发现；一般术后 6 个月左右时出现较明显的症状，如可触摸到结节，偶有疼痛；有的受术者在 1～1.5 年出现较明显症状，如多发性包块伴疼痛发生，甚至乳房手感和动感不好等。

根据出现的症状不同，有不同的治疗方案，或可先不作处置，嘱咐受术者观察或适当理疗，待其自行吸收，症状减轻缓解；慢性炎症症状较明显时，可嘱咐受术者吃一段时间中药以缓解症状；若有较大结节出现，或受术者心理压力较大，要求即时处理，可先行穿刺抽吸法处理；如包块较硬，经 B 超等影像学检查为纤维化结节或钙化灶结节，可选用旋切刀或切开处理。

理疗：以热疗为主，包括红外线理疗仪治疗，经常性热水泡澡、泡桑拿浴等。

中医中药：中医中药在防治乳房硬结及组织增生方面有独特作用。中医医学认为，乳房硬结及组织增生是由于情志内伤、肝郁气滞、痰瘀凝结、气滞血瘀、冲任失调，即皆为肝脾郁结，气血郁阻，所以治疗需关注气血。

在治疗方面，根据各型分别采用疏肝理气、散结止痛、活血化瘀、软坚散结、调理冲任、温阳化痰、行气活血、散郁止痛等。在穴封方面，肩井、膻中、胆俞为治乳病之俞穴，今又加肾经之水穴阴谷进行穴封，可起相得益彰之效，使阴阳和气血通，淤积去肿痛消；而在具体的药方上，多采用逍遥散、开郁散、二仙汤、桃仁四物汤、失笑散等，大都是疏肝理气、清热化痰，软坚散结。

乳房肿块疼痛，以刺痛为主。处方：桃红四物汤合失笑散加减。柴胡 10g，白芍 12g，当归 12g，熟地黄 10g，川芎 10g，蒲黄 10g，五灵脂 10g，桃仁 10g，红花 10g，玄参 12g。

乳房肿块较小，不红不热，不觉疼痛，推之可移，伴胸闷叹气，舌质正常，苔薄白，脉弦。处方：逍遥散加减。常用柴胡、白芍、当归、茯苓、炙甘草、生姜、薄荷。

乳房肿块较大，坚硬木实，重坠不适；伴胸闷牵痛，烦闷急躁，或月经不调、痛经等；舌质黯红，苔薄腻，脉弦滑或弦细。处方：逍遥散合桃红四物汤加减。常用柴胡、白芍、当归、白术、茯苓、炙甘草、生姜、薄荷、桃仁、红花、熟地等。

乳房肿块疼痛，触痛明显，性情急躁，遇事易怒，胸胁牵痛，舌红，苔白，脉弦。处方：逍遥蒌贝散加减。常用柴胡、当归、白芍、茯苓、白术、瓜蒌、贝母、半夏、制南星、生牡蛎、山慈菇。

肿块疼痛明显者，加八月札、陈皮。

偏于肾阳虚，面色淡白，腰腿酸软，神疲倦怠，舌淡，苔白，脉沉弱。处方：右归丸加小金丹。常用熟地、山药、山茱萸、枸杞子、甘草、杜仲、肉桂、制附子。

偏于肾阴虚者，头目眩晕，五心烦热，眠少梦多，

自体脂肪移植隆乳后脂肪转归（脂肪包块）

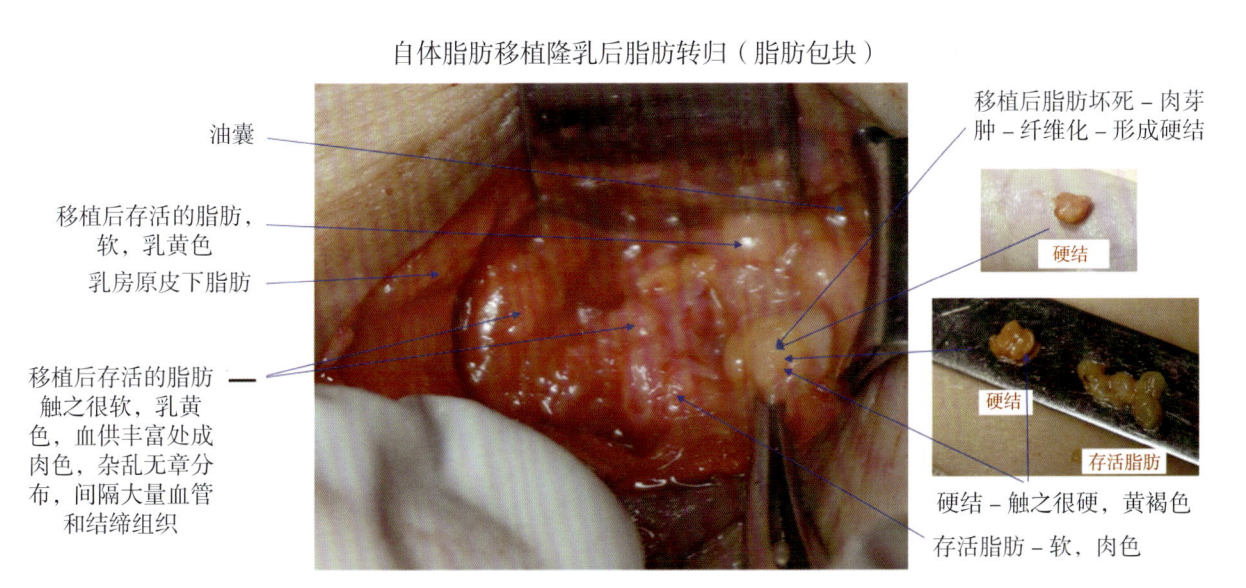

▲ 图 15-195　脂肪包块呈多生态存在

舌红，苔少，脉弦细。处方：左归丸加小金丹。常用熟地、山药、山茱萸、菟丝子、枸杞子、怀牛膝、鹿角胶、龟板胶。

乳房结块日久难消者，加山慈菇、制南星、莪术。

中成药：乳块消片，4～6片/次，口服，3次/天；乳癖消片，5～6片/次，口服，3次/天；乳痛软坚片，10片/次，3次/天。

外用药：乳香15g，没药12g，皂角刺15g，地龙12g，檀香10g，青皮10g，柳树皮10g，瓜蒌皮30g，山慈菇30g。研成极细末，备用。用时取药粉加凡士林调成糊，敷于乳房肿块上，2～3天换1次。

穿刺抽吸：最常用、最方便实用、损伤最小的穿刺用具是带原装针头的20ml注射器，该针头是18G粉色尖针，可以在包块皮肤表面上进行穿刺抽吸，对于以较表浅、多发性且以油囊为主的包块，用这样的针头穿刺比较合适，实施起来有效、简单，而且术后不会留下明显痕迹。用一只手压住或捏住包块，若较深，可在B超引导下，将18G粉色尖针头插入包块中央，用负压吸出其内的脂肪油和坏死组织（图15-196）。

病例15-21

自体脂肪移植隆乳术后半年左右（自东北某地手术），乳房形态自然，手臂下垂时看不到包块轮廓，手臂上抬时可见包块轮廓，并且随着乳房上移运动而活动，触摸双乳均有较大包块，活动度好，无明显触痛，乳房MRI显示双乳乳腺后囊性包块。使用穿刺抽吸方法将油囊内液化坏死物吸除（图15-197和图15-198）。

对于较大、较硬的包块，用14G侧面带双孔的尖头针抽吸效果比较好，进针口可选择在乳晕，若离腋下较近，也可选择自腋下进针（图15-199）。

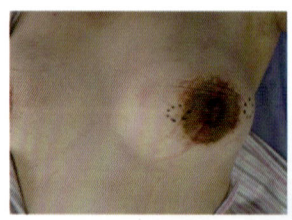

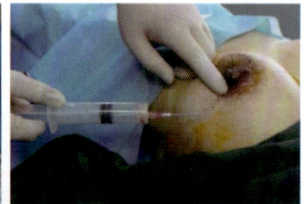

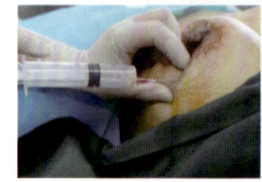

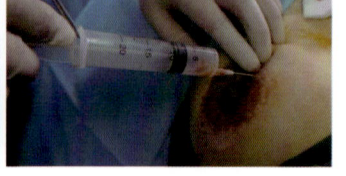

▲ 图15-196　穿刺抽吸

用20ml注射器带原装针头穿刺抽吸，以表浅、多发性和油囊为主的包块较合适

对于较大、较硬，尤其是以纤维硬结和钙化灶为主的结节，一般用穿刺抽吸的方法不能解决。在直径3cm以内的包块，可在超声引导下真空辅助旋切术用旋切刀（安珂、ENCOR、麦默通等）予以旋切（图15-200）。

很大（大多直径大于3cm）且较硬的包块，一般是以纤维硬结和钙化灶或凝固性坏死为主的结节，或者包块呈多发性的多层次分布，可选用切开法取出包

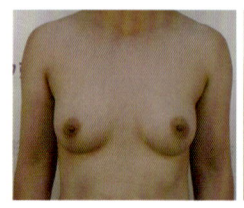

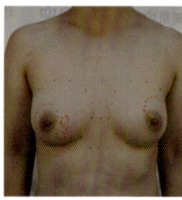

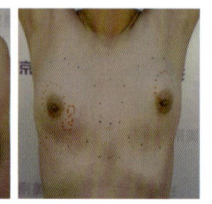

▲ 图15-197　A.乳房形态自然，看不到包块轮廓，可触摸到；B.手臂上抬时可见包块随之活动

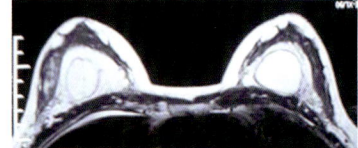

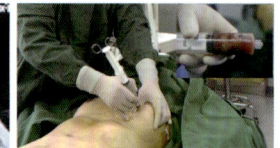

▲ 图15-198　A. MRI显示双乳腺后囊性包块；B.穿刺吸除油囊内液化坏死物

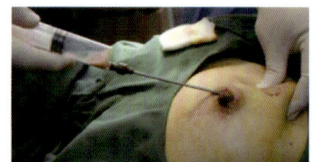

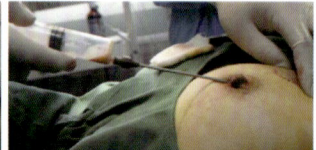

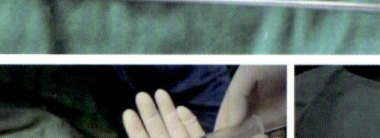

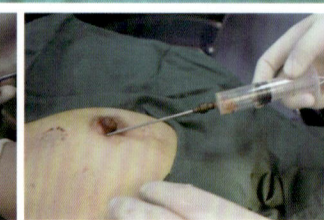

▲ 图15-199　对于较大、比较硬的包块，用14G侧面带双孔的尖头针抽吸效果比较好

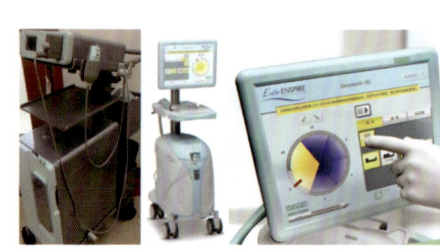

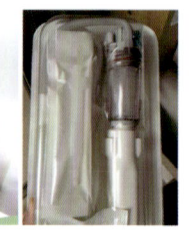

▲ 图15-200　超声引导下真空辅助旋切设备

块。一般切口可选在乳晕边缘或乳晕内乳头边缘，这样便于在直视下完整取出乳房内各方向、各层次的包块，术后切口瘢痕也不明显。

病例 15-22

受术者在 2003 年做自体脂肪移植隆乳手术，术后双乳均有包块出现，而左乳为大，其乳晕后及上极出现较大硬结，可见硬结轮廓，触之很硬。据给其注射脂肪的医生述说，做法是将脂肪注射并堆积到胸大肌后，类似假体隆乳的方法，期望以此增大乳房。2003 年 11 月 22 日，在左右乳晕缘做切口，包块均在胸大肌后，为多个实质性肉芽肿和凝固性坏死脂肪团（图 15-201），都有完整的包囊，最大的肿块呈多角形，如同长满肌瘤的被撑大的子宫，包膜很厚，予以整个取出（图 15-202）。

剪开包膜后，泛出酸臭味，气味如同腐败很久的食物，其内可见一堆灰黄色呈沙粒状的失活脂肪，尚未液化，而呈现皂化状（图 15-203）。

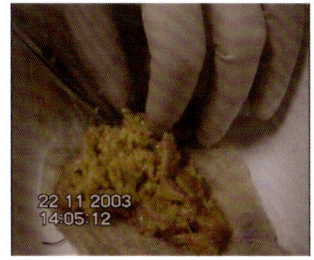

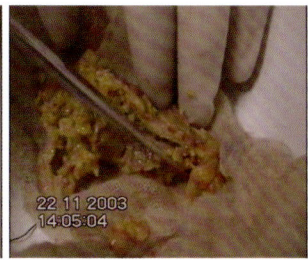

▲ 图 15-203 包膜厚，剪开后其内泛出酸臭味，一堆皂化的灰黄色呈沙粒状的失活脂肪

随着各地脂肪颗粒移植隆乳术的广泛开展，逐渐暴露出很多问题，一些并发症随之出现。而某些并发症可发生严重后果，如感染后造成乳房严重畸形等。然而，常见并发症可以预防，经积极处理，可以完全避免严重后果的发生。

（刘成胜　吕京陵　邵文辉　胡守舵　曾高　严竣）

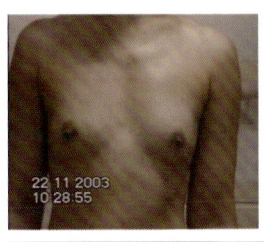

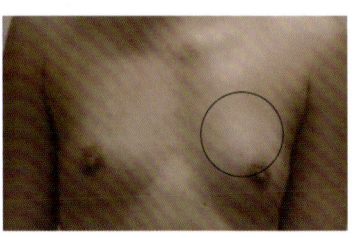

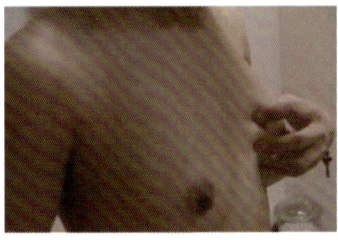

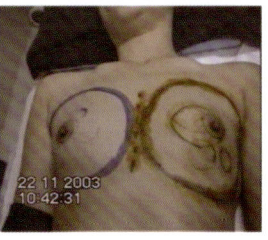

▲ 图 15-201 2003 年 11 月 22 日，双乳术后包块，以左乳为大，乳晕后及上极出现较大硬结

四、外扩张器辅助脂肪移植隆乳术

自体脂肪是用于隆乳术的十分理想的组织填充材料，具有无免疫排斥、易于达到体形雕塑等优点。在 Coleman 结构脂肪概念的提出后，脂肪移植出现了质的飞跃，在临床上应用日趋广泛，因此自体脂肪颗粒注射移植术越来越受到整形外科界的关注和青睐。但自体脂肪移植隆胸术存在脂肪存活率低和术后效果有限的情况，会出现脂肪液化、感染、吸收、钙化、脂肪坏死及乳房内硬结等问题，为减少并治理出现的这些问题，从 2004 年起，美国乳房整形医生 Khouri 等采用 Brava 预扩张结合自体脂肪移植进行隆乳，通过大体积自体脂肪移植实现乳房重建和乳房增大，移植后构建物的体积可以得到长期保存；2012 年 12 月，笔者单位开始使用外扩张器隆胸塑形系统，辅助自体脂肪移植隆胸术前和术后应用，以预防和治疗脂肪移植常见并发症，并取得了较好的效果。

BRAVA 由 ASPS 首席专家 Dr.Roger 研发，并通过 FDA（编号：89-1-2011）和 SFDA［注册号：国食药监械（进）字 2012 第 3261951 号］认证，是全球首家通过双重认证的乳房改善类医疗器械。

临床验证了 BRAVA 能够有效增加乳房体积，并且安全健康，符合所有 FDA 医疗器械要求，因此美国 FDA 批准 BRAVA 作为医疗器械进行销售（图 15-204）。

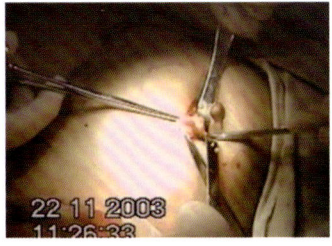

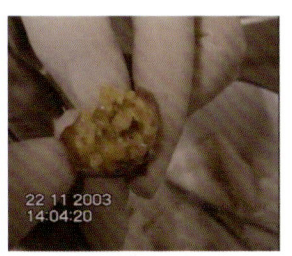

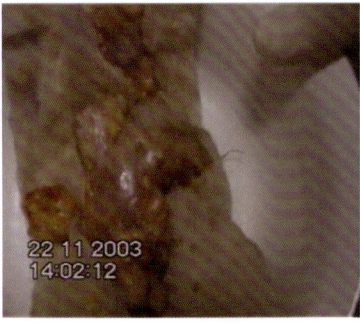

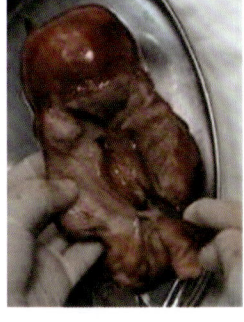

▲ 图 15-202 包块为实质性肉芽肿和坏死脂肪团，如同长满肌瘤的被撑大的子宫

2012 年 5 月 24 日，SFDA 批准 BRAVA 作为医疗器械在中国进行销售。2013 年，中国思娇丽（上海）电子商务有限公司生产的 SIJIAE 思娇丽在中国进行销售（图 15-205）。

（一）外扩张器研究历史和现状

世界上有一些“诡异”的风俗，如长颈族的脖颈、摩尔西族的嘴，都属于张力诱导组织生长的例子。

长颈族是由泰国北部与缅甸边界的一个少数民族，以凤鸟为神，认为脖颈越长越像凤鸟，因此以长颈为美。孩子从 5—6 岁起，就在脖颈上套铜圈，1 年增加 1 个铜圈，将脖颈拉长。最长者脖颈可达 70cm，最重的铜圈可达 10kg（图 15-206）。

摩尔西部落的女孩在 10 岁左右时，就会把下唇割开，并在其中放入一个通常由陶土烧制的小圆盘，所以摩尔西族又被称为唇盘族。这个族群的女性还会将耳垂穿洞并套上泥盘，通过这样的方式使耳垂不断扩大。随着年龄的增长，圆盘也会越放越大，直到女孩出嫁。这里的人们以唇部畸形为美，虽然唇盘尺寸由个人选择，但通常唇盘越大，被认为越美丽，相应的嫁妆自然也越多；而没有唇盘或唇盘很小的女性，则很难嫁出去（图 15-207）。

张力诱导组织生长的原理是，人体细胞具有感受和适应变化的能力，当细胞持续受到一个长期、温和、持续的张力，它们便会对张力做出反应，使组织和细胞不断分裂增殖直到填满因外力作用而产生的细胞空隙，从而达到组织的自然增长。几十年来，组织扩张原理的应用几乎涵盖了医院各个科室，具有里程碑的意义。

持续的机械应力可以促进组织增长，如青少年关心的长高问题，即可以使用组织扩张器增加骨和软组织，也属于体内组织工程。骨的长度是由生长发育期骺板（生长线）的软骨细胞不断繁殖生长决定的。一般情况下，17—20 岁骺板闭合就停止生长了，已停止生长发育的成年人不管用药物还是用增高仪，也不可能实质性长高。目前唯一有效的方法是手术增高（图 15-208）。增高手术是根据人体组织扩张再生原理，即根据肢体组织在一定应力刺激下再生的生物学原理，应用截骨术，在小腿或大腿把已经闭合的骨生长线重新打开，并在体外安装一种具有牵伸作用的肢体延长器。根据每个人组织再生能力和特点，每天以 0.5～1mm 的速度将肢体缓慢延长。通过主动的功能锻炼，对截骨端产生有益的应力刺激，使骨细胞和肢体其他组织细胞不断发生分裂和增殖，从而使肢体骨与皮肤神经、肌肉等组织的数量和长度不断地增加，从而达到了微创增高的目的。

CERTIFICATE TO FOREIGN GOVERNMENT

Name of Product(s): Brava Breast Enhancement and Shaping System, formerly known as GroBra External Breast Expander

Name of Manufacturer/Distributor Address: Brava, LLC, 14221 SW 142nd Street, Miami, FL 33186

See Attached List (1 Page)

Ann M. Ferriter, Director, Division of Risk Management Operations, Office of Compliance, Center for Devices and Radiological Health

This certificate expires 24 months from the date notarized.

COUNTY OF MONTGOMERY
STATE OF MARYLAND

Certificate to Foreign Government - Attachment (Page 1 of 1 page)

Name of Product(s): Brava Breast Enhancement and Shaping System, formerly known as GroBra External Breast Expander

Name of Manufacturer/Distributor, Address: Brava, LLC, 14221 SW 142nd Street, Miami, FL 33186

END OF PRODUCT LIST

▲ 图 15-204　FDA 批准

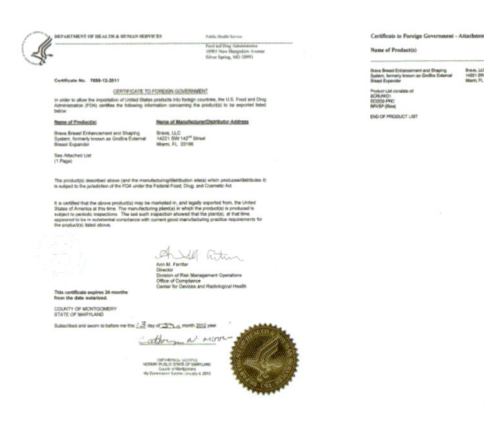

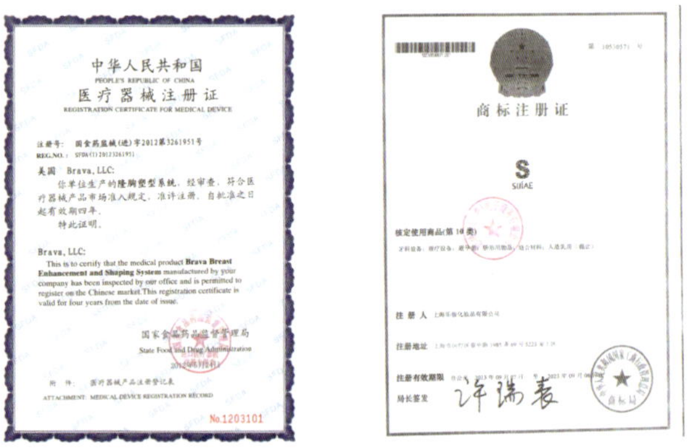

中华人民共和国
PEOPLE'S REPUBLIC OF CHINA
医疗器械注册证
REGISTRATION CERTIFICATE FOR MEDICAL DEVICE

注册号：国食药监械(进)字2012第3261951号

美国　Brava, LLC:
你单位生产的隆胸塑型系统，经审查，符合医疗器械产品市场准入规定，准许注册，自批准之日起有效期四年。
特此证明。

Brava, LLC:
This is to certify that the medical product **Brava Breast Enhancement and Shaping System** manufactured by your company has been inspected by our office and is permitted to register on the Chinese market. This registration certificate is valid for four years from the date of issue.

国家食品药品监督管理局
State Food and Drug Administration

附　件：医疗器械产品注册登记表
ATTACHMENT: MEDICAL DEVICE REGISTRATION RECORD

No.1203101

商标注册证

S
SIJIAE

核定使用商品(第 10 类)

注 册 人

注册地址

注册有效期限

局长签发

▲ 图 15-205　SFDA 批准

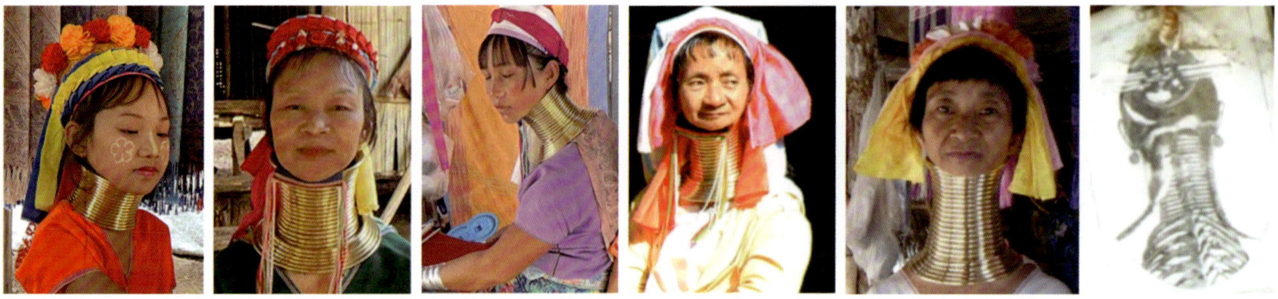

▲ 图 15-206　长颈族

组织扩张原理在医学整形界也被持续广泛应用，包括皮肤、骨骼、神经，以及附于骨骼上的肌肉、心肌组织和平滑肌等，达到肢体延长、乳房再建、面部修复、阴道重建等多种整形修复手术中的组织再生。已经帮助数以万计的患者改善了身体，恢复了健康，改变了生活，甚至改变了命运。

皮肤软组织扩张术治疗面部大面积瘢痕：人体组织具有扩张和延展性，无论是身体还是面部，都可以通过手术或者物理牵引达到变形、塑形的目的。医学界正是利用这些特点，对因先天发育不良或后天意外而造成面部缺损的患者进行内扩张器植入或外扩张器牵拉，再进行植入填充，从而达到面部修复的目的（图 15-209）。

小白鼠负压乳房：在小白鼠的胸乳内植入内组织扩张器，同时在外部施加物理牵拉，最终成功实现了小白鼠长出类似人乳的组织（图 15-210）。这一科技对未来隆胸手术的冲击力非常大，对需要乳房再造的女性更是一个福音。

组织扩张技术行乳房再造：乳房缺失可以是先天或后天的，包括幼儿时期造成的乳腺发育不良或外伤、烧伤、肿瘤切除等原因造成的乳房缺失。乳腺肿瘤患者当已经接受或将要接受肿瘤外科治疗，往往

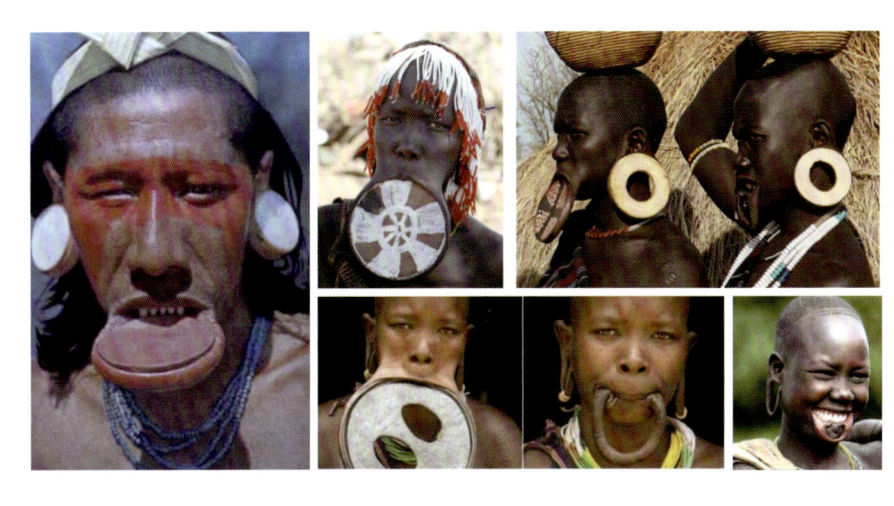

◀ 图 15-207 摩尔西部落

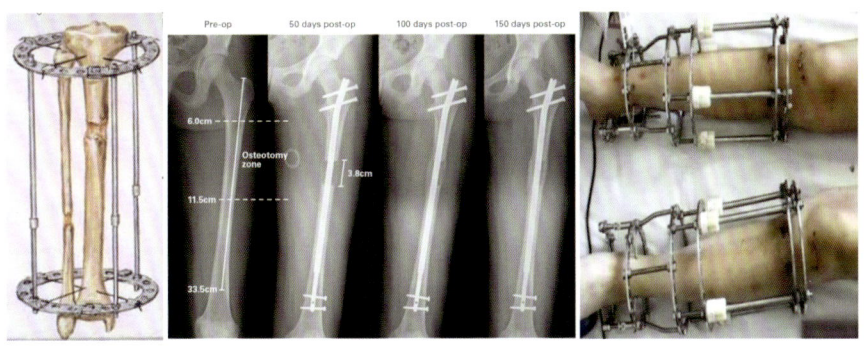

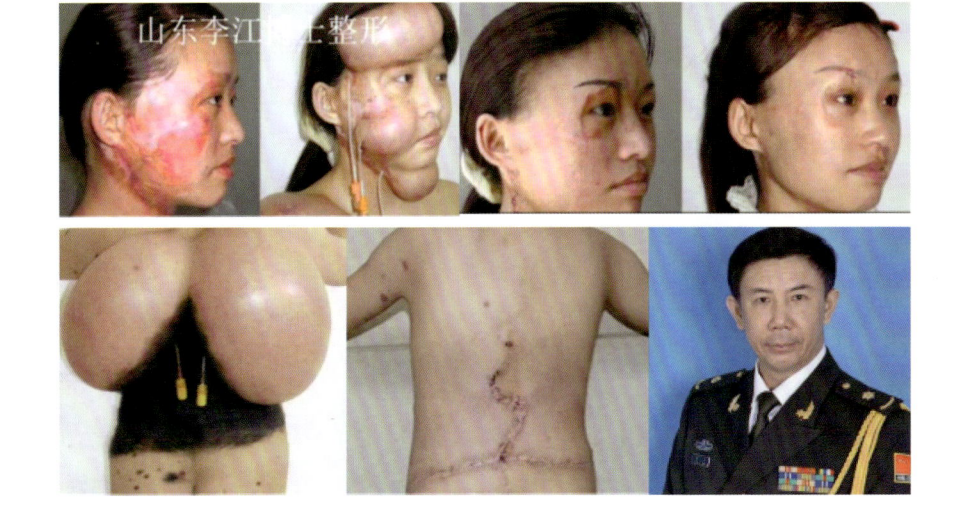

◀ 图 15-208 增高手术

◀ 图 15-209 皮肤软组织扩张术治疗面部大面积瘢痕和背部巨痣（引自山东李江教授）

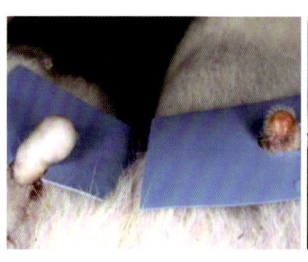

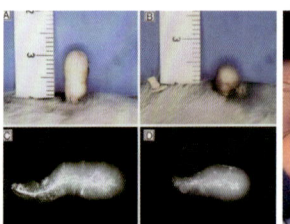

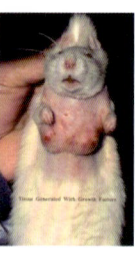

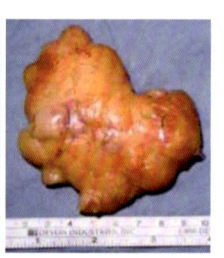

◀ 图 15-210 小白鼠负压乳房

造成乳房的部分或全部缺损，给患者形体及心理带来巨大创伤。常见的乳房组织牵引重建再造手术就是通过手术向乳房内部植入扩张器，不断注入盐水撑开皮肤，使乳房有足够空间放置硅胶假体或脂肪移植（图 15-211）。

传统组织扩张技术是内部乳房扩张方法，需先行手术植入，再持续性注入盐水，最后才能完成组织扩张，具有比较大的创伤性和复杂性，有的受术者难以接受。而将组织内扩张技术改成外部组织（即乳房）扩张，则无任何切口和创伤，使用起来比较简单，便于广大求美者应用（图 15-212）。

早在 20 世纪 90 年代，美国乳房整形医生 Roger Khouri 就开发了一种通过外部负压扩张装置进行体积扩张的系统。他最初的目的是在非手术的情况下，只是间断性地佩戴一个可控的负压装置来增大乳房。然而，这种方式的增大效果是有限的；要获得持续的效果，人们必须反复佩戴这种装置。

从 2004 年起，Roger 采用 Brava 预扩张结合自体脂肪移植进行隆乳，要求受术者每天佩戴 Brava 10h，持续 4 周，再行脂肪移植隆乳术，取得了良好的临床效果。该技术通过持续负压装置，对乳房进行组织外扩张，增加乳房血管密度，增加乳房内组织空间，从而增加脂肪移植量和脂肪存活率。

近年来，随着美国 Roger K.Khouri 发明的胸部组织外扩张器（external volume expansion，EVE）的广泛临床应用，以及体软组织顺应性理论的普及，国内外大体积脂肪移植隆乳和乳腺癌切除术后用脂肪重建的效果得到了较大的提高。

（二）外扩张作用机制

决定脂肪移植存活的主要变数是移植物和受区的接触面，受区部位的血管化和组织间隙液压；而决定脂肪移植术后效果，其中一个很重要的因素是能够移植到受区的脂肪的数量。尽管不扩张乳房直接进行脂肪移植，可能使有效的容积增加，但也限制了高度，并且极大容量的移植会导致病理性的组织间隙液压发生。

超过生理性的组织间隙压力作用于受区的三维移植时，过多的移植物拥挤在受区，将使整个区域阻塞，导致移植失败。因此，在未扩张的乳房内，越多的脂肪移植物被植入，就会产生越高的组织间隙压力，不但会降低存活率，还会造成移植脂肪的坏死。

简而言之，若想取得脂肪移植术后较好的效果，取决于移植脂肪的数量和受区的生理状态。如果局部致密，显然只能移植少量脂肪，如果组织（包括皮肤和乳腺组织）松弛、增厚、顺应性好，将可以移植较多的脂肪。外扩张器隆乳塑形系统是可以彻底改变受区生理状态的一个有力武器。

外扩张器隆乳塑形系统属于一种外用组织扩张器，该系统持续进行体表扩张是与内用组织扩张器同一原理，促进组织增长；移植前进行外扩张器乳房预扩张有双重作用：①生理作用，构建受区的框架，增加间隙，减少移植物挤压，增加灌注压，负压吸引装置能够预扩张皮肤，提高单次可注射的脂肪量，而不会导致因局部皮肤张力过大，压迫深部组织而引起的静水压急剧升高等不利于脂肪存活或再生的情况；②生化作用，刺激血管细胞因素的生成，术前持续负压吸引不仅可以诱导组织建立一个功能性的预血管支架，而且可以产生新生 ECM，这些新生 ECM 能够容纳更多的新生脂肪细胞，增大移植容量。

外扩张器通过 SmartBox 实施中央控制，为乳房创造一个向外、持续、稳定的牵引张力，慢慢打开组织生长的空间，进而逐步实现新增组织再血管化、细胞再增长化，填补此空隙。外扩张器在罩杯内形成负压

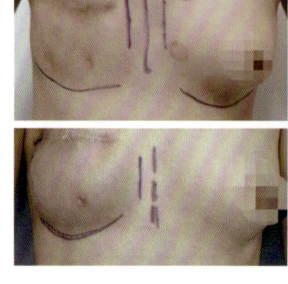

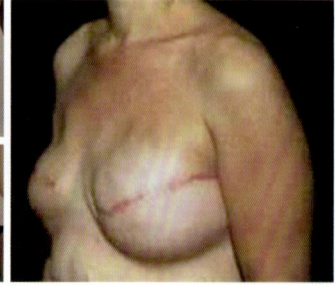

▲ 图 15-211 组织扩张技术行乳房再造（部分照片由北大人民医院王子涵主任提供）

并进行精确控制,使乳房受到均匀、柔和、持续的牵引,促使乳房软组织增生。

持续组织牵拉致牵拉诱导的信号转导(机械-化学信号转换),在体内生长因子、蛋白激酶作用下,促使细胞激活并增殖,让细胞外基质和细胞支架形成,最终导致组织自然增长(图 15-213)。

外用组织扩张器短期的体表扩张:可以为大量脂肪生长提供容受空间。皮下周围腺体平面作为容受移植物的首选位置,此处体积 = 0.5cm × 200cm² = 100ml,2~4 倍扩张后,容受空间>移植物体积。扩张的容受空间导致丰富的血管起源,产生血供丰富的基质,可让更多移植物存活(图 15-214)。

外用组织扩张器预扩张,促进组织再生。-25mmHg 下,持续应用 28 天后,皮下脂肪细胞及表皮细胞增殖。外用组织扩张器带动血管再生,血管口径增粗,排列更有方向性,血管密度增加(图 15-215)。

从 MRI 中发现,扩张效果是血管新生化。血管新生化,增加受体区域的氧气张力,促进脂肪移植

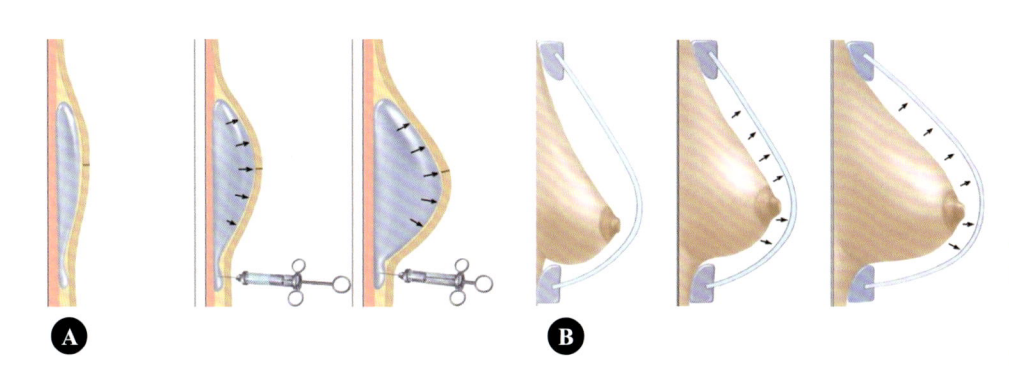

◀ 图 15-212 传统组织扩张技术示意图
A. 乳腺癌切除术后乳房内扩张重建术;B. 乳房外扩张术

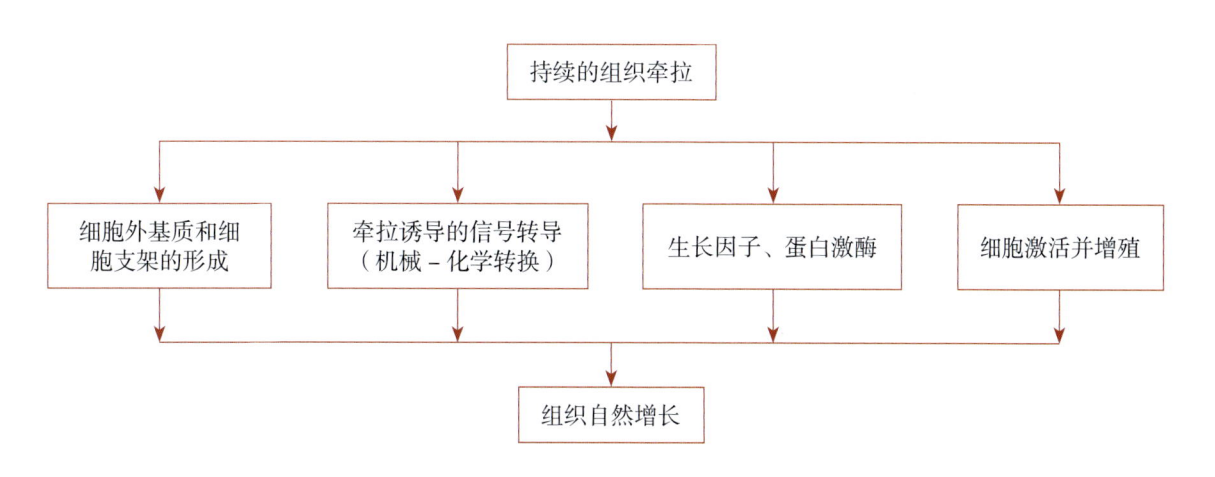

▲ 图 15-213 持续组织牵拉致牵拉诱导的信号转导

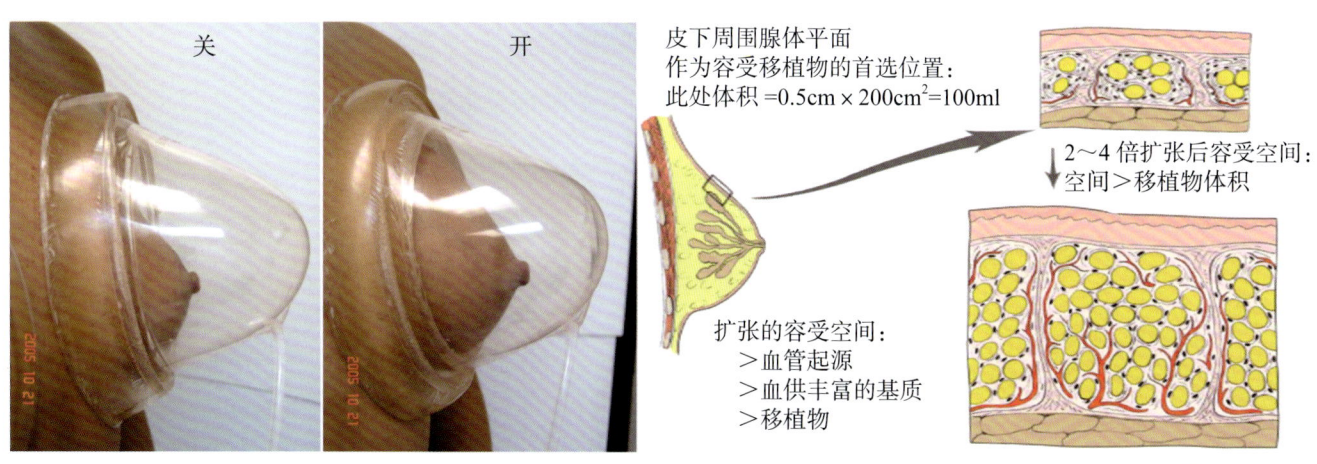

▲ 图 15-214 外用组织扩张器短期进行体表扩张

物内的氧气弥散，从而带来更好的移植存活率（图15-216）。

在脂肪移植术后使用外用组织扩张器的作用原理，主要是通过促进再生相关细胞的增殖和迁移，创造利于成脂的微环境，促进脂肪细胞的新生。但在鲁峰团队前期的基础研究中发现，外用组织扩张器在术后主要是通过负压，使局部力学信号作用于脂肪组织内的再生相关细胞，这些接受力学刺激的靶细胞可以将力学信号通过特定的信号通路转化为相应的力学-化学信号，并将其以一定浓度梯度扩散至局部组织中，促进干细胞和脂肪前体细胞的迁移、增殖，最终诱导脂肪组织的再生。

术后使用外用组织扩张器，移植物的固定对再生血管化至关重要，从而提高移植物存活率，张力可促进移植细胞生长，外用组织扩张器的机械外力可以锁定蛋白基质，诱导脂肪再生，可以正调节大量有益的生长因子，并激活内源性干细胞活力；术后继续对挛缩填充部位进行持续的扩张，有利于植入物存活，从而有效预防术后挛缩现象复发。

（三）适应证和禁忌证

1. 适应证

适应证：①身体及心理健康、希望进行乳房美容的女性，因为乳房较小，接受并选择脂肪移植隆乳者；②妊娠和哺乳后，以及减肥后，乳房萎缩空瘪者；③先天性畸形，如管状乳房、单侧乳房缺失等；④继发或医源性畸形，如乳房感染后不对称、外伤后凹陷、乳腺癌根治术后等；⑤假体或凝胶隆乳术后，拟行脂肪移植转换者；⑥有相对宽泛的时间，并有耐性、毅力、决心和自律的女性。

2. 禁忌证

禁忌证：①未满 18 岁，乳房可能尚在发育中；②胸部长期慢性皮炎或对硅胶严重过敏（轻度可用）；③没有治疗或正在治疗的乳腺癌患者；④乳房曾经动过大手术或大瘢痕，需 1 年以上方可使用；⑤妊娠期或哺乳期女性（停止哺乳后 2 个月可使用）；⑥安装心脏起搏器的人群；⑦ 3 个月内有吸烟史的患者等。

（四）佩戴方法

1. 外扩张器隆乳塑形系统组成 半硬式杯罩，杯罩有硅凝胶圈衬垫与皮肤接触。在杯罩外面有一个很小的隐藏式用电池驱动的泵来带动低负压运转，即智能微控处理器，调节压力，记录数据，检测罩杯内环境，提供误戴预警。附件包括 Y 形硅胶连接管、加压球、固定球体的运动文胸、隔离片、充电底座、球体支托。系统不影响毛细血管流动，同时向乳房表面传递一种持续柔和的等方向分散式作用力（图 15-217）。

外扩张器隆乳塑形系统：美国 BRAVA［注册号：国食药监械（进）字 2013 第 3260388 号，美国 BRAVA，LLC，Miami，Fla.］现改名为 EVE；中国

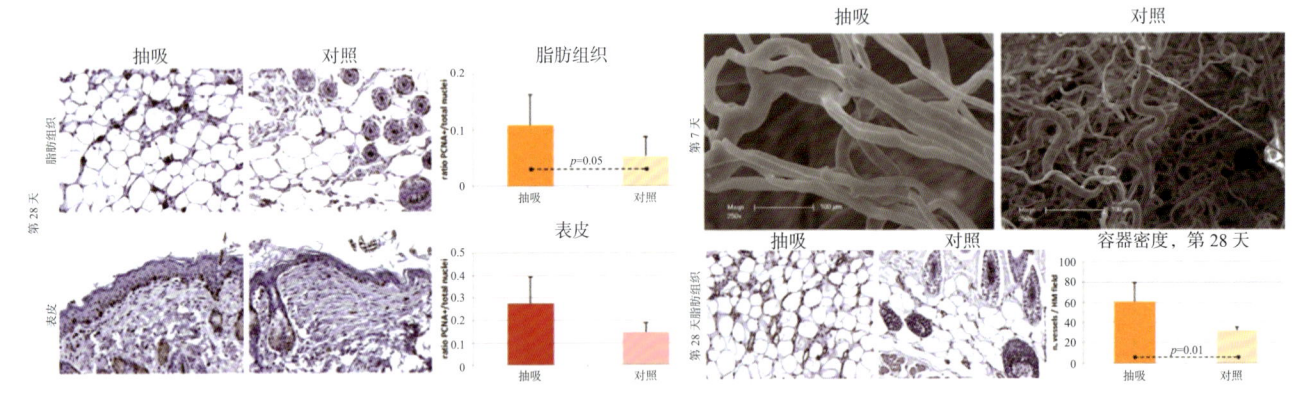

▲ 图 15-215 外用组织扩张器 28 天后皮下脂肪细胞及表皮细胞增殖

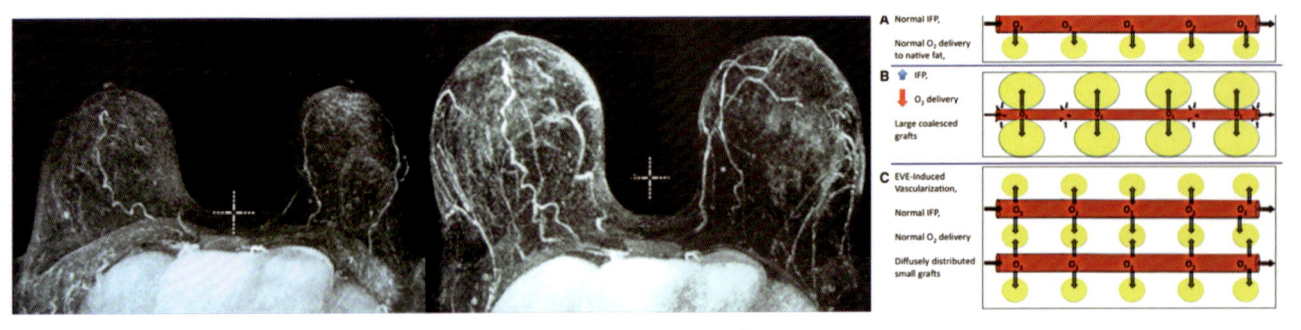

▲ 图 15-216 MRI 血管新生化

BEIZY 蓓姿®，上海蓓蕊医疗科技有限公司生产；中国 SIJIAE 思娇丽，思娇丽（上海）电子商务有限公司生产（图 15-218）。

2. 操作流程 取出单只球体，去掉塑料保护膜；身体微微前倾 45°，戴上单只球体，前臂压住球体；戴上另一只球体，安放球体，完全包裹住乳房；连接手动气阀，用软管连接；按压气阀，用户有疼痛感可停止。

3. 术前佩戴 包括术前 1 天试戴法、4 周标准佩戴法、10 天 EVE 佩戴法（图 15-219）。

术前 1 天试戴法：戴 6~8h，学习佩戴方法，让胸部体验并逐渐适应，为术后佩戴做准备。

4 周 BRAVA 标准佩戴法：①第 1~2 天，每天戴 6~8h，让胸部逐渐适应；②第 3~4 天开始，每天戴 8~10h；③第 5 天，每天戴 10~12h，并开始使用加压泵球，加压泵球每天要用 1~2h；④术前 1 周，每天佩戴不低于 12h，并且加压 2~3h；⑤术前 1~2 天住院，24~48h 全天佩戴，可以佩戴来院，直到手术；⑥所需压力系恒负压，为 -20~-30mmHg。

20 天 EVE 变频式佩戴法：①佩戴 15~21 天，平均 20 天，共戴 160~200h，让胸部快速拉大；②或者，周一至周五每天 8h，周末 2 天每天戴 12~24h；③变频式，即用不同的负压进行，即 -60mmHg 维持 2~3min 后，放气负压调到 -20~-30mmHg，维持 2~3min 后再放气到 0mmHg 维持 1min，然后再循环往复。

4. 术后佩戴 术后 48h 后开始佩戴，前 5 天，每天佩戴 2h 左右，让胸部逐渐适应；至术后 7 天，每天需要佩戴 8~12h，佩戴 1~6 个月，尽可能不使用加压泵球，以免压力过大，所需压力应为恒负压 -20~-30mmHg。

对胸部有假体拟行自体脂肪置换假体患者，术前可试验性佩戴外扩张器 2~24h，术后 3~4 周再佩戴 1~6 个月。

5. 注意事项 罩杯的边缘不能折叠，也不能压住乳腺的皮肤；正确的穿戴方法是弯腰 45° 佩戴，正确的摘取方法是用大拇指在侧面伸进去，拿住硬罩杯的地方再慢慢摘下来；罩杯用沐浴露清洗后用流动水冲洗干净，自然晾干；首次佩戴之前充电 2h，之后每次佩戴之前充电 10~15min；此仪器可以监测受术者是否佩戴足够的时间，并会智能调节压力大小；智能加压泵佩戴时注意防护避免摔坏而影响正常工作；切忌用爽身粉，会导致胶体黏合不严导致漏气；擦身体乳后再戴罩杯，会形成一层保护膜，避免硅胶与皮肤直接接触；保持肌肤滋润弹性，使用防过敏片，也可使用芦荟凝胶、百雀羚等止痒润肤露涂抹乳房以防止过敏；罩杯内形成的压力温和（地球大气压强是 76mmHg，恒负压为 -15~-30mmHg），初期会不习惯，一般能够较快适应，通常 1 周后能被大多数女性完全接受。

6. 临床应用 2013 年 1 月，我们开始使用外扩张器隆乳塑形系统，辅助自体脂肪移植隆乳术前和术后

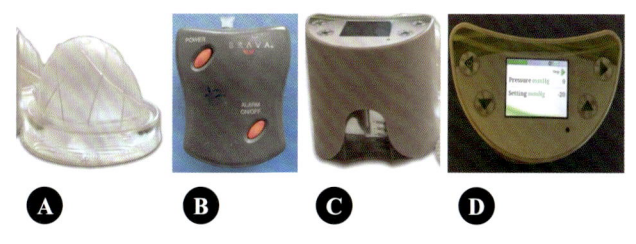

▲ 图 15-217 **A.** 球体（半硬式真空罩杯）；**B.** BRAVA 智能微控处理器；**C.** EVE 变频智能微控处理器

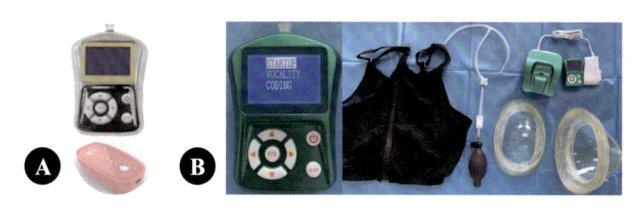

▲ 图 15-218 **A.** 蓓姿智能微控处理器；**B.** 思娇丽智能微控处理器和球体、附件等

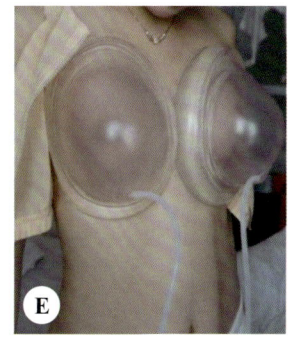

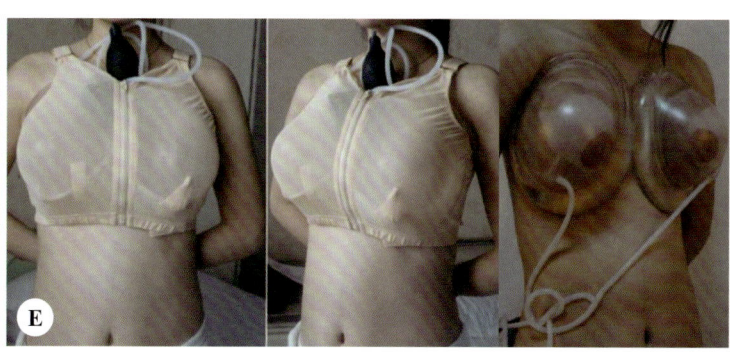

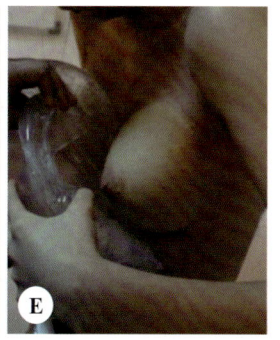

▲ 图 15-219 **A.** 佩戴外扩张器；**B.** 佩戴外扩张器后 4 周；**C.** 摘除外扩张器后

应用，以预防和治疗脂肪移植常见并发症，至共完成352例，进行了6个月至7年的随访。

2013年1月至2020年12月，北京京美医疗美容门诊部美容外科的352例女性患者（698侧乳房，6例只做1侧乳房），年龄18—55岁，平均年龄（33.34±7.04）岁。其中先天性乳房发育不良194例，占55.1%；哺乳后乳房萎缩111例，占31.5%；不对称乳房者9例，占2.5%；自体脂肪置换假体33例，占9.3%；乳腺癌术后5例，占1.4%。外扩张器隆乳塑形装置术前佩戴86例，占24.4%；术后佩戴266例，占75.6%；自体脂肪置换假体患者均为术后3~4周佩戴；每天佩戴4~6h，最长佩戴12h，大多佩戴2~3个月，最长2年。

352例受术者随访时间6个月至7年，平均随访时间2.5年，分先天性乳房发育不良及哺乳后乳房萎缩、先天性或后天性大小胸、自体脂肪置换假体及乳腺癌根治术后受术者五种类别，进行了自体脂肪移植隆乳术，注射脂肪1~5次，平均2.5次；单侧乳房单次手术脂肪注射量150~460ml，平均320ml；单侧乳房脂肪注射总量150~1500ml，平均650ml。

术后效果评估主要是由患者的主观满意度评价和手术医生的评价效果两部分组成。患者的主观满意度评价是由患者根据自己的乳房外形和体积的改观，做主观判断，分为效果满意、一般、不满意三个等级；大多患者是用自己佩戴的胸罩改变给出评价，增加1.5~2个罩杯为满意，增加0.5~1个罩杯为一般，0.5个罩杯以下为不满意；胸围和下胸围差每增加2.5cm对应增加1个罩杯。手术医生的评价效果使用来自瑞士的乳房体积测量软件Crisalix，将术前术后乳房正面和斜面照片输入软件，Crisalix即会测量出乳房的体积数值，增加150~250ml为效果良好，增加50~140ml为一般，50ml以下为不好。

术后效果主观满意度评价显示，患者认为效果满意299例（84.9%），一般39例（11.1%），不满意14例（4.0%）；手术医生评价效果显示，良好289例（82.1%），效果一般52例（14.8%），效果不好11例（3.1%）。

(1) 发育不良的小乳房：先天性乳房发育不良共194例（55.1%），年龄18—43岁，平均33岁，体重39~66kg，平均55kg，BMI 16.7~26.43kg/m²，平均20.5kg/m²。67例（34.5%）术前佩戴外扩张器20天至1个月，平均25天，使之增加2~3倍的容量，127例（65.5%）术后2~7天后佩戴外扩张器1~24个月，平均3.5个月。患者认为效果满意163例（84.0%），一般25例（12.9%），不满意6例（3.1%）；手术医生评价效果良好158例（81.4%），效果一般32例（16.5%），效果不好4例（2.1%）

病例15-23

女性，18岁，身高168cm，体重50kg，BMI 17.7kg/m²，先天性乳房发育不良。2013年1月，进行手术，术前4周提前佩戴外扩张器，行自体脂肪移植乳房填充，脂肪注射量每侧350ml，术后佩戴外扩张器3个月，术后8个月效果良好，胸部自然丰满，使用软件Crisalix测量乳房体积后，双侧乳房平均增大了205ml（图15-220和图15-221）。

(2) 哺乳或减肥后萎缩的乳房：哺乳后乳房萎缩111例，年龄20~50岁，平均41岁，体重43~64.5kg，平均55kg，BMI 17~24kg/m²，平均20kg/m²。16例（14.4%）术前佩戴外扩张器10天至1个月，平均20天，使之增加2~3倍容量，95例（85.6%）术后2~7天后佩戴外扩张器1~12个月，平均3个月。

病例15-24

女性，28岁，身高166cm，体重49kg，BMI 17.8kg/m²，哺乳后乳房萎缩。2013年7月，进行手术，术前佩戴外扩张器10天，后行自体脂肪移植乳房填充，脂肪注射量每侧350ml，术后佩戴外扩张器3个月，术后2年效果良好，胸部自然丰满，使用软件Crisalix测量乳房体积后，双侧乳房平均增大了230ml（图15-222和图15-223）。

(3) 不对称的乳房（大小胸）：先天性或后天性大小胸9例（2.5%），年龄25—47岁，平均36岁，其中包括Polands综合征1例，体重52~60kg，平均55kg，BMI 19~22kg/m²，平均20kg/m²。3例（33.3%）术前佩戴外扩张器1个月，平均20天，使之增加2~3倍的容量，6例（66.7%）术后2~7天后佩戴外扩张器1~6个月，平均3个月。患者认为效果满意7例（77.8%），一般1例（11.1%），不满意1例（11.1%）；手术医生评价效果良好6例（66.7%），效果一般2例（22.2%），效果不好1例（11.1%）。

病例15-25

女性，35岁，身高166cm，体重56kg，BMI 20.3kg/m²，主因自幼乳房发育不良致先天性大小胸，上学时右乳曾行乳腺纤维瘤切除术，而致右乳明显小于左乳，右乳与左乳差异150ml左右。2018年3月，进行乳房内的脂肪注射，脂肪注射量右侧370ml，左侧210ml，术后佩戴外扩张器3周，术后随访1年，双乳均增大，右乳与左乳的差异缩小，形态自然，手感柔软（图15-224）。

第 15 章 胸部脂肪雕塑

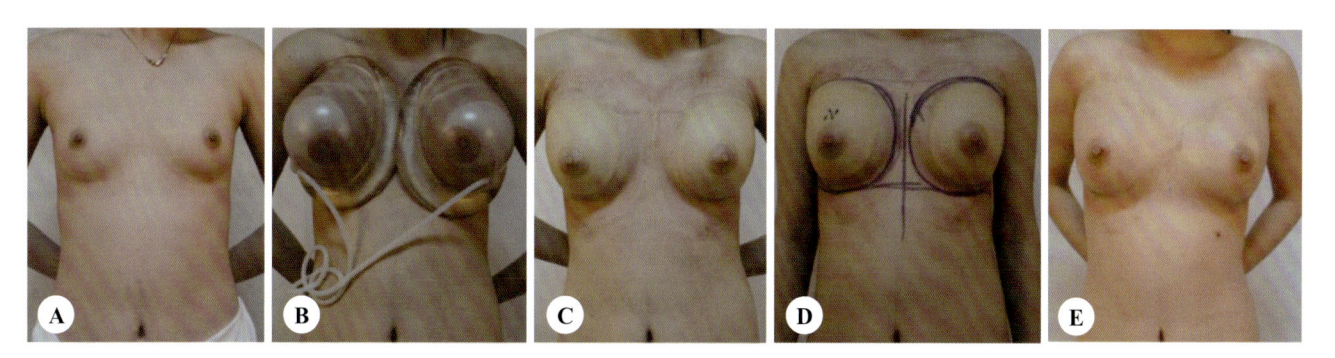

▲ 图 15-220 术前术后对比（正面）
A. 术前正面；B. 佩戴外扩张器后 4 周；C. 摘除外扩张器后；D. 术前设计；E. 术后 8 个月

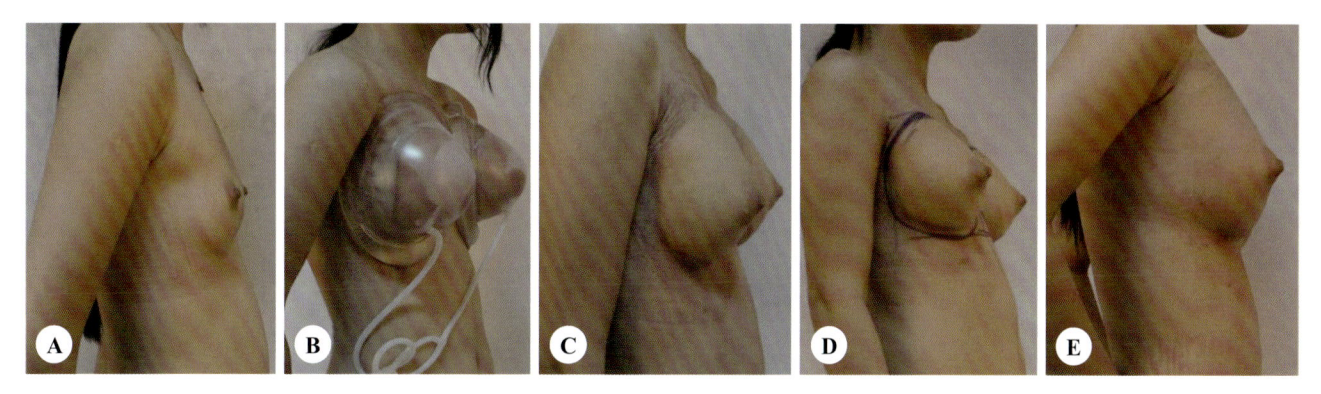

▲ 图 15-221 术前术后对比（右侧面）
A. 术前右侧面；B. 佩戴外扩张器后 4 周；C. 摘除外扩张器后；D. 术前设计；E. 术后 8 个月

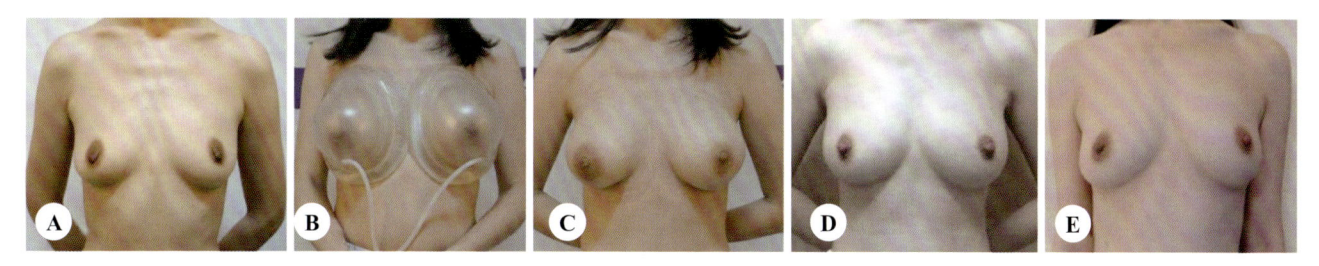

▲ 图 15-222 术前术后对比（正面）
A. 术前正面；B. 佩戴外扩张器；C. 佩戴外扩张器后 10 天；D. 术后 1 年；E. 术后 2 年

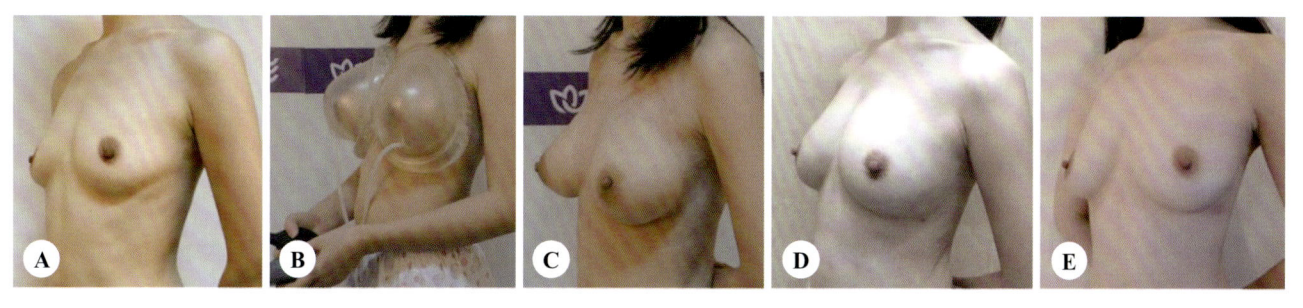

▲ 图 15-223 术前术后对比（斜面）
A. 术前斜面；B. 佩戴外扩张器；C. 佩戴外扩张器后 10 天；D. 术后 1 年；E. 术后 2 年

(4) 假体隆乳后的乳房：自体脂肪置换假体后乳房佩戴外扩张器共计 33 例（9.3%），年龄 20—62 岁，平均 45 岁，体重 40.5～78.5kg，平均 55kg，BMI 16.74～28.83kg/m²，平均 22kg/m²。术前可试用性佩戴外扩张器 2～4h，自体脂肪置换假体术后次日穿弹力胸衣加压乳房 2～3 周，术后 3 周后再正常佩戴外扩张器，佩戴 1～12 个月，平均 3 个月。取出的假体 80～400ml，平均容量为 250ml。乳房假体取出后 1 次脂肪注射，5 例体积和尺寸好于假体隆乳后，9 例相当于假体隆乳后，11 例略小于假体隆乳后，3 例体积相当于假体隆乳的一半，5 例较小；4 例进行 2 次自体脂肪注射，2 例为了追求过大效果进行了 3～5 次注射。患者认为效果满意 25 例（75.8%），一般 3 例（9.1%），不满意 5 例（15.1%）；手术医生评价效果良好 25 例（75.8%），效果一般 5 例（15.1%），效果不好 3 例（9.1%）。

病例 15-26

女性，30 岁，身高 165cm，体重 45.5kg，体重指数 16.71kg/m²，乳房假体隆乳后 6 年，手感较硬。2013 年 4 月取出假体，并进行乳房的脂肪移植，脂肪注射量每侧 350ml，术后佩戴外扩张器 3 月，术后随访 4 个月余，尺寸与假体隆乳后相当或更多，但形态更自然，手感柔软（图 15-225 和图 15-226）。

病例 15-27

女性，50 岁，身高 160cm，体重 62kg，BMI 24.2kg/m²，乳房假体隆乳后 23 年，手感较硬，乳房严重变形，原切口取出假体，并进行乳房内的 3 次脂肪注射，脂肪注射量每次每侧 380ml，单侧乳房脂肪注射总量 1140ml。第 1 次手术 1 个月后，佩戴外扩张器 4 个月；第 2 次手术前佩戴外扩张器 1 个月，术后佩戴 3 个月；

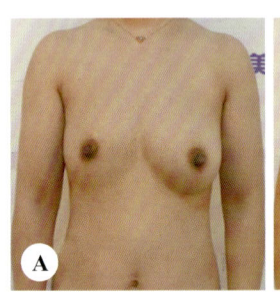

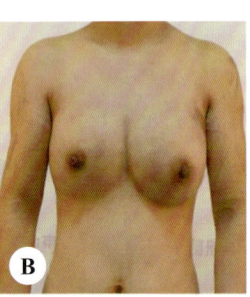

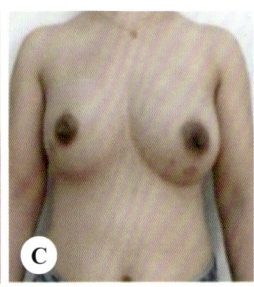

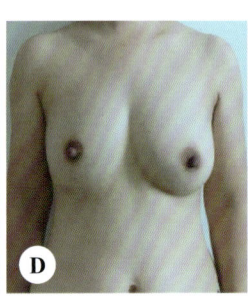

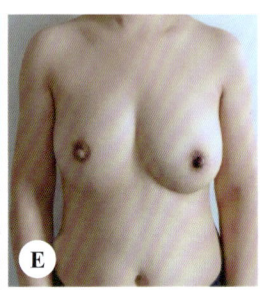

▲ 图 15-224 术前术后对比（正面）
A. 术前；B. 术后 1 天；C. 术后 1 个月；D. 术后半年；E. 术后 1 年

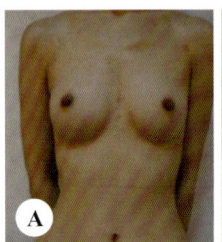

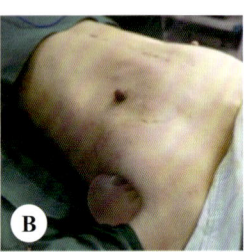

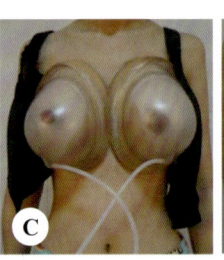

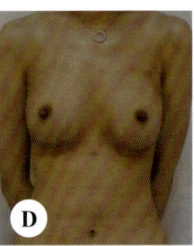

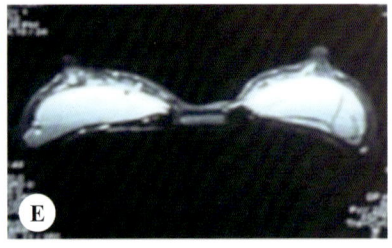

▲ 图 15-225 术前术后对比（正面）
A. 术前正面（胸部有假体）；B. 取出假体；C. 取出假体后佩戴外扩张器；D. 术后 4 个月正面；E. 术前 MRI 检查

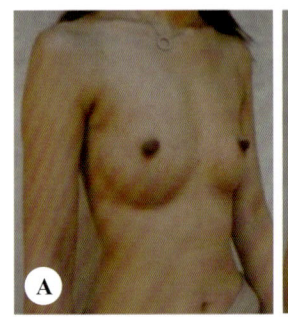

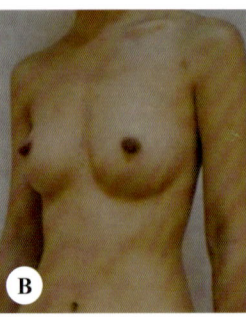

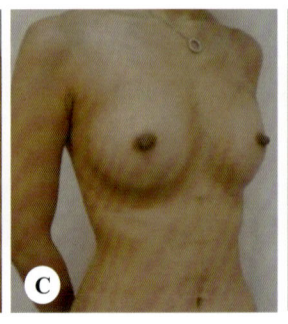

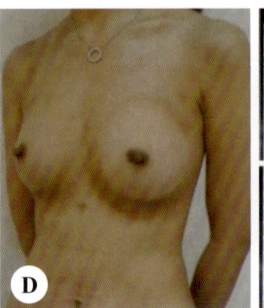

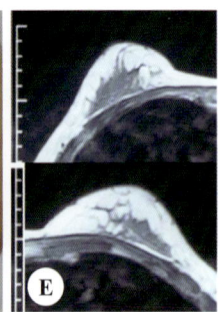

▲ 图 15-226 术前术后对比（斜面）
A 和 B. 术前斜面（胸部有假体）；C 和 D. 术后 4 个月斜面；E. 术后 MRI 检查

第 3 次手术前佩戴外扩张器 2 周，术后佩戴 3 个月；共佩戴外扩张器时长 1 年。术后 2 年随访，尺寸和体积比假体隆乳后更大，但形态更自然，手感柔软，乳房内未触及结节（图 15-227 至图 15-229）。

(5) 乳腺癌术后的乳房：5 例（1.4%）乳腺癌根治术后 1~8 年，病情稳定，均有过化疗史；年龄 40—55 岁，平均 47 岁，体重 50~62kg，平均 56kg，BMI 18.5~23kg/m²，平均 20.5kg/m²。术前佩戴外扩张器 20 天至 1 个月，术后使用外扩张器 3 个月。患者认为效果满意 3 例（60.0%），一般 1 例（20.0%），不满意 1 例（20.0%）；手术医生评价效果良好 3 例（60.0%），效果一般 1 例（20.0%），效果不好 1 例（20.0%）（表 15-4）。

病例 15-28

女性，乳腺癌术后，40 岁，右乳癌根治术后 6 年，术前佩戴外扩张器 4 周，进行右乳房内 2 次脂肪注射，脂肪注射量右侧 260ml，术后佩戴外扩张器 2 个月，术后随访 6 个月（图 15-230）。

7. 并发症　使用外部负压扩张装置以后，出现皮肤发红、瘙痒、水疱、色素沉着等 182 例（51.7%）（图 15-231），经停止使用装置并涂抹对苯二酚乳霜等药物后逐渐消失（图 15-232）。

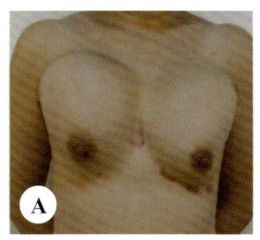

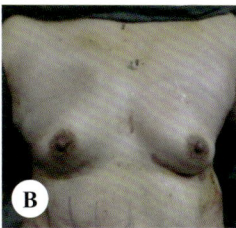

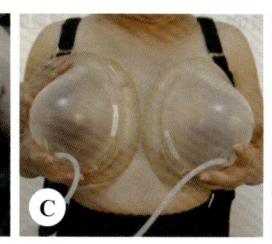

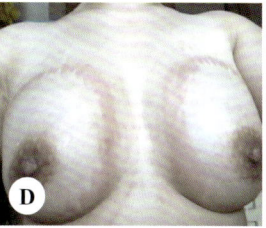

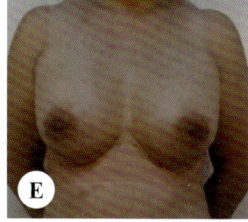

▲ 图 15-227　术前术后对比（正面）
A. 术前正面；B. 术中取出假体后即时；C. 佩戴外扩张器；D. 皮肤出现红印；E. 脂肪移植术后 2 年

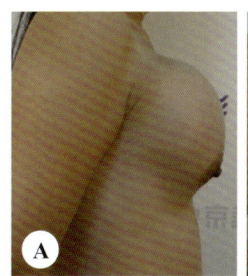

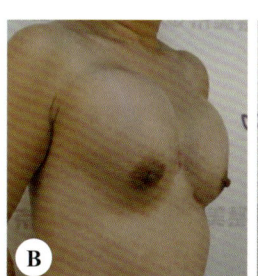

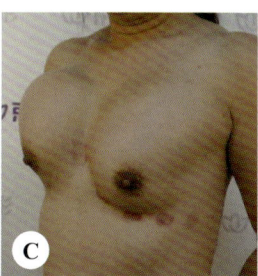

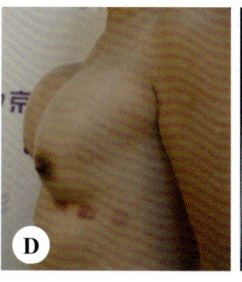

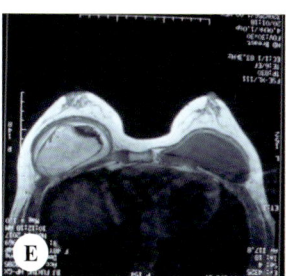

▲ 图 15-228　术前术后对比（术前，斜面、侧面）
A. 右侧面；B. 右斜侧面；C. 左斜侧面；D. 左侧面；E. 术前 MRI

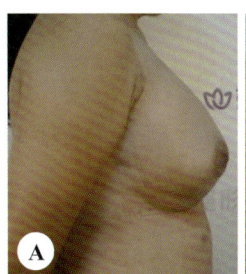

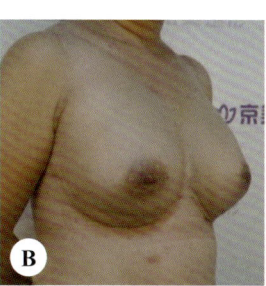

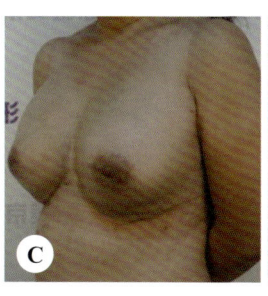

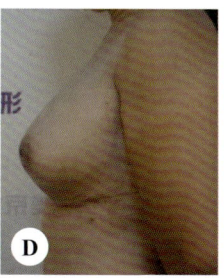

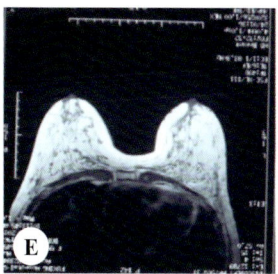

▲ 图 15-229　术前术后对比（术后 2 年，侧面和斜侧面）
A. 右侧面；B. 右斜侧面；C. 左斜侧面；D. 左侧面；E. 术后 MRI

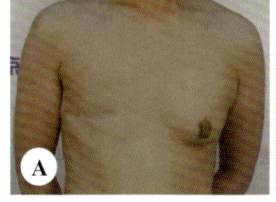

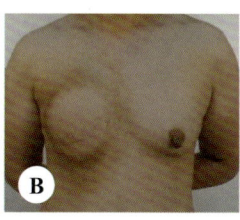

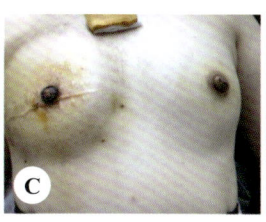

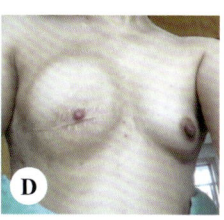

◀ 图 15-230　术前术后对比（正面）
A. 术前正面；B. 右乳脂肪移植术后半年；C. 右乳头移植术后 1 个月正面（自拍）；D. 右乳头移植后 2 年（自拍）

表 15-4 患者满意度与术者效果评价

	患者满意度（人数）				术者效果评价（人数）			
	满意	一般	不满意	总人数	良好	一般	不好	总人数
发育不良乳房	163	25	6	194	158	32	4	194
萎缩乳房	101	9	1	111	97	12	2	111
不对称乳房	7	1	1	9	6	2	1	9
脂肪置换假体	25	3	5	33	25	5	3	33
乳腺癌术后	3	1	1	5	3	1	1	5
总人数	299	39	14	352	289	52	11	352

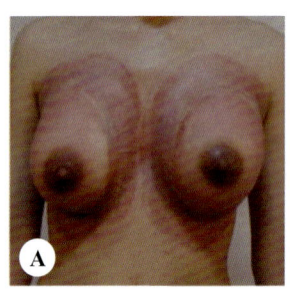

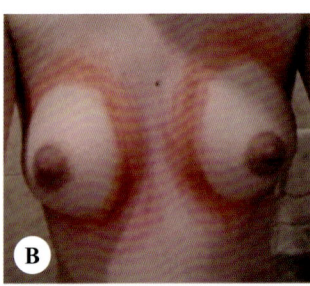

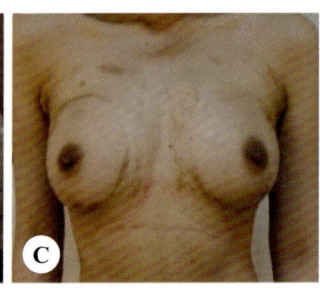

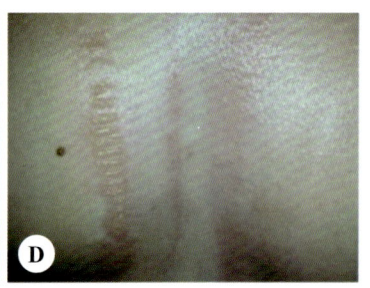

▲ 图 15-231 外扩张器佩戴后出现皮肤发红、瘙痒、水疱、色素沉着
A. 皮肤发红；B. 起红疹；C. 色素沉着；D. 起水疱

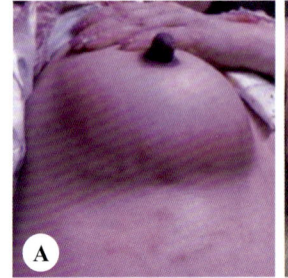

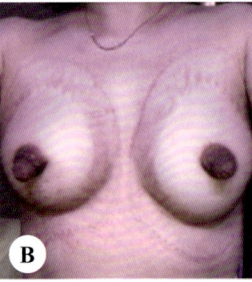

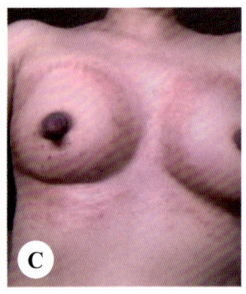

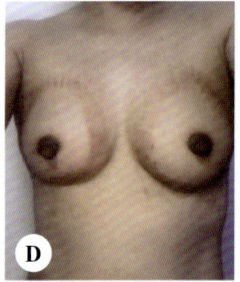

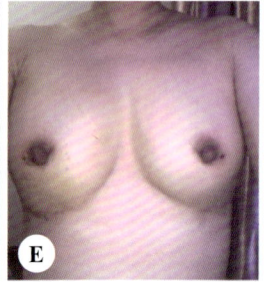

▲ 图 15-232 外扩张器佩戴后出现皮肤发红、色素沉着及消散演变过程（受术者自拍）
A. 佩戴后 2 天出现水疱；B. 24 天后皮肤色红；C. 34 天起红疹；D. 49 天后色素沉着；E. 1 年后色素沉着消失

8. 讨论和总结 在对患者佩戴外扩张器前应该进行评估，需要考量其组织顺应性和患者依从性。女性由于妊娠或减肥乳房受到预拉伸，因此比年轻女性、未产女性的乳房顺应性好，乳房切除后并有严重瘢痕、同时放疗过的胸部比那些柔软、松弛和非放疗缺损乳房的顺应性差，如果乳房发硬或有结节时，顺应性也会较差。得出结论，乳腺组织的顺应性越好，乳房外部扩张的效果就越好，术后效果也越好，哺乳和减肥后乳房萎缩者比先天性乳房发育不良者术后满意度要高（图 15-233）。

从患者依从性的角度来说，术后佩戴比术前佩戴要好得多。因为中国女性皮质层较薄，与硅胶物较长时间接触后一般较敏感，容易产生发痒、起水疱等反应，并且 20—50 岁中国女性大多在职场，工作繁忙，能够充分佩戴的时间不多，需要合理安排，因此很多中国

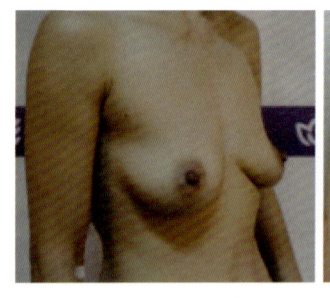

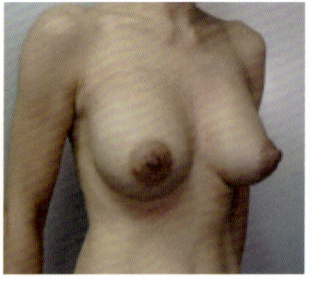

▲ 图 15-233 哺乳和减肥后乳房萎缩者顺应性好

女性很难在术前坚持下来；在术后，一是相对可以安排的休息时间多，二是患者术后对效果的期望值更高。

术后佩戴外扩张器相较术前佩戴效果更好，也更重要。一是术后佩戴依从性好于术前，患者术后佩戴的有效性高于术前。二是术后佩戴时间一般较长，相比于脂肪移植，长时间的扩张技术也可以实现乳房体积的扩增。三是外扩张器可以产生机械张力，诱发水肿和炎症，而水肿和炎症分别被发现触发脂肪形成。临床上使用外扩张器辅助脂肪移植，目的不是稳定移植物，而是专门调节前体脂肪细胞微环境，并在支架重建阶段促进干细胞参与脂肪增殖分化，这样的策略可能有助于减少瘢痕和脂肪移植物的再吸收，引导整体的定量和定性改善。

在过去的研究中，通常推荐患者在脂肪移植手术后48～72h内就开始不间断地佩戴外扩张器，以期在脂肪早期植入期间能够介入血管网重建和ECM支架重构的过程。Wei等研究发现，在脂肪移植术后，如果过早使用外扩张器，可能会造成适得其反的效果。因为在术后急性缺血缺氧环境下使用外扩张器扩容会加剧移植组织的缺氧状况，导致移植脂肪更高的坏死率。因此，对于选择外扩张器辅助自体脂肪移植的患者，我们均推荐在脂肪移植术后48h，开始适应性佩戴5天，每天佩戴2h左右；术后1周再开始佩戴外扩张器，每天需要佩戴8～12h。这样能够等移植组织先从手术导致的缺血缺氧环境中恢复血供和活力，让组织获得足以耐受外部容量扩张导致的促血管生成亚低氧刺激的能力，从而能够获得最好的术后效果。

外扩张器装置在使用过程中的负压是可调节的。在外扩张器的使用中，我们推荐患者在术前4周内使用较大的负压值（-60mmHg），由此刺激皮下组织新生更多的血管网络和ECM。在术后，我们则推荐在不同的时间点调整不同的负压值，具体操作为早期选择较大的负压（-40mmHg），晚期则减小负压（-20mmHg）。因为在鲁峰团队前期的研究中发现，外负压吸引力越大，移植物的刚度越高，迁移来的干细胞越多；然而，组织刚度过高，会促进组织纤维化，抑制干细胞的成脂分化。因此，鲁峰团队推荐患者在移植术后的早期（术后第2～3周）使用较大的负压，促进干细胞的募集，在晚期（术后第3～7周）使用较小的负压，促进干细胞的成脂分化，以此达到最佳的术后效果。

自体脂肪置换假体患者术后3～4周后再正常佩戴，主要是其原假体腔隙在2～3周内有水肿、炎性渗液和出血可能，所以术后须加压包扎以控制并避免这些症状等发生。术后次日穿弹力胸衣加压乳房，既能起到加压作用，又不至于阻碍乳房组织的血供，而且也便于患者的正常活动，不至于过度影响患者的生活和工作。自体脂肪置换假体患者术后佩戴外扩张器，虽然佩戴的黄金时间已过，但是自体脂肪置换假体患者大多感觉术后乳房突度低于假体的植入，2～3周组织水肿逐渐消失之际，佩戴上外扩张器后，很快就觉得乳房突度明显增加，患者就会对手术的信心良好回归。长期佩戴后，乳房形态和体积也会有明显扩张，再加上术后3～6个月时植入的脂肪存活稳定，大多患者对术后效果都比较满意。

佩戴外扩张器出现的皮肤发红、瘙痒、水疱、色素沉着等，固然与佩戴者的皮肤敏感有关，也与患者使用不当有关。例如，患者心情太急迫无逐渐适应时间，皮肤未进行很好的护理（如涂抹隔离霜），以及外扩张器的吸力太大等（图15-234和图15-235）。

9. 评价与展望 外扩张器结合自体脂肪丰胸的明显优势，极大突破单次大容量移植极限近400ml，显著提高脂肪存活率至80%，并且使大量脂肪存活，效果保障，从而让患者满意（图15-236）。

Dr.Roger总结使用外扩张辅助进行自体脂肪移植隆乳和单纯应用自体脂肪移植隆乳的对比研究，以术前和术后MRI的乳房3D影像作为指导，得出结论，后者植入后体积留存率为35%，前者植入后体积留存率为80%（表15-5）。

根据我们的临床资料进行的总结，使用外扩张辅助进行自体脂肪移植隆乳和单纯应用自体脂肪移植隆乳的对比研究，后者植入后体积留存率为49.8%，前者植入后体积留存率为73.5%（表15-6）。

外扩张器辅助进行自体脂肪移植隆乳能够较大地提高手术的安全性和满意度，减少手术次数，省钱、省力、省风险，降低并可缓解结节钙化（图15-237）。

佩戴外扩张器存在"1-2-3原则"：如果求美者是"1"的体积，想要扩张为"2"的体积，则必须扩张至"3"的体积。患者不应直接扩张至其想要的乳房体积，而是应当过量扩张、超过其想要达到的量，以实现最佳的术后效果。这个原则既适用于术前，同样也适用于术后佩戴。可以肯定的是，外扩张器佩戴时间越长，有效佩戴方式越好者，最终的效果越好，出现吸收、钙化、脂肪坏死及乳房内硬结等并发症的概率也越小。

佩戴外扩张器辅助进行自体脂肪移植隆乳手术，可以带来的改变包括：①增加脂肪存活率，改善术后供血不足而导致的脂肪坏死、溶解和吸收；②提高安全性，避免因感染而出现的脂肪纤维化或钙化；③减少手

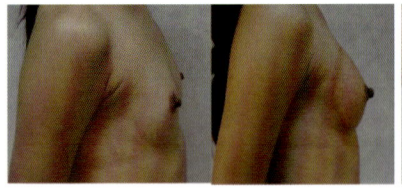

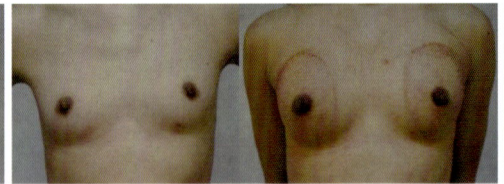

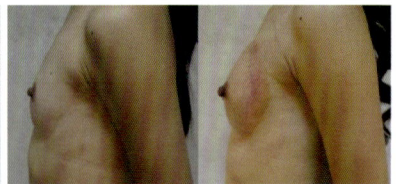

▲ 图 15-234 佩戴外扩张器吸力太大，2 天后即出现皮肤红印

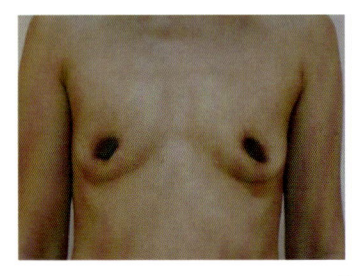

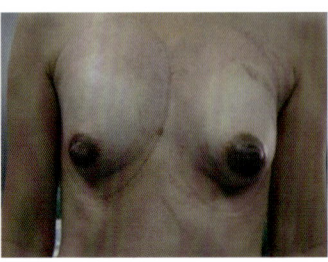

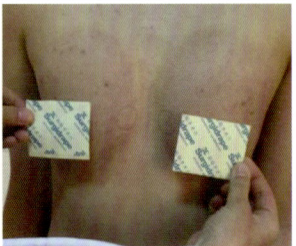

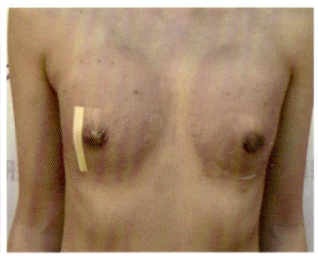

▲ 图 15-235 佩戴外扩张器可能出现乳头肿大，可在乳头上加贴膜后再佩戴，可以避免乳头肿大

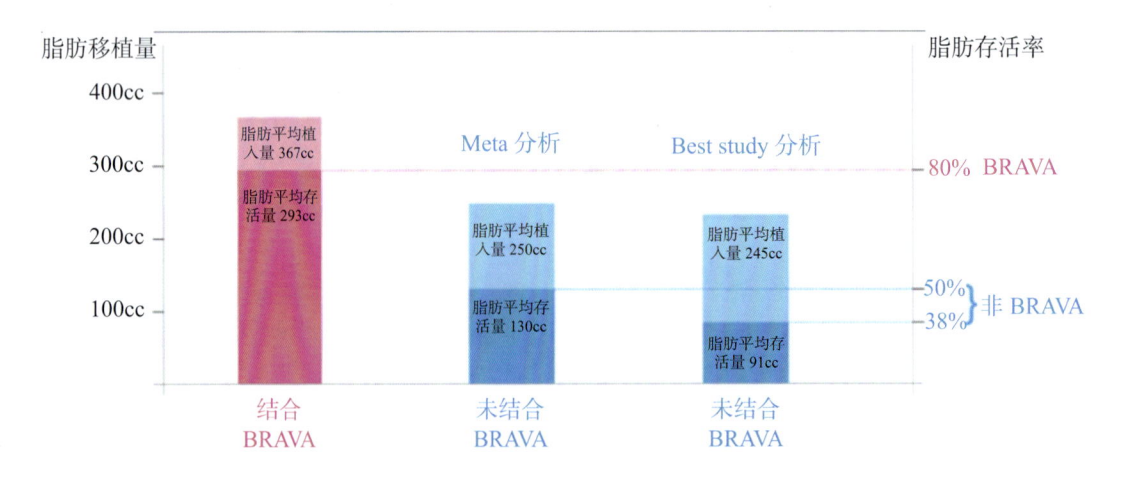

▲ 图 15-236 脂肪移植量与脂肪存活量

表 15-5 使用外扩张辅助进行自体脂肪移植隆乳和单纯应用自体脂肪移植隆乳的对比研究

	无外扩张		+ 外扩张器
	Spear，SL，&Pittman，T：ASJ：34（3），400-408 March 2014	Meta 分析研究应用自体脂肪移植隆乳[1]	Dr.Roger.Khouri 等：PRS，129（5）：1173-1187 May 2012 3.5y F/U，81 Pts[2]
平均增大（ml）	91	130	235
平均注射量（ml）	245	250	280
植入后存活率	38%	50%	80%
原始体积/增大后体积	40%	35%	80%

1. Meta 分析为结合汇总了近年来国际发表的专业期刊文献的相关数据
2. 引自 Dr.Roger.Khouri 等

术次数，增大容受空间，可一次注入足量脂肪；④手术费用降低；⑤手术成功率更高，效果更快更明显。

应用外扩张器辅助脂肪移植进行乳房重建，手术创伤小，无明显可见瘢痕，患者接受度高，是将来乳房重建的发展方向。

（刘成胜　吕京陵　邵文辉　严　竣）

表 15-6　使用外扩张辅助进行自体脂肪移植隆乳和单纯应用自体脂肪移植隆乳的对比研究

	无外扩张器	＋外扩张器
平均增大（ml）	125	267
平均注射量（ml）	209	363
体积增大倍率	1.38	2.43
移植物体积存留率	49.8%	73.5%

1. 各取使用外扩张和不使用外扩张患者数 50 个
2. 体积增大倍率：术后体积 / 术前体积 = 术后体积 / 术前体积
3. 移植物体积存留率 =（术后体积 – 术前体积）/ 注射量
4. 笔者的临床资料

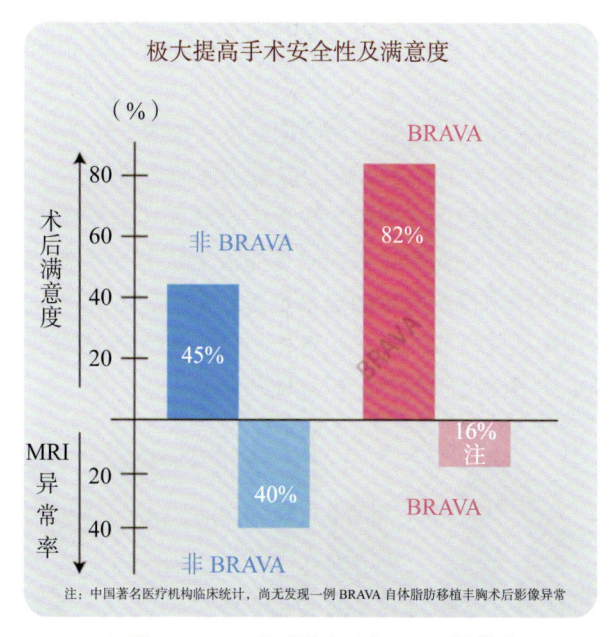

▲ 图 15-237　术后满意度与 MRI 异常率

五、自体脂肪移植替换 PAAG 凝胶隆乳术

凝胶就是特指医用聚丙烯酰胺水凝胶（polyacrylamide hydrogel，PAAG），它是一种无色透明类似果冻状的液态物质。

1997 年 12 月，国家药品监督管理局批准乌克兰英捷尔法勒公司生产的聚丙烯酰胺水凝胶在中国临床应用，商品名"英捷尔法勒"，由当时的吉林富华公司和吉林敖东药业公司总代理。

1999 年 12 月 15 日，国家药品监督管理局监测认证后批准上市"奥美定"，是由吉林富华公司生产的聚丙烯酰胺水凝胶，深圳富华医美机构进行培训使用，在 2000 年正式投入批量生产，在整形美容行业进行了大规模的使用，临床应用涉及隆鼻、丰太阳穴、隆胸、丰臀，以及各种的软组织凹陷填充。

2006 年 3 月，SFDA 发出通告，全面禁用聚丙烯酰胺水凝胶（注射用），根据《医疗器械监督管理条例》第 32 条和《医疗器械注册管理办法》第 44 条规定，自 2006 年 4 月 30 日通告之日起，SFDA 在国内全面停止生产、销售和使用聚丙烯酰胺水凝胶（注射用）。

在我国，已有 20 多万女性接受了聚丙烯酰胺水凝胶隆乳术。聚丙烯酰胺水凝胶作为一种软组织填充注射物，在注射隆乳后的长期临床应用观察中，有学者报道并发症发生率在 20% 以上。这些并发症会相继出现，如疼痛、炎症、感染、移行（如移向腋部、前臂、胸腹壁、腹壁和腿部）、变形、肿块形成、异常感觉、全身毒性、免疫系统改变、乳腺癌和弥漫性僵硬等，以及存在对未来安全问题的不确定性，造成注射隆乳后患者身心的双重伤害。

随着国家权威机构通告的发出，越来越多的患者担心注射隆乳的潜在危险。2006—2007 年，乳房内聚丙烯酰胺水凝胶取出手术达到高峰。也有一些患者一直未行取出手术，有人是对并发症不了解，有人是害怕凝胶取出后乳房会变形，并且不想让其他人（包括伴侣）知道自己做了这个手术，尤其是那些从表面上看不出明显乳房变形和畸形的患者。直到术后 10 多年甚至 20 年，出现较严重的乳房增大或凝胶移走至他处等并发症时，才不得不到医院做取出手术。

随着聚丙烯酰胺水凝胶的去除，随之而来的另一个重要问题是乳房畸形的发生，如乳房外形变小、局部畸形、组织丢失和其他问题，使得很多患者感到焦虑。为保持完美的乳房形态，大多数患者在去除凝胶后选择乳房重塑手术，以改善乳房形态和生活质量，以前主要是使用假体植入等重建方法。近十年来，我们为一些患者用自体脂肪进行了乳房重建，也取得了较好的效果。

（一）历史和现状

早在1967年，微生物学家和细胞学家应用聚丙烯酰胺水凝胶作为细胞培养基，同时证明这种材料对细胞无毒性，微生物和细胞在这种材料内生长和分裂。1968—1970年，前捷克斯洛伐克学者曾分别报道中性水凝胶在面部整形外科及中耳等应用的经验。1984年，在英国和法国分别有专利申请，1986年取得批准，其注册商标是Geliperm，作为软组织填充剂，代替脂肪、肌肉和增大乳房，以及用于感染的伤口。1984年，乌克兰开始注射到声带上改善和稳定语言功能，同年在乌克兰和俄罗斯应用于临床；1986年，用来治疗阳痿；1987年，开始将聚丙烯酰胺水凝胶作为隆乳材料，应用到乳房发育不全者。

1993年，乌克兰卫生部和新医学技术发展委员会第7号决议，决定在乌克兰境内临床应用"英捷尔法勒聚丙烯酰胺水凝胶"。同年，乌克兰卫生部第268/379号文件，注册证书将英捷尔法勒列入国家医药制品清单，允许在乌克兰境内应用于临床。

1994—1995年，在东北地区，由乌克兰或俄罗斯流入我国的英捷尔法勒可注射软组织填充剂，首先在一些美容院私下填充小范围的凹陷，后来在某些美容整形医疗单位进行注射性隆乳。

1997年12月，国家药品监督管理局发放第1252号特许证，其可作为长期植入人体的医疗器械在中国出售和使用，商品名"英捷尔法勒"（图15-238）。吉林富华公司获得了乌克兰英捷尔法勒公司授权，在中国独家代理和销售。中国大陆引进英捷尔法勒的历史自此发端。1998年9月，乌克兰英捷尔法勒公司终止了与吉林富华公司的合作，其进口总经销权转交给吉林敖东药业有限责任公司。

自吉林富华公司由乌克兰于1997年12月正式引进我国市场至1999年12月不完全统计，乌克兰产英捷尔法勒已应用400万～500万ml（走私产品无法计算），1.5万～2万人次。当时国内应用最多的单位是深圳市富华美容整形外科门诊部，1999年12月，已应用2千余例；其次是广州市越秀区第二人民医院美容整形外科，应用英捷尔法勒水凝胶注射隆乳1432例。其并发症包括散在性结节、血肿、硬结、创伤性无菌炎症、胸大肌炎等，总的并发症发生率为18.3%，如排除散在结节，则仅占5.59%。

1999年1月21—22日，国家药品监督管理局在北京召集了有关专家30余位，对乌克兰英捷尔法勒凝胶进行严格的积极的评审，得出结论：医用级聚丙烯酰胺水凝胶是目前相对较好、较安全的软组织填充剂，可以继续使用。后下发了药管械［1999］5号文件及［1999］23号文件等进行市场整顿和通知。

1999年10月，部分美容整形界医生专家学者在北京举行英捷尔法勒应用隆乳并发症防治讨论会，会中提出并发症发生率为1.1%～18.2%，会上出现了反对意见，以正规大医院的整形美容专科和医院的医生为主。他们对注射方式隆乳顾虑重重，认为注射后不能完整取出，担心如同硅油注射隆乳后，会给患者身心健康带来不良影响。因此，对待聚丙烯酰胺水凝胶临床应用上，我国美容整形医生队伍中出现积极应用、反对、观望等不同意见。

1999年12月15日，经过国家的药监局监测认证后，由吉林富华公司生产的聚丙烯酰胺水凝胶被批准上市，其商品名是氨鲁米特（Amazingel，又称奥美定）（图15-239），在2000年正式投入批量生产。

国家药品监督管理局同期下发［1999］50号文件等（图15-240），对厂家、商家、使用者进行了一系列管理上的规定，明确规定该产品只能在正规医院及整形医疗单位由经过专门培训的医生使用，生产厂必须对使用单位及医生的资格负责。生产厂负责建立使用该产品的培训机构，以及发放统一的使用资格证明，没有使用资格证明的医生不得使用该产品。

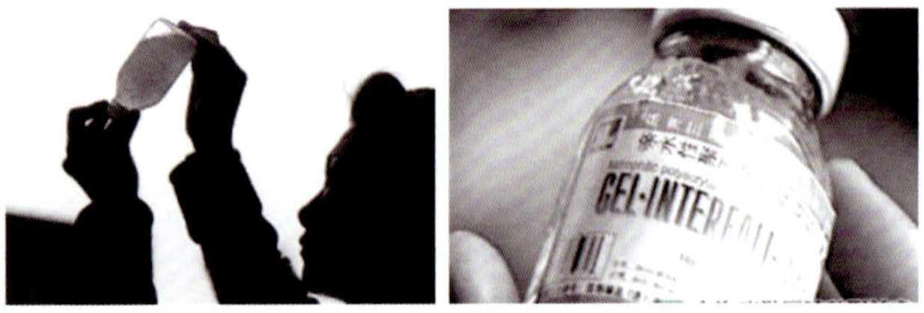

▲ 图15-238　英捷尔法勒

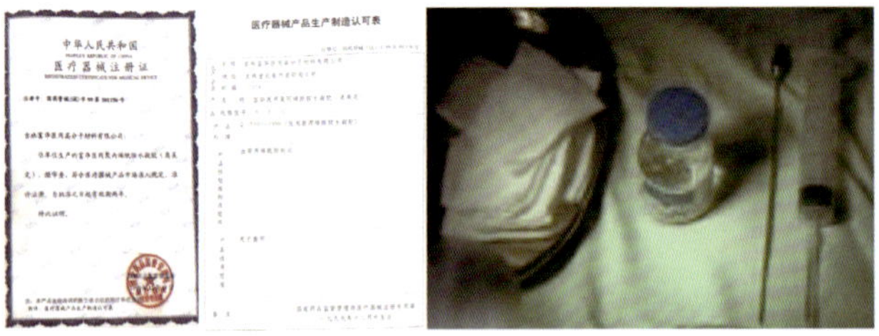

▲ 图15-239　氨鲁米特

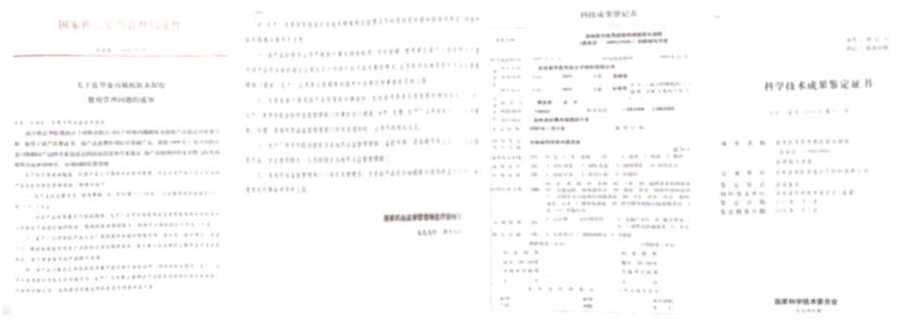

▲ 图15-240　国家药品监督管理局同期下发［1999］50号文件等

卫生部继续教育委员会发［2000］001 号文件，公布 2000 年第一批国家级继续医学教育项目，其中就有编号 156 的聚丙烯酰胺水凝胶临床应用技术推广学习班，指定吉林富华医用高分子材料有限公司作为举办单位。每参加一次学习班能够得到 36 学时的学分证书，由中华医学会继续教育部盖章（图 15–241）。

科学技术部下发［2000］111 号文件（图 15–242），下达 2000 年度国家科技计划通知，附件四为国家级星火项目计划，其中就有序号 173 的聚丙烯酰胺凝聚医用软组织填充剂，指定吉林富华医用高分子材料有限公司作为承担单位。

吉林富华医用高分子材料有限公司（研究所）和深圳富华医美机构，作为卫生部继续教育委员会指定厂家代表，对聚丙烯酰胺水凝胶临床应用和技术推广进行培训使用。据富华公司公布的学习班照片，仅在 2000 年 3—7 月，他们就举办了十期培训班（图 15–243）。

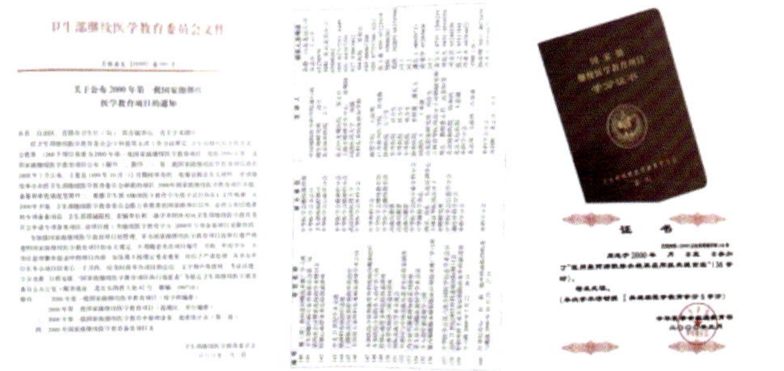
卫生部继续医学教育委员会文件

关于公布2000年第一批国家级继续医学教育项目的通知

证　书

▲ 图 15–241　卫生部继续教育委员会发［2000］001 号文件

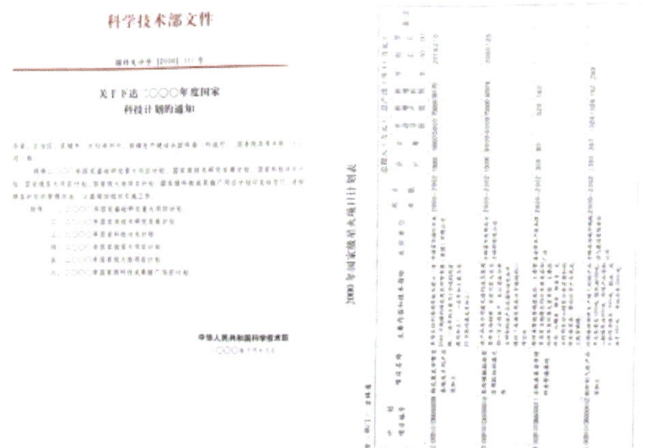
科学技术部文件

关于下达2000年度国家科技计划的通知

中华人民共和国科学技术部

2000年国家级星火项目计划表

▲ 图 15–242　科学技术部下发［2000］111 号文件

自国家药品监督管理局批准试用国内富华医用级聚丙烯酰胺水凝胶氨鲁米特以来，虽然我国美容整形医生队伍中也出现了一些反对、观望的声音，但在各级国家药品监督管理局的多个通知文件指导下，以及生产厂家和商家大力推动下，全国很多专家、医美工作者认为这是为我国的整形、美容外科工作者创造了新的应用条件，把该水凝胶的出现当作医学发展中的一项新技术、新材料，从而加以大量使用和研究。很多使用者和一些专家大量应用，并在实践中创造一些新的方法，发展出一些新的应用项目，总结出一些独特的临床应用经验。经过市场广泛宣传，全国聚丙烯酰胺水凝胶的临床应用进行得如火如荼。

氨鲁米特和英捷尔法勒作为液态的注射材料，有见效快、创伤小、材料可塑性强的特点，效果明显，功效强大，作为国产材料和具有价格优势的氨鲁米特很快被广大求美者和操作者接受，在整形美容行业进行了大规模的使用，临床应用涉及隆鼻、丰太阳穴、隆胸，丰臀，以及各种的软组织凹陷填充。

尤其是医用级聚丙烯酰胺水凝胶注射隆乳，具有术后即时效果好、痛苦轻、操作简单的特征，因此深受当时一些求美者和操作应用者的欢迎。在短短几年时间内，风靡全国，成为当时隆胸最多、最方便的材料，几十万甚至上百万例爱美女性进行了隆胸手术。

当时的积极应用者中，大多数为私营美容院和个体行医者，少数为正规医疗单位专科医生；而大多数正规医院（尤其是公立三甲医院）的医生和专家是持观望甚至反对的态度。2000 年前后，是聚丙烯酰胺水凝胶应用最火热的时候，还出现走私、制假产品，以及非法医疗单位和个人乱用，媒体误导更加重市场混乱。因此，聚丙烯酰胺水凝胶的整形、美容外科市场面临错综复杂的非常不正常的局面。

尽管很多医生在使用聚丙烯酰胺水凝胶注射技术之前都接受了严格的理论和实践培训，如应用钝针头以减少血肿，以及提倡使用乳腺下层单腔注射法、利用聚丙烯酰胺水凝胶治疗硅胶假体术后包膜挛缩等方法，以减少并发症的发生，但在长期临床应用后，仍

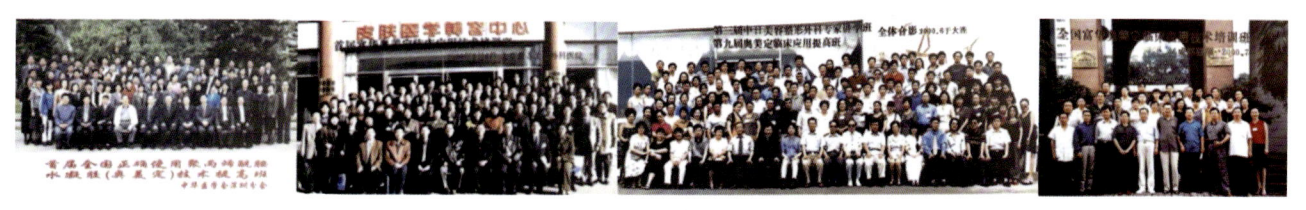

▲ 图 15–243　数个培训班图片

有许多并发症在报道中相继出现，如炎症、感染、肿块、变形、移位、异常感觉、全身毒性、免疫系统改变等，以及对未来安全问题的不确定性，造成注射隆乳后患者身心的双重伤害。

据国家药品不良反应监测中心数据显示，2002—2005年11月，他们共收到与注射用聚丙烯酰胺水凝胶有关的不良事件监测报道近30万例，其中大多为隆乳病例。不良事件的表现包括炎症、感染、硬结、团块、质硬、变形、移位、残留等（图15-244）。2005年，中国香港整形学会资料有女性出现痛楚、变形等状况，最少有6人因出现不良反应而最终要将乳房切除。

2006年4月30日，SFDA撤销了氨鲁米特的医疗器械注册证，全面停止其生产、销售和使用。同时，乌克兰进口的英捷尔法勒也被禁止在中国销售和使用。

在编号为国食药监械［2006］179号的通告中，SFDA声明，聚丙烯酰胺水凝胶（注射用）在使用过程中陆续出现可疑不良事件和患者投诉，SFDA药品评价中心经过对该产品上市使用后进行的再评价，认为聚丙烯酰胺水凝胶（注射用）不能保证上市使用中的安全性。因此，根据《医疗器械监督管理条例》第32条和《医疗器械注册管理办法》第44条的规定，SFDA将于通告之日（4月30日）起，在国内全面停止生产、销售和使用聚丙烯酰胺水凝胶（注射用）。

随着国家权威机构通告的发出，越来越多的受术者担心注射隆乳的潜在危险。2006—2007年，乳房内聚丙烯酰胺水凝胶取出手术达到高峰。随着聚丙烯酰胺水凝胶的去除，随之而来的另一个重要问题是乳房畸形的发生，如乳房外形变小、局部畸形、组织丢失和其他问题，使得很多患者感到焦虑。为保持完美的乳房形态，大多数患者在去除凝胶后选择乳房重塑手术，以改善乳房形态和生活质量，以前主要是使用假体植入等重建方法。我们近十年来，为一些患者用自体脂肪进行了乳房重建，也取得了较好的效果。

作为一种来源广泛、生物相容性好的自体填充物，自体脂肪颗粒移植在先天性及继发性人体组织的损伤修复改善中已经取得诸多显著的临床效果，并且逐渐被越来越多地应用于隆乳术，以及水凝胶异物取出术后的乳房局部凹陷畸形等的临床治疗中，并取得了显著疗效，值得在临床上推广应用。

1. 组织损伤机制和分期 聚丙烯酰胺是由丙烯酰胺单体，以次甲基双丙烯酰胺为交联剂，经四甲基乙二胺催化，通过游离基引发（光引发、化学引发等），聚合而成的交联聚丙烯酰胺，是一种化学合成的人工凝胶，是水溶性高分子中应用最广泛的品种之一。由于聚丙烯酰胺结构单元中含有酰胺基、易形成氢键，故具有良好的水溶性和很高的化学活性，在石油开采、水处理、纺织、造纸、选矿、医药、农业等行业中具有广泛的应用，有"百业助剂"之称。

医用聚丙烯酰胺水凝胶外形是透明、均匀胶冻样，应是不含杂质的无色无菌非高热产物，水凝胶pH为7.0~8.5，水凝胶聚丙烯酰胺浓度为2.9%，干质1g可吸水34.7g，水凝胶1ml内聚丙烯酰胺不超过0.03g。水凝胶聚丙烯酰胺单体浓度（按最高分辨率的脂层分析新技术）0.002~0.02mg/L（相当于0.000 002%~0.00 002%）。1992年1月27日，列别捷夫签发卡拉简科报告，认为该种聚合物是具有多孔性、弹性、亲水性、耐热性、抗酸冷性的物质，不具有刺激性，无复杂反应和全身性中毒作用。卡拉简科研究证实，在聚丙烯酰胺水凝胶提取液中利用高效液态分析法检测丙烯酸胺单体浓度小于0.016mg/L。

聚丙烯酰胺凝胶的毒性来自残留的丙烯酰胺单体和生产过程中带有的有毒重金属。丙烯酰胺（acrylamide, AM），分子式C_3H_5NO，结构简式为$CH_2=CHCONH_2$（图15-245），容易通过皮肤和黏膜被人体吸收和累积，而引起AM中毒表现。

临床上常分为亚急性和慢性两种类型。亚急性中毒指从大剂量接触到发病一般不超过2个月。临床症状和体征比较集中于皮肤、消化道和神经系统。皮肤表现为发红、苍白、脱皮、角化、增殖等改变，尤以手掌和脚掌脱皮明显多见。消化道表现为呕吐、腹痛、食欲不振等。神经系统表现既有中枢系统，又有周围神经系统，以中枢系统较为突出，特别是共济失调、颤抖和嗜睡；肱二头肌、肱三头肌、膝反射和跟腱反射的减弱和消失出现早；眼球水平震颤；肌张力减弱，手臂麻木无力，语言紊乱，小便失禁等。

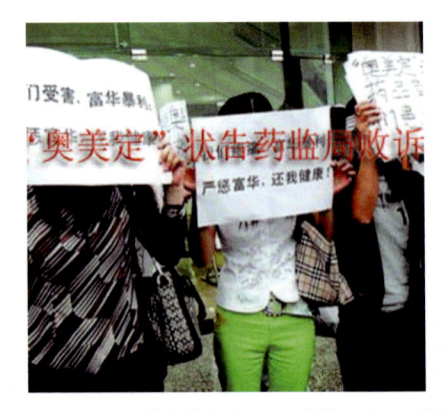

▲ 图15-244 "奥美定"不良事件，多人投诉

慢性中毒常见全身无力，食欲不振，食欲缺乏，肢体麻木刺感，手部脱皮，多汗等；膝反射、肱二头肌和肱三头肌反射减弱或消失，痛、触减退，出现手套、短袜样感觉；皮肤出现红斑，皮肤剥落，麻痹，眩晕，严重会产生动作失调，四肢无力，站立不稳，肌电图提示周围神经病变。

医用聚丙烯酰胺具有很强的亲水能力，水是聚丙烯酰胺的最好溶剂。聚丙烯酰胺的水溶性与产品的形式、大分子结构交联密度、溶解方法、搅拌、温度及pH等有关。聚丙烯酰胺水溶液能容纳相当多的与水互溶的有机化合物。干燥后具有强烈的吸水性。

聚丙烯酰胺水凝胶的特点之一是它在水中的溶胀性。在某一临界温度，随温度的微小变化发生激烈的突变，体积变化可达几十至几百倍。溶液在高速（2万转/分以上）搅拌下使用时，聚丙烯酰胺将发生降解，使溶液黏度降低。在这个过程中产生的大分子自由基能与溶液中的剩余单体反应生成各种聚合物和聚集体。微生物常在其溶液中生长，特别是被污染时，溶液由起初的透明变浊，甚至出现沉淀。

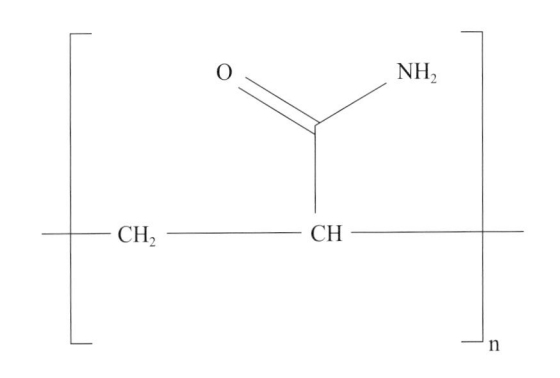

▲ 图15-245 丙烯酰胺分子式

1996年，Pyio等报道1992—1996年间检测聚丙烯酰胺水凝胶的生物医学物理化学稳定性研究和检测蛋白质向内植体内层和由内层向周围介质扩散与反扩散的动力。研究结果证明，聚丙烯酰胺水凝胶没有生成新肽键，也没有脂肪代谢障碍、碳水化合物、纤维素所特有的键。因此，该水凝胶不受蛋白水解酶、脂肪水解酶、淀粉水解酶、纤维素水解酶的影响，足以保证与人体组织长期接触条件下聚合物的不可吸收性。

俄罗斯国立科学研究院加尔波夫物理、化学科学研究所对聚丙烯酰胺水凝胶的物理、化学和生物学性质也进行了20余年的研究，其中包括该水凝胶解聚的可能性，升级合成的可能性，以及长期（20年以上）储存过程中生成旁系物质的可能性。

交联聚丙烯酰胺水凝胶含有大量水分（图15-246），植入人体生物组织在液体影响下能否发生水解也是值得重视的主要问题。交联聚丙烯酰胺，主链是共价键相结合，不容易水解。该水凝胶水解过程是在几十年期间才能改变凝胶性质的一种过程。在加尔波夫研究所密封瓶中的聚丙烯酰胺凝胶，室温储存7年后，未发现水解现象。如果水解过程在某时产生，那么这一过程将不能中断聚合物内的共价链，也不形成丙烯酰胺单体物。但在温度37℃不存在催化剂的情况下，可能产生部分水解。

高分子材料老化，也称高分子材料降解。一般发生分子链断裂、交联、支链解离等化学结构变化，医用聚丙烯酰胺水凝胶系交联聚丙烯酰胺水凝胶和其他高聚物一样也会存在老化问题。这些高聚物材料老化主要因素包括热、紫外线、放射线、氧、化学介质、微生物等。其中，温度、氧、水是影响高分子材料的关键因素。

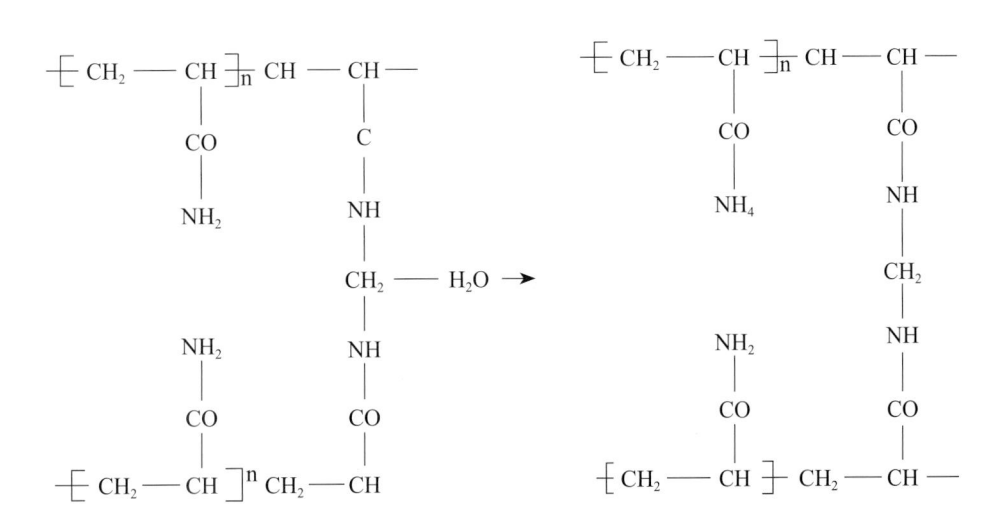

▲ 图15-246 交联聚丙烯酰胺水解分子式

因此，从理论和实验数据上均可确认，聚丙烯酰胺医用水凝胶长期植入机体内可能产生水解、再交联和解聚过程（即单体浓度变化过程）。很多就诊病例出现的乳房异常增大和各种各样的畸形症状就与此有关。

医用聚丙烯酰胺水凝胶植入在组织内后，部分病例早期或较早期肉眼观察，其质地柔软而富弹性，为灰白到粉红色，薄层被膜无论手摸或肉眼观察均未及也未见硬块。镜下检查发现，HE 染色的各种色调的水凝胶被有整齐排列的胶原纤维和弹性纤维形成的结缔组织薄层被膜所包围，有的是不同蓝色的柔软纤维膜，膜内有血管、纤维组织和数量不同的细胞成分，细胞间有不活泼的成纤维细胞，胶原和弹性纤维是基本物质。包膜壁有不同厚度的内皮细胞，没有发现急慢性炎症表现，没有多形核白细胞、上皮细胞和吞噬异物的巨噬细胞，没有淋巴细胞浸润，也未见明星钙化灶。

但在医用聚丙烯酰胺水凝胶植入组织内后中晚期，注入的凝胶并未吸收，固定存在于原注入组织中，同时周围由较厚又致密的结缔组织包绕，形成管状散在分布，可呈孤岛样结节；包膜厚薄不均，包膜上长有大小不一的葡萄状串珠样异物肉芽肿。

大部分就诊病例肉眼观察，凝胶表面形成厚层结缔组织，有的厚度甚至超过 1cm，其内有大量呈不规则分布的胶原纤维和弹性纤维。HE 染色显示炎性纤维化 PAAG 包膜中可见散在弥漫分布的蓝染无机物（PAAG），其中可见炎性细胞积聚和渗出，吞噬细胞聚集，并可见异物多核巨细胞反应性增生形成巨细胞结节，可见散布的钙化灶。该水凝胶周围可见异体消散性巨噬细胞的异体肉芽形成（图 15-247）。

长期植入人体组织会有重度无菌性炎症，活泼的异物反应，水凝胶周围形成厚层的结缔组织包膜，其结缔组织包膜内可见大量新生毛细血管，内皮壁厚不均，一般较密，其中有不定型的细胞成分。可见嗜酸性粒细胞、淋巴细胞、巨噬细胞，证明水凝胶引起局部过敏反应。形态学观点认为，该水凝胶是反应中的一种材料。有的病例在注入该水凝胶，周围产生明显炎症反应，发现黏蛋白、纤维蛋白膨胀、透明变性、渐进性细胞坏死等间质性改变；间质有不少细胞成分，以及成纤维细胞，可见单核细胞（巨噬细胞）；可见急慢性炎症改变，有中性粒细胞、上皮细胞、异物巨细胞及淋巴细胞浸润；肉眼和镜下均见有钙质沉着和钙化现象，见有钙盐沉积物；可见血管充血、瘀血及血栓形成，证明有血流障碍；周围组织中显示组织和细胞异变，血管增生等迹象；发现周围组织变性或坏死现象。注入水凝胶周围未发现血液循环紊乱，即血管充血、出血、水肿、瘀血、血栓形成、栓塞等；也未见细胞和组织血流动力学的异常。

生物材料植入人体组织后会产生相互作用，尤其是生物体内的复杂生理环境，存在许多影响材料性能的因素。材料本身有可能发生老化、降解、裂解、离断、再交联和破坏其稳定性等一系列物理和化学方面的改变，同时植入体中会引起生物体组织产生诸多反应，这些反应反过来又影响材料的性能，即材料与生物体之间发生了相互作用。

生物材料长期植入人体后，处在生物体内的物理、化学、生物、电等因素的复杂影响之下，材料本身受到生物体运动的动态作用之下，长期处在代谢、呼吸、酶催化反应之中，有可能会引起材料本身的物理和化学性能改变，最终会引起生物材料的生物老化等改变。

材料植入体内后会引起周围组织不同程度的炎症反应。因为细胞的聚集去消化和酶解异物，转化成代谢物排出体外。当材料含有毒性物质时，会引起组织坏死，发生突变，引起癌症。大多数材料性能稳定，不会被代谢，这时胶原纤维将植入体包围形成包膜囊。当这种包膜囊受到压力时，囊内植入物有时会活动，导致各种后果：①纤维囊变厚，局部血液供应受阻或为生物化学的副产物蓄积引起肿瘤；②纤维囊钙化硬变，机械性能不相匹配而引起局部疼痛；③由于血供受阻，植入物可发生持续性感染；④纤维囊壁或界面产物蓄积形成肿胀。

医用生物材料与血液直接接触形成血液反应。首先在材料表面形成一层蛋白质黏附，短时形成血栓（由血细胞和纤维蛋白形成）。血栓形成取决于血液流动速度和方式。血栓有时可修复治愈；有时发生破裂，形成栓子随血流动，而发生栓塞，危及生命。因此，与血液接触的材料必须有优异的抗凝性能。

医用生物材料长期植入人体，反复使用，并且很多和人体血液接触，因此有可能产生一系列全身性免疫反应，包括体液反应和细胞反应。体液反应包括凝

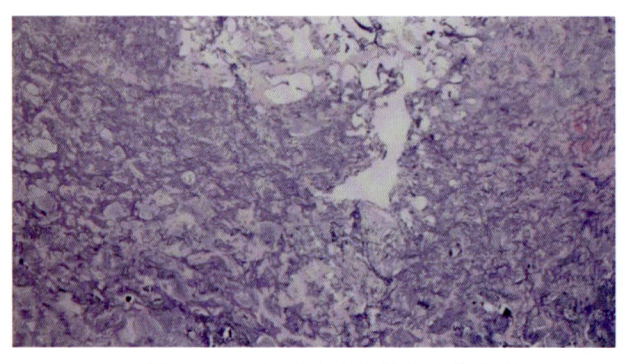

▲ 图 15-247 巨噬细胞的异体肉芽形成

血系统激活、补体系统激活等。人体补体系统是由20多种血浆蛋白组成。医用生物材料可以通过经典和旁路途径激活补体系统。人体补体系统被激活之后，第一个表现是过敏反应，其次是血氧下降；此外，人们还发现，植入体表面吸附大量白细胞，补体激活参与了血栓形成。

由于凝胶的侵蚀特征，大量乳房出现特征性畸形。去除凝胶后乳房的急剧变小，甚至出现后续乳房畸形，会产生对女性的长期不良影响，乳房可塑性救治策略是当务之急。

聚丙烯酰胺水凝胶注射隆乳术后出现乳房损伤，分为急性期、炎症期、隐性期和进展期。

急性期：发作时间通常在注射后1~3个月内。临床表现为出血、疼痛、发红、发热、肿胀、变形、发硬、腺体和胸大肌受到侵蚀等，受术者无法正常生活与工作，哺乳功能受影响，家庭生活趋于紧张甚至破裂，心理压力大，严重失眠，神情恍惚，全身乏力，忧虑近乎绝望。

炎症期：发作时间通常在3个月左右。临床表现为红肿、化脓、硬结、包块、疼痛、两侧乳房大小不一致、腺体和胸大肌受侵蚀、慢性过敏、其他器官损伤等。受术者工作效率受到影响，对性生活产生抗拒意识，并有神情恍惚、忧虑、失眠等症状，出现移位、变形、渗漏。

隐性期：发作时间通常为2年以后。临床表现为隐痛、溢乳、轻度硬块及肿胀。乳房症状不甚明显，大多数感觉无痛或隐痛，少数有肿胀、溢乳、轻度硬结现象。有些受术者心理压力较大，有轻度失眠现象。

进展期：发作时间通常在5~20年。临床表现为移位、变形、硬结、包块、疼痛、不对称、异常增大、溃烂、肿瘤等，注射物还可侵蚀胸大肌、腺体和肋间神经终末支，引起不同程度的持续性隐痛。在体内随身体活动和肌肉收缩沿组织间隙渗透蔓延，游走至身体他处，致乳房变形，重者注射物游走至腹部、腰背部，在局部形成肿块；或者呈结节样散布于乳房周边，形成多个孤岛，严重影响美观。受术者存在神情恍惚、忧虑、失眠、思想负担重等症状。

2. 适应证和禁忌证

(1) 适应证：①身体及心理健康、希望进行乳房内聚丙烯酰胺凝胶取出的女性；②因为聚丙烯酰胺凝胶取出导致乳房较小、不对称或变形，接受并选择脂肪移植隆乳者。

(2) 禁忌证：①吸烟；②长期出血；③有明显的精神心理异常不能够配合手术者，期望值不切实际；④妊娠期、哺乳期或高龄女性；⑤瘦弱无脂者，或以往经过多次大面积脂肪抽吸术等；⑥受区和供区局部有急性感染；⑦乳房内有肿瘤并怀疑乳腺癌可能者；⑧患有高血压、冠心病、糖尿病和肺、肝、肾功能减退等不能耐受手术者。

3. 手术方法

(1) 术前准备和设计思路

术前常规检查：包括体温和血压测量，心电图，血常规+凝血检查，乙肝、丙肝、HIV、梅毒等传染病筛查等；乳房影像学中的MRI检查是必须做的，而且是更优于其他的影像学检查，可以很好地将乳房内的凝胶分布和结节、包膜情况，以及其他乳房病损状况等细节显示清楚，B超检查可以作为辅助（图15-248）。

乳房和供区局部检查：特殊之处在于乳房内肿块的检查，主要检查体位是卧位，需要检查凝胶分布层次、厚度、黏稠度、延续性、特点和凹陷点等，以及局部肿块的分布范围、多少、大小、动态情况等，并予以标记；尚要观察胸大肌收缩时的乳房畸形表现。

拍照和测量：特殊之处在于，术中在取完凝胶和包膜后，以及术后必须即刻拍照记录。

3D扫描：使用Crisalix 3D成像平台。用普通数码相机对每个患者的乳房前方分别拍摄三张标准照片，包括左45°和右45°。在每个时间点测量双侧乳头间的距离。在线3D软件系统Crisalix可以精确计算每个乳房的体积（图15-249）。

病历书写：与患者沟通后签署知情同意书。尤其是对乳房内的凝胶取出比例的预估和结节、包膜取出情况，以及用自体脂肪进行重建后乳房的大小体积仍有相应甚至较大的缺失等情况，应该让患者充分地了解，并与其达成共识，以免术后产生纠纷。

术前设计：标记供脂区脂肪抽吸的范围。供脂区的顺序选择。标记乳房内凝胶取出范围和结节分布，根据MRI和局部检查的凝胶分布层次、厚度等，以及局部肿块的分布情况等，进行详细触诊检查并予以标记。标记切口可以选择乳晕内或乳晕缘切口，或是乳

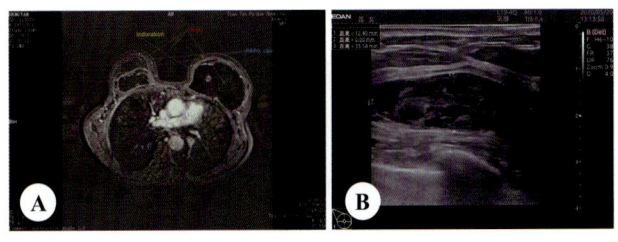

▲ 图15-248 A. PAAG乳房MRI检查；B. 正常乳腺的超声图像

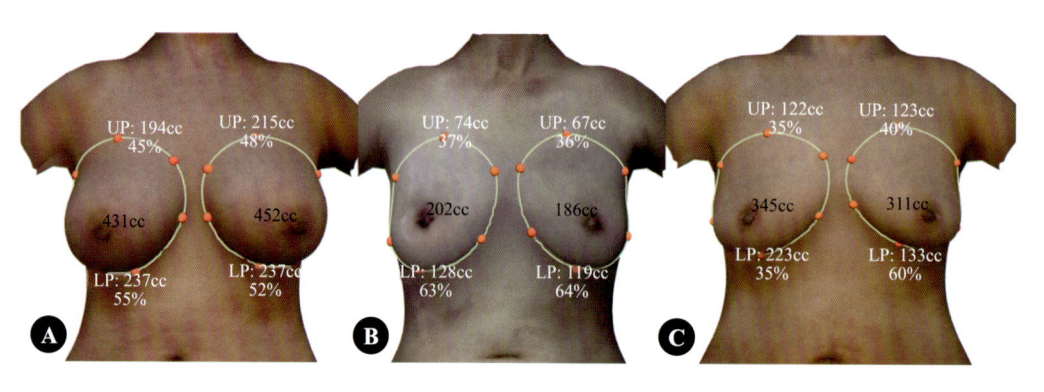

▲ 图 15-249 3D 扫描
A. 一位 48 岁女性注射 PAAG 14 年后三维乳房体积测量（术前）；B. 在 PAAG 和纤维滑囊去除术后即刻测量乳房三维体积；C. 脂肪移植 24 个月后三维乳房体积测量

房下缘切口，或腋下切口。笔者认为，无论是从术中方便操作，还是从术后切口瘢痕不显方面，乳晕内乳头缘采用 Ω 形切口入路是非常好的选择。标记乳房脂肪填充的范围，以及估计需要填充的脂肪量。

(2) 麻醉要点：特殊之处在于，考虑到患者相对年龄较大（一般都在 40 岁以上，大多在 50 岁左右），而且因手术难度较大，尤其是结节、包膜剥离取出情况较复杂，所以一般所需手术时间较长，手术者需要良好的身体素质。

(3) 脂肪抽吸和脂肪颗粒制备

(4) PAAG 凝胶取出方法：PAAG 凝胶取出有两种方法，一是抽吸取出法，二是切开取出法。在早期凝胶取出的方法中，曾经以抽吸取出法为主，操作医生认为手术创伤小，简单快捷方便，受术者愿意接受。然而，抽吸取出法不能将凝胶取出干净，尤其是结节和包膜不可能被取出，凝胶植入后产生的很多症状得不到解决。因此，现在很多医生都主张采取切开取出法，从而更好地去除凝胶植入后所带来的不良反应。

抽吸取出凝胶

切口选择：一般在乳房周围选择一个点即可，长约 3mm，常选择以下两种：①乳房下缘切口（图 15-250），因距离乳房近、好感知层次及方便操作，是很多医生选择的切口；②腋前切口（图 15-250），即乳房外上近腋窝皮肤皱褶处，距离乳房稍远，但对乳房层次感知性好，而且腋前皮肤为上臂与胸壁交接处，属于隐蔽且无张力的部位，皮肤有自然皱褶，延展性好，一般术后都不会留下痕迹，所以深受求美者喜爱，也是笔者选择的切口。

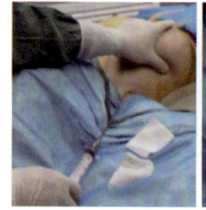

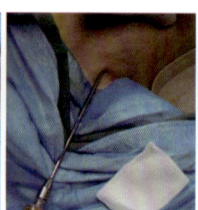

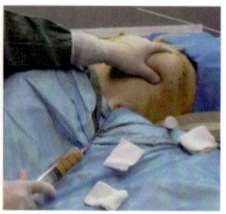

▲ 图 15-250 自腋前切口抽吸取出凝胶

器械选择：一般选用直径 2~3mm 带侧孔钝头长针注射（长 15~19cm），尾端可接入 20~30ml 注射器，用注射器直接形成负压抽吸凝胶；也可以将尾端用手柄接入，连在无菌硅胶管上，硅胶管另一端接在真空负压吸脂瓶上。

抽吸方法：可选用局部浸润麻醉，沿双腋前皱襞顶部做局部麻醉，于顶点皮肤褶皱处做 3mm 切口，用探针向乳房囊性包块处探查，于双乳腺后方探及囊腔，用 20~30ml 注射器连接直径 3mm 吸脂针带负压刺入囊腔，突破囊腔后，辅助手轻轻挤压乳房，可见大量黏稠灰黄色糊状物流出，即为聚丙烯酰胺水凝胶被吸出。观其颜色，闻其气味，由此判断有无细菌感染。静置凝胶观察有无分层，由此判断凝胶水解情况。探查囊腔，活动探针感觉有无凝胶黏滞阻力，判断其内有无残留，并探查有无其他囊腔。最后根据患者个人意愿，摇手术床取坐位，调整双乳对称性满意后予结束手术。

讨论：从将异物取干净的原则来看，抽吸取出不可取，因为：①单腔注射（早期注射为多点注射，后要求在乳腺后间隙单腔注射）腔内也可能有很多纤维隔，在盲视下抽吸不可能将所有凝胶抽吸出来；②水凝胶进入组织后就被形成的包膜包裹，包膜上满布肉芽肿，里面包裹了一个个的凝胶结节；③非单腔注射者有多个腔室，内有大小不均的凝胶，大多有肉芽肿形成，水凝胶被肉芽肿包裹为蜂房样结构，更不可能抽吸干净。

切开取出凝胶

切口选择：笔者大多选择乳晕内乳头缘采用 Ω 形切口入路，距乳头根部上缘（或下缘）约 1mm，在 9 点到 3 点位置画半圆，再由乳头 9 点及 3 点位置分别向乳晕缘方向水平画线 6mm，水平线终点不超过乳晕边缘，预计切口长度 3~4cm，呈 Ω 形（图 15-251）。

器械选择：手术刀柄、手术刀片、眼科剪、组织剪、血管钳、大小拉钩、大刮勺、注水器械、负压抽吸器械等。

手术操作：在静脉全麻后，沿切口线皮下快速注射肿胀麻醉液，分离乳头根部及乳晕上部皮下组织间隙。沿所设计切口线切开乳晕皮肤，深达真皮下层，向乳晕缘侧分离皮下组织间隙，保留好真皮下血管网，范围约 2.5cm×2.5cm。在剥离乳头与乳晕缘之间做辐射状乳腺切口，于两乳腺下或胸肌下或多层组织内，各探及一个或多个包膜囊腔，垂直向后分离直至刺破 PAAG 囊腔并扩大通道，用手轻挤乳房，即有较多 PAAG 溢出，有的呈米黄色糊状液体流出，有的质黏稠，有的质较稀释，大多呈灰黄色；至挤不出时，可用刮勺将囊腔内外黏稠 PAAG 刮出，等大多 PAAG 被引流出来后，用生理盐水冲洗囊腔直至冲洗液清亮，并用吸头吸净多余液体。拉开切口，采用直视结合触诊方式检查囊腔及囊壁外情况，予刮吸或剥离囊壁，通过手指触诊或 B 超辅助引导探查并清除囊壁外的 PAAG 孤岛，直至无可察觉的 PAAG 残留为止（图 15-252）。

(5) 包膜取出方法：采用直视结合内镜方式检查囊腔情况，探查囊腔壁大多可见成簇紫红色葡萄状大小或黄豆大小硬结，有的内部有较多肉芽肿，可于其内挤出少量凝胶物，有的胸大肌处被腐蚀，甚至皮下层被腐蚀穿孔；钝性完整剥离双侧包膜组织，包膜外凝胶结节给予完整剥离，凝胶层包膜腔剔除干净，胸大肌下包膜腔较厚处予以剔除，贴近肋间肌处较薄包膜可保留，以防止发生气胸。

取出包膜和结节后（图 15-253），反复用生理盐水冲洗剥离面，吸净多余液体，检查两侧囊腔无明显渗血，于腋前线顶部留置引流管，或根据移位病灶范围增加引流管数量。用 3-0 可吸收线缝合深层组织关闭包膜腔，并做皮内连续缝合伤口，皮肤用 5-0 可吸收蛋白线间断缝合（若同期行自体脂肪移植乳房修复术，则缝合处理在此之后）。

(6) 自体脂肪注射移植物过程：PAAG 取出术后的乳房修复方法有两种，即假体隆乳和自体脂肪移植术。本部分只介绍自体脂肪移植乳房修复术，分同期和择期两种方式。PAAG 和包膜及结节取出后，根据剩余组织的完整性和厚度，若情况较好，则可以行同期自体脂肪移植乳房修复术；若情况较差，则可以行择期自体脂肪移植乳房修复术。

特殊之处在于，由于乳房深层原凝胶腔隙存在，在注射过程中，一根手指可以插入腔隙内，更利于手感知脂肪植入层次，增加注射的把控性，尽量避免让注射针头插入腔隙，也便于脂肪均匀注射（图 15-254）。

目前，PAAG 取出术后的乳房修复方法尚未达成共识。王智和张永等在乳房 PAAG 取出后同期假体隆乳进行研究，但能否于取出后同期行假体隆乳目前仍存在争议。从病例中也可见，行假体移植同期修复乳房后，仍然会面临"包膜挛缩"等需要再次取出修复的问题，患者将再次面临选择，并遭受心理创伤。穆大力和王晓等通过自体脂肪移植术修复乳房 PAAG 取出术后的乳房畸形并获得满意效果，但自体脂肪移植修复仍有其自限性，如手术的时机选择、脂肪的注射层次，以及是否引起术后感染、脂肪组织液化坏死、包块、硬结等并发症。林爽和王宇令在通过自体脂肪注射移植联合硅胶假体置入修复 PAAG 取出术后的乳房上做了尝试，但其临床效果仍需进一步观察。因此，乳房 PAAG 取出术后的修复将成为今后研究的焦点。

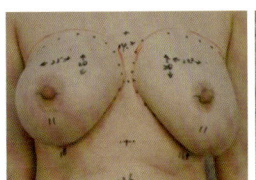

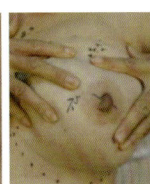

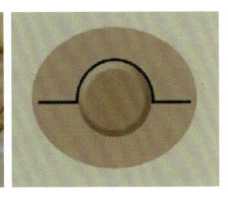

▲ 图 15-251 自乳晕内乳头缘 Ω 形切口切开取出凝胶

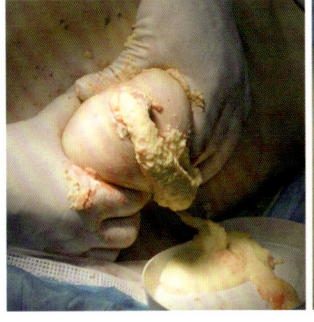

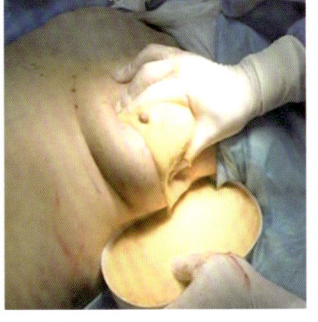

▲ 图 15-252 清除 PAAG

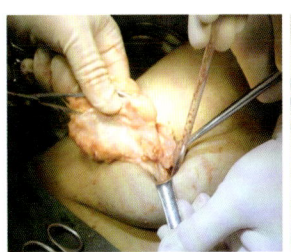

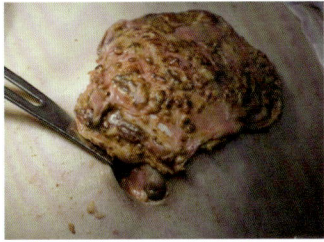

▲ 图 15-253 包膜取出

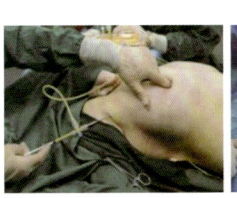

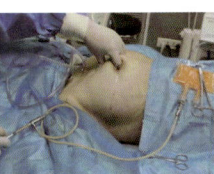

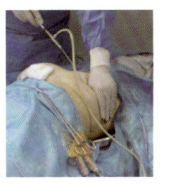

▲ 图 15-254 脂肪注射

4. 术后处理 特殊之处在于，胸部用多头带加压包扎，术后第 1~2 天至 15~30 天内穿戴胸部弹力衣；引流管持续负压引流，至每侧引流量少于 10ml/24h 后拔除；术后静脉用抗生素 3~5 天以预防感染，术后第 10 天拆除缝线（现在大多用 5-0 可吸收蛋白线间断缝合，术后不用拆线）。术后随访 6~12 个月，拍照并与术前照片对比。术后 6~12 个月，如果患者检查发现仍有明显的 PAAG 残留或可察觉的并发症，予再次手术清除或修复，直至无明显残留及症状改善为止。

（二）临床应用

2006 年 3 月，随着 SFDA 发出通告，全面禁用聚丙烯酰胺水凝胶（注射用）以来，越来越多的患者担心注射 PAAG 隆乳的潜在危险。2014 年 6 月至 2021 年 6 月，笔者对本单位的 PAAG 隆乳患者处理病例进行回顾，病例数共 162 人，324 个乳房：硬结包块 146 例（占 90%），移位变形 16 例（占 9.9%），皮肤破溃、组织溃烂 3 例（占 1.9%），疼痛 74 例（占 45.7%），凝胶水解乳房异常增大 23 例（占 14.2%），恶性肿瘤 2 例（1.2%），两侧乳房不对称 89 例（占 54.9%），以上症状不明显但思想负担重 16 例（9.9%）。

这 162 病例中，只有 1 例进行了 PAAG 部分抽吸手术，其余 161 例均进行了乳房切开 PAAG 取出清除术；其中 87 例（占 53.7%）只是行单纯的取出术，75 例（占 46.3%）在取出术后进行了自体脂肪移植乳房修复术。

病例 15-29

受术者 52 岁，女性，已婚生子，158cm，54kg，BMI 21.63kg/m²。PAAG 注射隆乳术后 13 年，2019 年 11 月 8 日，来诊（图 15-255）。术前沟通时，诉平素无乳房变形、疼痛、触觉异常等不适，自觉现在的乳房较大，担心体内异物太多对身体产生不良影响，要求部分取出，需要保留一定乳房体积，不介意凝胶和包膜结节残留，担心 PAAG 取干净后乳房严重变形和变小。

乳房 MRI（图 15-256）显示双侧乳腺后假体置入，双侧假体相仿，信号不均匀，假体轮廓略不完整，未见明显破裂征象，双乳腺体未见肿瘤病变，也未见明显大结节。其乳房状况尚可，并尊重求美者本人意愿，所以采取的手术方案是 PAAG 部分吸除术，用 20ml、30ml 和 50ml 注射器配 12G 单孔长针自腋前切口进针抽吸 PAAG（图 15-256）。

2019 年 11 月 9 日，凝胶取出术后第 1 天检查，乳房保留了一定体积（图 15-257）。

凝胶抽吸后，胸围从术前 94.3cm 减少到术后 91.1cm（图 15-258）。

病例 15-30

受术者 49 岁，女性，已婚生子，160cm，58kg，BMI 22.65kg/m²。PAAG 注射隆乳术后 16 年，近半年来乳房不明原因增大，右乳大于左乳。2018 年 10 月 3 日，来诊（图 15-259）。术前沟通时，诉乳房变形、变大，无明显疼痛、触痛等不适，要求将体内异物（PAAG）取干净（图 15-260）。

在乳晕内乳头缘采用 Ω 形切口入路，沿乳头上缘切口延伸至乳晕内水平切开，于乳腺下可探及一巨大包膜囊腔，刺破囊腔挤出大量稀释 PAAG，右侧量为 1500ml，呈深黄色，左侧量为 1000ml，呈浅黄色，反

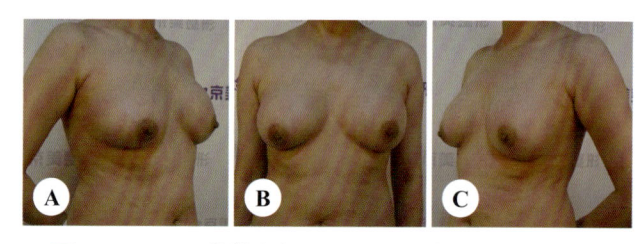

▲ 图 15-255 A. 术前右侧面；B. 2019 年 11 月 8 日，术前正面；C. 术前左侧面

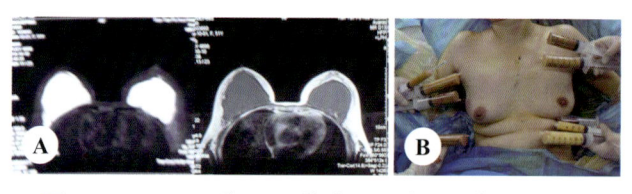

▲ 图 15-256 A. 双乳 MRI 检查；B. 术后即刻，凝胶抽取右侧 200ml，左侧 190ml

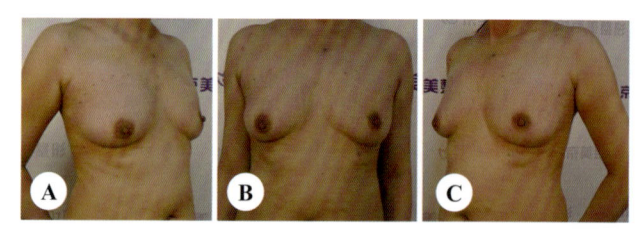

▲ 图 15-257 A. 术后右侧面；B. 2019 年 11 月 9 日，术后 1 天；C. 术后左侧面

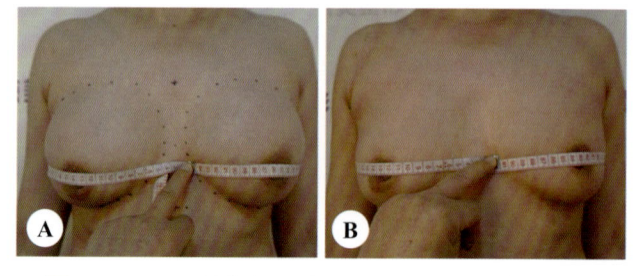

▲ 图 15-258 A. 术前胸围测量 94.3cm；B. 术后第 1 天胸围测量 91.1cm

复冲洗囊腔，吸净多余液体，大量冲洗后观察冲洗瓶内白色沉淀物约 600ml（将其平分后，右侧量增加为 1800ml，左侧量增加为 1300ml）。双乳囊腔包膜相对较薄，予以吸、刮、钳夹等去除少部分较厚包膜，大部分包膜未完整切除（图 15-260 和图 15-261）。

术后即刻双乳空瘪下垂严重。2019 年 11 月 28 日，凝胶取出术后 1 年余，复查，双乳变小，中度下垂，可及包块，轻压痛。双乳下象限可见条状蟹足状瘢痕，色深，按压痛，突起于皮肤（图 15-262 和图 15-263）。

双乳下象限瘢痕疙瘩，呈条状蟹足状，予以切除，最长约 10cm，最宽约 4cm，在原凝胶腔内，仍发现大量包膜及凝胶肉芽肿，较硬，予以去除，左侧去除较多，仍在上极处残留少量，右侧下极去除部分包膜及凝胶肉芽肿（图 15-264 和图 15-265）。

双乳残留凝胶结节病理显示，大量纤维组织伴蓝染无结构黏液样物伴炎细胞浸润（图 15-266）。

2021 年 4 月 10 日，双乳下极蟹足状瘢痕切除和凝胶结节取出术后 17 个月，患者自拍乳房照片，显示双乳变小，自然松软，中度下垂，乳房下缘瘢痕变小，轻度增生（图 15-267 和图 15-268）。

病例 15-30 提示，包膜和结节需要切除干净，否则可能出现较严重的症状或并发症。

病例 15-31

受术者 45 岁，女性，已婚生 2 子，163cm，64kg，BMI 23.9kg/m²，PAAG 注射隆乳术后 20 年。2021 年 1 月 28 日，来诊（图 15-269）。术前沟通时，诉乳房较大，双乳较硬，贝氏Ⅲ级，左乳隐痛，可触及结节，左乳较重，右乳稍大，双乳轻度下垂，要求将体内异物（PAAG）取干净。

2021 年 1 月 27 日，MRI 显示聚丙烯酰胺凝胶在乳腺后层，胸大肌层较完整，右侧包膜包裹完整，左侧外下侧有遗漏（图 15-270 至图 15-272）。在乳晕内乳头缘采用 Ω 形切口入路，将 PAAG 取出后，乳房即空瘪下垂。将其包膜切除干净。

病例 15-32

受术者 40 岁，女性，已婚，生育 1 女，163cm，57kg，BMI 21.45kg/m²，PAAG 注射隆乳术后 19 年。2019 年 10 月 30 日，来诊（图 15-273）。术前沟通时，诉 3 年前生育后双乳逐渐增大，现乳房变得很大，双乳较硬，要求将体内异物（PAAG）取干净（图 15-273 至图 15-281）。

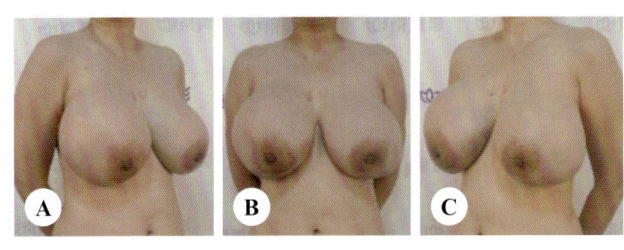

▲ 图 15-259　A. 术前右侧面；B. 2018 年 10 月 3 日，术前正面；C. 术前左侧面

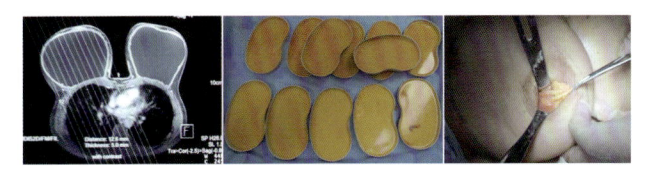

▲ 图 15-260　A. 双乳 MRI 检查；B. 取出 PAAG 右侧 1500ml，左侧 1000ml；C. 包膜普遍较薄

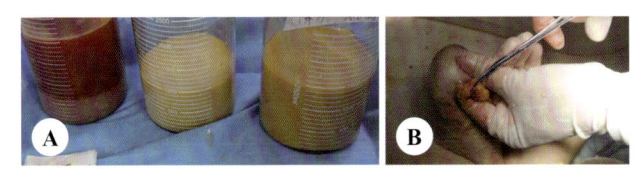

▲ 图 15-261　A. 冲洗瓶内 PAAG 600ml，至右侧增加到 1800ml，左侧增加到 1300ml；B. 吸、刮、钳夹去部分较厚包膜

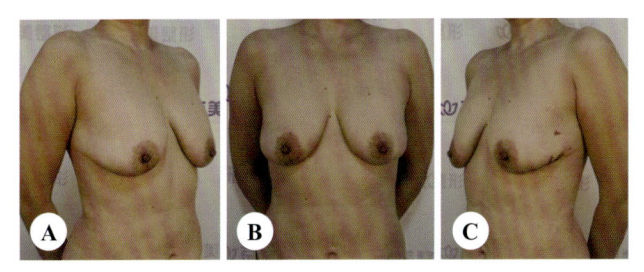

▲ 图 15-262　A. 术后右侧面；B. 2019 年 11 月 28 日，凝胶取出术后 1 年；C. 术后右侧面

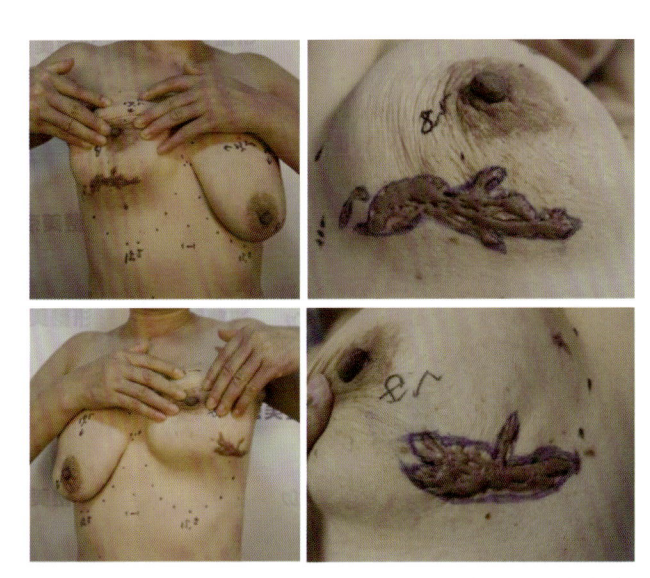

▲ 图 15-263　2019 年 11 月 28 日，双乳下象限可见条状蟹足状瘢痕，约 10cm×4cm

351

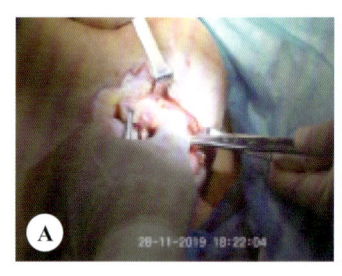

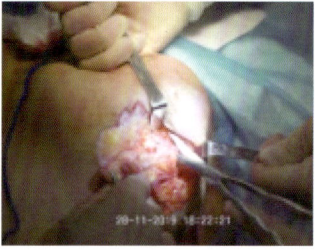

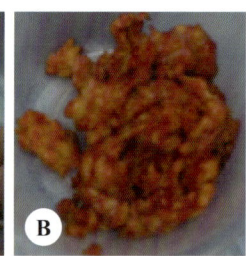

图 15-264　A. 双乳下象限条状蟹足状瘢痕切除术及凝胶结节取出术；B. 切除下来的纤维增生性凝胶结节

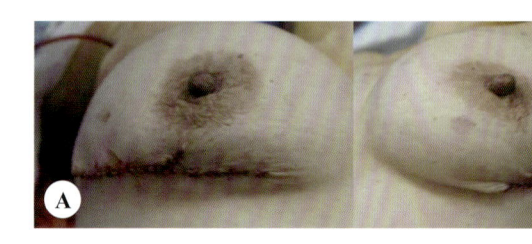

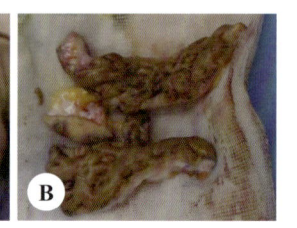

图 15-265　A.2019 年 11 月 28 日，双乳下象限条状蟹足状瘢痕切除术后；B. 切除下来的条状蟹足状瘢痕

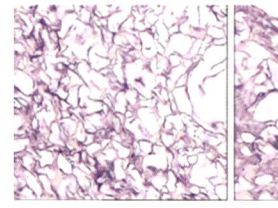

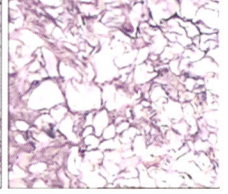

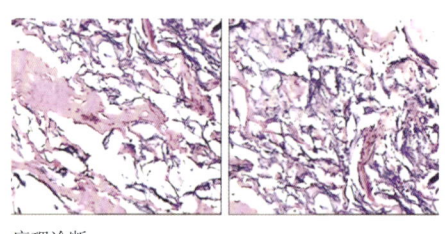

图 15-266　大量纤维组织伴蓝染无结构黏液样物伴炎细胞浸润

病理诊断：
（左、右侧）结缔及脂肪组织见蓝染无结构物

病理诊断：
（左右结节）镜下于纤维组织中均可见较多蓝染无结构黏液样物伴急慢性炎细胞浸润

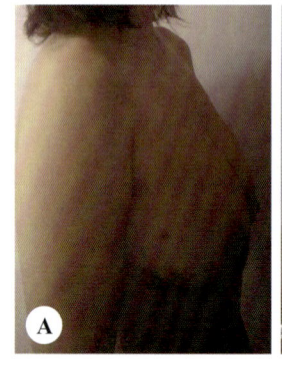

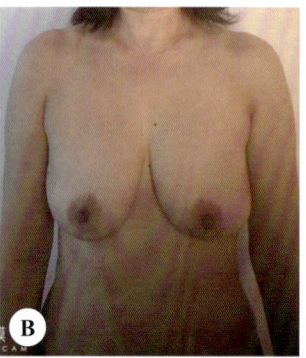

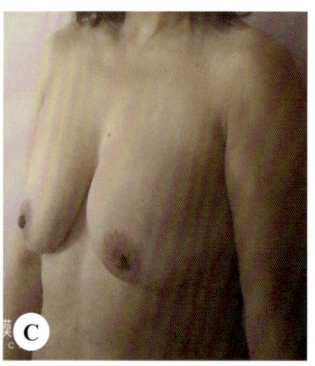

图 15-267　A. 术后右侧面；B. 2021 年 4 月 10 日，包膜及结节取出术后 1 年；C. 术后右侧面（患者自拍）

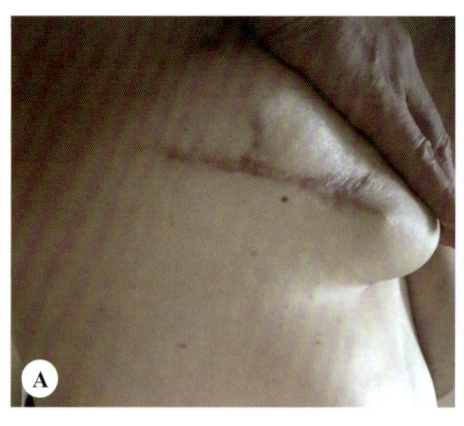

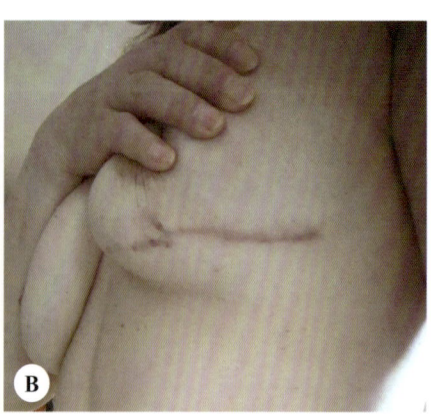

图 15-268　2021 年 4 月 10 日，瘢痕轻度增生（患者自拍）

第 15 章 胸部脂肪雕塑

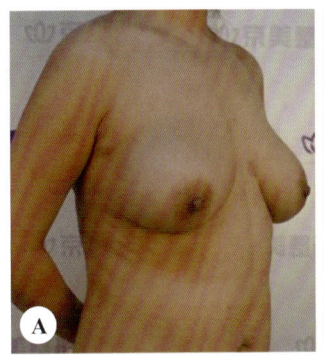

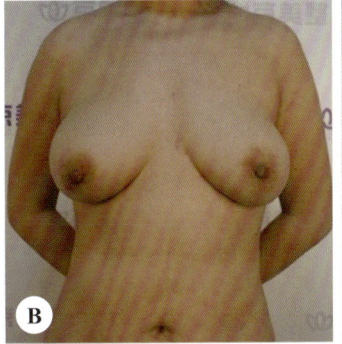

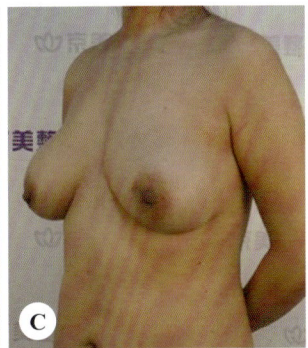

◀ 图 15-269 A. 术前右侧面；B. 2021 年 1 月 28 日，术前正面；C. 术前左侧面

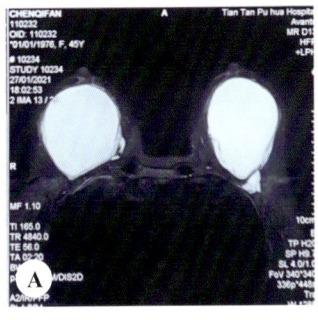

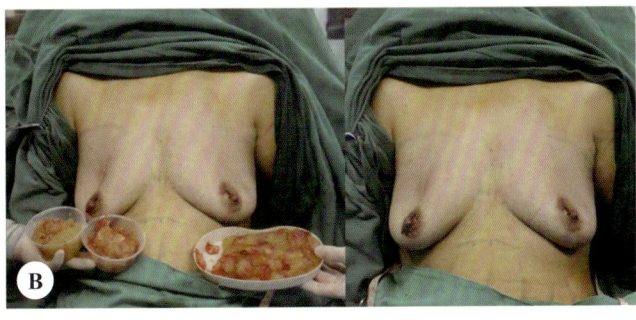

◀ 图 15-270 A. 双乳 MRI 检查；B. PAAG 取出后即刻，乳房空瘪下垂

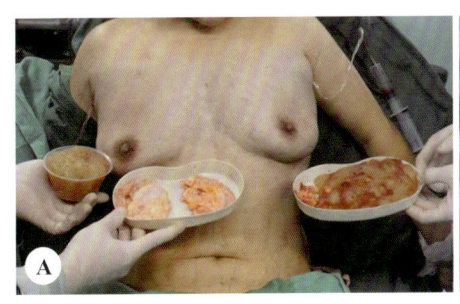

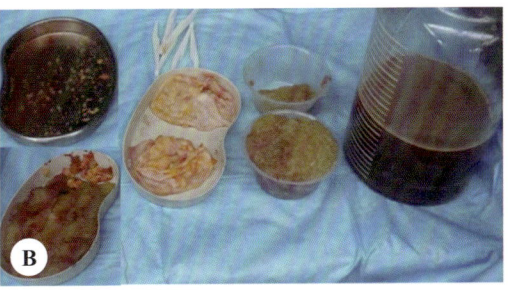

◀ 图 15-271 A. PAAG + 包膜取出后的乳房；B. 去除的 PAAG+ 包膜

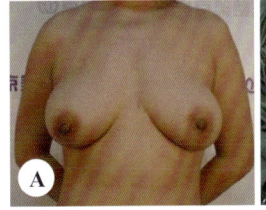

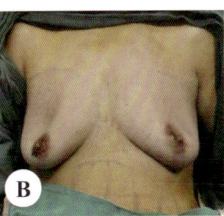

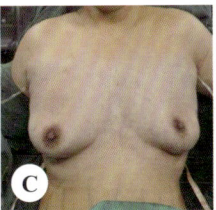

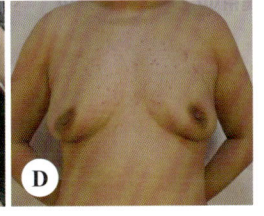

◀ 图 15-272 A. 2021 年 1 月 28 日，术前正面；B. PAAG 取出后即刻；C. 包膜取出后即刻；D. 2021 年 4 月 30 日，术后 3 个月

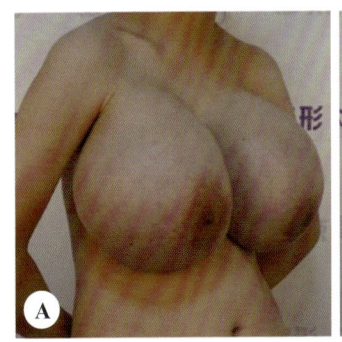

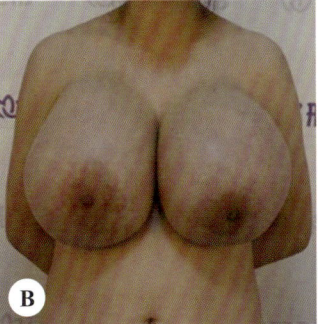

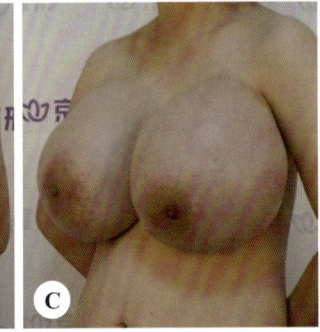

▲ 图 15-273 A. 术前右侧面；B. 2019 年 10 月 30 日，术前正面；C. 术前左侧面

353

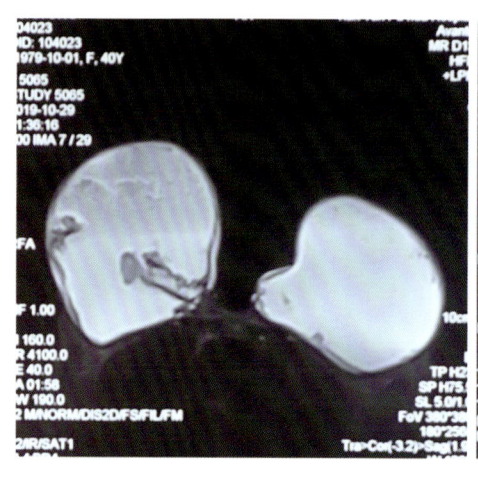

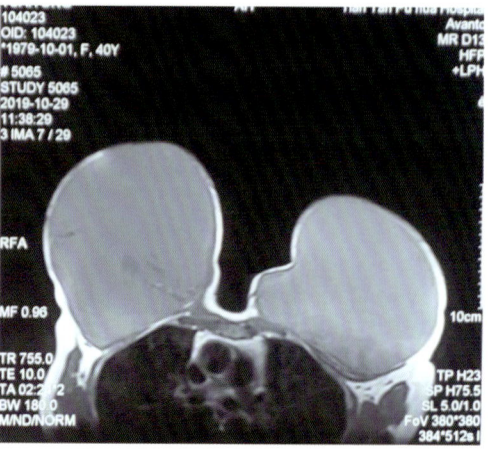

◀ 图 15-274 乳房 MRI 显示，乳房内满布异物，乳房软组织很薄

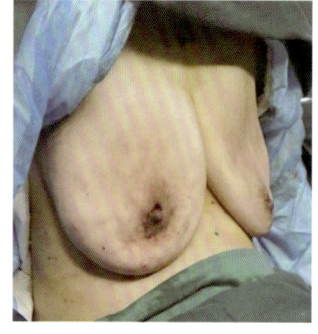

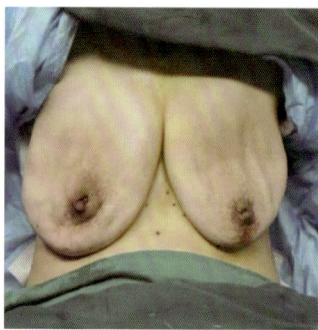

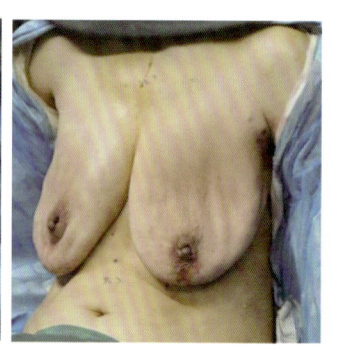

◀ 图 15-275 凝胶取出后即刻，双乳空瘪松弛

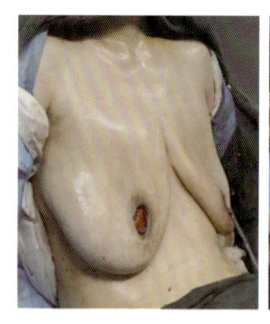

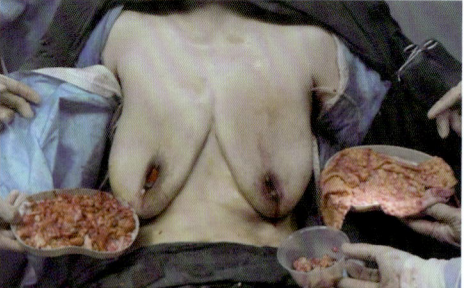

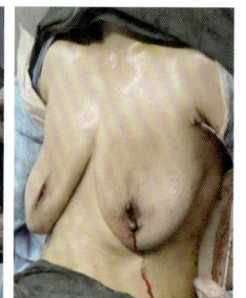

◀ 图 15-276 凝胶 + 包膜取出后即刻，双乳更加空瘪松弛

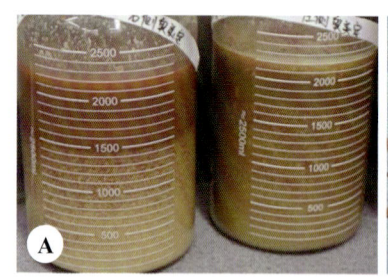

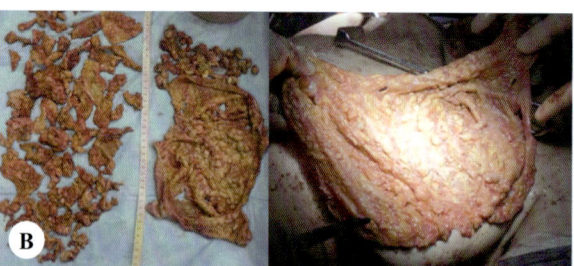

◀ 图 15-277 A. 取出的凝胶，每侧近 2000ml；B. 取出的包膜和结节

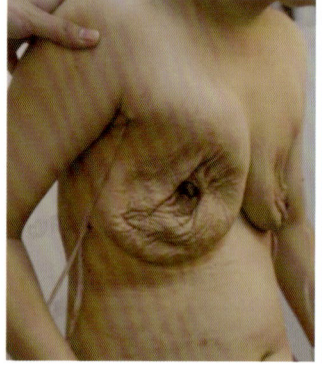

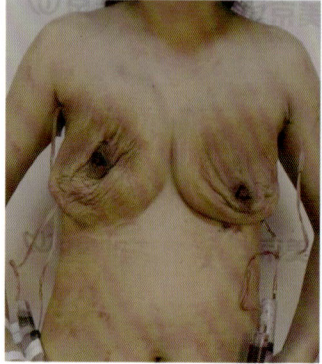

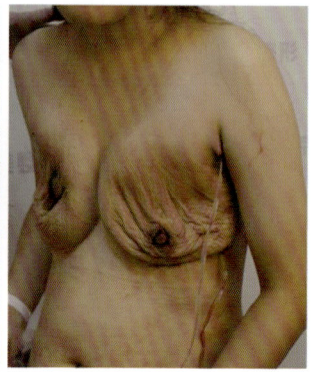

▲ 图 15-278 2019 年 10 月 31 日，凝胶 + 包膜取出术后第 1 天，双乳空瘪、松、皱缩

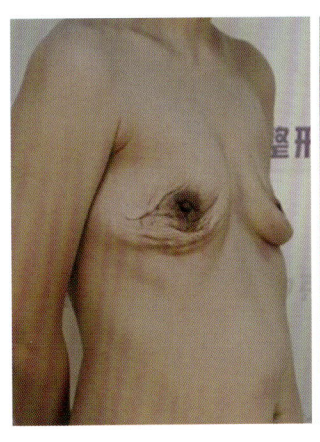

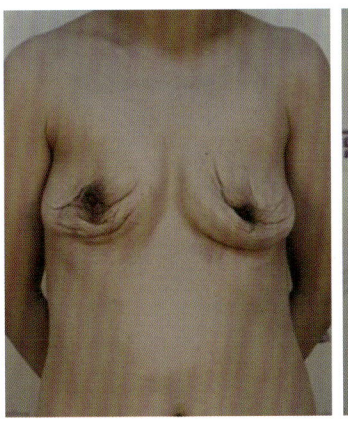

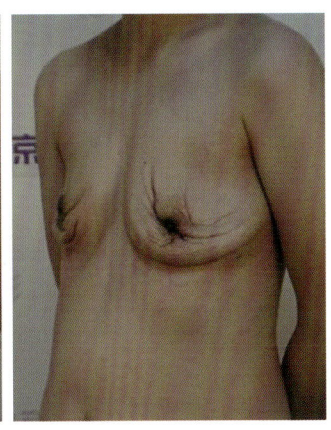

▲ 图 15-279 2021 年 2 月 27 日，凝胶取出术后 1 年余，双乳空瘪皱缩

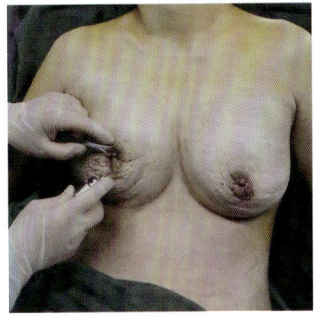

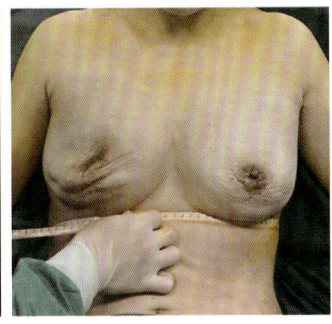

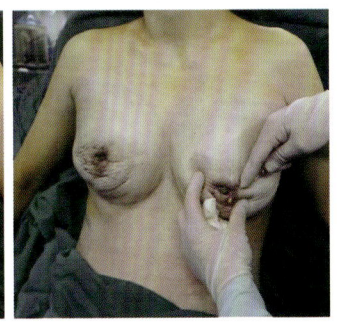

▲ 图 15-280 2021 年 2 月 27 日，自体脂肪注射术后即刻，双乳皮下粘连予剥离

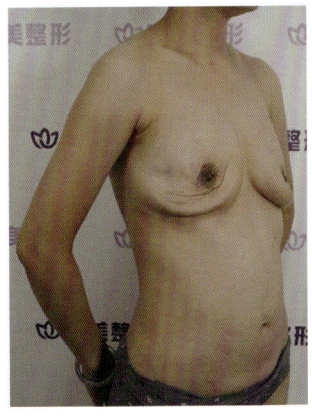

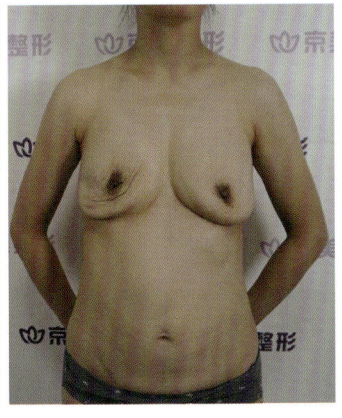

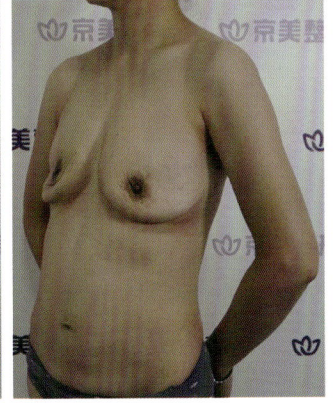

▲ 图 15-281 2023 年 7 月 31 日，PAAG 凝胶 + 包膜 + 结节取出术后 3 年 9 个月，自体脂肪注射术后 2 年 5 个月余

病例 15-33

受术者 46 岁，女性，已婚，生育 1 子 1 女，均哺乳半年，156cm，52kg，BMI 21.36kg/m²。2003 年，行 PAAG 注射隆乳，左胸注射约 150ml，右胸注射约 200ml，术后 14 年。2017 年 12 月 9 日，来诊（图 15-282）。术前沟通时，诉双乳较硬较大，半球形，双乳轻度下垂，均可触及硬结及包块；半年前左乳逐渐增大，伴隐痛且结节更明显；乳头无凹陷，皮肤光滑，无红肿及破溃，双乳无压痛，挤压乳头均未见异常分泌物，乳房拉伸度中等，要求将体内异物（PAAG）取干净（图 15-282）。

2017 年 11 月 17 日，MRI 显示 PAAG 在乳腺后层，胸大肌层较完整，左侧后间隙可见液体积聚，与假体相连；右侧假体形态及大小正常（图 15-283 至图 15-287）。

病理提示，大量异物巨细胞进入填充剂内，异物性肉芽肿形成（图 15-288）。2021 年，术后 3 年余，MRI 显示异物去除较干净，脂肪存活良好，无明显坏死结节（图 15-289）。

2021 年 3 月 21 日，术后 3 年余，复查（图 15-290）。

（三）并发症

根据乌克兰和俄罗斯的文献报道，聚丙烯酰胺水凝胶植入在组织后，总的并发症发病率是 2.4%～6.4%，主要包括出血、血肿、感染、水肿、硬结不均匀、不对称，术后 3～5 天有低热（37.4℃）、不适，5 天后痊愈。

急性术后血肿：一旦出现血肿，穿刺抽出混血的凝胶，并行消炎止血治疗。

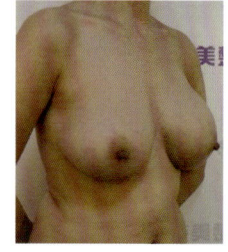

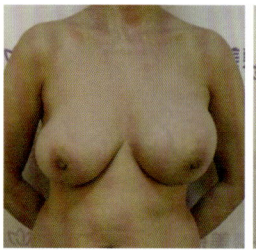

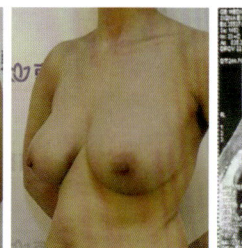

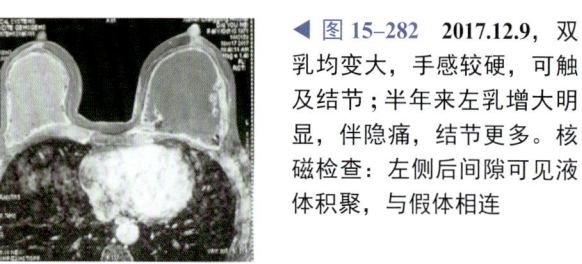

◀ 图 15-282 2017.12.9，双乳均变大，手感较硬，可触及结节；半年来左乳增大明显，伴隐痛，结节更多。核磁检查：左侧后间隙可见液体积聚，与假体相连

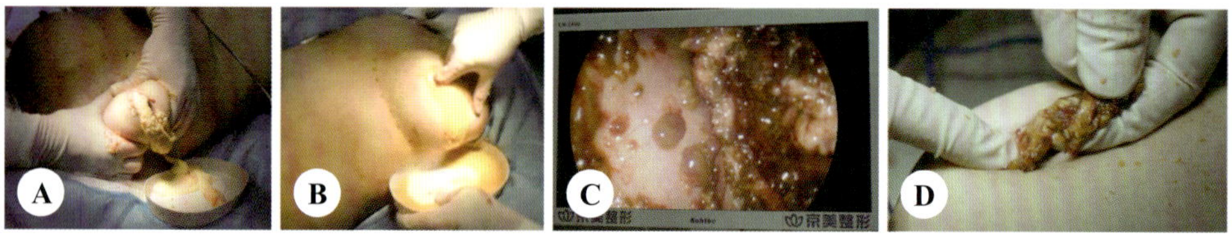

◀ 图 15-283 2017.12.9 术中：右乳凝胶较黏稠（A），左乳凝胶较稀薄、水解明显（B），内镜检查包膜上长满葡萄籽样肉芽肿（C），包膜取出中（D）

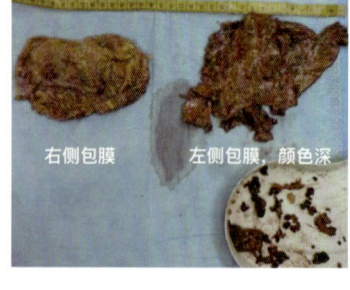

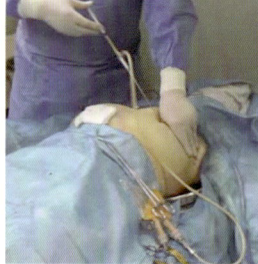

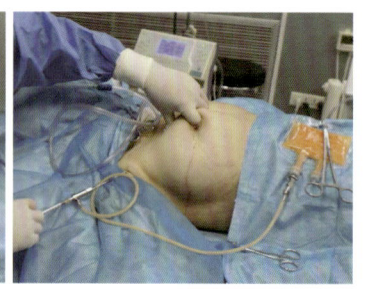

◀ 图 15-284 包膜和结节取出

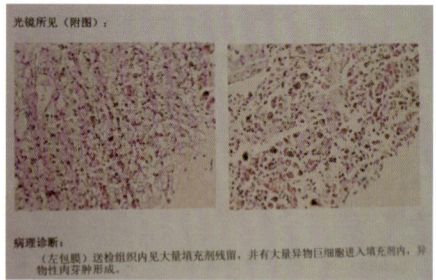

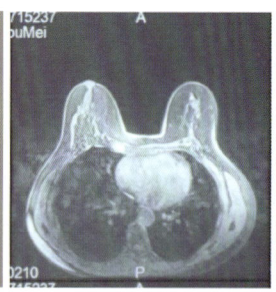

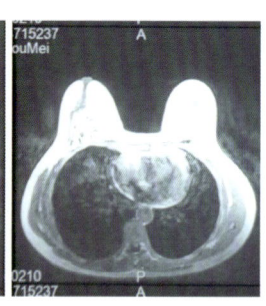

◀ 图 15-285 病理报告及术后 3 年乳房 MRI 检查

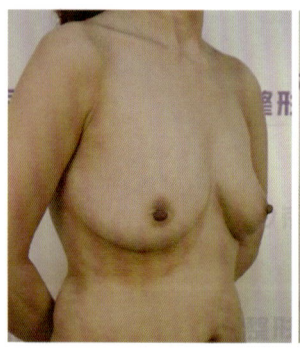

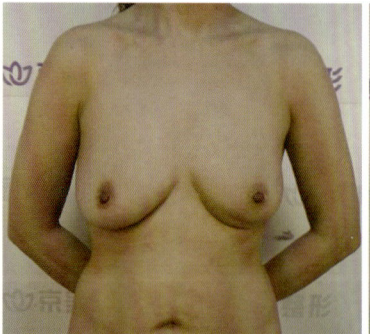

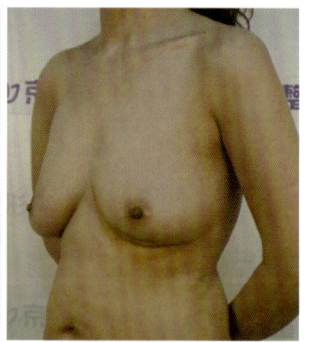

◀ 图 15-286 复查照片

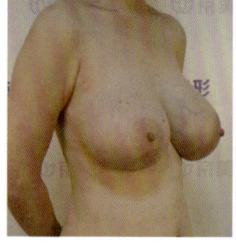

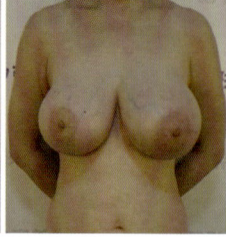

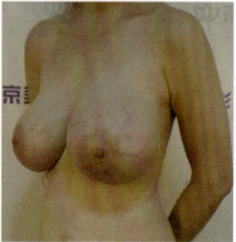

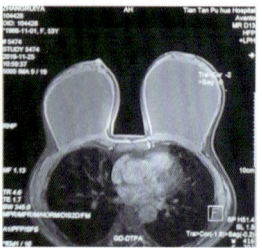

◀ 图 15-287 2020.11.14，凝胶取出术前，双乳外形巨大，左乳大于右乳，双乳中度下垂，双乳硬、挛指Ⅲ-Ⅴ，双乳内包块可触及；术前乳房核磁检查：双侧乳腺假体置入术，腺体稀疏，假体位于腺体后方，双侧假体相仿，内部信号均匀，壁毛

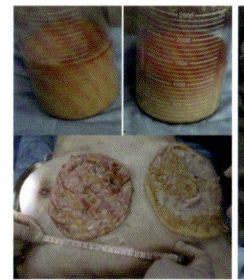

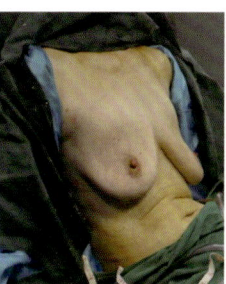

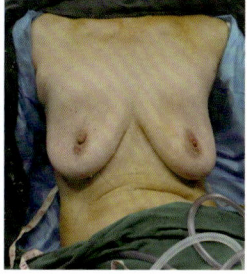

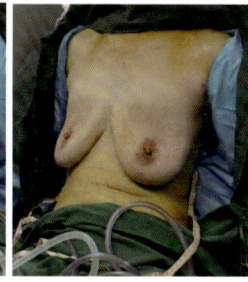

▲ 图 15-288　2020.11.15，凝胶＋包膜取出后，乳房明显空瘪、松垂，上极出现凹陷；胸上围81cm，胸围80.8cm，下胸围69.7cm，胸围差11.1cm，双乳头间距20.5cm

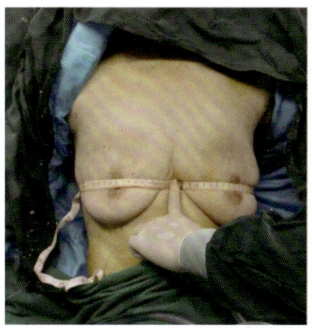

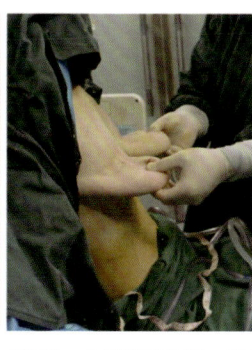

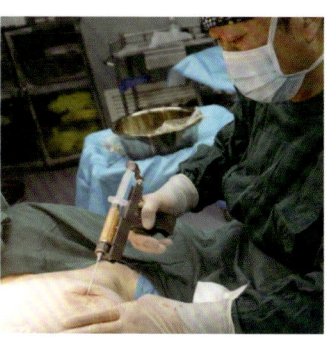

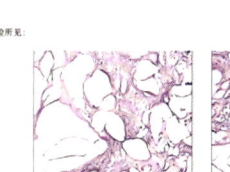

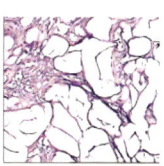

▲ 图 15-289　2020.11.15，凝胶＋包膜取出后，乳房明显空瘪、松垂，乳房组织较薄；凝胶＋包膜取出后，即行脂肪移植术；2020.11.19病理报告：少许乳腺组织及多量增生的致密结缔组织，可见少许异物及炎细胞、吞噬细胞反应

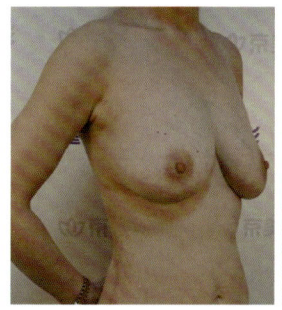

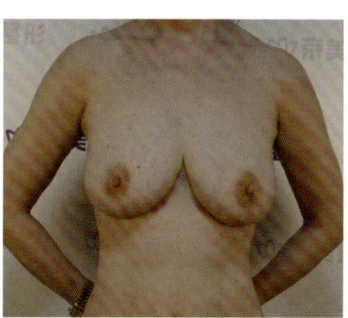

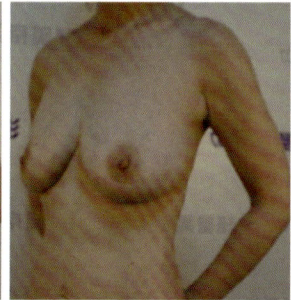

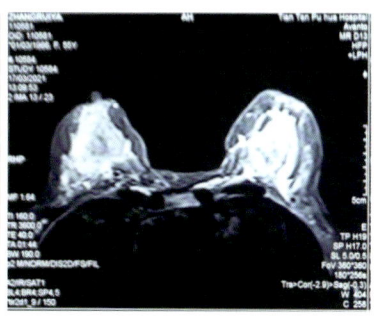

▲ 图 15-290　2021.11.2，凝胶取出＋自脂隆乳术后1年，胸上围82.7cm，胸围85.7cm，下胸围68cm，胸围差17.7cm，双乳头间距19cm。乳房核磁检查：双乳术后改变；双侧乳头均可见向外突出；双侧乳腺腺体周围见少许片状长T_2信号影，左侧明显，考虑为轻度水肿

急性炎症：相对发生率高，多发生在术后1个月内，主要由外伤和感染引起。除常规消炎处理外，必要时可穿刺抽出感染的病灶及凝胶后，用抗生素溶液冲洗，负压引流。

严重水肿：急性炎症后导致的填充部位严重水肿，多发生在术后1个月至1年。如经过理疗和抗生素治疗不愈，需彻底抽出英捷尔法勒凝胶。

硬结不均匀或者相反：硬结可在术后2～3周用手按摩治疗，变软是由于凝胶在体内被稀释。必要时也可穿刺抽除。

痛感：术后6～12个月仍有痛感。仔细检查乳房之外的其他疾病，或请乳腺外科或肿瘤科会诊。Kazachkow（1998）和 Reinhadtsen（1976）报道凝胶诱发的胸膜肉芽肿样筋膜炎（1例），其原因不详，需穿刺抽除凝胶。

隆乳患者术后妊娠引起的乳腺炎症：出现急性水肿，经非手术消炎治疗不愈者也需抽出凝胶。

填充术后局部外伤：引起急性血肿，进行止血、消炎、穿刺抽出。

不对称：术后部分患者填充物体积缩小不等、引起不对称。可再次注入矫治。

囊泡：多数经按摩获得矫正，少数不能矫正时，抽出凝胶。

但从长期的观察来看，聚丙烯酰胺水凝胶植入乳房后，出现的并发症远不是上述那么简单，远期对乳房的损害往往是很严重的，甚至是致命的。

所以将聚丙烯酰胺水凝胶以及产生的结节、包膜予以取出是势在必行的。但是，聚丙烯酰胺水凝胶长期在人体内，对组织会有不同程度的侵蚀，在将聚丙烯酰胺水凝胶以及产生的结节、包膜取出后，可能就会产生乳房的缺损，有时这样的乳房缺损即使通过自体脂肪移植也不一定能够得以解决，或者因为聚丙烯酰胺水凝胶残留以及产生的结节、包膜未取出，从而造成乳房形态、手感不好，乳房内结节丛生的现象。据上所述，自体脂肪移植替换 PAAG 凝胶隆乳术特殊的并发症就是乳房的缺损和凝胶残留。下面用具体案例来加以说明。

1. 乳房的缺损

病例 15-34

受术者 40 余岁，女性，已婚已育，行奥美定凝胶注射隆乳十余年，术后双乳形态对称，自觉乳房大小合适，形态、手感尚好，但是很担心凝胶对身体有危害。遂在北京某三甲医院行奥美定凝胶取出术，术后双乳缺失，变平坦、无架构，一年后在同一医院同一医生处行自体脂肪移植隆乳术，术后依然对乳房形态非常不满意（图 15-291）。

病例 15-35

受术者 40 余岁，女性，行奥美定凝胶注射隆乳十余年，于 2020 年 11 月在福建某三甲医院行奥美定凝胶取出术 + 乳腺切除 + 扩张器置入术，因为扩张器外露很快取出来了。患者诉"当时奥美定注射的不是特别多，两侧一共注射了 100ml，一侧就是 50ml"。术后双乳缺失，变平坦、无架构、畸形（图 15-292）。

2. 凝胶残留、结节存在

病例 15-36

受术者 52 岁，女性，2001 年在沈阳某机构行注射奥美定凝胶隆乳术，术后形态一直尚好，无乳房变形、疼痛、红肿等改变。但自 3 年前自觉双乳进行性增大，两乳不对称。2019 年 11 月 14 日来诊，诉 11 月 10 日晚摔伤，左乳疼痛明显、有胀痛等不适。查体：胸廓外形正常，双乳外形巨大，外观欠自然，左乳稍大于右乳，两乳明显不对称，皮肤光滑无红肿及破溃，乳房触之稍硬，以左乳明显，可触及皮下散在扁平状无痛硬结，挤压乳头均未见异常分泌物。戴 90B 文胸；生育 1 男（如今 29 岁）（图 15-293）。

2019 年 11 月 14 日，凝胶取出术前，行乳房 MRI 检查（图 15-294）。检查结果示，双侧假体相仿，信号不均匀，见结节样及条形短 T_2 信号影，双侧假体后方见囊样影，与假体间见分隔。

2019 年 11 月 14 日，术中双乳凝胶被吸出（图 15-295），左侧 1300ml，右侧 1050ml，乳房明显空、上极出现凹陷。

2019 年 11 月 14 日，术中双乳包膜及其结节取出（图 15-296），左乳包膜 24cm×13cm，右乳包膜 24cm×14cm。

2019 年 11 月 14 日，术中凝胶取出后 + 包膜结节取出后（图 15-297），乳房明显空瘪，乳房组织变薄，乳房上极凹陷。

2020 年 5 月 15 日，术后复查，即凝胶取出后 + 包膜结节取出后 6 个月，触摸双乳仍有数个结节（图 15-298）。拍摄 MRI 片示，双侧乳腺腺体致密型，腺体结构紊乱。内见多发点片状长 T_1、长 T_2 信号；左侧乳腺内下象限及右侧乳腺上象限、下象限见类圆形长 T_1 长 T_2 信号，边缘光滑；右侧乳腺上象限病灶最大，约 4.7cm×3.5cm×2.0cm，右侧乳腺内上象限见类圆形长 T_1 等、稍长 T_2 混杂信号，边缘较光滑。表明双乳有凝胶残留（图 15-299）。在 B 超辅助下，用较粗的针将残留凝胶抽出（图 15-300）。

2020 年 5 月 20 日，在 B 超探查下，用 30ml 注射器 + 直径 2.5mm 的 13G 钝针负压抽除残留凝胶结节，最后 B 超检查抽除后结节消失情况。

从病例 15-34 的术前自拍照，可看出她对她原来的乳房形态很满意，认为很漂亮，但又担心乳房内的注射材料对身体有伤害，所以才将其取出，让她没想

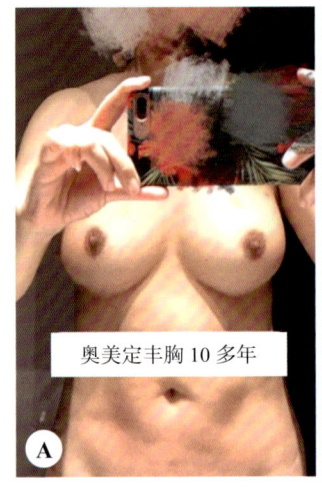

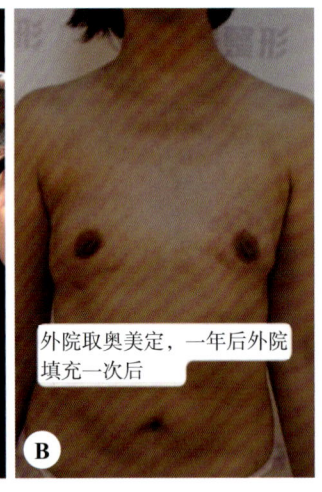

▲ 图 15-291 A. 奥美定凝胶取出术前自拍；B. 凝胶取出 + 自脂填充 1 次术后

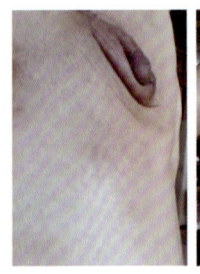

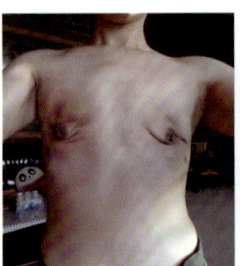

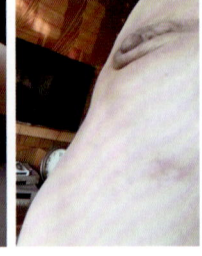

▲ 图 15-292 奥美定凝胶取出术 + 乳腺切除术后，双乳缺失（自拍）

到的是，术后乳房会变得如此难看，这时她又很后悔，说早知如此，还不如不做此手术。当然，单从其术前乳房外观看不出她的乳房内部情况，如材料与乳房正常组织比例，以及凝胶对组织的腐蚀程度；手术医生是否涉嫌将其乳房正常组织切除过多，导致其乳房缺失，由于其提供的资料太少，无法确认。

但从病例 15-35 的照片和所述，可以确认手术医生将其乳腺切除，属于医疗不当行为。

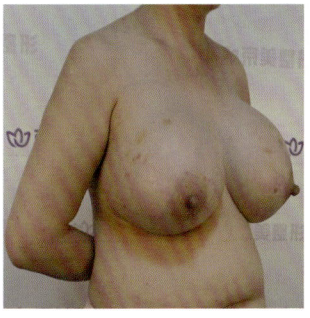

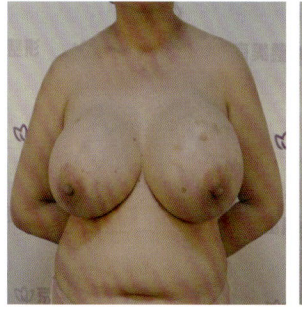

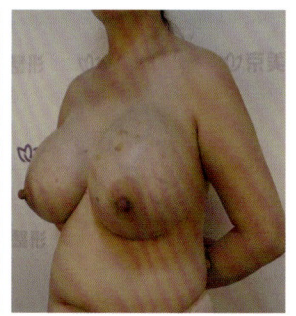

◀ 图 15-293　奥美定凝胶注射隆乳术后 18 年，双乳巨大，左乳大于右乳

凝胶取出术前，双乳外形巨大，左乳大于右乳，双乳轻垂，双乳硬、挛指Ⅲ~Ⅳ，双乳内包块较多、大；胸上围 95.4cm，胸围 115cm，下胸围 81cm，胸围差 34cm，双乳头间距 24.7cm

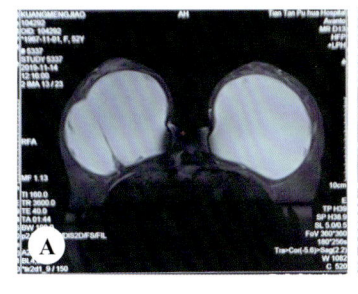

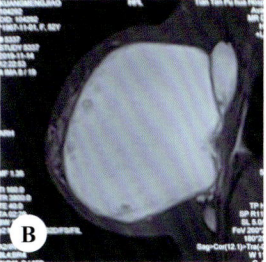

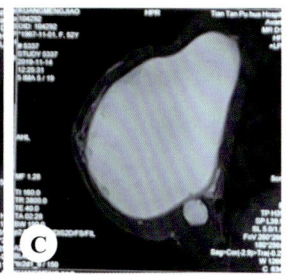

◀ 图 15-294　乳房 MRI 检查

A. 双侧乳房；B. 右侧乳房；C. 左侧乳房

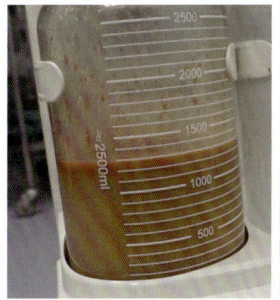

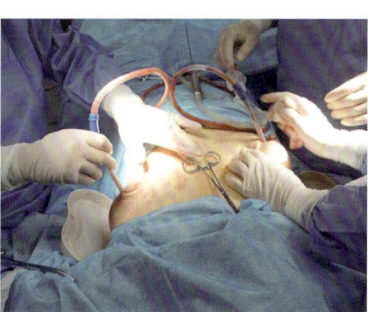

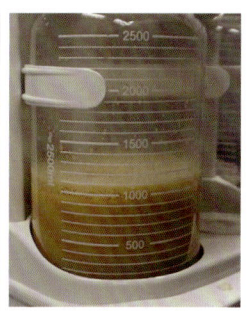

◀ 图 15-295　经乳晕内乳头上缘 Ω 形切口，在乳腺下层取出大量凝胶

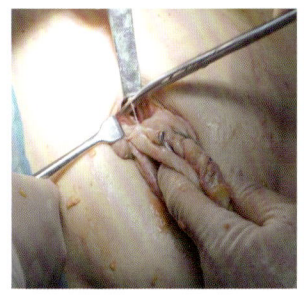

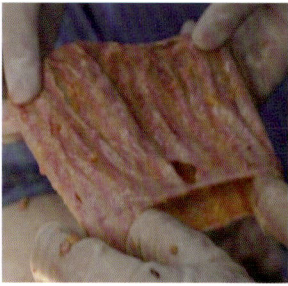

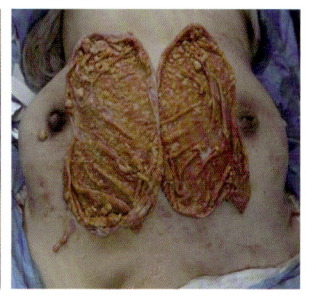

◀ 图 15-296　将双侧乳房凝胶包膜及其结节完整切除

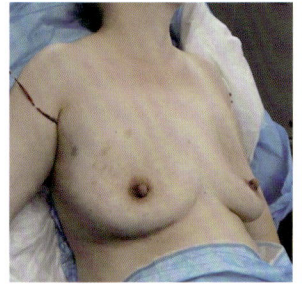

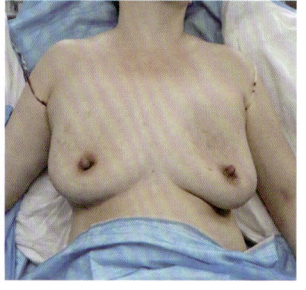

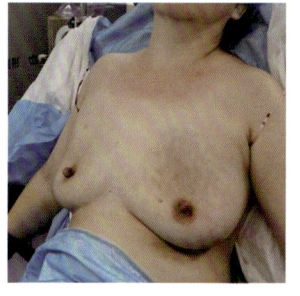

◀ 图 15-297　凝胶、包膜、结节取出术后即刻

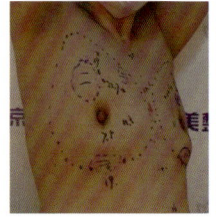

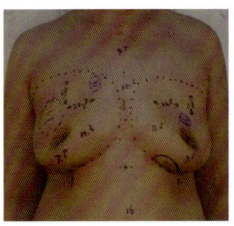

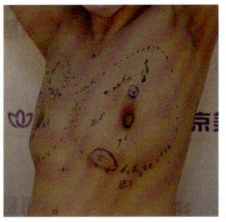

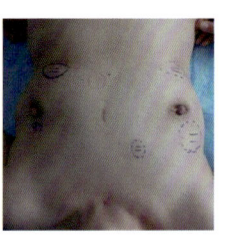

◀ 图 15-298 凝胶取出后 + 包膜结节取出 6 个月后，双乳有少量凝胶残留

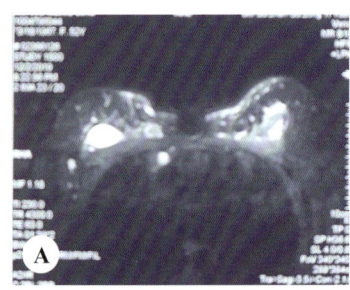

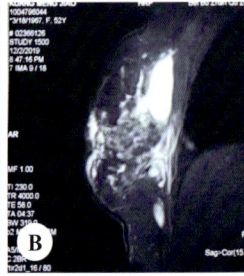

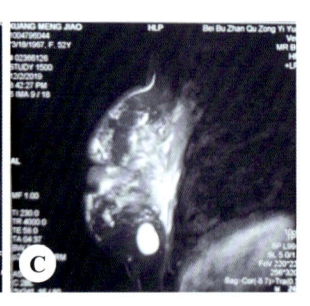

◀ 图 15-299 MRI 示，双乳内有凝胶残留

A. 双侧乳房；B. 右侧乳房；C. 左侧乳房

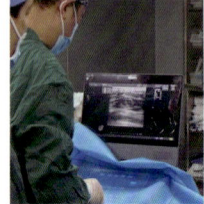

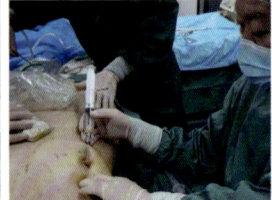

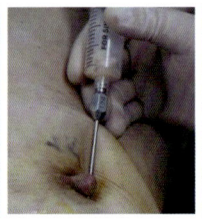

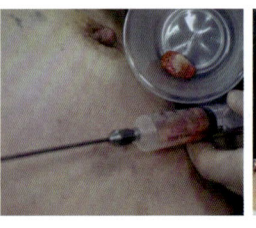

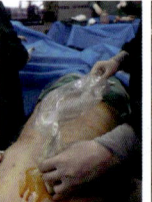

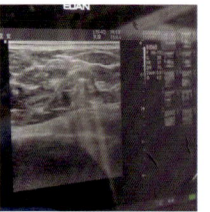

▲ 图 15-300 在 B 超辅助下，用粗针将残留凝胶抽出

对于病例 15-36，凝胶清除比较彻底，而且包膜和结节切除完整且几无遗漏，但还是发生了凝胶残留情况。据此可以得出结论，凝胶残留是比较普遍的现象，只是残留的多和少的问题。

笔者曾经看过一个乳癌切除患者术后 MRI，她在乳房患癌之前，曾行奥美定凝胶隆乳术，在她那已将乳房切除得只剩薄薄的皮肤、胸骨和一点点胸肌内，还能看到有一些凝胶残留。是否会出现凝胶残留的结果，一是看手术医生的经验和技术把握，二是看凝胶注射医生当时的注射情况，若是严格按单腔法注射，凝胶又没被扩散，乳房内所有的凝胶被包裹在一个包膜内，从理论上来说，是可以完全切除干净的，从而不会造成凝胶残留。

（四）讨论和总结

总结取出原则：①术前必须做非常细致的检查；②直视下进行，不建议盲式操作；③凝胶取出后，大量盐水冲洗；④将凝胶结节和包膜完整切除；⑤要尽可能地保留正常组织；⑥不要轻易切除乳腺和胸大肌。

凝胶注射隆乳术在中国至少流行了 15 年，使用 PAAG 进行注射隆乳求美者上百万例，距 2006 年 3 月国家发布禁令至今，出现的问题越来越多，患者年龄也越来越大，比较年轻的受术者约 40 岁，而大多的受术者普遍年龄在 45—60 岁，建议在患者身体尚好时尽可能处理好，这是理智的选择；当然，若求美者乳房注射量不多，乳房形态始终尚好，同时又没有不良症状，可以观察处理；破坏性太大的手术不如不做，从患者的角度出发，以最小创伤获最大收益为原则；不建议做大面积组织切除，术中尽可能地保留组织，除非组织确已变性，或者已经坏死；如果注射物跟组织已经粘连、包裹过密，可以在不破坏组织功能的前提下进行部分组织切除；脂肪注射，在乳房形态、手感、动感、对称性等方面有优势，是很好的凝胶去除后乳房体积缺少的解决方案。

（刘成胜　吕京陵　邵文辉　严　竣）

六、自体脂肪移植置换假体隆乳术

（一）概述

近年来，假体隆乳手术已成为国内发展最快的整形美容手术之一，而且逐年增加。据国际美容整形外科学会统计，2017 年全球假体隆乳术 1 540 000 例，与 2016 年国际美容整形外科学会统计数据相比，2017 年全球假体隆乳手术总量增加了 2.0%。

乳房假体手术的并发症和不良反应包括包膜挛缩、瘢痕、乳房变硬、假体挤压组织、位置不正、移位、起皱、乳房不对称及心理不适感，假体移除导致乳房变形、凹陷、皱纹，并伴随身心的不良影响。

假体包膜挛缩所致的乳房变形变硬是假体隆胸术后最常见的并发症，往往通过置换假体也未必能从根本上解决问题；假体表面软组织覆盖是假体隆胸术里一个不可忽视的重要问题，若软组织覆盖较少，假体轮廓的显现和假体边缘被触及，会引起一系列不良的临床症状，受术者及其配偶体感不适，进而大大降低受术者对手术的满意度。

假体的安全性一直是社会关注的焦点。最近与假体相关的 ALCL 再度受到人们的关注。ALCL 不是乳腺肿瘤，而是一种罕见的淋巴瘤，属于造血系统疾病。与乳房假体相关的间变性大细胞淋巴瘤（breast implant-associated anaplastic large cell lymphoma，BIA-ALCL）是一种罕见的非霍奇金淋巴瘤。2016 年，WHO 将与乳房假体相关的间变性大细胞淋巴瘤作为独立的临床分类，从其他类型的 ALCL 区别开来。对于隆乳后持续 3 个月以上的顽固性血清肿及乳房扪及肿块的患者，应提高警惕，需进行引流液的细胞学和病理学 CD30、AKL 的检查。目前，推荐的治疗方法为完整去除假体及周围的包膜。

乳房假体和自体脂肪移植都可以用于隆胸和乳房再造的目的。但自体脂肪移植相较于乳房假体，对于乳房畸形矫正、乳房局部众多问题的修复有着无可替代的作用，自体脂肪移植塑造乳房形状属于微整形范畴，更易被众多女性接受。有过假体隆乳经历的人一般不愿意再次植入假体，一旦她们了解自体脂肪移植能够隆乳的现实，通常都会选择后者。

游离脂肪颗粒的自体移植在矫治假体隆乳术并发症上有很好的临床应用前景，现已广泛应用于假体取出以后的乳房软组织缺损的修复，这一技术的优点是：移植物为自体组织，其生物学特性远远优于任何人工的组织代用品、异体或异种材料，脂肪颗粒移植取材容易，组织来源丰富，操作简便，安全可靠，易于存活；受区形态均匀自然，无体表投影；可重复注射，易于塑形；假体取出与脂肪颗粒填充隆乳术一次完成，费用相对较低，痛苦小，患者乐于接受。本章介绍自体脂肪颗粒移植矫正假体隆乳术后的并发症和不良反应中的应用。

（二）国内外研究历史和现状

为矫正人们的外形轮廓缺陷及各种缺损畸形，人类一直在寻求一种安全、可靠、方便、实用的填充物质。

第一例成功隆乳术的报道出现在 1895 年，德国医生 Vincenz Czerny 描述了将患者的躯干部脂肪瘤，移植到她的乳房内的过程，这是个乳房部分切除术后的患者。

1899 年，Gersuny 首先报道应用液状石蜡行阴囊内注射治疗睾丸缺损，他又用同样方法注射至膀胱颈治疗尿失禁，注射至面部修正面部缺损，注射至乳房进行隆乳，继而也引发了后人对凡士林、植物油、蜂蜡、硅凝胶、胶原等的探索应用。石蜡及其后无机油类的应用引起局部水肿、淋巴结病等严重并发症。石蜡注入人体组织内，以小脂滴的形式广泛分布于组织内，引起机体的异物排斥反应，镜下可见大量吞噬和巨噬细胞在脂滴周围出现，局部组织内纤维血管透明变性、坏死，成纤维细胞增生及瘢痕形成称之为"石错瘤"，临床上可出现局部水肿，瘢痕形成，有时继发皮肤破溃，形成慢性溃疡，甚至癌变；并出现淋巴结肿大，淋巴内可见碳氢化合物成分。该材料临床上早已弃用。

医用液态硅胶为清洁、无色的惰性材料，液态硅胶是由 Blocksma 等于 1959 年首先在大白鼠上应用后继而转入临床。1961 年，Uchida 报道了将液态硅胶注入乳房进行隆乳术的病例。然而，注射液态硅胶导致了较多的并发症，包括反复感染、慢性炎症、窦道、肉芽肿形成甚至组织坏死和明显的自身免疫性疾病。在动物及人体实验中表明，此类材料可引起机体产生巨细胞反应巨噬细胞 7 天，巨细胞 2 周，纤维束进入填充区 6 周，胶原沉积，纤维包膜形成，但巨噬细胞始终位于颗粒表面。因为出现了很多并发症，该种材料未被美国 FDA 和我国政府相关部门批准。

20 世纪 50—60 年代，人们采用聚氨酯、聚四氟乙烯和膨胀聚乙烯醇甲醛等固体变构材料进行隆乳术，患者出现局部组织反应、皮肤炎症、溃疡、渗出及迁移、乳房僵硬、乳房变形等并发症后，这些材料被停止使用。

1962 年，Corning 和 Gerow 开发出了现代的乳房假体，即外壳加填充物两部分组成，他们使用硅胶作为填充材料，将其包含在一个薄而光滑的硅胶弹性体外壳中。从那时起，硅胶假体和盐水假体都经历了几次技术变更和改进。硅胶假体的问世开创了现代隆乳术，并且在过去的 60 年内不断发展，至今已有丰富的产品系列可供选择。

Peters 最早将硅胶假体分为三代，并由 Maxwell 和 Baker 进一步将硅胶假体分为五代。第一代假体为 1962—1970 年，第二代假体为 1970—1982 年，第三代假体为 1982—1992 年，第四代假体为 1993 年至今，第五代假体为 2012 年至今。

第一代硅胶假体是由 Dow Corning 公司于 1962 年生产，其外壳由较厚、光滑的硅胶制成，由两片包膜在边缘密封后制成；内容物为具有中等黏滞度的硅胶。假体外观为泪滴形，假体的底盘上具有数个涤纶小垫，可以将假体维持在合适位置。由于外壳质量不佳且胶体黏度不足等问题，导致高包膜挛缩发生率。

20 世纪 70 年代，为降低包膜挛缩的发生率并满足手术医生更软、手感更自然的要求，第二代硅胶假体采用更薄、无缝的外壳，并且不再设计涤纶小垫。这些假体外观呈圆形，内容物为低黏滞度的硅胶，触摸时更具自然手感。然而，由于其外壳较薄，内部硅胶的黏度较低，硅酮分子可扩散或流动到假体周围的腔隙中。扩散的硅酮会在假体周围产生油性、黏滞的残留物，这在过去的硅胶填充假体隆乳术后很常见。与第一代相比，第二代假体外壳突出的特点是其聚氨酯涂层，研究发现，聚氨酯外壳形成的表面纹理降低了包膜挛缩的发生风险。然而，随后的研究发现聚氨酯分解产物 2,4-二氨基甲苯具有致癌可能，并且临床上聚氨酯外壳出现分层现象，其破裂率及硅胶渗漏（破出）率较高，仅次于使用薄层、可渗透外壳和低黏度硅胶假体，这导致二代假体被摒弃。

20 世纪 80 年代，第三代硅胶假体问世，它有着黏滞度更高的硅胶和更厚的光面或毛面外壳，提升了外壳的强度和完整度，并且使用了低渗透性阻隔弹性体，以尝试减少硅胶渗漏、假体破裂及包膜挛缩的发生。第三代假体外壳由多层硅胶酮弹性体构成，通过引入一层屏障和增加了外壳厚度来减少凝胶流出，从而显著降低假体外壳的故障率。假体外壳突破性地采用毛面纹理模仿聚氨酯，降低了包膜挛缩发生率，但仍然出现包膜挛缩和假体外壳硅酮的渗漏等并发症。1992 年，美国 FDA 要求从美国市场暂时召回第三代硅胶假体，要求制造商提供额外的安全性和有效性数据。

这一禁令促使第四代硅凝胶假体的进入市场，这些假体的制造更加严格地遵循 ASTM 和 FDA 的标准，调整了外壳的厚度和硅胶的黏度。更重要的是，第四代硅胶假体在更高的质量控制下生产，这些圆形硅胶假体有不同的表面纹理和不同形态的假体供医生和患者选择，以适应临床需求。2006 年 11 月，FDA 批准了第四代有机硅胶假体的使用，其制作过程中使用的工艺是符合当前标准，当时有三家美国公司 Sientra、Allergan 和 Mentor 生产第四代乳房假体。

2012 年至今，第五代硅胶假体也得到了进一步的开发，其标志是解剖型假体的理念随着临床需求和发展而被提出。第五代假体使用了与前代假体相同的硅胶弹性体和低渗漏的外壳，除了拥有毛面纹理，这些解剖型假体填充硅胶黏度更高。这催生了一系列圆形和解剖型假体，这些假体维持其形态的能力更强，并且受到周围软组织压力或重力的影响较少。FDA 于 2012—2013 年批准了美国所有制造商生产的第五代假体。

至此，假体隆乳手术蓬勃发展，在全世界遍地开花，已成为国外和国内发展最快的整形美容手术之一，而且逐年增加。然而，世界各地不同假体的使用率差别很大，其中美国光面假体占 87%，毛面假体仅占 13%；而在欧洲和澳大利亚，毛面假体的使用达到了 90%，目前中国尚无相关统计数据。与光面乳房假体相比，毛面假体隆乳术后相关并发症，如包膜挛缩、假体破裂、移位及再手术等发生率较低，而乳房假体相关的间变性大细胞淋巴瘤的发生风险较高。

假体的安全性一直是人们关注的热点。1992 年，美国 FDA 要求假体生产商进行长期的临床试验来证实硅凝胶假体的安全性及有效性，这促成了美国硅胶体 10 年核心研究。虽然研究数据证实了硅凝胶乳房假体的长期安全性，但是假体隆乳术后出现的并发症还是让很多求美者不胜其烦。

假体隆胸术后并发症及出现的问题有：①假体纤维包膜挛缩、乳房变形畸形、乳房变硬；②假体移位、假体位置不正；③感染、炎症刺激、肉芽肿、伤口愈合延迟、切口瘢痕增生；④血肿、血清肿和双包膜；⑤乳房疼痛、感觉异常和乳头变化、溢乳、组织钙化、胸壁畸形；⑥起皱波纹；⑦动态畸形；⑧假体选择和乳房不匹配、假体挤压组织、乳房组织萎缩、乳房不对称、乳房下垂；⑨假体渗漏、假体破裂；⑩间变性大细胞淋巴瘤的发生；⑪心理不适、身体和精神负担；⑫二次或多次手术等。

假体隆胸术后受术者出现以上问题或并发症后，有的受术者就选择将假体移除，这样就会导致乳房变形、变松、凹陷、皱纹，并伴随乳房组织的失去、乳房变小等；有的受术者选择行假体置换，有可能又再次发生假体纤维包膜挛缩、假体移位、乳房变形等；有的受术者术后出现了轻度乳房变形、乳房组织萎缩、起皱波纹、乳房不对称等，又担心取出假体后乳房变得太小，就选择在假体上或周围注射自体脂肪，可以让萎缩变薄的组织变厚，矫正出现的较轻的并发症；但现在，有更多的受术者直接选择移除假体，并同时用自体脂肪置换假体，以期望彻底矫正上述并发症，并在乳房形态、手感、动感、对称性等有很好的变化。

自2002年至今，笔者已为1000多名假体隆胸术后受术者进行了自体脂肪置换假体手术。

（三）机制

假体隆乳手术已成为众多女性爱美者所喜爱的手术，但其出现的一些问题和并发症，让不少求美者苦恼。因此，了解其发生机制，并能预防及治疗一些常见问题和并发症的发生，显得尤为重要。

1. 假体隆乳常见问题和并发症

（1）纤维包膜挛缩：包膜挛缩至今仍占据着隆乳术后并发症的首位，发病率高达15%~30%，表现为假体周围可触及甚至可见的包膜形成。在1975年，Baker提出了隆乳术后包膜挛缩的临床分类系统，临床上，假体周围包膜挛缩的评估依据贝氏分级分为四级，Ⅰ/Ⅱ级一般无特殊处理；Ⅲ/Ⅳ级较严重，导致乳房变硬、变形、疼痛、拒绝触摸。假体周围发生包膜挛缩的原因一向都是周围乳房组织发生的特殊异物反应，临床上严重的包膜挛缩表现为广泛的瘢痕形成并收缩，常发生包膜增厚，导致假体变硬、扭曲和移位。

包膜挛缩的发病机制未明，诸多研究发现其发生可能与以下因素有关。

瘢痕增生：目前认为包膜挛缩是由假体周围的包膜组织中的肌成纤维细胞增生和收缩导致，肥厚性、环形线性瘢痕的形成可能受肌纤维母细胞的刺激。增生性瘢痕理论认为，包膜中的肌成纤维细胞被刺激后产生了瘢痕与挛缩。光面假体包膜发生率高的原因可能是包膜内的肌成纤维细胞有序排列，容易发生皱缩；而对于毛面假体，由于表面纹理不规则致使包膜内胶原排列方向不一，同一方向的叠加力和挛缩动力降低。另外，有研究在毛面假体周围发现大量可抑制肌成纤维细胞生长的巨噬细胞。

感染（革兰阳性菌占主导地位）：研究认为，在假体外壳表面形成了一种微型生物膜，保护了感染的发生，并躲避了人体细胞和体液免疫针对感染过程的免疫反应，从而导致了一种慢性的亚临床感染。表皮葡萄球菌、丙酸杆菌属、肠杆菌属、芽孢杆菌属和一些其他病原体与此过程具有密切关系，目前看来是被引用得最多的关于包膜挛缩发生和发展的原因。

假体形状、大小及表面纹理：近年来，研究证明假体表面纹理与包膜挛缩率相关，认为毛面假体较光面假体表面积增加，使得假体表面细菌载量高于光面假体，术后感染率增加。有一些专家认为与光面假体相比，毛面假体能够显著降低包膜挛缩发生率，统计发现，使用光面假体患者的包膜挛缩发生率是毛面假体的2.3倍。这可能与毛面假体表面纹理增强了与周围组织的黏附有关，其减少了假体周围腔隙，减少假体移动，继而减少了创伤和继发炎症反应。

无菌性炎症及异物的刺激：包括假体硅凝胶渗漏、滑石粉及术中碘伏使用等，血液或血清等刺激物可能引发挛缩，来自外界微粒异物的刺激，如粉末、缝线的残留线头、纱布碎屑或灰尘等，同样可能导致挛缩等。

其他：切口部位选择、置入的层次和假体植入的腔隙分离不够等。

为了减少包膜挛缩的发生，预防和治疗措施如下：手术操作应当细致、准确、精巧，分离层次清晰，动作轻柔，应在剥离腔隙的过程中尽可能地减少组织损伤、出血和血清肿形成，因为这些因素均参与了包膜挛缩的形成。使用光面假体时，需要建立稍大的腔隙，配合推动训练，尝试延缓包膜紧缩的进展。使用毛面假体时，假体周围的液体会在术后首周内逐渐吸收，抗生素腔隙冲洗被证实有益于减少包膜挛缩的发生，局部使用抗生素溶液冲洗被证实具有降低包膜挛缩发生率的作用。此外，在置入假体时使用置入器（Keller漏斗），以及在乳头乳晕复合体上使用3M透气贴膜，能够减少假体细菌污染的可能，并潜在地减少生物膜的形成。按贝氏分型标准Ⅱ级以下可以采取观察治疗，Ⅲ级、Ⅳ级应该进行手术治疗，手术方法之一是进行纤维囊松解，即将纤维囊进行环形切开并切开纤维囊前部，从而松解和扩张周围软组织，扩大腔隙后植入新的假体；手术方法之二是对于非常厚的纤维包膜或者含有钙化的包膜，需要将纤维囊进行部分或全部切除以纠正畸形，这种方式在治疗Ⅳ级包膜挛缩时非常有效，并需将旧假体置换成无渗漏的硅胶假体；手术方法之三是通过对复发性包膜挛缩等情况改变植入的层次、改变假体位置的方式来治疗。自体脂肪置换假体。

（2）假体移位：假体移位是假体隆乳术常见的并发症，是一个较为广义的范畴，涵盖了众多并发症。假体移位严重影响乳房美学效果，也是隆乳术后再手术的原因之一。假体移位分为向下、向上、侧方移位及中心移位。假体下移导致假体低于乳房下皱襞，假体位置低于预期，包括了因下皱襞构建不善导致的向下移位（双泡畸形）、向下延伸畸形（下极下移），而向下延伸畸形则常见于使用体积超过下极所能承受的假体；上方移位常由下极分离不足、胸大肌下平面双平面构建不够、下皱襞下移欠佳或出现包膜挛缩所致；内外侧移位由对胸大肌胸骨端过度的游离和对置入腔隙外侧的过度剥离导致，内侧移位可导致双乳贯通；其中假体向下移位最常见（图15-301）。

造成假体移位的因素很多，如患者自身条件、隆乳术的手术方式、手术切口、假体置入层次，以及假体自身形状、表面纹理等。有专家进行临床统计学分析，发现与光面圆形硅胶假体相比，毛面解剖形高聚硅胶假体的位移发生率较低，原因可能是毛面假体的表面纹理使假体本身摩擦系数增大，与周围组织摩擦阻力增加，这使得其在腔隙内更加稳定。导致移位的其他因素还包括置入假体后异常或有胸壁不对称情况。因此，使用毛面假体有助于减少随时间推移出现的假体移位，因为这种可能性，所有的解剖型假体均为毛面，以保持其在腔隙中的方向；在术中精准地构建一个与所选假体大小完全一致的腔隙，可最大程度减少假体移位的发生。其他的防治措施：①综合患者身高、肥胖程度、胸围等因素选择假体；②术前合理设计假体植入的位置、层次、范围等；③腔隙分离到位，特别下界和内界，大小也要合适；④适当加压包扎防止假体移位；⑤3~4周内禁止上臂过度抬举及提重物。

假体旋转仅见于使用解剖型假体的患者，表现为假体在腔隙内的方向改变，解剖形假体均为毛面假体。与圆形假体（无论光面还是毛面）相比，解剖形假体因旋转导致假体错位的风险远高于圆形假体；为避免旋转，需要毛面假体对周围组织具有黏附性。因此，在大小完全吻合的腔隙中利用毛面假体带来的摩擦力能够避免发生旋转。

(3) 感染：初次隆乳的患者感染发生率可达2%，多发生于术后1周以内，但后果较严重，可引起发热等全身症状，同时纤维囊挛缩的概率也增加。可能的病因包括：手术室环境消毒不合格；术中无菌观念不强，未严格执行无菌操作；硅凝胶假体、手术器械消毒不合格；术后切口出血或局部血肿形成；乳腺炎未控制；乳腺腺体及其相应管道中有细菌存在，在手术时可能进入术区或腔隙中。

预防措施包括：建立合格的手术室，并且消毒合格，提供安全、可靠的手术环境；遵循无菌操作原则；操作器械、敷料、假体消毒合格；抗生素腔隙内冲洗；预防性使用抗菌药、创面彻底止血、腔隙内放管引流；乳房有炎症者，待炎症彻底治愈后才能手术等。标准的治疗方法包括手术探查、冲洗和腔隙的彻底清创及引流。大部分出现感染的患者的假体会在治疗过程中被取出，并于6个月后重新置入。如果患者的感染临床稳定且感染较为局限，则有可能通过延长抗生素的使用来挽救假体，但如果治疗失败，则仍需将假体取出。

(4) 切口瘢痕：瘢痕体质、钳夹挫伤、血肿、感染、过分分离、二次或多次手术等因素均可引起切口瘢痕增生。术者应具有丰富的临床经验和良好的缝合技术，选择切口在张力小隐蔽性好组织交界处，尽量减少对切口组织的损伤，术中止血彻底，必要时放置引流管等措施可以减少瘢痕的形成。恰当的入路也可以改善切口瘢痕对隆乳效果的影响，腋窝皱襞切口位置隐蔽，术后瘢痕大多较轻；乳晕直径较大时，乳晕切口瘢痕不明显；乳房有一定体积、站立时乳房下皱襞明显或者乳房轻度下垂者，乳房下皱襞切口相对隐蔽。切口瘢痕若较明显，可以二次手术修复。

(5) 血肿：在初次隆乳的患者中，术后血肿的发生率为0.5%~2.0%，多发生于术后1周内，乳房的血肿表现为肿胀、疼痛、青紫及触摸或活动上肢时出现疼痛；若未及时清理血肿，将会导致愈合时间延长、创面问题、延迟愈合、感染和远期可能出现的组织不对称及包膜挛缩。可能的病因包括：①创面未进行彻底止血；②操作粗暴，损伤较多组织和血管；③未放置引流管或引流不通畅；④未进行加压包扎或包扎不当；⑤患者术前未停服活血药物，或凝血功能不正常，术前未进行治疗；⑥术后早期运动剧烈或者乳房假体遭受撞击。

预防措施包括：①告知患者避免使用活血药物，或者手术前2周使用血小板制剂进行干预；②术中动作轻柔、准确，避免过多损伤周围组织；③避免在没有手术止血条件下经盲视或钝性分离；④术中细致谨慎地进行彻底止血；⑤必要时放置引流管；⑥术前、术后使用止血药预防出血；⑦术后适当加压包扎；⑧女性避免月经期手术等。

治疗措施：血肿较小或者出血少时，可采用保守治疗，如穿刺抽血、应用止血药、局部加压包扎、使用抗菌药预防感染等；血肿较大或者出血较多时，则必须立即手术探查止血处理，包括血肿清除、止血、腔隙冲洗、引流等；通常不必置换假体。

(6) 双包膜/迟发血清肿：双包膜和迟发血清肿是近年来新发现的隆乳术后并发症，病因未明。双包

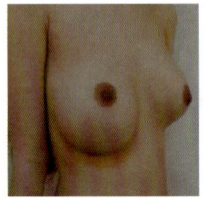

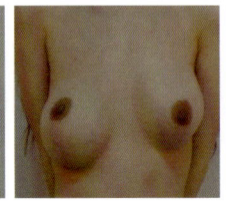

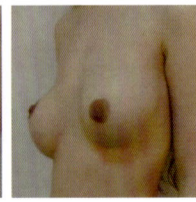

▲ 图 15-301 假体隆乳术后右乳假体下移

膜是指假体隆乳术后在假体周围形成的两层不同的包膜囊，内层包膜附着于假体表面，外层包膜附着于胸肌或乳腺组织表面，内外两层包膜囊之间有宽松的间隙，可有滑液存在。若两层包膜没有完全包裹乳房假体，则被视为部分双包膜。双包膜病理切片提示，内层包膜由纤维组织构成，外层包膜除纤维结缔组织外，还存在淋巴细胞的浸润及血管炎症反应。一些专家通过对临床上使用不同假体类型隆乳患者进行统计和研究，发现双包膜和迟发血清肿仅见于毛面假体隆乳术后，而在光面假体隆乳术后极为罕见。目前关于双包膜形成的病理生理学机制一直存有争议，有学者提出机械病原学，也有学者认为假体周围积液是其根本原因。有学者对双包膜的病因学提出了4个假说：①基于假体在大的组织袋内运动，假体宏观及微观运动阻碍了假体表面与周围组织的黏附；②机械病原学，即假体上施加的剪切应力将假体从被膜上撬开，这种分离导致了与假体直接接触的双包膜内层的产生，假体外壳与原始被膜持续性的摩擦导致了浆液积聚，浆液中的细胞再种植于假体表面，启动了包膜新内层的发展；③基于假体周围形成了不同病因的血清肿，导致了新包膜的形成；④也是基于机械原理，提出剪切力导致假体包膜复合体从周围乳房组织中脱离，从而使原来的包膜与毛面假体结合，随后在其外部形成新的外层包膜。但各个假说并无充分的临床研究加以支持。

(7) 疼痛：常发生在术后2～3天，主要与假体压迫周围组织，造成假体腔隙张力过大，以及胸大肌活动有关。术中将BTX-A注射于包裹假体的胸大肌部分，可减轻术后疼痛。治疗措施：①药物止痛；②超前镇痛理念，既减少术后疼痛，也降低了药物的不良反应，同时镇痛效果好；③做好术前疼痛教育，术后疼痛管理的质量也将会提高，有利于康复；④发生感染或血肿，肿痛会加剧，则需要外科处理。

(8) 感觉异常：乳头乳晕敏感性的改变可以表现为感觉减退（或增强），但大多情况是乳头、乳晕的感觉减退，通常是由牵引损伤、瘀血、炎症、剥离腔隙时损伤肋间神经所造成。其最常见的原因是在向外侧分离腔隙时，尤其是锐性分离时，可能对从胸肌筋膜上方的深面进入乳房外侧的肋间外侧神经造成了损伤；或者是经乳晕切口进行手术，损伤该区域神经组织引起，一般无须治疗，大多可逐渐恢复。因为乳头处主要的神经支配虽然是第4肋间神经，但其与第3和第5肋间神经的前支和外侧支均有一些重叠。因此，一般情况下，乳晕缘切口与腋下切口及乳房下皱襞切口相比，乳头乳晕敏感性改变发生的差别不大。预防措施包括：术者在向外侧分离腔隙时，应尽量采用钝性分离方式，注意保护好肋间神经；应尽量避免大范围剥离皮下组织，以及电凝止血的能量不要过高。

(9) 皱褶/波纹：皱褶、波纹常见于软组织覆盖不足，或者大多使用毛面假体和体积不足的硅胶假体；而将假体置于乳腺后胸肌前，乳房上极软组织少于2cm的夹捏厚度时也容易出现皱褶、波纹；或者术后出现了软组织萎缩和下极的变薄与延展，即使拥有足够的软组织覆盖，也可能会有皱褶、波纹出现。因此，假体表面有充分的软组织覆盖是最大限度减少假体皱褶、波纹、显形和可触及的风险的重要因素，而将假体置于胸大肌下或双平面腔隙中能够提供更好的组织覆盖。出现皱裙、波纹后治疗措施包括：①将假体改放于胸大肌下平面；②更换假体，如将毛面假体更换为不易起皱的光面假体；③乳房上极软组织内进行脂肪移植或植入软组织基质，能够增加乳房的软组织覆盖，进而可以改善皱褶、波纹的发生和假体轮廓的显现。

(10) 动态畸形：动态畸形是指胸部肌肉收缩时出现的显示包绕假体的乳房畸形，是胸大肌下平面置入假体的独有现象。这种现象十分明显，并且尤其多见于经常锻炼或举重物的患者。大部分患者的动态乳房畸形为轻度，但仍有15%的患者存在中或重度的动态畸形。对于一些高危患者，将假体放置于腺体下层或胸肌筋膜下层次，应成为首选假体置入层次。如果存在严重的动态畸形，需要对其进行矫正，即更换假体置入腔隙至乳腺下层或胸肌筋膜下层或双平面；对于乳房上极软组织覆盖不足，并不适合乳腺下或筋膜下层置入的患者，可以使用脱细胞真皮基质包裹假体。

(11) 假体破裂：乳房假体并不能终身永固，这一情况需要告知隆乳术的患者。假体破裂和外壳破坏与假体的种类相关；硅胶假体的破裂在不同的品牌和种类的假体之间差异很大，并且随着置入时间的增加而上升。第五代的硅胶假体有着更高的黏度，并且其中的硅胶成分不易从假体外壳中流出，相比于第四代假体发生破裂的概率大幅降低。MRI可明确检查有无硅胶假体破裂。若有硅胶假体的破裂，则需及时完整取出假体。

(12) 间变性大细胞性淋巴瘤：乳房假体相关的间变性大细胞淋巴瘤是一种特殊类型的T细胞淋巴瘤，见于乳房假体置入的患者，常累及假体的包膜或积液。BIA-ALCL是一种罕见的疾病，世界卫生组织于2016年将BIA-ALCL作为间变性大细胞淋巴瘤的独立分型。1997年，报道了第1例BIA-ALCL患者，该患者在假体隆乳术后35年被诊断。截至2017年9月30日，美国FDA收到的BIA-ALCL病例共414例，其中9例死亡。截至2018年2月，全球23个国家记录了516例病理确诊的BIA-ALCL病例，其中16例死亡。明确假体表面纹理的272例患者中使用毛面假体隆乳的有242例（89%），光面假体30例（11%），其他相关统计资料也表明，确诊的BIA-ALCL的病例中毛面假体比例明显高于光面假体。

早期，假体周围腔隙内液体增多吸收延迟，附着于包膜的肿物，侵犯皮肤的肿瘤，累及淋巴结；经临床病例统计发现，2/3的乳房假体相关的ALCL病例表现为迟发即大于1年的假体周围积液，1/3的病例表现为包膜肿块，1/8的患者会出现淋巴结肿大。大部分患者至少有过1次毛面假体置入的病史，并且大部分使用的是盐析法工艺的假体。这一现象提示，毛面假体可能存在着促进慢性炎症的因素，并且是多种因素的共同作用。毛面可能仅仅是作为一种被动的增效剂，元凶可能是对某些特定细菌的慢性炎症反应。有研究显示，BIA-ALCL的发病可能与亚临床感染有关，这一过程中触发了人体的炎症和免疫系统的反应，结合自身基因的易感性，导致BIA-ALCL的发生。

然而，该疾病的发病机制未明。有专家通过对1例术后22年的迟发血清肿患者的血清液和外周血检测，发现乳房假体周围浆液及外周血中$CD30^+$活化T细胞增加，分析表明BIA-ALCL期可能是$CD30^+$T细胞异常增生的终末期。鉴于在BIA-ALCL病例中毛面假体与之关联度大，有研究者认为毛面假体的表面积大，相对的细菌负荷高于光面假体，继而对淋巴系统刺激大，细胞转化风险高。有学者推断机体免疫系统可能对毛面假体某部分有反应，并且相对粗糙的表面对周围组织刺激性大，炎症反应风险增加。对BIA-ALCL病例中肿瘤包膜的研究发现包膜中革兰阴性菌占主导地位。这一发现为预防BIA-ALCL提供了方向。

BIA-ALCL最常见的临床表现是晚期血清肿或者假体周围渗液，大多数病例在假体植入后8~10年出现症状。目前筛查和诊断BIA-ALCL首选彩色多普勒超声、MRI等影像学检查，明确积液的部位在超声或PET-CT引导下定向细针穿刺抽液，或进行淋巴活检，对疑似病例的组织、假体和渗出液样本应送CD30免疫组织化学病理检查、微生物及细胞学检查协助诊断，并结合临床病史以排除ALCL；有的病例是在行修复手术时发现。对于确诊BIA-ALCL的病例，目前主要是通过手术治疗，取出双侧假体、完整切除包膜，以及彻底切除包括受累淋巴结在内的病变组织。如果包膜外的病灶不能完全清除，患者后期需辅助疗法，如化疗、胸壁放疗、抗CD30免疫治疗辅助放化疗或苯妥昔单抗疗法，干细胞移植对于晚期病例的作用正在研究中。

相关数据显示，2015年全球有173例假体隆乳患者被确诊BIA-ALCL，而同年行假体隆乳和乳房重建的女性有364 000例；乳房假体相关ALCL发生风险为0.003%，BIA-ALCL淋巴结转移概率约为0.0004%；确诊BIA-ALCL并且3年内没有解决的概率约为0.0002%。而假体隆乳术后10年其他并发症的发生率表现为：假体破裂率为8.7%，包膜挛缩率为13.5%，再手术率为13.5%。基于以上数据的比较，可知假体隆乳术导致BIA-ALCL发生率极低，乳房假体具有长期的肿瘤安全性。

乳房假体相关的ALCL是一种罕见的与乳房假体相关的淋巴瘤，目前确切的病因和发病机制仍不清楚。目前，准确的诊断和彻底的手术治疗是患者重要的最佳治疗手段；进一步的研究对于乳房假体相关的ALCL的预防、诊断和最佳治疗方案至关重要。

2. 自体脂肪置换假体 乳房自皮肤至胸廓肋骨表面，由浅至深层依次为：皮肤、皮下脂肪、浅筋膜浅层、乳腺腺体、浅筋膜深层、乳房后间隙、胸肌筋膜、胸大肌、肋骨及肋间肌。如前所述，通常情况下，乳房的脂肪注射层次为：①皮下至浅筋膜浅层间隙；②浅筋膜深层下乳腺后间隙；③胸肌筋膜前；④胸肌筋膜后至胸大肌内；⑤胸大肌后。从脂肪存活的原理上看，只要是有血供的乳房软组织内都可以行脂肪移植。乳房自皮肤至胸廓肋骨表面，层次和疏松的间隙较多，其中乳腺因具有泌乳等重要功能而不主张将脂肪注射到乳腺组织内（而且年轻的女性往往乳腺较致密，也很难往其内注射脂肪），以及假体取出后的空腔内也无法注射脂肪外，理论上其他层次都可以进行脂肪注射。

假体隆乳术的假体置入层次一般是胸大肌后或乳腺下胸大肌前，假体无论是置入哪个层次，假体周围都会形成包膜，而且硅胶假体的包膜因为增加了受区部位的血管化，从而有利于脂肪移植的存活。假体置入层次若在胸大肌后，则假体取出后，除上述胸大肌以上层次外，贴近其包膜与胸大肌之间，也是脂肪注射可选层次；假体置入层次若在乳腺下胸大肌前，则假体取出后，除上述皮下和胸大肌以下层次外，贴近其上层包膜与乳腺之间，以及下层包膜与胸大肌之间，也是脂肪所需注射层次。

与未经过扩张的乳房比较，植入过假体的乳房组织被牵拉过，即假体植入对于乳房也起一个内扩张的作用，会使乳房组织松弛度增加，减少组织间隙密度压，硅胶假体的包膜在假体取出后水平方向的纤维松弛，成为风琴样皱折（图15-302），因此在取出假体的同时行自体脂肪移植，会增加脂肪移植存活数量和质量。

自体脂肪置换假体术后效果与假体占乳房比息息相关，也就是说与原有乳房的基础有大的关系。一般来说，假体占比在80%及以上，取出假体后，所剩软组织较少和薄，可注射和可留存脂肪的组织较少，术后效果一般较差，乳房的突度、体积和大小与术前相比可能会小很多，患者的满意度评价较低；假体占比在50%~70%，取出假体后，所剩软组织尚可，可注射和可留存脂肪的组织有一定的量，术后效果一般尚可，乳房的突度可能比术前会小，但体积和大小与术前相当，或者小一些，患者能够接受，患者的满意度评价一般满意；假体占比在50%以下，取出假体后，所剩软组织较多，可注射和可留存脂肪的组织较多，术后效果一般较好或很好，乳房形态更自然美观，乳房的体积和大小与术前相比可能还会大，乳房的突度与带假体的乳房相当，患者的满意度评价较高。

对于有假体又伴随下垂的乳房，患者的满意度评价较多元。手感较硬，乳房轻度下垂，心理非常不适的患者，当术后手感和形态都有改善，患者一般较满意；乳房中、重度下垂患者，往往期望术后能矫正下垂，或希望乳房上极增加饱满度，尽管反复与患者解释，单纯脂肪移植并不能解决乳房下垂，但患者术后的满意度评价仍然会较低。

（四）适应证和禁忌证

1. 适应证

适应证：①身体及心理健康、希望进行乳房美容的女性，因为乳房较小，已选择假体隆乳者；②单次或多次假体隆乳术后，拟行脂肪移植转换者。

2. 禁忌证

禁忌证：①吸烟；②长期出血；③有明显的精神心理异常不能够配合手术者，期望值不切实际；④妊娠期或哺乳期女性；⑤瘦弱无脂者，或以往经过多次大面积脂肪抽吸术等；⑥受区和供区局部有急性感染；⑦乳房内有肿瘤并怀疑乳腺癌或假体术后大细胞淋巴瘤可能者；⑧患有高血压、冠心病、糖尿病，以及肺、肝、肾功能减退等不能耐受手术者。

（五）手术方法

1. 术前准备和设计思路

(1) 术前准备

术前常规检查：包括体温和血压测量，心电图，血常规+凝血检查，乙肝、丙肝、HIV、梅毒等传染病筛查等；乳房的影像学检查，包括B超或MRI检查（图15-303）。

乳房和供区局部检查：其中特殊之处在于，需检查假体的置入层次、假体的大小、范围、厚度和活动度等；原切口瘢痕长度、宽度等情况；乳头乳晕复合体感觉、动态情况等。要观察胸大肌收缩时乳房动态畸形表现等（图15-304）。

拍照和测量

拍照：除拍摄术前的乳房全景照片（图15-305），重要的是要拍术中照片，尤其是取出假体后即刻的照片（因为脂肪植入以后形态就会改变），体位应是术前的站立位、卧位，术中的坐位、卧位，拍摄面是正面、左右斜侧位、左右正侧位及背面（术前）等部位的照片，同时要拍上述体位的动态视频（图15-306和图15-307）。

测量：特殊之处在于，不光进行术前、术后乳房上中下三围及胸围差数据测量，还需进行术中在乳房假体取出后及注脂后的测量，并且予以拍照记录（图15-308）。

3D扫描：有条件的还可以进行乳房形态精准的记录和乳房体积的计算。如使用Crisalix 3D成像平台。用普通的数码相机对每个患者的乳房前方分别拍摄三张标准照片，左45°，右45°。在每个时间点测量双侧乳头间的距离。在线软件系统Crisalix可以精确计算每个乳房的体积（图15-309）。

(2) 病历书写：与患者沟通后签署知情同意书。尤其是对乳房内的假体与乳房软组织比例的评判，预估假体取出后乳房的大小、体积情况，以及脂肪置换假体以后乳房的大小、体积情况；应该让患者充分的了解，自体脂肪是不同于假体，它们塑造乳房的方式不同，自体脂肪进行重建后乳房的大小和体积，可能仍较术前有相应甚至较大的缺失等情况，并与其达成一定的共识，以免术后产生纠纷。另外，对于假体隆乳尤其是反复多次假体置换隆乳患者，需要与受术者充

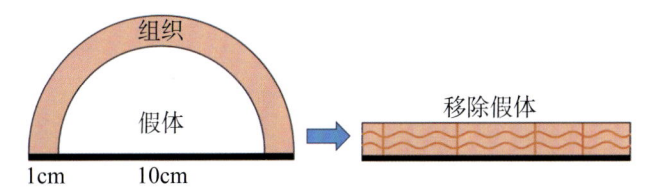

▲ 图 15-302 硅胶假体的包膜在假体取出后水平方向的纤维松弛，成为风琴样的皱折

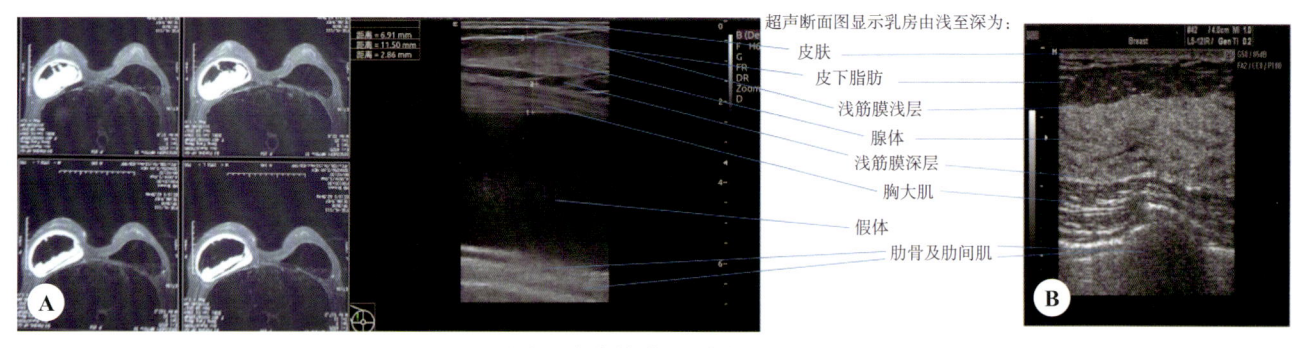

▲ 图 15-303 　A. 假体术后乳房核磁、B 超检查；B. 正常乳房超声图像

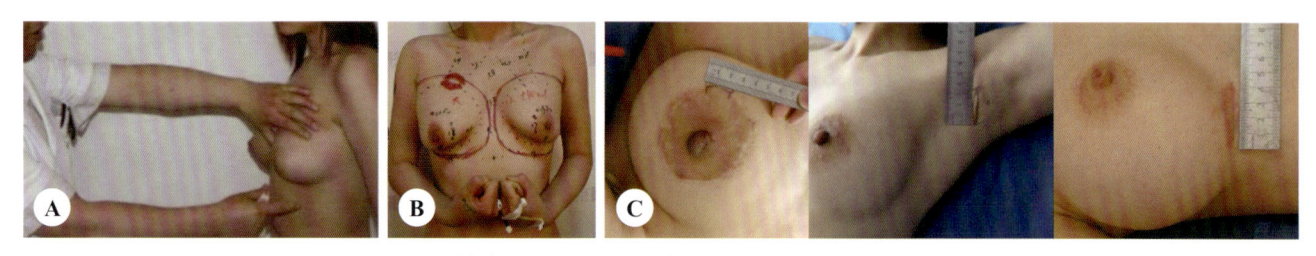

超声断面图显示乳房由浅至深为：
皮肤
皮下脂肪
浅筋膜浅层
腺体
浅筋膜深层
胸大肌
假体
肋骨及肋间肌

▲ 图 15-304 　触诊检查乳房内假体情况、切口瘢痕和乳房动态表现等
A. 触诊检查乳房；B 收缩胸大肌时，胸肌压迫假体出现畸形；C. 乳晕下缘、腋下、乳房下缘切口瘢痕测量记录

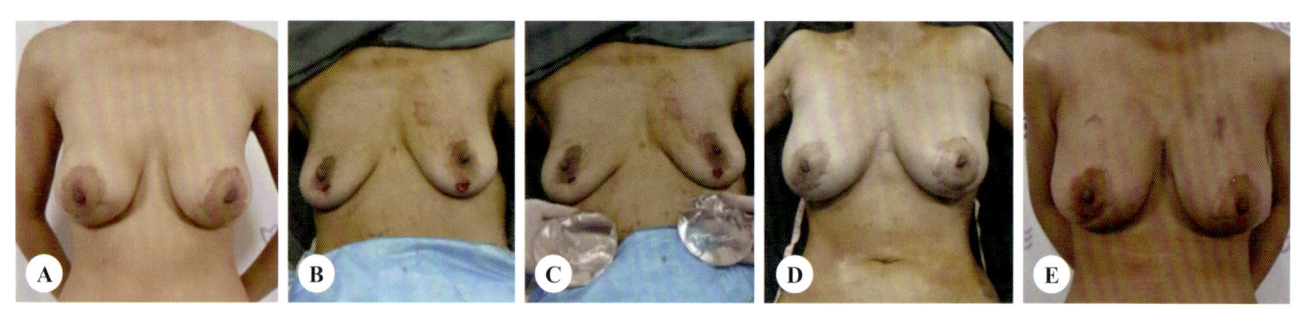

▲ 图 15-305 　拍摄术前、术中、术后的乳房全景照片很重要
A. 术前；B. 术中；C. 取假体后；D. 移植脂肪后；E. 术后第 2 天

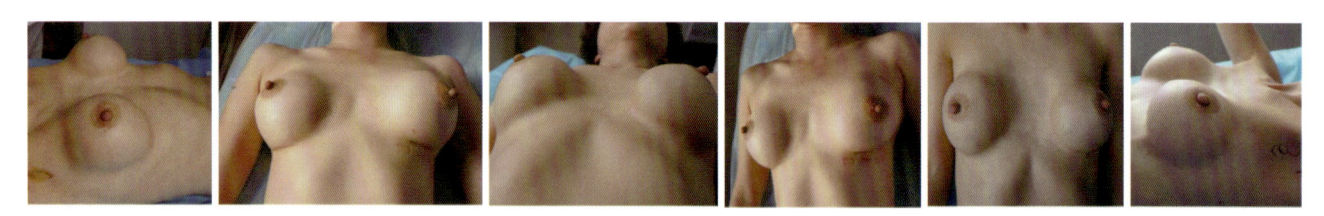

▲ 图 15-306 　术前的卧位拍照有时更能显露假体隆乳术后的缺陷，也更能体会受术者不良的心理感受

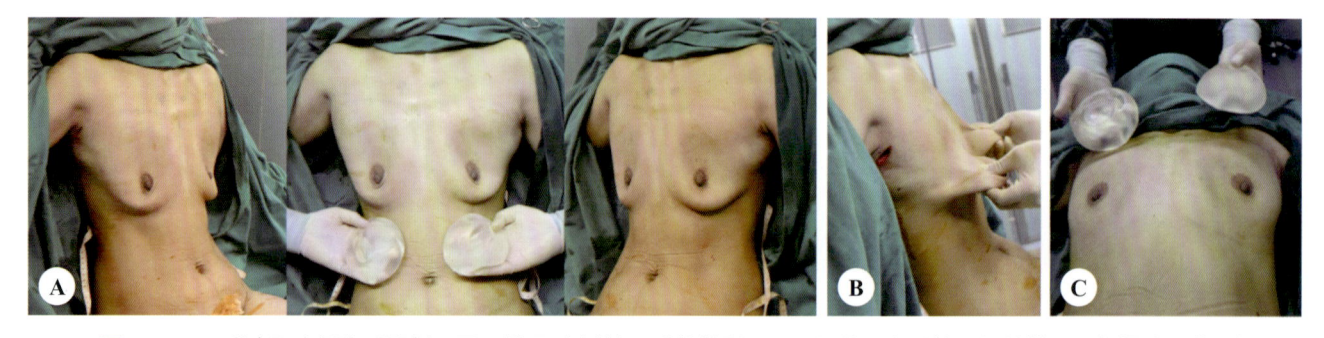

▲ 图 15-307 　术中取出假体后即刻正面、斜面（坐位）、卧位拍照，显示假体取出后软组织的情况，如塌陷、薄厚等
A. 假体取出术后即刻，乳房明显空瘪，胸部凹陷（坐位）；B. 乳房组织很薄；C. 平卧位胸部明显凹陷

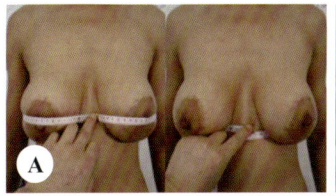

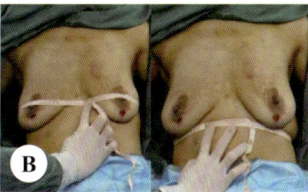

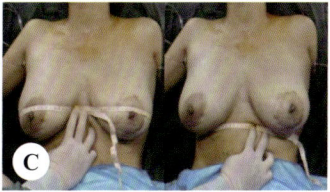

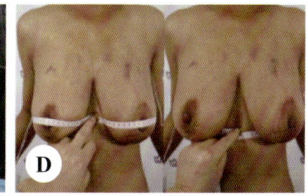

▲ 图 15-308 术前、术后测量乳房中围、下围（立位），以及术中测量乳房中围、下围（坐位）

A. 术前，胸围 87.2cm，下胸围 69.7cm，胸围差 17.5cm；B. 假体取出后，胸围 82cm，下胸围 71cm，胸围差 11cm；C. 假体取出 + 脂肪移植术后，胸围 98cm，下胸围 74cm，胸围差不多 24cm；D. 术后 2 天，胸围 89.8cm，下胸围 71.7cm，胸围差 18.1cm

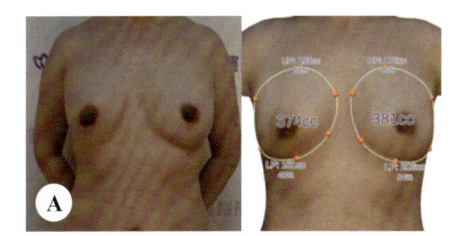

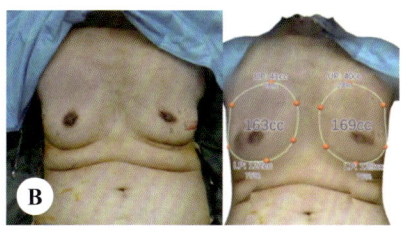

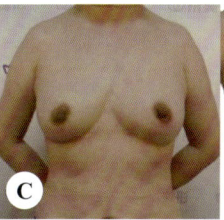

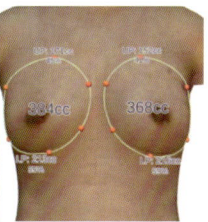

▲ 图 15-309 在线 3D 软件系统 Crisalix 通过照片即可精确计算每个乳房的体积

A. 术前，右侧 374ml（上 52%，下 48%），左侧 381ml（上 46%，下 54%）；B. 取出假体后，右侧 163ml（上 25%，下 75%），左侧 169ml（上 24%，下 76%）；C. 术后 10 个月，右侧 404ml（上 42%，下 58%），左侧 372ml（上 40%，下 60%）

分沟通，告知乳房内多次手术会造成乳房内遗留创伤性瘢痕，给术后恢复产生不良影响，并可能会促进术后结节和包块的发生。

（3）术前设计：标记供脂区脂肪抽吸的范围，预估能够满足填充所需脂肪量的采集。

供脂区的顺序选择。特殊之处在于，若腹部、腰部、大腿前部等脂肪较多时，可首选腹部作为供脂区，因为都是仰卧位，可以一边在腹部等处吸脂，一边同时取假体，以更加优化手术时间（图 15-310）。

标记假体取出切口：一般选择是在原切口瘢痕处做切口，沿用原切口也是符合美容外科原则。近年来，腋窝横切口是中国女性的假体隆胸的主流切口，有一些病例原来是乳晕切口或乳房下皱襞切口，可与受术者协商后最好换成腋窝横切口（除非受术者不同意）。若是其他部位切口，尤其是乳晕切口，因从乳晕到乳房深层在原有手术通路上，会有创伤后的瘢痕存在，有假体时往往不会有瘢痕牵拉所致的凹陷出现，但是假体取出并在将乳房软组织内移植上脂肪后，原乳晕切口就会因瘢痕的牵拉导致凹陷出现，乳头也会发生偏移，这时就需要使用针刀剥离瘢痕松解技术。我们常用 18G 或 16G 一次性尖针头，自乳晕附近皮肤刺入并缓慢摆动，将与乳晕切口处皮肤粘连的瘢痕剥离开（图 15-311）。

标记乳房拟进行脂肪填充的范围及估计需要填充的脂肪量（图 15-312），患者于站立位，术者在患者对面与乳房等高的位置，详细观察患者乳房多角度静态和动态，以及胸大肌收缩时的乳房形状后，用记号笔或甲紫标记假体的轮廓及需要填充脂肪的位置和范围。标记是根据要达到的理想轮廓效果分次标记清楚，而且需要将皮下粘连拟剥离区标记好。

其他方面：患者应避开经期和感冒，没有严重疾病，心理精神状态正常，一般情况好，能够耐受和配合手术。

2. 麻醉要点 考虑到需要取出假体，而且因手术难度较单纯行自体脂肪移植隆乳大，一般所需手术时间相对较长，手术者需要良好的身体素质。

3. 脂肪抽吸要点 具体内容参见自体脂肪移植隆乳术相关内容。

4. 脂肪颗粒制备方法 具体内容参见自体脂肪移

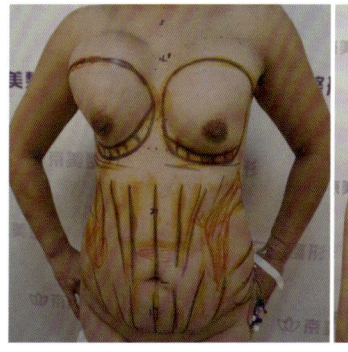

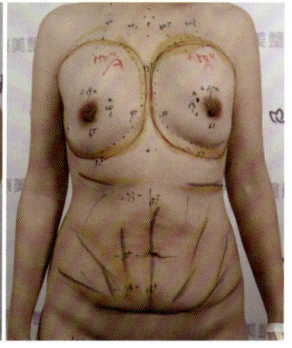

▲ 图 15-310 术前设计划线：腹部作为供脂区，乳房注脂区

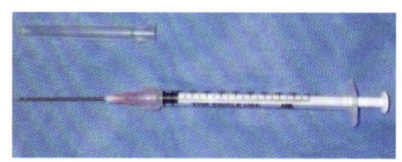

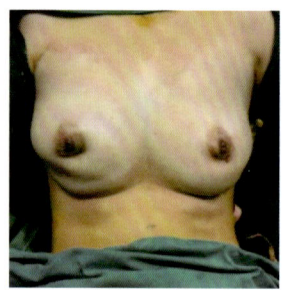

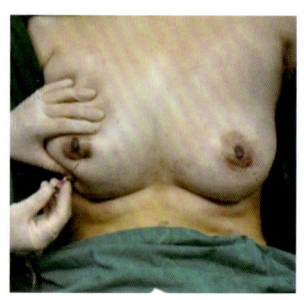

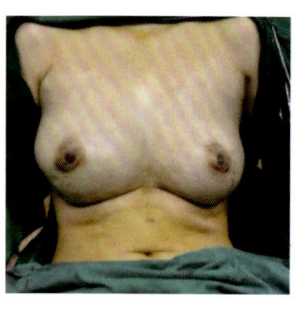

▲ 图 15-311　用 18G 针头连接 1ml 螺口注射器自制针刀，行右乳晕、外下侧凹陷针刀剥离松解术过程

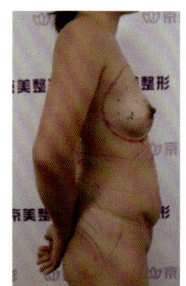

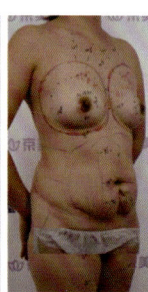

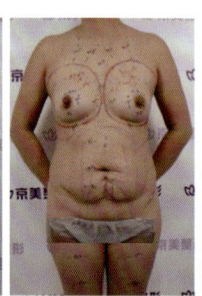

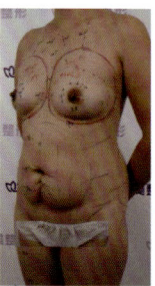

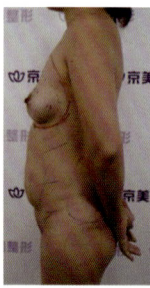

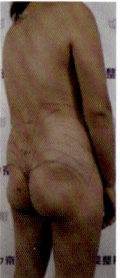

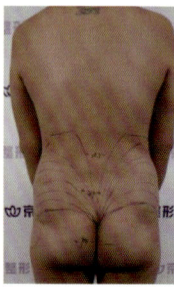

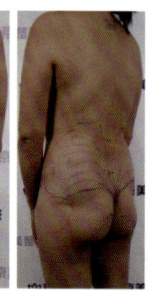

▲ 图 15-312　标记乳房拟进行脂肪填充范围及估计需要填充的脂肪量，以及吸脂范围和走向标记和切口标记

植隆乳术相关内容。

5. 假体取出过程

(1) 肿胀液的注射：先将标记的切口皮下局部浸润麻醉，再将切口进入假体取出通道注射少量肿胀液，主要是预防切口和取出通道出血的作用，可减轻术后乳房瘀血；待假体取出后，测量和拍照完成以后，再将乳房全层注射肿胀液，帮助预防和减少出血及术后的乳房局部疼痛，并且也能起到预估注射量和水分离乳房各层次的作用。

(2) 将标记的切口划线切开：一般在原切口瘢痕处切开皮肤，若瘢痕不明显，则直接切开；若瘢痕明显，则将瘢痕切除或部分切除。一般切开长度在腋窝处是 3～4cm，在乳晕处是 2cm 左右，在乳房下缘是 2～3cm。

(3) 打开通道：若为腋窝横切口，用锐器（如剪刀）和钝器（如血管钳等）自切口处行皮下分离，做一个皮下通道，直至胸大肌外缘处。如假体在胸大肌下，则将一只手的食指进入胸大肌下；如假体在胸大肌上乳腺后，则将手指越过胸大肌，用手指钝性分离组织，逐渐接近假体包膜，另一只手将整个假体向腋窝方向推送，用手指感知并确认触及假体包膜后，可用卵圆钳将自切口至假体包膜的通道稍做扩大。

若为乳晕切口，用锐器（如剪刀）和钝器（如血管钳等）自切口处行皮下分离，用拉钩分开皮下组织，显露出乳腺浅筋膜，用血管钳捅开浅筋膜并撑开乳腺间隙。如假体在乳腺下，则可见泛着蓝黑色的假体和其上包裹着假体的包膜。如假体在胸大肌下，则需用血管钳分开胸肌筋膜和肌纤维，显露出假体和假体包膜。

若为乳房下皱襞切口，用锐器（如剪刀）和钝器（如血管钳）等自切口处行皮下分离，用拉钩拉开皮下组织和乳腺下端，此处因已无胸大肌覆盖，很容易显露出假体和假体包膜。

(4) 打开包膜：若为腋窝横切口，可用手在包膜底部薄弱处撕开包膜；若包膜增厚，则可用长拉钩拉开通道上组织，在直视下用电刀切开包膜，或在内镜辅助下切开包膜。假体包膜切口尽量扩大，以期假体尽可能自包膜内疝出。

若为乳晕切口，拉钩分开皮下和乳腺或肌肉组织后，将显露出的包膜用血管钳捅破，或用电刀切开包膜，包膜切口尽量扩大，以便假体取出。

若为乳房下皱襞切口，拉开皮下组织和乳腺下端，将显露出的包膜用血管钳捅破，或用电刀切开包膜，包膜切口尽量扩大，以便假体取出。

(5) 取出假体：若为腋窝横切口或乳房下皱襞切口，包膜打开后，先用手将假体与包膜充分分离（毛面假体一般与包膜紧密粘连，而光面假体或磨砂面假体不产生粘连），若假体远端手指够不着，可在手的辅助下用卵圆钳进行分离，然后用另一只手推挤假体，一只手扣住假体边缘，逐步将假体移至切口内缘，然后用手指夹捏住假体，将假体边缘拉出，助手可用铺开的纱布裹住湿滑的假体，将假体取出（图 15-313）。

若为乳晕切口，包膜打开后，先用手将假体与包膜充分分离，可以先用卵圆钳夹住假体边缘拉出来，助手再用铺开的纱布裹住湿滑的假体，将假体取出。

若假体已破裂或取出过程中破裂，则要将假体的硅胶囊袋完整取出，将其内的硅胶挤出或钳夹出，并反复用湿热纱布将剩余硅胶擦去，使原假体包膜和通道内组织很干净，无任何硅胶残留。

6. 自体脂肪注射移植物过程

(1) 注脂口选择：注脂口选择首先是已经切开的切口，再辅助加上腋前针口或乳晕针口。笔者的惯常做法是，如用腋窝横切口取的假体，则使用此切口加乳晕针口为注脂口；如用乳晕切口取的假体，则使用此切口加腋前针口为注脂口；如用乳房下皱襞切口取的假体，则使用此切口加乳晕针口辅助腋前针口为注脂口（图 15-314）。

(2) 肿胀液的注射：待假体取出后，测量和拍照完成以后再将乳房全层注射肿胀液，这对预防和减少出血及术后的乳房局部疼痛还是有帮助的，并且也能起到预估脂肪注射量、评价术后效果和水分离乳房各层次的作用（图 15-315）。

(3) 脂肪的注射

注脂器械选择：参见自体脂肪移植隆乳术相关内容。

注脂的层次。正常乳房自皮肤至胸廓肋骨表面，由浅至深层依次为：皮肤，皮下脂肪，浅筋膜浅层，乳腺腺体，浅筋膜深层，乳房后间隙，胸肌筋膜，胸大肌，肋骨及肋间肌。假体隆乳术的假体置入层次主要为两个层次：一是胸大肌后，二是乳腺下胸大肌前。假体无论是置入哪个层次，假体周围都会形成包膜，假体置入层次若在胸大肌后，除上述胸大肌以上层次外，则多了一个假体及包裹其的包膜；假体置入层次若在乳腺下胸大肌前，通常情况下，胸肌筋膜往往与假体包膜融合成假体下层包膜，除上述皮下和胸大肌以下层次外，在乳腺之间与胸大肌之间，则多了一个假体及包裹其的包膜（图 15-316）。

假体置入层次若在胸大肌后，则假体取出后，乳房的脂肪注射层次为：皮下至浅筋膜浅层间隙，浅筋膜深层下乳腺后间隙，胸肌筋膜前，胸肌筋膜后至胸大肌内，胸大肌后贴近其原假体包膜之间。假体置入层次若在乳腺下胸大肌前，则假体取出后，乳房的脂肪注射层次为：皮下至浅筋膜浅层间隙，浅筋膜深层下乳腺后贴近原假体上层包膜之间，假体下层包膜与胸大肌之间后至胸大肌内，胸大肌后（图 15-317）。

乳房注射范围：参见自体脂肪移植隆乳术相关内容。

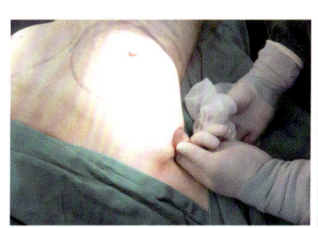

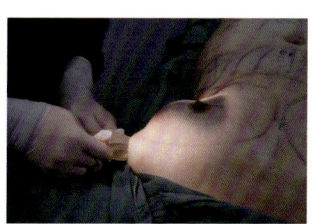

▲ 图 15-313　用手指夹捏住假体边缘自切口拉出，助手可用纱布裹住湿滑的假体

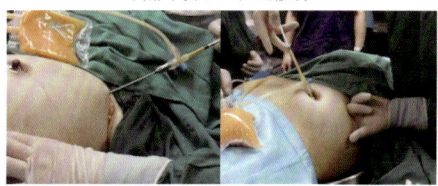

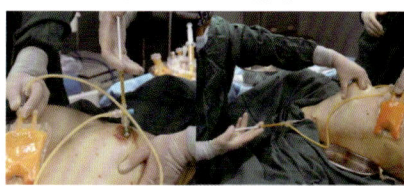

自腋窝切口取出假体　　自乳晕切口取出假体　　自乳房下缘切口取出假体

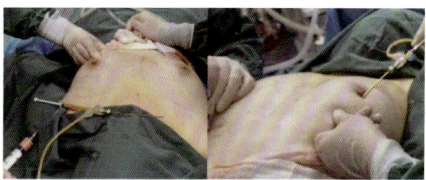

用腋窝切口、乳晕口作注脂口，并将左手指伸进腋下切口内辅助右手注射移植

用乳晕切口、腋下作注脂口，并将左手指伸进乳晕切口内辅助右手注射移植

用乳房下缘切口、乳晕和腋下作注脂口，并将左手指伸进下缘切口内辅助右手注射移植

▲ 图 15-314　A. 腋窝切口；B. 乳晕切口；C. 乳房下缘切口

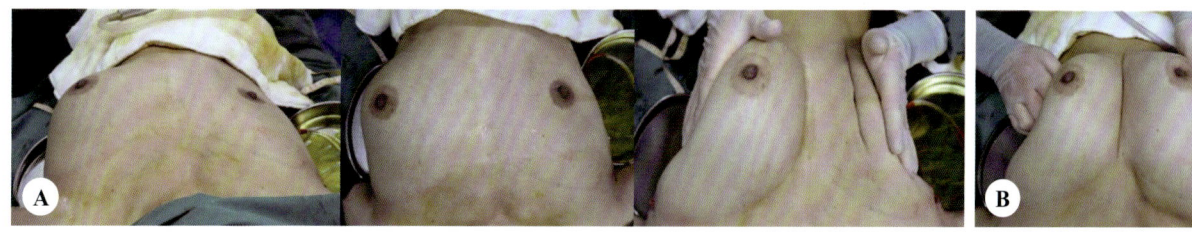

▲ 图 15-315　在脂肪移植前，先将每侧乳房注射肿胀液 500ml
A. 左乳注射肿胀液 500ml 后，与右乳比较；B. 双乳各注射肿胀液约 500ml

371

注脂的方法：按照皮下层、乳腺后层、胸大肌三大层进行脂肪注射，特殊之处在于，由于乳房深层原假体腔隙存在，辅助手的一只手指可以通过切口插入腔隙内，更利于手感知脂肪植入层次，增加注射针的精准把控性。切口若在腋下，则注射针从乳晕处进针后，辅助手的一只手指可以通过腋下切口插入腔隙内；切口若在乳晕，则注射针从腋下进针后，辅助手的一只手指可以通过乳晕切口插入腔隙内（图 15-318）。这样可引导注射针在各层次内穿插，更利于脂肪植入合理层次和分布的均匀性，而且可以防止注射针头进入原假体腔隙。

注脂量：特殊之处在于，假体隆乳术的假体占据了一个层次，假体取出后，原假体腔隙是不能注入脂肪，所以从这个角度来看，注射层次似乎是少了一层，注脂量也会少一些，但如果很好地利用好血管化增加了硅胶假体的包膜，可能并不会减少脂肪的注射量。另外，假体植入对于乳房也起一个内扩张的作用，会使乳房组织松弛度增加，减少组织间隙密度压，因此在取出假体的同时行自体脂肪移植，有些情况下，反而会增加脂肪移植存活数量和质量。

各层次注射数量比例：参见自体脂肪移植隆乳术相关内容。

置放负压引流管：笔者习惯用输液管一端剪几个孔，另一端连接 20ml 注射器形成负压，即做成引流管，比市售的"手雷式"引流管要细更实用。进口笔者一般选在腋下，若切口在腋下，可放在切口内，也可以另选口，以免影响切口愈合，可用卵圆钳夹住已剪孔的一端置入原假体腔隙；若切口在乳晕，就直接在腋下选口即可，可用长血管钳自乳晕内经过原假体腔隙，向腋部做隧道自腋下口出，夹住已剪孔的引流管一端拉入原假体腔隙。

注射完毕后，每个切口一般用可吸收 PGA3-0 及 5-0 线由深至浅进行缝合，切口表层可用可吸收蛋白 5-0 线或 5-0 丝线缝合。用 PGA3-0 或 5-0 线在腋下引流管口处缝合一针，打外科结将引流管固定。

7. 术后护理　腋下放置引流管孔和切口处外涂抗生素油膏，无菌纱布敷料覆盖，吸脂区和注脂区加压包扎，术后第 1 天更换弹性塑身衣等（图 15-319）。

乳房内因有原假体腔隙存在，胸部需穿戴弹力衣适当加压，时间大概为 2~3 周，以每天大部分时间穿戴为原则，因为要穿戴较长时间，所以弹力衣的面料质地要柔软、细腻、透气、弹性好（图 15-320）。

腋下放置的引流管，需观察引流量多少、颜色等情况，以判断是否有出血可能；一般保留 48h，在引流量少于 10~20ml/d，颜色较淡时，可予拆除。切口早期外涂抗生素油膏，无菌纱布敷料覆盖，2~3 天换药 1 次，保持伤口清洁干燥，如有不吸收的缝合线，

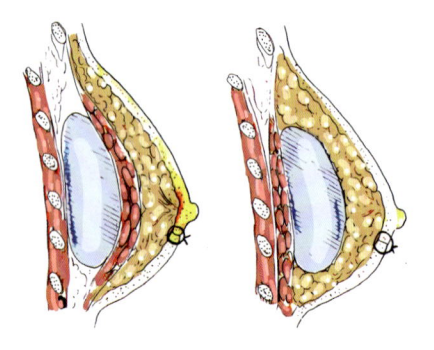

▲ 图 15-316　假体置入主要是二个层次：胸大肌后，以及乳腺下

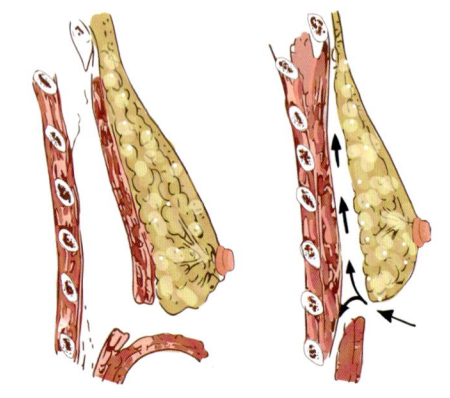

▲ 图 15-317　假体取出后，脂肪移植层次主要是：皮下、乳腺下、胸大肌内和胸大肌后

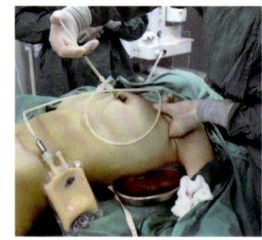

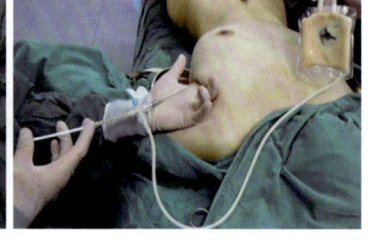

▲ 图 15-318　经腋下切口行胸大肌层的脂肪注射：辅助手的一只手指可以通过切口插入腔隙内，引导注射

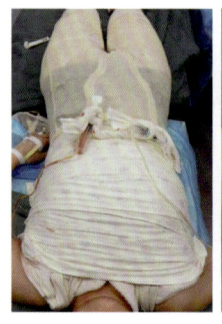

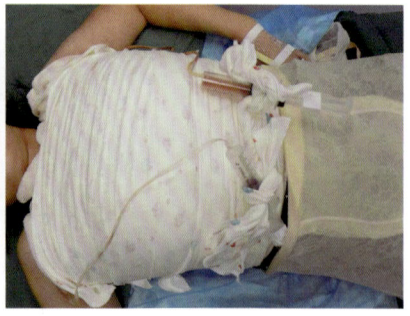

▲ 图 15-319　吸脂区和受区均适度加压包扎

按时拆除。供区和受区均需要适当制动，并口服或静脉注射预防性应用抗生素。

（六）临床应用

自体脂肪移植系自身组织移植，具有良好的生物相容性不会产生排异反应；充盈后外形好，可与周围组织自然融合；一旦存活，长期有效，可永久存在；因此，自体脂肪移植相较于乳房假体，对于乳房畸形矫正、乳房局部众多问题的修复有着非常好的作用。

假体隆胸术后受术者出现并发症后，受术者选择处理方式，一是将假体移除；二是行假体置换；三是选择在假体上或周围注射自体脂肪；四是直接选择移除假体，并同时用自体脂肪置换假体。有过假体隆乳经历的很多人一般不愿意再次植入假体，一旦她们了解自体脂肪移植能够置换假体进行隆乳，大都会如此选择。因为，这样可以将两次手术变成一次手术，而且又避免了将假体移除后乳房可能出现空瘪、老化等形态，最后是以期望彻底矫正上述假体隆乳术后的并发症，并在乳房形态、手感、动感、对称性等有很好的改善。

笔者早期开展的脂肪移植置换假体隆乳手术，现在能追溯的受术者，最早有2002年做的病例，但2002—2011年因为病例记录不全，不便统计；自2012—2021年病例记录较全，共932名假体隆胸术后受术者，用自体脂肪置换假体进行了隆乳修复手术（含1名假体置换假体合并移植自体脂肪）。从年龄看，18—29岁为14.58%，30—39岁为44.8%（占比最多），40—49岁31.83%，50—59岁7.72%，60岁及以上1.07%。从切口看，腋下切口占大多数为73.06%，乳晕切口为23.18%，下皱襞切口为3.76%。从置入层次看，胸大肌下占大多数为71.71%，乳腺下为25.29%，一个在胸肌下另一个在乳腺下为3%。从假体品牌看，进口品牌占大多数为79.41%，国产品牌为20.59%。从假体完整程度看，完整占75.15%，破裂占24.85%。从假体放置次数看，做一次占大多数为805人，二次为112人，三次为11人。从脂肪移植次数看，一次为870人，二次为56人，三次为4人，四次为1人，五次为1人。其中其乳房曾注射过聚丙烯酰胺水凝胶，后又行假体置换凝胶者，共62人。手术完成后12个月对患者进行主观满意度调查，主观满意程度包括非常满意261人占28.0%，满意476人占51.07%，一般151人占16.2%，不满意43人占4.61%，非常不满意1人占0.11%，共5个等级。

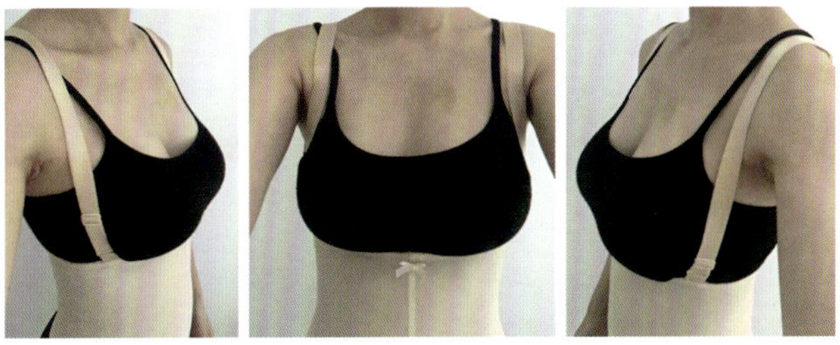

术后效果评估主要是由患者的主观满意度评价和手术医生的评价效果两部分组成。患者的主观满意度评估，是由患者根据自己的乳房外形和体积的改观做主观判断，增加1.5~2.0个罩杯为满意，增加0.5~1.0个罩杯为一般满意，增加<0.5个罩杯为不满意。手术医生评估用瑞士的乳房体积测量软件Crisalix，将手术前后乳房正面和斜面照片输入软件，Crisalix即会测量出乳房的体积数值，增加150~250ml为效果良好，增加50~140ml为效果一般，50ml以下为效果欠佳。

我们将利用具体的病例介绍自体脂肪置换假体隆乳手术过程，将术前和术后的对比真实、细致地呈现出来，以说明在乳房的自然性、柔软性等方面脂肪超越假体，并能很好解决假体隆乳术后出现的众多并发症、后遗症。从乳房的形态和体积方面来看，这也是一个具有良好结果、满意度较高的临床应用方案。

病例15-37

女性，41岁，身高168cm，体重62kg，BMI 21.97kg/cm²。2007年，假体隆乳术后，术后1年余。2009年2月21日，来诊，双侧乳房假体上移，乳房变形，乳房上极突出，呈双泡畸形状，乳房上极体积明显大于下极，贝氏Ⅲ级，假体占比50%或以下（图15-321）。

予以术前设计后，即在原腋下切口瘢痕处切开皮肤，取出假体，将腹部脂肪吸出后，经纯化处理后，注射移植进乳房内（图15-322和图15-323）。

2012年11月，术后3年9个月，复查。双乳柔软自然，移植的脂肪与原组织已浑然一体，患者非常满意，更加自信、自得（图15-324）。

2022年4月3日，术后13年，复查。患者54岁，身高168cm，体重83.35kg，BMI 29.53kg/m²，较2009年体重的62kg增长了20kg，BMI增长了7.56kg/m²，所以她的乳房明显又增大了（图15-325）。乳房MRI检查，双乳各层次脂肪存活良好，未见明显结节和囊肿形成（图15-326）。

我们将术前和术后的乳房用在线3D软件系统Crisalix进行了体积测量，结果如下：术前，右侧

▲ 图15-320 术后所穿弹力衣的面料，质地要柔软、细腻、透气、弹性好

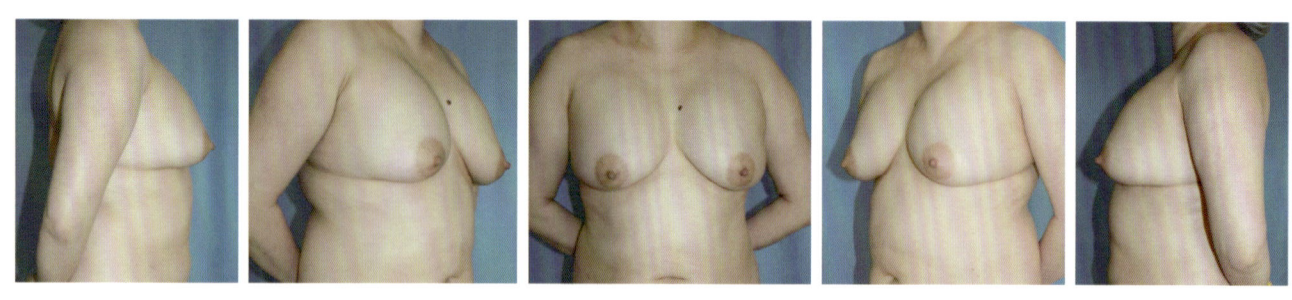

▲ 图 15-321 2009 年 2 月 21 日，来诊，假体隆乳术后 1 年余，双侧乳房假体上移，乳房变形

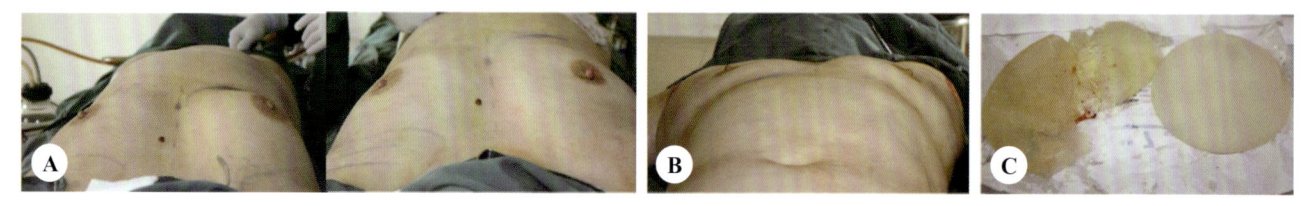

▲ 图 15-322 自双腋下切口取出假体，右乳假体取时破裂；双乳容积缺失，空瘪、塌陷
A. 左乳已取出假体，右乳未取；B. 双乳均已取出假体；C. 取出的假体，一只已破

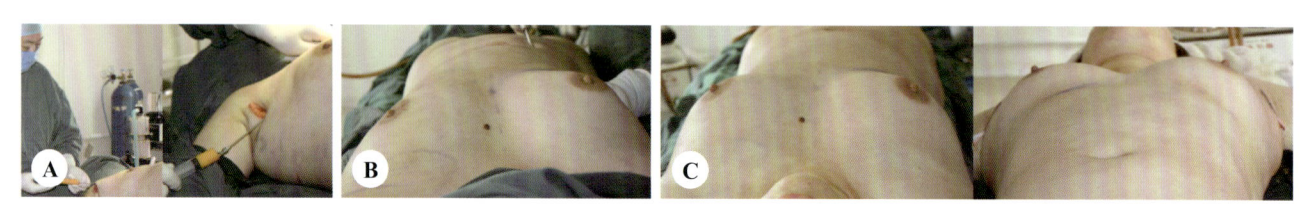

▲ 图 15-323 自双腋下切口，在乳房内分层移植注射脂肪 400ml，双乳房容积恢复，饱满、挺起
A. 自腋下切口注射脂肪；B. 右乳已移植脂肪，左乳未注射；C. 双乳注射移植自体脂肪后

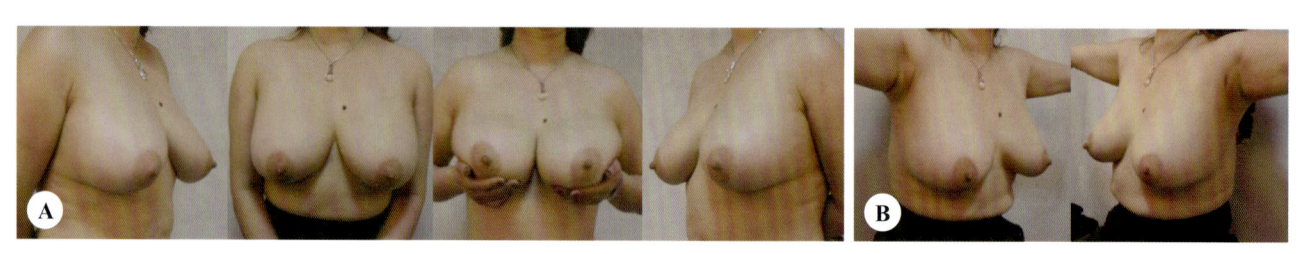

▲ 图 15-324 2012 年 11 月，术后 3 年 9 个月，复查，双乳柔软自然，大小、体积较术前更大
A. 双乳柔软自然，移植的脂肪与原组织已浑然一体，大小、体积较术前更大；B. 右腋下切口痕迹不显，左腋下有色素沉着

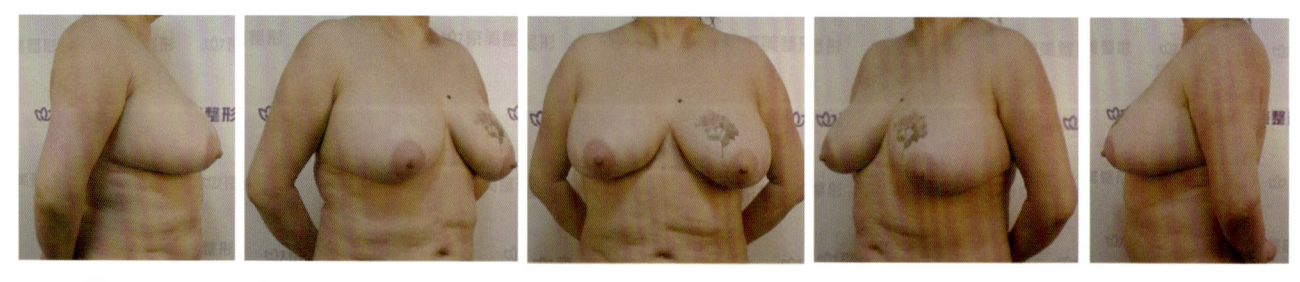

▲ 图 15-325 2022 年 4 月 3 日，复查，胸上围 107.8cm，胸围 125cm，下胸围 102.5cm，胸围差 22.5cm，双乳头间距 26cm

664ml（上 54%，下 46%），左侧 682ml（上 56%，下 44%）；术后 3 天，右侧 730ml（上 44%，下 56%），左侧 681ml（上 42%，下 58%）；术后 4 个月，右侧 666ml（上 43%，下 57%），左侧 652ml（上 40%，下 60%）；术后 3 年 9 个月，右侧 1096ml（上 45%，下 55%），左侧 1095ml（上 43%，下 57%）；术后 13 年，右侧 1137ml（上 51%，下 49%），左侧 1121ml（上 49%，下 51%）（图 15-327）。术后 13 年，乳房体积较未取假体时的乳房增加了近 1 倍（图 15-327）。

得出结论：①自体脂肪在乳房内可以良好存活，一旦存活，自体脂肪移植隆乳术后可获得良好的长期效果；②良好的脂肪移植，乳房内可以无任何结节和囊肿及钙化影；③脂肪移植是因假体导致乳房双泡畸形很好的解决方案；④对假体占比在 50% 以下、基础条件好的乳房，经过一次脂肪移植后，大小和体积就有可能大于有假体的乳房，患者主观满意度调查往往非常满意；⑤随着体重增加，乳房的大小和体积也会增长，这种情况尤其可能会发生在更年期女性体型变胖以后。

病例 15-38

女性，40 岁，164cm，48.5kg，BMI 18.03kg/m²。10 年前在上海某医院行乳房外侧切口假体隆乳术，因包膜挛缩手感不好，于 7 年前又在上海另一医院行腋下切口假体置换术（左侧做了 2 次）。2018 年 9 月 13 日，来诊，右乳形态好，左乳畸形（左乳头上移上翘，假体下移，乳房上极空虚），双乳不对称，下缘左乳低于右乳；贝氏 Ⅱ～Ⅲ 级，假体占比 70%；胸指数 11.16（图 15-328 和图 15-329）。

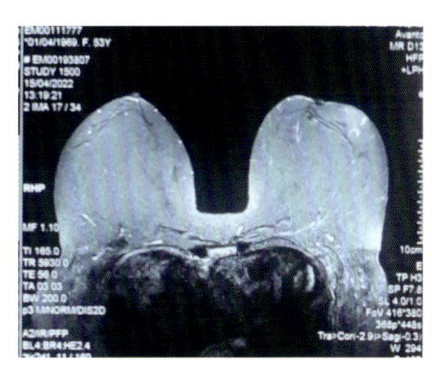

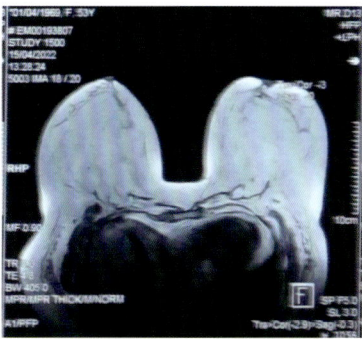

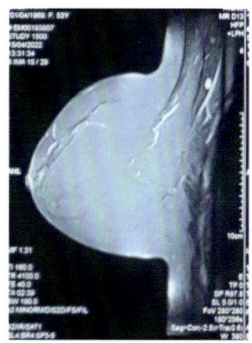

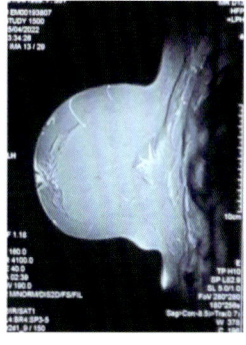

▲ 图 15-326 2022 年 4 月 3 日，术后 13 年，复查。双乳房 MRI 检查，双乳各层次脂肪存活良好，未见明显结节和囊肿形成

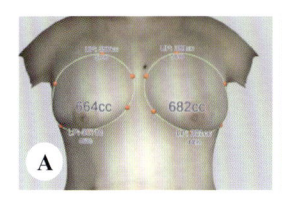

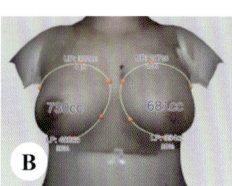

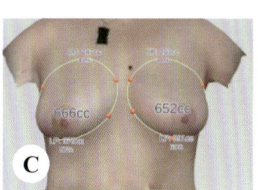

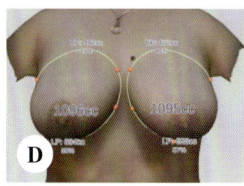

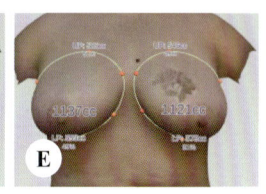

▲ 图 15-327 左右乳房体积
A. 术前，右侧 644ml（上 54%，下 46%），左侧 682ml（上 56%，下 44%）；B. 术后 3 天，右侧 730ml（上 44%，下 56%），左侧 681ml（上 42%，下 58%）；C. 术后 4 个月，右侧 666ml（上 43%，下 57%），左侧 652ml（上 40%，下 60%）；D. 术后 3 年余，右侧 1096ml（上 45%，下 55%），左侧 1095ml（上 43%，下 57%）；E. 术后 13 年，右侧 1137ml（上 51%，下 49%），左侧 1121ml（上 49%，下 51%）

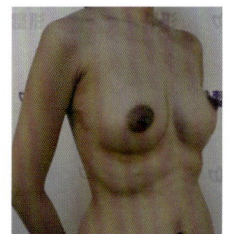

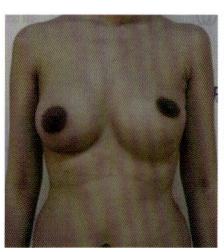

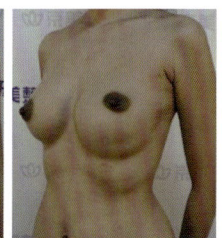

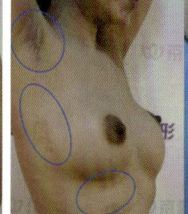

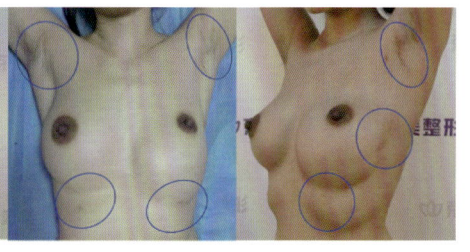

▲ 图 15-328 术前正斜面（胸部有假体）；腋下、乳房外侧胸壁和乳房下缘均留有较明显的手术瘢痕（上图蓝圈内），给患者留下较大的身心创伤

2018年9月13日，术中，自原腋下切口，假体取出后显示乳房空瘪、小，左乳更小。术中展示取出的假体为某进口品牌，尚未明显变形变色，均为300ml，胸大肌下层；抓住双乳评估乳房软组织容量；最后进行自体脂肪注射，皮下、乳腺下、胸肌内各层次，总量为350ml/侧（图15-330）。

假体取出及自体脂肪注射后，双乳仍然不对称，左乳下缘原被假体长期支撑，现假体撤出后即显得空虚、膨出、松垮。需行左乳下缘埋线成行术，才能很好地解决此问题（图15-331）。

术后双乳相对对称，左乳下缘空虚松垮情况得以解决。

2018年9月16日，复查，双乳假体取出、自体脂肪注射移植及左乳下缘埋线缝合成形术后3天，双乳形态自然、柔软，双乳基本对称，只是双乳皮下淤青尚明显，但左乳畸形得以解决。胸上围78cm，胸围80cm，下胸围67.2cm，胸围差12.8cm，双乳头间距18.5cm。胸围差较术前乳房内有假体时的14.5cm略小些尺寸（图15-332）。

用在线3D软件系统Crisalix计算出双乳体积：右侧321ml（上38%，下62%），左侧282ml（上30%，下70%）。术后双乳体积（321/282ml）较取假体前双乳体积（344/314ml）稍小，但比术中假体取出后83/81ml大，并且术后乳房形态和手感大大改善（图15-333）。

得出结论：①假体放置不良，可以造成乳房畸形和双乳不对称；②良好的乳房下缘圆弧状曲线是构成乳房美观的基石；③假体置换或脂肪移植置换假体时，切口选择原则尽可能是原切口，以避免患者身体上出现多处瘢痕现象，给患者留下较大且难以磨灭的身心

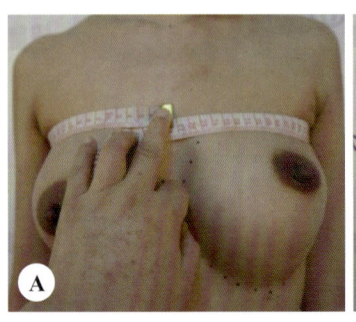

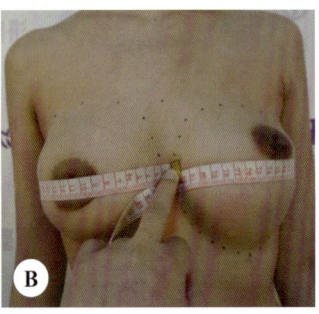

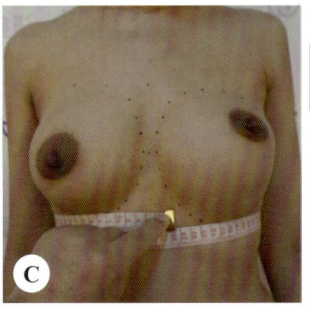

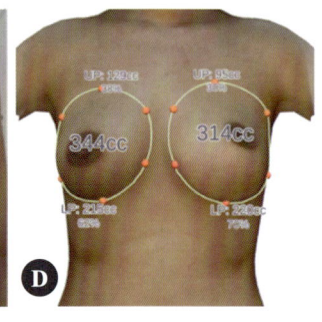

▲ 图15-329　A. 术前测量：胸上围77.3cm，胸围82cm，下胸围67.5cm，胸围差14.5cm，双乳头间距19.5cm；B. 用在线3D软件系统Crisalix计算出双侧体积：右侧344ml（上38%，下62%），左侧314ml（上30%，下70%）

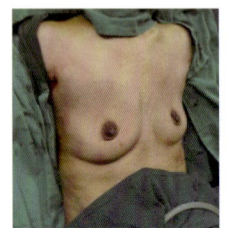

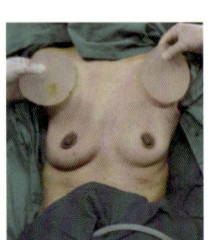

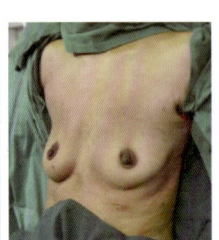

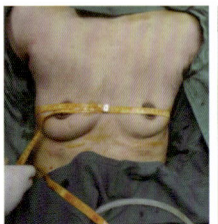

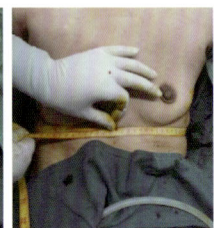

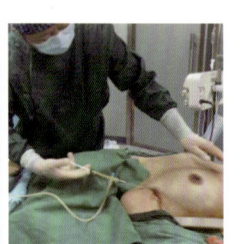

▲ 图15-330　2018年9月13日，术中，假体取出后即刻示乳房空瘪。术中坐立位测量：胸上围80cm，胸围74.5cm，下胸围70cm，胸围差4.5cm。自体脂肪注射，皮下、乳腺下、胸肌内各层次，总量为350ml/侧

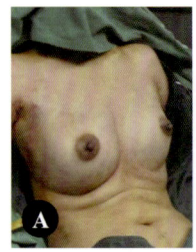

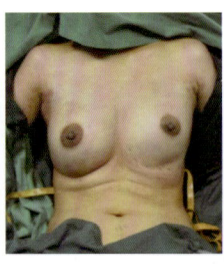

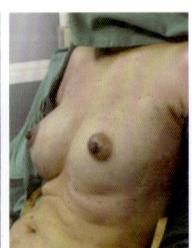

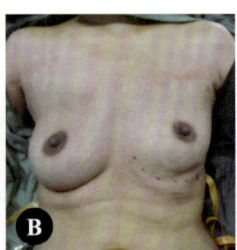

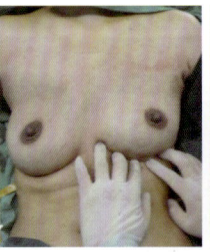

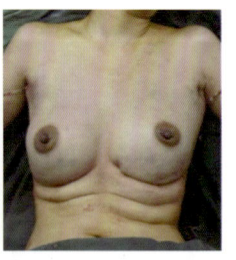

▲ 图15-331　自体脂肪注射后，双乳仍不对称，左乳下缘不成圆润的弧形。予左乳下缘埋线缝合成形术，先设计并标记进针点（约距乳头中心7.5cm），并用手按住这些点往下推压预判结果；再用0号PGA线皮下缝合
A. 假体取出及自体脂肪注射后，左下缘仍显空虚松垮；B. 左乳下缘埋线缝合成形术，先用手按住设计点，往下推压，预判结果

创伤；④脂肪移植合并乳房下缘埋线缝合成形术，是因假体导致乳房下极畸形很好的解决方案。

病例 15-39

女性，30 岁，身高 165cm，体重 45.5kg，BMI 16.71kg/m^2，乳房假体隆乳后 6 年，手感较硬，假体在乳房中的占比约 80%（图 15-334）。2013 年 4 月，取出假体，可见胸部软组织塌陷，即时进行乳房内的脂肪注射，脂肪注射量每侧 350ml（图 15-335）。

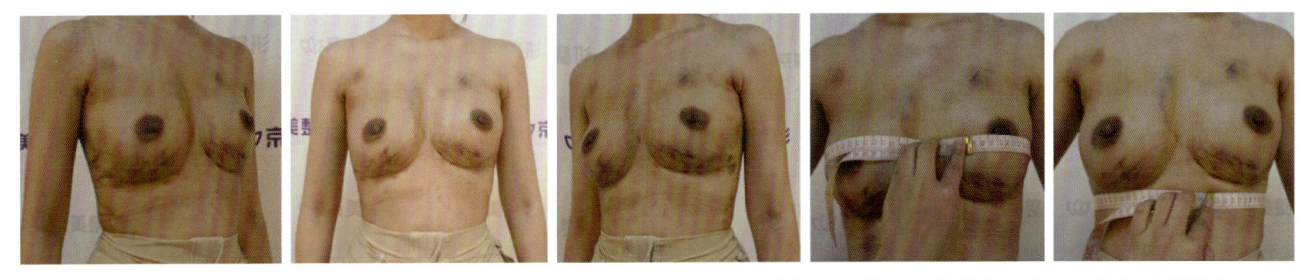

▲ 图 15-332　2019 年 9 月 13 日，术后 1 年，在线复查，双乳形态自然、柔软，双乳基本对称，左乳的畸形消失

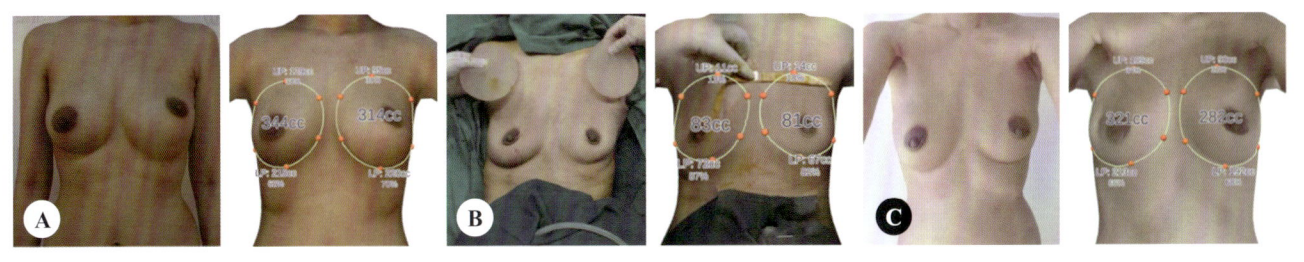

▲ 图 15-333　Crisalix 软件计算双乳体积

A. 术前，右侧 344ml（上 38%，下 62%），左侧 314ml（上 30%，下 70%）；B. 术中，右侧 83ml（上 13%，下 87%），左侧 81ml（上 18%，下 82%）；C. 术后 1 年，右侧 321ml（上 34%，下 66%），左侧 282ml（上 32%，下 68%）

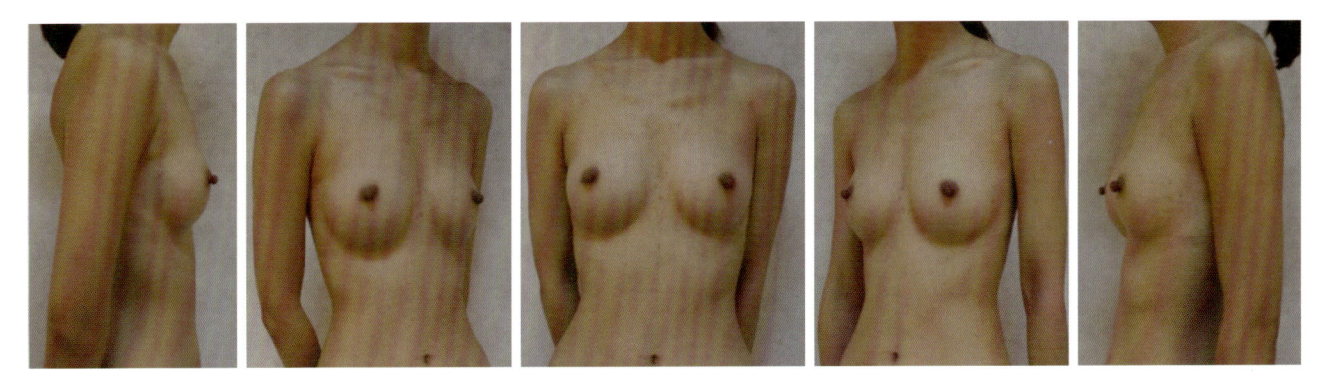

▲ 图 15-334　术前，胸上围 75.6cm，胸围 76cm，下胸围 65cm，胸围差 11cm，双乳头连线 17.5cm

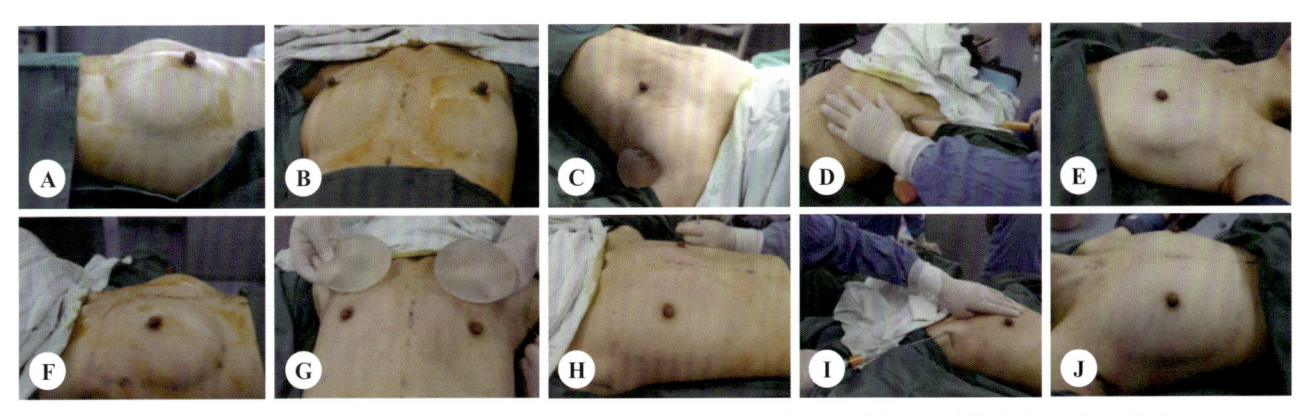

▲ 图 15-335　术中取假体前后的卧位拍照，显示假体取后胸部软组织塌陷，脂肪移植后即刻恢复饱满

A. 左乳假体；B. 双乳假体；C. 左乳假体取出；D. 左乳脂肪移植中；E. 左乳脂肪移植后；F. 右乳假体；G. 双乳假体取出；H. 右乳假体取出后；I. 右乳脂肪移植中；J. 右乳脂肪移植后

术后佩戴外扩张器 3 个月，术后 4 个月随访，尺寸大于内有假体的乳房，并且形态更自然，手感柔软（图 15-336）。

2013 年 8 月 8 日，术后 4 个月，复查。双乳形态自然、柔软，双乳基本对称。用在线 3D 软件系统 Crisalix 计算出双乳体积：右侧 230ml（上 39%，下 61%），左侧 231ml（上 37%，下 63%）。术后双乳体积（230/231ml）较取假体前双乳体积（184/181ml）稍大，并且术后乳房手感和心理感受大大改善（图 15-337）。

得出结论：①某些人 BMI 虽然较低，BMI 低于 18kg/m²，甚至低于 17kg/m²，只要受术者不是运动体质，一般也能够抽出足够的脂肪来供给乳房；②假体在乳房中的占比若达到 80% 及以上，取出假体后，所剩软组织较少和薄，术后效果一般较差，乳房的突度、体积和大小与术前相比可能会小很多；③术后外扩张器的应用，可以增加乳房的突度、体积和大小，以提高患者的满意度。

病例 15-40

女性，48 岁，身高 160cm，体重 62kg，BMI 23.05kg/m²。乳房假体隆乳后 23 年，假体逐渐上移，以右乳为重，乳房严重变形，手感很硬。2017 年 12 月 4 日，在腋下原切口切开皮肤，分离至胸大肌下切开假体包膜，取出假体。假体为三无产品，约 250ml，左侧假体严重变黄，取出过程中破裂，右乳假体术前已经破裂，并已染成黑色，假体腔隙流出约 80ml 暗红色液体，混有血凝块。假体取出并对假体腔隙清洗后，在每侧乳房内行脂肪移植 330ml。2018 年 9 月 21 日，术后 9 个月，第 2 次每侧乳房内脂肪移植 340ml。2019 年 9 月 6 日，第 3 次每侧乳房内脂肪移植 390ml，单侧乳房脂肪注射总量 1060ml。2019 年 11 月 6 日，第 1 次术后近 2 年随访，尺寸和体积比假体隆乳后更大，但形态更自然，手感柔软，乳房内未触及结节（图 15-338）。

图 15-339 示乳房术前术后近 2 年对比（斜面、侧面），乳房形态得到根本改变，大小和体积也比术前大，乳房 MRI 检查对比显示术后脂肪存活良好。

因为患者对乳房审美观是越大越好，2020 年 3 月 27 日，行第 4 次自体脂肪移植手术，每侧乳房脂肪注射量 380ml。4 次单侧乳房共注射脂肪 1440ml。

我们将术前和术后的乳房用在线 3D 软件系统 Crisalix 进行了体积测量，结果如下：2017 年 12 月，术前，右侧 324ml（上 82%，下 18%），左侧 273ml（上 73%，下 25%）；术中取假体后，右侧 73ml（上 32%，下 68%），左侧 79ml（上 34%，下 66%）；2018 年 9 月，术后 9 个月，右侧 264ml（上 53%，下 47%），左侧 276ml（上 49%，下 51%）；2019 年 9 月，第 2 次术后 1 年，右侧 302ml（上 50%，下 50%），

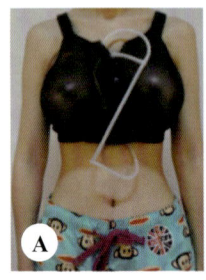

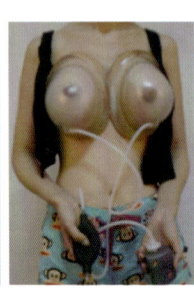

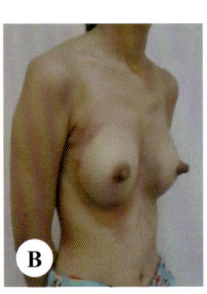

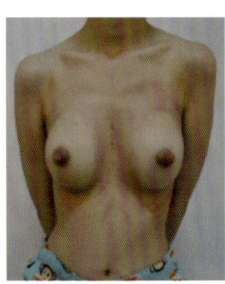

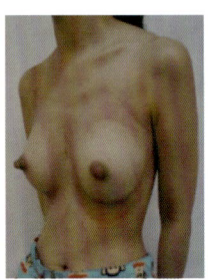

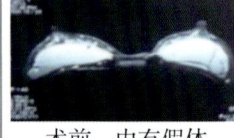

▲ 图 15-336 术后佩戴外扩张器 Brava3 个月；进行术前术后 MRI 的对比，脂肪存活良好
A. 术后佩戴外扩张器 Brava3 个月；B. 摘除外扩张器 Brava 后；C. 术前和术后 MRI 检查

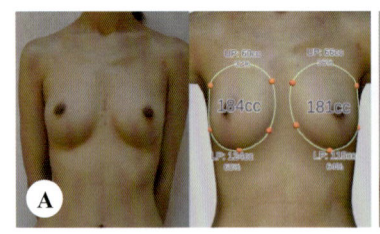

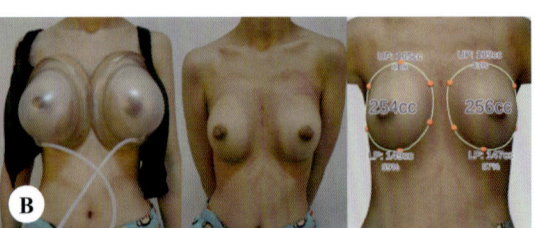

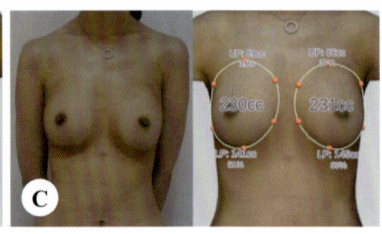

▲ 图 15-337 Crisalix 软件计算双乳体积
A. 双乳有假体，右侧 184ml（上 32%，下 68%），左侧 182ml（上 36%，下 64%）；B. 假体取出 + 自体脂肪移植后，右侧 254ml（上 41%，下 59%），左侧 256ml（上 43%，下 57%）；C. 术后 4 个月，右侧 230ml（上 39%，下 61%），左侧 231ml（上 37%，下 63%）

左侧 325ml（上 49%，下 51%）；2020 年 3 月，第 3 次术后半年，右侧 412ml（上 46%，下 54%），左侧 414ml（上 46%，下 54%）；2021 年 11 月，第 4 次术后 1 年半，右侧 648ml（上 50%，下 50%），左侧 668ml（上 48%，下 52%）（图 15-340）。

2023 年 11 月 21 日，第 1 次术后近 6 年，第 4 次术后 3 年 7 个月随访。54 岁，身高 160cm，体重 67kg，BMI 26.2kg/m²。胸上围 98.2cm，胸围 110.2cm，下胸围 85.5cm，胸围差 24.7cm，双乳头间距 23cm；因为体重增长，尺寸和体积比 2021 年 11 月复查时更大，形态自然，波动感很好，手感柔软，乳房内未触及结节。我们将术前、术中、术后的几次照片进行了对比，可看出乳房形态、大小和体积呈逐渐增大的变化（图 15-341）。

得出结论：①每个人的乳房审美观是不一样的，有的人本身乳房不大，却想要一个很大的乳房，术前应该与患者充分沟通，就她自身的基础条件，做出准确和合适的预测，术前良好的沟通胜过术后更多的解释；②脂肪移植完全可以做成某些人想要的大小和形态，只要受术者有足够的脂肪来供给乳房，并且同意

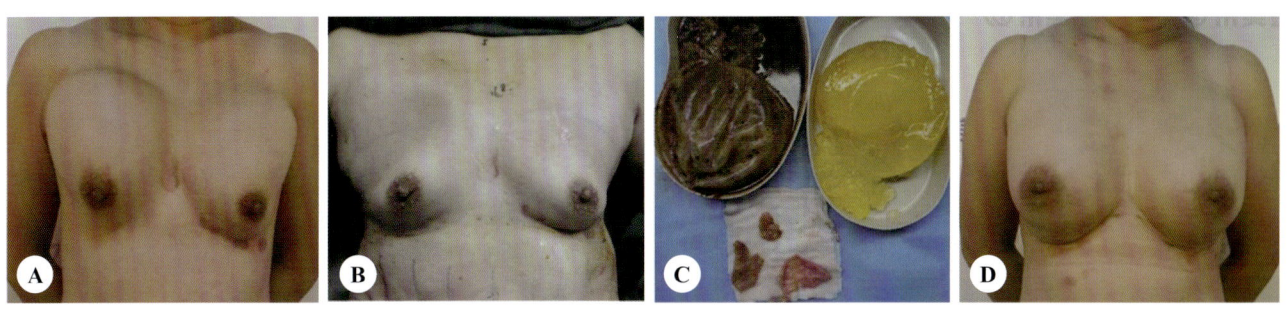

▲ 图 15-338　A. 术前正面；B. 术中取出假体后即时；C. 取出的假体；D. 脂肪移植术后 2 年正面

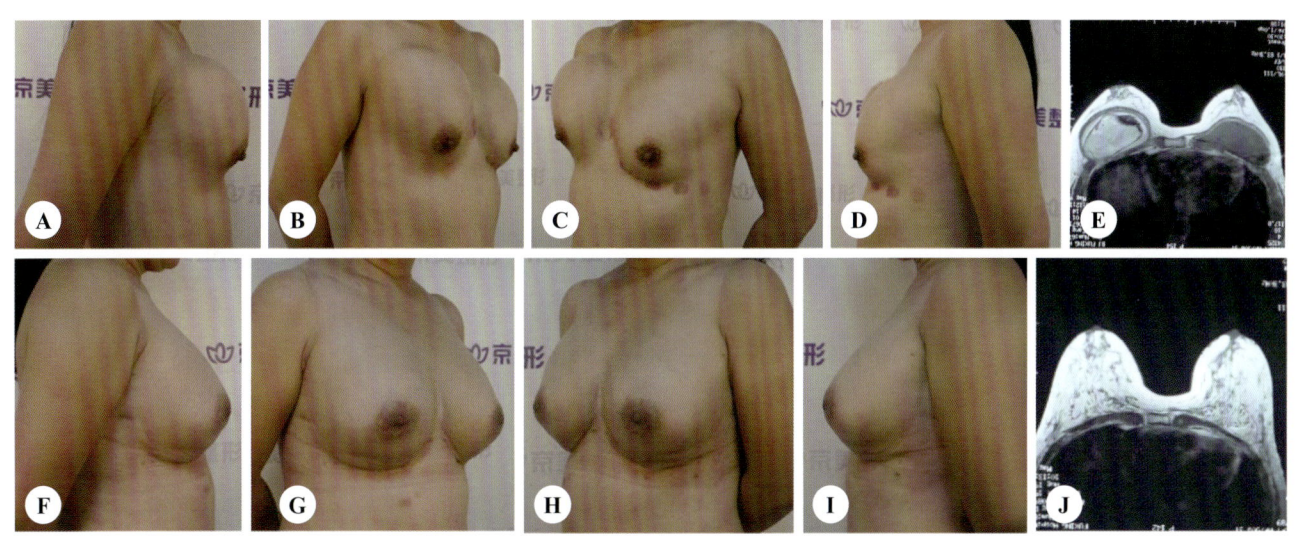

▲ 图 15-339　A. 术前右侧面；B. 术前右斜侧面；C. 术前左斜侧面；D. 术前左侧面；E. 术前 MRI；F. 术后 2 年右侧面；G. 术后 2 年右斜侧面；H. 术后 2 年左斜侧面；I. 术后 2 年左侧面；J. 术后 MRI

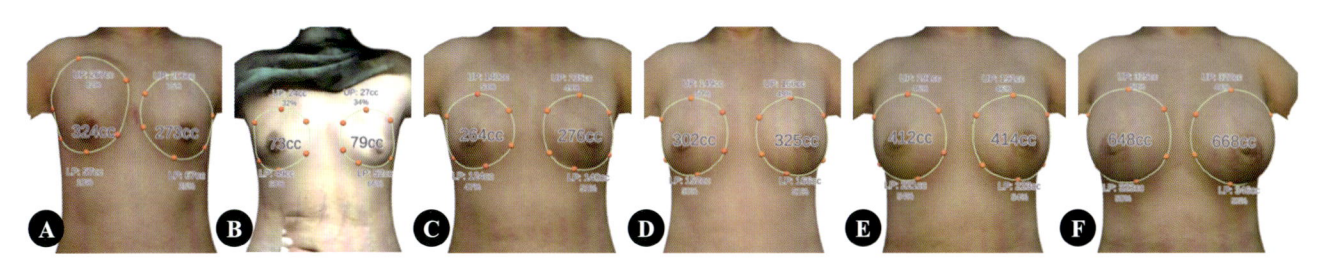

▲ 图 15-340　左右乳房体积，术后 4 年她的乳房体积较未取假体时的乳房增加了 1 倍

A. 2017 年 12 月，术前，273/324ml；B. 2017 年 12 月，取假体后，79/73ml；C. 2018 年 9 月，术后 9 个月，276/264ml；D. 2019 年 9 月，第 2 次术后，325/302ml；E. 2020 年 3 月，第 3 次术后半年，414/412ml；F. 2021 年 11 月，第 4 次术后，668/648ml

进行二次或以上的手术；③随着乳房形态、体积和大小、突度的增加，乳房在人体躯干中的占比将越来越大；④乳房皮肤的表面积和腺体，甚至肌肉组织，都会随着乳房的增大而扩张变大或变厚。

病例 15-41

女性，44 岁，身高 160cm，体重 50kg，BMI 19.53kg/m²。患者分别于 2001 年和 2003 年在珠海某医院腋下切口行假体隆乳术，2006 年第 3 次在广州某医院行乳晕切口假体置换术。2017 年 3 月 13 日，就诊，自觉双乳较硬，形态不佳。假体包膜挛缩右侧Ⅳ级，左侧Ⅲ级；假体占乳房比 70%。胸上围 80.7cm，胸围 86.7cm，下胸围 71.2cm，胸围差 15.5cm，双乳头间距 17.7cm（图 15-342 和图 15-343）。

乳房假体取出后即刻，双乳房严重空瘪、老化、萎缩（图 15-344 至图 15-346）。

2017 年 3 月 13 日，假体取出 + 自体脂肪移植隆乳术前的乳房、假体取出术后即刻乳房、术后 10 个月复查乳房对比：2017 年 3 月 13 日，术前胸围差 15.5cm；取假体术后即刻，胸围差 3.2cm；2018 年 1 月 19 日，术后 10 个月，胸围差 12.7cm。术后 10 个月乳房较术前有假体乳房要小，但比假体取出后要大很多（图 15-347）。

2017 年 3 月 13 日，假体取出 + 自体脂肪移植隆乳术前的乳房、假体取出术后即刻乳房、术后 10 个月复查乳房，用软件 Crisalix 对乳房体积进行测量对比：2017 年 3 月 13 日，术前，右侧 474ml，左侧 427ml；2017 年 3 月 13 日，取假体后即刻，右侧 162ml，左侧 155ml；2018 年 1 月 19 日，术后 10 个月，右侧 307ml，左侧 319ml。术后 10 个月乳房体积较术前有假体时乳房体积要小，但比假体取出后的乳房体积要大很多，与上述的胸围差数值对比一致（图 15-348）。

得出结论：①每做一次假体，对乳房都是一次创伤，对乳房组织都是一次损伤，乳房组织损害越大，

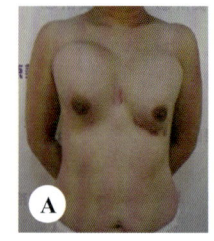

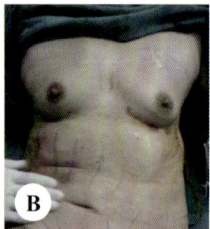

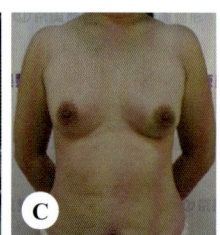

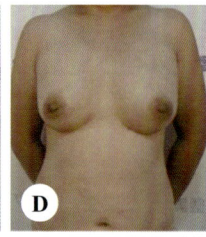

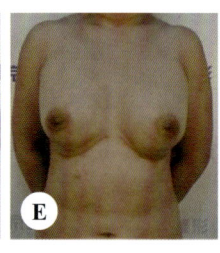

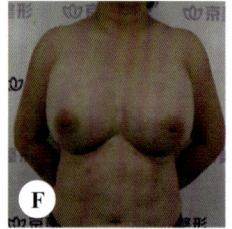

▲ 图 15-341 术前、术中、4 次术后乳房形态、大小和体积呈逐渐增大的变化
A. 2017 年 12 月，术前；B. 2017 年 12 月，取假体后；C. 2018 年 9 月，术后 9 个月；D. 2019 年 9 月，第 2 次术后 1 年；E. 2020 年 3 月，第 3 次术后半年；F. 2023 年 11 月，第 4 次术后 3 年半

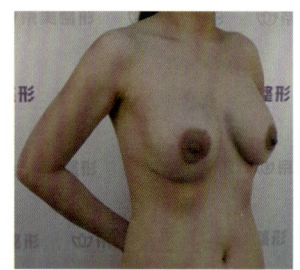

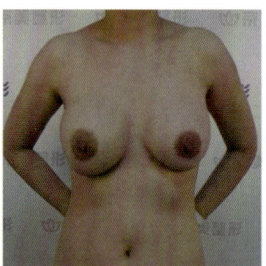

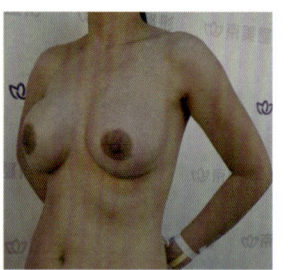

◀ 图 15-342 2017 年 3 月 13 日，三次假体隆乳术后，来诊，拟行假体取出 + 自体脂肪移植隆乳术前，胸围 86.7cm，下胸围 71.2cm，胸围差 15.5cm，双乳头间距 17.7cm

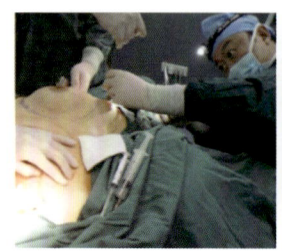

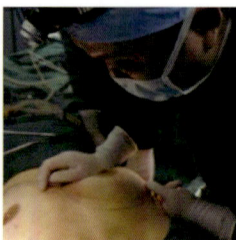

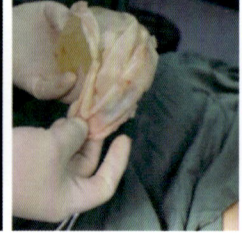

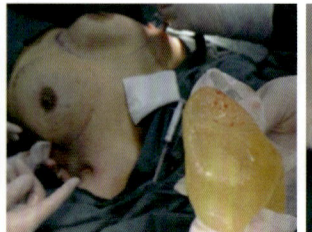

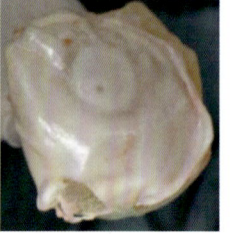

▲ 图 15-343 2017 年 3 月 13 日，原腋下切口行右乳假体取出术中过程，分离腋前通道后，左手剥离假体包膜，拉出假体和包膜。乳房假体为某进口品牌，**270ml**，毛面水滴形，严重发黄，右侧双层包膜，假体面包膜与假体一起取出，包膜厚、韧、严重增生

乳房空瘪、老化、萎缩程度越重；②置换假体未必是假体包膜挛缩最优解决方案，很可能带来更严重的包膜挛缩，增加乳房损伤程度；③毛面假体可能会使人体产生更厚的包膜、双层或多层包膜，使包膜挛缩程度更重；④针刀剥离术可以很好解决乳晕瘢痕性粘连凹陷；⑤脂肪移植是假体包膜挛缩很好的解决方案，很可能是最优解决方案。

病例 15-42

女性，55岁，身高 158cm，体重 61.9kg，BMI 24.7kg/m²。1998年，患者在广州市某医院做奥美定凝胶注射隆乳术。2008年，右乳红肿出现感染现象，遂在广州另一医院行乳晕上缘切口，右乳清创术 + 双乳奥美定凝胶取出术，后觉双乳变小、右乳变形，于3个月后在该医院行假体隆乳术，乳腺下层，乳晕上缘切口，切痕明显；生育1男，30岁，哺乳2个月。2020年12月7日，来诊，双乳明显不对称，右乳变形，下极空虚，手感硬，80D；左乳内可扪及较多结节，右乳下极可扪及小结节。当天行奥美定凝胶 + 假体取出术，同时行自体脂肪移植术（图 15-349 和图 15-350）。

先行假体取出术，可看见假体：左乳曼托品牌，175ml，磨砂面圆形，严重发黄，直径 10.5cm × 凸度 3.5cm；右乳娜高品牌，295ml，磨砂面圆形，微发黄，直径 12cm × 凸度 4.5cm；包膜均较厚、韧，乳房组织量左乳多右乳少；左乳取出凝胶 10ml，大量盐水冲洗后凝胶沉淀物约 250ml；右乳下缘处取出几颗小凝胶结节（图 15-351）。

2023年10月29日，术后近3年，复查，主诉双乳严重不对称，右乳较左乳差2个罩杯，右乳下极空虚（戴胸罩时右乳下须垫两个厚垫才能平衡）。体重比2020年12月7日第1次术前体重减少 6.4kg，BMI 2.47kg/m²。当天行右乳二次自体脂肪移植术（图 15-352 和图 15-353）。

右乳下极的形态得以矫正，双乳严重不对称现象基本得以解决。右乳二次脂肪移植隆乳术后的胸围差 20cm，与2020年12月7日奥美定凝胶和假体取出术前的胸围差 20.7cm 近似（图 15-354）。

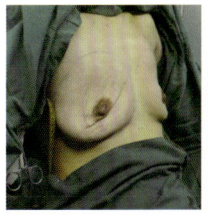

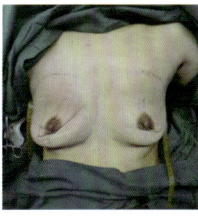

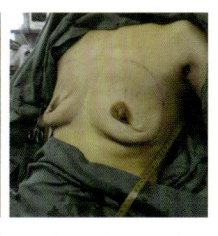

▲ 图 15-344　2017年3月13日，乳房假体取出后即刻，双乳房空瘪、老化、萎缩。胸围 79cm，下胸围 75.8cm，胸围差 3.2cm，双乳头间距 17cm

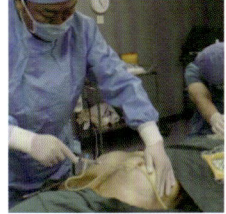

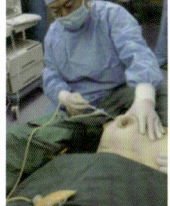

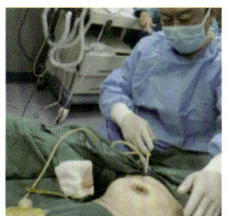

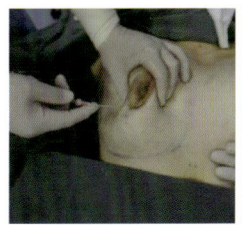

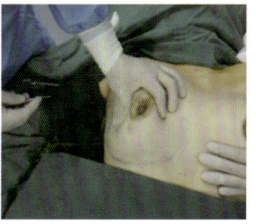

▲ 图 15-345　2017年3月13日，自体脂肪移植隆乳术中；乳晕原切口瘢痕性粘连凹陷，针刀剥离术中

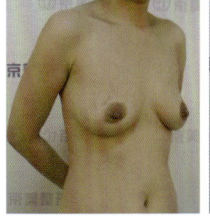

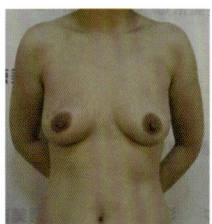

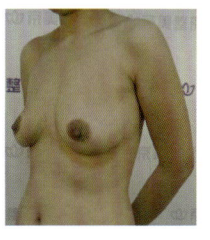

▲ 图 15-346　2018年1月19日，复查，乳房假体取出 + 自体脂肪移植隆胸部术后 10个月，胸围 84.2cm，下胸围 71.5cm，胸围差 12.7cm，双乳头间距 18.5cm

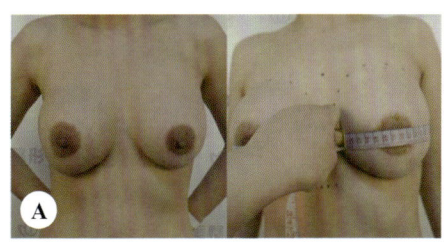

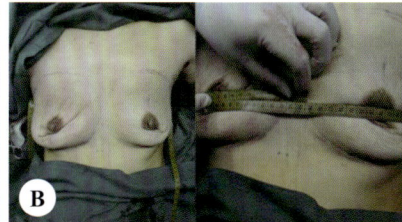

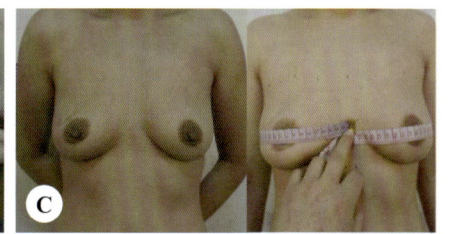

▲ 图 15-347　术前、术中和术后胸围差比较

A. 2017年3月13日，术前，胸围 86.7cm，下胸围 71.2cm，胸围差 15.5cm，双乳头间距 17.7cm；B. 2017年3月13日，术中，胸围 79cm，下胸围 75.8cm，胸围差 3.2cm，双乳头间距 17cm；C. 2018年1月19日，术后 10个月，胸围 84.2cm，下胸围 71.5cm，胸围差 12.7cm，双乳头间距 18.5cm

得出结论：①聚丙烯酰胺水凝胶注射隆乳以后，存在很多隐患，甚至是并发症，如移位、变形、硬结、包块、疼痛、感染、不对称、异常增大、溃烂、肿瘤等，尤其是一旦感染，则乳房出现变形和不对称的情况是大概率的事情；②取出聚丙烯酰胺水凝胶置换假体，也是一种解决方案，但前提应是尽可能将凝胶取干净，尤其是需将已经增厚的凝胶包膜及其内的结节完全切除，否则很容易出现假体包膜挛缩或者乳房变形；③直接将假体放在聚丙烯酰胺水凝胶里，很容易让假体老化；④脂肪移植是乳房不对称症状很好的解决方案；⑤针刀剥离术在组织粘连性凹陷上，以及乳房不对称中和乳房下缘不流畅上，都可以起到很重要作用。

病例 15-43

女性，41 岁，身高 164cm，体重 51.45kg，BMI 19.12kg/m²。2017 年 10 月，在北京某医院美容外科外请日本医生做假体隆乳术 + 双环法乳房提升术。2022 年 7 月 18 日，来诊。乳房形态僵硬不美，手感稍硬，贝氏Ⅲ~Ⅳ级，75C，有触痛；假体在乳腺下层，可见假体轮廓，也可触及假体边缘；环乳晕切口，瘢痕可见；乳房中度下垂，活动度好，假体占比 70%，双乳顺应性尚好；卧位时假体轮廓更加明显，认为不舒

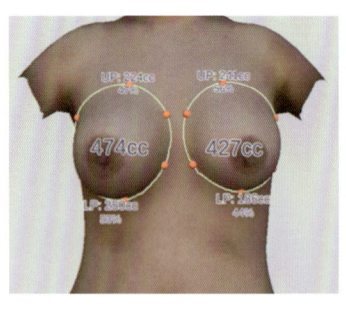

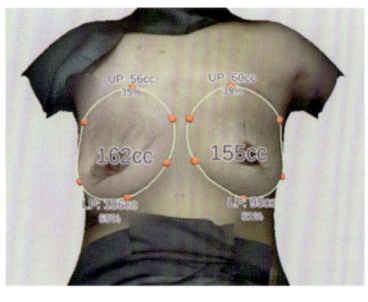

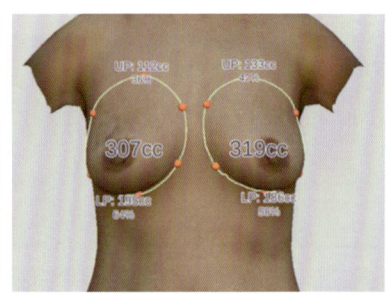

▲ 图 15-348 左右乳房体积

A. 2017 年 3 月 13 日，术前，右侧 474ml（上 47%，下 53%），左侧 427ml（上 56%，下 44%）；B. 2017 年 3 月 13 日，取假体后即刻，右侧 162ml（上 35%，下 65%），左侧 155ml（上 39%，下 61%）；C. 2018 年 1 月 19 日，术后 10 个月，右侧 307ml（上 36%，下 64%），左侧 319ml（上 42%，下 58%）

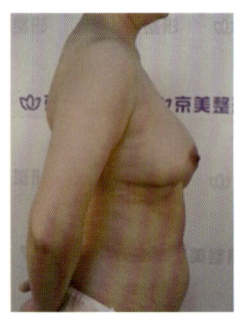

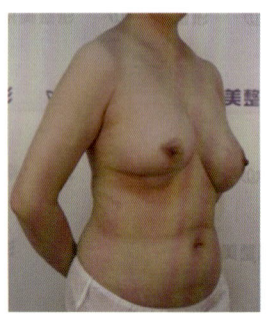

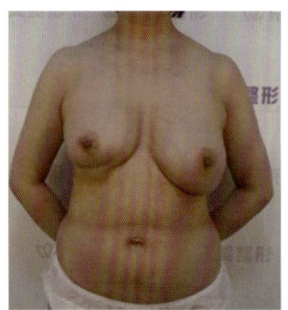

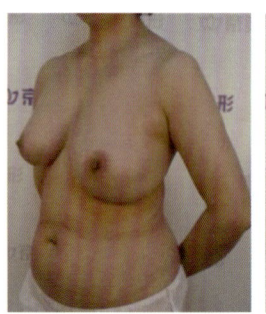

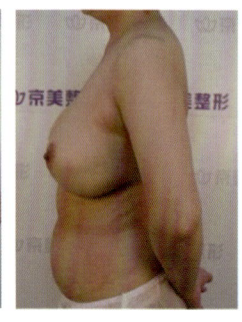

▲ 图 15-349 2020 年 12 月 7 日，来诊，双乳明显不对称，右乳变形，下极空虚，左右乳内可扪及较多结节；胸上围 92.2cm，胸围 96.2cm，下胸围 75cm，胸围差 20.7cm，双乳头间距 21.5cm，胸指数右乳 13.5，左乳 18

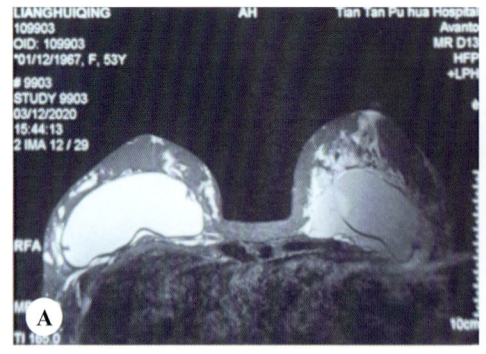

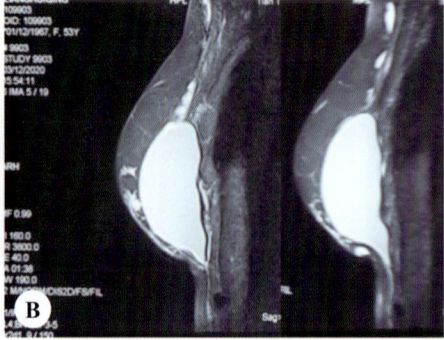

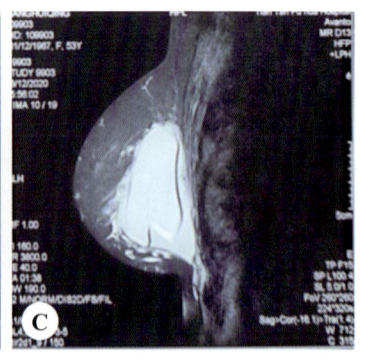

▲ 图 15-350 MRI 显示，左乳假体小，假体周围凝胶较多；右乳假体大，有较小凝胶颗粒；在胸大肌下层或混合层次

A. 右乳，左乳；B. 右乳假体大，有较小凝胶颗粒，主要分布在下极；C. 左乳假体小，假体周围凝胶较多

第 15 章　胸部脂肪雕塑

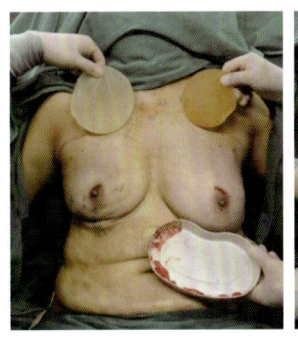

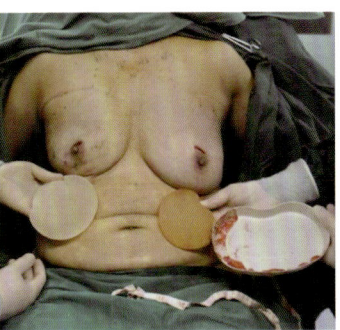

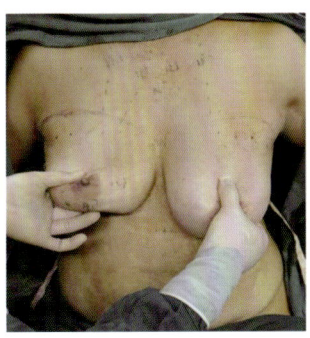

▶ 图 15-351　左乳曼托品牌，175ml，磨砂面圆形，严重发黄；右乳娜高品牌，295ml，磨砂面圆形，微发黄

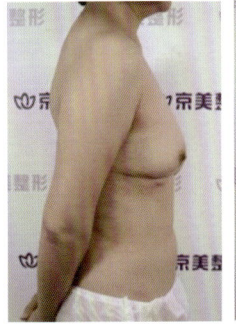

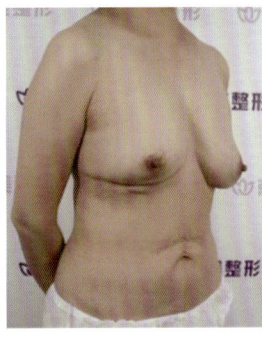

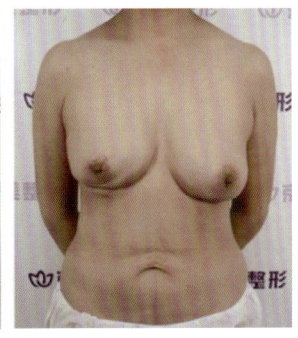

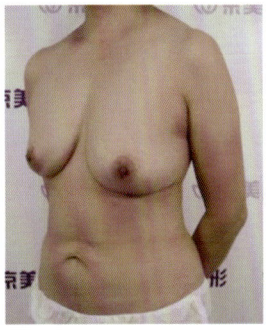

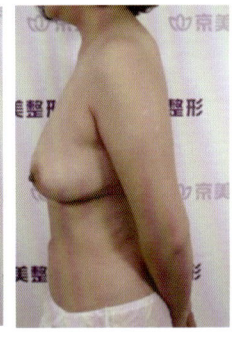

▲ 图 15-352　2023 年 10 月 29 日，复查，双乳严重不对称，右乳较左乳差 2 个罩杯，右乳下极空虚；胸上围 88.6cm，胸围 89.3cm，下胸围 73.7cm，胸围差 15.6cm，双乳头间距 20.5cm

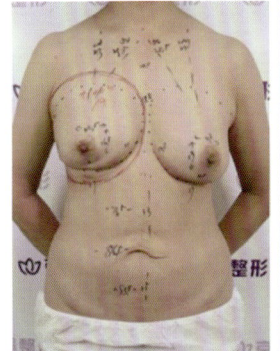

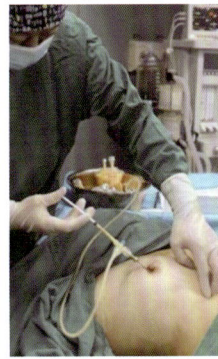

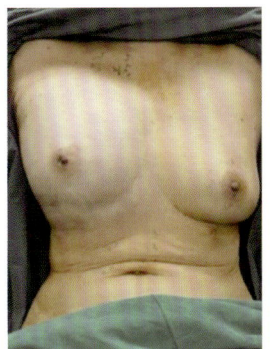

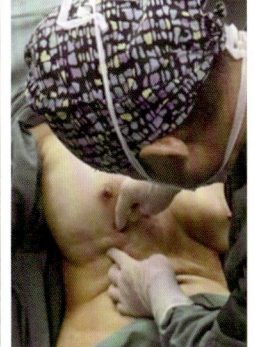

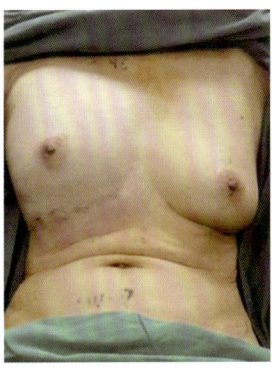

▲ 图 15-353　2023 年 10 月 29 日，二次自体脂肪移植右乳隆乳术 + 乳房下极粘连和凹陷针刀剥离术过程
A. 术前设计；B. 右乳脂肪注射移植；C. 乳房下极有凹陷和条纹；D. 右乳下极剥离；E. 术后即刻

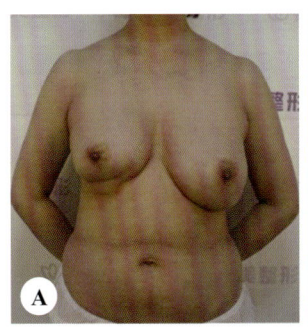

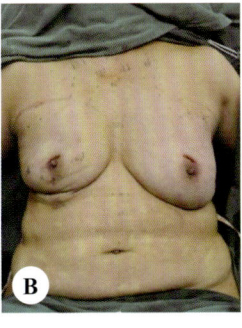

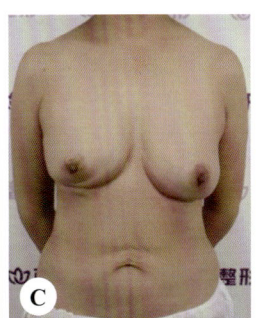

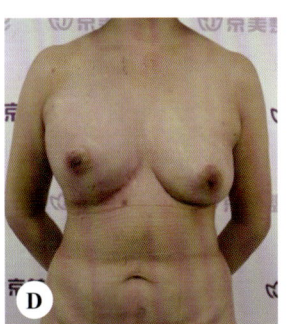

▲ 图 15-354　A. 2020 年 12 月 7 日，术前，胸上围 92.2cm，胸围 96.2cm，下胸围 75cm，胸围差 20.7cm，双乳头间距 21.5cm；B. 2020 年 12 月 7 日，假体取出后，胸上围 91cm，胸围 89.2cm，下胸围 79cm，胸围差 10.2cm，双乳头间距 22cm；C. 2020 年 12 月 29 日，术后 2 年 10 个月，胸上围 88.6cm，胸围 89.3cm，下胸围 73.7cm，胸围差 15.6cm，双乳头间距 20.5cm；D. 2020 年 12 月 7 日，右乳二次术后第 1 天，胸上围 91.3cm，胸围 95.3cm，下胸围 75.3cm，胸围差 20cm，双乳头间距 21cm

383

适、不美，也不安全（图15-355）。要求行乳房假体取出+自体脂肪移植隆乳术。

2022年7月18日，在乳腺下层取出假体后即刻，乳房明显空瘪、下垂，乳房组织很薄；假体200ml，双层包膜，包膜厚韧。行自体脂肪移植隆乳，每侧注射410ml（图15-356）。

2022年11月6日，复查，假体取出+自体脂肪隆乳术后近4个月，双侧乳房轻度下垂，要求行乳房提升术（图15-357）。

2022年11月6日，乳房提升术中发现乳房各层移植的脂肪存活良好，以及原乳腺下层假体纤维包膜依然存在（图15-358）。

2023年1月12日，复查。41岁，164cm，52.9kg，BMI 19.67kg/m²，假体取出+自体脂肪移植隆乳术后6个月，双环法乳房提升术2个月余，佩戴75D胸罩（图15-359）。

2022年7月18日—2023年1月12日，患者41岁，身高164cm，体重51.45～52.9kg，BMI 19.12～19.67kg/m²，假体取出+自体脂肪移植隆乳术+乳房提升术。其胸围差从术前带假体的14.5cm、取出假体后的6cm，到术后半年的14.5cm。图15-358展示取出假体并行脂肪移植后，以及乳房提升后，乳房形态明显的变化。

得出结论：①胸肌前植入假体不会防止乳房下垂，甚至因为重力作用，有加重下垂的可能；②单纯的脂肪移植起不到治疗乳房下垂的作用；③较薄的乳房组织在腺体后植入假体，很难有美的乳房形态呈现，触摸感观也会不好；④在松弛的乳房组织内移植脂肪，存活率也可以很好；⑤移除假体后的包膜可能会长期存在，包膜的腔隙可能会消失或大部分消失；⑥脂肪移植后的乳房形态更自然，手感更柔软，大小和体积

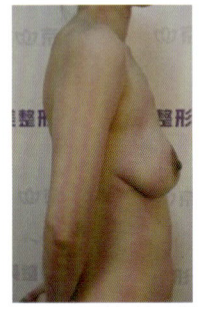

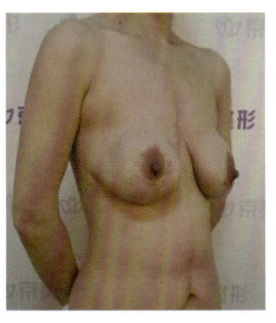

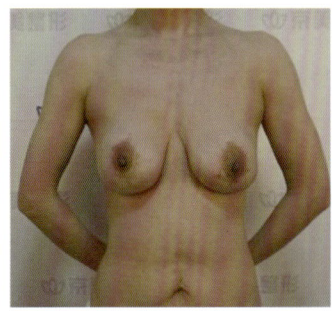

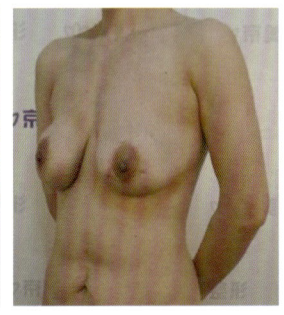

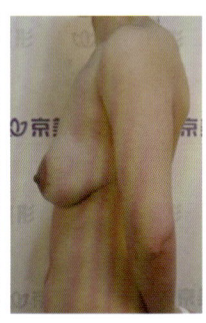

▲ 图15-355 2022年7月18日，术前，假体乳腺下层，双乳手感硬，乳房中度下垂，胸上围83.3cm，胸围84.5cm，下胸围70cm，胸围差14.5cm，双乳头间距18cm，BI 8.28

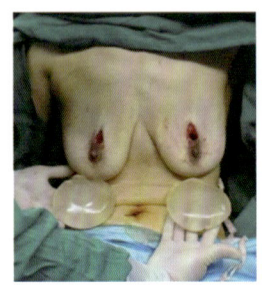

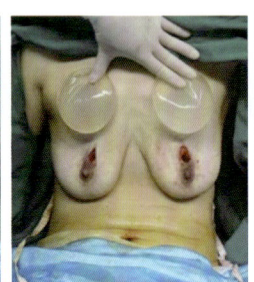

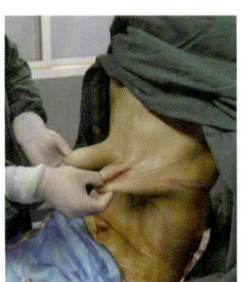

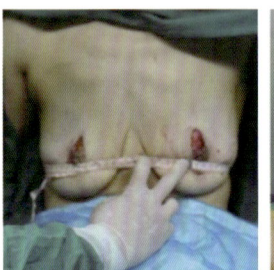

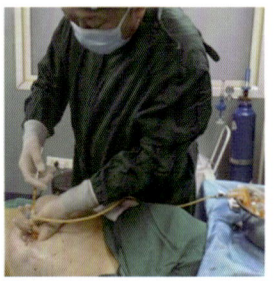

▲ 图15-356 2022年7月18日，术中，胸上围82cm，胸围79cm，下胸围73cm，胸围差6cm，双乳头间距18cm

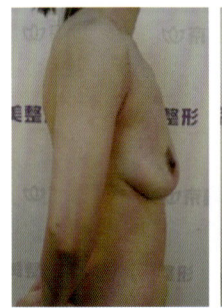

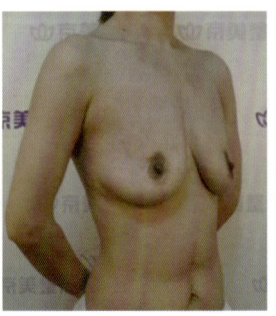

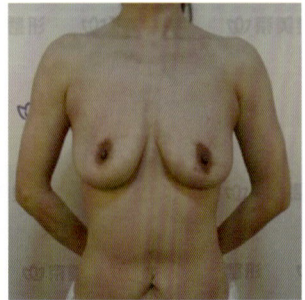

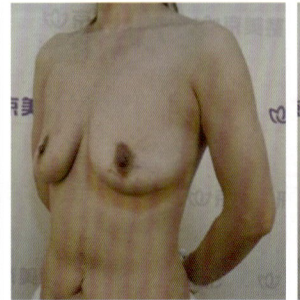

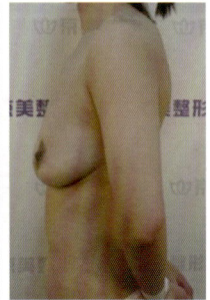

▲ 图15-357 2022年11月6日，拟行乳房提升术前，胸上围87cm，胸围83.7cm，下胸围70cm，胸围差13.7cm，双乳头间距17cm

可能与有假体时相当；⑦脂肪移植后的乳房突度小于假体植入的乳房。

病例 15-44

女性，29 岁，身高 168cm，体重 63kg，BMI 22.32kg/m²。2010 年，患者在北京东城区某医美诊所双乳双环法提升术 + 假体隆乳术。2014 年 1 月，来诊，主诉术后双乳仍有轻度下垂，假体上移，呈轻度双泡畸形，手感硬，环乳晕瘢痕已明显增宽。胸上围 90cm，胸围 92.5cm，下胸围 78cm，胸围差 14.5cm，双乳头间距 18cm（图 15-361）。拟行环乳晕瘢痕切

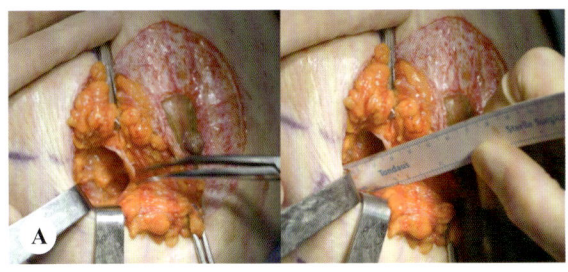

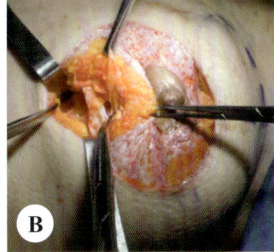

◀ 图 15-358 2022 年 11 月 6 日，术中发现左右乳房原假体纤维包膜仍存在

A. 左乳房下极原假体纤维包膜（前后层已贴合）；B. 右乳房上极原假体纤维包膜

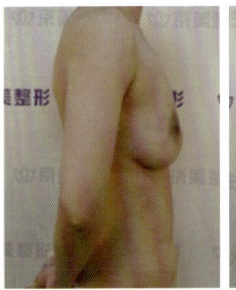

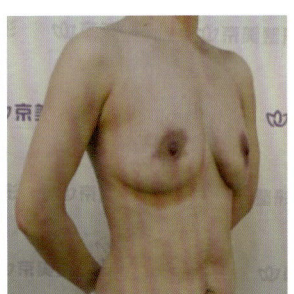

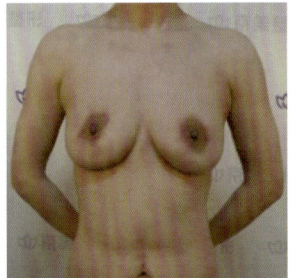

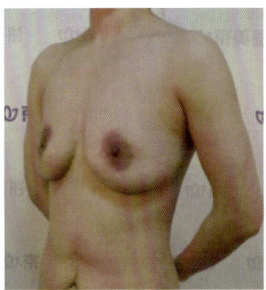

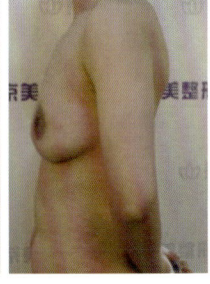

▲ 图 15-359 2023 年 1 月 12 日，胸上围 87cm，胸围 85.5cm，下胸围 71cm，胸围差 14.5cm，双乳头间距 18cm

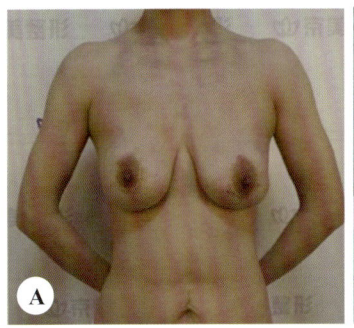

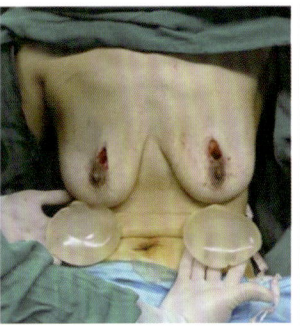

2022 年 7 月 18 日术前，胸上围 83.3cm，胸围 84.5cm，下胸围 70cm，胸围差 14.5cm，双乳头间距 18cm

2022 年 7 月 18 日术中，胸上围 82cm，胸围 79cm，下胸围 73cm，胸围差 6cm，双乳头间距 18cm

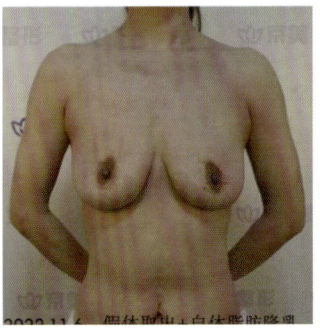

2022 年 11 月 6 日，假体取出 + 自体脂肪隆乳术后近 4 个月，胸上围 87cm，胸围 83.7cm，下胸围 70cm，胸围差 13.7cm，双乳头间距 17cm

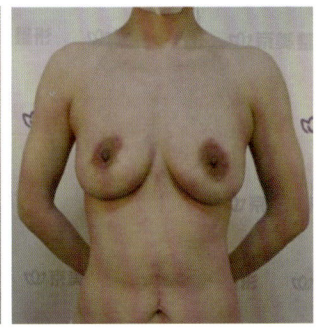

2023 年 1 月 12 日，乳房提升术后 2 月，胸上围 87cm，胸围 85.5cm，下胸围 71cm，胸围差 14.5cm，双乳头间距 18cm

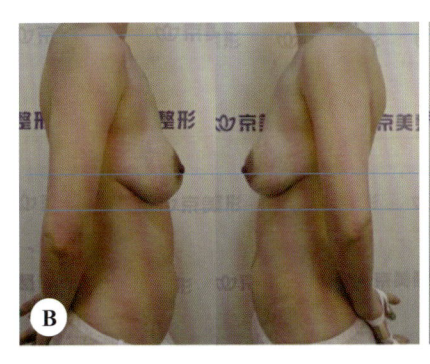

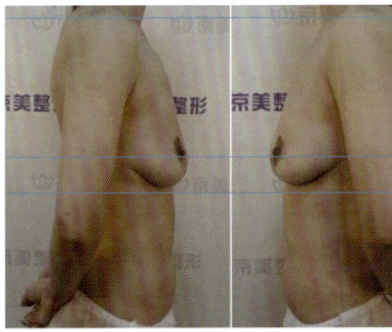

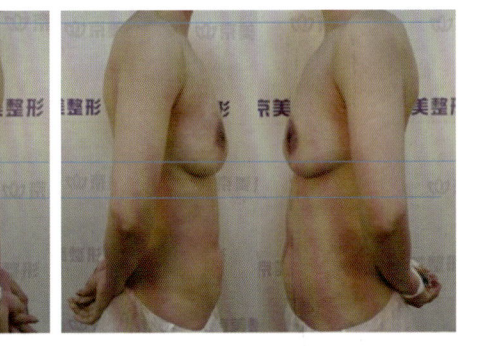

▲ 图 15-360 胸围差变化

A. 胸围差变化：2022 年 7 月术前 14.5cm、术中 6cm，2022 年 11 月 13.7cm，2023 年 1 月提升术后 14.5cm。B. 乳房提升明显：2022 年 7 月术前、2022 年 11 月，与 2023 年 1 月提升术后 2 月余对比

385

除 + 假体取出 + 自体脂肪移植隆乳术。

2014年1月7日，假体取出以后，开始于双乳皮下、乳腺下、胸大肌层次及与假体包膜之间进行脂肪移植，每侧共注入脂肪310ml（图15-362）。

2014年9月23日，第1次术后8个月16天复查，行二次乳晕瘢痕切除 + 自体脂肪移植隆乳术（图15-363）。

2023年3月4日，术后9年，复查。自觉双乳晕环形瘢痕较明显，要求予以修复；胸上围90.6cm，胸围98.6cm，下胸围76.3cm，胸围差22.3cm，双乳头间距21.5cm，胸指数13.49。乳房MRI检查，显示脂肪存活良好，乳房皮下和乳腺后脂肪很多、很厚。行乳晕外环瘢痕切除术，观察皮下脂肪及乳腺后和肌膜处移植的脂肪存活良好，自肌膜至乳晕深度约5cm，胸大肌内和后层有脂肪存在（图15-364）。

将乳房各层次脂肪进行病理HE染色（100×），提示脂肪存活好，没有看到液化的空腔（图15-365）。

2014年1月7日至2023年3月4日，患者29—39岁，身高168cm，体重63~66.5kg，BMI 22.32~23.56kg/m²，假体取出 + 二次自体脂肪移植术。图15-366显示，其胸围差从术前带假体的14.5cm到术后9年的22.3cm，可看出取出假体并行脂肪移植后乳房形态明显的增大变化。

得出结论：①自体脂肪在乳房各层次内都可以良好存活；②乳腺与胸肌膜及胸大肌之间疏松的层次和空间，非常有利于脂肪存活，所以腺体后存活的脂肪可以变得很厚；③一旦存活，自体脂肪移植隆乳术后可获得良好的长期效果；④脂肪移植后的乳房形态更自然，手感更柔软，大小和体积可能与有假体时相当，经过二次或三次叠加移植后，大小和体积可以大于有

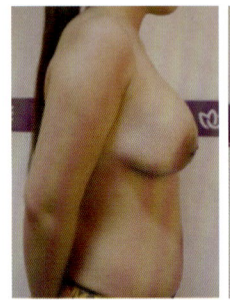

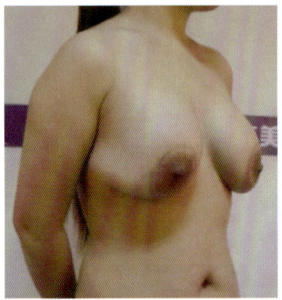

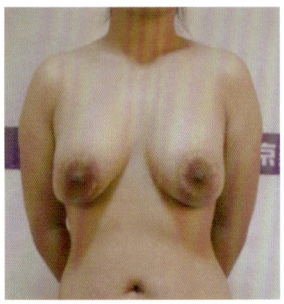

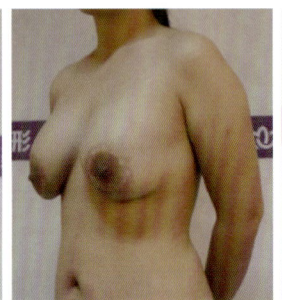

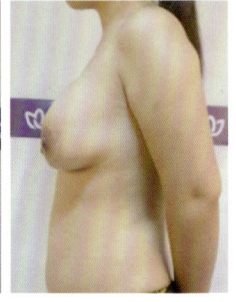

▲ 图15-361 2014年1月7日，术前，双侧乳房双泡畸形、假体上移，手感硬，环乳晕切口瘢痕明显，胸大肌下层；胸上围90cm，胸围92.5cm，下胸围78cm，胸围差14.5cm，双乳头间距18cm

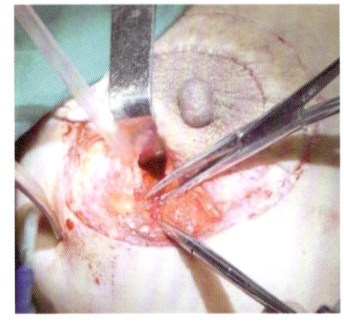

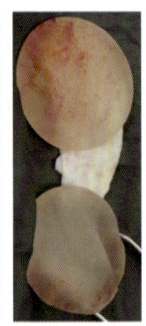

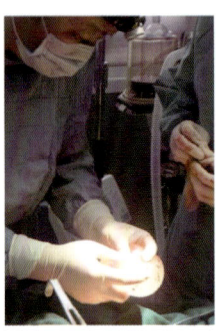

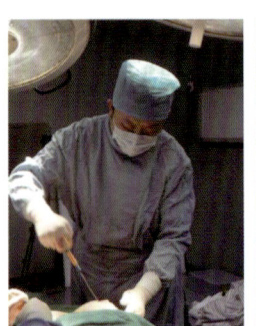

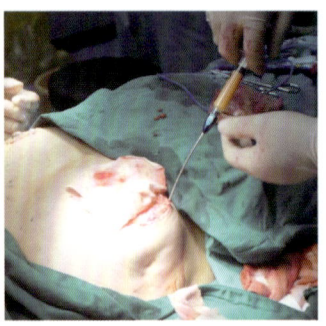

▲ 图15-362 2014年1月7日，切开乳晕周围皮肤显露出皮下组织和乳腺，见皮下有一些脂肪，相对排列较规整，脂肪颗粒较大；术中取出假体，CUI品牌，左侧260ml，右侧230ml；进行双乳脂肪移植，每侧共注入脂肪310ml

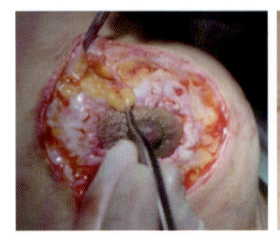

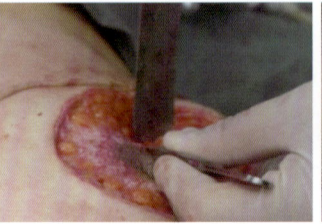

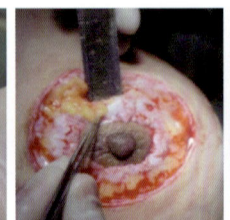

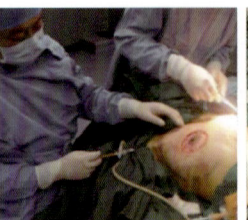

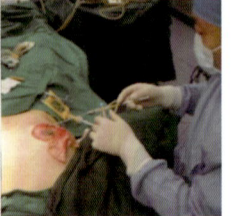

▲ 图15-363 2014年9月23日，术中，行乳晕瘢痕切除，皮下脂肪厚度达1.5cm，有移植的脂肪已存活；行二次脂肪移植术中，双乳各注射脂肪每侧350ml

假体的乳房。

脂肪移植置换假体术后满意度的调查，满意和非常满意的近80%，往往比单纯自体脂肪移植隆乳术后的满意度高。这是因为经过乳房假体手术的患者，一旦出现包膜挛缩、瘢痕、乳房变硬、假体位置不正、移位、起皱、疼痛、感觉异常、乳房不对称及心理不适感等问题，假体移除后首先上述不良症状消失，同时因为脂肪的填充也使得乳房不会发生变形、凹陷、皱纹及其他伴随身心的不良影响等。等乳房消肿稳定后，形态和手感更自然柔软，大多数乳房体积减小不

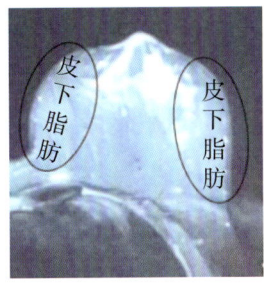

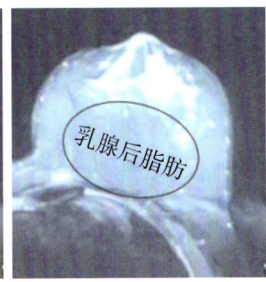

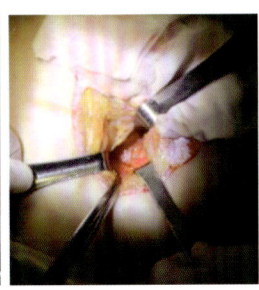

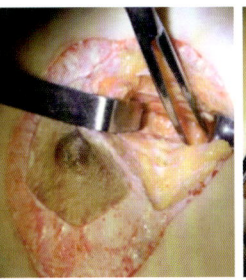

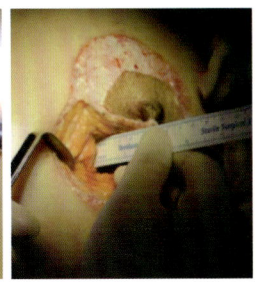

▲ 图 15-364　2023年3月4日，乳房MRI检查，显示乳房皮下和乳腺后脂肪存活良好；观察皮下脂肪以及乳腺后和肌膜处、胸肌内移植的脂肪存活良好

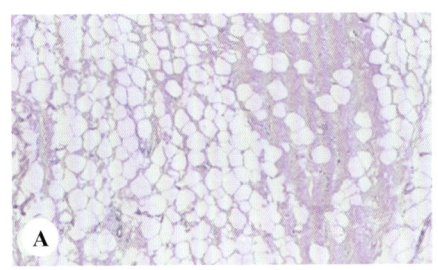

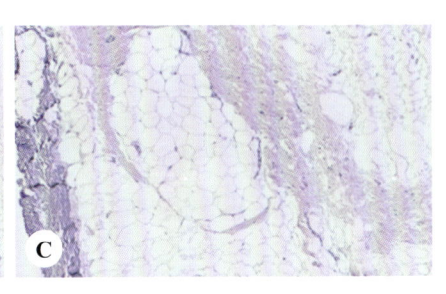

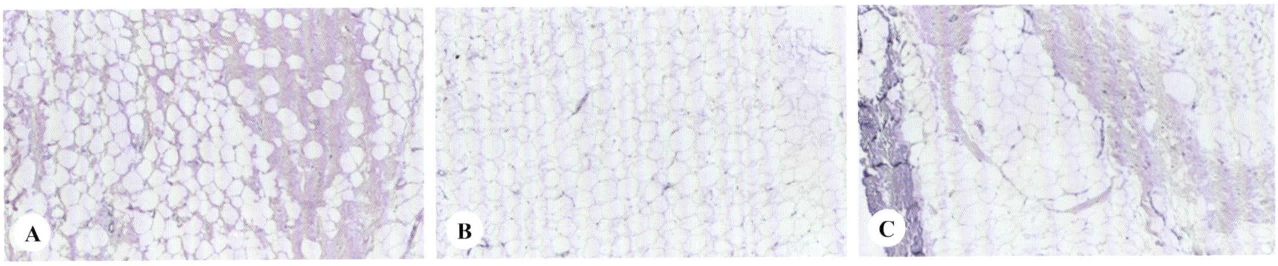

▲ 图 15-365　乳房皮下、腺体后、肌膜脂肪进行病理HE染色（100×），提示脂肪存活好，没有看到液化的空腔
A. 皮下脂肪；B. 乳腺后脂肪；C. 肌膜脂肪

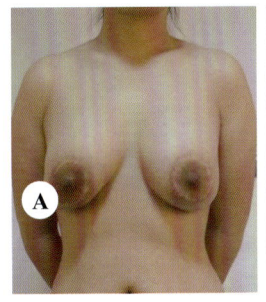

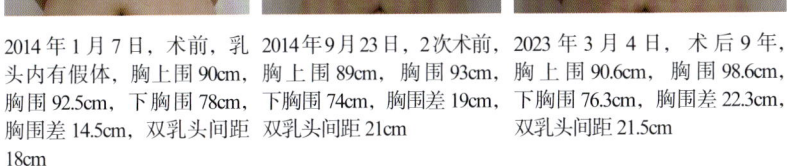

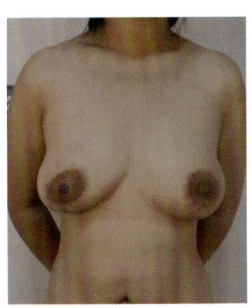

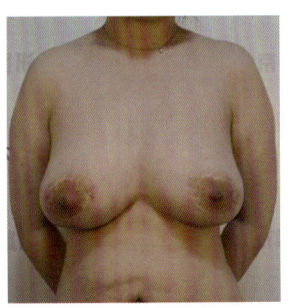

◀ 图 15-366　胸围差变化
A. 乳房正面胸围差变化对比：2014年1月术前14.5cm、2014年9月二次术前19cm、2023年3月术后9年22.3cm。B. 乳房斜面胸围差变化对比：2014年1月术前14.5cm、2014年9月二次术前19cm、2023年3月术后9年22.3cm

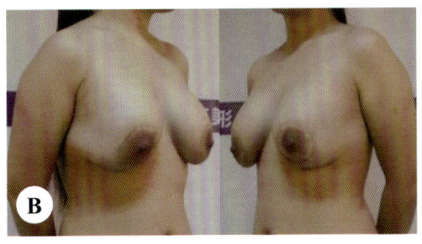

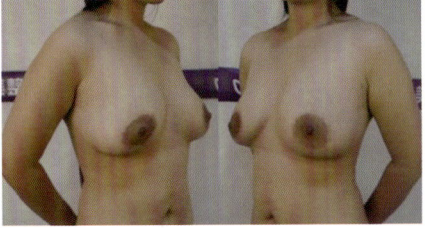

2014年1月7日，术前，乳头内有假体，胸上围90cm，胸围92.5cm，下胸围78cm，胸围差14.5cm，双乳头间距18cm

2014年9月23日，2次术前，胸上围89cm，胸围93cm，下胸围74cm，胸围差19cm，双乳头间距21cm

2023年3月4日，术后9年，胸上围90.6cm，胸围98.6cm，下胸围76.3cm，胸围差22.3cm，双乳头间距21.5cm

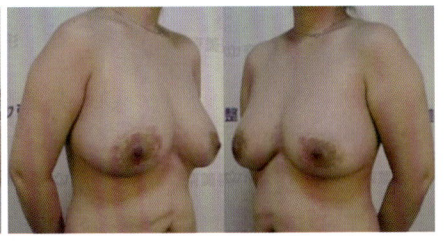

2014年1月7日，术前，乳房内有假体，胸上围90cm，胸围92.5cm，下胸围78cm，胸围差14.5cm，双乳头间距18cm

2014年9月23日，2次术前，胸上围89cm，胸围93cm，下胸围74cm，胸围差19cm，双乳头间距21cm

2023年3月4日，术后9年，胸上围90.6cm，胸围98.6cm，下胸围76.3cm，胸围差22.3cm，双乳头间距21.5cm

多，有的甚至与术前相当，发现乳房形态、手感、动感、对称性等有很好的改善。

这样一来，两次手术变成一次手术，而且又避免了将假体移除后乳房可能出现空瘪、老化等形态，而且最后是彻底矫正上述假体隆乳术后的并发症，并在术后乳房的形态、大小上未有太大减小，甚至很多还得到了很好的改善。

（七）并发症

脂肪移植置换假体隆乳手术出现的并发症，与自体脂肪移植隆乳术基本一样，包括：①感染；②脂肪液化（局部感染）；③感染后瘢痕、色素沉着及乳房变形；④出血和血肿形成；⑤脂肪包块，这是与自体脂肪移植隆乳术一样最易发生和最常见的并发症。

脂肪移植置换假体隆乳手术特有的并发症：①原假体包膜腔隙异物残留；②假体残留。

1. 原假体包膜腔隙异物残留

病例 15-45

女性，48岁，身高156cm，体重65kg，BMI 26.7kg/m²，患者曾行假体隆乳十几年。2016年12月，约半年前在大连某三甲医院行假体取出术，术后左乳大于右乳，左乳内下极处逐渐隆起。2017年6月6日，来诊，检查双乳中度下垂，双乳不对称，左乳大于右乳，左乳内下极处明显隆起，触及稍硬；MRI检查显示左乳胸大肌后有一圆形物质，该物质约占乳房比30%（图15-367和图15-368）。

2017年6月6日，在内镜辅助下，自左腋下通道找到左乳胸大肌后的残留物质，是一些炎性及坏死组织，以及上次假体取出术中遗漏的少量硅凝胶油，用卵圆钳将这些异物逐个钳夹出来（图15-369）。

2017年6月12日，病理诊断显示，左乳囊壁坏死组织，慢性炎症纤维化，囊壁部分脂肪组织坏死，未见异物性肉芽肿（图15-370）。

2017年6月6日，行左乳残留异物取出以及自体脂肪移植隆乳术后（图15-371）。

得出结论：①行假体取出术时，对异物的清理应该彻底，不要有遗留或遗漏，包括破裂或渗漏出来的硅胶油，需要用热盐水纱布在假体腔隙各个角落反复擦洗，直至纱布上和手套上再无油渍；②彻底止血，尤其是活动性出血，对于较少的渗血，需要加压止血；③引流通畅、到位，每24小时引流量少于20ml，才

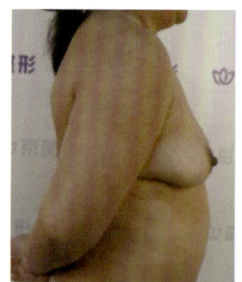

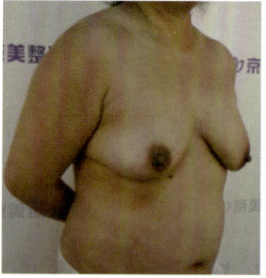

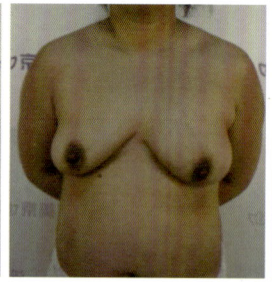

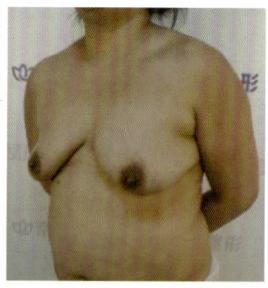

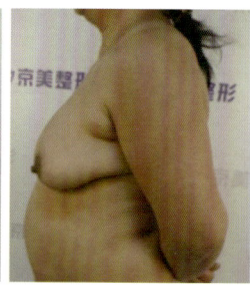

▲ 图 15-367 2017年6月6日，胸上围95cm，胸围100cm，下胸围88.5cm，胸围差11.5cm，双乳头间距22.5cm

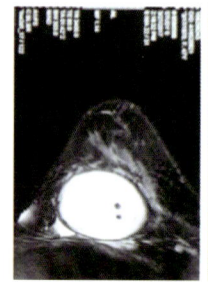

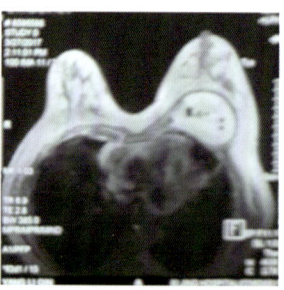

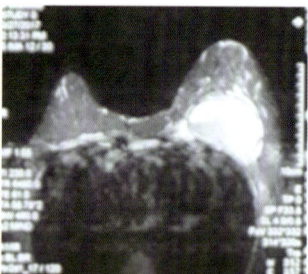

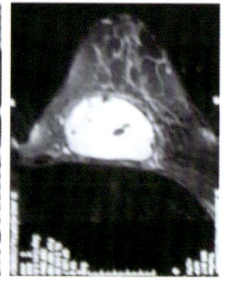

◀ 图 15-368 2017年6月6日，MRI显示右乳胸大肌后类假体样圆形物质残留

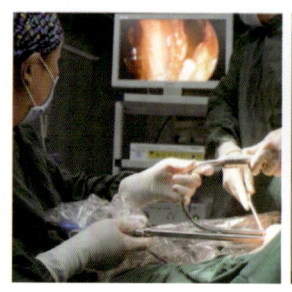

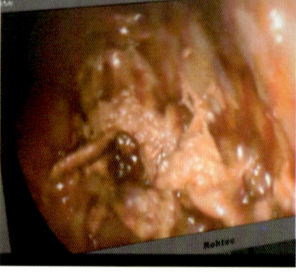

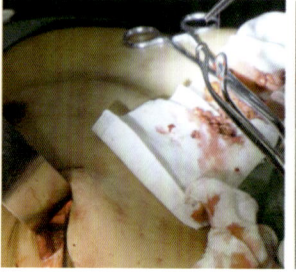

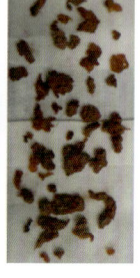

◀ 图 15-369 2017年6月6日，在内镜辅助下，用卵圆钳将这些异物逐个钳夹出来

予以拔管。做好了以上3点，可以有效地杜绝出现术后异物残留这种现象。

2. 假体残留

病例 15-46

女性，36岁，已婚已育，生育3子；身高164cm，体重52kg，BMI 19.33kg/m²。2011年，患者在成都某医院做假体隆乳术，自述是某进口品牌。2016年，大约半年前，在北京某机构行假体取出术+自体脂肪隆乳术，左乳系乳晕切口，右乳腋下切口。2017年5月17日，来诊，术后右乳内侧仍有突出形态，右乳明显大于左乳，经MRI检查显示右乳假体残留；右乳假体占乳房比40%~50%（图15-372和图15-373）。

2017年5月11日，在内镜辅助下，自右腋下通道找到右乳残留假体，并用血管钳分离开假体与组织的粘连，夹住并翻转挪动假体后，将残留假体（包括硅胶囊和硅凝胶）全部取出。假体为另一进口品牌，毛面，225g，与包膜严重粘连（图15-374）。

2017年5月11日，假体取出后，内镜检查发现包膜上有赘生物，取出做病理（图15-375）。

2017年5月11日，行右乳残留假体取出和赘生物取出及自体脂肪移植隆乳术后。5月13日，复查结果见图15-376。

得出结论：①与包膜发生严重粘连的是毛面假体；②腋下切口离假体较远，手术者的手一般只能触及假体上端，用手可以直接剥离的范围一般是假体上半段，想要剥离假体的下半段与包膜粘连，只能借助器械，内镜的辅助应用将大大提高手术的精准性、清晰度和透明性；③若想毛面假体完整取出，必须将假体与粘连的包膜充分剥离，如若做不到这点，将很难取出完整假体，硬性撕拉假体就会出现假体断裂，造成假体的残留。

（八）评价与展望

自1962年，Corning和Gerow开发出硅胶作为填充材料的现代乳房假体，已过去了整整60年。现在乳房假体已经发展到第五代，假体质量越来越好，从硅橡胶外囊和填充内容物硅凝胶的制作工艺不断进步和发展，到更符合人体生理功能和结构的假体材料不断涌现，假体隆乳术被一些求美者所追求和喜爱。但随

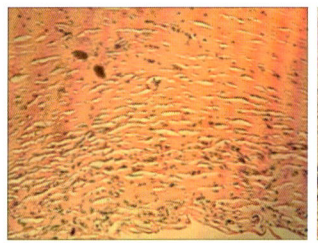

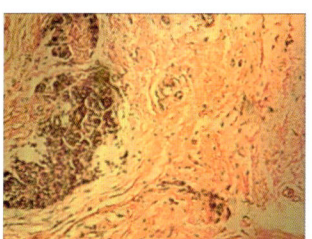

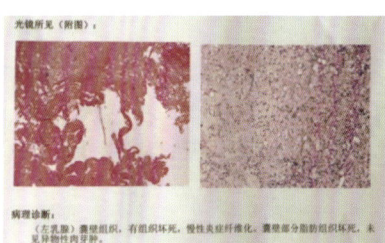

◀ 图15-370 2017年6月12日，病理诊断显示，左乳囊壁坏死组织，慢性炎症纤维化，囊壁部分脂肪组织坏死

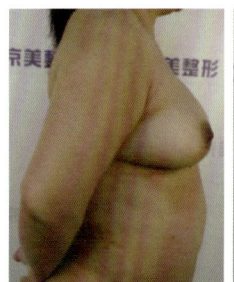

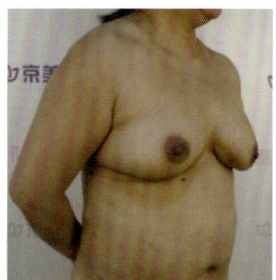

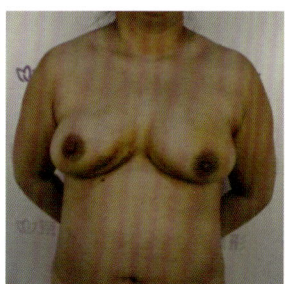

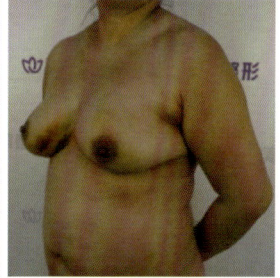

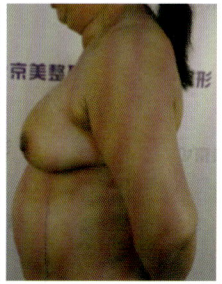

▲ 图15-371 2017年6月13日，术后第7天，胸上围95.2cm，胸围102cm，下胸围87.5cm，胸围差14.5cm，双乳头间距22cm

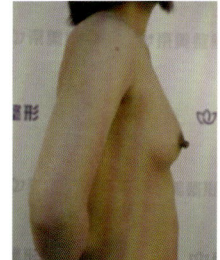

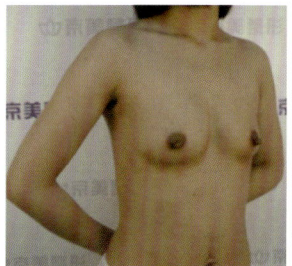

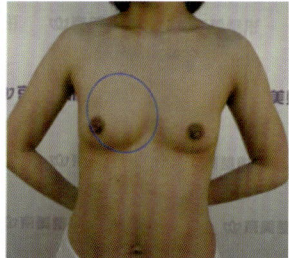

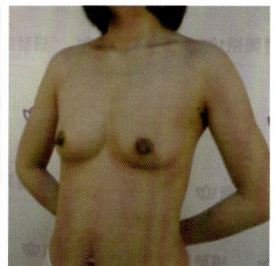

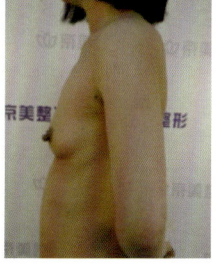

▲ 图15-372 2017年5月11日，半年前行假体取出术，术后右乳假体残留；胸上围81cm，胸围81cm，下胸围73cm，胸围差8cm，双乳头间距17.4cm

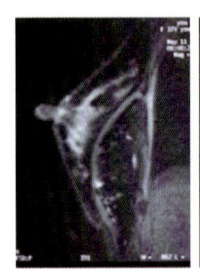

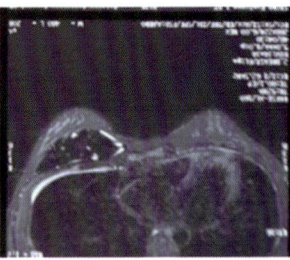

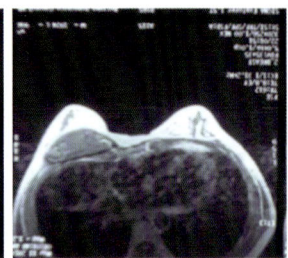

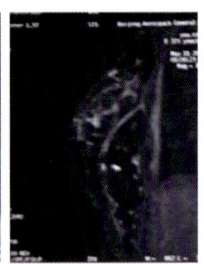

▲ 图 15-373 2017 年 5 月 11 日，MRI 显示右乳胸大肌后假体残留

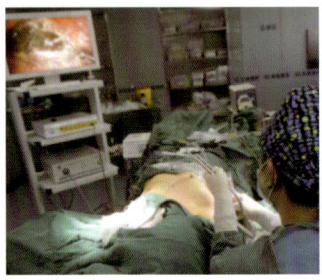

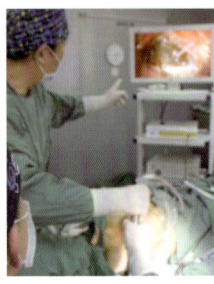

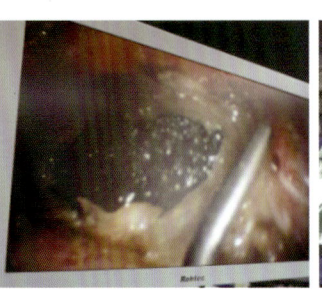

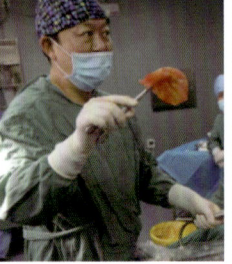

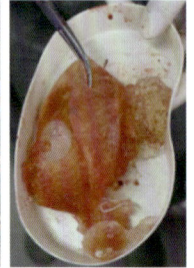

▲ 图 15-374 2017 年 5 月 11 日，在内镜辅助下，找到右乳残留假体，用血管钳夹住残留假体予全部取出

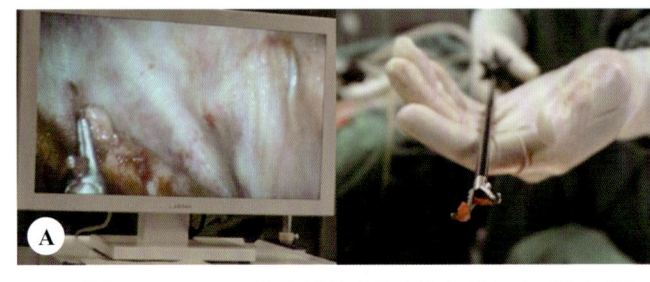

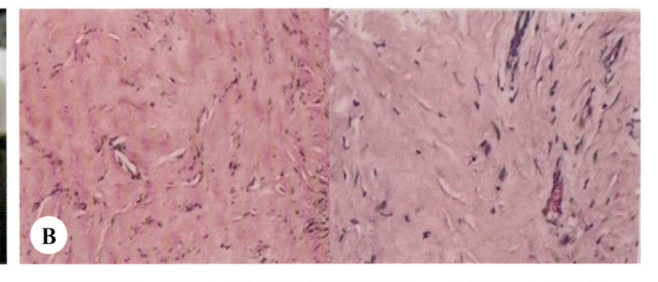

▲ 图 15-375 A. 右乳包膜结节取出的包膜结节（赘生物）；B. 病理诊断：右乳包膜为致密纤维组织，大部分已玻璃样变，见少量胶性物质沉积，未见炎症细胞浸润及异物巨细胞反应

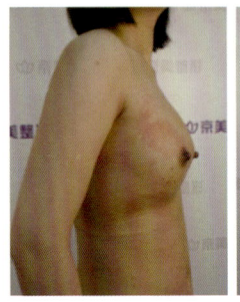

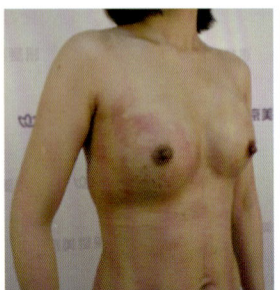

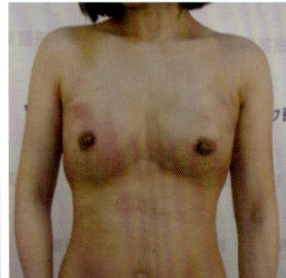

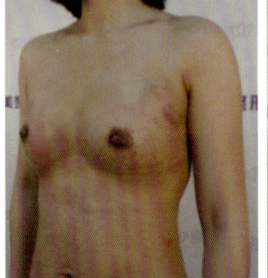

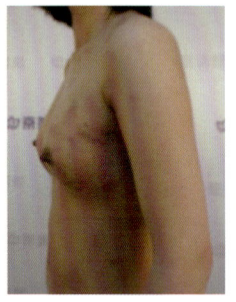

▲ 图 15-376 2017 年 5 月 13 日，术后第 2 天，胸上围 87cm，胸围 88cm，下胸围 76.5cm，胸围差 11.5cm，双乳头间距 18.5cm

着时光的流逝，特别是近十年来，随着广大人民群众对自然和柔美为主要内容的审美意识和水平的提高，科技和诊疗水平的不断提高，以及对生命质量的关注，人们对它们的应用场景和适应证的选择已经越来越多元化了。

自体脂肪颗粒注射移植术，是整形美容专业开展的一项常规技术，是安全有效的技术。自体脂肪颗粒移植替换治疗假体或异物隆乳术后的乳房，效果确切，是乳房出现先天或继发或医源性畸形后的重要治疗方法，值得在临床上推广应用。

近年来随着研究的逐渐深入，自体脂肪颗粒及其衍生品纳米脂肪、SVF-gel、脱细胞脂肪基质等临床应用的普及，以及脂肪干细胞和干细胞外泌体等生物学功能及临床应用前景进一步扩大，相信它们在乳房的先天或继发或医源性畸形的治疗中，在乳房组织创伤粘连等症状的临床应用中将会进一步的展开和提升。

因自体脂肪颗粒富含间充质干细胞，可以展望其在乳房的整形美容中将发挥很多重要作用。

（刘成胜　吕京陵　邵文辉　严　竣）

七、自体脂肪与硅胶假体复合式隆乳术

（一）极小罩杯隆乳方法（小假体大脂肪隆乳术）

目前硅胶假体隆乳术仍占据乳房整形的主要市场。硅胶假体隆乳术具有起效快、效果显著等优点，随着硅胶材料制造工艺的提升，隆乳术后的乳房外观更显自然和动感。当然，硅胶隆乳术的并发症随着病例数的累积增多也逐渐凸显。除常规的假体破裂、包膜挛缩、假体移位等并发症外，随着时间的推移和假体对乳房软组织的压迫，逐渐引起腺体的萎缩及轮廓显现等现象。在我们日常接诊的要求进行隆乳术的求美者中，大多数身材很瘦，而且乳房发育情况欠佳。尽管将假体置于胸大肌下，仍能通过患者菲薄的胸部皮肤触及假体的轮廓，术后的外观并不是很自然。

脂肪注射已被用于隆胸多年，随着理论知识和实践经验的不断丰富和完善，取得了令人鼓舞的结果。但这项技术并非没有并发症，多年来，脂肪移植术后脂肪不可预测的吸收率、脂肪坏死、钙化和囊肿形成等相关问题依旧没有得到完好的解决。主要的问题在于注射隆乳需要相对大容量的脂肪体积。当脂肪移植单独用于小乳房患者时，这个问题就显得特别突出。

1. 关于极小罩杯隆乳方法的思考 一般基础为A杯（10cm）或A-（7.5cm）者，选择假体隆乳或脂肪移植隆乳基本上都可以较好地满足受术者的要求。然而，极小罩杯（A---2.5cm）且对术后罩杯要求较高者，单纯采用假体或脂肪移植都很难满足受术者的要求。

罩杯的复习

上胸围 - 下胸围 =10cm（A杯），每递增或递减2.5cm为增加或减少1个罩杯。

例如，A罩杯为10cm，A-则为7.5cm，A--为5cm，A---为2.5cm；B罩杯为12.5cm，C罩杯为15cm，D罩杯为17.5cm，以此类推。

(1) 单纯假体隆乳短板：主要存在胸部空间的有限性与过大假体的矛盾。一般东方女性胸部空间（锁骨旁线至腋前线）直径12~14cm，罩杯较小要求较高，则需要较大的假体，如此就会占据掉胸部的较大空间，术后极易导致包膜挛缩的产生，最少也限制了活动度。例如，A---（2.5cm）罩杯要求达到C杯（15cm）者得选择每侧6.25cm凸度以上的假体（6.25+6.25+2.5=15cm），而要达到凸度6cm，其假体直径约为12.1cm（如曼托星熠傲诺拉高凸455ml），这样不可避免占据了胸部的极大空间。用单纯增大假体勉强满足较大罩杯要求换来的是极差的动感，甚至带有包膜挛缩高风险的结果。

(2) 单纯脂肪移植隆乳短板：对于较小罩杯基础的女性，尤其是胸廓较小且皮肤比较紧致者，单纯用脂肪移植以满足较大罩杯的期望也是极其困难的。脂肪移植存在一定的吸收率。例如，A---（2.5cm）要达到C罩杯（15cm），几乎不可能实现，除非先行Brava负压吸引辅助。

综上所述，用较小的假体植入，节省胸部空间，提升假体隆乳的活动度，用较大容量的脂肪移植以弥补乳房的容量罩杯及乳房的过渡，矫正双侧乳房的不对称性，简称为小假体大脂肪隆乳术。

笔者认为，将上述两种手术方式结合应用比单独使用其中任何一种技术，更能发挥其优势，减少并发症的产生。

(3) 小假体大脂肪隆乳的优势

优势：①可以一次性获得满意的罩杯；②动感乳房不再需要切割胸大肌形成双平面，因为小假体的直径较小占据的胸部空间不大，可以获得足够的活动空间；③可以通过脂肪移植满意修复外扩型的乳房；④相对增加了假体的腔隙活动度，可以减少或终结包膜挛缩的发生；⑤可以通过脂肪移植修复两侧不对称性乳房；⑥可以通过脂肪移植形成胸部薄瘦的皮肤与隆起乳房之间自然的过渡；⑦通过内侧脂肪的移植成形丰满的乳沟；⑧可以获得很好的逼真手感。

(4) 操作方法：术前对受术者乳房进行一些参数测量，根据其基础及受术者对罩杯的要求，选择合适大小的假体，以及评估移植脂肪的容积。

受术者乳房基础好，罩杯要求自然者，选择较小的假体（160~180ml），每侧移植脂肪280~350ml（视胸部容积而定）；受术者乳房基础差，偏瘦，罩杯要求较大，选择稍大的假体（175~200ml），每侧移植脂肪350~480ml（视胸部容积而定）。

乳房的脂肪移植考虑的是大脂肪（大容量）需要的脂肪量较多，手工注射器操作比较困难，而且耗时。有研究表明，手工、机器吸脂脂肪存活率无显著性差异。因此，笔者建议采用底负压吸引器接上脂肪收集罐吸脂、滤过、纯化脂肪备用（图15-377）。

不同直径的吸脂针和不同大小的注射脂肪所用针头对脂肪组织的损伤不同，为了找出大小合适的吸脂针及注脂针头，Erdim等进行了一项对比性的研究，得出结论，使用6mm的吸脂针要比直径更小的吸脂针吸出的脂肪组织活性更高；而在注脂针方面，通过14G、16G、20G针头注射的移植物的存活率没有显著

差别。这说明吸脂针的直径过小会对脂肪组织造成更大的损伤，从而降低脂肪移植物的活性。

研究表明，静置与离心纯化脂肪其存活率无显著性差异。用1ml接直径2.5mm单孔钝头注脂针三通弹簧注脂针直接做脂肪移植，保证全管内脂肪抽吸移植闭环操作，既能保证吸脂注脂全环节免受污染，又能极大节约手术时间（图15-378）。

先在乳腺后多层次多隧道条索状移植半量的脂肪，遵循3M原则微量注射，即多隧道、多层次、多点，腋下或乳晕切口分离出胸大肌下腔隙腔隙后，植入假体。最后，皮下同样方法移植半量的脂肪，脂肪颗粒因此被移植到整个乳房的多个区域，包括皮下组织、乳腺后组织包括胸大肌等。如果把每次移植的脂肪当成一个球体，其直径不要超过3mm，就可以获得足够的血供而存活。将1ml注射器呈条状推注，长度至少32cm或14cm，才能达到每颗粒直径2mm或3mm。如此操作，脂肪存活率将会得到大的提升。

另外，移植脂肪之间的间隙压也是脂肪移植存活的关键因素之一。在三维空间移植中，不应进行过量的移植大容量移植，会导致间隙压力急剧上升。压力增加会导致毛细血管血流受损，氧供减少。除此之外，脂肪颗粒挤压在一起，形成一个脂肪团，导致与受区接触面积变小。这不利于脂肪移植物的存活，并导致脂肪细胞甚至所有脂肪坏死。注射完成后，对乳房进行轻柔按摩，使所注射的脂肪均匀分布，以减少和平衡移植脂肪之间的间隙压。

2. 关于促进脂肪移植物存活 学者从事了促进脂肪移植物存活的药物及生长因子等有相关方面的研究，如瘦素、选择性β_1受体阻滞药，以及PGI类、胰岛素及IGF、Ang-1等。这些药物都对移植后脂肪组织的存活有一定的促进作用，但是效果都难以令人满意；Por等还研究了存在于富含血小板血浆中的生长因子是否对脂肪移植物的存活率有提高的作用。对照组和实验组的重量、体积和组织学参数都没有统计学上的显著差别。这个研究证明，富含血小板血浆并不能提高脂肪移植物在裸鼠体内的存活率。Yoshimura等将获取的脂肪组织通过胶原酶消化，然后离心分离出脂肪干细胞，在临床脂肪移植后6个月时，所有术后患者的胸围几乎都增加了4~8cm，对应2~3个罩杯。胸围增加的幅度对应到体积为增加了100~200ml。Moseley等研究了新鲜的未经培养的脂肪干细胞对脂肪组织移植的治疗作用。通过实验研究发现，新鲜未经培养的脂肪干细胞和剪碎的脂肪共移植能够明显提高移植物的体积和寿命，新鲜未经培养的脂肪干细胞的治疗作用要好于经过培养的脂肪干细胞。自体脂肪颗粒和乳房硅胶假体同期应用，两者体积相互叠加，能够一次性增大乳房解剖体积，硅胶假体可冲减因自体脂肪植入后期吸收乳房体积缩小的数值，移植的脂肪伞状结构覆盖于乳房硅胶假体之上，能有效遮盖硅胶假体突兀的外形和假体边缘，并且在脂肪颗粒的移植过程中，可以对乳房的上下极、乳沟、外缘等亚单位进行雕塑注射，能够弥补小假体罩杯的不足，在形态学、亚单位塑造、柔软度、年轻化等方面达到动感、手感逼真的临床治疗效果。

3. 临床病例

病例 15-47

41岁，罩杯3cm（A---），胸骨旁线至腋前线12cm。采用小假体（曼托圆形光面魅力高凸175ml，凸度3.9cm，直径9.3cm），大脂肪（每侧360ml）。术后半年，罩杯18cm（D+）（图15-379至图15-383）。

病例 15-48

36岁，术前罩杯0cm，3年前行下皱襞切口假体隆乳术（内镜双平面，240ml水滴型）。切口位置瘢痕明显，左侧包膜挛缩上移，双侧体表可触及多处假体疝。期望术后包膜挛缩改善，瘢痕改善，罩杯C杯（15cm）。给予更换小假体修复（200ml，圆形），双侧大脂肪（每侧移植450ml）移植（图15-384至图15-399）。

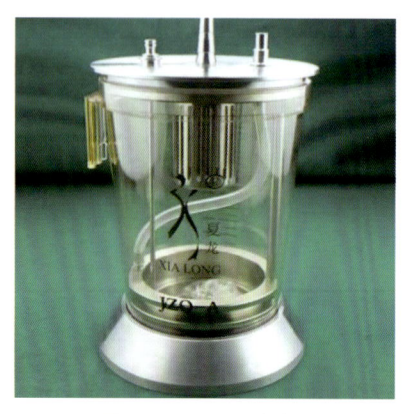

▲ 图 15-377 脂肪收集罐

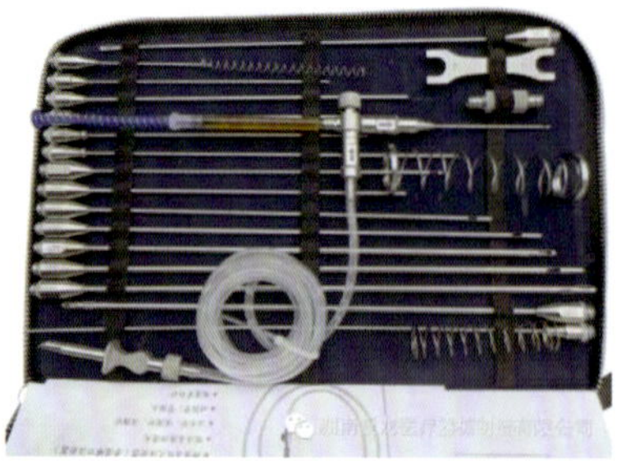

▲ 图 15-378 1ml弹簧三通注脂器

第 15 章 胸部脂肪雕塑

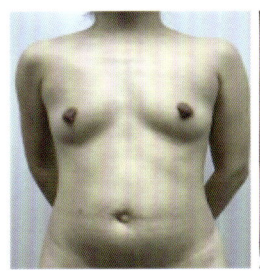

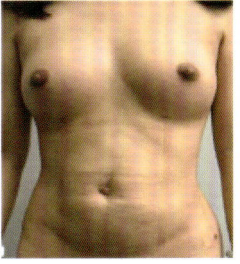

▲ 图 15-379 术前、术后正位 6 个月

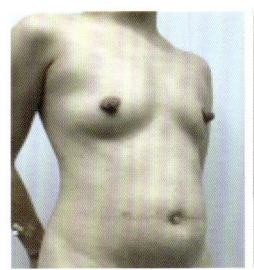

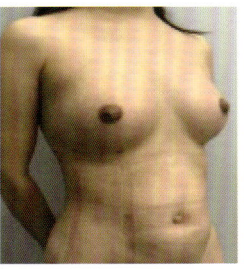

▲ 图 15-380 术前、术后右斜位

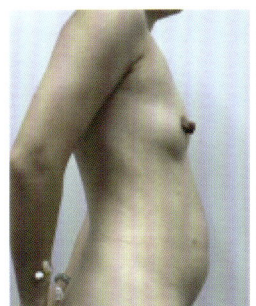

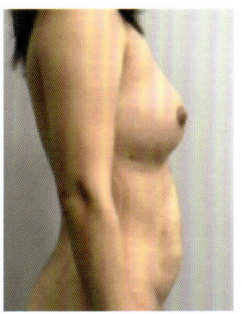

▲ 图 15-381 术前、术后右侧位

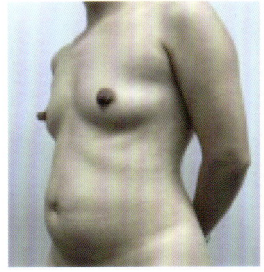

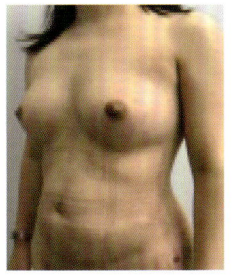

▲ 图 15-382 术前、术后左斜位

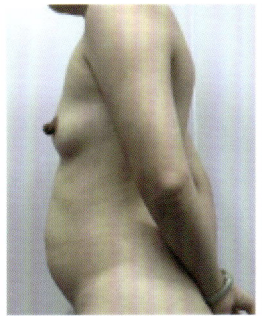

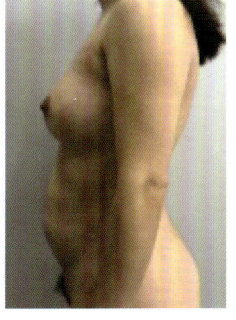

▲ 图 15-383 术前、术后左侧位

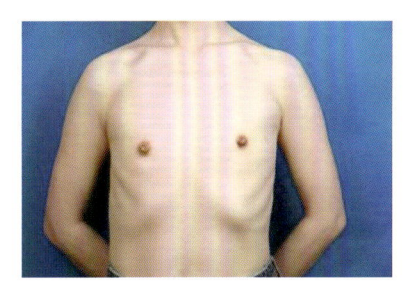

▲ 图 15-384 术前正面位

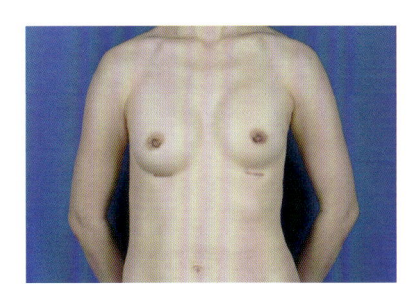

▲ 图 15-385 第一次术后正面位

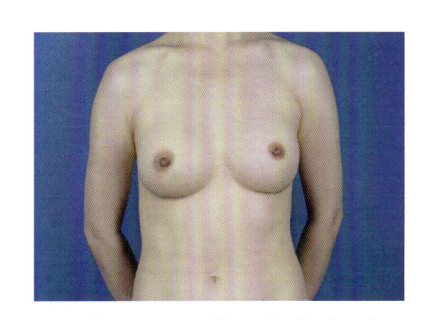

▲ 图 15-386 第二次术后 8 个月（罩杯 15.5cm）

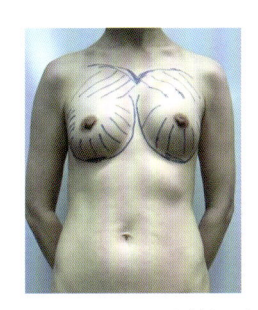

▲ 图 15-387 术前设计

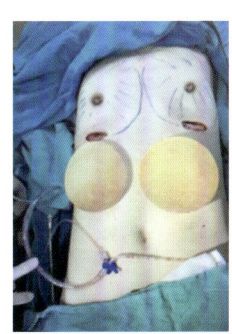

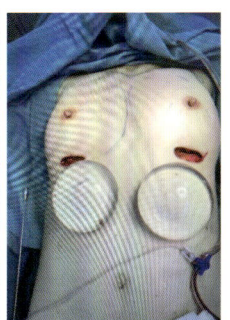

▲ 图 15-388 术中假体更换

393

脂肪美容整形外科学

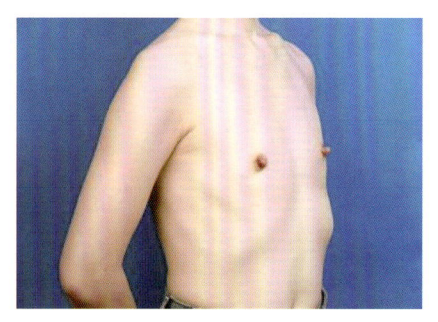

▲ 图 15-389　术前右斜位

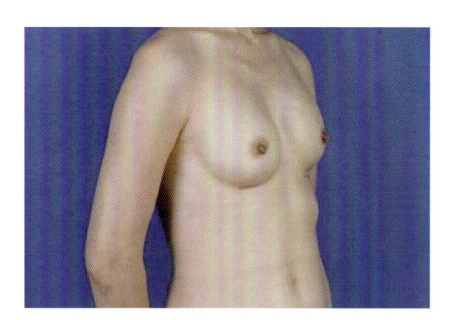

▲ 图 15-390　术后第 1 次右斜位

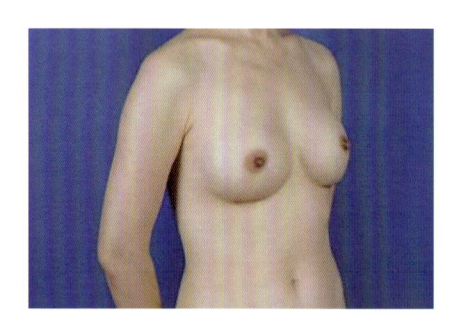

▲ 图 15-391　术后第 2 次右斜位

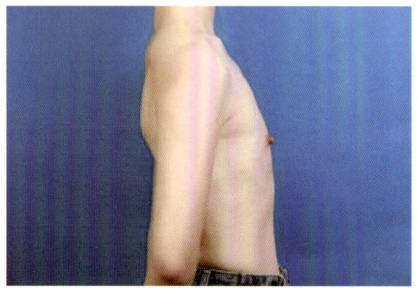

▲ 图 15-392　术前右侧位

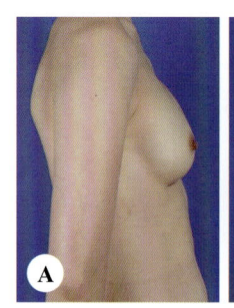

▲ 图 15-393　术后右侧位
A. 第一次；B. 第二次

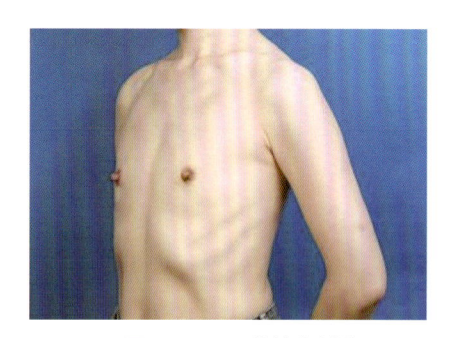

▲ 图 15-394　术前左斜位

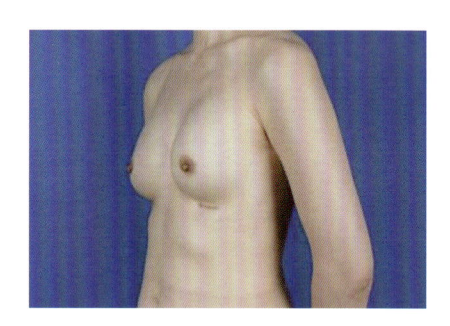

▲ 图 15-395　术后第 1 次左斜位

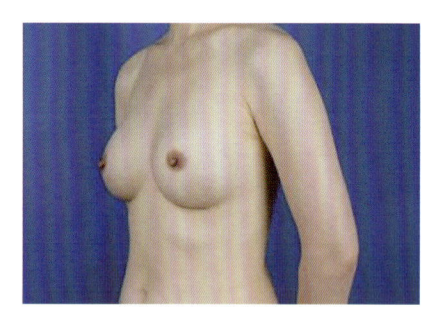

▲ 图 15-396　术后第 2 次左斜位

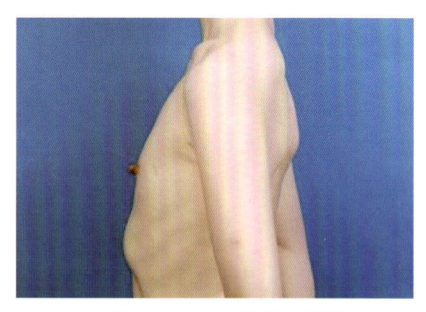

▲ 图 15-397　术前左侧位

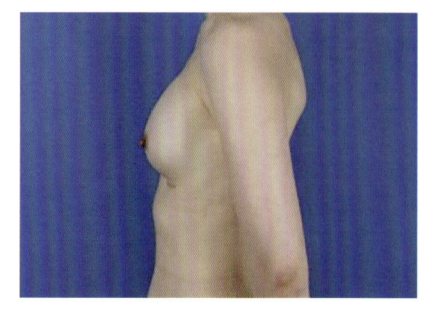

▲ 图 15-398　术后第 1 次左侧位

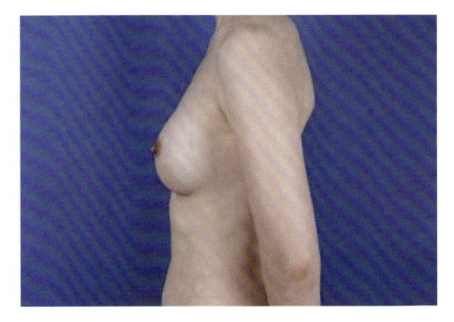

▲ 图 15-399　术后第 2 次左侧位

病例 15-49

38 岁，术前罩杯 A---（4cm），期望术后到达 C 杯（15cm）。方法：180ml 假体，每侧移植脂肪 360ml。术后 1 年，罩杯 15.5cm（图 15-400 至图 15-403）。

（黎　冻）

（二）硅胶假体联合脂肪移植隆乳术

1. 概述　随着我国社会经济水平和人民生活方式的巨大进步，当代女性对美的需求越来越高。有些女性希望通过整形手术来提升乳房的形态美观和良好的触感。隆乳手术是一种常见的整形外科项目，旨在通过增加乳房的体积，改善女性的胸部形态，提升对自身形象的满意程度和自信心。

目前最常用的隆乳技术是硅胶假体置入和自体脂肪移植技术。1961 年，Frank Gerow 博士、Thomas Cronin 博士和美国道康宁公司合作研发了世界上首款硅胶乳房假体。1962 年，美国德州工厂的工人 Timmie Jean Lindsey 在医生的建议下，接受了世界上首例硅胶假体隆乳手术，手术恢复后，Timmie 的乳房尺寸从 B 罩杯增长到了 C 罩杯，之后还哺育过 6 个孩子。从此，假体隆乳术被载入史册。1976 年，美国 FDA 在食品、药品和化妆品法案中制定了医疗设备修正案，此时，上市 15 年的硅胶乳房假体才被纳入 FDA 监管范畴。后来经过几十年的临床应用和技术改进，它是目前医学中引起生物反应最小的材料之一。因为其形态美观、手感真实、手术操作简单及术后效果明显等优点，在临床上被广泛应用。20 世纪 90 年代以来，内镜技术在整形外科得到广泛应用，使假体置入隆乳术的效果得到了很大改善，术中止血更彻底，术后血肿及包膜挛缩的发生率明显降低，不对称现象也明显减少。2001 年，美国整形外科医生 John B.Tebbetts 首次报道了双平面隆乳技术和理念，即将假体置入到胸大肌和乳腺后双平面，胸型更好，外观更真实，手感更佳，患者舒适度和满意度明显提高。

即使如此，由于个体解剖结构的差异，在临床上仍然有部分患者对术后效果不是很满意。例如，假体

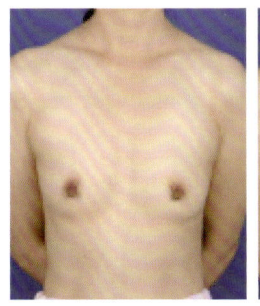

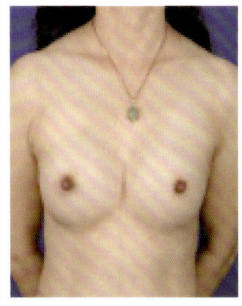

▲ 图 15-400　术前、术后正位

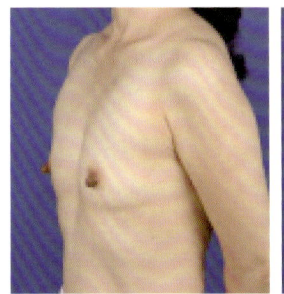

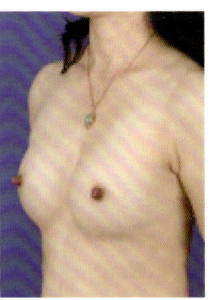

▲ 图 15-401　术前、术后左斜位

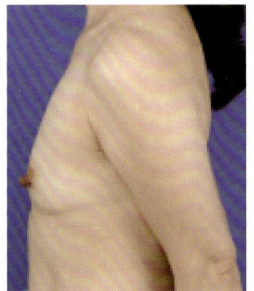

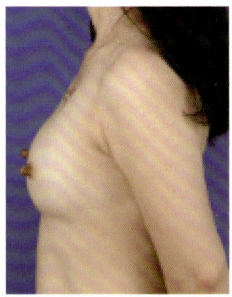

▲ 图 15-402　术前、术后左侧位

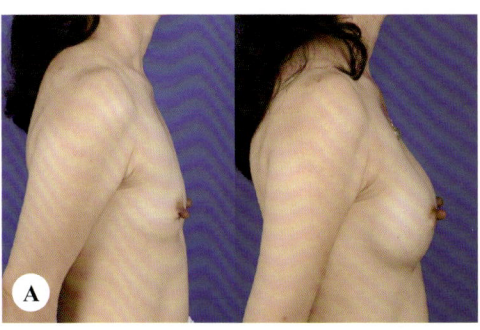

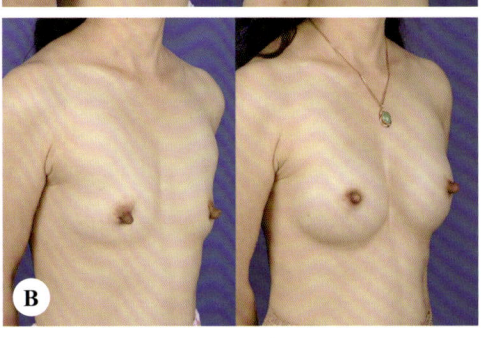

▲ 图 15-403　术前、术后
A. 右侧位；B. 左斜位

前方无充足的软组织覆盖时可引起假体轮廓显现或可触及，尤其是上臂抬起时，假体轮廓可能会显露出来。因此，假体隆乳的术后软组织覆盖与假体体积失衡时出现的不自然外观和触感。这些患者具有体型偏瘦、胸部扁平、乳房皮下脂肪较少、两乳间距偏宽的特点，容易引起术后乳房轮廓明显、乳沟过宽、覆盖假体的组织过薄、手感欠佳，甚至出现在乳房边缘可触摸到假体的现象。其他问题主要是乳房置入物的相关风险，如包膜挛缩、置入物错位、置入物动态畸形、双泡、波纹等，这些都会导致二次手术。为了提高假体隆乳术的成功率，可以通过自体脂肪移植技术来增加乳房皮下组织厚度，并平衡乳房两侧的尺寸，以获得更好的体积和触感。

自体脂肪隆乳术的基本原理是将身体其他部位的多余脂肪移植注射到乳房，使乳房丰满、有型。在过去的 20 年，因脂肪来源于自体，取材方便，相容性好，术后形态和手感真实，脂肪移植技术广泛应用到乳房整形领域，成为乳房整形与重建的重要方案之一。它的技术特点是，自身脂肪组织作为丰胸材料，对人体无毒无害，无排异反应；同时，对乳腺本身不会产生伤害，对生育、哺乳无不良影响。更重要的是，脂肪移植后的乳房手感柔软，形态真实，感受更好，患者及其伴侣更易接受。尽管如此，这种方法也存在一些缺陷和局限性：第一，在隆胸后的 2~6 个月内，自体脂肪移植体积趋于稳定，体积保留率通常 20%~83%；第二，注射大量脂肪颗粒后，钙化和囊肿形成无法完全避免；第三，脂肪移植隆乳能显著增加乳房体积，但在增加乳房凸度方面存在困难。

因此，硅胶假体联合脂肪移植一期隆乳手术应运而生，为广大求美者提供了较好的选择。硅胶假体主要用于提供结构和体积增大，并能在某种程度上改善乳房的形态和凸度，特别是在需要大幅度增加乳房体积的情况下。脂肪移植则提供了良好的软组织覆盖，尤其用于硅胶假体不能达到的乳房局部，如乳房上极或乳沟等，脂肪注射于假体边缘形成过渡区，可较好修饰假体外轮廓，优化乳房的外观和触感，使之更自然。自体脂肪移植还可预防置入物显露。研究表明，脂肪移植可以减少纤维化的产生并降低重度包膜挛缩的风险。通过自体脂肪移植，可改善挛缩并纠正轮廓扭曲。Sforza 等研究发现，自体脂肪注射移植可以有效改善假体错位、双泡畸形、波纹等问题。

综上所述，硅胶置入和脂肪移植技术的结合弥补了单一手术的局限性，改善了单纯假体隆乳术后外形不自然、手感欠佳、乳沟过宽、假体可触及的现象，同时弥补了单纯脂肪隆乳术凸度不佳的不足，在很大程度上避免了因大容量脂肪移植隆乳出现的脂肪液化、硬结等并发症，显著改善整体临床效果，提高患者满意度，是乳房整形中较理想的手术方案。

2. 硅胶假体联合脂肪移植隆乳术的适应证和禁忌证

(1) 适应证：①原发性乳腺发育不良或畸形；②感染、外伤、手术等导致的继发性乳腺发育不良或形态不满意；③妊娠哺乳后乳房萎缩；④体重骤减后乳房萎缩；⑤双侧乳房不对称；⑥乳房形态不良，与身体形态不相称；⑦乳房轻度下垂；⑧身体其他部位有多余皮下脂肪的女性患者。

(2) 禁忌证：①存在全身或局部感染性疾病；②重要生命器官功能不全，存在全身系统性疾病且未能控制，如心血管疾病、严重的糖尿病等；③凝血功能障碍；④患有精神疾病或手术需求不明确、手术期待过高者；⑤不合适的年龄，通常不建议未成年人或高龄患者进行此类手术，除非有充分的医学理由；⑥孕育期、哺乳期或停止哺乳不满 6 个月，仍有乳汁分泌者；⑦存在性质不明的乳房肿块；⑧中重度乳房下垂；⑨极度肥胖或极度消瘦。

3. 围术期管理与手术要点

(1) 手术前准备和评估：在决定进行硅胶假体联合脂肪移植隆乳术之前，全面的医学评估是必要的。

个人和家族病史评估，了解患者就诊的原因和乳房疾病史，是否有乳腺癌或其他恶性肿瘤家族史。

心理评估，仔细询问评估患者身体和心理状况是否适于接受隆乳手术，确保患者对手术有合理的期望，并且心理状况稳定，以确定手术的可行性和预期效果。

专科检查，包括乳房的尺寸、皮肤质量、足够的脂肪储备、是否存在瘢痕或其他先天缺陷等。患者自然站立，观察患者有无胸廓畸形与不对称；乳房大小、轮廓、位置是否对称，有无红肿、瘢痕、凹陷等，触诊有无乳房结节、肿块、压痛；乳头位置、下皱襞位置是否对称，有无肥大、下垂、内陷、溢液等疾病，乳头触觉是否正常；乳房下垂程度；有无副乳，有无腋窝淋巴结肿大等；检查脂肪供区是否有炎症或其他疾病，预估可以获取的脂肪量。

术前准备，包括但不限于禁食、停用某些药物和术前必要的检查等。术前检查包括血常规、尿常规、凝血功能、肝肾功能、血糖检查、输血十项、心电图检查、胸部 X 线等。另外，术前须行乳腺彩超检查，必要时行钼靶摄片、MRI 检查，排除性质不明的肿块。

术前照相与测量。获取患者术前照片，包括正位、左右斜位、左右侧位，必要时加照其他位置。照相范围包含颈部、脐、两臂在内的区域。术前患者取坐位或站立位测量乳房相关径线：胸骨切迹 - 乳头距离、锁骨中点 - 乳头距离、乳头 - 正中线距离、乳房基底宽度(乳房较小时，测量胸骨旁线 - 腋前线距离)、乳头 - 下皱襞距离（在最大牵拉状态下测量）、经乳头胸围、经下皱襞胸围、乳头最大向前拉伸距离、乳房上极皮下组织夹捏厚度、乳房下皱襞皮下组织夹捏厚度。

术前沟通签字。详细沟通手术方案和预期结果，告知患者手术风险后签手术知情同意书。

(2) 技术操作要点：联合隆乳术涉及多项技术和步骤，操作的复杂性相对较高。

麻醉方式：通常采用全身麻醉。

切口选择：需要仔细考虑选择乳晕切口、乳房下皱襞切口或者腋下切口，最大限度地减少可见瘢痕和影响到乳房敏感性的风险。

假体大小选择：置入假体应选择国家药品监督管理局批准的硅胶假体。选择假体时要综合考虑患者的意愿、身材特点、自身组织特性、原乳房尺寸、假体形状、大小等因素。另外，根据患者对乳房突出度的要求，选择低凸、中凸或高凸型假体。隆乳术后的乳房应与患者的身高、胸宽协调。若患者要求的假体大小超出身体条件允许范围，必须向患者说明其风险。

假体定位：假体可置于乳腺后、胸大肌下或双平面（部分在胸大肌下，部分在乳腺后），脂肪填充于皮下和/乳腺后间隙。

脂肪获取与处理：通常从腹部或大腿抽取脂肪，注射器手动吸脂和传统负压辅助脂肪抽吸术均可采用，亦可采用水动力辅助脂肪抽吸术和机械动力辅助脂肪抽吸术。脂肪组织处理基本原则是去除失活细胞、细胞碎片、血液、游离脂质、肿胀液等，并通过静置沉淀、过滤或离心法纯化脂肪组织，过程中尽量减少对脂肪组织的损伤。尽量减少脂肪在空气中暴露，纯化处理后应尽快注射，利于移植脂肪存活。

脂肪注射：在乳晕边缘、腋前线与乳房下皱襞交界处做2~3个小切口，用5ml注射器连接16G或18G钝针于皮下注射脂肪。采用多点、多层次、多隧道的注射原则，将脂肪均匀注射于乳房的各个象限，包括皮下层深层和浅层；假体边缘注射量稍增加，尤其是轮廓感较明显的区域，使乳房假体边缘和胸壁间形成良好的过渡；注射终点为注射后乳房皮肤软组织罩张力合适，假体和胸壁间形成良好的过渡。必要时，可在假体置入前在乳腺后间隙注射适量脂肪。注射的剂量主要取决于乳房软组织罩的松紧度和厚度。每侧乳房平均脂肪注射100~200ml。

(3) 术后管理：术后护理是确保硅胶假体联合脂肪移植隆乳术成功的关键环节。通过合理、科学的术后护理方案，不仅可以最大化手术效果，还能大大降低并发症的概率。因此，术后护理应被视为手术计划的一个不可或缺的部分，需要一个多学科的团队合作，包括整形外科医生、护士、营养师和心理医生及患者共同参与和执行。

遵照术后麻醉、护理常规。宣教饮食、体位、上肢活动等注意事项，避免长时间保持一个体位，以减少压迫和水肿。伤口护理，确保伤口的清洁和干燥。个性化的疼痛管理，根据患者的疼痛阈值和反应，使用合适的镇痛药物控制术后疼痛，并个性化地应用和调整镇痛方案，提升患者舒适度。局部塑形与固定，腋下切口联合隆乳术后可用肩关节8字绷带包扎法对乳房上极以上术区加压包扎，注意避免压迫上极脂肪移植区域，影响脂肪存活。乳晕切口或乳房下皱襞切口联合隆乳术后不包扎，或仅以自黏绷带对乳房周围进行贴敷固定。术后应用广谱抗生素预防感染。术后观察乳头乳晕血供，以及乳房是否肿大、异常疼痛、触痛。保持负压吸引通畅，观察记录每天引流量及颜色，一般在每侧引流量小于20~30ml/d即可拔除引流管。术后需密切监测乳房的形状、大小和触感，检查假体有无移位、包膜挛缩，移植脂肪有无液化、囊性变、硬结形成等并发症，对乳房大小、位置、形态、手感等进行综合评价。术后1、3、6个月进行定期的乳房检查，必要时行影像学检查（如超声或MRI），以监测、评估乳房的形态和假体、脂肪移植术后状态。对于术后焦虑或有其他心理需求的患者，提供必要的心理咨询和支持。每年进行一次全面的乳房检查，包括物理检查和必要的影像学检查，以评估术后效果并及时处理任何长期并发症，如假体移位、硅胶泄漏、结节形成等。定期收集患者的反馈，以评估术后效果和满意度。

通过这些术后管理措施，大多数患者可以在几周内恢复正常活动，不仅可以提高手术的成功率，还可以提高患者的满意度和生活质量。总体而言，硅胶假体联合脂肪移植隆乳术是一个复杂但相对安全有效的手术方法，适用于多种类型的乳房问题和美学需求。然而，与所有手术一样，它也有一定的风险和潜在并发症，因此需要由经验丰富和资质完备的医生进行。

(4) 可能出现的并发症与处理策略：在硅胶假体联

合脂肪移植隆乳术中，存在多种可能的并发症。及时有效的预防和处理是保证手术成功和患者满意的关键。

血肿：手术操作应轻柔，避免粗暴钝性分离。内镜技术可有效减少血管损伤，确切止血。放置引流可有效避免血肿发生。同时，术后应密切观察，必要时进行血肿清除手术。

血清肿：长期难以自行吸收的血清肿可在超声引导下放置引流。

气胸：乳腺后浸润麻醉时小心操作，针头与肋骨平行，避免刺破胸膜。消瘦患者行胸大肌下剥离时应避免损伤肋间肌误伤胸膜。

乳头乳晕感觉异常：术中牵拉、刺激或破坏第4肋间外侧神经常引起术后乳头乳晕感觉改变。术中应尽可能保护该神经。

感染：严格执行无菌操作，围术期预防性应用抗生素。伤口延期愈合、伤口发红或有异物应将分泌物送细菌培养，同时使用敏感抗生素治疗。在获得药敏结果前通常使用二代头孢菌素类抗生素。若保守治疗无效，出现乳房疼痛、肿胀甚至蜂窝织炎，需要将假体取出。术中打开包膜，取出假体，彻底冲洗囊腔，炎症控制3~6个月后才能再次置入假体。

不对称：通过小幅度的二次修复手术或者填充注射来进行修正。

包膜挛缩：贝氏分级是目前临床上判断是否有包膜挛缩的主要依据。Ⅰ级，乳房质地柔软且外观自然。Ⅱ级，乳房柔软度略差，假体可以被触摸出来，但看不出假体轮廓。Ⅲ级，乳房较硬，假体容易被触摸出来或可见假体变形。Ⅳ级，乳房很硬，有触痛，皮温下降，变形明显。贝氏Ⅲ~Ⅳ级定义为包膜挛缩，需再次手术处理。

假体破裂、硅胶渗漏：硅胶微量的渗漏只要不引起临床症状就不需要手术处理。如果假体破裂造成硅胶移位、乳房外形及弹性改变，需手术取出或置换破裂假体。

假体移位：术中腔隙剥离精确，术后适当包扎固定，佩戴适合的运动胸罩避免假体移位。包膜挛缩也会出现假体移位，一旦出现假体移位需要通过手术矫正。

乳房表面出现可视的皱褶或波纹：假体表面组织覆盖过薄时可能出现皱褶。避免选择过大的假体，使用高黏度硅胶假体也可减少这种情况发生。出现皱褶或波纹后，有条件的患者可通过假体表面自体脂肪注射移植改善这种情况。

乳房假体相关的间变性大细胞淋巴瘤：BIA-ALCL是一种出现在乳房假体周围的独特类型的T细胞淋巴瘤。有研究表明，这种肿瘤的发生与毛面假体有一定相关性，而与光面假体无明确关系。目前国际上普遍认为，BIA-ALCL是一种低发生率疾病，亚裔人种十分罕见，中国至今没有病例报道。BIA-ALCL的主要临床表现是积液和肿块。对于早期病例，建议取出假体、彻底切除包膜等病变组织，无须化疗。目前对已接受相关假体隆乳患者的建议是"无症状，不取出"，正常按期复查体检。

结节、钙化、囊肿、脂肪液化：纯化脂肪颗粒，并通过少量、多层次、多隧道的注入方式降低风险。应用超声或MRI检查协助诊断。囊肿和脂肪液化可行B超引导下穿刺抽吸液体。结节、钙化灶体积较大或与恶性肿块难以鉴别时需手术取出。

非结核分枝杆菌感染：病灶需行彻底清创，清除感染的脂肪组织。根据药敏试验或经验性使用抗生素治疗。

脂肪栓塞：脂肪栓塞重在预防，预防胜于治疗。发生后适量应用糖皮质激素、抗凝药物及扩血管药物，根据栓塞的部位作相应处理。

硅胶假体联合脂肪移植隆乳术作为多技术结合的综合手术方式，是现代整形外科的一项创新，融合了两种主流隆乳方法的优点，不仅可以满足不同患者群体的需求，还为整形外科和相关医学研究提供了丰富的研究方向。在多学科、跨专业的合作下，这种联合手术有望在未来得到更为深入的研究和应用，从而更好地满足广大患者对美观和自然乳房的追求。

4. 病例报道

病例 15-50

年轻女性，28岁，未婚未育，自觉乳房不够挺拔，诊断为小乳症，双侧胸大肌下置入275ml乳房假体，同时左右乳房皮下注射各60ml SVF-gel。图15-404为术前和术后18个月效果对比。

通常在20—30岁这一年龄段，皮肤弹性好，恢复快。术后乳房外观自然，满意度通常较高。在良好的身体状况下，年轻女性的并发症发生率通常较低。脂肪存活率和假体存留率通常都较高。

病例 15-51

女性，32岁，未婚未育，胸部扁平，诊断为小乳症，双侧胸大肌下置入225ml乳房硅胶假体，左右乳房皮下各注射40ml SVF-gel。图15-405为术前和术后6个月效果对比。

通常在30—40岁这一年龄段，可能由于皮肤弹性减少，恢复可能稍慢，但总体满意度仍然高。年龄增

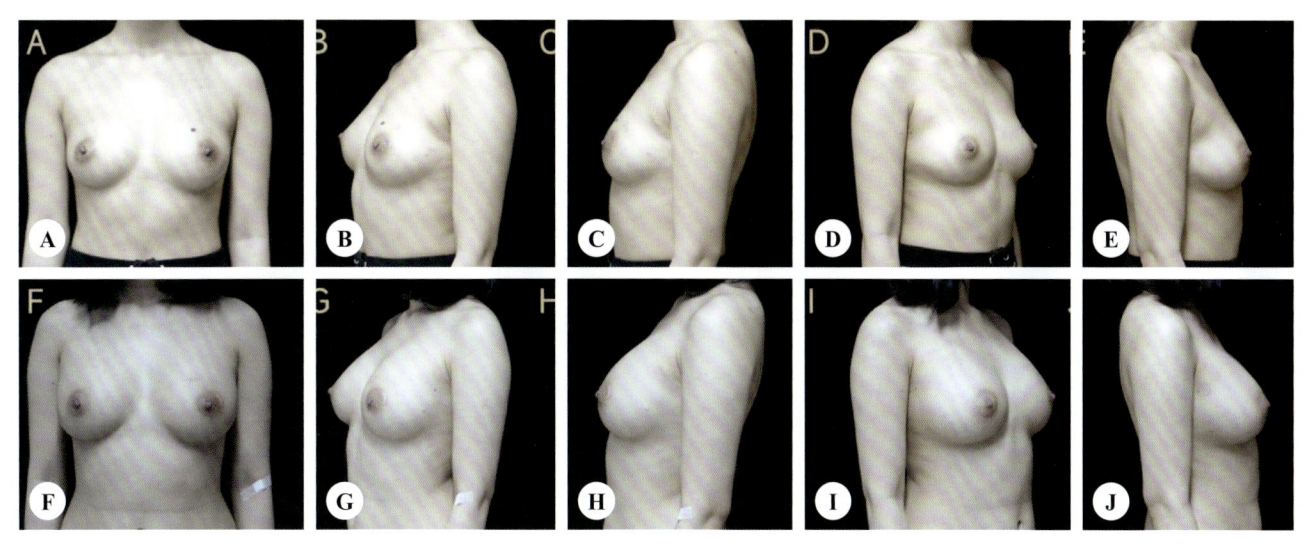

▲ 图 15-404　A 至 E. 术前正位、斜侧位、侧位照片；F 至 J. 术后 18 个月正位、斜侧位、侧位照片

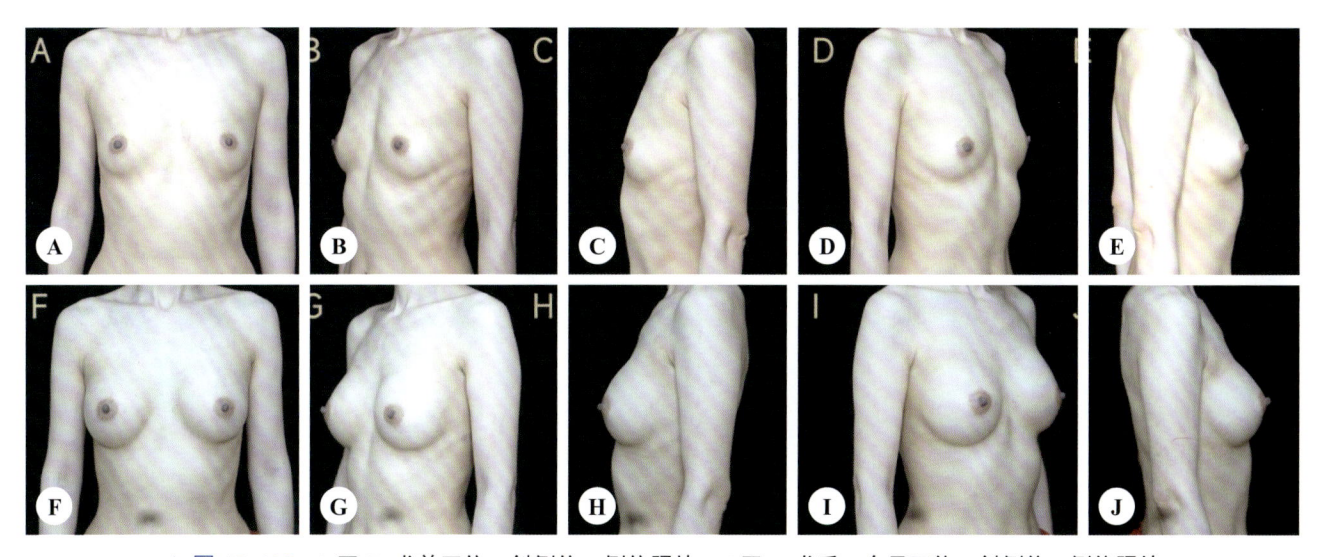

▲ 图 15-405　A 至 E. 术前正位、斜侧位、侧位照片；F 至 J. 术后 6 个月正位、斜侧位、侧位照片

加可能带来更多的健康问题，如心血管疾病，这可能影响手术的安全性。脂肪和假体的存留率与年轻女性相近，但可能受到患者个体健康状况的影响。

病例 15-52

36 岁女性，已婚已育，自觉乳房小而干瘪萎缩，诊断为乳腺萎缩症，双侧胸大肌下置入 275ml 乳房假体 + 左右乳房皮下各注射 50ml SVF-gel。图 15-406 为术前和术后 30 个月效果对比。

因哺乳后的乳腺和皮下组织骤然萎缩，加上皮肤自然老化，恢复稍慢，需要更多的术后管理。需要更为严格的术前评估，排除中重度乳房下垂，避免适应证选择不当。可能需要二次填充。

病例 15-53

女性，43 岁，过往曾行肋软骨取出鼻综合整形术，乳腺萎缩症，双侧胸大肌下置入 200ml 乳房假体 + 皮下注射各 30ml SVF-gel。图 15-407 为术前和术后 40 个月效果对比。

40 岁以上女性，皮肤弹性下降，常伴有不同程度的下垂和干瘪，如果患者过去有其他乳房整形手术（如近乳房下皱襞作切口取肋软骨手术或先前的隆乳手术），术后恢复和满意度可能会受到先前手术的影响。正确把握适应证和实施手术可获得满意的效果。过去的手术可能会影响皮肤和软组织的质量，增加手术风险。可能需要二次填充。

不同年龄和健康状况的人群在进行脂肪移植联合硅胶假体隆乳术后，术后效果、安全性和存留率都有一定的差异。因此，个性化的评估和个案管理是提高手术成功率和患者满意度的关键。这些临床病例和效果评估为未来的研究提供了丰富的数据和经验。

（韩　超　彭章松　张胜昌）

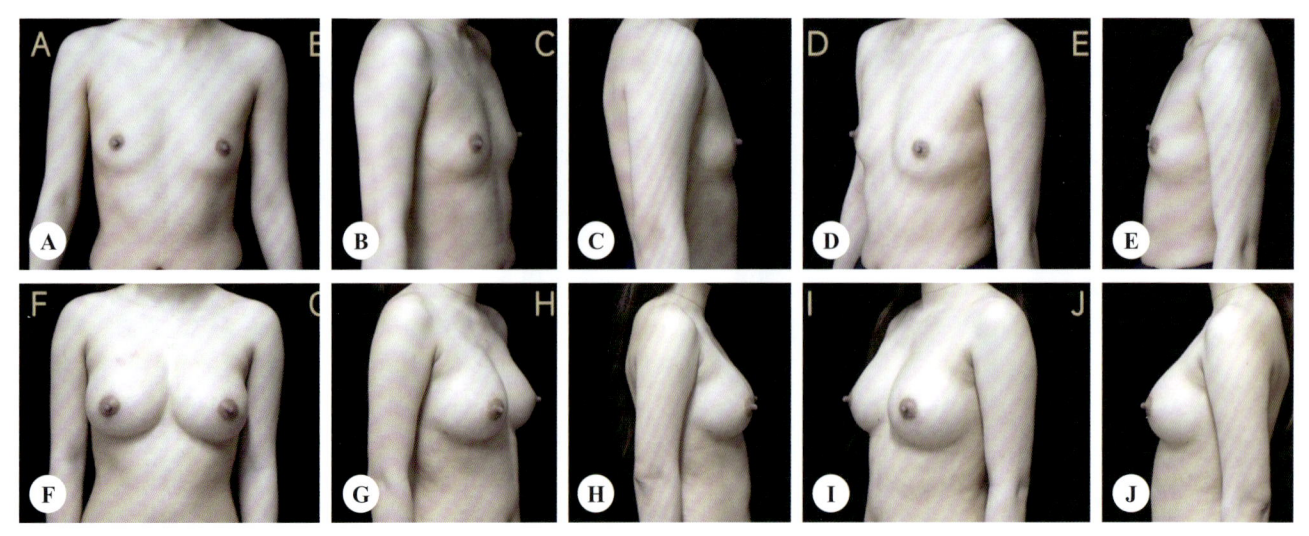

▲ 图 15-406 A 至 E. 术前正位、斜侧位、侧位照片；F 至 J. 术后 30 个月正位、斜侧位、侧位照片

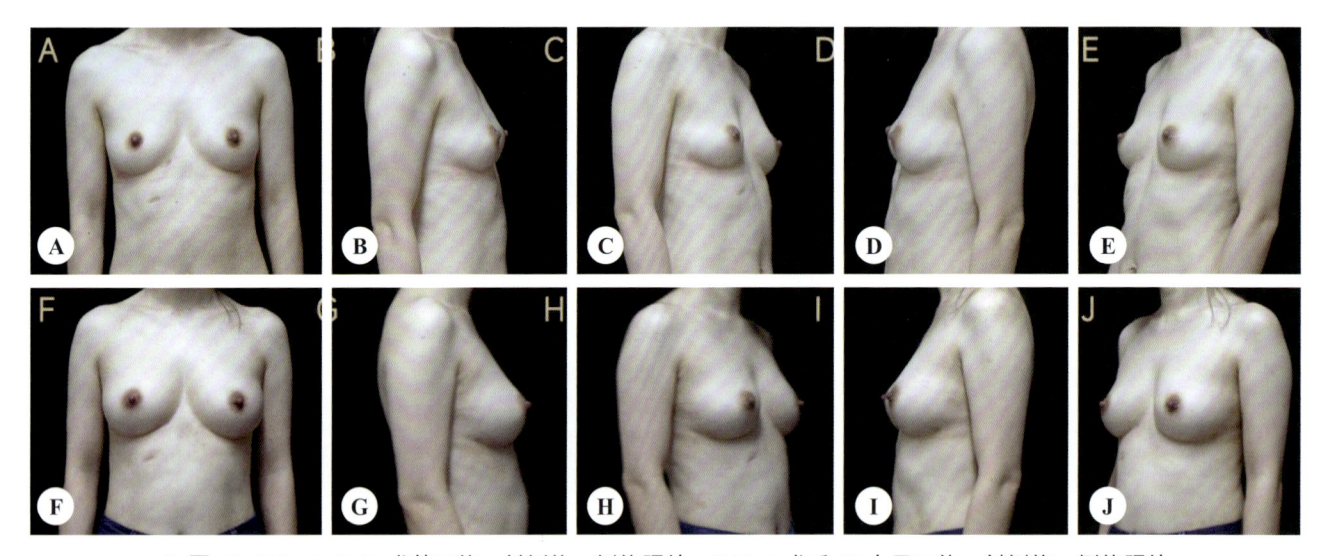

▲ 图 15-407 A 至 E. 术前正位、斜侧位、侧位照片；F 至 J. 术后 40 个月正位、斜侧位、侧位照片

八、自体脂肪移植在乳房再造治疗中的应用

自体脂肪是理想的软组织填充材料，具有无免疫排斥、易于达到体形雕塑等优点。随着基础与临床研究的进步，尤其是 Coleman 结构脂肪概念的提出，脂肪移植出现了质的飞跃，在临床上应用日趋广泛，从最初用于乳腺术后局部凹陷矫正、皮瓣法乳房再造局部塑形。目前，已可以完全应用自体脂肪移植进行乳房再造，在恢复乳房形态的同时改善形体轮廓，达到瘦身、瘦腿等形体雕塑的目的。再造乳房大小适宜、形态自然、手感好，该术式具有安全、微创、有效的特点。

（一）适应证和禁忌证

适应证：年龄 20—55 岁，单侧乳腺癌术后乳房畸形，乳腺癌术后 2 年未复发。对于体型肥胖或皮下脂肪多的患者，根据患者意愿结合胸部皮肤局部情况，决定是否应用自体脂肪进行乳房再造。对于局部皮肤张力大、放疗术后皮肤弹性差的患者，先应用 Brava 进行预扩张后，再予以自体脂肪移植。Brava 系统是基于公认的皮肤软组织扩张原理而设计的，即通过持续、稳定、温和的负压产生一向外的牵张力来刺激乳房组织或皮下组织的增长，以达到隆乳或改良脂肪移植受区的微电脑程控负压系统。这一技术增加了乳房组织之间的间隙，降低乳房组织对植入脂肪的压力，刺激乳腺组织血管生成和淋巴组织活性，为脂肪移植创造了更多的空间，使大剂量脂肪移植（一次超过 300ml）成为可能。

禁忌证：体型瘦小无充足皮下脂肪可供利用者。

（二）手术方法

1. 麻醉及体位 采用静脉镇静麻醉结合局部浸润

麻醉完成手术。根据吸脂部位决定患者采用仰卧位或俯卧位，若采取俯卧位，于吸脂结束前翻身成仰卧位，再次术区消毒、铺巾，继续吸脂或行乳房再造；进行乳房再造时一律采用仰卧位，上肢充分外展。

2. 脂肪抽吸及供区选择 根据皮下脂肪堆积的部位结合患者要求，优先保留皮瓣法乳房再造手术区域，即背部、腹部吸脂区，首选大腿为供区吸脂。保留腹部、背部脂肪可以为应用腹直肌皮瓣或穿支皮瓣、背阔肌皮瓣进行乳房再造，保留良好的血管条件，一旦脂肪移植效果不佳或患者不愿多次进行脂肪移植，还可采用皮瓣进行乳房再造。

患者站立位标记抽吸脂肪的范围及脂肪移植范围。采用静脉给药镇静麻醉，于隐蔽部位做长4mm小切口，术区均匀注射肿胀液（肿胀液配制：1000ml生理盐水+2%利多卡因20ml+肾上腺素1mg）。应用直径2.5mm钝头多孔吸脂管连接500ml负压瓶（瓶中预置4℃生理盐水100ml），在低负压（<-60kPa）下进行扇形脂肪抽吸，抽吸量为400~800ml。

3. 脂肪清洗、浓缩 将吸出的脂肪转移至无菌容器中，4℃生理盐水冲洗2次。无菌纱布过滤后用棉垫进行吸附浓缩，浓缩后装入20ml注射器中浸入4℃生理盐水中备用（图15-408）。

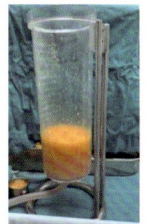

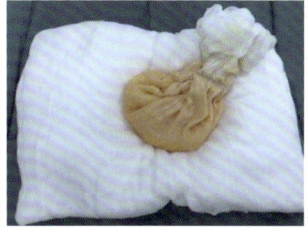

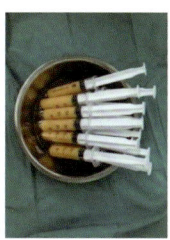

▲ 图15-408 自体脂肪浓缩过程照片
吸出的自体脂肪应用生理盐水冲洗，无菌纱布过滤后用棉垫进行吸附浓缩，浓缩后的脂肪装入20ml注射器中浸入4℃生理盐水中备用

4. 脂肪移植 选取乳房下皱襞与乳晕外侧垂线交点处或皮肤瘢痕处为进针点，应用直径为14G脂肪注射管，采取边退针边注射的方法，进行小剂量、多平面、多隧道注射脂肪。脂肪注射层次包括胸大肌后间隙、皮下组织层。根据局部皮肤张力情况选择注射量。注射完毕用6-0单丝尼龙线缝合进针点，按摩乳房。术后穿戴弹力衣压迫脂肪抽吸区域，应用创可贴覆盖乳房切口，3个月内禁止按摩和佩戴胸罩挤压乳房。再次脂肪移植至少间隔3个月（图15-409）。

5. 临床经验 自体脂肪移植用于乳房再造的效果很大程度上取决于脂肪的体积保留率。大量文献报道，注射脂肪中掺杂的肿胀液成分（利多卡因）和脂肪细胞破损释放的油滴影响脂肪存活，其含水量影响术后脂肪体积保持率，应尽可能去除肿胀液、油滴、水分。处理脂肪的方法有纱布过滤棉垫吸附法、离心法、静置沉淀、清洗后静置沉淀法。最近的研究结果表明，纱布过滤棉垫吸附法处理脂肪，去油、去水更彻底，相对于离心法对脂肪细胞损伤少，脂肪干细胞数量多。我们参考文献报道的方法优化了脂肪获取、浓缩、移植的流程：采用低负压、小孔径吸脂针进行脂肪抽吸，应用4℃生理盐水维持低温环境，利用生理盐水清洗、棉垫法进行脂肪纯化，应用14G孔径注射针，多平面、多隧道、多层次、多点缓慢注射脂肪，尽可能缩小脂肪颗粒中心与周边组织的距离，充分依靠局部组织液渗透度过缺血期，尽快建立血供，为防止术后再造乳房下皱襞下移，术前将脂肪移植下缘标记线上提1.5~2cm。

（三）自体脂肪移植乳房再造的局限性

因患者个体差异，术前无法估计术后脂肪体积保持率，患者可能需要进行多次手术治疗，并且不适合胸部皮肤组织严重缺损或体瘦患者。此外，脂肪移植

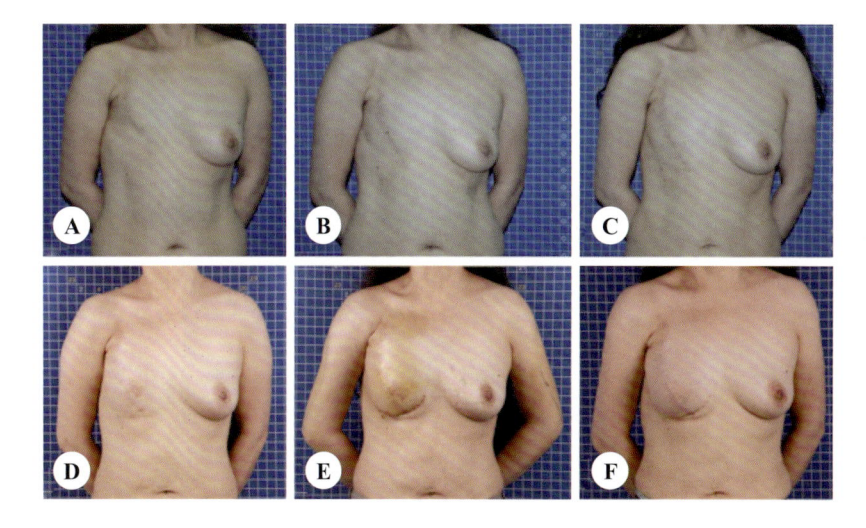

◀ 图15-409 行4次自体脂肪移植乳房再造术患者各次手术前后照片

A.乳房再造手术前；B.第1次自体脂肪移植术后3个月，注射脂肪295ml；C.第2次移植术后3个月，注射脂肪290ml；D.第3次移植术后3个月，注射脂肪295ml；E.第4次移植术后1周，注射脂肪355ml；F.第4次移植术后3个月

的效果取决于手术医生的技术与经验，每一个手术细节均可影响手术后效果，对于初学者学习周期较长。最后，局部麻醉加镇静的麻醉需要技术高超的麻醉师配合手术，尤其是俯卧位麻醉时，呼吸不畅，风险很高，需要对麻醉深度有精准的掌控，对于新开展此类麻醉的医院，建议采用气管插管在全身麻醉下完成手术。

（李发成）

九、水动力吸脂自体峰隆乳术

水动力辅助脂肪抽吸系统：水动力技术已大量应用于外科手术，并获得了一致认可，具有同样基理的水动力辅助脂肪抽吸系统采用螺旋式水刀，通过加压水流精确作用于目标组织，有选择性地分离脂肪细胞。运用水动辅助力吸脂技术，不会对血管和神经造成任何损伤，避免水肿，显示出治疗快速、效果明显、无风险的明显优势（表15-7）。

无损伤术式：准确作用于目标脂肪区，有效避开血管和神经；抽吸出的脂肪保存完整，可用于自体脂肪移植手术等。

非肿胀技术：使用低剂量麻醉肿胀渗透液，无须等待组织肿胀，塑形效果即时可见，不出现水肿，可进行小部位塑形。

降低手术风险：使用麻醉剂量最少；术中渗透液和脂肪同步回收，减少药物在体内的停留时间，防止药物交互作用，保持体液平衡。

手术周期短：水动力辅助脂肪抽吸手术时间比传统吸脂手术缩短30%以上，术后恢复快，无须特别护理。

安全：组织损伤最小，几乎不出血，无痛渗透技术，降低患者痛苦，麻醉和肿胀液使用最少，无不良反应风险。

高效：精确定位目标组织，手术成功率高，非肿胀技术，无须水肿，手术效果即时可见，可实现小部位及过渡部位完美塑形。

快速：手术过程时间最短，术后恢复快，无须专业护理，医生操作简单，降低工作强度。

水动力辅助脂肪抽吸技术代表了一种新术式，该术式是在吸脂技术不断的演进，并经过持续的评估，以实现去除并移植脂肪，达到最终塑身的效果。水动力辅助脂肪抽吸技术采用双效套管，以脉冲方式喷射扇形水流，在灌注后，将脂肪细胞及灌注液一并吸出（图15-410和图15-411）。采用一个压力可调的抽吸泵，驱动灌注液通过治疗套管内封闭的探针。探针头部喷出的灌洗液呈30°分离脂肪组织。手术部位内被冲洗下来的脂肪组织，通过一套管内独立的孔道抽吸出来。该孔道和内置的抽吸装置是相连的。探针的区别在于它的直径、位置和接口，可以根据吸脂的部位和目的调整吸取的速度和负压的强度。无菌的脂肪收集器，可以防止脂肪的污染，所收集的脂肪可以立即使用而无须进行离心过滤处理。应用的溶液在水动力辅助脂肪抽吸手术过程中不是剧烈切穿组织，相反，而是在尽可能减少损伤的情况下松解脂细胞，为达到这种要求，一种细长的、对准靶组织的扇状喷射进入到即将清除的脂肪组织内，以便松解组织结构与脂细胞，一旦第三空间扩大，脂细胞就易受任何抽吸方式的影响。这是一种积极作用的过程，取代了以前溶液通过扩散与渗透被动进入的作用过程。渗透溶液的流速，以及应用压力，均可通过一种软件指导系统根据几个不同标准选择。技术上，产生的脉动喷射取代了连续喷射。发展过程中，喷射范围外的扇状，以及倾

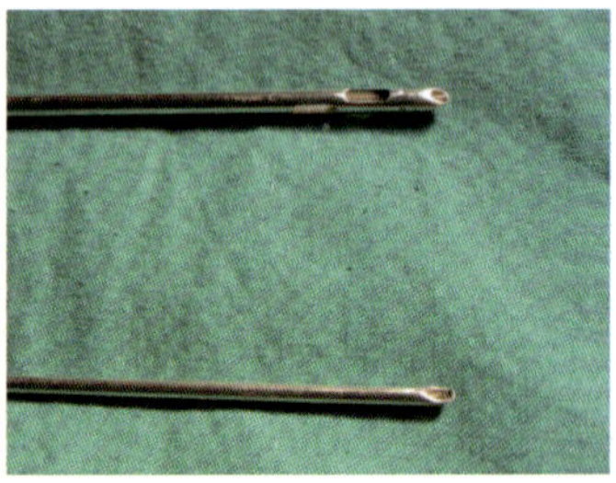

▲ 图15-410 上为吸脂套管，下为水射套管（图片由李京教授提供）

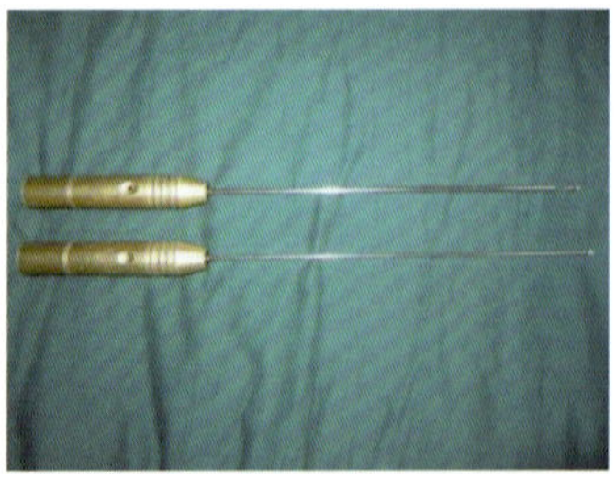

▲ 图15-411 套管示意（图片由李京教授提供）

表15-7 参数

尺寸（cm）	320（b）×420（d）×1600（h）
重量（kg）	85
负压范围	从0到-800mbar可调
供电电源	220V/50Hz

斜约 30° 的喷射，在渗透量、所需压力与抽吸的脂肪之间关系上起着积极作用。

（一）水射原理

有 5 个可调压力，经验表明，所有患者的无痛渗透可能设置在 2 档。因此，通常以该设置为开始治疗档位，如治疗适应，则可将设置提高到 3 档。由于设置越高，流速越快，就越会引起肿胀增加，因此，较高的设置仅建议短期治疗和特定抗体组织（如先前手术上的瘢痕）。

渗透套管的刀头是圆形的，使流体以约 30° 扇状喷射，这形成一种强有力的喷射，有效促进脂肪组织的渗透，可与淋浴头的平均喷射强度相比，这意味着不会对功能性重要组织造成损伤（图 15-412）。

套管插入切口后，通过踩脚踏稳定进行止痛与血管收缩的预渗透，隐藏凹陷的把手一直引导着喷射方向，由于该部位有一群密集的敏感纤维，因此应远离皮肤对准，以助于避免疼痛。将开口朝上是错误的，会引起不必要的肿胀与畸变。套管相对在表面附近前移，速度为 1~2cm/s，套管应在皮下 5~10mm 处穿过脂肪组织平缓滑移。如遇阻力（如先前手术留下的瘢痕），可通过来回旋转套管克服阻力，再轻轻地缓慢前移，靶组织以扇状渗透。

不明显的轻微肿胀未造成形体改变，通常，使用的肿胀液量很大，但是这与其他办法之间有着很大区别。整形外科医生不必担心大量注入的冲洗液，大部分溶液会立即返回到储物罐内，包括麻醉药物。通常，抽吸部位表面，仅有 10% 的肿胀液残留，可使手术非常安全。

使用螺旋式水刀吸脂技术，水流呈微薄的扇面形状注入体内：①利用少量肿胀药液麻醉目标组织；②利用冲洗液温和分解脂肪和组织，而不损伤组织结构；③脂肪和冲洗液及肿胀药液随着负压一起吸出。

（二）吸脂原理

抽吸手术开始前不必等待（除完成渗透必须花的时间除外），由于可以控制高压渗透与同时抽吸，麻醉与血管收缩发生的时间较短。因此，完成渗透阶段后应立即开始抽吸（图 15-413）。

换上抽吸管后，打开真空泵，即可开始抽吸。通常使用的抽吸强度为 0.6~0.8bar，可通过手柄把手上的小孔用食指开关抽吸；同时，液体喷射的方向也可利用该小孔控制。喷射开始是远离皮肤进入到脂肪组织，该套管以液体连续喷射前移，方式与渗透过程相同。其次，套管在皮肤下 5~10mm 处与皮肤平行移动，如组织内有阻力，套管前移的速度会减慢，然后来回旋转，以便扩大该部位的喷射范围。

按照常规，液体在前面开路，套管跟随其后并穿透到"软部位"，通过喷射转移功能组织，防止遭受机械外伤。为了运用无损方式工作，应避免频繁的强力前移套管。局麻患者会通过疼痛表达对这种过程做出反应，这种疼痛表达表明组织受到损伤。几次冲刺后，如克服了组织内的阻力部位，并且通路平滑，则手术过程将完成得很快。如套管可用 2 根手指而无须任何力量进行，则可取得最佳、未受损的组织（图 15-414）。

水动力对脂肪细胞影响的病理学报告，2010 年由德国海登堡皮肤病理研究所 February 完成。方法是：①取腹部脂肪组织样本；②用 Body-Jet® 进行水流喷射（500028 号探针，直径 3.5mm）；③不进行吸脂过程；④从探针末端到受作用的脂肪组织样本区域的病理学检查，定影法，脱水处理，染色切片，使用抗 S100（脂肪）、CD31（血清抗体）和 D02-40（淋巴抗体）抗体的免疫组织化学检测法（表 15-8）。

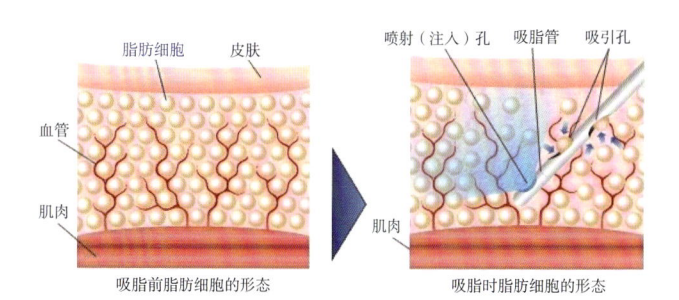

▲ 图 15-413 吸脂前与吸脂时脂肪细胞形态的对比

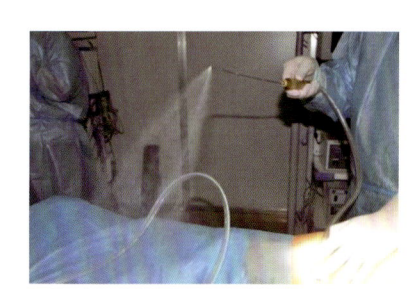

◀ 图 15-412 水射示意图（图片由李京教授提供）

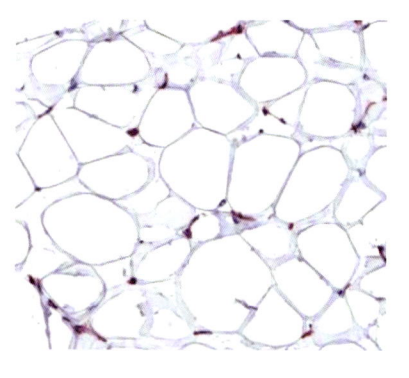

◀ 图 15-414 完整脂细胞（高于 70%），并含有前脂肪细胞

(三) 水动力脂肪提取系统的种类与应用技巧

1. 水动力设备 具体见图 15-415 和图 15-416。

2. 水动力脂肪移植隆乳术的经验技巧与优势 作者根据临床 500 多例临床手术病例的实践经验，总结出水动力脂肪隆乳术的八大经验技巧与优势。

供区部位选择经验技巧：主要采集大腿的脂肪颗粒细腻、分子量小，在移植过程中不容易受到挤压致细胞破损。此处脂肪细胞有较高活性，移植后存活率高于容易肥大的腹部脂肪细胞，因此手术后移植存活率高。水动力辅助系统吸脂较传统负压抽吸有着明显的优势，它利用螺旋式水刀，通过加压水流精确作用于脂肪组织，有选择性地分离脂肪细胞，不会对血管和神经造成损伤，获得的脂肪呈均匀的"玉米汁"颗粒样，大体上较传统负压抽吸的脂肪油腻感轻，显微镜下脂肪细胞破坏较少。

脂肪回收优势：喷射肿胀液的水流可将脂肪细胞冲散而对周围的血管、神经组织损伤较小，同时吸头的另一侧孔可将肿胀液和脱落的脂肪细胞及时回收，保存脂肪细胞完整性。杂质少，水动力吸脂仪的收集罐中的过滤网装置能将抽吸物中的纤维组织及肿胀液有效分离。

操作时间优势：手术时间短，仅 40min 左右全部完成，操作迅速，脂肪细胞体外存留时间短，保留脂肪细胞活性；操作简便，水动力脂肪提取仪器连接完毕后，仪器将肿胀液注射、脂肪抽吸、脂肪收集于一体化，避免了传统方法中先注射肿胀液，另外接负压抽吸等烦琐程序。

静置经验技巧：水动力吸脂不同于一般抽脂设备需要离心，直接保留脂肪细胞营养因子及活性因子，脂肪细胞在收集罐中静置，在整个提取过程中，有足够的静置时间让水分过滤到另外一个水分收集罐，并且整个静置过程都在密封的环境中进行，减少了污染的可能性。

多层次注射经验技巧：一般乳房脂肪移植要注射

表 15-8 水动力对脂肪细胞的影响

Body-Jet 水流喷射强度	水流喷射脉冲数	脂肪组织的完好率（%）	血管吻合度	淋巴管完整度	血 肿	脂肪组织分离
2	3	90%	0	0	0	（+）
2	5	90%	0	0	0	+
3	3	90%	0	0	0	（+）
3	5	70%	0	0	0	+
4	3	70%	0	0	0	+
4	5	50%	0	0	0	++

0. 无任何组织学变化；（+）. 较少；+. 一些；++. 明显

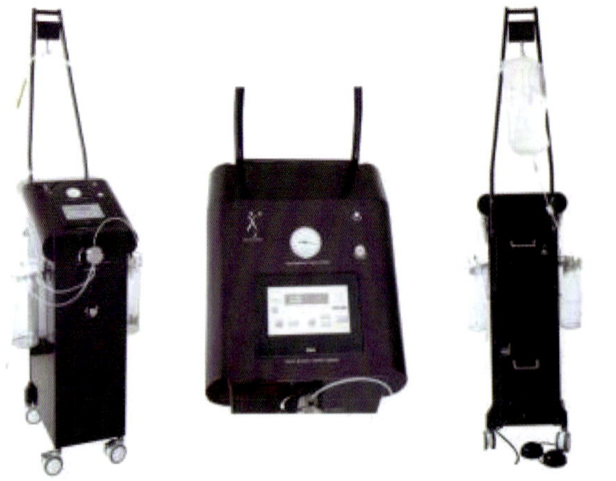

▲ 图 15-413 韶山市夏龙医疗器械制造有限公司水动力吸脂仪器（国家专利号：CN102935002A）

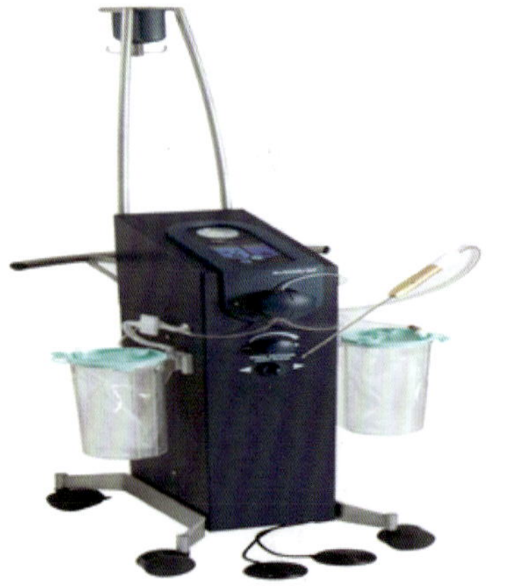

▲ 图 15-414 德国 Body-Jet 水动力吸脂仪器

三个层次，注射量充分，三个层次分别是在皮下和乳腺下及胸大肌下，采用多层次注射以增加脂肪颗粒与受区组织的接触面积，是提高手术效果，减少并发症的有效方法，避免脂肪过于集中，影响血供，术后效果明显；因抽吸出的脂肪颗粒均匀，注射时压力小，操作容易，因为要注射三个层次，而且要均匀分布，注射总量很多，一般单侧在350ml以上，所以手术效果非常明显，但方法技术要掌握好，存活率高，才能达到求美者满意。在乳房外侧下2cm处开一小孔，皮下注射可以看到，容易操作；提取乳房、注射管感到疏松组织后进行脂肪注射；胸大肌下的后间隙的脂肪注射，操作要领是要紧贴胸肋骨以上的组织进行注射，注射时在胸大肌下后间隙，也有可能在胸小肌下。有人会认为这样会有第四个层次，但由于胸小肌较薄，不好判断具体层次，故一般归纳为胸大肌下注射较为科学。吸出的脂肪组织中包括脂肪干细胞、内皮细胞、壁细胞。不可注射脂肪在乳腺腺体内，以免日后无法分辨乳腺肿瘤与钙化的脂肪颗粒，造成乳腺癌筛检时的困扰。

注射大量脂肪经验与技巧：注射量充分，可注入350～500ml脂肪。水动力系统可同步回收85%的等渗液体，并且等渗液在体内停留时间极短，大大减少了药物风险，增加了一次吸脂手术的部位和面积总量，减少了术后吸脂部位不对称、凹凸不平等现象的发生，缩短了术后恢复时间，手术操作十分省力。

pH保持经验：局部酸碱平衡环境对细胞的生存具有重要的影响，使用水动力吸脂无须注射利多卡因及碳酸氢钠，不改变供区酸碱平衡，保持局部pH稳定，不改变细胞生存环境，维持脂肪细胞活性及酸碱平衡。

全封闭完成技巧：组织移植时，被移植组织缺血对感染抵抗力已有降低，一旦发生感染，不仅移植的脂肪组织坏死，受区也受到影响，手术过程全封闭完成，避免空气暴露，大大降低感染率，增加了脂肪细胞的活性。

（四）脂肪移植隆乳术操作流程及方法

1. 术前准备

(1) 诊断：术前对求诊者进行准确诊断，了解身体情况及目的。

(2) 既往病史采集：采集除了一般病史项目外，对患者高血压、糖尿病、心脏病等慢性病、传染病的患者，需要在病情稳定的状况下视情况来决定是否进行手术。患有精神病、过敏症、出血性疾病，以及女性在月经期，一般不要进行手术。

(3) 术前谈话：术前应与求诊者谈话，讲明手术效果及可能出现的并发症，以取得求诊者在手术过程中及术后的充分合作。

(4) 术前检查：生命体征：手术前测量体温、血压、脉搏、心率等生命特征，其数值应处于正常范围。身体状况应符合麻醉的要求。

全身及局部检查：检查全身脂肪分布情况及局部畸形，以明确抽吸的部位、抽吸量及皮肤表面的各种畸形。

医技检查：实验室检查包括血常规、血型、凝血机制、尿常规等。根据患者的情况选择实验室检查项目。年龄较大者应做心电图排除心脏疾病。大容量脂肪抽吸时应做其他医技检查，如胸部X线检查、血糖测定、肺功能检查等。

(5) 术前签字：在进行手术前，求诊者与手术者都应签字。签字文件中应包括手术目的、时间、可能出现的并发症、医生意见、求诊者或其家属意见及是否具有法律效力。签字的目的有三点：①让求诊者做整形美容手术之前要慎重反复考虑，特别是一些年轻人，应征得父母的同意，并应根据自身条件来决定做手术是否有利；②部分求诊者在手术效果上有过高要求，一旦手术不能如意，则可能难以接受，如果履行签字手续，则可以减少一些麻烦；③手术签字可以作为法律上的依据，万一有事，可以保护求诊者与医生各自的利益。

当然，实行签字手续并不是等同于医生术后可以不负责任。医生虽然有言在先，但仍然要对手术效果负责，要尽量避免并发症的发生，更要防止差错事故。

(6) 术前后照相：照相对手术的作用极为重要，主要包括手术前、手术中、手术后的照片。照片有利于病例的积累，有利于操作者技术的提高；在与患者交谈时，分析手术前照片可以使患者对自己的体型有客观的认识，并使其要求现实合理；通过手术后照片与手术前照片的比较，可以客观地评价形体的改善及不足之处，有利于技术的改进；手术中照片可用于教学或发表。患者往往会忘记手术前的形体缺陷，此时手术前后照片的对比可以提供令人信服的证据。

临床照相的要求是客观准确，手术前后的照片应处于同样的摄影条件下，这样才能客观评价手术的效果，并积累有价值的影像资料；环境应相对独立，使患者感到舒适自然，尊重其隐私权。有条件者，应采用固定的摄影器材、照明设备和摄影环境。照片应清晰、准确地反映出患者的缺陷之处。

光线对照片的影响较大，一般不要逆光拍摄，否则局部会模糊不清。灯光应从患者前方两侧45°的位置照向患者，这样光线比较均匀，局部不会形成阴影。背景应采用冷色，如蓝色、墨绿色。此外，应注意上肢、双足的位置对体形的影响，如双手上举可导致腹部肌肉收缩，腹壁内收，无法判断腹壁的松弛程度；双足过近可影响大腿内侧的形态。

患者应清除化妆、摘掉眼镜及装饰品，头发梳向后方暴露整个面部，手术前后的发型应保持一致。视拍摄部位，患者裸体或仅穿着内衣，手术前后的照片应穿戴同一内衣，颜色为深色，可较好地显示患者皮肤松弛的程度。

拍好的照片做好病案编号，存入档案。所照照片应标明号码、姓名、病名、手术日期，并与病例一起保存。

(7) 术前设计：根据每个求诊者的要求、自身外形特点及医生的审美意识而定。

(8) 手术适应证：①胸部发育扁平，或者乳房松弛下垂，但腰腹，下半身脂肪较多的女性；②先天性或后天性（外伤、烧伤、药物使用）身体软组织发育不良者；③身体某部位在体积上不对称者；④身体需要注射移植部位非纤维收缩因素导致的局部凹陷者；⑤除了胸部Ⅲ度松弛下垂者；⑥身体健康，无急慢性疾病者。

(9) 手术禁忌证：①乳房组织有炎症及手术切口邻近部位有炎症者，机体其他部位有活动性感染病灶者；②乳房内有异常包块或腋窝淋巴结肿大者；③重要脏器有病变或糖尿病不能耐受手术者；④患免疫系统或造血系统疾病者；⑤瘢痕体质或异常体质、过敏体质者；⑥妊娠期或哺乳期；⑦乳腺癌术后复发或有转移倾向者；⑧乳房下垂明显者；⑨心理准备不足或有不切合实际的要求者；⑩精神疾病患者；⑪未成年女性，不宜手术。

2. 手术方法

(1) 术前准备：术前 8h 需禁饮禁食。

(2) 术前设计：术前求美者取站立位，用甲紫标记出吸脂部位的界限，用碘酊固定记号，并标记好乳房填充的范围。脂肪供区选择腹部、大腿等脂肪丰富的部位，并且选择较大的范围（图 15-417）。

(3) 麻醉方式：麻醉采用气管插管全身麻醉。吸脂手术范围较广，常在多个部位进行，因而常伴有大量组织液丧失。采用全身麻醉便于手术操作及控制生命体征，一些对手术疼痛过于恐惧，要求全身麻醉的患者也可使用。在全麻下行脂肪抽吸时，术区也要采用局部肿胀技术。

抗体结合实验显示，碱化的利多卡因（pH=7.2）浓度可保持 27 天不变。但碱化的利多卡因的降解与温度相关，其长期稳定性不可靠；而且肾上腺素在碱性溶液中不稳定，因此不能提前配制肿胀液，应在手术前临时配制。配方根据操作者的经验和临床情况而定。肿胀液可适当加温，使其与体温相近（36℃左右），以减少患者热量丧失并减轻注射时的疼痛。手术室的温度和手术床的温度都应接近体温，非抽吸部位覆盖无菌巾，使热量的丧失减至最小，可减少心肌缺血等并发症，这在大容量脂肪抽吸时尤为重要。

(4) 消毒：常规消毒铺巾，手术部位严格消毒，在手术操作间严格按照手术无菌操作流程。

(5) 提取脂肪细胞：常规消毒铺无菌巾，气管插管全身麻醉成功后，于大腿上方外侧处用 11 号尖刀片做长 3.0～5.0mm 皮肤切口，选用 2.8～4.0mm 直径的注水吸脂管（带有注水孔和吸脂孔，注水和吸脂可同时进行），开动水动力吸脂仪，高压水流呈微薄的扇面形状从注水孔注入体内，喷射水流可以将脂肪颗粒温和松解下来，面对周围的血管和神经组织损伤很轻，同时脂肪及等渗液从吸脂孔被抽吸出。均匀吸取皮下脂肪，收集到无菌广口瓶内。吸出液体脂肪 600～1200ml，含有一定量的血液和纤维组织。用生理盐水反复洗涤吸出物，直至生理盐水透明澄清，得到金黄色、大小均匀的纯净脂肪颗，得率约为 85%，装入注射器（50ml）备用。

麻醉成功后，常规消毒铺巾，于抽脂区域隐秘处注射局麻肿胀液，形成皮丘（图 15-418）。

顺皮肤纹理方向，用 11 号刀片做 3～5mm 切口（图 15-419）。

踩住脚踏后可见高压水流呈微薄的扇面形状以脉冲方式从注水口喷射出来，将另一支手放在皮肤外面，可感觉定位注水针与水喷射的深度和位置，旋转推进

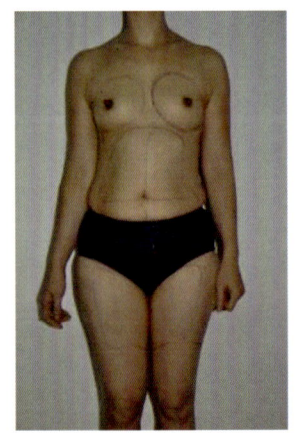

▲ 图 15-417 标记吸脂部位（图片由李京教授提供）

注水针，以直线后退法向机体内注入平衡液，注水口先朝向下，然后朝向上。这种扇形区域的渗透方式可以覆盖整个治疗区域，充分松解脂肪细胞抑制组织间的粘连（图15-420）。

注水成功后，换用4mm直径吸脂针（带有注水孔和吸脂孔，注水吸脂可同时进行），将水动力吸脂机换为负压模式，设置为第4负压档，将吸脂针沿原切口插入皮下脂肪组织（图15-421）。

来回移动小脂肪针可见粥状吸脂液沿套管缓慢流入收集器中（图15-422和图15-423）。

用50ml注射器将抽吸出来的脂肪组织进行净化分装，静置纯化（图15-424）。

(6) 脂肪细胞注射：在乳腺和胸大肌之间用脂肪注射针通过乳腺外下象限的小口放射状注射，采用多层次注射脂肪注射的分布主要为三层（皮下、乳腺下或胸大肌下），以增加脂肪颗粒与受区组织的接触面积，避免用暴力强行推入，以免造成脂肪颗粒的受压破坏。每侧注射量350~500ml（图15-425）。

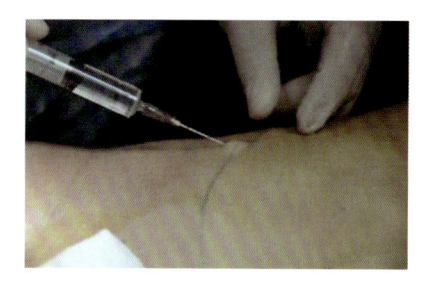

▲ 图 15-418 于抽脂区域隐秘处注射局麻肿胀液（图片由李京教授提供）

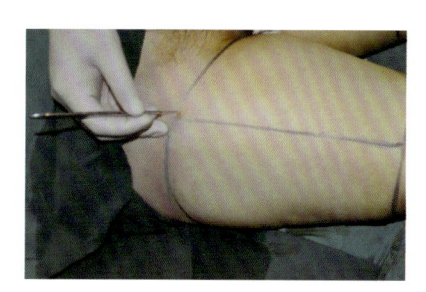

▲ 图 15-419 顺皮肤纹理方向做切口（图片由李京教授提供）

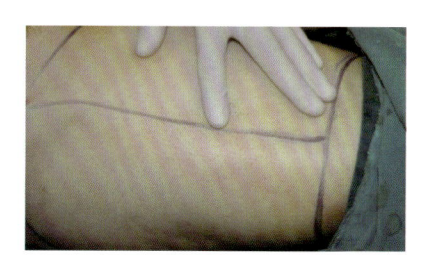

▲ 图 15-420 注水后可见皮肤呈橘皮样（图片由李京教授提供）

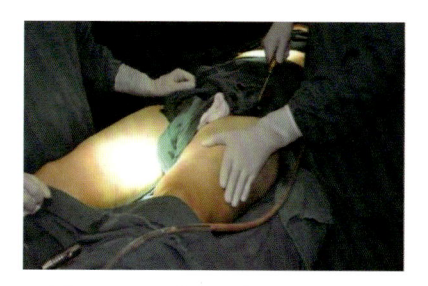

▲ 图 15-421 将吸脂针沿原切口插入皮下脂肪组织（图片由李京教授提供）

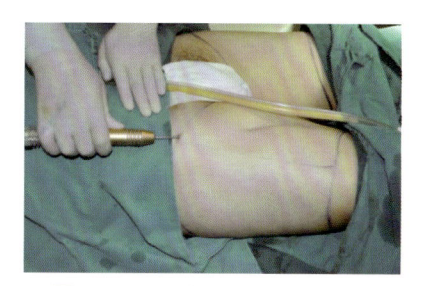

▲ 图 15-422 粥状吸脂液沿套管缓慢流入收集器（图片由李京教授提供）

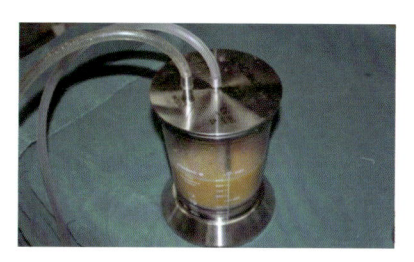

▲ 图 15-423 无菌脂肪贮存器

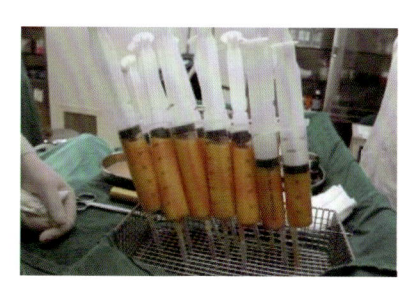

▲ 图 15-424 静置纯化（图片由李京教授提供）

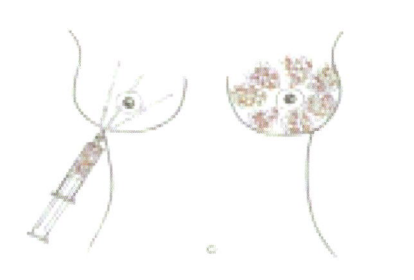

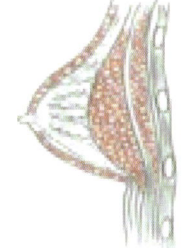

▲ 图 15-425 脂肪注射的分布主要为三层（皮下、乳腺下或胸大肌下）（图片由李京教授提供）

在乳房确定填充的画线定位区域，经乳房的外下象限皱襞做长 1.5mm 的皮肤小切口（图 15-426 和图 15-427）。

将含有纯脂肪的注射器装上特制专用钝头长注射针头并插入需填充部位，然后分别将脂肪注射在皮下、乳腺后、乳腺体小叶间及胸大肌上层间隙。注入脂肪颗粒时，注意少量、多间隙分散注射，边注边退针，防止多量注射或集中于同一部位，以免脂肪堆积（图 15-428 至图 15-430）。

注射结束后，缝合注射孔，按摩注射部位，使注射的脂肪均匀分布于受区（图 15-431 和图 15-432）。

抽脂区域缝合抽脂孔，放置固定引流（图 15-433）。

术毕吸脂区域适当加压包扎，防止渗血、瘀血、血肿，术后补液、抗感染治疗 5～7 天（图 15-434）。

3. 手术护士的配合

(1) 术前访视：护士术前 1 天到病房访视患者，运用沟通技巧与患者交流，尊重理解患者，取得患者信任；了解患者一般情况及需求，耐心细致讲解手术的优势和设备的优越性，强调手术的注意事项，同时适当降低其对手术过高的期望值，对手术有正确的认识并积极主动配合手术。在访视过程中需特别注意以下两点：首先，丰胸手术患者大都是健康人，常会忽视术前禁食，因此向患者强调术前禁食的重要性，控制术前饮食；其次，很多患者不愿在陌生人面前毫无保留地暴露自己的躯体，尤其是整形患者，常会对身体

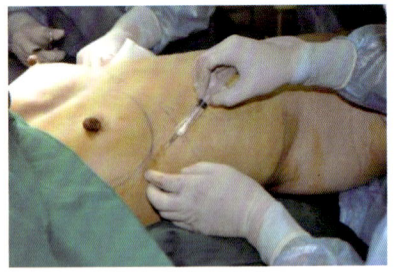

▲ 图 15-426　注射局麻肿胀液，形成皮丘（图片由李京教授提供）

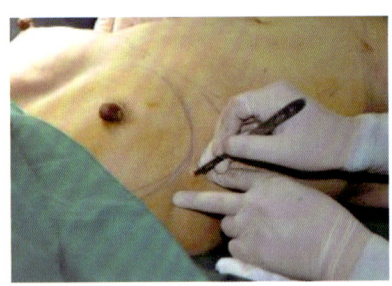

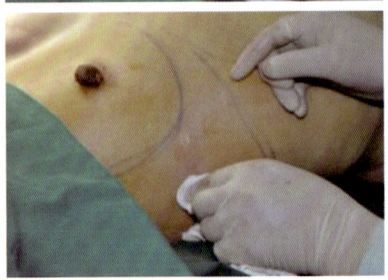

▲ 图 15-427　顺皮肤纹理方向，用 11 号刀片做 1.5mm 切口（图片由李京教授提供）

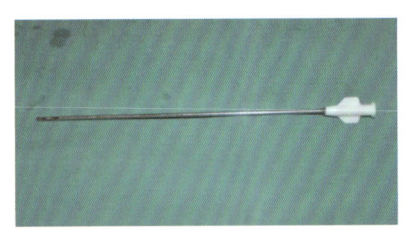

▲ 图 15-428　脂肪注射针（图片由李京教授提供）

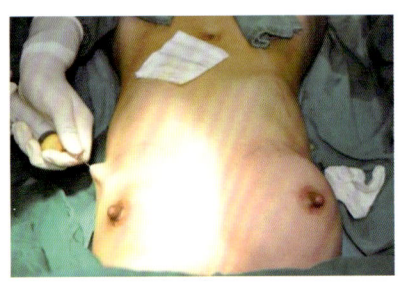

▲ 图 15-429　注射脂肪（图片由李京教授提供）

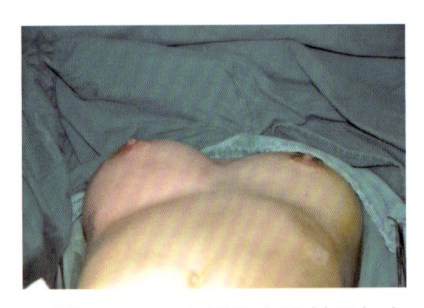

▲ 图 15-430　右侧乳房注射后与左侧乳房未注射对比（图片由李京教授提供）

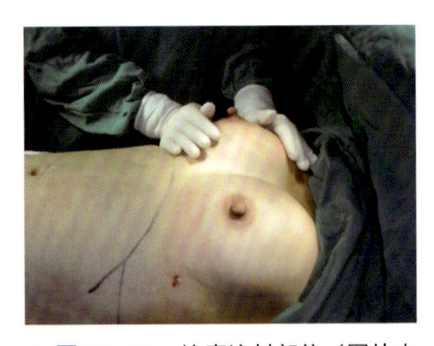

▲ 图 15-431　按摩注射部位（图片由李京教授提供）

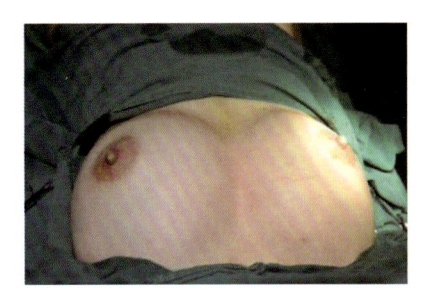

▲ 图 15-432　两侧乳房自身活体脂肪注射后（图片由李京教授提供）

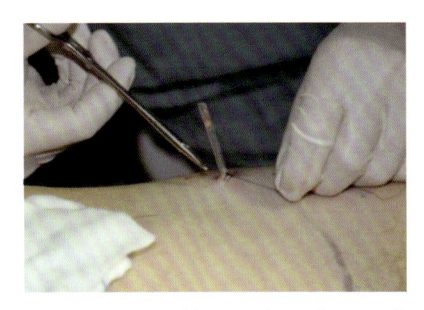

▲ 图 15-433　放置固定引流（图片由李京教授提供）

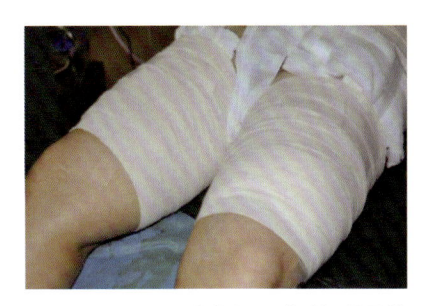

▲ 图 15-434　适当加压包扎（图片由李京教授提供）

产生残缺感，而对暴露躯体有所顾虑，应事先向患者说明配合的重要性，鼓励患者主动提出特殊要求，在允许的范围内尽量满足。

(2) 物品准备：术前 1 天检查水动力吸脂系统主机性能及一次性吸脂套件的准备。脂肪收集器及不同型号的单纯灌注和灌注抽吸探针，需要使用 3M 公司生产的纸塑包装袋封包高压灭菌后备用。

(3) 术中配合：充分了解手术过程，准备好充足的手术物品，提前洗手整理手术器械台。

将各种管路连接好，安装好脂肪收集装置。脂肪收集器由一个含有过滤装置的容器组成。在容器底部放置基底盘，在其上放置过滤网，并用金属环固定，硅胶软管一端连接在短的柱状口上，密封好后，将预过滤筒连接至金属盖中心的小柱上，并用硅胶管固定住。盖上收集器时检查密封圈是否移位。

抽吸程序后从脂肪收集装置中将脂肪提出。连接回收罐的这一部分保持连接，等待大部分液体沉到下部。因此不应立即提取脂肪，应静置一段时间等待脂肪沉淀过滤完全。用若干支 50ml 注射器从脂肪收集器中抽取脂肪，然后将这些注射器分为两组（一组针对一侧乳房注射），将两组注射器分开放置在器械台上，这样可以防止脂肪移植时出现混乱不均的情况。将注射器口向下直立放于器械台，让脂肪在注射器内自动过滤水分，保留油脂层，分装到若干支 50ml 注射器中，推时应控制好力量，尽量保证脂肪均匀流畅的通过，避免强行推注，破坏脂肪细胞活性。连接注射探针后，注入乳房。

术后协助术者包扎切口，穿好塑身衣裤。

(4) 注意事项：在吸脂过程中探针的吸脂孔偶尔会堵塞，通过反复松开与闭合手柄上的吸脂负压孔，或拔出探针并清除探杆上黏附的脂肪组织后重新插上，可解决探针堵塞问题。

当吸脂负压不够时，要进行系统故障检查。轻微弯曲连接水动力和脂肪收集器的导管，如负压显示升高，说明机器工作正常，这时应逐次检查脂肪收集装置的盖子是否密封好，外壁是否有渗漏。如果是脂肪收集装置出现问题，则可能是密封圈需要更换，或密封不够好，这时可以前后旋转盖子即可拧紧。

在使用中确保脂肪收集装置水平放置，如果其倾斜，过滤网会很快堵塞，抽吸力和过滤能力会显著降低，另外在吸脂过程中要提供足够的水流喷射，尽可能避免出血，也能防止过滤网堵塞。

在使用灌注探针从脂肪收集器中提取脂肪时，切勿将收集器的盖子打开，以保持脂肪在密闭的环境中，避免污染。

严密观察连接主机的过滤网和负压，避免抽吸液通过过滤网进入主机，造成主机损坏。

将渗透液术前预热到 37℃，可增加患者舒适度，同时可以防止低温敏感脂肪细胞的坏死。

水动力吸脂系统及探针、脂肪收集器的使用与保养。需熟练掌握器械设备的安装、性能，及时解决出现的故障，保证手术顺利进行。手术结束后，按照程序拔除各种管路和连线，关机，一次性吸脂套件按要求进行销毁，主机和连线用湿纱布擦拭。探针用软布或纸巾擦拭，在搬运过程中不要损伤探针末端，用密封容器运输。器械用专用清洗酶按清洗流程仔细清洗和保养，最后消毒、干燥、包装、灭菌。

(5) 其他注意事项：手术前应向患者讲明手术后常见的并发症，如瘀血、水肿、皮肤麻木、感觉异常、皮下硬结等。手术中及手术后应再次向患者重申，以免出现上述情况,造成患者的不安。

应告知患者,由于皮下残留部分肿胀液,手术当天可能有较多渗出液体。如渗透敷料,可在敷料外加用无菌纱布或清洁的尿不湿片,不要自己打开敷料,以免污染伤口。手术后 3～7 天不能沐浴,以免污染伤口。

应鼓励患者手术后早期进行轻度活动,不要一直卧床休息。

继续穿戴紧身弹力服装 3～6 个月,根据局部情况随时调整弹力服装的压力。

4. 经典病例 水动力活体脂肪隆乳术是通过水动力吸脂机将身体腰腹臀腿等脂肪较丰富的部位的脂肪抽吸出来,然后移植到胸部的一种隆乳术。它是以自体的脂肪细胞作为隆乳材料,通过自体脂肪填充使乳房隆起并增强女性形体美的一种隆乳手术。笔者将介绍 3 例进行水动力活体脂肪隆乳术的临床病例。

临床资料:本组 3 例,年龄为 20—40 岁。提供脂肪的部位为大腿,抽出经处理后获纯脂肪颗粒为 600～1000ml,能够满足丰胸的需要。

病例 15-54

李女士,32 岁,自诉 5 年前生育后双侧乳腺萎缩,为求进一步治疗,来我院采用水动力辅助下活体脂肪隆乳术。术前胸围 80cm,术后 7 天胸围 90cm,术后 3 个月胸围 87cm。外形满意,无并发症(图 15-435 和图 15-436)。

病例 15-55

孙女士,36 岁,产后乳房萎缩 10 余年,双乳扁平,无明显下垂。采用水动力辅助下活体脂肪隆乳术,双侧乳房各注入约 430ml 自身活体脂肪,术后效果满意(图 15-437 和图 15-438)。

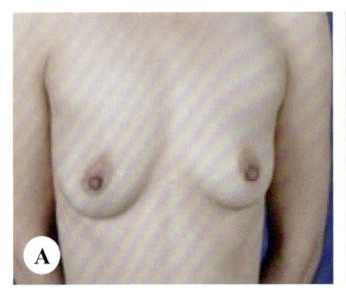

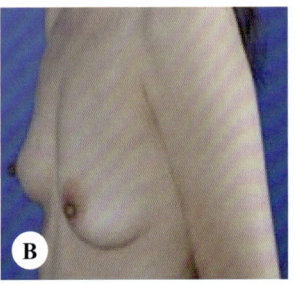

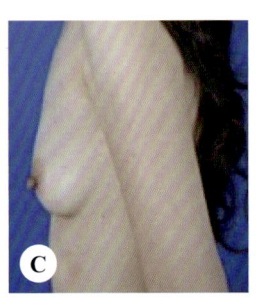

◀ 图 15-435 术前
A. 术前正位片;B. 术前左侧位片;C. 术前左正侧位片

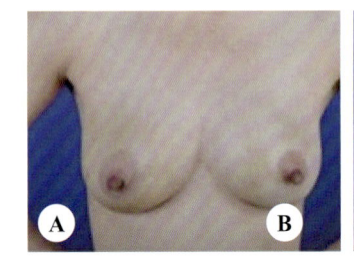

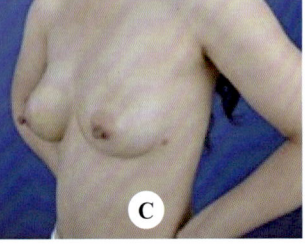

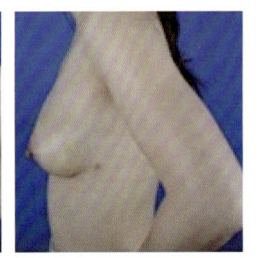

◀ 图 15-436 术后 7 天
A. 术前正位片;B. 术前左侧位片;C. 术前左正侧位片

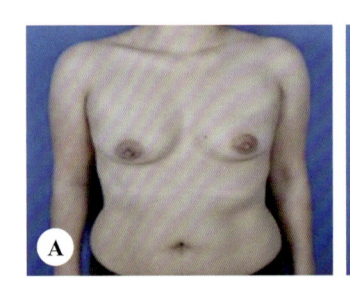

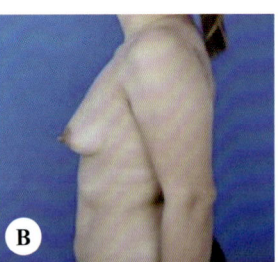

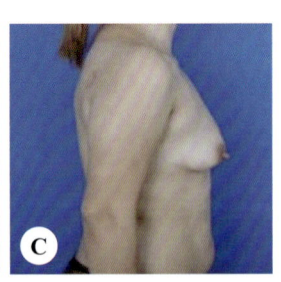

◀ 图 15-437 术前
A. 术前正位片;B. 术前左正侧位片;C. 术前右正侧位片

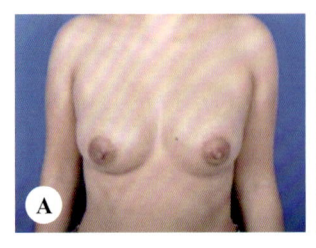

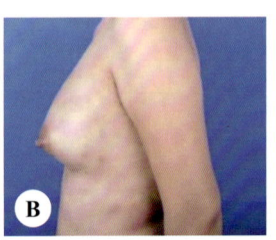

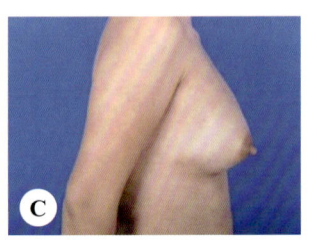

◀ 图 15-438 术后 3 个月(图片由李京教授提供)
A. 术前正位片;B. 术前左侧位片;C. 术前右正侧位片

病例 15-56

赵女士，22 岁，发现双侧小乳 4 年余。青春期后双侧乳房发育不良，乳房扁平，为改善胸部外观来院就诊，考虑年龄较轻，发育不佳，无明显皮肤松弛，采用水动力辅助下活体脂肪隆乳术，术后双乳外形满意（图 15-439 和图 15-440）。

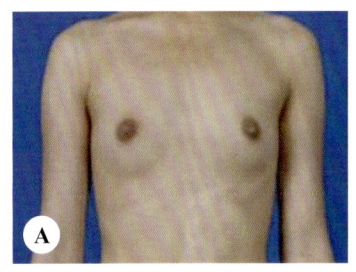

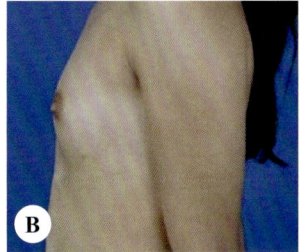

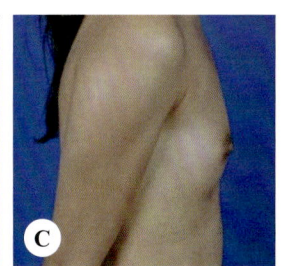

◀ 图 15-439　术前
A. 术前正位片；B. 术前左正侧位片；C. 术前右正侧位片

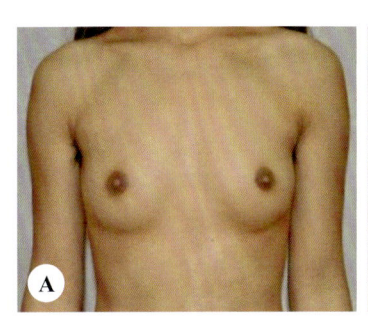

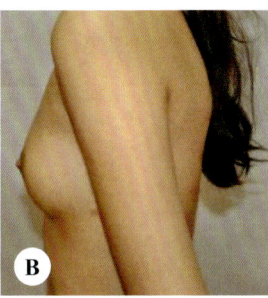

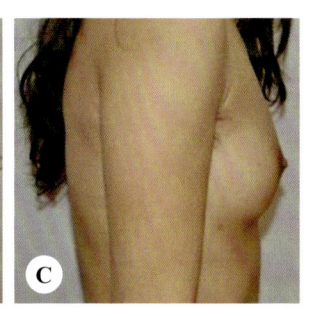

◀ 图 15-440　术后 1 年（图片由李京教授提供）
A. 术前正位片；B. 术前左侧位片；C. 术前右正侧位片

（李　京）

第16章 腰腹背部、上下肢脂肪雕塑

一、腰腹背部

(一) 相关解剖特点

解剖学上的腹部位于胸廓和骨盆之间，包括腹壁、腹膜腔和腹腔脏器。腹部的上界为胸骨剑突、肋弓、第11肋前端、第12肋下缘至第12胸椎棘突的连线。腹壁以腋后线为界，分为腹前外侧壁和腹后壁。和腰腹部形体雕塑相关的主要为腹壁浅层结构。

1. 腹前外侧壁　腹前外侧壁由浅入深可分为六层：皮肤、浅筋膜、肌层、腹横筋膜、腹膜下筋膜及壁腹膜。与抽脂塑形最有关系的是皮肤和肌层之间的浅筋膜层。浅筋膜层主要由脂肪及疏松结缔组织构成。在腹壁的下方（约在脐平面以下），浅筋膜分为两层，浅层即Camper筋膜，含有脂肪组织，向下与股部的脂肪层相连续；深层即Scarpa筋膜，为富有弹性纤维的膜样组织，在中线处附着于白线，其两侧向下于腹股沟韧带下方约一横指处，与股部阔筋膜相续，在耻骨联合及耻骨结节间继续向下至阴囊，与会阴浅筋膜（Colles筋膜）相连。浅筋膜内有腹壁浅动、静脉，浅淋巴管和皮神经。腹前壁上半部的浅动脉细小，为肋间后动脉的分支；下半部有较粗的腹壁浅动脉和旋髂浅动脉，并有同名静脉伴行。腹前外侧壁的浅静脉丰富，彼此吻合成网，尤其在脐区更为丰富。脐以上的浅静脉经胸腹壁的静脉注入腋静脉。脐以下的浅静脉经腹壁浅静脉注入大隐静脉，从而构成了上下腔静脉系统之间的联系。脐孔周围腹壁上下动脉在此形成丰富的穿支血管和腹壁浅层血管形成交通网，伴行的腹壁上下静脉借脐周围静脉系统形成腹壁浅深层之间的交通，同时通过附脐静脉和门静脉系统形成交通。腹前外侧壁感觉神经分布呈节段性，从剑突平面的T_7神经皮支以次向下到达腹股沟上方的L_1神经皮支。

2. 腹后壁　腹后壁又称髂肋部或称腰部，其上起第12肋，下至髂嵴，内侧为腰椎棘突的连线，外侧为腋后线的延长线，和腹前外侧壁相延续。总体来说，此区皮肤较厚，活动度较差，浅筋膜内含有丰富的脂肪组织。腰部向上、向下分别和肩背部、臀部相衔接。在腰腹部形体雕塑时通常会包含肩背、臀部的相关区域的抽吸塑形，以做好曲线流畅衔接。

(二) 美学缺陷及脂肪堆积特点

好看健美的腹部应平坦或轻微凹陷，无明显突出，平卧时可见肋弓下三角形凹陷及两侧髂嵴。女性平坦的腹部可以衬托乳房隆起的曲线，以形成女性躯体S形曲线。男性腹部则隐约可见腹直肌的轮廓及3～4道腹直肌腱划。女性腰部以细柔为美，古代就以杨柳细腰形容女性的形体美。理想的腰围等于乳房下围与臀围之和的一半。男性腰部则应充满力度，无游泳圈样脂肪堆积。腰部的形态美主要体现在两侧曲线的圆润及上起胸部下接臀部曲线的柔和变化上。从侧面看，它与胸、腰、臀、腿一同构成了一组光滑的S形曲线，从而使女性身材显得优美动人、凹凸有致。

从现代人普遍的审美标准看，女性的腰应比例恰当、粗细适中、圆润、柔韧灵活，能体现一种活泼的青春之美。单纯腰细并不是整个身材的完美，还要考虑腰至臀部的曲线，以及与胸部等相邻部位的自然衔接和平衡。

相对于上述腰腹部的美学曲线，腰腹部的美学缺陷主要表现为臃肿、膨隆外扩、皮肤松弛下垂移位、继发性的凹凸不平等。由于影响腰腹部形态的因素较多，因此个体变化差异较大，同时由于男女性解剖学及生活习惯等特点，腰腹部脂肪堆积还有性别差异。典型的腰腹部美学缺陷常常呈现为游泳圈样畸形。此外，腰腹部的畸形还需要鉴别皮下脂肪和腹腔内脏脂肪的比例，这点对男性来说尤为明显。临床实践中，我们见到的腰腹部膨隆的男性患者，90%以上的由腹腔内脏脂肪堆积引起，而这是脂肪抽吸塑形的禁忌证之一，需要在术前加以鉴别。

(三) 治疗原则和方法

腰腹部作为身体的中枢部位，在体型变化中同样起到承上启下的关键作用，腰腹部形体雕塑的原则是重塑腹部平坦、皮肤紧致、腰部纤细并形成圆润的曲线。从正面看，从侧胸季肋部到侧腰向下到髋部大腿外侧形成流畅的大S形曲线；从侧面看，腹部平坦内收，肩背、后腰背过渡自然，后腰背反C形前凸，向下和挺翘的臀部之间同样形成自然流畅的大S形曲线，称之为双S曲线。对于腹部经常伴有的皮肤松弛现象，同时行辅助的皮肤紧肤治疗；如果有严重的皮肤松垂，则需做辅助的切除皮肤脂肪的微型或常规的腹壁整形术改善。为形成自然流畅的曲线，在某些相关的凹陷明显的部位，如侧臀部，可能需要辅助进行脂肪移植（图16-1和图16-2）。肥胖时腹腔内脏脂肪堆积对腹部外形的影响显著，治疗原则之一需要对患者进行科普教育，鼓励其形成良好的生活方式，结合减肥及锻炼等，有助于提高手术的疗效及术后效果的稳定。

（四）临床技术方法

1. 脂肪抽吸塑形术

(1) 技术要点

术前准备及设计：常规术前筛查排除各种手术禁忌，术前在光线良好、温度适宜的房间进行拍照及划线，用不同记号笔标记出脂肪堆积膨隆部位、黏附及凹陷区域、手术入口区域及可能的脂肪填充区域和必要时松垂皮肤切除范围。

麻醉选择：除了脂肪移植手术单纯从下腹部等处抽吸获取一定的脂肪量之外，从形体雕塑的角度看，腰腹部单纯小范围的脂肪抽吸并不推荐和提倡。根据相邻多部位一体化抽吸塑形原则，腰腹部抽吸塑形除了必须包括上下腹部、侧腰之外，其邻近衔接部位（如下肩胛部位、后腰背及髂部区域等）一起进行抽吸塑形较为合理，这样总体的抽吸范围较大；同时腹部皮肤松弛的情况普遍存在，通常需结合进行射频紧肤等操作，为取得较好的皮肤收紧的效果，皮下层加热的温度会达到55～65℃，此种高温的热刺激作用显著。因此，为提高患者手术的舒适度和安全性，通常建议这样的手术在插管全麻或静脉辅助麻醉下进行。当然，对于痛感比较迟钝、耐受性较高的患者，在单纯局部肿胀麻醉下进行手术也是完全可行的。

切口选择：尽可能少而隐蔽，同时又能满足手术需要。腰腹部抽脂时可以将切口置放于脐孔内，耻骨上阴毛位置及髂前上棘附近，以满足后腰背及下肩胛部位和髂部的抽吸需要。

(2) 手术方法

体位选择：腰腹部常规采用仰卧位进行抽吸塑形，术中一般无须翻身，可以通过垫高单侧臀部的形式来增加后腰背等处的显露，方便进行同侧相关部位的抽吸；如果后腰背等背侧区域脂肪堆积较多，仰卧位时正面抽吸完成后可以将体位转成俯卧位，通过中央臀沟末端的辅助切口，可以达到更精准的抽吸和塑形效果。

特殊手术器械选择：腹部区域是皮下浅筋膜系统发育较为完善的区域，为减少对组织的损伤，避免术后不平，需要我们在抽吸时保持在深层脂肪层或浅层脂肪层同一平面进行抽吸。在抽吸时需要保持抽吸管行进路径和皮面保持平行。在腰部塑形时需要使用弯曲的抽吸管，或者根据部位需求，将直的抽吸管适当弯曲以满足需求。抽吸深层板状脂肪时可以用口径相对粗一点的抽吸管以提高抽吸效率；而在浅层脂肪抽吸时，则需要采用口径较细的抽吸管进行，并且抽吸管侧孔开口避免向上对着真皮，以避免浅层脂肪抽吸过度造成高低不平，以及损伤真皮下血管网造成皮肤的损害。

2. 紧肤治疗和松弛皮肤切除 女性由于妊娠生育及体重波动等更易导致腹部妊娠纹或膨胀纹的形成，腹部皮肤松弛情况十分常见。同时，由于很多女性进行了剖宫产手术，腹部手术瘢痕的卡压粘连加重了局部凹陷及高低不平的发生，常见的情况是横行瘢痕的上方松弛皮肤脂肪组织在重力作用下下垂，严重者形成围裙样畸形。脂肪抽吸术后，皮肤虽然有一定的回缩恢复能力，但对于皮肤松弛程度较重或皮肤严重多余的患者来说，单纯抽吸后的回缩是远远不够的。此时，需要进行皮肤收紧辅助治疗，使用较多的设备，光纤或射频加热。对于明显松垂的皮肤，则需结合整块松垂皮肤皮下脂肪的切除。如果患者原有腹部手术（如剖宫产手术后）瘢痕，则可以充分利用其来设计合适的切除量，通常情况下，只需稍稍延长原切口即可达到目的。对于原来没有手术瘢痕的患者，可以进行常规的腹壁整形术，术后瘢痕形成等相关情况应和患者进行良好沟通。

3. 自体脂肪移植 在进行腰腹部抽吸塑形治疗时，邻近部位常有其他凹陷畸形会影响到整体形体曲线的流畅。最多见的是臀部后外侧方的凹陷畸形。此时，常同时进行凹陷部位的脂肪移植纠正，以获得良好的S形流畅曲线。其他需要进行自体脂肪移植的患者多见于腰腹部抽吸过度导致的凹凸不平修复手术中，用于填平凹陷部位或者隔离分开真皮和其下深筋膜间的粘连。

（五）术后管理

和其他部位抽吸术后常规处理类似，腰腹部抽吸手术结束后仔细排空积液，分层缝合切口。3天内术区肿胀较为明显时可穿戴稍宽松一些的薄质紧身衣，以适应肿胀变化。3天后根据消肿情况，更换合适大小的紧身衣，并在紧身衣外加穿带垂直支撑杆的束腰带，嘱患者尽量挺胸收腹，避免弯腰以免形成腹部横行皱褶。伤口3～4天换药一次，术后7～12天拆除缝线。小范围手术术后可以不使用抗生素，而范围较大的手术则术后常规抗生素应用3~5天。

（六）病例报道

病例16-1

33岁女性，身高161cm，体重58kg。上臂、腰腹部脂肪堆积，皮肤松弛，下腹正中剖宫产瘢痕凹陷，臀部外侧凹陷畸形。共抽吸3200ml脂肪（5100ml抽吸量），臀部凹陷脂肪注射左侧150ml，右侧180ml。术后9个月随访，整体形体改善显著。二次手术行面部凹陷脂肪填充，以及面颊部射频溶脂紧肤抽吸塑形术，术后1年随访改善明显（术前设计见图6-12，图16-1和图16-2为手术前后对比）。

病例16-2

女性，39岁，身高167cm，体重62kg。妊娠剖宫产后，腰腹部脂肪堆积、皮肤松弛下垂要求改善。查体见腰腹部中度脂肪堆积，妊娠纹明显且皮肤松弛下垂围裙样覆盖下腹部剖宫产瘢痕。背面观双侧臀部有不对称凹陷，凹陷上方髂嵴部脂肪堆积明显。给予腰腹部抽吸、下腹部松弛皮肤切除瘢痕修整、臀部脂肪移植及射频紧肤联合治疗方案。术中肿胀液注射6500ml，抽吸纯脂肪2360ml，臀部凹陷脂肪注射每侧180ml，射频能量61.1kJ。术后7个月随访见腰腹臀部大腿曲线流畅、衔接良好、腹部皮肤松垂纠正（图16-3）。

（曹卫刚）

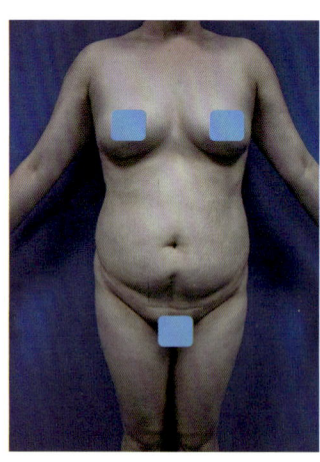

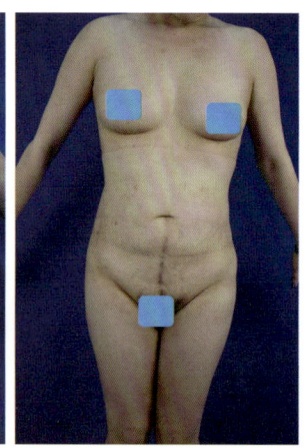

▲ 图16-1 本图为正面观，图16-2为背面观，经腰腹部360°环吸、臀部凹陷脂肪填充、微型腹壁整形及射频紧肤治疗前后对比

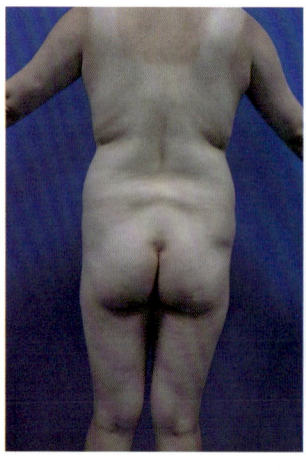

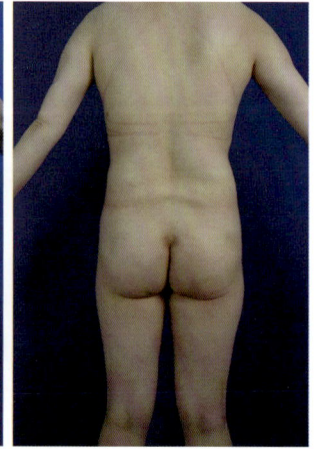

▲ 图16-2 背面观

二、上下肢

（一）上肢肩背部

1. 上肢肩背部相关解剖 上肢与胸部和颈部相接，与颈部的分界为颈部的下界，与胸部的分界为三角肌前后缘与腋前后壁中点的连线。上肢由近至远分为五部，即肩部、上臂部、肘部、前臂部和手部。肩部又分为肩胛区、三角肌区和腋区；臂部、肘部和前臂部各又均分前区和后区；手部分为腕、手掌和手指，三部又各分为掌侧及背侧。和上肢肩背部形体雕塑相关的解剖主要涉及肩部肩胛区、三角肌区和腋区除顶区以外的浅层结构，特别是皮下脂肪组织层，整个上臂和前臂近端内外侧浅层皮下组织层。上肢的皮肤和浅筋膜在各部、区，厚薄不一，一般伸侧厚于屈侧，与塑形手术相关的主要皮神经和血管有上臂外侧皮神经、上臂内侧皮神经、头静脉和贵要静脉。

2. 美学缺陷及脂肪堆积特点 优美的上肢表现为纤细的手臂，并且上臂和肩背所连成的曲线应该平顺、衔接流畅。很显然，有美学缺陷的上肢和肩背整体上呈现为浑圆、粗壮、局部凸出。如果伴有皮肤松弛，则会造成明显的下垂，在抬起手臂时会更明显，挥动手臂时，上臂下方的皮肤脂肪组织也会跟着摆动。同时，由于张开手臂时，上臂下方的垂肉形状像蝴蝶的翅膀，故又有"蝴蝶袖"之称。造成这一现象的原因是上肢（特别是上臂肩背）各部位皮肤厚薄不同，故对应部位的皮下脂肪堆积程度也会有所不同。上臂前侧皮肤相对菲薄，皮下为发达的肱二头肌，此处相对不易堆积脂肪，后侧皮肤相对较厚，堆积的脂肪较厚一些。当然在女性，由于缺乏运动，肌肉相对欠发达，在肥胖时整个上臂皮下组织中都会有不同程度的皮下脂肪堆积，脂肪堆积的增多在重力作用下进一步导致皮肤松弛，并使局部皮肤中胶原纤维断裂，形成膨胀纹，进一步降低皮肤的回缩力，而脂肪又更易沉积到松弛的部位，这样就造成一个恶性循环。

3. 治疗原则和方法 轻中度的上肢脂肪堆积可以单独进行抽吸塑形，但如果脂肪堆积较重，通常身体其他部位也常常伴有较严重的脂肪堆积畸形。此时为取得形体雕塑的整体效果，按照相邻多部位一体化抽吸塑形原则，上肢脂肪抽吸常常结合其相邻的肩背、腋下侧胸部、副乳部位一起进行抽吸塑形，如果进一步扩大范围，可以将项背部、整个背部及后腰等部位包括在内。

4. 临床技术方法

(1) 脂肪抽吸塑形术

① 技术要点

术前准备及设计：常规进行术前准备，根据患者脂肪堆积情况及要求标记出抽吸范围。

麻醉选择：单纯小范围上臂后内外侧的抽吸可以完全在局部肿胀麻醉下进行，为提高术中舒适性，也可以结合静脉基础麻醉进行手术。如果需要结合射频紧肤等刺激性较大的操作或者抽吸范围较大，包括项、肩、背、后腰等，无论从安全性还是舒适性的角度来看，一般建议在全麻下进行整体的雕塑为佳。

切口选择：单纯的上臂后内外侧局部脂肪抽吸塑形手术，通常取位于腋后线，单个切口足以满足要求，如果需要进行上臂环吸，则肘后辅助切口对上臂外侧、肩部、三角区区域的抽吸非常有帮助，而腋前线部位的辅助切口则对副乳、腋下侧胸部及上臂的环吸非常有帮助。如果进一步扩大到整个肩背区域，则通常需要在背部中线乳罩带平面增加一个切口，这样可以兼顾抽吸的可操作性及瘢痕的相对隐蔽，同时也可以最大限度地减少瘢痕数量，由于背部真皮层厚度显著高于身体其他部位，此处形成的瘢痕相对来说会较其他部位明显一些，因此尽可能减少瘢痕的数量是比较合理的选择。

② 手术方法

体位选择：单纯上臂的抽吸塑形可以选择仰卧位或俯卧位，两个体位各有优缺点。仰卧位的优点是术中不进行翻身就可以完成包括副乳、腋下区域在内的整个上臂的环形抽吸及前臂上部的衔接抽吸，缺点是完成这样的抽吸需要3个手术切口，特别是肘后相对暴露的部位必须增加一个手术切口，同时在仰卧位时，腋后肩胛部位的衔接抽吸非直视下进行，需要手术者凭经验操作，新手容易抽吸不到位。俯卧位适合两种情况，第一种是患者上臂脂肪堆积不是特别严重，较局限于上臂后外侧方，此时只需腋后一个切口即可覆盖上臂后外侧及腋后肩胛等区域；第二种情况是较严重的脂肪堆积，需要进行包括整个上臂及肩背后腰等较大范围的抽吸时。总体来说，不管采用那个体位，在消毒铺巾时，不仅需要覆盖术区，并且需要包括整个前臂和手部。临床实践中通常将手和前臂部分用消毒巾包裹并用消毒绷带绑扎固定，便于在手术塑形中不断调整上肢的位置，以方便抽吸操作。

特殊手术器械选择：上臂脂肪堆积特点为脂肪主要分布于上臂的后外侧方，上臂上部外侧对应三角肌部位的脂肪组织中纤维结缔组织较多，与表面皮肤连接相对紧密不易抽吸；而上臂前内侧方皮肤相对菲薄，脂肪沉积相对也较少。在进行上臂环形抽吸时，需要注意采用不同的抽吸策略，以防止高低不平并发症的产生。简而言之，在上臂前内侧抽吸时，通常需要采用口径较细的抽吸管进行精雕，而在后外侧及肩部三角区抽吸时，初始抽吸时可以采用口径稍粗一些的抽吸管以提高抽吸效率，后期修整时再选择口径细一些的抽吸管精雕。对术中发现的轻微高低不平，可以使用较粗的钝头抽吸管在无负压的情况下，将脂肪团块捣碎，然后轻轻地揉摸抚平，使松散脱落的脂肪颗粒转移到细小的凹陷部位，实现局部脂肪再分布。我们

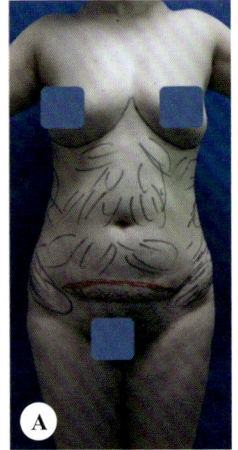

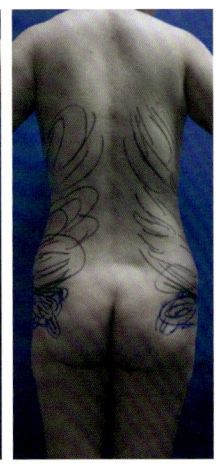

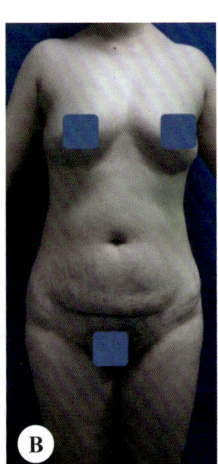

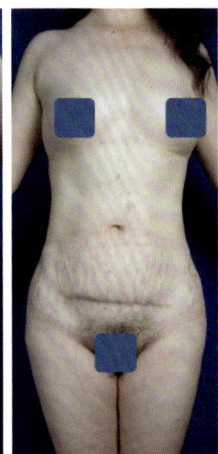

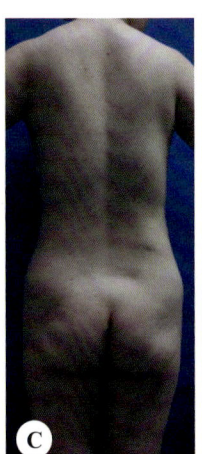

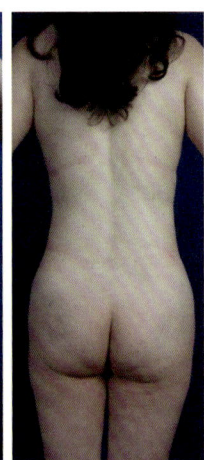

▲ 图 16-3 腰腹部抽吸射频紧肤、微型腹壁整形术及臀部脂肪填充术前后对比

A. 手术设计；B. 正面观；C. 背面观

称此技术为脂肪均衡术或脂肪削峰填谷术，这样可以有效减少抽脂术后皮肤高低不平的产生，术中能够及时发现，即时纠正由于没有瘢痕组织干扰，所以即时修复效果要显著好于后期修复。

肩背部脂肪分布的解剖特点类似于上臂肩部三角区区域，而且其真皮更为厚实，皮下纤维结缔组织特别致密，常规抽吸非常困难。可以在肿胀液注射后，在抽吸前先使用特殊的仪器设备（如光纤溶脂或射频溶脂）进行溶脂疏松，再进行抽吸；抽吸时可以选择侧孔切割较锋利的抽吸管，或者使用设计成螺旋形切口的抽脂管，这样方便抽吸操作。基本的操作手法和身体其他部位相同，浅深层脂肪都需抽吸，背部由于真皮层厚实，所以在抽吸浅层脂肪时，抽吸管侧孔除了常规的朝下或朝向侧方，为抽除更多脂肪，侧孔可以朝向真皮层进行抽吸，较厚的背部真皮层可以起到缓冲，术后高低不平的概率不高。当然，前提是术者必须经验丰富，对层次及抽吸度要有精准把握。

(2) 紧肤治疗和松弛皮肤切除：上臂脂肪堆积越多，在重力的作用下，皮肤被动拉伸松弛愈发明显，单纯通过脂肪抽吸，皮肤有一定程度的回缩，要取得更好的皮肤回缩紧致，此时需要其他辅助的措施。传统的上臂松弛皮肤脂肪直接切除成形术对于亚洲黄种人来说，由于瘢痕的原因大大降低了其适应证范围。随着科技的进步，一些溶脂紧肤设备的研发和批准使用，结合抽脂和射频加热辅助皮肤回缩，在临床实践中取得了很好的疗效。当然，对一些极度松垂的皮肤、膨胀纹明显的患者，或者经过大量减重术后的患者，预计单纯通过抽脂和紧肤不足以达到完全的皮肤回缩，可以考虑传统的上臂整形术，但术前需要和患者（特别是亚洲黄种人）就术后瘢痕等问题进行良好沟通。

5. 术后管理 术后按抽吸术后常规处理，手术结束后仔细排空积液，分层缝合切口，穿戴紧身衣。伤口3~4天换药一次，术后7~12天拆除缝线。小范围手术术后可以不使用抗生素，而范围较大的手术则术后常规抗生素应用3~5天。

6. 病例报道

病例 16-3

女性，26岁。身高166cm，体重70kg，最重时100kg，共减重30kg，上臂皮肤明显松垂，膨胀纹明显。行上臂360°环形抽吸和副乳抽吸，供吸出纯脂肪3200ml，并同时行Bodytite射频溶脂紧肤，能量85kJ。术后42天随访，见皮肤明显回缩提升，外形改善明显（图16-4）。

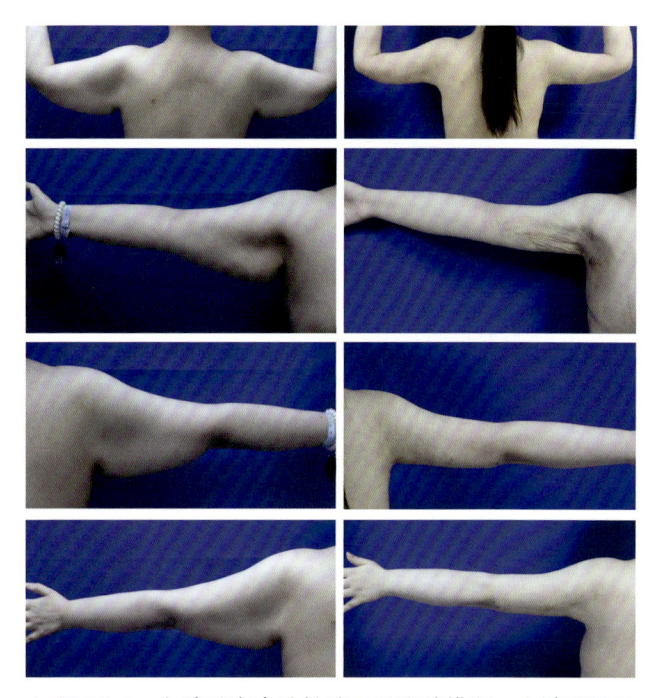

▲ 图 16-4 上臂重度皮肤松弛下垂脂肪堆积，上臂环吸及副乳抽吸射频紧肤后6周，术后早期可见形态改善，皮肤回缩明显

病例 16-4

女性，20岁。身高168cm，体重69kg，上臂脂肪堆积，皮肤松弛。行上臂360环形抽吸及副乳抽吸，并同时行Bodytite射频溶脂紧肤，能量59kJ。术后4年随访，见上臂副乳外形改善显著，无反弹（图16-5）。

（曹卫刚）

（二）下肢

下肢形态良好与否是影响身材好坏的决定性因素之一，匀称修长笔直的双腿是构成女性形体美的重要元素，越来越引起女性求美者的关注。随着社会的发展进步，人们生活水平大幅度提升，对于自身形象的要求也越来越高。受遗传因素和后天其他因素，包括生长期钙缺乏、不良的运动及生活习惯、外伤、疾病等的影响，均可造成成年后双下肢形态弯曲，内外侧曲线不佳；营养过剩导致的下肢局部脂肪堆积亦对下肢形态美造成了负面影响，求美者常以下肢弯曲不直、下肢过粗等原因就诊。本部分论述通过下肢脂肪雕塑，包括采用脂肪抽吸和脂肪移植等方式来有效矫正及改善下肢形态，即对冗余及突出部位脂肪的减量和对凹陷或欠缺部位脂肪的增量，来达到改善下肢形态和线条，使腿型更加修长笔直，来满足求美者的要求。

1. 应用解剖

(1) 边界与分区：下肢的上界与躯干相连，上界前方以腹沟和腹部分界，后上方以臀线与臀部为界，

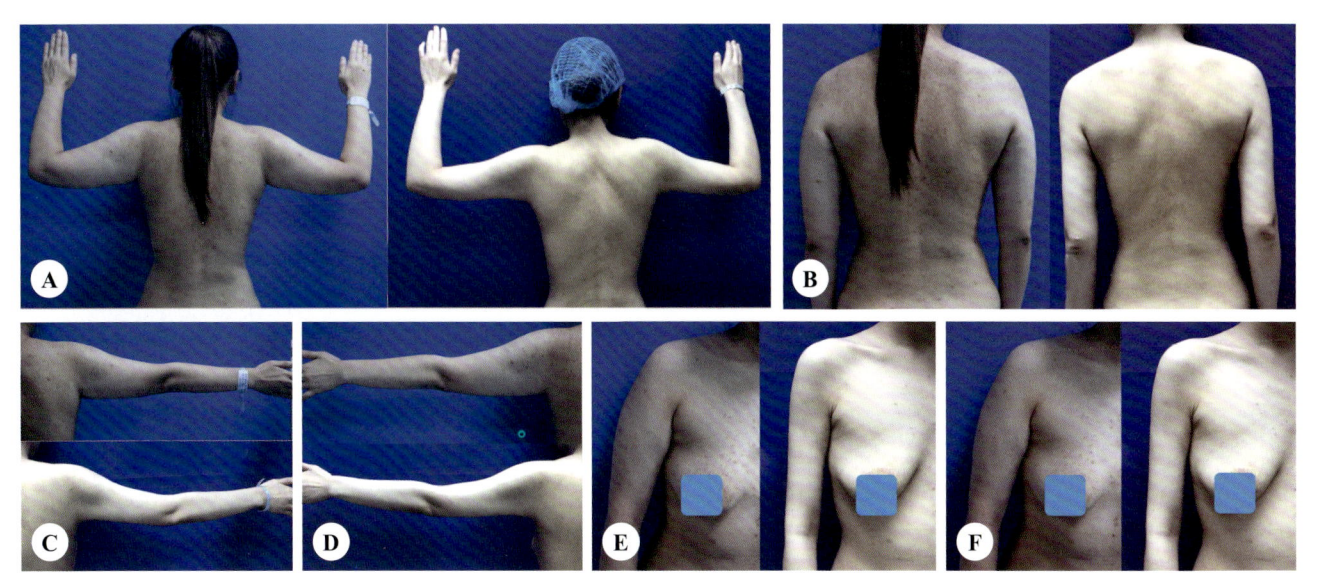

▲ 图 16-5 上臂环吸副乳抽吸、射频紧肤术后，上臂纤细，肩胛上臂衔接自然，上臂侧方外凸完全纠正，副乳明显改善，并且 4 年长期随访效果稳定，皮肤回缩良好，脂肪堆积无反弹

A. 肩关节外展 90°肘关节屈曲 90°后位；B. 上肢自然下垂后位观；C 和 D. 双侧上肢肘关节伸直肩关节外展 90°位；E 和 F. 上肢自然下垂正面观

内侧以股沟和会阴分界，后内侧以骶尾骨外缘和骶部分界。

下肢可分为股部、膝部、小腿部、踝部和足部。股部介于髋与膝之间，又可分为股前部和股后部。膝部是连接大腿下段和小腿上段之间的重要部分，分为前后两区。小腿部为膝关节和踝关节之间的部分，也可分为小腿前部与小腿后部。踝部位于小腿下端与足之间，内踝和外踝是其明显的骨性标记。踝关节以下为足部，可分为足背与足底两区（图 16-6）。

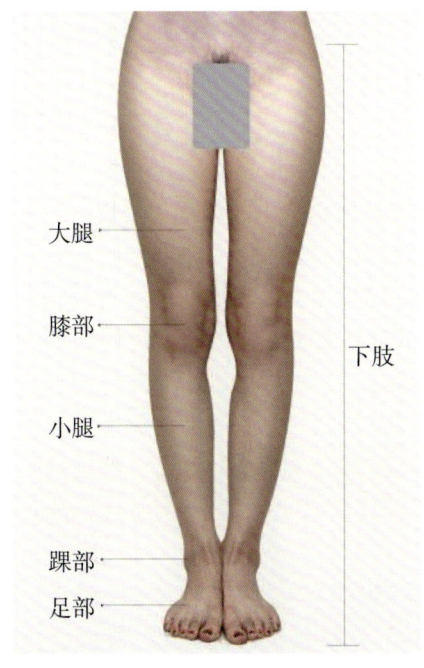

▲ 图 16-6 下肢分区示意

(2) 组织结构：下肢是由骨、肌肉、血管神经及浅、深筋膜和皮肤形成的多层次鞘状局部。浅层结构由皮肤和浅筋膜构成，在浅筋膜内有丰富的浅静脉、淋巴管和皮神经。深层结构由深筋膜、肌肉、血管、神经和骨构成。大腿前面的浅筋膜中富于脂肪，在腹股沟韧带下方浅筋膜分为两层；浅层为脂肪层，与腹下部的筋膜相续。大腿的浅筋膜层脂肪发达，所以临床上也是减肥吸脂的重点部位，同时，大腿 LPL 活性最高，临床上在做腿部塑形手术时会优先选择此部位做脂肪供区。深层结构为膜性层，向上续接腹下部的筋膜，向下在腹股沟韧带下方约一横指处止于大腿的深筋膜（阔筋膜）。膜性层覆盖卵圆窝的部分，为许多血管神经所穿过，称为筛筋膜。小腿浅筋膜内含有少量皮下脂肪，主要分布在小腿内侧、后侧和外侧，小腿下段的皮肤及浅筋膜的血供比较差，如果此处发生感染或溃疡，不易愈合。

(3) 神经支配

运动神经：下肢分布着腰神经丛和骶神经丛的分支。其中最具代表的就是腰神经丛延伸出的股神经。它与股动静脉共同穿过腹股沟韧带到达大腿前面，支配大腿的伸肌、大腿前面和小腿内侧的皮肤。从骶神经丛延伸出的坐骨神经是人体最长的神经。坐骨神经穿过梨状肌的下侧，从坐骨大孔到达下肢带的后面，然后延续到大腿后侧，在大腿屈肌群处形成分支，进入膝盖窝后，分支出腓总神经和胫神经。腓总神经支配小腿的伸肌群、小腿外侧和脚背的皮肤。胫神经支配小腿的屈肌群和足底的肌群、小腿后面和足底的皮肤。小腿后肌群分浅、深两层，共7块肌肉，浅层有腓肠肌、比目鱼肌和跖肌，深层有腘肌、趾长屈肌、胫骨后肌和蹞长屈肌，均受胫神经支配。

感觉神经：股前内侧皮神经发自腰丛，股后区发自骶丛。髂腹股沟神经分布于大腿内侧部皮肤。股外侧皮神经经腹股沟韧带外侧端深面进入股部，在髂前下棘下方5~6cm处穿出深筋膜后分为前、后两支，前支布于大腿外侧面的皮肤，后支分布于臀区前部的皮肤。股前皮神经为股神经的分支，在大腿前面中部穿过缝匠肌和深筋膜，通常为3条，分布于大腿前面和内侧部皮肤，其终末支分布于膝关节前面的皮肤。隐神经的分支分布于股前区下部的内侧面。闭孔神经皮支于大腿内侧上1/3处穿出深筋膜，分布于股内侧中、上部分的皮肤。股后皮神经发自骶丛，经臀大肌深面至股后区，穿行于深筋膜内，中途分支穿出深筋膜，分布于股后区皮肤。其终末部在腘窝附近穿出深筋膜，分布于腘窝皮肤。隐神经为股神经的分支，由收肌管前壁穿出后，沿大隐静脉脉下行于小腿内侧面，直至足背内侧缘，分支分布于小腿内侧面、前面和足背内侧缘的皮肤。小腿外侧皮神经是腓总神经在腘窝的分支，约在腓骨头附近穿出深筋膜。下行分布于小腿外侧面皮肤。腓浅神经在小腿外侧的中1/3和下1/3交界处附近穿出深筋膜，分支分布于小腿下外侧皮肤之后，本干进入足背，分布于足背皮肤。腓肠神经是胫神经在腘窝的分支，与小隐静脉伴行。通行于腓肠肌表面二头之间的浅沟中，约在小腿后面穿出深筋膜，与由腓总神经发出的腓肠神经交通支汇合后，继续沿小隐静脉下行，经外踝的后方至足外侧缘，分布于小腿后面外下部。

（4）血液循环：下肢浅静脉包括大隐静脉和小隐静脉，大隐静脉起自足背静脉网的内侧端，经内踝前方，上行于小腿内侧面，继胫骨内侧髁的后缘，再沿大腿内侧上行，至卵圆窝穿筛筋膜，绕过镰状缘的下缘而注入静脉。在卵圆窝稍下方，一般有5个属支汇入，即来自大腿外侧的股外侧静脉，来自大腿内侧的股内侧静脉，来自会阴部的阴部外静脉，来自腹壁下部的腹壁浅静脉和外侧的旋髂静脉。大隐静脉在小腿下段的行程中，位置表浅，易受外伤。小隐静脉经外踝后升至小腿中部穿入深筋膜，然后沿腓肠肌二头之间的浅沟继续上行至腘窝，注入腘静脉。正常情况下，交通支的静脉血流向大隐静脉。下肢浅静脉最终会汇入深静脉，在吸脂时应避免血管损伤，如出现损伤，容易导致脂肪栓塞。由于小隐静脉皮下行程较短，在小腿后面，上部又为深筋膜所绕，故较少发生静脉曲张。在小腿前面，尤其是靠下部的皮肤和浅筋膜血液供应差，因此在吸脂时应避免进针点过深，否则容易导致感染或溃疡时不易愈合，年龄较大者尤为明显。

下肢动脉的主干为股动脉，由髂外动脉延伸而来，经腹股沟中点的深面，通过股三角进入内收肌管。股动脉在肢体分出股浅动脉和股深动脉。股浅动脉是下肢最主要的供血动脉（图16-7）。

2. 美学标准 上、下身比例以肚脐为界，比例应为5:8，符合"黄金分割"定律，身高减坐高等于下肢腿长。下肢腿中心线应与膝、小腿大致在同一接近直线的弧线上，双腿的粗细、形态与长短大体一致，大腿最大围理想尺寸=身高（cm）×0.341；当两腿合拢时，从正面看大腿中间要有间隙，其间隙不超过2cm；大腿外侧髋关节没有明显突出；膝部轮廓清晰，皮下脂肪适中；小腿圆滑纤细没有外翻的情况，内侧缘应该接近直的斜线，外侧缘和后侧缘应该呈现轻度的弧线。从背面看，大腿和臀部之间应有清晰的臀线；

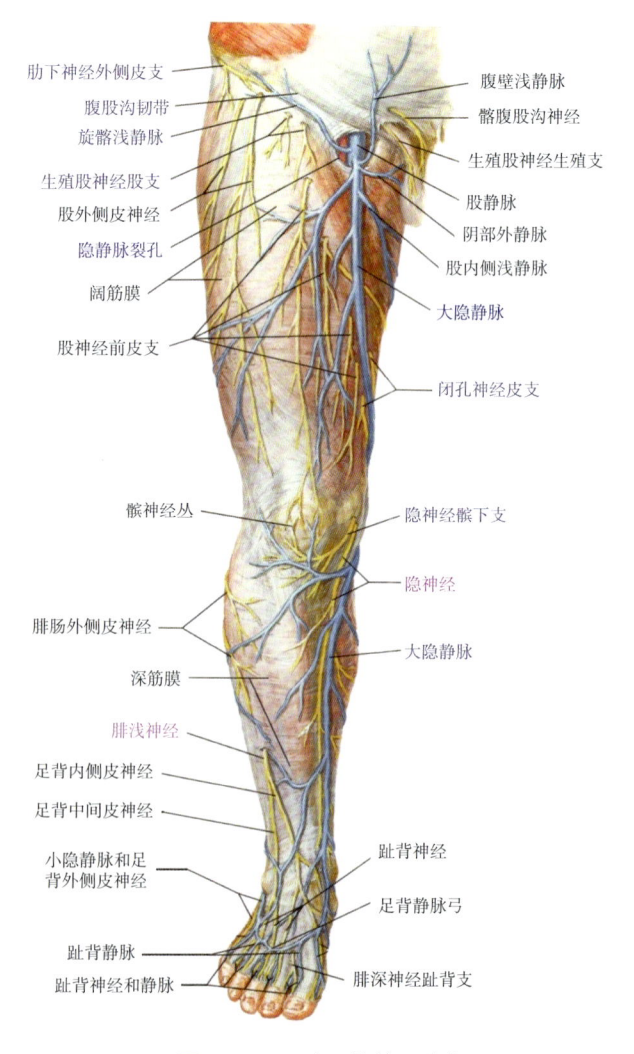

▲ 图16-7 下肢血管神经分布

小腿没有明显的肌肉外凸。小腿的长度为大腿长度的3/4，中部的宽度应为最大宽度值加下部宽度的1/2，小腿最大围理想尺寸＝身高（cm）×0.21（图16-8）。

3. 美学缺陷及临床表现　腿部局部脂肪缺失、凹陷、堆积和松垂是目前下肢轮廓曲线塑形中普遍存在的问题，依据形体美学标准，下肢美学缺陷包括但不限于以下情况。

（1）脂肪堆积：下肢脂肪堆积多见于身体肥胖引起，也有一部分人是由遗传因素的影响，大腿脂肪沉积过多使得双腿直径变粗，脂肪分布主要在大腿外侧近髋关节处和大腿内侧和后侧及前侧等，大腿前侧脂肪堆积时会呈弓状隆起，外侧局部脂肪堆积可向外侧凸出，引起腿部外形的改变，大腿后侧脂肪堆积时，多同时伴有臀部下垂，会造成下肢变短，大腿上部脂肪堆积的程度要明显多于大腿下部的脂肪堆积（图16-9）。大腿脂肪堆积过多会造成大腿内侧皮肤之间的相互摩擦，对日常工作和生活造成影响。通过对大腿后方与臀部交界的脂肪雕塑，可以使臀线提升，从而改善下肢整体形态，使下肢视觉上更为修长。膝内侧是女性脂肪容易堆积的部位，脂肪厚度较大，这种现象在女性中普遍存在，会加重腿部弯曲和大腿臃肿程度。小腿粗大除受小腿三头肌的发达程度的影响外，小腿脂肪堆积也是造成小腿过粗的重要因素，小腿脂肪多分布于小腿上半部的内外后侧，小腿下半部的脂肪分布较少。小腿脂肪堆积程度受遗传因素的影响较大，个体间的差异明显，一般要小于大腿脂肪堆积对下肢形态的影响。

（2）下肢曲线不直：现实中大多数人的腿型并不完美，多数都存在一定程度的缺陷，尤其是下肢线条不流畅在实际生活中非常普遍。例如，双腿伸直两侧膝关节并拢时，在两大腿之间、两膝下方和两踝之间出现深而明显的凹陷，上述现象可以单独出现也可并存，这种情况非常普遍，虽然不构成病理上的问题，但确实影响美观，破坏了下肢线条的流畅性。还有一种情况也很常见，双腿伸直并拢时，由大腿与小腿在膝关节处形成的一种凹侧向外成角向内的畸形（图16-10）。以上情况虽然并不一定构成传统意义上O形腿或X形腿的临床诊断标准，但它并不符合当下主流的下肢细、长、直的审美观点，对于有改善要求的受术者来说，仍有一定的治疗价值，通过运用脂肪雕塑技术对下肢突出和凹陷部位进行治疗，会获得非常好的效果。

（3）下肢不对称：根据原因可分为病理性和生理性，病理性的常见于疾病和外伤所引起，如脊髓灰质炎后遗症，由于脊髓前角运动神经元受损，与之相关的肌肉失去了神经的调节作用而发生萎缩，同时造成皮下脂肪、肌腱及骨骼发育的影响，使得对应的肢体变细，同时还会伴发多用性的健侧肥大，加重双侧腿部不对称的程度。另外一个常被忽略的原因是，小儿在发育期，因为臀部的肌内注射，容易造成一侧的坐骨神经受到影响，可造成成年后的一侧下肢肌肉发育障碍，表现为患侧大腿和小腿均较对侧偏细（图16-11）。其他儿童期骨科疾病也可造成以骨骼原因为主的病理性不对称腿型。生理性下肢不对称一般是由

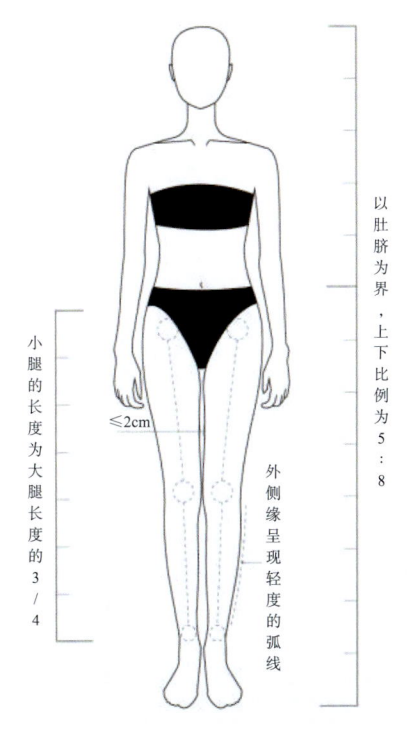

▲ 图16-8　下肢美学标准示意

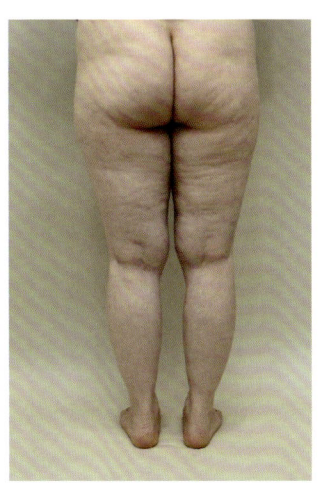

▲ 图16-9　下肢脂肪堆积

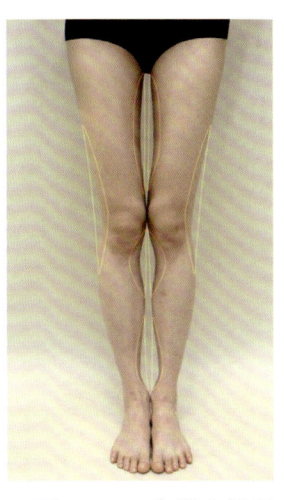

▲ 图16-10　大腿内侧凹陷，小腿上段及下段内侧凹陷，膝盖外侧凹陷

于生活或运动习惯造成,这种情况下形成的不对称一般程度都比较轻微。根据患者的具体情况和要求,可以通过实施对健侧脂肪堆积部位的脂肪抽吸和对患侧下肢的自体脂肪移植,可以对大腿、小腿、膝、踝等多个部位的不对称进行治疗,可以使双腿外观恢复均衡稳定的对称效果。

(4) 下肢皮肤软组织松垂:引起下肢皮肤软组织松垂的原因可分为先天性和后天性因素。先天性以皮肤松弛症为多见,常伴有染色体遗传缺陷。后天性因素主要是由长期严重的脂肪堆积后的过度减肥造成的软组织容量下降过多所导致。在其长期肥胖过程中,皮肤的固有弹性被不可逆转的改变了,导致了过剩性的皮肤松弛。这种现象常见于中老年人群,以大腿前、内侧皮肤及皮下组织松弛下垂为主,表现为大腿垂直方向上的组织量过多和水平方向上的皮肤堆积。针对先天性因素引起的下肢软组织下垂应早期进行手术治疗,不但能改善患者的外观和功能,对患者心理健康更有积极的作用。对于后天出现的皮肤软组织下垂,单纯靠手术吸脂是不可能解决问题的,需要根据大腿皮肤软组织的下垂部位和程度进行相应的皮肤及脂肪浅筋膜的联合切除术进行治疗。

(5) 脂肪美容整形术后不平整:近年来,随着社会发展和进步,人们的生活水平不断的提高,越来越多的人开始关注自己的下肢形态。随着脂肪整形技术的逐渐推广,通过脂肪抽吸和脂肪移植来改善下肢形态的手术越来越普遍。因临床适应证选择不当及操作不规范而导致的脂肪整形并发症,也在临床上时常出现,其中抽吸部位和脂肪移植部位的凹凸不平均可对下肢的美观形态造成严重影响。

脂肪抽吸部位凹凸不平:下肢的大面积脂肪抽吸术后容易出现局部凹凸不平的现象,尤其易发生在股骨大转子、臀沟、大腿后外侧及小腿等部位。原因主要是术中脂肪浅层抽吸不均匀,隧道深浅不一,局部抽吸过多过浅,也与局部皮肤弹性好坏有关。其主要临床表现为抽吸区域内不规则的凹凸现象,以及抽吸区与未抽吸区存在明显界限,同时用手可触及局部不平整。

脂肪移植术后凹凸不平:脂肪移植后的凹凸不平,常见于因局部脂肪移植量过多所造成。由于操作者经验的不足,使得移植的脂肪过于的集中,移植脂肪血管化失败造成脂肪因缺乏足够营养供给而发生液化坏死,进而形成局部纤维包裹。当坏死体积较大时,即可形成油性囊肿,最终表现为脂肪移植部位的隆起性包块或结节。由于下肢软组织局部的血供相对较差,脂肪移植过程中不要追求脂肪移植量的最大化。对于局部缺损严重的患者,应采用分次注射移植的方式,可以有效规避上述问题的出现(图16-12)。

4. 临床治疗

(1) 分型治疗:根据不同脂肪雕塑技术的作用特点,参照下肢主要美学缺陷及临床表现,笔者将下肢美学缺陷分为五种类型,采用相应不同的技术方法进行治疗。

脂肪堆积:大腿的脂肪堆积十分常见,大腿呈圆柱形是脂肪最容易堆积的部位,当脂肪堆积时,大腿外侧上部、大腿前内侧、大腿后侧都有一定程度的凸起。针对大腿的脂肪堆积,临床采用微创脂肪抽吸技术对大腿进行减容,以此达到瘦腿的效果。在临床实际操作中,大腿脂肪抽吸要有选择性地抽吸,避免脂肪过度抽吸对组织深层血管神经的损伤。大腿内侧的

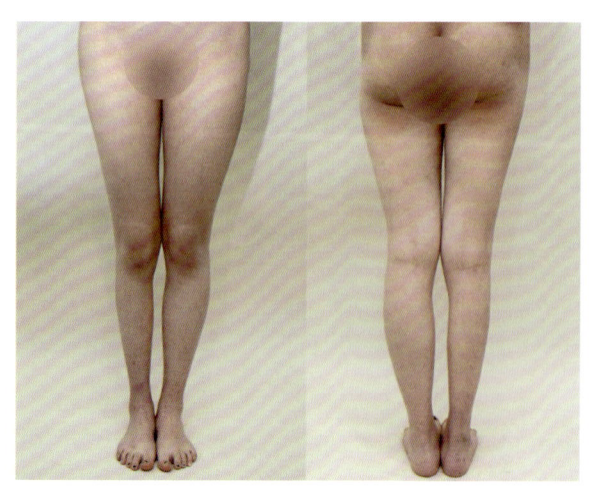

▲ 图 16-11 脊髓灰质炎导致的下肢不对称

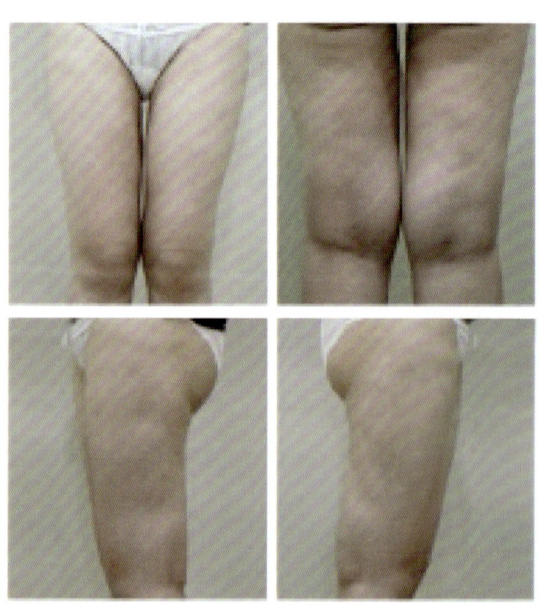

▲ 图 16-12 双侧大腿脂肪抽吸术后凹凸不平

皮下脂肪缺少纤维隔，大隐静脉在大腿内侧上端进入深静脉，在此部位吸脂应注意避免损伤该血管。膝关节周围也是脂肪容易堆积的部位，尤其是膝关节内侧上方的脂肪堆积，是一个非常普遍存在现象。通过微创脂肪抽吸技术对上述部位进行脂肪减容，可以塑造出更加美观、线条柔和流畅的视觉效果。小腿的脂肪主要蓄积在小腿中上部的内后外侧。多数情况下，小腿的粗大不单单是因为皮下脂肪肥厚，更多还与小腿三头肌的发达程度有很大的关系。因此，通过对小腿的皮下脂肪抽吸来减少小腿围度，程度有限，不一定都能达到求美者的要求。在小腿的微创脂肪抽吸中要注意保留适度的脂肪厚度，避免一味追求吸脂量而造成术后凹凸不平和肌肉轮廓的凸显，从而降低了小腿的美观度。同时，在对小腿脂肪缩容的同时，要充分考虑到塑造小腿与膝关节之间形态线条的自然过渡，这样才能最大限度上提高手术的满意度（图16-13）。

下肢曲线不直：包括下肢的内侧和外侧曲线不直。内侧曲线不直包括大腿内侧凹陷、膝关节内侧突出、小腿上段内侧凹陷和小腿下段弯曲。大腿内侧凹陷通过脂肪移植进行矫正应注意脂肪的移植量和移植层次；大腿的肌肉内血管丰富，填充时要避免将脂肪注射到大腿的肌肉内，避免出现对血管和神经的损伤。移植的脂肪应在大腿内侧深浅脂肪层内均匀分布，不可将移植脂肪全部集中在一个层次内。脂肪的注射量要根据大腿的弯曲凹陷程度来掌握，如果凹陷程度很严重，可以分次治疗，不可一次植入过量脂肪。膝盖内侧常见有局部突出现象，可通过对该部位的脂肪的抽吸来缓解其向内侧突出的程度。在下肢弯曲不直的所有受术者当中，小腿内侧曲线弯曲最常见，求美者往往以腿形不直影响美观为由前来就诊。多数情况下的弯曲并不符合传统意义上O形腿的诊断标准，常表现为小腿上段膝盖下方的明显凹陷和小腿下段近踝关节处的弯曲不直。这种现象在人群中普遍存在，虽然不构成病理性缺陷，但会对腿型的美观程度造成负面影响。

笔者多年来通过自体脂肪移植来矫正小腿的弯曲凹陷，达到小腿平直化改善，获得了很好的效果。在小腿弯曲不直中应优先矫正小腿上段凹陷。该部位的脂肪移植应严格控制注射的层次、范围和数量。注射的层次应在脂肪深浅层中分别进行，移植的脂肪量要适中，过少远期效果不明显，过多易出现脂肪液化坏死和脂肪移位等并发症。脂肪深层中的移植量应比脂肪浅层的移植量更多一些，这样会获得更好的效果，同时也会减少并发症的发生。移植范围应集中在小腿内侧上段，不可过大，范围过大易出现脂肪移位造成小腿增粗影响术后效果。小腿下段弯曲愈靠近踝关节处愈为明显，此部位的血供较差且缺少皮下脂肪，同时皮肤张力也较大，因此该部位的脂肪移植量不能过多，一般仅为小腿上段脂肪移植量的1/3～1/2，否则容易出现脂肪的移位和液化坏死。下肢外侧曲线不直主要表现在大腿与小腿在膝关节处形成一个向外的凹陷，通过在做此部位的脂肪移植来矫正该部位的凹陷，会获得很好的直腿效果。膝关节的活动量大，外侧又缺少软组织，皮肤的张力较大，这些都增加了该部位脂肪移植的难度。如果只在单一层次进行脂肪移植，很难取得良好的效果。

根据笔者多年总结的经验，应该首先在膝关节外侧深筋膜下进行脂肪注射，随着脂肪的逐渐注入，局部的凹陷程度会有明显改善。当继续注入脂肪局部凹陷不再随之改善时，应开始将注入层次移到浅筋膜层。深浅筋膜下的脂肪注入量一般为1∶1。为了防止脂肪移植后的局部突兀感，脂肪移植的范围应适当向周围扩大，向上可达大腿中部，向下到腓骨小头处，愈近边缘，脂肪的移植量愈少。

矫正下肢弯曲不直所需的脂肪，应尽可能来自大腿及臀部脂肪。考虑到这两个部位的脂肪保有量大，脂肪细胞的活力强易成活，同时还可以通过该部位的脂肪提取起到大腿和臀部的塑形作用，从而达到瘦腿提臀的美化效果。在下肢弯曲不直的矫正中，通过对突出部位的脂肪抽吸，如膝内侧、大腿外侧、大腿内侧、小腿内侧等的自体脂肪注射移植，能有效改善下肢轮廓曲线，使下肢和上肢之间形态比例更趋完美，下肢的线条平滑流畅，腿型修长笔直（图16-14）。

下肢不对称：需要对下肢不称的程度和范围进行评估，以确定自体脂肪移植的范围及移植量等具体治疗方案。因小腿的不对称对美观的影响更大，所以应该优先解决小腿的不对称。如小腿双侧腿围相差在

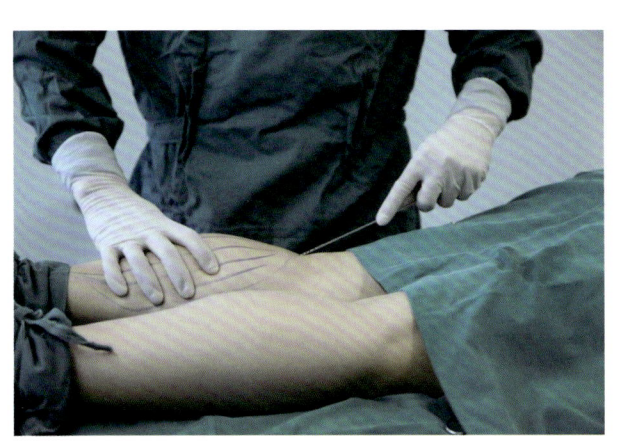

▲ 图 16-13　小腿脂肪抽吸术中操作

4cm 以内，可以通过对患侧小腿的脂肪移植来进行改善；如腿围相差较大，可能还需对健侧小腿脂肪或肌肉进行减容处理，这样会获得更好的效果。小腿的皮下脂肪偏少，单纯通过健侧小腿脂肪抽吸往往达不到理想效果，可以通过阻断支配健侧小腿腓肠肌神经来使腓肠肌缩小进行改善。同时，对患侧小腿进行整体脂肪移植，对小腿的前侧、内侧、后侧三个部位分别进行脂肪移植会获得良好的效果。如双腿围度相差悬殊，一次脂肪移植达不到预期效果，可在第1次移植后的1年后进行二次移植。

根据笔者的临床经验，经过2次脂肪移植基本上都能达到双侧对称。在临床实际操作中，患侧的小腿常常由于病理性原因导致患肢的血供较差，常表现为患肢皮肤颜色发暗、皮肤温度较低等。在这种情况下，应注意的是，一次的脂肪移植量不要过多，一般应控制在患侧小腿一次不超过200ml的脂肪移植量比较安全，以免因脂肪移植过量出现组织坏死和炎症的发生（图16-15）。

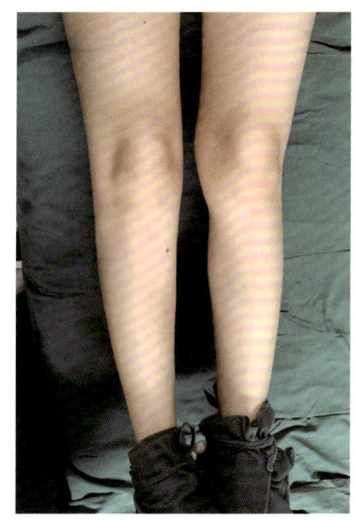

▲ 图 16-14　小腿上段脂肪移植前后对比

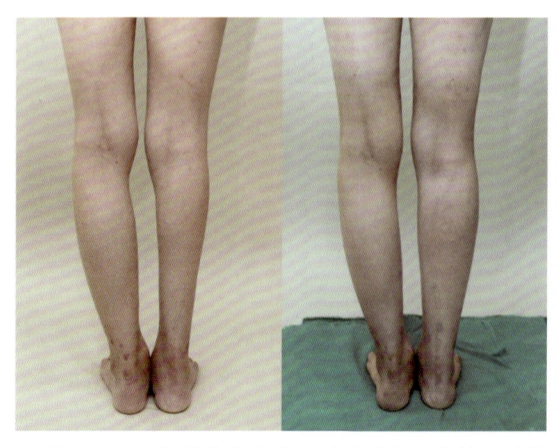

▲ 图 16-15　脂肪移植治疗下肢不对称手术前后对比

下肢皮肤软组织松垂：一方面是局部脂肪过多，超出了软组织的支持结构的承受能力，在重力的作用下出现了皮肤软组织的下垂。另一方面是出现在过度减肥的人群中，由于皮下软组织容量的骤减，导致软组织松弛下垂。对于年龄较小伴局部脂肪过多，可以采用脂肪抽吸术的方法，解决皮肤松垂现象。在进行局部脂肪抽吸过程中，除了抽吸脂肪深层外，还要兼顾浅层脂肪的抽吸，因浅层脂肪抽吸可打断皮下纤维组织间隔，利于松弛皮肤的回缩；同时可刺激真皮层再生，重建新的组织间隔。但单纯的浅层脂肪抽吸术所致的皮肤回缩有一定的限度，一般仅限于年龄较小、皮肤弹性尚好、皮肤松弛不太严重的患者。单纯脂肪抽吸对于年龄较大伴有明显皮肤软组织松弛者治疗效果欠佳，往往需要行皮肤脂肪浅筋膜切除术方能取得良好的效果。连续硬膜外麻醉，仰卧位，双侧大腿外展外旋位，以便显露大腿的后内侧面。在髂前上棘下3cm处，沿腹股沟韧带下平行向大腿内侧至后内侧面，再转向下至膝关节上做倒L形切口线。沿切口线切开皮肤脂肪浅筋膜层，并向前后潜行分离形成两大瓣。拉开已分离的前瓣，张力适度，切除多余的皮肤脂肪和浅筋膜组织。后瓣上端可做V形切除，有利于后瓣上提。缝合浅筋膜层和真皮下脂肪层，尼龙线缝合皮肤。

该术式可与局部脂肪抽吸术联合进行，对于肥胖且伴有明显软组织松垂的患者有良好的塑形效果。

脂肪美容整形术后凹凸不平：要根据产生的原因和表现分别加以处理，目的是使下肢轮廓和线条尽量达到美观自然和流畅。

脂肪抽吸术后凹凸不平：术后早期，由于组织水肿和包扎等原因，会出现一定程度的凹凸不平，这是比较常见的现象，无须处理，经过一段时间即可自行恢复；若术后半年仍有局部明显的凹凸不平，则不可能自行恢复，需要通过局部抽吸和（或）脂肪移植来修整。为了防止出现脂肪抽吸术后凹凸不平，临床多采用多层次脂肪抽吸术，依据人体解剖学将皮下脂肪层分为浅层、中间层和深层进行逐层抽吸，于各脂肪层行扇形交叉法均匀抽吸后，脂肪组织内留下不同孔径和密度的蜂巢状孔隙结构，吸脂量由浅层至深层逐渐增多，以达到维持浅层形态和保证深层脂肪较多被吸出的目的；术后通过压迫重建脂肪组织内间隔，以达到皮肤平整回缩良好的目的。在抽吸过程中，抽吸范围可超过术前标记区域2~3cm，在抽吸区与未抽吸区交界处要进行一定程度的抽吸处理，使其过渡自然。对于手术半年后的明显凹凸不平，要根据情况分别进行处理。如果凹陷处脂肪厚度正常而突出部位脂肪较多，可通过对局部凸出部位的脂肪进行再次抽吸来修复；对于凹陷处脂肪很少、局部粘连明显的患者，应先用钝头针对粘连处进行松解，然后再行局部凹陷处的脂肪移植来解决。

脂肪移植后的凹凸不平：主要是因为未存活未被吸收的坏死液化脂肪形成了典型或不典型的油性囊肿形态。直径小于1cm的囊肿一般可以自行消退，但体积较大的很难完全吸收。对于较大或长期不消退的囊肿，需要进行处理，可以用14~18G针头对囊肿进行穿刺，抽出坏死液化脂肪。

为了防止脂肪移植后凹凸不平等并发症的出现，注射前对术区安全性预判及脂肪注射最大量估计非常必要。注射技术、注射量及移植部位的微环境都决定脂肪的存活率。脂肪抽吸过程中应尽量减少对脂肪细胞的破坏，应选用直径4mm以内的钝针进行抽吸，制备的脂肪颗粒直径应小于3mm。在进行注射填充时，采用多层次、多隧道、分散注射的方法，使脂肪颗粒在组织中均匀分布，有利于脂肪细胞存活，也有利于未存活脂肪吸收，从而减少油性囊肿等并发症的发生。

(2) 临床技术方法

① 术前准备：术前需要常规化验、拍照和腿围测量。术前拍照采取的体位为正位、侧位和后位，需要受术者在自然站立，双脚并拢，显露双下肢，脂肪堆积明显的受术者，双脚可适当分开拍照。测量记录腿围，标记吸脂范围：根据脂肪抽吸的目的、部位和范围的不同，确定所要测量的部位。针对大腿脂肪堆积的吸脂应测量大腿上端、大腿中部和大腿下端的腿围；小腿吸脂则测量小腿中段的最大腿围，腘横纹下7~15cm，具体因小腿长度不同因人而异。对于下肢曲线不直及下肢不对称的情况，需测量凹陷程度和范围，以及双侧腿围数据。在光线充足的情况下，标记双侧脂肪的抽吸范围，以及预计脂肪移植的区域。

② 技术要点

脂肪抽吸：适合各种原因引起的下肢脂肪堆积型缺陷。

麻醉选择：由于下肢抽吸区域较其他部位范围大，同时大腿内侧血管神经丰富，痛觉敏感，所以对于脂肪堆积需要大范围脂肪抽吸时可采用静脉麻醉与局部肿胀麻醉相结合的方式，以增加受术者的舒适度。对于脂肪抽吸范围较局限，脂肪抽吸量小于1000ml时，如大腿局部脂肪抽吸或小腿脂肪抽吸等，也可以采用单纯局部肿胀麻醉来进行操作。肿胀麻醉液配比：生理盐水1000ml，利多卡因600mg，肾上腺素1mg，5%碳酸氢钠10ml。

切口选择：原则是平行皮纹、隐蔽且方便操作。设计大腿脂肪抽吸术的切口位置时，应考虑保持大腿皮肤的完整，避免出现暴露部位的对称性瘢痕。大腿前部的手术切口可设计在两侧腹股沟下端内侧，靠近阴毛的隐蔽处，通过该切口可以进行大腿前侧和内侧脂肪的抽吸。大腿后部的手术切口应在臀横纹向外侧延伸处，方便通过切口向大腿外侧、后侧及臀部进行脂肪抽吸。膝内侧可做切口用于大腿内侧和膝关节处的抽吸。小腿脂肪抽吸术的手术切口设计在腘横纹下2~3cm处，根据情况可做1~2个切口，方便通过切口向下、向内、向外抽吸小腿后侧及内外侧的脂肪，还可以向上抽吸腘窝处的脂肪。

手术方法：11号刀片在相应部位做2mm切口，使用专用多孔注水针经切口刺入皮下脂肪层注射肿胀麻醉液（每1000ml生理盐水+2%利多卡因30ml+肾上腺素1mg+5%碳酸氢钠10ml），注意要使浅层和深层脂肪充分得到浸润，为使浸润充分，可在相应部位增加辅助切口，直至将脂肪组织充胀绷紧，注意利多卡因的最大用量要在50mg/kg以下。大腿吸脂可用直径2~3mm多孔针连接负压吸脂机，经切口由深到浅呈扇形抽吸脂肪，抽吸过程中避免抽吸过深误伤较大血管，左手协助判断抽吸层次并施加一定压力来辅助抽吸，将抽吸出的脂肪放入储脂瓶计量保存。

大腿后侧及大腿外侧近髋关节处脂肪厚度大，筋膜组织丰富，神经敏感性差，此处可吸出更多的脂肪，常用直径3mm的多孔吸脂针在脂肪深层进行抽吸。当脂肪吸出量已经足够或患者不适感增强或出血增多时，改用直径2mm多孔吸脂针在浅层脂肪内进行抽吸。大腿内侧神经血管丰富，疼痛敏感，脂肪组织相对疏松，皮肤弹性差易松弛，通常使用直2mm吸脂针，脂肪吸出量不宜过多，此处抽吸层次过浅易出现术后凹凸不平。大腿前侧近端脂肪组织通常更加饱满，此处可用直径3mm多孔针在脂肪的中深层进行抽吸，要注意与大腿内外侧的平滑过渡。大腿外侧远端脂肪组织偏薄，筋膜组织少，宜选择较细的吸脂针（建议直径2mm）在深层脂肪抽吸，保留适当脂肪厚度。总体来说，大腿脂肪抽吸一般保留脂肪厚度为0.8~1.0cm。

小腿脂肪相对集中在小腿上半部分的后侧内侧和外侧，小腿脂肪层较薄，其内含有较多纤维组织，小腿抽脂极易出现凹凸不平，可以先用直径2mm吸脂针，在脂肪深层进行抽吸。当脂肪层厚度变薄出血量增多时，改用直径为 1.6mm 吸脂针抽吸浅层脂肪。小腿抽吸平面一定是先深层后浅层，保留 3～5mm 厚度的表层脂肪。抽吸过程中要注意对腘窝和小腿下半部分的脂肪抽吸，这样才能有一个平滑过渡的效果（图 16-16）。

脂肪移植：适用于各种原因引起的下肢曲线不直和下肢不对称的矫正。

脂肪制备：下肢脂肪移植应优先选择大腿及臀部脂肪作为脂肪来源，一方面是因为这两个部位脂肪量充足，另一方面是这两个部位的脂肪细胞质量更高、更易存活，同时还可以通过脂肪抽吸达到臀部提升和大腿塑形的作用。

通常情况下，脂肪制备可以通过局部肿胀麻醉来完成，但如果脂肪移植的部位较多，需要的脂肪移植量较大，患者对痛觉比较敏感，也可以采用静脉麻醉配合局部肿胀麻醉来完成。肿胀麻醉液配比：生理盐水 1000ml + 利多卡因 600mg + 肾上腺素 1mg+5% 碳酸氢钠 10ml。如果采用静脉麻醉的情况下，肿胀液中的利多卡因用量可以减半。患者俯卧位，在臀横纹向外延伸处做一 2mm 切口，经多孔专用注水针从该处进针向臀部及大腿后侧外侧注入肿胀液，使对应部位的浅深层脂肪组织饱满充胀。采用直径 2.0～2.5mm 多孔吸脂针（可根据受术者脂肪厚度选择）与 20ml 注射器连接，从切口处进入脂肪组织，右手抽吸注射器使针筒内形成负压，持注射器在脂肪组织内由深到浅呈隧道式放射状往复均匀抽吸，左手辅助在相应抽吸部位施加一定压力以利于抽吸。将注射器内所获脂肪颗粒用 4℃生理盐水冲洗去除残留血液成分及纤维组织后分装于无菌离心管中，以 1200r/min 转速在离心机中运转 3min 后取出，去掉其中的水分后，将脂肪颗粒留下备用。在实际临床应用中，应根据受术者年龄、营养状况、局部组织张力、移植部位数量、程度及范围，预估出所要移植的脂肪数量，然后进行脂肪的制备，通常的制备脂肪数量在 200～1000ml（图 16-17）。

③ 脂肪填充

大腿：大腿脂肪移植多见于矫正大腿内侧的凹陷，少部分见于矫正双侧下肢不对称。手术者仰卧位，选择腹股沟中点下方 5cm 处作为进针点，用 5ml 注射器抽取 0.5% 利多卡因（副肾上腺素 1∶10 万），在该处做局部浸润麻醉，11 号刀片做一 2mm 切口，从此切口处用 0.5% 利多卡因（副肾上腺素 1∶10 万）溶液做大腿内侧的皮下组织的浸润麻醉。用 5ml 螺旋口注射器抽取制备好的脂肪颗粒连接直径 1.8mm、长度 20cm 的单孔钝针从切口处进针，沿大腿纵轴由近端向远端在脂肪深层呈扇形注射，在凹陷最严重的部位注入较多脂肪，其外围应相应减少注入量。随着注入的脂肪量逐渐增多，可以观察到局部逐渐隆起，隆起范围和程度逐渐向外围扩大。当这一层次的脂肪移植量达到整个大腿预期内侧移植量的 70% 时，将注射针移到脂肪浅层，同样沿大腿纵轴由上向下脂肪浅层内呈扇形注射，注意层次不要过浅，边注射边按摩，使脂肪颗粒分布均匀，通过该层次的脂肪注射达到脂肪移植区域和非移植区域的平滑过渡。脂肪注入完毕后在移植区域用手适当进行按摩，使植入的脂肪分布均匀。通常情况下单侧大腿内侧脂肪移植量应为 100～200ml（图 16-18）。

膝外侧：膝关节构成了大腿与小腿的连接，下肢的外侧线条平滑与否与该部位的凹陷程度直接相关，通过对该部位的脂肪移植可以解决改善大小腿的外侧轮廓曲线。膝关节活动度大，皮肤表面张力大，皮下软组织少。脂肪移植应在浅筋膜内和深筋膜下进行，移植范围上至大腿下 1/3，下至腓骨小头，前至髌骨外缘，后达腘窝外侧。脂肪移植量不可过多，层次不宜过深，以防注入到膝关节腔内。

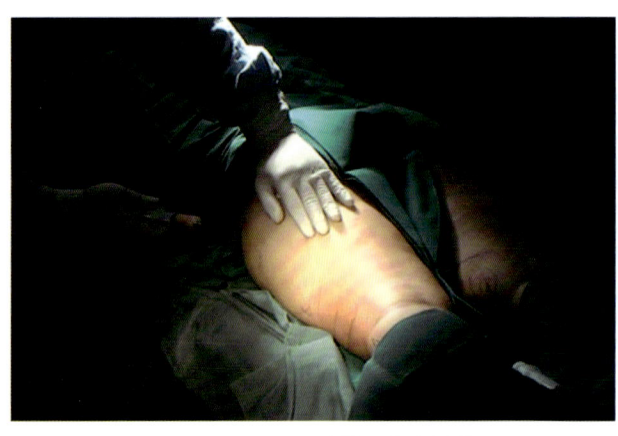

▲ 图 16-16　脂肪抽吸术中操作

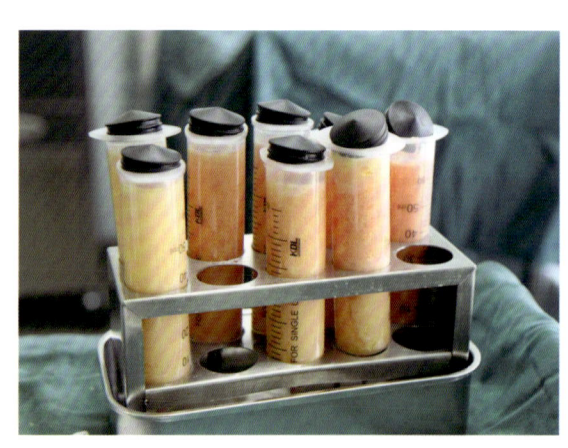

▲ 图 16-17　用于移植的脂肪

5ml 注射器抽取 1% 利多卡因 5ml 在膝关节外侧腓骨小头处做皮下浸润麻醉，11 号刀片做 2mm 切口，用 0.5% 利多卡因从此处做膝关节外侧皮下组织的局部浸润麻醉，用 5ml 螺旋口注射器抽取制备好的脂肪颗粒，连接直径 1.6mm、长度 16cm 的单孔钝针从切口处进针，将脂肪颗粒注入到膝关节外侧深筋膜下，注意要使脂肪在该层次内分布均匀，然后再将注射针转移到皮下浅筋膜内，在此层次内再次注入脂肪颗粒。注射区域以膝关节为中心向周围扩大，向上到大腿外侧的中部，向下到腓骨小头处（图 16-19）。深筋膜下脂肪不可注入过多，以免引起脂肪的移位。向大腿外侧皮下脂肪层内注入适量脂肪颗粒是为了使大腿和小腿之间的侧面线条保持流畅过渡。膝关节外侧脂肪移植总量应在 100ml 以内，深浅层次内的移植脂肪量比例应为 3∶7。

小腿：小腿上段内侧凹陷进行脂肪移植，进针点应选择在小腿上段内侧最凹陷处的下方（图 16-20），用 2.5ml 注射器抽取 0.5% 利多卡因（副肾上腺素 1∶10 万），在该处及周边做局部浸润麻醉，11 号刀片做一 2mm 切口，用 2.5ml 螺旋口注射器抽取制备好的脂肪颗粒，连接直径 1.6mm、长度 14cm 的单孔钝针从该切口处进针，向凹陷区域注入制备好的脂肪颗粒。注入层次应先注入浅深筋膜之间，凹陷最明显处的注入量最多，并逐渐向外扩大注入范围。伴随脂肪的注入，可以看到该部位出现明显的局部隆起，注入过程中可以用手给予适当的局部按压，使脂肪分布更加均匀。当该部位不再随脂肪的注入而不断隆起时，应开始在浅筋膜内进行脂肪移植。浅筋膜内的脂肪注入应该注意将脂肪分布均匀，呈扇形分布，同时注意凹陷区域与周围正常区域的过渡自然，以上两个层次的脂肪注入量大约各占 50%。

对于小腿过细需要进行小腿中段脂肪移植，进针点可选择在小腿中部，这样可操作的范围最大。用 2.5ml 注射器抽取制备好的脂肪颗粒连接直径 1.6mm、长 16cm 单孔钝针，以该进针点为中心，在小腿深浅筋膜间和浅筋膜内注入制备好的脂肪颗粒，使脂肪颗粒在深浅筋膜间和浅筋膜内均匀分布，该部位脂肪移植量应控制在单侧 150ml 以内比较安全。

因小腿内侧下段软组织较少，组织张力比较大，同时血供也比较差，因此注射脂肪量不宜过大，注射范围向上不能越过腓肠肌下缘，向下到内侧踝关节，前后不超过小腿中线，注射层次为浅筋膜下，脂肪要均匀分布。在小腿下段内侧距踝关节约 12cm 处选取进针点，0.5% 利多卡因局麻后做 2mm 切口，用 1.6mm×100mm 单孔钝针从该点进针在凹陷处皮下脂肪层中，用 2.5ml 注射器分次抽取制备好的脂肪进行局部注射，同时按捏塑形，记录移植量，单侧小腿下段内侧脂肪移植量多为 25~40ml。

④ 术后护理

下肢脂肪移植术后口服抗生素 3 天，下肢穿弹力塑身裤 2 周，塑身裤应选择弹力好、裆部带拉链的款式（图 16-21）。术后 3 个月内避免剧烈运动。年龄较大或一次移植脂肪数量较多的患者，术后可能出现移植部位的无菌性炎症，多发生在术后 1 周后，表现为局部的红肿热痛，可给予口服地塞米松 1.5mg，每天 3 次，连续 3 天；严重者可连续服用 1 周，同时应严格限制活动。一般情况下都可自愈，如果经上述治疗 1 周后仍无好转，可在移植部位进行局部穿刺，取出部分移植脂肪即可治愈。同一部位需要再次进行脂肪移植，可在术后 1 年后实施。

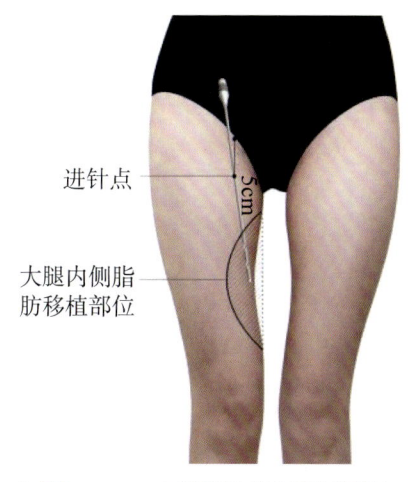

▲ 图 16-18 大腿脂肪填充区域示意

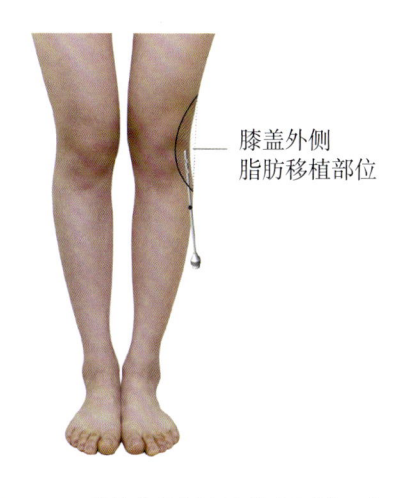

▲ 图 16-19 膝关节外侧脂肪填充区域示意

脂肪美容整形外科学

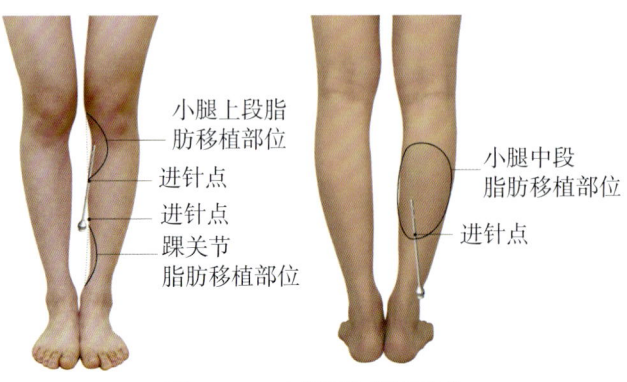

▲ 图 16-20 小腿脂肪移植示意

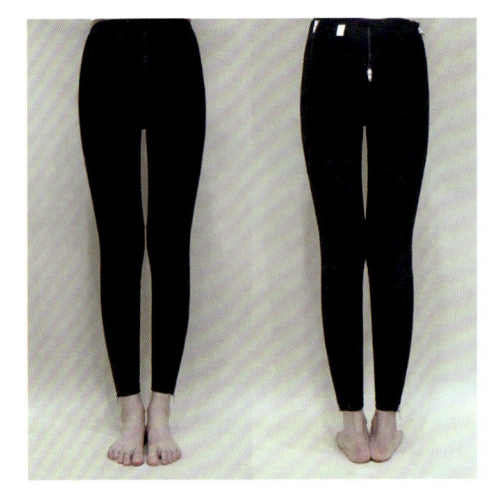

▲ 图 16-21 术后束身裤穿戴示意

病例报道

病例 16-5

女性，43岁，主诉双腿凹凸不直。提取双侧大腿后外侧脂肪，行大腿内侧，小腿上段内侧，小腿下段内侧和膝关节外侧自体脂肪移植（图 16-22）。

病例 16-6

女性，40岁，脊髓灰质炎后遗症致双下肢不对称。提取左侧臀部、左侧大腿、左侧小腿脂肪，行右侧大腿和右侧小腿脂肪移植（图 16-23）。

病例 16-7

女性，24岁，右足肿瘤术后致双下肢不对称。提取左大腿外侧脂肪，进行右小腿脂肪移植；10个月后，提取双侧臀部及左侧大腿脂肪，再次行右小腿和左小腿上段内侧脂肪移植（图 16-24 至图 16-27）。

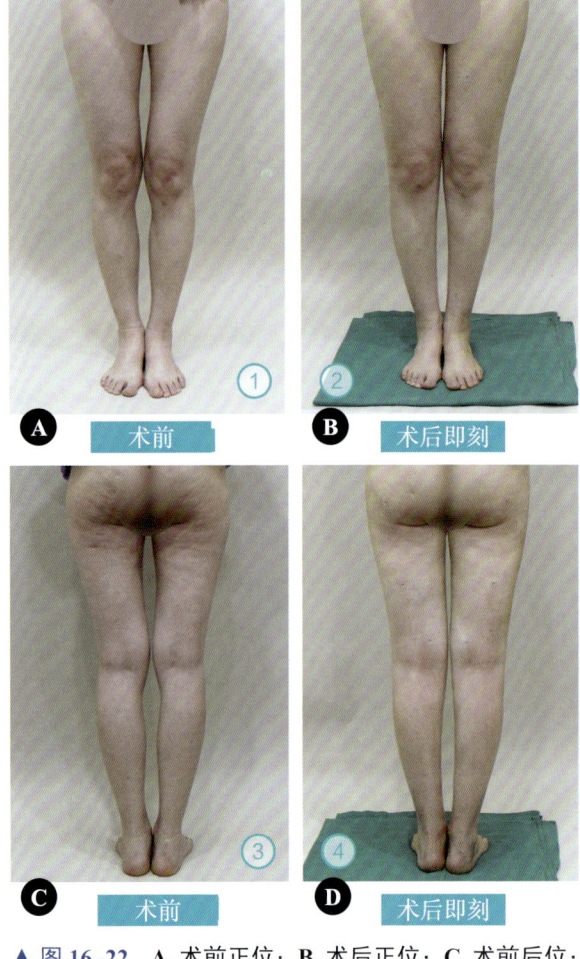

▲ 图 16-22 A. 术前正位；B. 术后正位；C. 术前后位；D. 术后后位

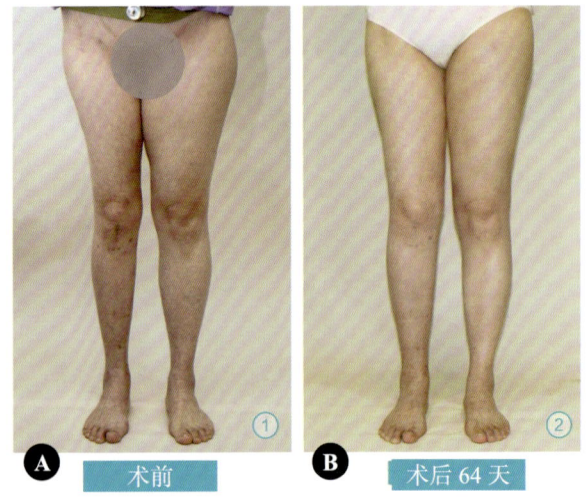

▲ 图 16-23 A. 术前正位；B. 术后64天正位

426

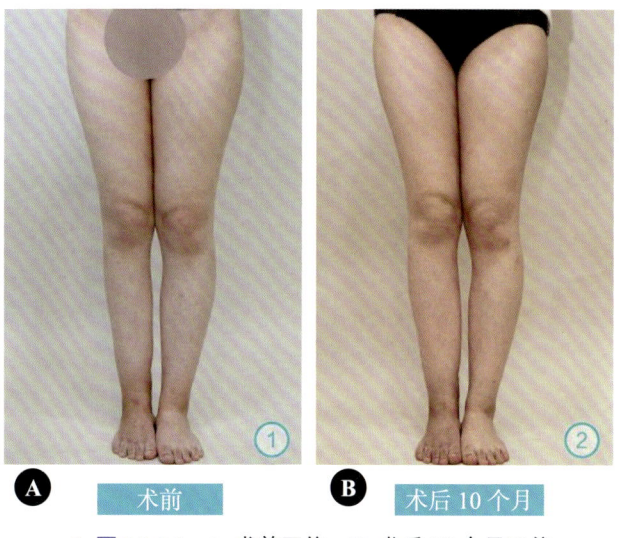

第 16 章 腰腹背部、上下肢脂肪雕塑

▲ 图 16-24 A. 术前正位；B. 术后 10 个月正位

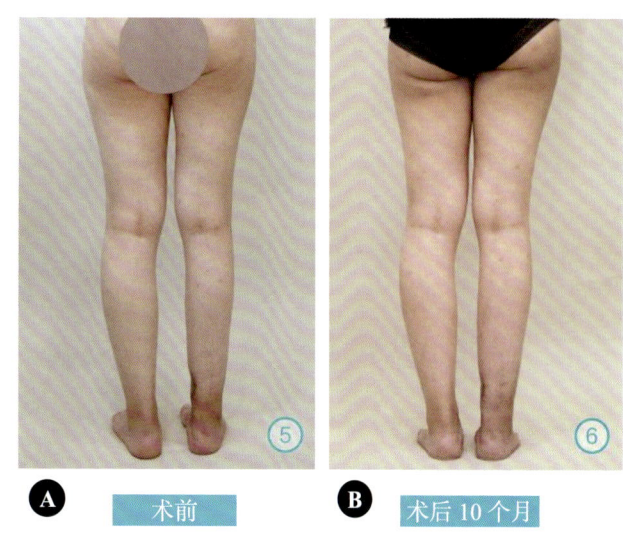

▲ 图 16-26 A. 术前后位；B. 术后 10 个月后位

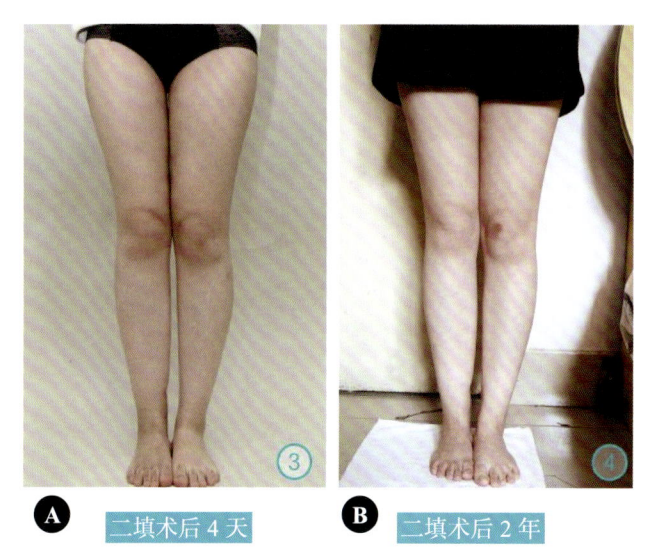

▲ 图 16-25 A. 第 2 次术后 4 天正位；B. 第 2 次术后 2 年正位

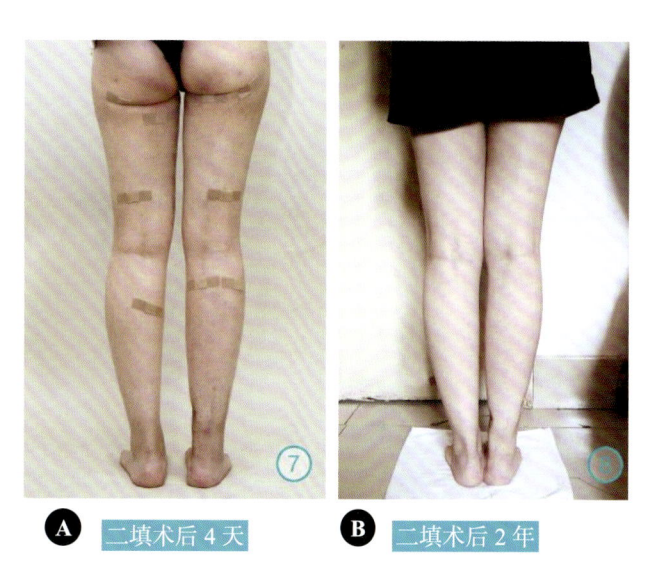

▲ 图 16-27 A. 第 2 次术后 4 天后位；B. 第 2 次术后 2 年后位

病例 16-8

女性，35 岁，双侧小腿上段内侧脂肪移植后 3 个月出现局部隆起包块，行局部穿刺治疗后治愈。半年后，再次行该部位自体脂肪移植，恢复良好（图 16-28）。

病例 16-9

女性，39 岁，双侧小腿脂肪抽吸术后局部凹凸不平，经过自体脂肪移植修复，效果良好（图 16-29 和图 16-30）。

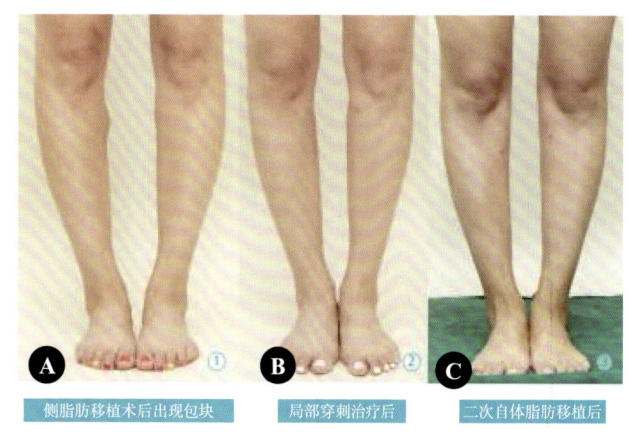

▲ 图 16-28 A. 小腿内侧脂肪移植术后出现包块；B. 局部穿刺治疗后；C. 二次自体脂肪移植后

427

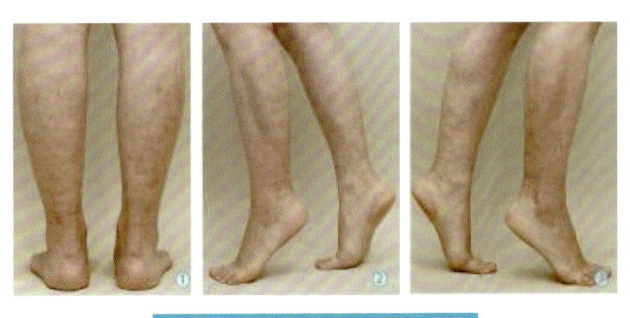

▲ 图 16-29　双侧小腿脂肪抽吸后凹凸不平

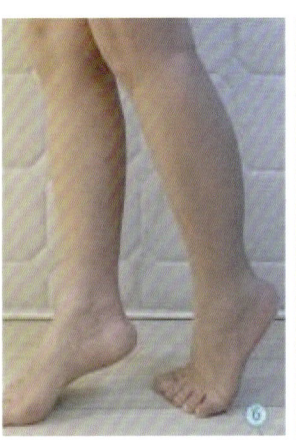

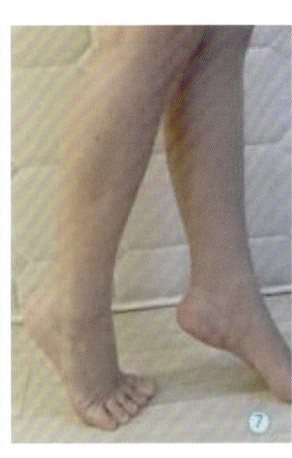

▲ 图 16-30　术后 3 个月

（李沁奕）

第17章 臀部、会阴部脂肪雕塑

一、臀部

(一) 臀部脂肪美容整形概述

1. 臀部：新兴的整形外科热点领域 臀部是腰与腿的结合部，是人体背面的审美焦点，是展示女性魅力最生动、最丰满的形体部位，更是女性身材曲线必不可少的组成部分。在过去20余年间，美臀风潮从南美国家巴西发端，席卷整个美洲大陆，并通过互联网和大众媒体，深刻影响着全世界人们的美丽触觉。随着 Kim Kardashian、Nicki Minaj 和 Jennifer Lopez 等名人不断在社交媒体上晒出自己的傲人美臀，越来越多的女性期待拥有丰满、圆润、球形上收的完美臀形。臀部脂肪美容整形外科手术，成为了爱美人士实现心愿的首选。据美国美容整形外科学会统计，2013 年，共有 11 527 例臀部整形手术；2016 年，共有 20 673 例臀部整形手术，其中92%的臀部整形术采用了脂肪整形技术。仅8%采用假体丰臀技术。臀部脂肪美容整形外科手术，手术量从 2002—2016 年增长了 3267%。

随着人们对脂肪组织及脂肪技术认识及研究的不断深入，脂肪美容医学正在酝酿形成。在臀部脂肪美容整形高速增长的手术量背后，整形医生发现，当下人们的臀部整形塑美需求，已从"单纯求大"演进为"整体求美"。在大容量脂肪移植技术趋于成熟的今天，单纯追求脂肪移植量的突破，已不是臀部脂肪美容整形的首要目标。如何使脂肪抽吸及脂肪移植术后，除了臀部视觉上的丰满增大之外，实现臀部与身体其他部分相互协调，富有美感，达到基于美学理论下抽吸与填充的平衡，重现臀部丰隆、协调及美感的形态学外观，是现代臀部脂肪美容整形关注的核心。

2. 臀部整形术简史 臀部整形术发展至今已有40余年的历史，诸多的手术方式已被广泛运用，包括硅胶假体置入、吸脂术、脂肪颗粒填充丰臀术、提臀术、联合手术矫治美臀术及透明质酸注射等。不同手术方法均有其优缺点，整形医生需结合病例情况及自身经验，采取合适的手术方式。

(1) 臀部植入物：尽管隆胸手术从19世纪90年代就开始了，但直到1969年，臀部植入物手术才出现在医学杂志上。第一个臀部植入物实际上是用于乳房硅胶植入物，只是放置在不同的地方。当使用这些植入物不成功时，整形外科医生尝试使用专门为臀部设计的假体，假体被植入皮肤和最外层肌肉层之间。然而，该方法也被证明是无效的。

(2) 臀肌下成形术：阿根廷外科医生 Jose Robles 意识到臀部区域的解剖结构，比一层肌肉要复杂得多，于是他尝试将植入物放在两层肌肉之间，而不是直接放在皮肤下面。这种手术被称为臀肌下成形术，比其他的臀部强化手术更合理，但总体效果仍不理想。

(3) 肌肉内植入物：与臀肌下成形术相似，这项技术使植入物更靠近表面，使其更稳定。虽然这种方法允许较大的植入物，但人工植入物并不适合臀部这种可移动的身体部位。

(4) 自体脂肪移植：巴西提臀术：南美的整形医生利用身体其他部位的脂肪，将其注射到臀部，创造了自体脂肪移植，即巴西提臀术。使用这种方法，臀部整形效果更自然，并且不妨碍运动。20多年来，该方法已成为国内外整形外科医生完成臀部塑形使用的主流技术。

3. 臀部脂肪美容整形适应证

(1) 臀部先天/后天性畸形或缺损：包括但不限于臀部先天/后天性畸形、病理性凹陷、臀部体表软组织缺损或畸形、瘢痕、创面等。

(2) 臀部脂肪美容整形美体手术：包括但不限于臀部局部扁平、臀部生理性凹陷、组织萎缩松垂、双侧臀部不对称，臀部局部及相邻部位（腰部、臀周、大腿等）皮下脂肪堆积，不愿选择假体等不同类型的臀部形态不佳者。东亚女性臀部形态以扁平瘦小者居多，更适合做臀部脂肪美容整形美体手术。随着年龄的增长，东亚女性存在腰身松肥、臀部肥大、臀部扁宽、臀部下垂等问题，失去女性曲线美。以脂肪颗粒填充结合脂肪抽吸进行臀部塑形，可达到臀部丰满圆润，腰部、臀部、腿部衔接流畅，比例协调，更适合东亚女性对完美身材的诉求。

对于臀部形态不佳者，临床上可分为脂肪堆积和容量不足两大类。

脂肪堆积型：结合以往的临床经验，可将臀部及臀周脂肪堆积者分为髂腰部脂肪堆积型、大转子区脂肪堆积型、臀下脂肪堆积型和混合型脂肪堆积型。吸脂瘦臀术适用于臀部肥大、脂肪过多者。进行臀部与腰和大腿的联合吸脂塑形时，要注意保持平整度和对称性。坐骨结节区坐位承重部位的脂肪至少保留1～2cm厚度，还要注意抽脂后臀部与腰和腿之间的平移连续曲线优美。

容量不足型：臀部容量不足者可分为臀侧凹陷型、臀上扁平型及混合型。临床就诊的病例往往是多种情况并存的混合型。

联合采用脂肪抽吸和脂肪填充，通过脂肪抽吸去除臀周、腰腹、大腿等部位堆积的多余皮下脂肪；通过脂肪填充，雕塑臀外侧菱形窝及臀部不丰满部位，改善臀部形状，增大臀部体积、突出度，雕塑出臀部的美学表现点，可以使东亚女性同样获得具有完美曲线效果的魅力臀部形态。

相比自体脂肪，假体丰臀术的最大不足之处是无法对臀部周围进行塑形。臀部脂肪美容整形，外观更为自然，手术操作简单，安全性较高，术后恢复较快，无明显瘢痕，实现了臀部外形丰满、臀部轮廓优美双重美学目标，腰臀腿线条流畅，比例完美，临床满意率高。

4. 臀部脂肪美容整形手术并发症 从脂肪组织的解剖生理学角度来看，臀部的空间张力比较适中，血供也比较好，脂肪细胞容易存活。当获取优质的结构性脂肪之后，注射到臀大肌和阔筋膜张肌的浅面，能取得非常好的美体塑形效果。然而，当前在临床应用层面，国内外对臀部脂肪美容整形手术的操作方法、手术人员、手术环境及手术设施应用技术水平及管理参差不齐，尚缺少完整的行业技术规范及临床共识，臀部脂肪美容整形手术整体并发症的发生率较高，为3%～5%。

臀部脂肪美容整形手术的并发症，可以是局部或全身性的，主要并发症包括血清肿、囊肿和脂肪坏死、严重/轻微的不规则、暂时性骶神经麻痹、不对称、感染、脂肪栓塞及死亡（脂肪栓塞引起）等。通过术前对适应证严格选择、术中采用肿胀技术（控制药物用量）、监测出入量、维持体液平衡、手术轻柔操作、术后充分观察等方法，可以较好地规避一部分可能出现的风险。掌握局部的解剖结构对于安全手术是必不可少的。板状层脂肪在髂腰部、上臀部、大转子区均可出现，在臀下至腿部逐渐消失。在肥胖人皮下脂肪中，因板状层脂肪所占比例大，只有充分抽吸这一部分脂肪，才能获得良好的轮廓塑形效果。单纯抽吸浅层脂肪可能增加表面凹凸不平的发生率。

(1) 水肿、血肿：脂肪的供区部位血清肿为最常见的并发症。预防血清肿的主要方法是在脂肪抽吸的区域使用加压服，并将抽脂和脂肪移植的切口留置引流。抽脂切口可能在最开始的24h内大量引流，并可能在接下来的48～72h内持续少量引流。为了帮助减少和处理血清肿，建议使用封闭的引流管。临床中，大剂量脂肪抽吸者，血清肿并发症发生率较高。为避免血清肿的发生，术中肿胀液的注入量以使局部皮肤发硬、变白为标准，不宜过量注射，并且应注射于脂肪层内。吸脂时应掌握好深度，在同一层次内均匀的扇形抽吸。应避免同一隧道反复抽吸，以免过度抽吸形成腔穴或假性囊肿。手术结束前将吸脂区域肿胀液尽量挤出，术后保持引流通畅，使液体尽量排出。血清肿大多发生于下腹部，大腿前外及前内侧、肘内侧，而其余部位较少发生。可能与这些部位吸脂量较多、皮肤较薄、活动频繁有关。因此，在这些部位进行脂肪抽吸时尤应注意不要过多过深超量抽吸。术后有效加压包扎制动，对防止血清肿的形成比较重要。

血清肿重在早期发现、早期处理。术后24h换药时一定要对所有吸脂区域进行波动感测试，以便及早发现，及时处理。对于术后早期出现的血清肿，必须充分引流，切实加压包扎，消灭死腔，尽早促进腔隙粘连愈合。对于中期的血清肿，采用注射器抽吸，操作简便，疼痛较轻。加上有效的局部加压包扎，一般均能控制血清肿。如血清肿迁延不愈，单纯抽吸不能控制，则需要根据积液的量及部位、时间，采取放置引流、搔刮创面等不同的治疗方法，及早促进腔隙闭合。另外，有效的加压包扎和局部减少活动也非常重要。

(2) 囊肿和脂肪坏死：大多数常见的并发症都与移植脂肪的存活不良形成的囊肿及坏死有关。囊肿和脂肪坏死很难发现，因为它们通常无症状。如果它们靠近体表，可以自动排出，或者采用切开、引流等方法进行治疗。

(3) 感染：脂肪抽吸术后手术伤口的细菌感染也是手术的常见并发症，可在手术后持续数天至数周。预防措施包括手术室的严格消毒；手术器械的严格灭菌；术中规范的无菌操作；行大量吸脂或吸脂同时行其他手术时，应给予抗生素预防感染。

脂肪注射移植团体标准2019建议，脂肪注射移植相关感染的处理原则与外科相同。对于非特异性感染，处理方式包括：及时彻底引流，感染明显者需行清创术+持续负压引流，根据药物敏感试验选择敏感抗生素。对于特异性感染（非结核性分枝杆菌感染），对病灶须行彻底清创并联合持续密闭式负压引流。根据菌种药敏试验结果给予系统药物治疗。

(4) 脂肪栓塞综合征：脂肪栓塞综合征（fat embolism syndrome，FES）指血液循环内出现异常的游离脂肪颗粒，导致微循环栓塞，从而引起的一种全身性病理生理改变，以呼吸系统、神经系统改变和皮肤黏膜出血为主要临床表现的综合征。脂肪注射移植团体标准2019，将脂肪注射移植引发的脂肪栓塞综合征主要划分为皮肤血管栓塞、眼动脉栓塞、脑动脉栓塞和肺栓塞。脂肪栓塞导致猝死的机制为脂肪栓子随血流运行进入肺动脉、毛细血管、肺静脉，使肺内血液循环受阻，导致心源性休克或右心心力衰竭，最后猝死；同时，脂肪栓子还可影响肺与血液之间的气体交换，诱发急性呼吸衰竭；可因迷走神经受到刺激后，引起肺血管及冠状血管反射性痉挛死亡。脂肪注射移植引发的肺栓塞，主要是肺动脉大量的脂肪组织团块栓塞及继发的心肺衰竭，注射脂肪过程中的锐针针头也增加了血管破裂进而栓塞的可能。已经有文献报道，通过对大鼠和猪的钝头针吸脂实验表明，吸脂术后在肺部大多都存在脂肪栓。

因此，需要控制抽吸部位及抽吸量，确切固定以减少损伤和脂肪微粒进入破损血管，术后密切观察生命体征，监测血氧饱和度，早期适量活动，适当镇静止痛等。一旦发生脂肪栓塞综合征，即应积极治疗，包括氧疗、呼吸支持、小剂量溶脂酶、大剂量糖皮质激素冲击治疗、抗凝、脱水和抗生素的预防性应用等。

（二）臀部美学体系与审美评价

1. 东西方人种生理脂肪分布与臀部审美偏好 臀部的外形差异，与不同人种不同的生理脂肪分布特点同样密切相关。近年来，随着人体组存活体测量技术的发展，种族间在组织器官层次的人体组成差异的相关研究也越来越多。

从BMI来看，亚洲人BMI较低，但脂肪含量比白人高。在相同的BMI下，中国人与白人相比具有更高的总体脂肪含量及躯干脂肪含量，并且其脂肪更容易向中心（躯干）聚集。以皮褶厚度作为脂肪含量的一个间接指标，亚洲人的躯干皮褶厚度、髂前上棘皮褶厚度、肩胛下皮褶厚度均要高于美国白人。

东西方人种基础生理脂肪分布的差异性，形成了东西方人们对不同形态身形美感的不同审美偏好（表17-1）。

在臀部审美上，东亚女性对于美臀的偏好是体积适度丰满，轮廓精致有型。亚洲人普遍喜爱小到中等体积的臀部，往往较排斥臀外侧及大腿外侧的丰满。而非裔美国人则钟爱丰满圆润的巨大臀部，大腿或臀外侧的丰满被认为是生殖力的象征。针对欧美人种希望拥有较大的臀部的需求，在臀部脂肪美容整形术时需要植入大量的脂肪，多在450~1000ml；东亚女性臀部脂肪美容整形术需求植入的脂肪量远远低于欧美人种，多在200~400ml。

在针对性了解了东亚女性的臀部审美偏好后，就需要通过科学的方法去实现她们的美学诉求。采用科学的方式准确进行臀部美学问题评估，进行规范的臀部术前美学设计，才能使手术预期与效果最大程度上保持一致。

2. 黄金分割比：人体理想审美标准 凡是美的事物都是和谐的、比例适度的。将一条线段分为长段与短段两部分，长段与短段之比恰恰等于整条线与长段之比，其数值比为1.618:1，即黄金分割比，具有严格的比例性、艺术性、和谐性，蕴藏着丰富的美学价值。

在视觉上，黄金分割比带来的是和谐美（相似、重复、联系）及变化美（运动、活力）的统一。在黄金分割构图中，人们会在无意识的情况下把各部分作比较，于是视线产生了流动。黄金分割构图在制造视觉流动的同时，也区别了主次关系，带给人充满活力、动力的视觉美学感受。

从人体整体审美的角度来看，划分人体纵向上下身长度比例，以肚脐为分界线，上身:下身 = 1:1.618。具有理想美学效果的臀部，在人体中纵向上下身比例结构中也符合黄金分割比。

3. 腰臀比 1993年，Singh D提出了腰臀比概念（waist-to-hip-ratio，WHR）。腰围指从肋缘到髂嵴间

表17-1 臀部形态及脂肪分布的种族间审美偏好差异				
	亚 洲	高加索	拉 美	非 洲
臀部大小	小到中等而有型	丰满	非常丰满	越丰满越好
臀外侧丰满与否	否	圆润	非常丰满	非常丰满
大腿外侧丰满与否	否	否	轻微外凸	非常丰满

腰部最细小部位的周径。臀围指臀部最突起部位的周径。对于成年女性来说，最合乎美学要求的腰臀比是7∶10。该比值被认为是一个超乎时间、种族文化的臀部审美评价标准。

4. 臀部后突比 2004年，Cuenca-Guerra提出了臀部后突比概念。臀部的后突程度是决定臀部吸引力的重要因素，并可用臀部后突比值量化（图17-1）。研究表明，臀部后凸比为2∶1可实现最佳臀部美学效果。

此外，Cuenca-Guerra强调了四个美学亚单位：臀外侧凹陷，臀下皱襞，臀上窝，骶部三角。根据臀部后突比及美学亚单位，将女性臀部划分五种类型，详述了每种类型的特征及整形要点。

5. 臀型框架分型评估系统 2006年，Mendieta CG提出了一套基于臀部外形轮廓框架类型的臀部美学评估体系，首次建立起科学的臀部外形的分类评估系统。在这套系统中，臀部的整体形态受到四个不同解剖变量的影响：骨骼、臀大肌、皮下脂肪分布及皮肤紧致程度。四个变量之间相互作用，使臀部呈现出不同的外形。通过比较和对比三个特定区域的脂肪含量，可将臀部形态划分为方形、圆形、A形及V形四大框架类型（图17-2）。从不理想臀型的成因来看，可将臀部外形不佳者分为臀部脂肪堆积和臀部容量不足两大类。

具体方法为，将最突出的上侧髋关节点标记为A点，大腿外侧最突出点标记为B点，横向中臀点标记为C点，分别将A、B连线，根据连线形状即可判断出不同类别的臀型。其中C点，既可帮助鉴别圆形及方形臀型，又可根据C点有无内陷对臀型进行进一步划分，并提出临床指导方案。例如，圆形臀应在AB两点行脂肪抽吸，如果C点有重度内陷，可考虑行此区域的脂肪填充。

（1）方形臀：髂腰部脂肪堆积表现为方形，是最常见的臀部形状。约40%的病例存在这种臀型。方形臀的典型特征是A点和B点的容量相等，当A点和B点连接起来时，就会形成方形。从骨性框架结构来看，根据骨盆的大小，可将方形臀划分为长、中、短三个基本臀型。骨性框架的上界为髂嵴，在骨性框架结构上叠加臀大肌后会形成三种不同高度的臀型（图17-3）。

方形臀的第一个类型，是臀大肌上缘沿整个髂嵴上缘附着，位置较高，臀大肌上缘与髂嵴之间留下的空间很少，骶前区几乎不可见。这就产生了低骨盆臀型，此时臀大肌通常呈现1∶1的高宽比。

方形臀的第二个类型，是臀大肌在骨性框架上的附着位置较低，臀大肌上缘距髂嵴较远，由此产生了高骨盆臀型。在这种类型中，臀大肌通常具有2∶1的高宽比。

方形臀的第三个类型，是大、小骨盆臀型之间的中间类型，可归为中等高度臀型，臀大肌的高宽比为（1~2）∶1。

方形臀在四种不理想臀型中最具可塑性，因为在A、B或C点的任何变化都可以使方形臀转化不同的臀部形状。对臀部A点和B点行抽脂术，可以有效改善方形臀外观。C点凹陷可以采用脂肪填充。髂腰部脂肪堆积，如果同时结合大转子区脂肪堆积，则表现为"葫芦形"臀，画线设计时，以臀部后斜面最凸点为中心向外做等高线，向内侧靠近中央部位的脂肪堆积较少，只作为过渡区，而向前侧的脂肪堆积往往到达或超过腋前线。

（2）圆形臀：圆形臀部见于约15%的病例。圆形臀的典型特征是C点处的脂肪过剩。当三个点（A、B、C）相连时，会呈现出平缓的C形曲线。C点是将圆形与方形臀部分开来的特征点，随着C点特征的弱化，臀部开始呈现方形。

相较于正常臀部轮廓，圆形臀的臀基底，宽度较窄。圆形臀的臀大肌的高宽比通常为1∶1。臀下皱襞区脂肪或皮肤过多。从审美上来看，相较于方形臀，圆形臀的"丰满"形态，反而会带给人笨重的感受（图17-4）。

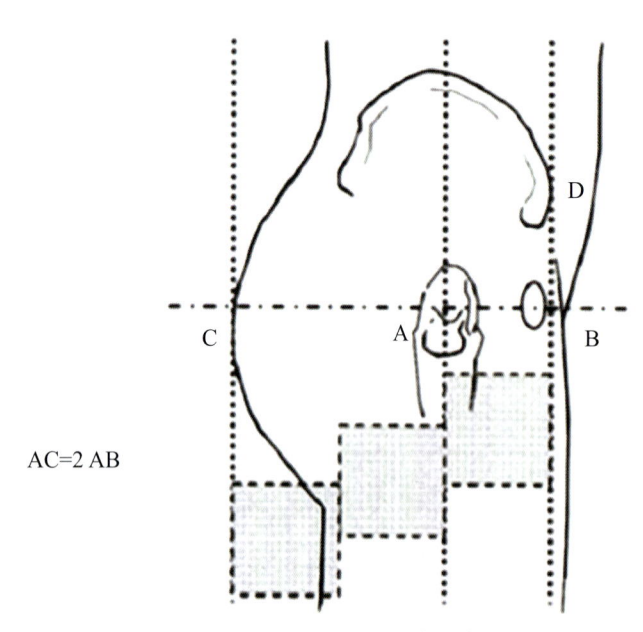

▲ 图17-1 Cuenca-Guerra臀部后突比理论
通过体表确定四个标记点（A.大转子；B.耻骨联合前最突出的部位；C.臀部后突最明显的一点；D.髂前上棘），通过这几个点分别作垂线，D和B两垂线基本重合，当AC间距离为AB间距离的2倍时，可呈现最佳臀部美学效果，称之为臀部后突比例2∶1

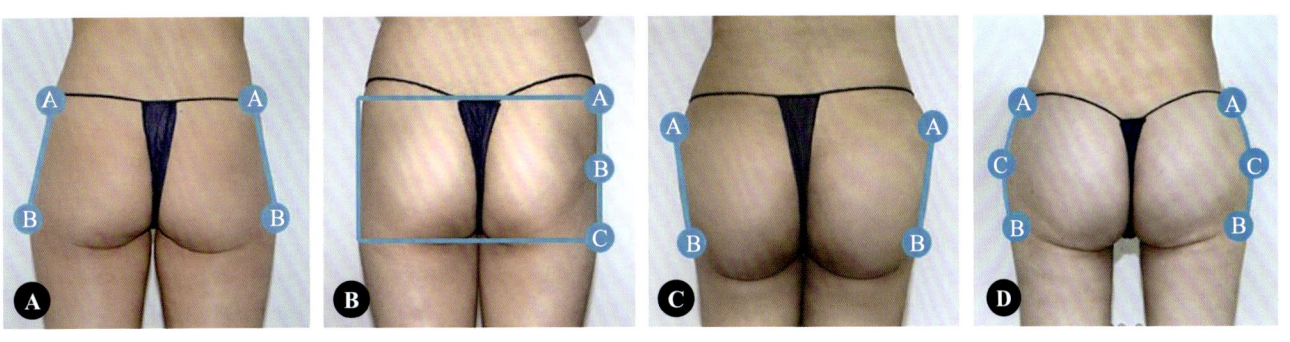

▲ 图 17-2　Mendieta 臀部外形轮廓框架类型的臀部美学评估体系
A. A 形臀（A<B）；B. 方形臀（A=B=C）；C. V 形臀（A>B）；D. 圆形臀（C>A，C>B）

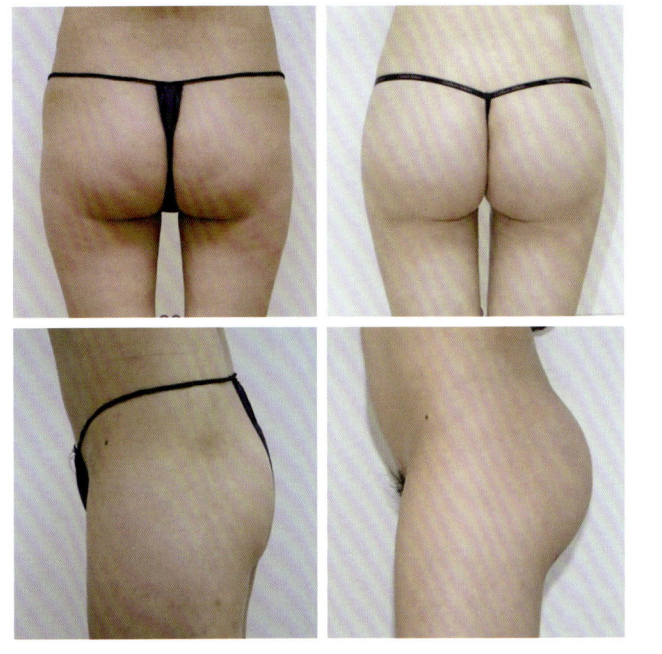

▲ 图 17-3　方形臀后面观/侧面观术前术后效果对比

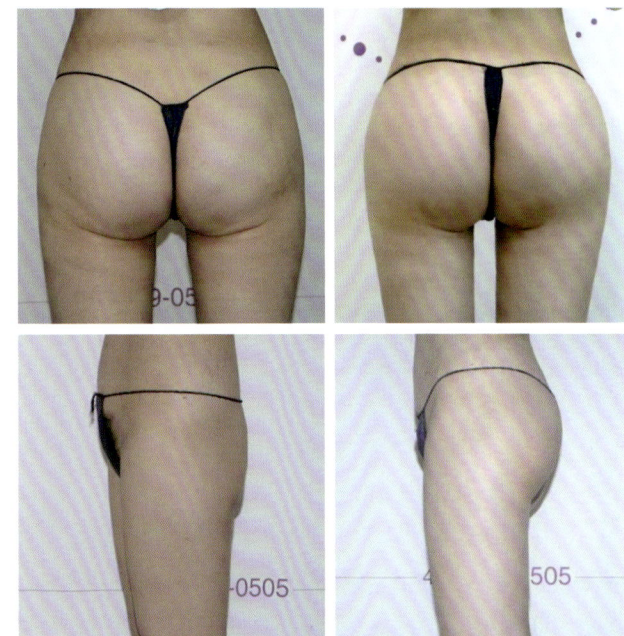

▲ 图 17-4　圆形臀后面观/侧面观术前术后效果对比

(3) A 形臀（梨形）：约 30% 的病例存在 A 形臀。当 A 点和 B 点相连接时，一个 A 字形轮廓会明显呈现出来。A 形臀的典型特征是大腿外侧上区（B 点）脂肪较多，髋外侧上区（A 点）脂肪较少。正常情况下，A 点作为上侧髋关节点最突出的部位，应突出于其他髋部区域。减少 B 点脂肪，臀部会逐步呈方形。C 点可能严重凹陷，但在大多数情况下，这种凹陷是轻度至中度。

以 A 形臀为代表的大转子区脂肪堆积可使臀部重心下移，造成下肢短小的错觉。处理 A 形臀一般的方法是对 B 点进行吸脂，有时可联合对 A 点进行吸脂。C 点是否需要通过脂肪移植增加容积，取决于该区域凹陷的程度。手术设计时，以后大腿外侧最凸点为中心，向上下前后过渡，注意避免在大腿外下及臀下皱襞上、下方区域出现过度抽吸，否则容易出现大腿外侧沟状凹陷、臀下部松垂、多重臀下皱襞等不良后果

（图 17-5）。

(4) V 形臀（苹果型）：V 形臀见于约 15% 的病例。当点 A 和 B 相连时，可以得到一个 V 字形轮廓，臀基底宽度较窄。V 形臀的脂肪，大部分布于上外侧髋区（A 点），大腿外侧上区（B 点）很少。通过脂肪抽吸，随着 A 点脂肪量的减小，臀部形态更趋近于方形。

V 形臀病例大多是高骨盆臀型，细腿，并且倾向于中心性肥胖。高大的 V 形骨盆会使臀部高度会显得比实际上更长，但在实际临床中，V 形臀病例的臀大肌多位于骨盆区较低的位置，形态矮小，高宽比为 1∶1。

另外，多数 V 形臀病例的臀间沟短而垂，位置靠下。这种臀部美学缺陷由两个因素决定：①臀间沟上缘缺失臀体容积；②骶骨高度是臀间沟长度的 2~3 倍。

具有理想美学效果的臀部，骶骨空间（L_5/骶骨交

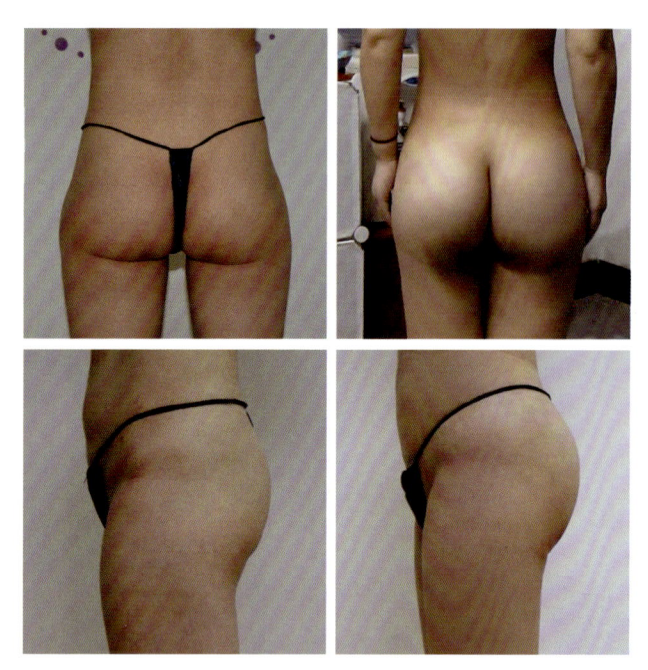

▲ 图 17-5 A 形臀后面观 / 侧面观术前术后效果对比

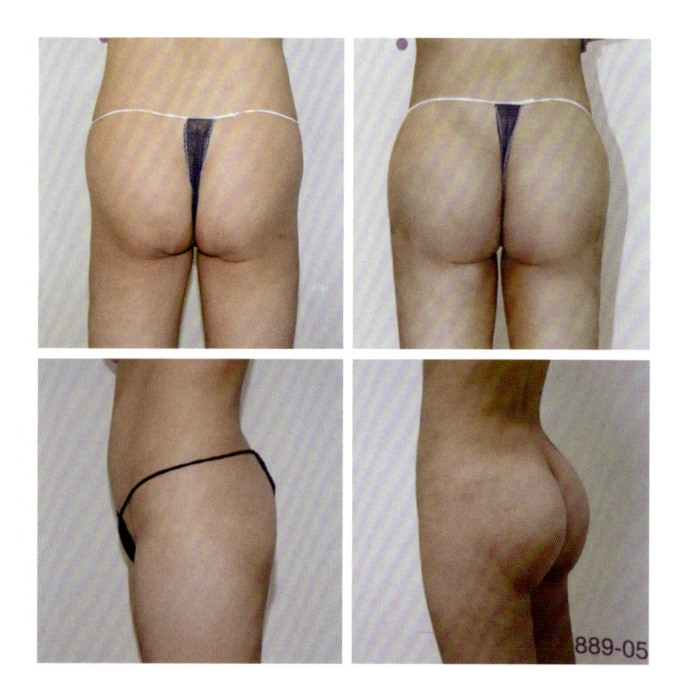

▲ 图 17-6 V 形臀后面观 / 侧面观术前术后效果对比

界处与臀间沟长度上端的区域）中骶骨高度与臀间沟长度的比值应超过 0.5，但是小于 1。臀间沟的理想长度应为臀大肌高度的 1/2，臀间沟上缘的臀体容积为整个臀部容积的 1/4～1/3，臀间沟下缘的臀体容积为整个臀部容积的 1/4～1/3。

部分 V 形臀的病例中，臀大肌和臀间沟同时存在下垂、位置靠下的美学缺陷，会造成臀大肌上半部容积缺失的印象。

在临床上，V 形臀是最难调整的臀部形态，可以通过 A 点和侧翼区（臀上两翼后腰区）吸脂加以改善。在臀体容积缺失的部位，可以利用假体和脂肪移植来调整（图 17-6）。

(5) 混合型臀：临床上就诊的病例更常见的臀型是多种类型混合型。由于人体身形轮廓大部分都存在不对称性，混合型臀大部分都介于某两种臀型轮廓框架之间，整形医生需要将每个不典型的臀型单独分类，进行更加个性化的矫正塑形分析。手术操作上先抽吸后填充，并且较小范围的重叠可以使过渡区域轮廓更自然（图 17-7）。

6. 臀大肌容积评估技术　臀大肌可根据其解剖及其容量进行分类。

(1) 表面解剖

臀大肌高宽比：在从后前侧视角看待臀大肌的同时，在臀大肌中部画出一条中位线，为臀大肌中位线。标记出臀大肌轮廓的上、下点及最内侧、最外侧点。

根据臀大肌高宽比，臀大肌形态可以划分为三种类型：低臀大肌型 1∶1，高臀大肌型 2∶1，中臀大肌型 1∶1～2∶1。具有理想形态的臀大肌，高宽比例适中，或高度为宽度的 1 倍。

臀部基底宽：为了确定臀部基底宽，可在臀部的中心位置向下画一条垂直的中央参考线（臀部中位线，不是臀大肌中位线）。

识别臀部基底宽的宽度时，可将人体中位线作为参考系。如果臀部基底宽的宽度落在人体中位线上，或在其范围内，称为窄基宽。如果臀部基底宽的宽度通过人体中位线，向外延伸 10%～30%，则称为正常基宽。如果臀部基底宽的宽度超出人体中位线，向外延伸 40%～50%，则为宽基宽。

符合美学标准的臀部，通常都有正常的臀部基底宽，臀下皱襞末端会落在臀部中位线的正中位置，或正侧位置。

(2) 容积评估：临床上评估臀大区肌肉容积特征，可通过后面观及侧面观两个维度进行。

臀部后面观：假想在臀部正中点，做垂直线（臀部中位线）及水平连线，可将臀部划分四个象限（内上、内下、外上、外下），理想的臀大肌应均匀分布于上述各区域，呈上收的球体形态。在对臀大肌后面观进行美学评价时，应对上述 4 个象限的组织容量是否充分进行打分。

臀部侧面观：臀部侧面观可划分为上、中、下 3 个区域。理想的臀部侧面观曲线应为 C 形曲线，臀部主要容积应位于中区，余下的均匀分布于上下区域。

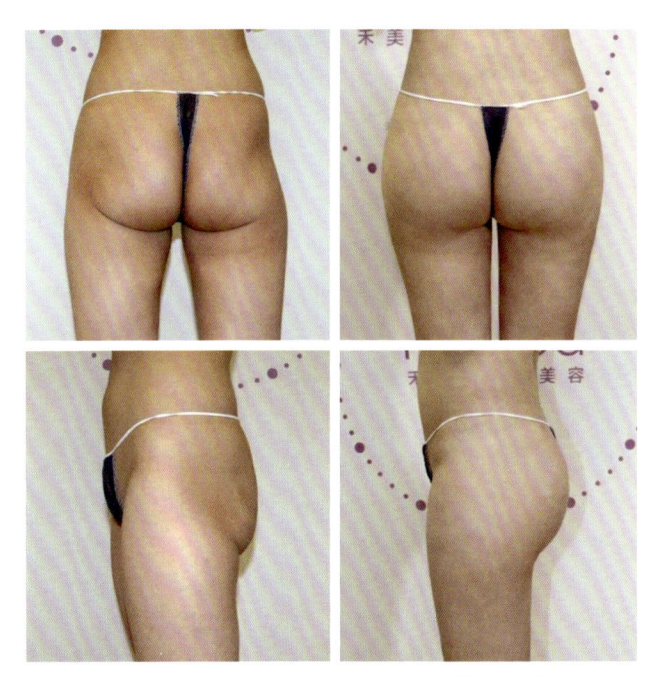

▲ 图 17-7　混合形臀后面观 / 侧面观术前术后效果对比

侧面观视角可以更好地对骶前区的组织容量特征进行美学评价。骶前区应具有一条向内收的 S 形曲线，从臀部中后位置延伸到臀部下方逐渐过渡。如果这个区域脂肪过多，S 形曲线就会变得平坦，使得上臀部显得扁平。如果骶前区存在脂肪堆积问题，吸脂可以有效改善该部位的轮廓。

7. 臀大肌与臀部周围组织区域之间的关系　现代脂肪移植臀部形体雕塑的核心目标，是塑造与身体其他部分相协调并富有美感的臀部形态，有效识别和评估臀大肌与臀部周围组织区域的关系尤其重要。在这个过程中，临床医生要将臀大肌附着的骨性框架特征点形象化，并检查臀大肌与周围组织交界处的过渡是否流畅。

臀大肌附着的重要骨性框架特征点有四个：上内侧臀肌 – 骶部连接处、臀下皱襞 – 臀肌连接处、外下缘臀肌 / 大腿后外侧交界处、中外侧缘臀肌 / 大腿外侧交界处。

(1) 上内侧臀肌 – 骶部连接处（Michaelis 菱）：臀大肌的内上侧肌肉附着点可形成 V 形浅窝，又称为"Michaelis 菱"。评估臀大肌与上内侧臀骶交界处的关系时，左侧点标记 L_5~S_1 位置，实线标记臀间沟末端高度，点线标记臀大肌上缘末端高度。

骶部的脂肪堆积或者臀大肌欠饱满，均可造成上述结构丧失，尤其在侧面观，臀部会显得钝而扁平。在应对策略上，如果美学缺陷是前者，可以通过吸脂来改善，后者可以用假体或脂肪填充来解决。

(2) 臀下皱襞 – 臀肌连接处：臀大肌内下缘形成臀下皱襞轮廓线，在理想情形下，臀下皱襞轮廓线清晰，并与大腿内侧缘轮廓线，组合形成菱形状外观。

不同臀型的臀下皱襞轮廓线，主要会呈现出三类形态，包括下倾角（理想的菱形带）、水平线、上倾角。符合美学标准的臀下皱襞轮廓线，通常会在臀大肌的下 2/3 或 3/4 处，与人体中位线发生分离，与股内侧交界处形成向下倾斜 45° 的下倾角。

如果臀大肌内下缘存在脂肪堆积，臀下皱襞轮廓线会趋于水平，更甚者可形成指向外上侧的形态，严重影响下臀部美学。

改善这一问题的操作手段取决于臀下缘脂肪堆积的严重程度。当臀下皱襞轮廓线为水平线时，可行股内侧及臀下区吸脂。对于上倾角，考虑臀下、大腿内侧吸脂，甚至需辅以下臀部皮肤的部分切除，才能取得理想的下臀部美学结果。

臀下皱襞内 / 外侧的脂肪对整个臀部组织有支持作用，如过度抽吸臀下皱襞与相邻臀部周围组织的脂肪，术后易产生臀下垂或臀下双褶，对形体轮廓影响较大。

理想的臀下皱襞轮廓线，从臀下内侧呈弧形向外侧延伸，并且常常不超过臀下宽度的 1/2。而临床上常见臀周吸脂术后出现一字横断式臀下皱襞，一方面是因为术者对臀下皱襞美学没有正确的认识，另一方面是在臀下部及大腿吸脂过程中，过度抽吸了臀下皱襞上下区域的脂肪组织，使该区域支撑力不足，甚至造成臀下组织松垂。纠正这并发症往往需要补充缺失的脂肪组织。如果前次吸脂层次较浅，术后易造成皮下浅层组织瘢痕或纤维组织致密，修复手术时填充的脂肪组织很难为该层次保留，导致修复手术效果不佳。

因此，在处理抽吸臀下皱襞与相邻臀部周围组织的脂肪时，应只抽吸中间处，保留其内侧 1/2 及外侧 1/3 处脂肪，使臀下皱襞上提，而且形态自然。

(3) 外下缘臀肌 / 大腿后外侧交界处、中外侧缘臀肌 / 大腿外侧交界处：评估臀大肌外下缘与大腿后外侧交界处、臀大肌中外侧缘与大腿外侧交界处的轮廓关系时，辨别过渡区轮廓线的分界特征是必要的步骤。

以臀大肌与周围组织交界处轮廓线的过渡是否流畅为标准，臀腿过渡区可划分为平滑过渡（不见肌肉边缘）、中度分界（肌肉边缘几乎不可见）、明显分界（肌肉边缘清晰）。对缺乏过渡的区域，应该考虑脂肪移植来调和轮廓线的柔和度。

8. 容量重组 – 臀部美学单元定位术　在臀部塑形手术美学设计阶段，为了获得理想的美学效果，臀部外形轮廓和臀部增大必须同时进行处理。以容量重组临床思维，将臀部划分为若干个美学单元，可以帮助医生准确识别病例的臀部组织形态特征，以及相邻区域的美学轮廓构成，对臀部外形不佳者脂肪堆积和容量缺乏的具体程度作出判断。

臀部美学单元定位术能进一步明确哪些区域更适合吸脂与脂肪移植，指导医生去除臀部特定部位的多余脂肪，并注射到对美学效果更有益的部位，使手术效果更佳符合术前预期。

臀部可划分出 11 个美学单元，其中 6 个区域定义了臀部的结构和形状：1～5 区、8 区。其中，8 区是唯一需要将脂肪移植到平滑轮廓的区域。8 区没有肌肉，皮下组织血管较少，需要更精确的脂肪移植操作（图 17-8）。

对大部分病例来说，1～4 区是需要进行重点脂肪抽吸的美学单元，在临床实际操作中，上述 4 个美学分区需要去除的脂肪量比预期中更多，才能达到理想效果。手术操作的技巧是，术中顺时针方向从 1 区内侧开始，横向对 2 区和 3 区进行吸脂，5 区吸脂从大转子侧向大腿外侧进行，吸脂过程中，从多角度检查臀部、腰部及大腿侧面曲线，以确保术后理想外形；对 6 区行皮下层浅层脂肪填充，操作时应远离臀部动脉和静脉部分，移植容量和层次深度是脂肪移植的重点。

(1) 1 区：骶前空间 V 区。骶前空间 V 区为连接两侧髂后上棘与两侧臀大肌交叉点形成的等边三角形（图 17-9）。该区域是塑造腰骶交界处 S 形曲线轮廓的决定性因素之一。当 V 区存在骶前脂肪，臀肌发育不良，臀部、骶部、下背部之间的界线会消失，整个区域看起来融合在一起，臀部会显得扁平。当临床中需要塑造臀部轮廓曲线时，抽吸该区域的骶前脂肪，降低骶前间隙脂肪量，就可以塑造出清晰的臀部轮廓。当需要提臀塑形时，骶前空间 V 区等边三角形，是定位臀间沟高度的理想参照物。

(2) 2 区：臀上两翼后腰区。侧面观，包括第 12 肋骨与髂骨之间的空间（图 17-10）。以第 12 肋骨上方的髂骨下界，腰肌为内侧界，腋中线为外侧界。

如果 2 区轮廓不正确，即使臀大肌饱满，身体和臀部仍然会产生方形外观。适当抽吸该区域的脂肪，凸显区域轮廓线，会产生戏剧性的影响，即改变任何人的全身外观轮廓。因此，臀上两翼后腰区是脂肪形体雕塑术打造人体轮廓美学曲线的最重要区域。

(3) 3 区：臀大肌和臀中肌之间的过渡区（两侧臀腰外上侧区）。上以髂嵴上为界，下、中以臀大肌上边界为界，外侧以腋中线为界，是整个臀大肌和臀中肌之间的过渡区（图 17-11）。

臀中肌顶部有一个明显的脂肪垫存在，使臀大肌和臀中肌这两块肌肉之间的过渡更加平滑。在理想的情况下，臀大肌和臀中肌是一个整体，外观饱满圆润。

臀大肌和臀中肌之间的过渡是协调的，在结构之间有适量的脂肪覆盖，臀部是一个连续、单一、完整的结构。当这个脂肪垫容量不足或缺失时，它会在肌肉之间产生一个明确的间隔，使得肌肉之间呈现出两个不同的结构，形成一种影响臀部轮廓的"分叉状"外观。当脂肪垫过厚时，臀大肌和臀中肌过度突兀，使病例显得有两个臀部，同样不美观。

(4) 4 区：腰椎区。上界位于下背部腰骶交界处，下界于第一区上缘，内侧界位于脊柱中线，外侧界位于腰肌外侧缘（图 17-12）。

4 区承担了身体的侧貌轮廓美学，调整后有助于进一步改善腰骶交界处的 S 形曲线。这一分区在审美上更宽容，脂肪抽吸的力度可以柔和一些，吸脂后会突出下腰到臀部的过渡，让人体侧貌的美观程度进一步增强。

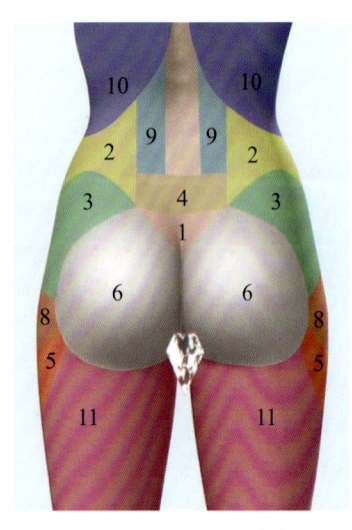

▲ 图 17-8 臀部美学单元

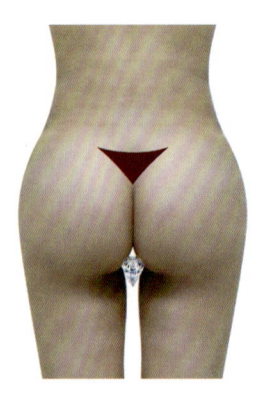

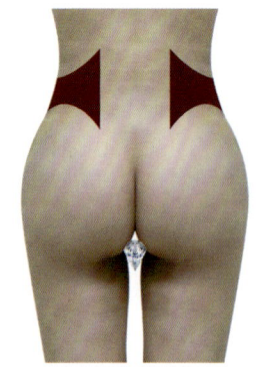

▲ 图 17-9 骶前空间 V 区　▲ 图 17-10 臀上两翼后腰区

(5) 5区：两侧臀下外下侧区。上界位于腋中线处大转子，下界位于大腿外侧最突出点，内侧界位于阔筋膜张肌束外侧缘，外侧边界是股外侧肌外侧缘（图17-13）。

(6) 6区：臀大肌区。上缘始于髂后上棘上外侧5~7cm的髂嵴，斜行向下止于大转子尖。下缘为臀下皱襞，相当于经坐骨结节、经臀间沟中点、至大转子正下方9cm的三点的一条连线上（图17-14）。

(7) 七区：臀间菱形区。以两侧臀间皱襞为上、外侧界，以大腿内侧为下、外侧界，是由臀间皱襞和大腿内侧所创造出的一个联合空间（图17-15）。

臀间皱襞和臀下皱襞是两个不同的结构解剖，坐骨结节是两者的分隔点。尾骨和坐骨结节之间有一个独立的脂肪垫，由致密的纤维结构和臀肌连接，正是这个脂肪垫形成了臀间皱襞。

在解剖结构上，臀间皱襞的结构形态类似于"吊床"：一端固定在骶尾骨区域（尾骨），另一端固定在坐骨结节的内侧，两端的骨性结构将其支撑起来。"吊床"的前壁，是从尾骨和坐骨支延伸附着于臀间皱襞处的真皮的纤维状结构，形成了臀间沟。"吊床"的后壁，是臀大肌和筋膜。上述"吊床"上的结构既不是肌肉，也不是筋膜，它们只是紧挨着这些结构。"吊床"结构中的脂肪组织是一个独立的结构，与臀部浅表脂肪层中的脂肪，以及臀下外侧皱襞区的脂肪组织都是不同的。"吊床"结构只能通向坐骨结节，不会再往下延伸。当"吊床"结构变丰满，"吊床"的前壁或外壁会开始膨胀。

过多的脂肪会使这个区域变形，解决方案通常是从各个角度减少多余的脂肪量。

(8) 8区：两侧臀下外侧区

以两条虚线的截面为上界。第一条线是在髂前下棘水平开始的假想线，另一条线是在腋中假想线。这两条线相交的地方就是这个地带的上边界。下边界是可触及的大转子边缘上缘（即鞍囊-外腿脂肪垫的起点）、腋后线内侧、腋前线外侧（图17-16）。

(9) 9区：臀下/后腿交界区

以臀下皱襞为上界，大腿后中段为下界，大腿内侧为内侧界，腋中线为外侧界（图17-17）。

(10) 10区：腰肌区

腰肌上方的区域（图17-18）。

(11) 11区：背阔肌区

背阔肌上方的区域（图17-19）。

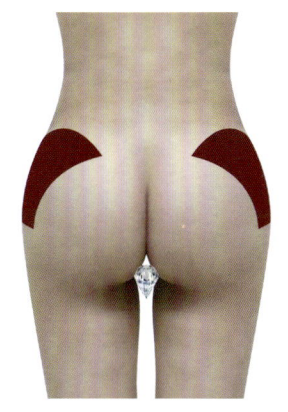

▲ 图17-11　臀大肌和臀中肌之间的过渡区 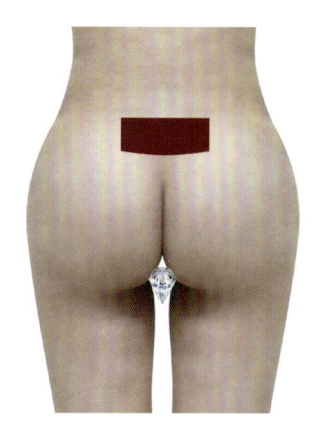　　▲ 图17-12　腰椎区 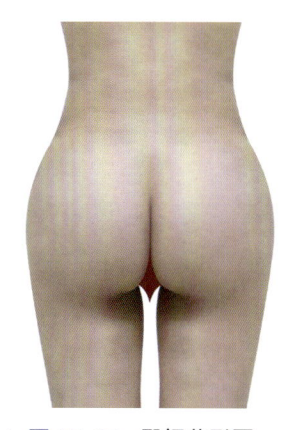　　▲ 图17-15　臀间菱形区 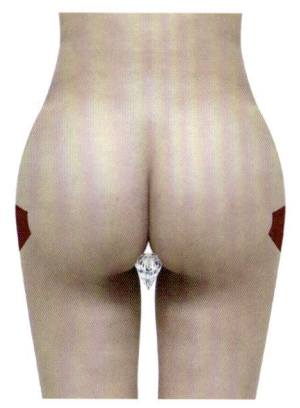　　▲ 图17-16　两侧臀下外侧区

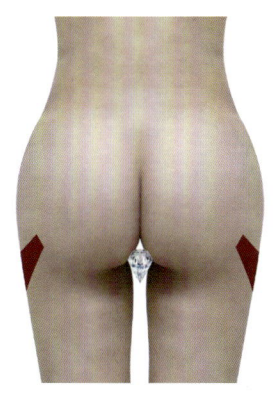

▲ 图17-13　两侧臀下外下侧区 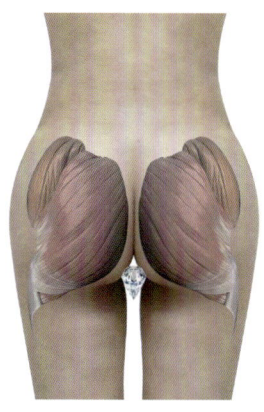　　▲ 图17-14　臀大肌区 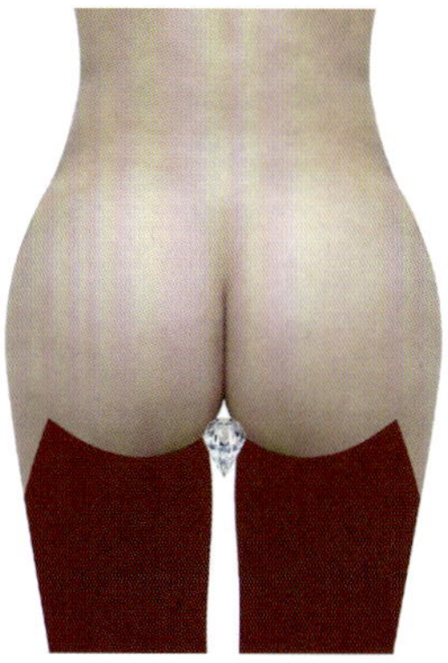　　▲ 图17-17　臀下/后腿交界区 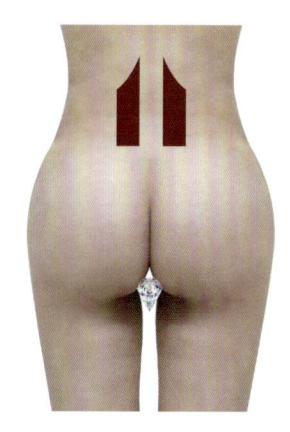　　▲ 图17-18　腰肌区

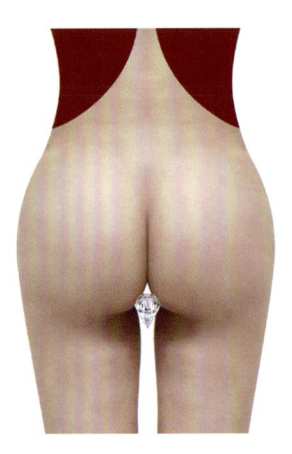

▲ 图 17-19　背阔肌区

将臀肌区美学单位，进一步划分四个象限（内上、内下、外上、外下）；②常规情况下，垂直线与水平线的交点，为臀正中美学表现点（黄金点）；③在原臀肌形态的基础上，向臀外侧移动臀肌表现点重心，扩展臀宽，可以实现数值更低的腰臀比；④通过向上提升臀肌表现点重心，提高臀部中点的在臀大肌位置的相对高度，可以实现臀部在人体上下身整体比例中相对位置的提高，上身与下身的比例接近人体审美黄金分割比 1∶1.618，从而起到提臀显腿长的效果，实现后面观人体上下身比例的整体和谐（图 17-21 和图 17-22）。

9. 东亚女性臀部形体雕塑美学应用　东亚女性臀部相对扁平，而邻近部位（如腰腹部和臀下外侧）常有脂肪堆积，影响了腰、臀、大腿曲线美。东亚女性对于臀部的审美偏好是体积适度丰满，形态精致有型。不仅要求臀部轮廓丰满，同时更追求臀部曲线与身形整体轮廓优美，臀部上翘与躯干、四肢的比例协调，与腰腹、大腿的衔接流畅自然。即腰臀腿线条流畅且比例完美。

（1）身材比例审美新视角：腰臀比、后凸/侧凸垂直比

腰臀比：腰臀比系数是一个经典臀部美学评价标准。在流行文化和大众传媒的影响下，人们对臀部的传统审美被不断冲击和改变。曾经腰臀比 0.7 已转变为多元化的审美需求，转变为"不同的人不同的性格喜欢不同的臀型"，以及"定制臀型"的美学需求。有研究发现，与学术界常被引用的 0.7 相比，在现实生活中，人们青睐的腰臀比更低。大多数受访者（44.2%）选择了 0.65 作为最吸引人的腰臀比，25.0% 选择了 0.60。值得注意的是，黄金分割比落在这个范围之内。

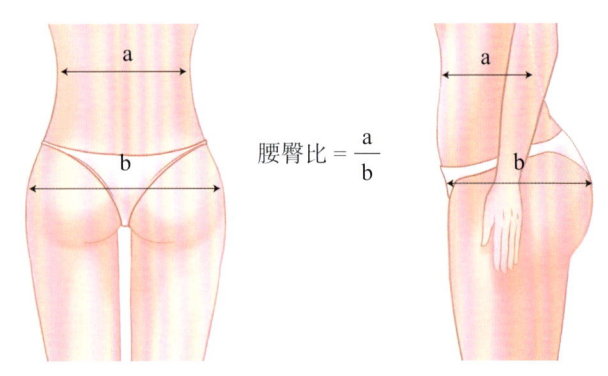

▲ 图 17-20　不同后视、侧视腰臀比

腰臀比 = $\dfrac{a}{b}$

后凸/侧凸垂直比：臀部侧面观可划分为上、中、下 3 个区域。臀部重心（臀部表现点，最翘点）在这三个区域的相对高度决定了观测者的感官。臀部主要容积应位于中区，余下的容积均匀分布于上下区域，臀部重心从侧面看，应位于耻骨水平，最突出部位应位于臀部中点（50∶50 垂直比）（图 17-20）。

臀部脂肪注射技术出现后，整形医生可以更方便地改变臀肌表现点的重心，让臀型更接近理想美学效果。

脂肪形体雕塑技术改善腰臀比、后凸/侧凸垂直比的美学设计策略：①以臀肌区上缘和臀肌区下缘为界，在臀肌区正中点做垂直参考线及水平参考线，可

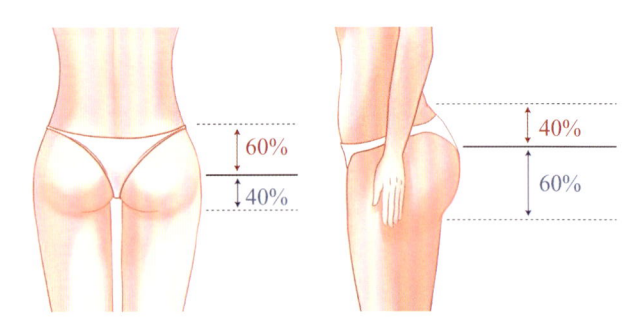

▲ 图 17-21　不同后凸/侧凸垂直比

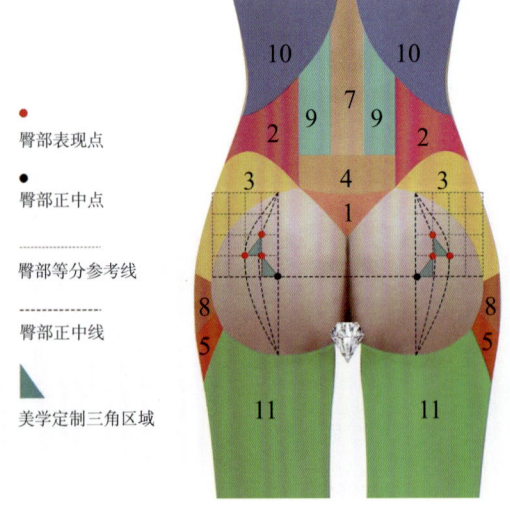

▲ 图 17-22　自体脂肪对臀肌个性化腰臀比进行美学塑形，主要可以从外扩和上提两个维度进行应用

(2)臀部与人体相邻部位相协调的整体美：腰臀腿联合塑形

美臀不是局部美，需要与周围组织协调才能达到理想效果。臀部与周围组织区域之间的关系，比臀大肌局部形态的大小更重要。在临床中，臀部的美观程度更多取决于腰部、臀部和腿部之间的关系。

从侧面看，美臀可以明显见到臀肌向后膨隆，并与腰部和大腿形成自然的过渡和衔接。因此，医生在手术设计时，需要全面对各个部位进行整体性评估，做好臀部轮廓线与人体整体美学轮廓线的过渡衔接。在一些情况下，匀称、体积小的臀部更符合东方审美。

在手术策略上，采用腰臀腿联合塑形，相邻部位美学一体化设计，更能符合求美者的诉求。手术设计的关键步骤是在第1次咨询时对求美者进行细致的评估，观察臀部形态，包括臀周脂肪分布情况、腰臀腿轮廓线、臀下皱襞线条、臀部凸度和最凸水平，判断是否有臀上、臀侧、臀下区的脂肪堆积及臀侧凹陷；根据侧面轮廓线观察臀部凸度，判断是否有臀上扁平。在充分评估求美者形体轮廓生理基础条件的情况下，依据求美者诉求制订手术方案。

首先，针对腰部。从东亚女性的生理脂肪分布特点来看，亚洲人的脂肪更倾向于向中心聚集。这种脂肪生理性分布中心性聚集现象，造成了东亚人种多在臀上两翼后腰区产生脂肪堆积，这个部位的脂肪堆积会严重影响腰部及臀部形态的美观性，臀部脂肪塑形需要重点去除这里的脂肪。对臀上两翼后腰区进行适当吸脂塑形处理后，会大幅度改变人体腰臀比例关系，显著凸显出人体轮廓的曲线效果，对人体整体轮廓美感带来戏剧性的改变效果。

其次，针对臀部。从增加臀大肌在体表的投影轮廓着手，提高臀部曲线的投影形状，以解决东亚女性普遍存在的臀部扁平问题。采用"皮下移植－臀大肌阔筋膜张肌浅层"脂肪注射，操作时应远离臀部动脉和静脉部分，移植容量和深度是脂肪移植的重点。考虑到中国女性对臀部形态美的追求，并且单纯的皮下脂肪层和肌膜浅层的填充量就足以达到求美者的目标，更建议行皮下层的脂肪填充。

最后，针对腿部。大腿是构成臀腿曲线美的主要部位，大腿也是易形成脂肪异常堆积的常见部位之一。大腿呈圆柱形，当大腿后侧脂肪堆积时，会形成臀部下垂/马裤腿/假胯宽问题。因此，对大腿后侧臀部下方"香蕉卷"部位进行大幅度的吸脂（以臀下皱褶为界，下以后中腿为界，中以内腿为界，外侧以腋中线为界），髋部的脂肪容量减少，髋大的问题就会有明显的改善。

侧面看，臀部会稍稍上提。在进行髋部吸脂的时候，吸除臀下部的一些脂肪，在术后的随访中，通常会发现臀部有不同程度的上翘。臀部吸脂后，臀部的质量降低了，臀部下坠的力量减弱了，臀部自然会微微上提。后面看，髋大（或叫作假髋）会改善很多。

（三）臀部应用解剖

1. 臀部的范围　臀部后部位于髂肋区下方，在后方的骶尾部和前面的股骨之间。臀部上界为体表骨性标志髂嵴，大多数人的髂嵴最高点的连线一般位于第4腰椎椎体或者是第4/5腰椎间椎间盘水平。臀部下界为臀下皱襞（上端起源于臀间沟，为臀部开始从中线分离的起始处，应该是臀肌的2/3或3/4处，此线呈45°偏离中线，终止于臀部中线或略外侧），内侧界为骶骨、尾骨所在的后正中沟－中线，外侧界为髂前上棘与大转子连线。

2. 臀部的组织结构　臀部的形态主要由下列四个因素决定：皮肤、皮下脂肪（浅筋膜）、臀部肌肉和骨性结构。

(1) 皮肤：臀部皮肤较厚，有丰富的皮脂腺和汗腺，以上部更为明显。

(2) 皮下脂肪（浅筋膜）：臀部浅筋膜充满了大量脂肪，在女性中尤为明显。臀部浅筋膜很发达，为富有纤维的脂肪组织，可认为由皮下脂肪与浅筋膜间隔组成。一般在近髂嵴处较厚，中部较薄，臀下部特别厚，当人坐位时，整个躯干的重量即压在这部分"脂肪垫"上。在坐骨结节附近，浅筋膜变得坚韧而有弹性。臀部浅筋膜上方与腰背部浅筋膜相移行，下部及外侧部续于股部的浅筋膜，内侧在骶骨后方及髂后上棘附近很薄，有的个体缺乏脂肪，长期受压时，易形成压疮。

臀部的浅筋膜对臀部的美学影响很大，一是起到了一个"筋膜罩"的作用，它的松弛和紧张对臀部的外形产生影响；二是丰厚的"筋膜罩"也使臀部外形圆润，深部的肌性结构不易显现。臀部突起虽然主要来源于臀大肌肌肉的容量和腰椎脊柱前突，皮下脂肪量也对突起至关重要，丰富的浅筋膜才能构成饱满的圆形臀部。

(3) 深筋膜（臀筋膜）：臀部从骶骨到股骨大转子，有很多表浅和深层的皮支持带。它们与深筋膜、浅筋膜和皮肤紧密相连。下肢深层脂肪组织的厚度在不同部位存在差异。其在骶骨等部位几乎缺失，导致这些部位的浅筋膜与深筋膜相黏附。

臀筋膜包裹着臀大肌和阔筋膜张肌。臀大肌筋膜很薄，通过许多肌间隔附着于臀大肌上。也有许多臀大肌的肌纤维从臀大肌筋膜内侧发出。上述特征是典型的肌外膜特征，与阔筋膜（腱膜性筋膜）的特征有很大的不同。位于臀大肌和臀中肌间的筋膜创造了一个绝佳的滑行平面，为臀大肌与臀中肌肌纤维的自由活动创造了条件。

臀部的深筋膜向上紧密附着于髂嵴，在臀大肌上缘分为两层，包绕臀大肌，由筋膜的深面向臀大肌的肌束间发出许多小的纤维隔，分隔各个肌束，因而筋膜与肌肉结合非常牢固。

在臀部外上方，臀筋膜为坚强的腱膜层，覆盖臀中肌并由该肌附着于深面；臀筋膜的下方在大转子外面与阔筋膜张肌及臀大肌浅层的腱纤维合并，构成髂胫束，臀筋膜向下延续于股部后面的阔筋膜。包裹臀大肌的筋膜作为有支撑力的结构，可容纳下方的假体放置，也可作为自体组织丰臀的锚着点。浅筋膜罩与臀筋膜在下方紧密融合在一起形成臀下沟，作为臀部的下方界限，但它难以用外科方式重建。

(4) 臀部肌肉：浅层有臀大肌和阔筋膜张肌。臀大肌为四边形，6~7cm厚，起于盆骨，止于股骨的上外侧头。中层有臀中肌、梨状肌、闭孔内肌和股方肌。臀中肌是宽大的扇形肌肉，从臀大肌的下面向上延伸。上部通过肌腱止于髂嵴外侧的前3/4，下部插入大转子肌的外侧。深层有臀小肌和闭孔外肌（图17-23和图17-24）。

该区域的血管供应来源于臀上动脉和臀下动脉。臀上动脉与臀上神经通过梨状肌上方的坐骨大孔离开盆腔，分为浅支和深支。浅支进入臀大肌深部，深支位于臀中肌和臀小肌之间。臀下动脉与臀下神经通过梨状肌下的坐骨大孔从盆腔流出，向下通过臀部进入大腿后部。臀上静脉和臀下静脉沿着各自的臀动脉进入骨盆（图17-25）。

臀上血管神经出骨盆点的体表定位为髂后上棘至股骨大转子做一连线，其上、中1/3交界点。臀下血管神经出骨盆点的体表定位为自髂后上棘至坐骨结节连线的中点。

臀下神经在臀下动脉内侧出坐骨大孔后与臀下动脉伴行。坐骨神经通过梨状肌下的坐骨大孔进入臀部。它位于臀部浅层和深层肌肉群之间的平面上（图17-26）。

从体表定位来看，髂后上棘至坐骨结节连线的上1/3与中1/3的交界点、股骨大转子与坐骨结节连线的中点，此两点的连线即为坐骨神经在臀部的投影。

(5) 肌筋膜室：臀部存在有三个肌筋膜室，它们的

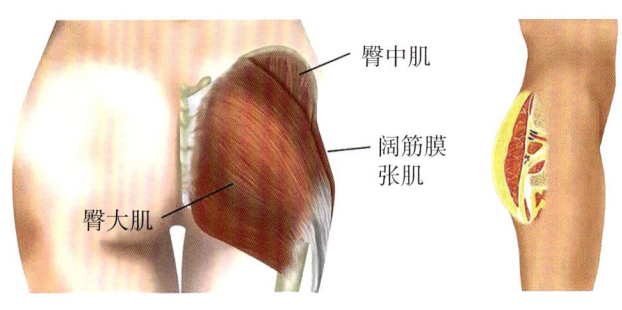

▲ 图 17-23 臀肌属于髋部肌，分为三层

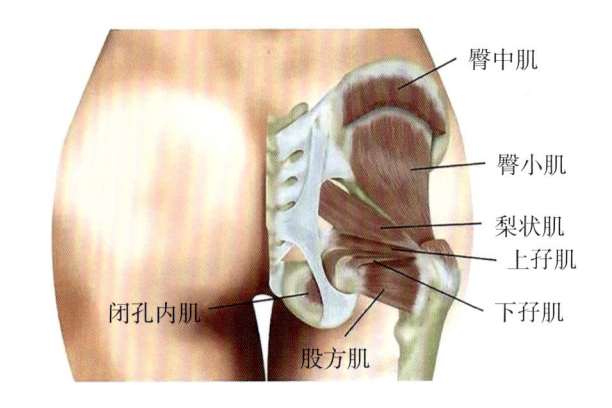

▲ 图 17-24 臀部肌肉

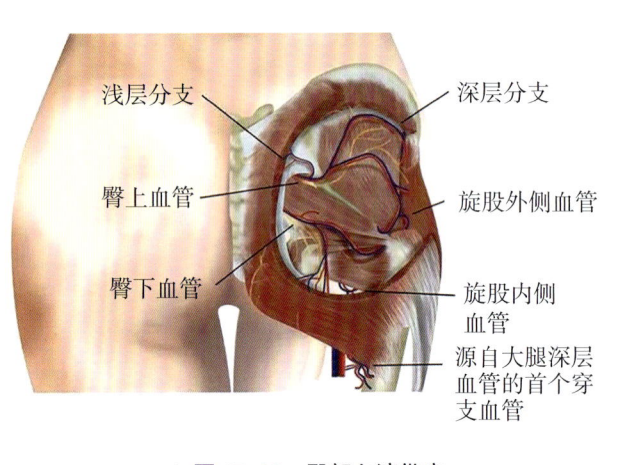

▲ 图 17-25 臀部血液供应

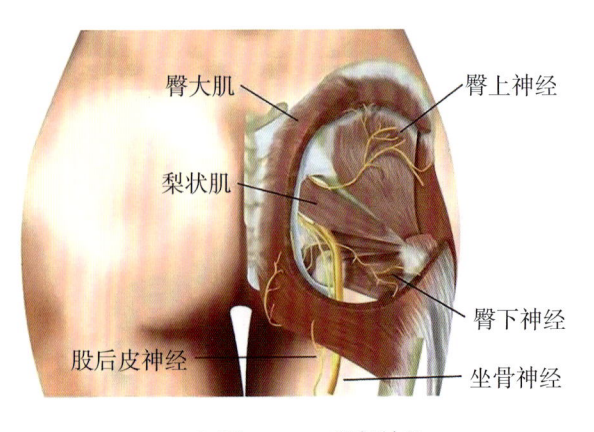

▲ 图 17-26 臀部神经

室壁界限相对固定和缺少弹性。

臀大肌筋膜室：由臀大肌和在其浅层、深层的臀部深筋膜构成，与大腿的阔筋膜相延续。这一间隙的上方为髂嵴，外侧为髂胫束，内侧为固定于骶骨、尾骨和骶结节韧带的浅层和深层臀筋膜。

臀中肌、臀小肌筋膜室：上方由臀部深筋膜和阔筋膜间隙分隔，外侧为髂胫束，深面为髂骨。

阔筋膜筋膜室：由阔筋膜和髂胫束组成。最重要的血管神经束都位于臀中肌、臀小肌筋膜室内，对这一筋膜室内结构的认识及对可能发生的罕见的筋膜室综合征的救治，都是非常必要的。

3. 皮下移植－臀大肌阔筋膜张肌浅层脂肪移植动态解剖学研究

（1）研究背景：脂肪栓塞综合征是脂肪抽吸术的主要致死原因之一。臀部脂肪抽吸术中，以肺脂肪栓塞多见，其发病凶险，早期诊断存在一定困难，极易误诊，病死率高。国外媒体曾报道了一例臀部脂肪注射提臀手术发生肺脂肪栓塞死亡的病例，受害者尸检时有肉眼可见的栓塞，证明整形手术中的脂肪注射会引起脂肪栓塞。法医在做尸检时详细了解死者生前是否进行过注脂整容手术对致命性死因的推断是有鉴别诊断意义的，尤其是当多病因引发猝死时，可以排除一些干扰因素。413位墨西哥整形外科医生报道中提到，有64人死于臀部脂肪注射手术，其中13人都是由于臀肌注脂损伤血管引起脂肪栓塞猝死。2017年，美国美容外科教育研究基金会对巴西丰臀术致死率的调查报告，致死性脂肪栓塞的发生率1/2351，接近1/3000，给专科手术医生带来警醒。

（2）研究目的：本研究以实验分析肺脂肪栓塞为代表的臀部脂肪抽吸致死性并发症的形成机制，证明在一定压力下，注射到臀部肌肉的脂肪会扩散到肌肉深层的假设。旨在探讨可以提高臀部脂肪注射安全性的注射深度和注射层次。目前，相关领域争论的焦点主要在脂肪是否可以注射到臀部肌肉内，还是单单注射到皮下层，即肌肉筋膜的浅层。曾出现过坐骨神经损伤并发症的医生往往声称，手术过程中自体脂肪仅仅注射到肌肉浅层，没有进行过肌肉下注射。同样，曾出现患者死亡的医生也声称术中脂肪仅仅注射在皮下层和肌肉浅层。然而，这种灾难性的并发症仍不时出现，单单坐骨神经损伤的发生率就高达1.7%。这些事实让我们怀疑，这些并发症的发生不单单是术中注脂针直接损伤血管和神经所致，应该还有其他方面的原因。

我们发现脂肪肌肉内注射，尤其是大剂量注射的情况下，脂肪会在肌肉内扩散，最终会流到肌肉外，在危险区对坐骨神经造成压力性损伤，或对局部主要静脉造成牵拉撕裂。这可以解释有些医生虽然坚持认为自己将脂肪注射到浅层组织，但仍会发生坐骨神经损伤或肺栓塞的原因。

（3）研究方法：深层肌肉内迁移实验观察臀部脂肪注射术中肌肉内脂肪扩散情况。在臀部肌内脂肪注射扩散实验中，将果酱注射到肌肉浅层后，可发现果酱向肌肉深层扩散，堆积到肌肉下间隙。果酱是通过多处位置扩散到肌肉下间隙。臀大肌后筋膜的存在使得臀大肌内脂肪无法向皮下层进行扩散。当在进行脂肪移植的过程中，发现受区移植的脂肪持续从切口溢出时，这是受体部位压力明显过高的信号。在压力过大时，若存在静脉损伤，可能导致高压的脂肪进入低压的静脉腔内。从理论上讲，在静脉损伤的情况下，对受体部位的过量填充会增加脂肪栓塞的风险。

（4）讨论：脂肪栓塞是最严重的并发症之一，发生脂肪栓塞所必需的两个条件是：静脉损伤和注射高压状态。因此，为了减少或避免脂肪栓塞的发生，必须消除其中一个因素。因为注射高压状态不可避免，所以唯一方法是避免静脉损伤。

目前，关于宏观脂肪颗粒进入血管系统，引发静脉损伤的机制主要有三种看法。第一种是臀静脉直接插管脂肪注入，第二种是通过移植手术针对臀静脉进行创伤性横切。

第三种观点是诱导的牵引损伤还可能造成另一种潜在的静脉损伤模式，即深层肌肉内迁移。大量脂肪注入臀大肌有可能发生迁移，脂肪向臀肌深层危险区的迁移，没有直接通过插管接触损伤的静脉，当肌肉在扩张时，导致坐骨神经潜在的压力性损伤或该区域主要静脉结构的牵引性撕裂，从而建立一个压力梯度，将脂肪虹吸到静脉系统中。

臀大肌下无深层筋膜：避免静脉损伤的关键在于对解剖的充分认识。臀大肌筋膜的解剖特点是造成臀大肌内注射的脂肪向下扩散到肌下间隙的解剖基础。重新审视臀大肌筋膜的解剖特点可发现，臀大肌下无深层筋膜，因此，注射到臀部浅层肌肉的脂肪同样会扩散。无论是肌肉浅层还是深层的脂肪注射，如果注射的脂肪足够多，有足够的体积，就会使脂肪从肌肉的深面进入到肌肉下间隙。脂肪通过肌肉深面溢出到肌下间隙后，堆积到臀部血管周围，造成臀部静脉的牵拉损伤，导致游离脂肪颗粒扩散入血，引发臀部脂肪注射栓塞，并挤压坐骨切迹，从而造成坐骨神经的损伤。

臀部深层肌肉内迁移现象的发现，意味着臀大肌内没有可以被视为"安全"的区域。

臀部区域存在粗大而脆弱的静脉；肺脂肪栓塞的主要致死机制是静脉撕裂释放了自由脂肪颗粒进入了肺循环。形成脂肪栓塞所必需条件是高压状态和静脉损伤。在臀大肌和臀中肌之间广泛走行着臀动静脉束及其分/属支，一旦臀上/下静脉被手术针刺破，臀部大静脉撕裂，脂肪填充导致的高压，将推动脂肪颗粒进入臀部静脉，进而通过下腔静脉及右心系统进入肺循环，循环血流中出现脂滴阻碍小血管，导致肺栓塞等严重并发症。

回顾臀部血管解剖可发现，臀部脂肪注射临床应用的难点就在于臀部的大型静脉穿行结构。血管的张力实验证明，牵拉使静脉的长度增加7%就会造成静脉撕裂。按照臀上静脉的长度2.5cm计算，臀大肌下脂肪的堆积造成臀上静脉延长2mm就可以造成静脉撕裂。臀部脂肪注射临床应用的挑战性和高风险性皆源于此。

重新认识臀大肌表面筋膜：有观点称，"如果筋膜下的压力是你的敌人，那么筋膜上的压力就是你的朋友"。臀大肌的表面有一层致密的筋膜组织，注射的脂肪无法突破此屏障进入到皮下间隙。在臀部皮下进行脂肪注射，臀大肌表面筋膜会阻止脂肪向臀大肌内扩散，脂肪注射形成的压力只会使脂肪在皮下层进行扩散，类似于皮下层脂肪膨胀概念。在本研究中，即使肌肉内压力超过100mmHg，也未见脂肪溢出到皮下间隙中。

(5) 研究结论：在一定压力下，注射到臀部肌肉的脂肪会扩散到肌肉深层。臀大肌内没有安全区域。臀部脂肪不可注射到臀部肌肉内。臀部脂肪美容整形术中脂肪移植的最佳层次的研究显示，如果将脂肪注射到深层肌肉内，移植后的脂肪会通过肌肉间隙迁移到邻近更深层的组织内，而由于深层肌肉组织中含有重要的神经和血管，因此这种注射层次会有很大的风险。如果将脂肪注射到皮下脂肪层，移植后的脂肪则不会在肌间隔或肌肉下间隙移动。因此，臀部脂肪美容整形中，脂肪移植注射的层次不应该越过浅筋膜。

（四）臀部脂肪美容整形临床应用

1. 臀部脂肪移植的概念 臀部脂肪移植指通过负压抽吸方式，获取大脂肪颗粒和小脂肪颗粒等自体脂肪组织，经过处理后注射移植于臀部受区，对受区及受区相邻区域进行美学雕塑，以实现臀部美学表现点形态更加突出、轮廓更加美观的自体脂肪移植形体轮廓美容技术。

2. 臀部脂肪美容整形技术标准 2019年12月，中国整形美容协会发布了医疗美容行业首个臀部脂肪美容整形行业技术标准：推荐采用2ml、5ml或10ml螺口注射器；注射钝针为10～14G（管径2.0～3.0mm）；注射层次仅限皮下层，适量均匀注射，严禁臀部深层及肌肉内注射；臀部脂肪注射体位为髋关节屈曲位。

3. 臀部脂肪美容整形手术操作流程 手术策略及设计：受术者取站立位，对其臀部形态进行分类，并根据分类制订手术方法。

髂腰部脂肪堆积型，手术以两侧髂腰吸脂为重点。标记较理想的臀部上缘弧形，注意保留臀部区域脂肪的同时，抽吸上方及外侧脂肪以塑造圆润丰满的臀形。

大转子区脂肪堆积型，除了对该部位吸脂外，需要同时抽吸大腿其他部位的脂肪，并根据患者的具体情况设计环吸或内外侧吸脂区域。

臀下脂肪堆积型，重点在于抽吸臀下皱襞外上1/3区域脂肪。因该部位塑形难度稍大，应注意其周围自然过渡及适量抽吸，保留臀下皱襞下支撑三角的脂肪量。

混合型脂肪堆积，需要同时兼顾髂腰、大腿上部及臀下皱襞外侧脂肪抽吸，注意衔接自然。为防止单次手术超范围，常按计划分次手术。

伴臀侧凹陷型，以凹陷区域为中心设计填充区域，可有计划地多次填充。

伴有臀部扁平型，以臀部内上为中心设计填充范围，以改善凸度。

(1) 臀部脂肪颗粒获取：在臀部脂肪颗粒获取阶段，应有意识地区分"吸脂"和"取脂"两个概念。吸脂的目的是去除脂肪组织，因此对脂肪抽吸物的成分、生物活性剂脂肪组织的完整性几乎不予关注。取脂的目的是为了利用脂肪组织进行临床治疗来达到美容整形的目的，在采集脂肪的过程中，更加强调脂肪组织的成分、活性和组织完整性。

在脂肪移植术中，确保植入的脂肪细胞活性不受损伤，是脂肪移植手术成功的前提之一。由于负压、管径、孔径、肿胀压、药物等多种因素都会影响脂肪存活，针对臀部脂肪移植为目的的脂肪颗粒获取时，其基本原则为采用创伤小的方法获取脂肪颗粒。因此，应从上述维度，优化和提高脂肪颗粒获取阶段脂肪组织的完整度。

取脂部位和脂肪供区的选择：取脂部位的选择，需根据病例的脂肪量、脂肪分布和手术的具体需求确定。东亚女性脂肪容易堆积的部位，常见于髂腰部、股骨大转子、大腿外侧、臀下缘及骶尾部。抽吸臀外侧或臀下区时切口通常选择在臀下皱襞中内侧，抽吸臀上或髂腰区时切口通常选择在中央臀缝上方或两侧髂后上嵴上外侧。

在脂肪供区的选择上，人体不同位置的脂肪细胞的代谢能力、血供情况及脂肪组织脂蛋白酶的活性均存在一定的差异性。在臀部选择脂肪供区时，除了要注意病例的脂肪需求量、切口的隐蔽性，还要考虑到供区脂肪的不同特性对于移植存活率的影响。相关研究发现，臀部和大腿外侧脂肪细胞生成脂肪的能力最强，并且细胞最大，很多医生选择大腿外侧作为理想的脂肪来源。大腿外侧血管少、血供较少，能够很好地耐受移植过程中缺氧阶段，因此，大腿外侧是最为理想的脂肪来源。

肿胀麻醉液配制：术前注射肿胀麻醉液，使脂肪细胞与人体的组织间隙加大，脂肪细胞逐渐与人体组织层次分离开来，有利于安全抽吸操作。常态下每100克脂肪组织的血流量为2～14ml/min，大于同体积的横纹肌，血管舒张时血流量可达20～50ml/min。注射肿胀液后血流降至1ml/min。建议常用脂肪移植的肿胀麻醉液为：生理盐水或乳酸林格液1000ml+利多卡因300～500mg+0.1%肾上腺素1～2ml（1～2mg）。应在保证肿胀麻醉效果的前提下尽量减少利多卡因的用量。肿胀液越接近人体的体温，吸出脂肪的存活率越高（建议采用37℃恒温箱制备肿胀液）。

脂肪抽吸方法：现阶段，针对臀部的脂肪抽吸方法，临床应用最多也最为经典的是负压吸脂术，其特点是用负压装置形成稳定负压，依靠医生的来回抽吸对脂肪组织造成机械破坏，再通过负压将脂肪颗粒吸出。该方法技术上成熟、安全、有效，临床应用时间悠久，缺点是手术医生劳动强度较大，特别是在大量吸脂时，因此后续吸脂术的发展朝向降低术者劳动量及提高吸脂效率的方向努力。

观察Body-Jet水动力吸脂术在大腿及臀部塑形中的应用疗效可发现，相对于传统负压吸脂，水动力辅助脂肪抽吸术可以更好保持脂肪细胞结构完整和活性，已大量应用于外科手术，并获得了一致认可。应用Body-Jet水动力吸脂术进行大腿及臀部塑形的优势在于：术后大腿及臀部轮廓自然，无局部凹凸不平等，塑形效果良好；对血管及淋巴管损伤较小，术后吸脂部位肿胀及瘀血程度轻，恢复快；术中注射肿胀麻醉液较负压吸脂少，注射过程中受术者不适感显著降低，脂肪抽吸过程中不适感较少。

脂肪抽吸针的选择：临床中常采用20ml/50ml规格注射器，连接直径2.5mm/3.0mm口径、多侧孔、钝头取脂针，连接负压吸引装置抽吸脂肪组织。获取小脂肪颗粒和非结构性脂肪时，宜采用直径等于或小于3mm，侧孔0.8～1.6mm多侧孔、钝头取脂针获取脂肪。

在有条件的情况下，可采用尖钝取脂针，配合使用脂肪颗粒助推器提高手术效率。相对于传统钝头脂肪针，尖钝取脂针，直径2.5mm，长度20/30cm，侧孔2mm，呈现特殊品字形结构，镶嵌尖钝针头，介于锐针和钝针之间，兼具两者的优势，既可以减少出血，避免表层皮肤神经的损伤，能更完整地分离脂肪组织，更好保留脂肪细胞原有活性。配合使用脂肪颗粒助推器，可以实现脂肪连续的抽吸和推出，可避免脂肪组织经多次高压推注暴露在空气中产生的影响，提高脂肪存活率（图17-27和图17-28）。

脂肪抽吸负压：负压是在脂肪获取期间，通过注射器或负压机器施加到脂肪上的压力。在脂肪组织获取过程中，取脂压力过大常会造成脂肪组织损伤，应采用低压取脂（15～30kPa）技术。借助辅助器械"一

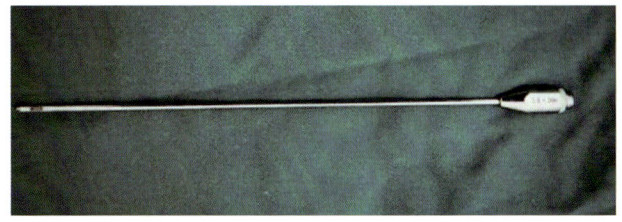

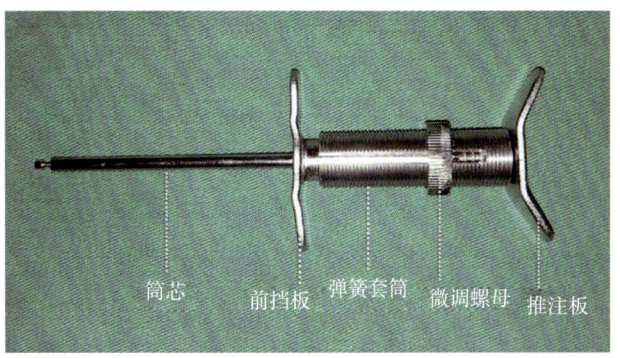

▲ 图17-27 尖钝取脂针、助注器（一筒二芯，分别用在1ml、5ml注射器上）

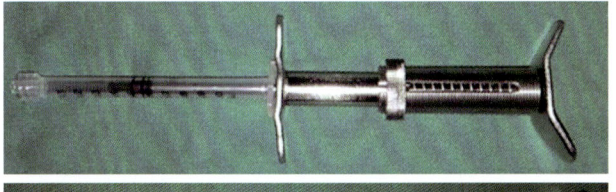

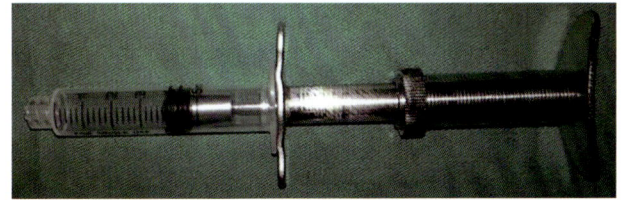

▲ 图17-28 器械连接：1ml与5ml螺口注射器连接

种脂肪移植手术用注射器负压恒定固定片"可以实现用 20ml 注射器，稳定保障在脂肪颗粒存活率最高的 5ml 负压下，完成取脂操作（图 17-29）。

(2) 臀部脂肪组织的纯化与制备：纯化方法是脂肪移植中的关键性环节。脂肪组织颗粒获取后，为提高有效脂肪细胞的数量和质量，以使移植后脂肪细胞存活率增加，对其进行纯化处理，是脂肪移植前必不可少的操作步骤。

脂肪纯化处理，要解决的首要问题是分离油脂问题。脂肪组织以高耗氧的单房脂肪细胞为主，单房脂肪细胞里包裹着丰富的油滴。当进行脂肪填充移植之后，脂肪细胞的存活率低下，而坏死的脂肪细胞释放出的大量油滴，会加重填充部位的炎性反应。部分病例脂肪移植术后随访中，发生局部的肿胀，有些油滴游离到眼睛去，或者到其他地方去，造成局部长期肿胀，而且不消肿。上述问题的根源都是油脂的问题。越来越多的研究表明，通过对吸取脂肪混合物的浓缩纯化处理，去除油脂、破碎的脂肪细胞、血源性细胞、水分，以获得脂肪来源间充质干细胞富集度更高的脂肪组织，有利于提高脂肪移植后受区的体积保持率。

脂肪颗粒组织纯化处理基本原则是去除失活细胞、细胞碎片、血液、游离脂质、肿胀液等，并进行纯化脂肪组织，过程中尽量减少对脂肪组织的损伤，减少脂肪处理时间，处理后应尽快进行注射，更有益于移植脂肪的保留。目前临床上及研究中运用较多的脂肪纯化方法包括静置沉淀法、离心分离法、棉垫吸附法、纱布（筛网）过滤法等，也有研究者主张利用生理盐水对抽吸获得的脂肪组织进行清洗，稀释肿胀液和体液成分，再联合上述方法对脂肪组织进行纯化浓缩处理。

适合臀部大剂量脂肪组织纯化技术：静置沉淀法。臀部脂肪美容整形需要萃取纯化的脂肪量较大，应用静置沉淀法能在更大程度上提高脂肪移植存活效果。

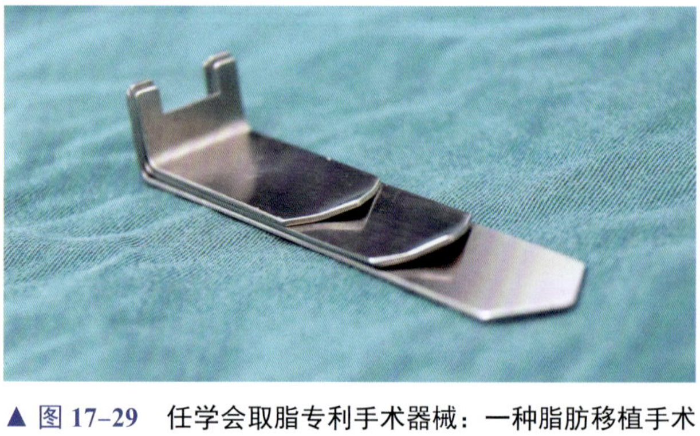

静置沉淀法利用水、脂肪颗粒、油脂密度不同的原理，在重力和浮力相互作用下使不同成分分离。通过静置沉淀处理，抽吸获得的脂肪颗粒混合物会分为三层：上层为破裂脂肪细胞析出的油脂成分，中层为结构完整的脂肪颗粒，下层为析出的含有肿胀液、血液、细胞碎片等的混合液。脂肪静置分层的过程，同时对脂肪也是一个漂洗过程，将脂肪肿胀液里边的利多卡因等药物成分进行去除。操作方法为，将装有脂肪颗粒组织的注射器置于试管架上进行静置。含血量少时，可直接静置 30～60min。冲洗后静置，加入适量生理盐水或林格液冲洗后静置沉淀 30～60min。待混合物分层后，去除上层脂滴及下层液体，将中层的脂肪收集备用。

相对于其他纯化方法，静置沉淀法操作较简便。吸脂后，将盛有脂肪混悬物的注射器依次倒置于试管架上，可用生理盐水、林格液或 5% 葡萄糖溶液进行清洗。清洗的目的是去除脂肪中混杂的麻醉药、血细胞及纤维碎块等杂质。2006 年，JG Jr Rose 等学者通过组织学研究，在高倍镜（400×）下观察并计数完整脂肪细胞的数目，发现静置沉淀法获得的完整脂肪细胞数为 27.1，离心法获得的完整脂肪细胞数为 14.2，盐水洗涤法获得的完整脂肪细胞数为 11.8。研究结论称，单靠重力静置沉淀法获得的脂肪细胞完整性优于盐水洗涤法和离心法；同时，也明确了单靠重力的静置沉淀法使得脂肪纯化效率较低，时间较长，析出的杂质多不完全。静置沉淀法的优点在于无须额外处理，不存在脂肪组织的损耗，而且脂肪组织可以始终置于密闭的注射器环境中。另外，由于液体成分含量较多，静止沉淀法获得的纯化脂肪，在医生操作注射的过程中较为流畅，一定程度上提高了注射安全性。

臀部大剂量脂肪组织纯化新技术：PureGraft 过滤法。近年来，出现了另一种适合用作臀部大剂量脂肪组织纯化技术，即 PureGraft 过滤技术。PureGraft 脂肪移植设备由美国 Cytori 治疗公司研发，其容量为 250ml，下端设 2 个接口，便于连接林格液进行脂肪清洗。该装置的优点是清洗和过滤均在同一个封闭系统内完成，操作少，能在短时间内完成对大量脂肪的纯化，不像离心法在对大量脂肪进行纯化时，需多次启动离心机并更换注射器等繁琐操作。一项应用三维技术观察脂肪体积保持率的研究证实，采用 PureGraft 过滤法手术的病例在术后 17 个月的存活脂肪体积保持率（41.2%），大于采用离心法术后 16 个月的存活脂肪体积保持率（31.8%）（JD Meier 等，2009）。相对于其他暴漏在空气中进行操作的脂肪纯化技术，PureGraft

▲ 图 17-29　任学会取脂专利手术器械：一种脂肪移植手术用注射器负压恒定固定片（专利号"201820531909.3"）

过滤技术在封闭系统内完成全部操作，对脂肪的纯化处理更彻底，可获得浓缩度更高的脂肪成分，术后的临床效果较好，未见有脂肪感染等并发症的报道。

提高臀部脂肪组织存活的纯化制备操作技术要素：如何在纯化处理阶段，保持脂肪组织颗粒的活性？在充分评估脂肪细胞代谢活性的情况下，学界普遍认为应满足2个条件，一是要尽量缩短移植脂肪组织颗粒在体外停留的时间，二是最大限度减小脂肪组织颗粒的再次损伤（损伤直接降低脂肪颗粒的存活率）。优化脂肪颗粒组织纯化制备流程中"时间、温度、密封性"相应流程中的变量参数，可提高脂肪存活效果。

在时间要素上，要尽量缩短脂肪组织的离体时间。手术中脂肪取出阶段每分钟都至关重要。脂肪提纯净化处理速度必须快，时间应尽量在15min内完成整个提纯净化过程。脂肪组织在体外环境停留越久，脂肪存活率越小，只有将提取出的脂肪尽快注射回组织内，才能保证血液供应，才有组织液和营养。因此，要快速处理离体的脂肪组织，第一时间注射移植。

在温度要素上，脂肪组织离体应迅速放入4℃环境中无菌低温保存，降低组织代谢，缓解缺血缺氧导致的细胞损伤。脂肪细胞的代谢率高，具有较高的耗氧率，常温下如离体时间过长，其活性会受到明显影响。为了能获得无菌和较好细胞活性的脂肪组织，脂肪回收设备应置于无菌手术操作台，并将其置于无菌冰块盐水混合液中；让脂肪离体后即刻进入低温环境，可有效缓解脂肪细胞缺血现象。东京大学医学院整形外科学系Daisuke博士团队研究发现，新鲜的脂肪组织取出后，在室温下保存4h后，脂肪体积明显增大，脂肪细胞明显受损。脂肪干细胞活性没有明显改变。在室温下保存24h后，脂肪干细胞活性显著降低。在4℃低温条件保存24h，脂肪来源干细胞活性与新鲜抽吸的脂肪相似。因此，在室温下保存抽吸的脂肪应尽快移植。马尔马拉大学医学院整形和重建外科Melike Erdim团队对"不同温度下保存体外脂肪颗粒"课题展开研究，同样发现4℃低温保存对脂肪组织有重要意义，24h内可以很好地保护其活性。因此，在等待对脂肪和液体部分进行分离提取脂肪干细胞期间，用于移植的脂肪颗粒应放置于自制的密封储存设备内，存放于专用存放无菌脂肪颗粒的医用冰箱，4℃无菌低温保存。

在密闭性要素上，要全封闭制备和存储脂肪。为达到零脂肪感染与污染，要控制脂肪在不与空气接触的情况下进行分离，全流程在同一个设备体系下进行，全程不接触空气，这样既可在封闭无菌环境下获得脂肪细胞，又可以缩短脂肪组织的处理时间，避免与空气长时间接触发生污染可能。传统开放式脂肪操作脂肪组织存在微生物污染概率无法再利用。在开放环境下进行的脂肪移植手术，面临外源性及生物污染的风险，有一定概率造成脂肪组织污染。受污染的脂肪组织移植后，可能会形成一些炎症反应，表现出来的症状是局部红肿，若严重则会引起脂肪液化，影响移植存活的效果，甚至导致移植的失败。集抽脂、收集、移植于一体的Body-Jet水动力辅助脂肪抽吸系统，在脂肪纯化制备操作时，不仅告别了污染风险，脂肪组织直接进入真空吸管，抽出的脂肪会直接收集到专利脂肪收集器中过滤静置，经过静置后的活性脂肪便可直接进行回填，能最大限度减少脂肪颗粒经过注射器乳头的次数，降低脂肪细胞挤压损伤。

(3) 臀部脂肪颗粒注射移植

臀部脂肪注射安全性研究：注脂针。进行臀部脂肪注射时，使用手术针直径大小，影响着脂肪存活效果。有研究发现，当移植的脂肪颗粒半径小于2mm时，能够满足在中央组织坏死前建立完整的血供。任学会认为，手术针的形状结构影响着臀部脂肪注射的安全性。尺寸更小的手术针能够减少受术者部位的创伤，从而减少出血、血肿形成等风险，如果采用臀部专用的直径2.5mm扁口手术针，钝性剥离同时可以增加手术安全性，脂肪组织的存活率高（图17-30）。

臀部脂肪注射安全性研究：手术体位（"折叠刀"）。进行臀部脂肪注射时，受术者取俯卧位，髋部弯曲，臀部呈"折叠刀"样弯曲位置，为了适应这个体位，注射导管呈折弯状，之后在皮下浅层移动。放置体位时应同时屈膝，以避免下肢静脉淤滞，减少深部静脉血栓形成的风险。这种体位可以使注射手术针更准确地注射到相应组织层次平面，更好避免深层注射，保

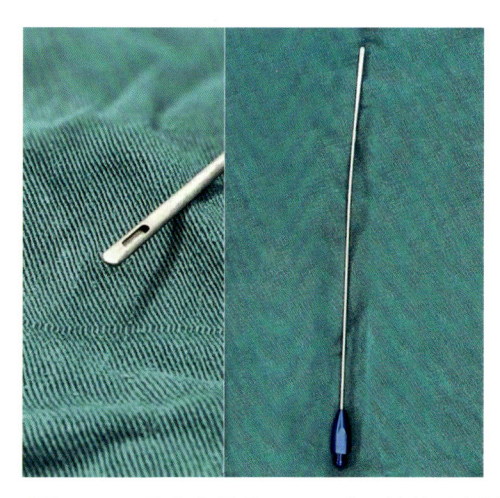

▲ 图17-30 臀部专用的2.5mm扁口钝针手术针

证臀部表面更平整（图17-31）。

臀部脂肪注射安全性研究：注射部位。明确臀部手术针移动的确切平面和位置，是保证臀部脂肪注射安全的最重要条件。臀部危险三角区上点是髂后上棘，外侧点是大转子，下点是坐骨结节，在三角区内为臀部大血管和坐骨神经的分布区域。在危险三角区范围内，仅注射在皮下平面，可以降低意外血管损伤或直接注射入血管的风险，还可以避免损伤坐骨神经。

在危险三角区范围之外，脂肪移植应该停留在更浅的平面，不能注射至肌肉组织，因为臀部的大血管位于臀大肌的深处。理想情况下，臀大肌的高度应位于髂后上棘。进行脂肪注射时，使髂后上棘和臀大肌之间区域的体积增加，模拟出臀大肌的外观，从而扩大臀肌的形状。

臀部脂肪注射安全性研究：切口入路的方向、角度、注射动作要领。手术针的切口入路方向与臀部手术安全性密切相关。臀部脂肪注射入路，建议从臀间沟-腰骶结合部入路，顺着臀大肌，平行于肌肉的角度入路。从操作安全性出发，入路角度小于30°，可降低血管损伤的概率（图17-32）。

从臀间沟-腰骶结合部（从上向下）入路注入脂肪，建议直接将手术针平行于肌纤维，手术针进针点顺着肌纤维的走行，让脂肪沿纵向分离的纤维间隔分布，而不破坏肌肉，损伤更小，风险更低。这种方法可以保持肌肉和结缔组织的大体完好，移植的脂肪更容易存活。相比之下，从臀下皱襞切口（从下向上）入路注射脂肪，会形成危险的垂直注射角，而45°注射角度更容易靠近肌肉，更容易造成与血管和坐骨神经的接触。因此，从臀下皱襞处切口入路比臀上臀间沟-腰骶结合部切口入路手术风险更高，手术针会直接进入到肌肉下间隙，有很大概率会穿透肌下间隙和穿刺到下方深静脉，从而增加损伤臀部血管的危险性。

在臀部脂肪注射操作时的重要动作要领是使用连续的动作，多次重复注射。缓慢、连续、重复注射可进一步改善脂肪移植物的存活率。手术针的持续运动，可以防止直接将脂肪注入血管。随着持续的运动，移植的脂肪分布在受体组织多处，使移植物存活的可能性更大。

移植的脂肪血供重建在从最外层的脂肪开始，移植物中心的缺血时间较长。使用多隧道、多层次的脂肪注射优于单次注射。通常，在受区以"扇形"模式插入，创建多个隧道，但是只有在退出时才注入脂肪。0.1ml/cm的脂肪注射限度是很重要的，在0.1ml/cm的手术针运动时，压力和剪切力最小。当使用多孔的手术针在三维空间中以尽可能广泛的方式注射时，每一个手术针都能在所有的平面和所有的方向上注射脂肪，就像撒上盐粒一样，以达到均匀性。此外，要在运动中注射，边退针边注射，时刻确认手术针头位置，对手术针头在臀部的解剖方位做到心中有数，可以更好提升注射操作的安全性。

臀部脂肪注射安全性研究：注射深度和层次。脂肪注射移植团体标准2019将臀部脂肪注射层次仅限皮下层，适量均匀注射，严禁臀部深层及肌肉内注射。一方面因神经血管所在层次较深，一般多在肌肉深层填充时更容易出现。考虑中国女性对臀部形态美的追求，并且单纯的皮下脂肪层和肌膜浅层的填充量就足以达到病例的目标，更建议行皮下层的脂肪填充。另外，结合臀部皮下韧带结构（皮肤坐骨韧带、皮肤骶骨韧带）的解剖，认为臀部中外区皮下层注射相对安全，而内侧范围的填充操作更需谨慎。

4. 病例报道

(1) 经皮针刺筋膜切开术和脂肪填充对女性因气性坏疽导致臀骶部感染后凹陷性瘢痕的美学矫正。

病例情况：受术者为32岁女性，来我院脂肪美容整形科就诊，主诉臀部气性坏疽手术术后瘢痕影响美

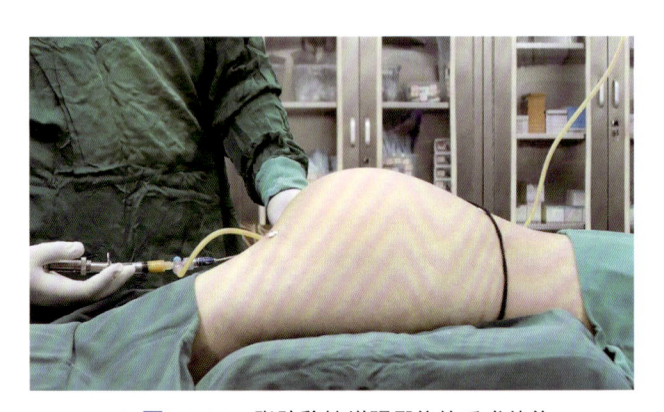

▲ 图17-31 脂肪移植增强臀位的手术体位

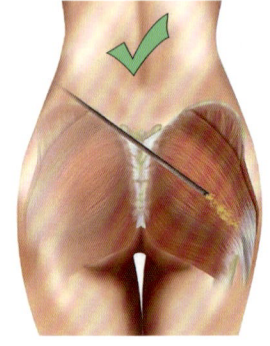

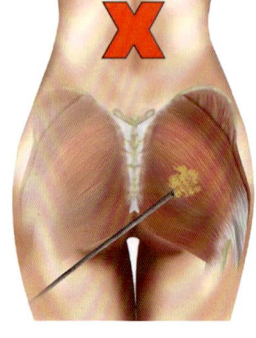

▲ 图17-32 臀部脂肪注射手术入路

观；臀部轮廓凹陷畸形；臀部欠饱满，形态欠佳；上臂、腰腹、后背、大腿、小腿等部位脂肪堆积，希望通过自体脂肪丰臀术，结合吸脂术进行改善。

了解既往病史，受术者童年时期发生过臀部气性坏疽感染外伤，累及皮肤全层及皮下脂肪组织，手术愈后形成了以凹陷性瘢痕、增生性瘢痕为主的软组织凹陷畸形、瘢痕凹陷、轮廓畸形。查体显示，臀部气性坏疽术后，臀部多处瘢痕，粘连严重，瘢痕位置以受术者腰骶结合部三角区为中心，在整个臀部体表多处扩散，呈无规则分布，瘢痕形态以蝶状、线条状凹陷为主。就诊时，瘢痕处于稳定成熟期，适合手术治疗。诊断为臀骶部感染手术术后瘢痕畸形（图17-33至图17-35）。

手术方法如下。

手术策略：分阶段手术治疗。利用"经皮针刺筋膜切开术"和脂肪填充，"点状穿刺剥离"松解移植受区的块状、条索状瘢痕组织，形成交错的划痕缺口，小空间撑开皮下组织操作平面，释放瘢痕与真皮网状层、皮下、筋膜组织的纤维化粘连，创建若干个带微小血管蒂支架的"蜂巢状"组织腔隙，搭建脂肪移植受区皮下层有氧空间架构，配合脂肪移植注射填充，松解瘢痕的同时，纠正凹陷性瘢痕的容量缺失，矫正增生性瘢痕的过度成纤维细胞增生、胶原沉积。

臀部脂肪瘢痕修复和脂肪移植丰臀手术后，身体外观的总体满意度分为1（差）、2（一般）、3（良好）、4（非常好）和5（优秀）。于术后7天、术后21个月进行评估。

手术计划：第一阶段，2018年9月，进行手术，脂肪移植瘢痕修复手术治疗，矫正臀部蝶状凹陷性瘢痕，利用脂肪颗粒填充，修补臀部皮下组织缺损及其区域的低陷。第一阶段计划自体脂肪移植瘢痕修复手术治疗+脂肪移植丰臀术，臀部脂肪注射量为600ml，其中双侧臀部各移植脂肪300ml。

第二阶段，2020年6月，进行手术，二次脂肪移植瘢痕修复手术治疗，矫正臀部线状增生性瘢痕，消除瘢痕组织高于周围正常皮肤形成的牵拉挛缩、局部增厚肥大，使皮肤恢复平整，与周围组织具有相似的质地和一致性。第二阶段计划自体脂肪移植瘢痕修复手术治疗+脂肪移植丰臀术，臀部脂肪注射量为600ml，其中双侧臀部各移植脂肪300ml。

2020年6月，进行手术，臀部脂肪移植填充联合吸脂术，行皮下移植-臀大肌阔筋膜张肌浅层脂肪移植，改善臀部扁平，提升臀部凸度，对双侧大腿、髂腰、上臂、腰腹、后背、小腿进行相邻部位美学一体化设计，完成腰臀腿联合塑形，整体体型协调美学目标。

手术技术：术前画线标记瘢痕治疗靶区和臀畸形部位；取站立位，标记预吸脂的范围。术前给予局麻+强化，采用肿胀注射麻醉法。在标记区沿皮纹方向切开约0.4cm切口，注入肿胀液于皮下脂肪层，浸润30min。

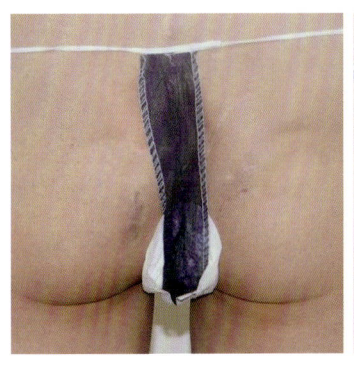

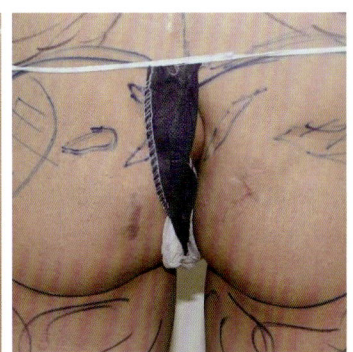

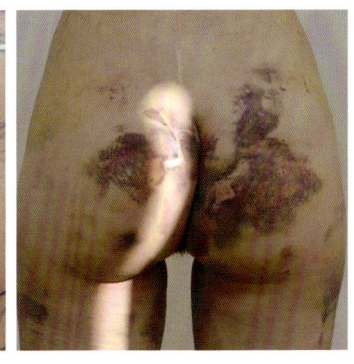

◀ 图17-33 第一阶段术前、术后第7天

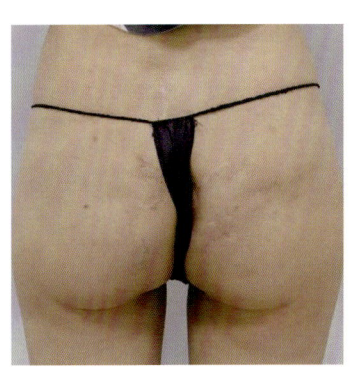

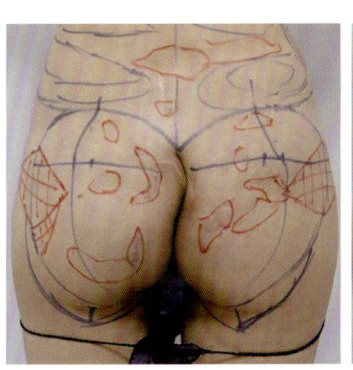

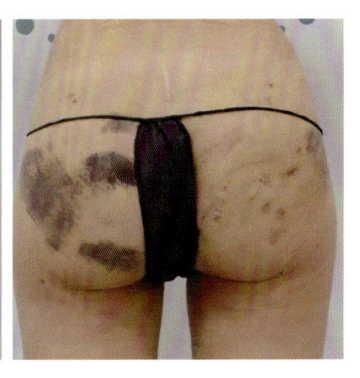

◀ 图17-34 第二阶段术前、画线、术后第7天

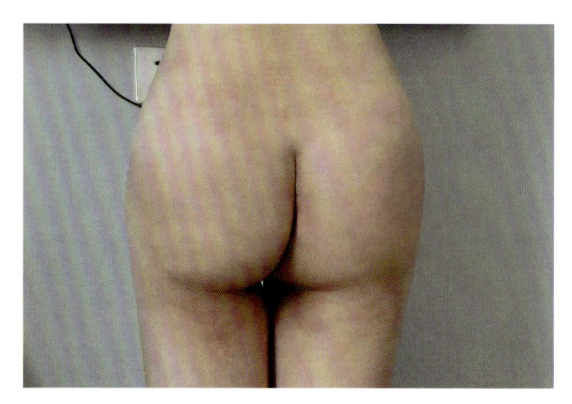

▲ 图 17-35　术后 21 个月

脂肪移植供区以大腿为主，采用低压取脂（15～30kPa）技术，采用 20ml/50ml 规格注射器，连接 2.5mm/3.0mm 口径、多侧孔、钝头取脂针，连接负压吸引装置抽吸脂肪组织；获取小脂肪颗粒和非结构性脂肪时，宜采用直径≤3mm、侧孔 0.8～1.6mm 的多侧孔、钝头取脂针获取脂肪。借助辅助器械"一种脂肪移植手术用注射器负压恒定固定片"，实现用 20ml 注射器稳定保障在脂肪颗粒存活率最高的 5ml 负压下完成取脂手术。取脂量取决于臀骶部感染手术后瘢痕的大小、数量和严重程度，结合脂肪移植丰臀术美学需求确定。

大腿取脂操作完成后，负压抽吸适量脂肪，雕塑形体轮廓，目标部位包括上臂、髂腰、腰腹、后背、小腿。

脂肪颗粒组织获取后，采用静置沉淀法，将装有脂肪颗粒组织的注射器置于试管架上进行静置，加入适量生理盐水或林格液冲洗后静置沉淀 30～60min，待混合物分层后，去除上层脂滴及下层液体，将中层的脂肪收集备用。此过程尽量缩短脂肪组织的离体时间；脂肪组织离体应迅速放入 4℃环境中无菌低温保存，降低组织代谢，缓减缺血缺氧导致的细胞损伤；全封闭制备并存储脂肪。

受术者取俯卧位进行脂肪移植。髋部弯曲，臀部呈"折叠刀"样弯曲位置。

移植前，对移植受区瘢痕皮下粘连部位进行预处理。使用 5ml 注射器空针管，搭配 14G 锐针作为切开工具，远端开始，向近端用针头的尖部刺入皮肤，"点状穿刺剥离"松解移植受区的块状、条索状瘢痕组织，形成交错的划痕缺口，小空间撑开皮下组织操作平面，释放瘢痕与真皮网状层、皮下、筋膜组织的纤维化粘连。利用"经皮针刺筋膜切开术"，在瘢痕组织移植受区皮下层，创建若干个带微小血管蒂支架的"蜂巢状"组织腔隙，搭建脂肪移植受区皮下层有氧空间架构，重建组织腔隙，确保单次脂肪移植输注的微粒圆球半径小于 2mm（1mm≤r≤2mm），实现移植脂肪组织与瘢痕组织移植受区空间的接触表面积的最大化，为移植区建立良好血供空间打下基础。以无菌纱布压迫止血。

移植时，臀部脂肪注射入路采用臀间沟-腰骶结合部入路，顺着臀大肌平行于肌肉的角度入路，从操作安全性出发，入路角度应<30°，可降低血管损伤的概率。在臀部脂肪注射操作时的重要动作要领是使用连续的动作，多次重复注射。臀部脂肪注射层次仅限皮下层，适量均匀注射，严禁臀部深层及肌肉内注射。考虑东方女性对臀部形态美的追求，并且单纯的皮下脂肪层和肌膜浅层的填充量就足以达到求美者的目标，因此临床中常行皮下层的脂肪填充。另外，结合臀部皮下韧带结构（皮肤坐骨韧带、皮肤骶骨韧带）的解剖，臀部中外区皮下层注射相对安全。注射完成后轻柔按摩，使脂肪均匀分布。缝合切口，并在术后使用加压服，术后第 3 天逐渐恢复正常活动。

手术结果：第一阶段自体脂肪移植瘢痕修复手术治疗+脂肪移植丰臀术，臀部脂肪注射量为 600ml，其中双侧臀部各移植脂肪 300ml，无严重不良反应发生，术后 7 天至 21 个月随访期间，脂肪干细胞的再生效应逐渐显现，臀部蝶状凹陷性瘢痕改善，臀部皮下组织缺损及其区域的低陷恢复正常，臀部轮廓外形恢复正常，臀部皮肤平整度提升。

第二阶段自体脂肪移植瘢痕修复手术治疗+脂肪移植丰臀术，臀部脂肪注射量为 600ml，其中双侧臀部各移植脂肪 300ml，无严重不良反应发生，术后 7 天至 1 个月随访期间，臀部线状增生性瘢痕改善，皮肤恢复平整度、柔软度、弹性进一步增强。臀型整体凸度提升，外观圆润丰满，腰臀比达到美学要求，腰臀腿美学轮廓线自然过渡衔接，臀部轮廓与整体形体轮廓协调美观。

讨论：气性坏疽是由产气荚膜梭菌等引起的肌坏死，是一种发展迅速、预后差的厌氧菌感染，临床上多见于广泛的软组织毁损伤和严重的挫裂伤，其临床特点是广泛肌肉坏死及大量皮下气肿形成。气性坏疽感染手术后，受术者体表易形成大量病理性、医源性瘢痕畸形，瘢痕组织致密，弹性较差，瘢痕局部血液循环差，瘢痕与真皮、皮下、筋膜组织的纤维化粘连严重。

"用类似的组织去修复"是修复重建的重要原则。脂肪技术是病理性瘢痕的重要修复重建方法之一，效果自然且长期有效。然而，在运用脂肪技术对瘢痕组织修复重建的具体临床操作中，常常面临着受区血氧供应环境的"先天性贫瘠"，脂肪移植后，游离性脂肪组织未能与移植区建立血液循环的部分，会因缺血缺氧发生脂肪坏死，影响临床手术效果。

本病例利用经皮针刺筋膜切开术，采用组织工程学思路，将病理性瘢痕转化为组织再生基质。通过一系列经皮切口和交错切口来扩大瘢痕组织/筋膜并使其变形，转化为若干个带微小血管蒂支架的"蜂巢状"组织腔隙，形成了适合脂肪移植组织存活带有小洞或缺口的移植受区支架，配合在臀部恰当的层次的细致操作脂肪移植，搭建脂肪移植受区皮下层有氧空间架构，脂肪移植瘢痕修复再生效果好。该技术实现了在松解瘢痕的同时，纠正瘢痕的容量缺失。由于脂肪来源干细胞的持续作用，能够促进胶原合成及血管再生，加速创面愈合，还有利于瘢痕组织及其周围组织的重塑。将脂肪组织通过注射的方式，移植到瘢痕组织内，抑制成纤维细胞的过度增生，对瘢痕组织生理及外在结构的变化具有重要作用。

自体脂肪移植治疗臀骶部感染手术术后瘢痕畸形，结合脂肪移植丰臀术、吸脂术，可获得良好的美化效果，受术者满意度高。脂肪移植手术填充部位皮肤平整，外观自然，弹性好。原有皮肤瘢痕消退效果肯定，达到就诊者对美容的期望值。成功的关键是彻底释放纤维化粘连，手术微创、简单、自然、安全、有效，可作为提高脂肪移植瘢痕修复手术的一种新型临床路径推广使用。

(2) 脂肪移植对开放性臀肌挛缩松解手术术后青霉素注射性臀肌挛缩臀凹畸形的美学矫正

病例情况：23 岁女性，来我院脂肪美容整形科就诊，主诉双侧臀部凹陷畸形；臀部手术术后体表突出瘢痕影响美观；臀部轮廓欠饱满，形态欠佳；腹部、侧腹、髋部、腰部、肩胛、后背等形体局部脂肪堆积，影响身材，求美者希望通过自体脂肪移植丰臀术，结合吸脂塑形进行改善。

了解既往病史，求美者童年时曾多次接受青霉素+苯甲醇肌内注射，在学龄时确诊臀肌挛缩症，进行过伸展运动治疗，曾接受开放性臀肌挛缩松解手术。

查体情况：双侧臀部外上象限臀凹畸形、"尖臀"畸形，关节髋内收时挛缩肌肉处皮肤凹陷更加明显，失去了臀部正常膨隆圆滑的形态，臀凹畸形处皮下可触及坚硬的条索带，质韧，无压痛。开放性臀肌挛缩松解手术术后，形成了瘢痕较大的不美观切口，手术切口皮肤愈后形成增生性瘢痕问题，在该病例中十分突出，瘢痕严重隆起，高出皮肤最多达 0.55cm，双侧臀部体表可见明显的纤维瘢痕化的束状挛缩带，纤维化变性挛缩区域以臀大肌区为主，方向与正常肌纤维走行大体一致，与正常肌肉及筋膜界限模糊，筋膜皮下组织粘连，就诊时，增生性瘢痕处于稳定成熟期。无膝、髋关节功能障碍。诊断为开放性臀肌挛缩松解手术术后青霉素注射性臀肌挛缩臀凹畸形（图 17-36）。

手术方法如下。

手术策略：复合手术，包括皮下瘢痕组织解剖、脂肪移植和身体轮廓塑形，运用"经皮针刺筋膜切开术"，结合脂肪移植、吸脂塑形进行治疗。

第一阶段脂肪移植以病理性治疗为主。

脂肪移植前，对臀部受区瘢痕皮下粘连部位进行预处理，经皮针刺筋膜切开术做到彻底释放纤维化粘连，通过点状穿刺剥离松解移植受区的块状、条索状瘢痕组织，形成交错的划痕缺口，小空间撑开皮下组织操作平面，释放瘢痕与真皮网状层、皮下、筋膜组织的纤维化粘连，将臀肌慢性纤维化在体表形成的病理性增生性瘢痕，转化为组织再生基质，通过一系列经皮切口和交错切口来扩大瘢痕组织/筋膜并使其变形，转化为若干个带微小血管蒂支架的"蜂巢状"组织腔隙，形成了适合脂肪移植组织存活带有小洞或缺口的移植受区支架，为脂肪移植提供了良好的受区空间。

运用脂肪组织补充臀凹畸形组织容量缺失、矫正软组织轮廓缺损、松解瘢痕的同时，纠正凹陷性瘢痕的容量缺失，矫正增生性瘢痕的过度成纤维细胞增生、胶原沉积。脂肪来源干细胞的持续再生修复作用，使病例臀部皮下组织缺损及其区域的低陷恢复正常，臀部轮廓外形恢复正常，臀部皮肤平整度提升，并实现体表病变部位皮肤纹理改善、色素沉着减轻，恢复与周围组织相似的质地和一致性。

第二阶段脂肪移植以美学矫正治疗为主。进行相邻部位美学一体化设计，通过脂肪抽吸矫正腹部、侧腹、髋部、腰部、肩胛、后背等部位脂肪堆积问题，

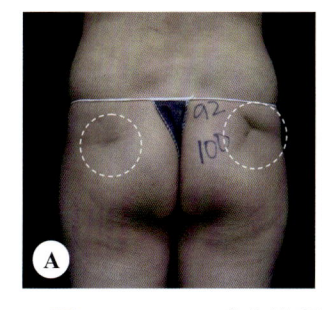

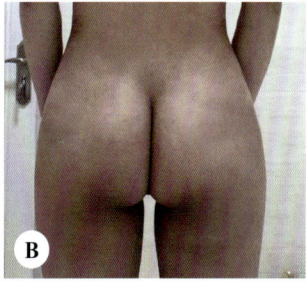

▲ 图 17-36 A. 23 岁女性青霉素注射性臀肌挛缩臀凹畸形术前视图；B. 臀部脂肪移植术后 40 个月

通过臀部脂肪移植解决臀部轮廓欠饱满，形态欠佳问题，实现腰臀腿联合塑形，整体体型协调美学目标。

手术技术：病例站立位，标记出臀大肌区增生性瘢痕、纤维化变性挛缩区治疗靶区和双侧臀部外上象限臀凹畸形部位，依据形体美学标准，确定脂肪抽吸和脂肪移植的区域。

术中给予局麻＋强化，采用肿胀注射麻醉法，肿胀麻醉液配制：生理盐水或乳酸林格液1000ml+利多卡因300～500mg+0.1%肾上腺素1～2ml（1～2mg）。在保证肿胀麻醉效果的前提下尽量减少利多卡因的用量。术前注射肿胀麻醉液，使脂肪细胞与人体的组织间隙加大，脂肪细胞逐渐与人体组织层次分离开来，有利于安全抽吸操作。肿胀麻醉液越接近人体的体温，吸出的脂肪的存活率越高。建议采用37℃恒温箱制备肿胀麻醉液，在注射局部肿胀液之前，应将肿胀液加热到37℃恒温保存，因为低温会改变凝血因子，增加术中出血概率，并且会引起凝血障碍。通过加热肿胀液、使用失温预防性步骤，可预防体温过低导致的感染、失血、心脏病发作等并发症，减少术后颤抖。

在脐和髂嵴处做切口，在标记区沿皮纹方向切开约0.4cm切口，通过小口径套管注入肿胀液于穿刺部位皮下脂肪层，浸润30min。

脂肪移植供区以腰腹、后背为主，腰腹后背吸脂区，术野常规碘伏消毒，铺巾。先取仰卧位抽取腹部脂肪，再取俯卧位抽取侧腹、髋部、腰部、肩胛、后背脂肪。应用低压取脂（15～30kPa）技术，采用20ml/50ml规格注射器，连接2.5mm/3.0mm口径、多侧孔、钝头取脂针，连接负压吸引装置抽吸脂肪组织；获取小脂肪颗粒和非结构性脂肪时，宜采用直径≤3mm、侧孔0.8～1.6mm的多侧孔、钝头取脂针获取脂肪。借助辅助器械"一种脂肪移植手术用注射器负压恒定固定片"，实现用20ml注射器稳定保障在脂肪颗粒存活率最高的5ml负压下完成取脂手术。取脂操作完成后，使用负压吸脂机抽吸适量脂肪，雕塑形体轮廓，目标部位包括侧腹、髋部和肩胛部位。

脂肪颗粒组织获取后，采用静置沉淀法，将装有脂肪颗粒组织的注射器置于试管架上进行静置，加入适量生理盐水或林格液冲洗后静置沉淀30min，待混合物分层后，去除上层脂滴及下层液体，将中层的脂肪收集备用。此过程尽量缩短脂肪组织的离体时间；脂肪组织离体应迅速放入4℃环境中无菌低温保存，降低组织代谢，缓减缺血缺氧导致的细胞损伤；全封闭制备并存储脂肪。

病例取俯卧位进行脂肪移植。

髋部弯曲，臀部呈"折叠刀"样弯曲位置。移植前，运用"经皮针刺筋膜切开术"对臀部外上象限臀凹畸形部位移植受区瘢痕皮下粘连的部位进行预处理。使用5ml注射器，搭配14G锐针作为臀部纤维化瘢痕区的切开工具，远端开始，向近端用针头的尖部刺入皮肤，点状穿刺剥离松解移植受区的块状、条索状瘢痕组织，形成交错的划痕缺口，小空间撑开皮下组织操作平面，释放瘢痕与真皮网状层、皮下、筋膜组织的纤维化粘连。对纤维瘢痕化严重的束状挛缩带，以及纤维化变性挛缩区域，运用60ml注射器，搭配3mm规格V形剥离器，释放真皮和目标区域深筋膜之间的纤维粘连（图17-37）。

在瘢痕组织移植受区皮下层，创建若干个带微小血管蒂支架的蜂巢状组织腔隙，搭建脂肪移植受区皮下层有氧空间架构，重建组织腔隙，确保单次脂肪移植输注的微粒圆球半径小于2mm（1mm≤r≤2mm），实现移植脂肪组织与瘢痕组织移植受区空间的接触表面积的最大化，为移植区建立良好血供空间打下基础。以无菌纱布压迫止血。移植时，臀部专用的2.5mm扁口手术针进行移植注射，钝性剥离同时增加安全性，脂肪组织存活率高（图17-38）。

臀部脂肪注射入路采用臀间沟-腰骶结合部入路，顺着臀大肌平行于肌肉的角度入路，从操作安全性出发，入路角度应＜30°，可降低血管损伤的概率。在臀部脂肪注射操作时的重要动作要领是使用连续的动作，多次重复注射。臀部脂肪注射层次仅限皮下层，适量均匀注射，严禁臀部深层及肌肉内注射。考虑东方女性对臀部形态美的追求，并且单纯的皮下脂肪层和肌膜浅层的填充量就足以达到病例的目标，因此临床中常行皮下层的脂肪填充。另外，结合臀部皮下韧带结构（皮肤坐骨韧带、皮肤骶骨韧带）的解剖，臀部中

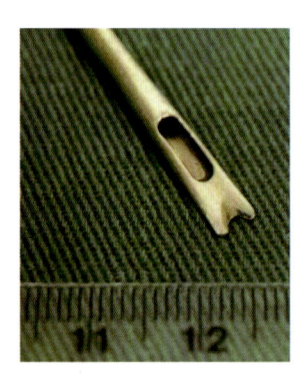

▲ 图17-37 托莱多V形剥离器

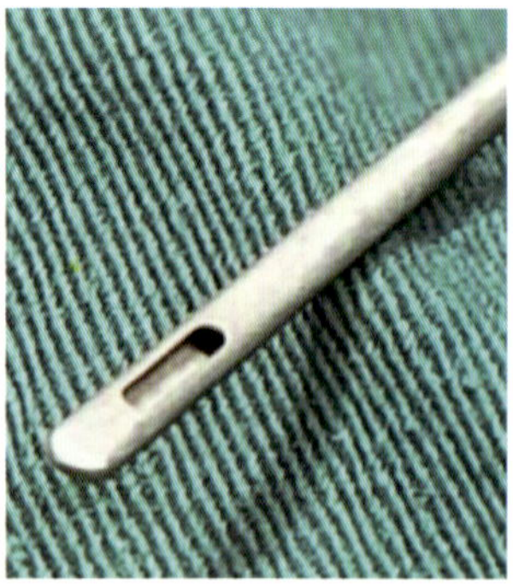

▲ 图17-38 臀部专用的2.5mm扁口针

外区皮下层注射相对安全。

注射完成后轻柔按摩，使脂肪均匀分布。缝合切口，并在术后使用加压服，术后第3天逐渐恢复正常活动。

手术结果：脂肪移植术后即刻臀部外观形态"良好"，术后3～40个月随访观察期间，双侧臀部外上象限臀凹低陷恢复正常，臀部外观恢复正常，臀部皮肤恢复平整；臀大肌区增生性瘢痕，在脂肪移植术后1个月出现明显软化，在脂肪移植术后10个月，恢复与周围组织相似的质地和一致性。在脂肪移植丰臀美容性治疗效果方面，术后即刻臀型整体凸度提升，外观圆润丰满，术后3个月腰臀比达到美学要求，腰臀腿美学轮廓线自然过渡衔接，臀部轮廓与整体形体轮廓协调美观，术后40个月随访观察期间，达到了预期手术目标。

讨论：臀肌挛缩症（gluteal muscles contracture，GMC）是一种以臀肌慢性纤维化和挛缩为特征的临床综合征，主要影响臀大肌，但也可能影响阔筋膜张肌、臀中肌、臀小肌和臀筋膜，病例臀部外上象限出现臀凹畸形，是其常见并发症，并产生臀部肌肉、肌膜和（或）筋膜肥厚、过度增生、变性、坏死及瘢痕纤维化等一系列病理、生理改变。

GMC主要好发于亚洲人群，该病与反复的肌内注射、物理性损伤、药物化学刺激和病例自身免疫功能有关，其中最常见病因是病例在儿童时期长期接受青霉素+苯甲醇肌内注射。

20世纪80年代，由于大量使用青霉素+苯甲醇肌内注射，我国儿童臀肌挛缩症高发。当时，我国的医疗卫生水平比较落后，对于抗生素的使用监管不严，很多儿童出现感冒、发热后大都接受的是青霉素肌内注射治疗，注射部位大多在臀部外上象限。为了缓解青霉素肌内注射后的疼痛，在当时大量使用苯甲醇作为青霉素的溶媒。

有学者研究注射药物与关节囊挛缩的关系时发现，苯甲醇本身具有轻度的防腐（组织固定）作用，并且具有溶血及组织刺激作用。当苯甲醇为青霉素的溶媒时，溶解药物的同时扩散到周围，会对皮下或相邻的组织产生一定的消融作用，臀部外上象限和这个中线接近的局部组织在长期肌内注射之后变得特别紧密，皮下和臀大肌阔筋膜张肌上的筋膜层和皮下层之间的组织，完全粘连在一起，造成臀部形态及功能异常。注射苯甲醇后容易刺激肌肉的肌膜及筋膜肥厚、过度增生，同时引起肌肉组织变性坏死，导致胶原纤维玻璃样变、肌肉纤维瘢痕化等问题。当注射部位真皮层附着在下面的深筋膜上时，就可能会出现影响美观的臀凹畸形。

目前，临床上青年臀肌筋膜挛缩症病例多于儿童，症状多于儿童时期已出现，但因家长对该病认识不足，未及时就医，随着儿童发育成熟，纤维组织以胶原在肌肉细胞外基质中过度积累，会使臀凹畸形问题更加突出。开放性臀肌挛缩松解手术切口相对较大，容易遗留瘢痕，术后并发症发生率相对较高，病例难以接受，尤其是女性病例，导致病情延误（图17-39）。

自体脂肪移植在软组织容积填充治疗方面历史悠久，临床上已积累了丰富经验。近年来，随着ADSC应用的开展，自体脂肪移植的治疗范围进一步扩大。早期自体脂肪移植的治疗目的仅是填充软组织凹陷。随着这一技术手段的不断成熟，其逐步扩展到了整形外科、修复重建外科和美容外科等领域，如皮肤肌腱粘连治疗、瘢痕治疗、身体塑形等。从自体脂肪移植的适应证来看，自体脂肪移植可矫正体表软组织缺损或凹陷畸形，并进行体表轮廓重塑为主的美容性治疗，如面部轮廓重塑、丰乳、丰臀等，年轻化治疗，如面部容积补充、手背容积补充等，效果自然且长期有效。今天，自体脂肪移植的治疗领域延伸到了干细胞治疗和再生医学的范畴。自体脂肪组织修复与再生治疗的临床研究成果不断增加，包括改善纤维化的治疗（增生性瘢痕、移植皮片挛缩等）和改善色素沉着的治疗（瘢痕色素沉着等）。

青霉素注射性臀肌挛缩臀凹畸形病例接受开放性臀肌挛缩松解手术术后，常出现臀部外上象限出现臀凹畸形、术后遗留增生性瘢痕等问题，给病例带来严重的生理和心理负担，许多求美者因臀部轮廓畸形、臀部瘢痕难看而不敢穿泳装，也是较为常见的主诉。

针对此类问题，我院引入脂肪技术进行美化治疗病例一例，在临床操作中证实了自体脂肪移植开放性

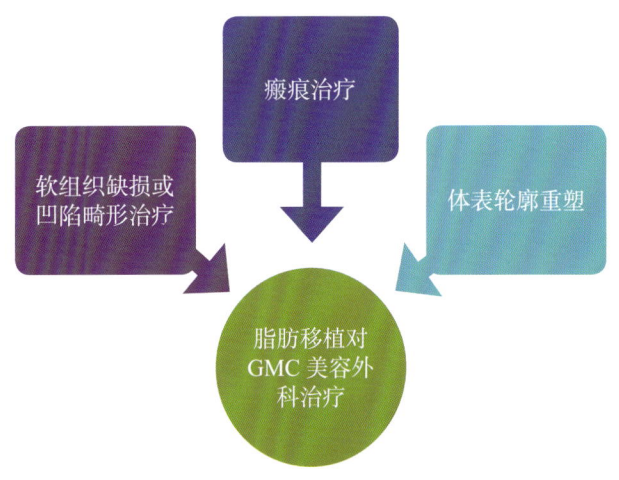

▲ 图17-39 脂肪移植对GMC主要美容外科治疗

臀肌挛缩松解手术术后，青霉素注射性臀肌挛缩臀凹畸形美学矫正中的作用。通过运用臀部经皮针刺筋膜切开术，结合脂肪移植、吸脂塑形分别进行病理性治疗和脂肪移植丰臀美容性治疗，手术疗效确切，操作方便，创伤小，术后恢复快，美容效果好，病例更容易接受，符合当今美容外科微创治疗的潮流，适合推广应用。

（任学会）

二、会阴部

（一）会阴部

1. 应用解剖

（1）分界：广义的会阴是盆膈以下与骨盆下皮肤间所有软组织结构的总称，呈菱形。其边界前方是耻骨联合下缘，后方为尾骨尖，两侧从前向后为耻骨下支、坐骨支、坐骨结节和骶结节。两侧坐骨结节的连线可将会阴分为两个三角区：前方是泌尿生殖三角，后方为肛门三角。

（2）组织结构：会阴部的皮肤软组织由皮肤、会阴筋膜，筋膜下疏松结缔组织和肌肉构成。在肛门三角会阴筋膜分为浅筋膜和深筋膜，浅筋膜为富有脂肪的大量疏松结缔组织，填充在坐骨肛门窝内。在尿生殖三角，会阴筋膜包括三层，由浅入深依次为会阴浅筋膜、尿生殖膈下筋膜和尿生殖膈上筋膜。此三层筋膜的外缘均附着于耻骨下支和坐骨支上。后缘则在尿生殖三角后缘彼此愈合，并向后移形于盆膈下筋膜。三层筋膜之间形成两个间隙，分别为会阴浅隙和会阴深隙。会阴浅筋膜与尿生殖膈下筋膜之间围成会阴浅隙，在男性间隙内有阴茎根、尿生殖三角浅层肌，在女性有阴蒂脚、前庭球和前庭大腺等。而会阴深隙中有会阴深横肌、尿道括约肌、尿道膜部和尿道球腺等结构。

（3）神经支配

运动神经：阴神经位于会阴浅隙内，走行于阴部管内，与阴部内血管伴行。在阴部管内分出肛神经、会阴神经和女性的阴蒂背神经或男性的阴茎背神经。会阴神经向前行至尿生殖三角后缘，分为肌支和女性阴唇后神经或男性的阴囊后神经。女性阴唇后神经肌支支配坐骨海绵体肌和球海绵体肌，掌管其勃起功能。男性阴茎的内脏神经来自盆丛，其中副交感神经来自盆腔内脏神经，随血管分布于海绵体的勃起组织，为阴茎勃起的主要神经。

感觉神经：女性的阴唇后神经或男性的阴囊后神经向前穿入浅隙，分布于大阴唇或阴囊。股后皮神经的分支也分布于大阴唇或阴囊。男性的阴茎背神经为阴茎的主要感觉神经。

（4）血液循环：女性的会阴血液循环主要为阴部内动脉在阴部管分出会阴动脉后延续为阴蒂动脉。阴蒂动脉穿过尿生殖膈下筋膜行于会阴深隙中，在深隙中分出前庭球动脉、尿道动脉、阴蒂背动脉和阴蒂深动脉。前庭球动脉发出后向内行，突出尿生殖膈下筋膜重新进入浅隙，分布于前庭球和阴蒂海绵体的后部。尿道动脉在前庭球前方由阴蒂动脉发出后，出会阴深隙入会阴浅隙。静脉与同名动脉伴行，经阴部内静脉汇入髂内静脉。

男性会阴部，阴茎的血供非常丰富，主要来自阴茎背动脉和阴茎深动脉，阴茎深动脉由阴茎脚进入阴茎海绵体。阴茎的静脉有阴茎背浅静脉和阴茎背深静脉，前者收集阴茎包皮及皮下的小静脉，经阴部外浅静脉汇入大隐静脉；后者收集阴茎海绵体和阴茎头的静脉血，向后穿过耻骨弓状韧带与会阴横韧带之间进入盆腔，分左、右支汇入前列腺静脉丛。供应阴囊的动脉有股动脉的阴部外浅、深动脉，阴部内动脉的阴囊后动脉和腹壁下动脉的精索外动脉，其分支组成致密的皮下动脉网。阴囊的静脉与动脉伴行，分别汇入股静脉、髂内静脉和髂外静脉。

女性外生殖器主要包括阴阜、大阴唇、小阴唇、阴蒂、阴道前庭、前庭球及前庭腺。成年未婚女性的左、右大阴唇密接，阴裂闭合。小阴唇呈暗紫色，阴道口狭小，处女膜清楚可见。婚后，尤其是经产妇，处女膜破裂形成处女膜痕，阴道口扩大，大阴唇失去弹力而变松弛，阴裂开大，阴道前后壁可突出于阴道前庭，前壁较为显著。唇后连合和阴唇系带由于分娩受损，常出现瘢痕。老年女性的大阴唇、小阴唇、阴蒂海绵体及前庭腺多显萎缩。阴道呈H型扁状管型，分为前后和两侧四壁和上下两端。上端围绕子宫颈，形成阴道穹，下端为阴道口开口于阴道前庭。阴道前壁包含阴蒂体，与尿道之间由致密结缔组织纤维连接，与膀胱之间由静脉丛的结缔组织相连。阴道后壁上1/4被腹膜覆盖，中1/2与直肠子宫凹陷相邻，下1/4与肛管之间存在会阴体。两侧壁与提肛肌和盆筋膜相连。阴道具有伸缩性，其形态随年龄和孕产而变化。成年无性生活女性阴道内皱褶明显，阴道腔脚狭小，直接为20～25mm，有性生活的女性阴道直径为40～45mm，经产妇阴道腔峪阴道口明显增宽，直径为45～55mm。

阴道的内壁分为四层：①内侧黏膜上皮层，上皮表面有纵形的嵴状隆起，阴道口、后壁横形皱褶众多；

②黏膜间质层，内有血管神经和淋巴管；③肌层，内含静脉丛，阴道下段肌层内含有球海绵体；④外膜，由胶原纤维和弹力纤维组成，支持阴道壁，有伸展性。阴道的血供，上1/3为子宫动脉阴道动脉的宫颈阴道分支，中1/3为阴部内动脉，下1/3为阴部内动脉直肠中动脉的阴道分支。静脉回流为阴道静脉，阴道静脉丛/连接输尿管、膀胱、直肠丛–髂内静脉。

男性外生殖器主要包括阴阜、阴茎、阴囊和尿道。阴阜由皮肤及丰富的皮下脂肪组织构成。阴茎可分为3部分，即阴茎头、阴茎体和阴茎根。阴囊为阴茎与会阴间的皮肤囊袋，内有睾丸、附睾和精索下部。

2. 美学标准 人类性美学的产生是与人的性特征紧密联系的，作为性美学审美的外在表现，女性与男性的阴部及外生殖器具有重要的审美意义。

根据会阴部的丰满状态和阴毛的疏密程度，可将其分为七个美学等级。

一级：外形饱满而隆起，阴毛疏密有致，能较好地显现耻骨的形态。

二级：外形饱满而隆起，阴毛不多。

三级：外形饱满而隆起，阴毛浓密。

四级：外形微隆起，阴毛浓密。

五级：外形肥厚而有皱褶，阴毛一般。

六级：外形瘦削平塌，阴毛很少。

七级：外形瘦削平塌，阴毛极浓密且超过耻骨界限。

女性外生殖器：阴毛呈倒三角形分布。成人女阴的阴裂长度为（74.53±7.07）mm，阴道前庭长度为（43.17±4.06）mm，阴道口至尿道口间距为（9.01±1.61）mm，阴道口至肛门间距为（29.87±5.11）mm。大阴唇由脂肪组织组成，在前部叠合并形成阴阜。阴阜是一个圆形、长满阴毛的脂肪小丘，称为"维纳斯小丘"。大阴唇前大后小，有色素沉着，一般长为7～8cm，宽2～3cm，厚1～1.5cm。小阴唇富于弹性及伸展性，形态多样，其内血管丰富，呈微红色。成人小阴唇长为2.5～3.7cm，宽为1.5～2cm，高出大阴唇0.5～1cm。阴蒂包括阴蒂头和阴蒂干两部分。我国成年女性阴蒂头长为（6.73±1.29）mm，宽为（4.73±0.85）mm，阴蒂干长为（21.04±4.55）mm，宽为（3.79±0.87）mm，阴蒂根部至耻骨联合上缘为（23.45±6.72）mm，阴蒂至尿道口间距为（20.36±4.99）mm，阴蒂头至阴道口间距为（32.92±5.93）mm。

男性外生殖器：阴毛浓密，呈正三角形分布。阴茎长度和大小因种族、个体差异很大，国正常男性（16—40岁）阴茎常态下阴茎长度为4.10～12.10cm，周径为5.80～11.60cm，勃起时阴茎长度为8.60～17.43cm，周径为7.08～15.27cm。阴囊饱满呈袋状，由中隔分成左、有两个囊袋，内容睾丸。睾丸为卵圆形器官，表面光滑，质地厚实，按压略有弹性。老年人则随性功能衰退而萎缩。睾丸大小两侧略有差别，成人两睾丸质量20～30g，左睾丸长度平均为3.30cm，宽度平均为2.27cm，厚度平均为1.71cm。右睾丸长度平均为3.38cm，宽度平均为2.37cm，厚度平均为1.78cm。

3. 美学缺陷及临床表现 女性的会阴部脂肪美容多以达到增加外生殖器美观度，提高自信为目的。男性会阴部美学缺陷多为阴茎短小，这降低了男性在两性交往中的自信心，并增加了性交的难度。

(1) 男性阴茎短小。通常指阴茎外形正常，长度与直径的比值也正常。但阴茎大长度与同龄人相比小于2.5个标准差以上者。

(2) 女性会阴体、阴阜、大阴唇萎缩。女性外生殖器的尺寸评估较为困难和主观，但在明显衰老、减肥或先天缺陷的情况下，会出现外生殖器的脂肪萎缩。

(3) 女性阴阜、大阴唇过大。当阴阜、大阴唇过于凸出时，男性生殖器很难插入，如果性伴侣的生殖器偏小，症状会更为明显。

(4) 闭经导致的阴道萎缩、阴道松弛或阴道裂手术瘢痕造成的凹陷，性交时摩擦面积和灵敏度下降。

4. 分型治疗和临床技术方法

(1) 分型治疗

容量不足型：男性阴茎短小，女性会阴体、阴阜和大阴唇萎缩，阴道萎缩、松弛或阴道内手术瘢痕都属于相对组织容量不足。临床上可通过增加容量的技术方法改善，如自体脂肪注射。

容量过多型：女性阴阜、大阴唇过大属于软组织容量过多。临床上需要采用减少容量的方法，如脂肪抽吸等。

(2) 临床技术方法

脂肪注射：男性阴茎短小是美容科室常见的问题之一，严重时可影响生活质量。目前有多种延长阴茎的术式，如切断阴茎浅、深悬韧带。但这种方法无法增加阴茎的直径，并且手术的风险较大，并发症较多。而脂肪注射不仅可以延长阴茎长度，还可以获得一个较为理想的阴茎长度和直径的比例。由于阴茎血供丰富，并且不含皮下脂肪并存在白膜，注射入阴茎的脂肪不易吸收，存活率高。女性先天性大阴唇菲薄，或者分娩损伤导致会阴体、大阴唇变形粘连，在走路运动或性交时摩擦引起疼痛。尤其是小阴唇无肥厚的女性，进行大阴唇会阴体的脂肪注射，可以减轻摩擦的疼痛感，并使大小阴唇比例适当。闭经导致的阴道萎缩、阴道松弛或阴道裂手术瘢痕造成的凹陷，可通过注射脂肪提升阴道的紧致感。阴道内G点脂肪移植可以提升性交时的摩擦面积和灵敏度。

技术要点

麻醉选择：麻醉一般采用局部麻醉联合静脉镇静的方式。对于脂肪供区男性一般选择在阴阜或腹部，而女性最好选择腹部或者大腿内外侧。脂肪供区的麻醉为切口处局部麻醉联合局部肿胀麻醉。目前肿胀液的配制方法不尽相同。临床医生可根据具体情况的不同调整配比。对于脂肪受区，男性患者在包皮内侧的6点和12点方向使用一侧性注射器注入局麻试剂（1%利多卡因0.25～0.5ml）。而女性患者在两侧大阴唇下方和右侧阴阜的上极注入麻药。阴道内注射无须局部麻醉，仅静脉麻醉即可。

进针点的选择：在男性阴茎脂肪注射时，用手牵拉龟头并用镊子在冠状沟处提起包皮褶皱。注脂针于阴茎体背部中线刺入褶直至皮下。女性阴阜和大阴唇脂肪注射点同局部麻醉进针点。女性阴道进针点主要位于处女膜层，无须做切口。

注射层次的选择：男性阴茎脂肪注射层次在皮下。女性在大阴唇和阴阜注射前积极与患者进行沟通，确定脂肪移植后大阴唇和阴阜的外观形态。为评估注脂后大阴唇的形态，可上拉大阴唇皮肤组织，使大阴唇表面皮肤松弛，确定注射脂肪的量。在皮下组织注射时应分层次，小剂量分段注射。女性阴道的注射层次为黏膜下、阴道球海绵体、提肛肌等直肠前间隙，前后壁的注射较为安全，可适当增加注射脂肪的量，但后壁注射时避免损伤直肠，侧壁由于血供丰富，注射时应多加留意，避免栓塞或血管穿孔的发生。注射时应遵循多点位、多层次、多通道的原则。

脂肪类型选择：将抽吸所得脂肪颗粒进行去杂质提纯，方法主要有漂洗法、过滤法、搅打法、滤纸吸附法、捞取纯化法、输液器法、静置或离心法等。脂肪提纯的目的只有一个，即保证移植前的脂肪纯度和活性，以提高移植后脂肪的存活率。

注射针选择：注射针内直径如果过粗，注入体内的脂肪会形成串珠样结块，导致后期发生坏死液化或者钙化。因此，应采用直径为18G针头平坦并偏钝的注射针。阴道内脂肪注射可采用Owl针。

注射方法：男性阴茎脂肪注射时，应用止血带压住阴茎根部以防止脂肪溢出。注射器从切口进入后先到达阴茎根部，边退针边注射，至冠状沟处停止注射。注射时，注脂针应环绕阴茎1周，使脂肪注射均匀。使用注脂针反复穿刺，让皮下组织浅筋膜之间的小室相联通。注射总量应不超过60ml，以防止术后阴茎因注射脂肪过多而出现畸形。

女性阴阜、大阴唇注射时，注脂针针头从阴阜上极穿刺进入到达阴阜下极，或从大阴唇下方穿刺进入到达大阴唇上方后开始注射，边退针边注入脂肪，并呈辐射状注入。此操作能够减少血管损伤和脂肪栓塞症的发生。当注射器针筒中的脂肪全部注入后，更换注射器针筒，改变方向以辐射状重新推入，按同样方式继续注脂。注入脂肪后形态的维持决定了手术的成败。为了维持大阴唇固有的形态，减少每次的注射剂量，下一次的注射剂量为上一次的2/3。在注射脂肪时，不断按摩大阴唇及阴阜，使注入的脂肪分布的更为均匀，特别是在大阴唇全层，脂肪均匀的分布有助于术后的存活。推荐的注入量为50～100ml。过多的脂肪会导致脂肪或皮肤坏死。

女性阴道内注射可根据具体情况调整每个部位的注射量。但注意，若要提高脂肪的存活率，应少量而均匀地注射脂肪。可在阴道内将脂肪注射成类似于皱褶肌嵴的凸起，也可在阴道内均匀注射，以起到缩小阴道腔隙的作用。

术后护理：由于会阴部术区较小，术后一般不会出现剧烈疼痛，如有疼痛可服用对乙酰氨基酚等解热镇痛药物。术后需口服抗生素1周。

男性患者术后第1天打开包扎辅料观察阴茎形态，如出现不对称的情况，可行轻微矫正，第2天可进行正常活动。术后3天内应冰敷以减轻疼痛。

女性患者术后2～3天内应进行冰敷，尽量减少会阴部的接触或摩擦，有利于形态的保持，术后1～2周可进行温水坐浴，每天至少2次。术后2周能够恢复性生活。术后数天内注入的脂肪变硬会导致会阴局部出现瘀青或肿胀，活动时会出现疼痛，但1～2周内症状减轻，术后1～2个月可进行手术效果的评估。术后半年左右，注入的脂肪会出现20%～30%的吸收，如果效果不满意则可行再次注射。

阴道内注射术后应行局部压迫止血。患者术后休息2h即可出院。2周后恢复正常性生活。

脂肪抽吸：进行阴阜和大阴唇吸脂的患者，主要是由于此部位脂肪较厚，着装时过于突出影响美观。阴阜和大阴唇的脂肪属于下腹部脂肪的延伸，解剖结构相同。其吸脂术的步骤大致与腹部吸脂术相似。阴阜和大阴唇所在位置较局限，局部解剖较为简单，在正确的位置进行吸脂操作很难损伤到血管神经。在行吸脂术前，患者最好进行阴部的超声检查，以确定阴阜和大阴唇的脂肪厚度。

技术要点

麻醉选择：采用切口处局部麻醉联合吸脂范围的肿胀液浸润麻醉。

进针点选择：进针点通常选在阴毛生长的位置，以在术后遮挡手术切口带来的瘢痕或者色素沉着。

抽吸层次的选择：需要多通道多层次的抽吸全层脂肪以达到均匀吸脂的效果。切勿在浅层抽吸过多脂肪使皮肤变得菲薄而发生穿孔。

抽吸方法：为防止抽吸不均匀或双侧大阴唇不对称的发生，可以以一侧大阴唇为基准，双侧对比，在一侧抽取一定量的脂肪后换另一侧抽吸同等量的脂肪。一般一侧大阴唇抽出的脂肪不超过100～150ml。

术后管理：术后3天内，为减轻疼痛可以进行冷敷，并用会阴垫保护阴阜和大阴唇。之后可进行温水坐浴、理疗等促进血液循环、消肿。术后2周肿胀基本消除，可恢复正常性生活。

病例报道

病例 17-1

35岁。阴阜、大阴唇萎缩，行自体脂肪移植会阴增大术，术后会阴部形态饱满，阴阜、大阴唇显著增大。术后3个月会阴部脂肪吸收较少，依然维持饱满形态（图17-40）。

病例 17-2

37岁。大阴唇萎缩，行自体脂肪移植大阴唇增大术，术后1个月大阴唇形态良好（图17-41）。

病例 17-3

34岁女性阴阜、大阴唇萎缩，行阴阜及大阴唇自体脂肪移植术，术后形态饱满（图17-42）。

（陈伟华）

（二）大阴唇脂肪填充术

1. 大阴唇的解剖和功能　大阴唇起源于生殖器胚芽，分化于胚胎发育时的阴唇褶皱，为分布于阴裂两侧的一对纵长隆起的皮肤皱襞，由脂肪组织组成，在前部叠合并形成阴阜。阴阜是一个圆形、长满阴毛的脂肪小丘，称为"维纳斯小丘"。后部连合被称为唇后连合，位于肛门前方约3cm处。大阴唇前大后小，有色素沉着，一般长为7～8cm，宽2～3cm，厚1～1.5cm，两侧阴唇的裂隙即为阴裂，成年女性和肥胖女子的大阴唇多互相接触，阴裂闭合。

大阴唇分内、外两面，外侧面的皮肤被覆鳞状上皮（角化且伴有色素沉着），真皮层富含血管与皮脂腺、大汗腺，还可生有阴毛；内侧面细薄平滑，呈淡蔷薇色，类似黏膜，含有皮脂腺，无阴毛生长。大阴唇皮下脂肪来自阴阜区的延续，分为两部分，浅层区和覆盖会阴的深层区。大阴唇的血供来源于阴部内动脉发出的阴唇后动脉与会阴动脉。神经支配来源于阴

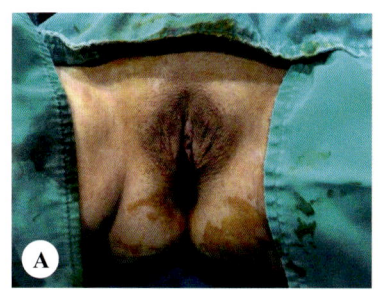

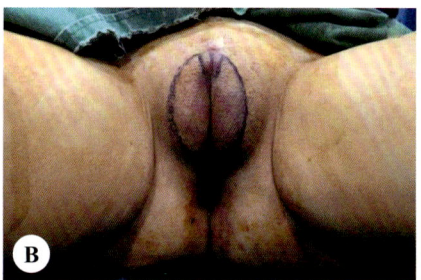

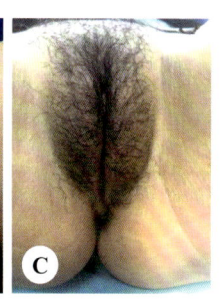

◀ 图 17-40　A. 阴阜、大阴唇萎缩，术前；B. 术后即刻；C. 术后3个月

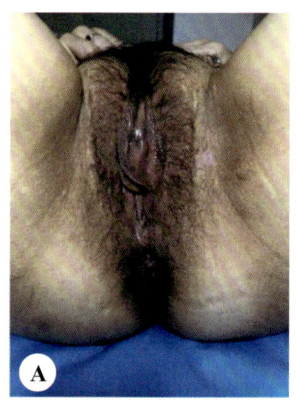

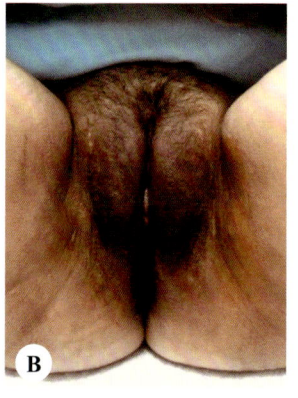

▲ 图 17-41　A. 大阴唇萎缩，脂肪注射术前；B. 术后1个月

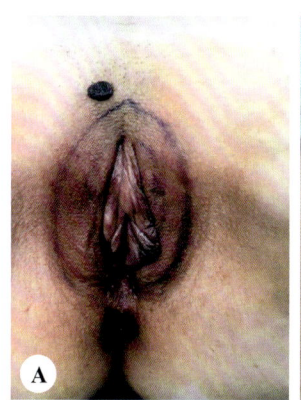

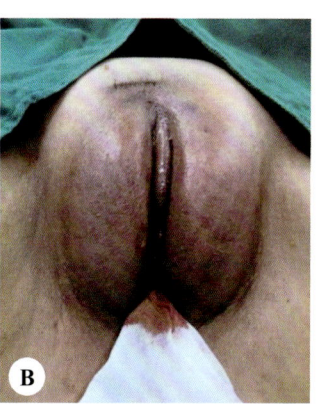

▲ 图 17-42　A. 会阴部增大术术前，B. 术后即刻

部神经。

大阴唇有着重要的生理功能，往往会被我们忽视。外阴的美观在一定程度上取决于覆盖在耻骨上的阴阜软组织及大阴唇形态。大阴唇的中上部分保护着内侧较弱的小阴唇，可以避免小阴唇不必要的摩擦引起的不适，尤其是在进行某些运动（如骑自行车或骑马）、穿过紧衣物时的摩擦痛。阴道口两侧的大阴唇深部埋藏有前庭大腺，腺体可以分泌黏液以滑润和清洁阴道，保持阴道内的生态平衡。而大阴唇是前庭大腺最忠诚的保卫者。在大阴唇里，也有与腋下一样的特殊汗腺，散发同样的气味。这种气味可以吸引、诱导异性，激发异性的性兴奋。大阴唇的脂肪下广泛存在前庭球的海绵体，它能使大阴唇像皮球一样鼓起。当两性交合的时候，大阴唇充血、膨胀，成了活塞运动的弹簧垫，可起到将阴茎推入阴道的作用。此外，膨胀的大阴唇还有挟送和"紧握"阴茎的爱抚效果。在性生活中，如果将手掌放在大阴唇内侧，就有一种"紧握"感，因此，大阴唇对提高性生活质量、密切夫妻关系，有着不可忽视的作用。

2. 大阴唇的手术指征 年轻丰满的大阴唇充分体现了女性的美丽，对于女性的自信有着非常大的帮助。大阴唇年轻外观的标准为：①大阴唇长7～8cm，宽2～3cm；②形状饱满、略微高出阴股沟平面；③质地丰润紧致，颜色较浅。

随着年龄的增加（绝经）、雌激素的衰退、大量减肥（产后瘦身），阴唇皮肤的真皮层厚度逐渐变薄，大阴唇皮下组织层逐渐减少。组织容量的丢失加上皮肤的皱缩形成一个干瘪的外观：宽松下垂，皮肤皱纹多，表面粗糙不平，站立时下垂呈贝壳状。大阴唇萎缩对小阴唇及阴道前庭功能的保护功能也会下降，可以导致慢性外阴炎和外阴阴道干燥，引起患者不适、瘙痒及性交困难。不论是身体上，还是心理上甚至性生活上的不适，都可能影响到女性的性生活、性欲及自信度。

当今女性对外阴形态年轻化的需求越来越大，患者希望去除年龄、生育及多种创伤留下的痕迹，增强自信，改善情侣配偶间关系，提高性生活满意度。随着社会的进步，大阴唇整形的患者越来越多。

3. 术前评估 原则上接受手术的对象应为身心及性健康的女性。患者意识清晰、精神正常，有自主手术意愿，有明确的手术目的与要求，并签署手术同意书。但术前医生需仔细地聆听患者的诉求和手术动机，并评估患者的心理和精神状态，需警惕抑郁症、躯体变形障碍等精神心理的问题患者。完善术前基本检查及妇科检查，并进行必要的体检，向患者告知手术方式的选择、手术过程、术后管理、远期手术效果等一系列信息及存在的风险。

4. 术前准备 即将结束手术的患者原则上与接受会阴部手术的术前准备一样，术前需戒烟半个月，停止服用阿司匹林等药物，必要时，术前服用抗生素3天，术前备皮及保持会阴部清洁。如果患有阴道炎或外阴感染，则需妇科治疗后再行手术；需要避开月经期，并明确术前检查结果，再次确认麻醉安全和是否合并贫血及凝血障碍疾病等问题，务必做好手术前后的照片记录。

5. 脂肪填充 对于轻度干瘪松弛的大阴唇，大阴唇脂肪填充就是一个非常好的选择。

大阴唇脂肪填充的手术目标是减少大阴唇的皮肤褶皱和保持大阴唇年轻的外观，同时能够改善患者及性伴侣的性体验。主要适应证是大阴唇发育不全、大阴唇的外形失常、皮肤萎缩或因体重快速下降后导致大阴唇脂肪过少引起的患者大阴唇形态和精神上的问题。大阴唇脂肪填充没有明显的手术禁忌证。

Coleman自体脂肪填充技术已非常成熟。但术前需特别提醒患者的是，填充的脂肪存活率只有40%左右，必要时需要重复进行脂肪填充。手术采用局麻，整个手术时间需要1～2h。现在可以从身体任何脂肪富余的区域获取脂肪，如大腿内侧、下腹部、膝盖内侧等部位，其中大腿部位的脂肪细胞偏小，更容易存活，并且离供区较近，适合脂肪移植，尽量避免采取胳膊或两肋等作为供区。在抽脂区域划线标记后，在局部取适中切口约0.5cm，配制肿胀液，皮下脂肪层中层和深层注射，当皮肤呈现出适度的苍白和紧张时可以停止。按摩浸润部位15～20min，使肿胀液充分均匀扩散开后开始抽吸脂肪的中深层，避免抽吸浅层脂肪，避免术后脂肪抽吸区域表面不平。由于机械脂肪抽吸装置的高负压容易导致脂肪组织损伤，为尽量保障术后移植脂肪的存活率，通常以10ml的螺口注射器进行手工抽脂。抽脂时10ml注射器的柱塞要向后拉1～2cm后均匀抽吸。抽吸完的脂肪需要静置10min，去除底层的杂质。离心2～3min，去除最上层的油质和下层的血液、水、利多卡因。最后获取可供移植的脂肪。

患者取截石位，标记一个长椭圆形的填充范围，上极要适度的宽一些，下极要薄一些。注脂针针头从阴阜上极穿刺进入到达阴阜下极，或从大阴唇下方穿刺进入到达大阴唇上方后开始注射，边退针边注入脂肪，并呈辐射状注入。此操作能够减少血管损伤和脂肪栓塞症的发生。当注射器针筒中的脂肪全部注入后，更换注射器针筒，改变方向以辐射状重新推入，按同样方式继续注脂。多层次、多隧道、均匀填充于大阴唇的深浅面。注入脂肪后形态的维持决定了手术的成败。为了维持大阴唇固有的形态，减少每次的注射剂量，下一次注射剂量为上一次的 2/3。在注射脂肪时，不断按摩大阴唇及阴阜，使注入的脂肪分布更为均匀，特别是在大阴唇全层，脂肪均匀的分布有助于术后的存活。考虑到术后存在一定程度的脂肪吸收，注入时可以稍微过度矫正。推荐的注入量为 50～100ml。过多的脂肪会导致脂肪或皮肤坏死（图 17-43 和图 17-44）。

术后 2～3 天内推荐冷敷，尽量减少会阴部的接触或摩擦，有利于形态的保持，必要时可口服抗生素，术后数天内会阴局部可能出现瘀青或肿胀，尤其是注入的脂肪变硬后，坐靠或者变换姿势时会有疼痛，但 1～2 周内会有改善，术后 4 周内肿胀基本消退，注射区域开始变软，4 周内禁忌剧烈活动，禁忌性生活。术后 1～2 个月可进行手术效果的评估。术后 6 个月左右，注入的脂肪会出现 20%～30% 的吸收，效果不满意则可以考虑再次注射。

可能发生的并发症包括：对手术效果不满意，瘢痕，局部组织坏死，矫正不足/过度矫正，会阴局部皮肤不规整，色素沉着，感染，脂肪栓塞，脂肪吸收，出血，形成囊肿、钙化。

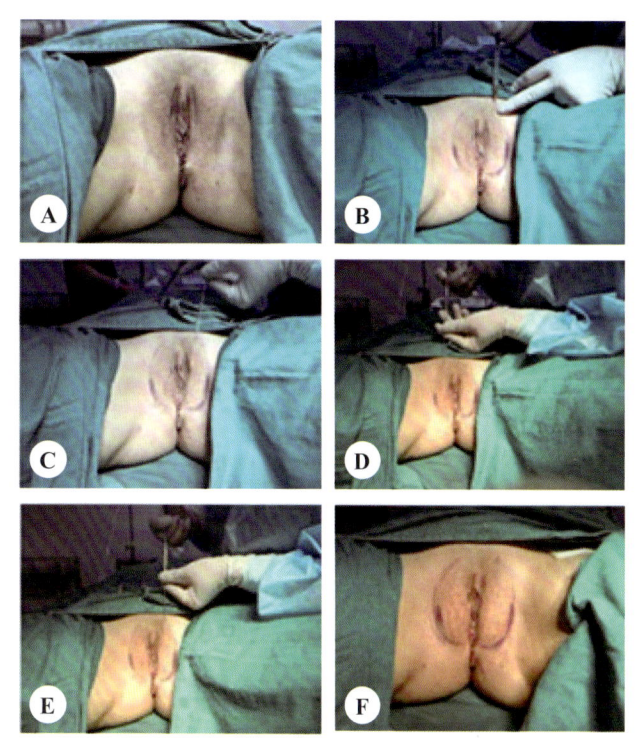

▲ 图 17-43　大阴唇脂肪填充

A. 大阴唇注射术前；B. 左侧大阴唇注射口浸润麻醉；C. 左侧大阴唇皮下麻醉；D. 右侧大阴唇皮下麻醉；E. 脂肪填充；F. 填充即刻效果

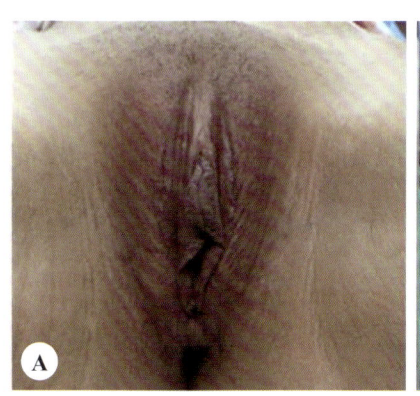

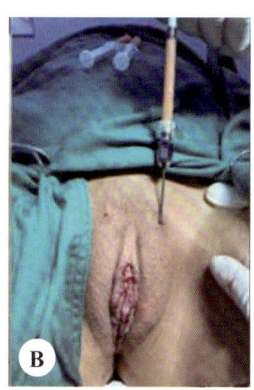

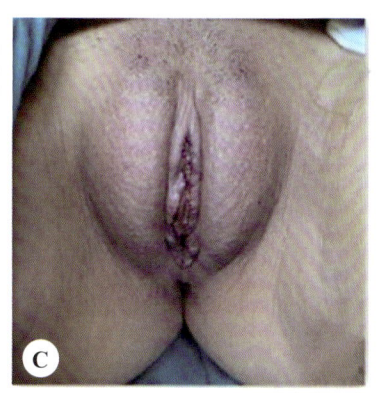

◀ 图 17-44　A. 术前；B. 小阴唇整形后，注入脂肪；C. 术后即刻效果

（胡葵葵　谭梅军）

第18章 脂肪移植在皮肤再生修复治疗中的应用

一、背景

早期脂肪移植技术多用于软组织的容量填充，以此达到对局部缺陷的修复或美化。对脂肪移植研究的重点也在于如何提高移植脂肪的存活率。随着脂肪移植例数的不断累积，一些意外的附带作用（如皮肤质地改善等现象）逐渐引起人们的重视。

在基础研究方面，自人类从脂肪组织中分离获得一群具有多向分化潜能的细胞，即脂肪干细胞（adipose stem cell，ASC）以来，ASC 的多向分化潜能和内分泌功能受到了重点关注，并推动了其在组织修复中的应用发展。

目前认为，ASC 是一类来源于脂肪组织经过酶消化得到的 SVF 中的间充质干细胞，具有很强的自我更新、多向分化潜能和旁分泌功能。自发现之初，ASC 就被证实可以分化成脂肪细胞、软骨细胞、肌肉细胞和骨细胞等。在一些特定条件下，ASC 还可被诱导分化为血管平滑肌细胞、角质形成细胞（KC）、肝细胞等。近年来，ASC 的旁分泌功能受到越来越多的关注，认为其在包括损伤等多种组织损伤修复中发挥重要作用。研究显示，外泌体在 ASC 的旁分泌中发挥了重要作用。外泌体是直径 30~100nm 的细胞外囊泡，传统上认为其主要是细胞代谢产物，但越来越多的研究显示，外泌体可携带源细胞的蛋白质、脂质、mRNA 等生物信息，在细胞间传递生物学信息，对其他的生物学功能发挥重要的调控作用。

干细胞的再生潜力已经超出了治疗慢性退行性疾病的范畴，扩展到了美容整形医学领域。与胚胎干细胞或诱导多能干细胞相比，间充质干细胞具有高利用率、分化成多种细胞类型的能力，以及不容易违反伦理原则等优点，是临床应用的首选。ASC 具有分化为中胚层、外胚层和内胚层来源组织的能力。ASC 还具有促进组织再生和伤口愈合的特性。它们可以通过标准的脂肪抽吸术从脂肪组织中大量获得。与骨髓间充质干细胞相比，可在局部麻醉下获得，患者并发症少，无特殊不适，并且获取的脂肪干细胞无须进行体外培养扩增。其他来源的干细胞，如羊水干细胞、脐带血干细胞等，与 ASC 和 BM-MSC 相比具有更大的增殖和分化潜能，但在体外扩增后的细胞利用率有限。

脂肪干细胞的获取方法很多。脂肪可通过脂肪抽吸或手术直接获得。用胶原酶消化，可将脂肪与脂肪干细胞分离。之后用离心机将富含脂肪干细胞的基质血管成分（SVF）与脂肪、血液相分离。SVF 是通过脂肪酶分离获得的细胞混合物，其中还包含成纤维细胞、内皮细胞、巨噬细胞、粒细胞和淋巴细胞。ASC 可以从 SVF 中分离出来，并可以培养成成纤维细胞样集落。

当前，单纯自体脂肪干细胞的移植在临床应用上有不少限制，如细胞扩增数量有限、微生物污染、传代后细胞的变异情况等问题都亟待解决。人们转而把目光转向富含脂肪干细胞的脂肪复合组织，如 SVF、纳米脂肪、SVF-gel 及无细胞的脂肪提取产物（如 CEFFE），为自体脂肪在美容再生医学领域的应用打开了广阔的前景。

二、创面的再生修复

下肢的慢性创面不仅在整形外科，并且在一般的临床外科实践中都是一个巨大的挑战。现有的疾病，如糖尿病或血管性疾病往往会延迟伤口的愈合，一般采用保守的治疗方法收效甚微。尤其是那些经过反复外科清创、负压吸引治疗或皮片移植等方法治疗无效的慢性创面，通常还需要采用截肢等根治性手术治疗。脂肪移植再生治疗创面是一个研究方向，但是多数仍停留在基础研究。

清创和自体脂肪移植（debridement and autologous lipotransfer，DEALT）是指用于促进下肢慢性溃疡创面愈合的伤口清创和自体脂肪移植技术。这里介绍一个用简单的技术来治疗糖尿病足和慢性灌注障碍者的难治性下肢创面的研究。所有病例术前均排除恶性肿瘤。

该项前瞻性队列研究纳入 26 名年龄在 25—85 岁（平均 60 岁）的患者（17 名男性和 9 名女性）。平均 BMI 为 26.9；所有患者均患有糖尿病，其中半数伴有周围血管疾病。纳入标准为病程超过 2 个月、下肢溃疡面积 2cm^2 以上且治疗上出现耐受的患者。治疗耐受是指患者在接受了专业的保守治疗及通过清创、血管介入和整形外科手术等治疗后，仍未表现出任何伤口缩小的趋势。主要的测量指标是创面完全闭合的时间，另一个测量指标是创面缩小 50% 的时间。结果显示，在上述研究中，88% 的患者表现出良好的愈合效果。在之前为期平均 17 个月（2～72 个月）的失败治疗后，在仅仅 4 周的时间内，伤口基底面积平均减少了 50%。只需要 2 个月的时间，伤口达到完全愈合。所有伤口都进行了至少 3 个月的随访，观察到愈合的组织是稳定的，未观察到明显的并发症。当创面面积大于 10cm² 时，可以通过 DEALT 法获得健康的肉芽创面，为植皮操作创造条件。对于仍无明显好转的伤口，在 3～4 周后重复上述治疗（图 18-1 至图 18-5）。

对于慢性创面，对其原发疾病治疗及全身情况的调整（如控制血糖、改善全身营养状态）是非常有必要的。慢性创面局部处理有一个很重要的原则，就是想方设法将慢性创面转化为急性创面。

即使在有骨头显露的情况下，伤口也能完全愈合。为了提高 DEALT 法治疗慢性难愈合创面的成功率，需严格遵循以下 10 个步骤。然而，如果患者的依从性差，这种方法几乎是注定要失败的。以下所述方法的平均操作时间约为 30min。术前应进行创面细菌培养，以便能在术前和术后合理地使用抗生素进行治疗。该操作通常在无菌条件下进行。

步骤 1：手术可在全身麻醉、脊髓麻醉或局部麻醉下进行。以肿胀溶液（10ml 2% 利多卡因 +1ml/L 肾上腺素）对脂肪组织供区，通常是大腿前侧或下腹部进行局部麻醉。

步骤 2：用刀片刮去伤口底部肉芽，切除伤口边缘。在外的骨头可用钳子咬除。如有必要，可以活检以进行组织学检查。

步骤 3：提取脂肪的首选部位是小腹和大腿上部。在脂肪抽吸术中，应遵守操作规范以保证安全成功地进行组织移植。脂肪抽吸的量为每平方厘米的创面面积大约需要 2ml 脂肪组织。

步骤 4：使用洛二氏转接头将未离心的脂肪转移到 1ml 或 2ml 注射器中。

步骤 5：使用 16～18G 的锐针头将脂肪注入伤口周围和伤口基部（图 18-6）。在脂肪注射过程中，应确保注射方向是从健康组织向伤口推进。应避免高压注射，以免导致局部皮肤变白，及导致周围组织进一步坏死。剩余的脂肪可将之填满伤口。较小的伤口可以直接用非黏性硅纱布覆盖。

步骤 6：在同等条件下，如果进行 Reverdin 皮片移植，2cm² 以上伤口的愈合明显更快。任何皮肤多余的部位都适合作为皮肤的供体。供体部位可用可吸收

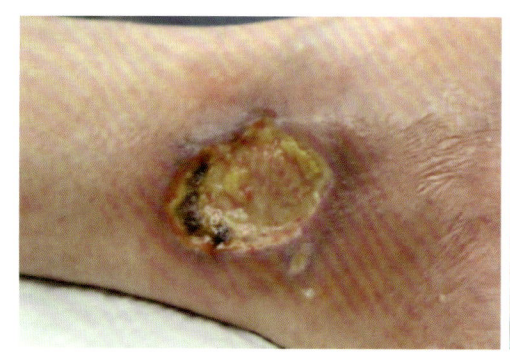

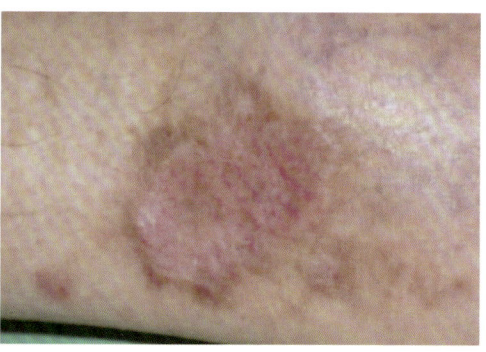

◀ 图 18-1 已持续 12 个月的疼痛性慢性淤积性溃疡（左），在清创术和自体脂肪移植和皮片移植后完全愈合（右）

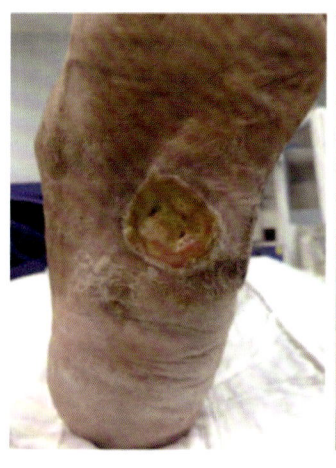

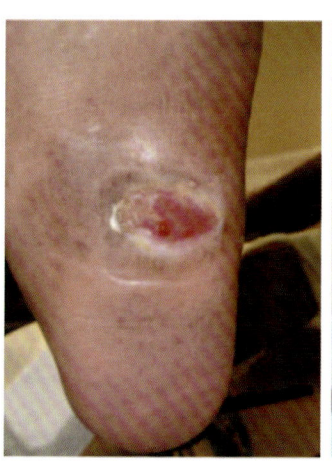

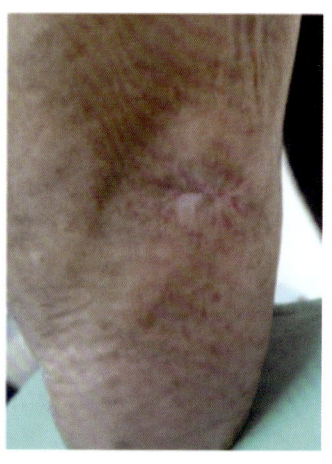

◀ 图 18-2 一名 74 岁的糖尿病并慢性肾衰竭的患者，足部有严重穿孔性溃疡，病程超过 4 个月（左），行清创及脂肪移植术后 30 天（中），70 天后伤口愈合（右）

缝线缝合。将 Reverdin 皮片松散地放置在覆盖创面的脂肪上。

Reverdin 皮片（粒）由瑞士外科医生 Reverdin 在 1869 年首次描述。为大小 2~4mm 的植皮颗粒，其中心部分包含完整的表皮和真皮，向边缘逐渐变薄。于供区局部麻醉后，用钩形针提起皮肤，用手术刀切取，形成小的皮岛。这样获得的移植物可以暂时保存在潮湿的纱布上，也可以直接转移到创面上。

步骤 7：伤口可以用石蜡纱布覆盖，但如果可以，最好使用无黏性的开孔硅胶板。术后 4~5 天进行第 1 次换药，以免影响最初的愈合阶段（就像全厚皮肤移植的情况一样）。对于下一层敷料，首选透明的开孔胶膜敷料，在保持伤口湿润的同时允许渗出物渗出。渗出物可被每天更换的无菌压缩纱布吸收。另外，还可以使用负压敷料，对于非常活跃的患者，还能达到制动的效果。

步骤 8：根据细菌培养结果，围术期和术后抗生素治疗非常重要。

步骤 9：严格肢体制动至少 5 天。如果没有特别发现，这 5 天内不要打开绷带，使伤口处于封闭状态。在此之后，常规进行保守治疗和定期换药，直到完全闭合。

步骤 10：5 天后可以开始非负重运动，2 周内不得进行局部承重。使用矫形鞋以减轻足部伤口受压也是很重要的。

根据本研究结果和临床观察，将自体脂肪组织植入慢性创面，可使慢性创面转化为急性创面，创面修复更活跃，愈合潜力更大。这种方式在其他治疗无效的情况下可以有效减少截肢的可能性。然而，这种转变的机制目前尚不明确。脂肪组织的再生作用已在一些实验和临床研究中得到证实。这种积极的结果部分归因于脂肪组织中含有大量的干细胞，这些干细胞具有许多创伤愈合因子，对伤口愈合具有直接的积极影响。其他研究表明，在糖尿病小鼠的动物实验研究中，局部使用脂肪因子、瘦素和脂联素对皮肤伤口有较好的愈合作用。自体脂肪移植也可以治疗皮肤纤维化的，这与脂肪组织中所含的生长因子和已知的促进伤口愈合的肽的作用相关。除此之外，干细胞还分泌血管和其他生长因子（VEGF、bFGF）。目前尚不清楚脂肪组织是作为一个整体还是以脂肪干细胞本身对伤口愈合的积极影响起主要作用。然而，当前的研究提供了一个理解的角度，为了达到治疗效果，复杂的分离干细胞的程序可能是不必要的。一些研究表明，在脂肪组

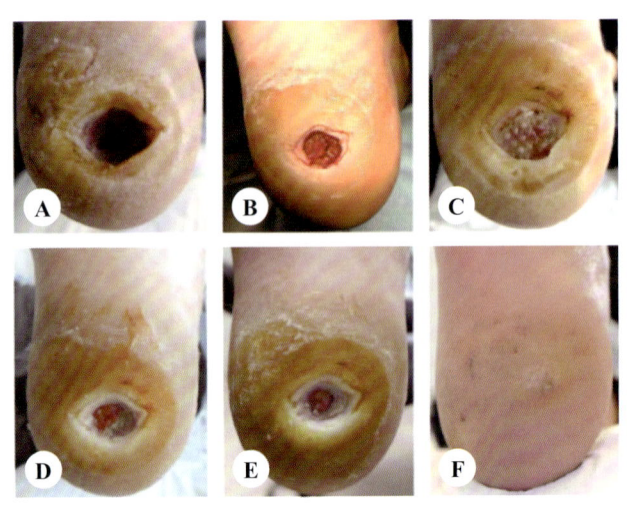

▲ 图 18-3　A. 一名 46 岁女性的右脚慢性压疮清创术后；B. 脂肪移植术后即时；C. 术后第 6 天；D 和 E. 术后第 10 天和第 21 天，显示肉芽组织；F. 95 天后，显示完全重新形成

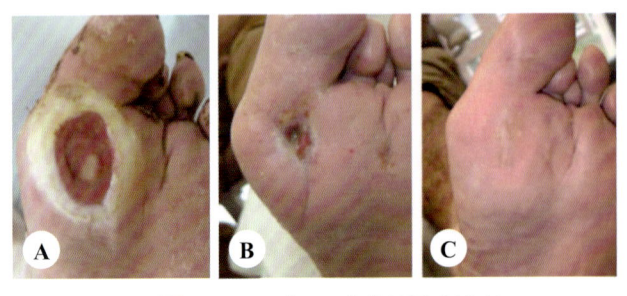

▲ 图 18-4　一名 55 岁的糖尿病患者
A. 有压疮 19 个月；B. 以 8ml 自体脂肪移植后 7 周；C. 移植后 10 周闭合

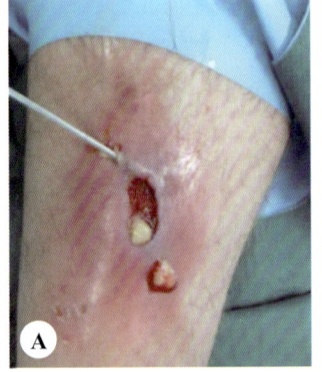

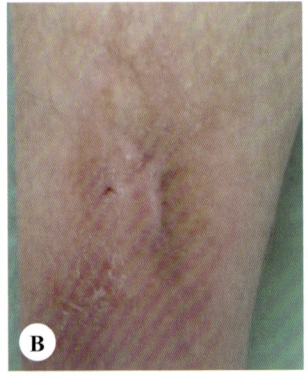

▲ 图 18-5　A. 使用清创自体脂肪移植法治疗病程 5 个月的胫前溃疡；B. 60 天后治愈伤口

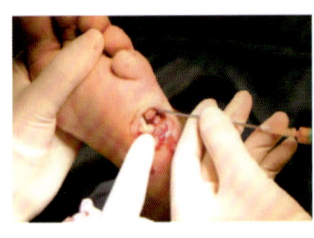

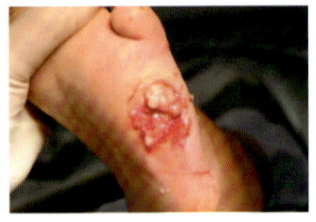

▲ 图 18-6　去除溃疡和使用锋利的套管将自体脂肪转移到溃疡底部（左），脂肪留在底部和伤口凹陷处（右）

织中加入富血小板血浆，与单纯的脂肪移植相比，效果虽好，但并无明显的优势。

三、瘢痕的再生修复

（一）概述

瘢痕是各种创伤后所引起的皮肤组织的外观形态和组织病理学改变的统称。皮肤烧伤、烫伤、外伤、手术后瘢痕发生率可高达40%~70%。增生性瘢痕（hypertrophic scar，HS）的发生是由于真皮组织损伤导致细胞外基质，尤其是以胶原组织的异常堆积及重塑为特征的皮肤过度纤维化疾病，增厚的瘢痕组织不仅严重影响外观，并且后期常发生挛缩，位于关节功能部位时常出现功能障碍，给患者的生理和心理带来巨大痛苦。

瘢痕可以以高度、弹性、纹理、血管分布和色素沉着等参数来描述。当前的治疗方式分保守治疗和（或）有创治疗。瘢痕手术治疗方法包括自体脂肪组织注射，就是将脂肪悬液注射在皮损之下。该方式可与瘢痕皮下手术（粘连松解、切开、筋膜切开术）相结合进行。

自体脂肪移植已有上百年历史。1893年，Neuber首次报道了应用自体脂肪移植填充软组织凹陷。尽管自体脂肪移植技术在不断改善，但不可预测的再吸收率始终是其最大的缺点。1956年，Peer报道脂肪移植的存活率仅50%~60%，并且疗效极不稳定。20世纪80年代，随着脂肪抽吸技术的发展，脂肪移植又重新引起了人们的关注。1986年，Illouz提出了脂肪颗粒移植理论；1987年，Klein报道的肿胀局麻技术使吸脂术和脂肪颗粒移植迈出了革命性的一步；1995年，Coleman改良了脂肪抽吸和注射移植技术，革命性地提高了脂肪移植的存活率。脂肪移植作为再生医学一个领域，在基础研究和临床应用方面均迅速发展。2007年，Rigotti等首次使用脂肪注射技术治疗放射性皮炎，取得较好疗效，为脂肪注射治疗开辟了新的方向。

随着自体脂肪移植及脂肪干细胞在再生医学中的应用逐渐增加，其在促进胶原合成、增加真皮厚度、改善缺损部位微循环等方面的重要作用，让更多研究者关注其对瘢痕的治疗作用，为瘢痕修复提供了一个新的方向。近年来，大批学者将脂肪抽吸和注射移植技术用于瘢痕的治疗，开展了大量基础及临床研究。相关研究表明，在使用自体脂肪移植后，瘢痕的质地、弹性得到良好的改善。但在色素沉着、瘙痒等方面，结果不尽相同。目前，单纯应用脂肪细胞或脂肪干细胞移植尚缺乏临床研究结果。

皮肤的完整性对其发挥最佳功能是非常重要的。正常皮肤结构的紊乱不可避免地导致皮肤功能紊乱，甚至可能导致心理异常。皮肤损伤，尤其是深达网状真皮的损伤，会启动皮肤的修复程序，最终形成可见的瘢痕。瘢痕是伤口愈合的结果，对皮肤结构的正常结构和功能进行了宏观、微观和生化的修饰。这些改变可以被客观地测量，如测量瘢痕的体积、弹性、轮廓、皮肤的血管和色素沉着等参数。通过实验研究，还可以发现瘢痕的细胞和蛋白质表达与健康皮肤相比有许多差异。此外，患者和（或）医生可以主观地描述皮肤/瘢痕图像的变化，并使用相应的瘢痕评分表（如POSAS）对瘢痕进行评分量化。

过去一直认为，瘢痕的形成仅仅与皮肤组织相关。最新的研究表明，皮下组织与间充质干细胞存在相互作用，这提示含有脂肪细胞和脂肪来源干细胞的自体脂肪移植对瘢痕可能有治疗作用。

（二）国内外研究现状

1. 自体脂肪颗粒移植修复瘢痕 自体脂肪颗粒移植是将抽吸所得的自体纯化脂肪颗粒（含部分游离脂肪细胞），用注射器注射移植到自身软组织缺损部位的一种外科技术。自体脂肪颗粒移植应用于医学领域已有上百年历史，但用于瘢痕修复仅有十几年的历史。

1893年，Neuber首次使用自体脂肪填充软组织缺损并取得满意疗效。1912年Hollander、1921年Neuhof和1931年Josef先后在研究中使用自体脂肪治疗相关软组织缺损疾病并取得成功。20世纪80年代，肿胀麻醉技术的发明及脂肪抽吸技术进一步完善为自体脂肪移植技术的普遍应用提供了先决条件。

1992年，Coleman创造了提高脂肪抽吸存活率及注射移植存活率的技术，称Coleman法，并作为脂肪抽吸技术金标准及传统技术被广泛沿用至今。随着Coleman技术的问世，自体脂肪颗粒移植填充技术在整形外科中成为一种常规技术，为手术、痤疮、外伤等因素所致的组织缺损提供良好的修复途径。

1999年，de Benito等将脂肪颗粒注射用于治疗凹陷性瘢痕，对30例术后凹陷性瘢痕患者进行自体脂肪颗粒注射，成功恢复了凹陷部位的体表形态并改善了瘢痕质地，这一临床发现使更多的研究者尝试将脂肪颗粒注射应用在瘢痕的治疗中，并探索其治疗机制。

2007年，Rigotti等使用脂肪颗粒注射治疗放射性缺损并取得重大成功，他们发现在放射性缺损的修复中，脂肪颗粒可促进缺损部位真皮基底层及血管床增生，在增加纤维组织周围血供的同时松解表面皮肤与深层组织的粘连。

2008年，Klinger等在面部脂肪移植研究的基础上，将烧伤瘢痕纳入到脂肪注射的治疗范围中，利用POSAS量表评估术后效果，证实治疗后瘢痕皮肤恢复至类似正常皮肤的柔软度、弹性、色泽及厚度，并且组织学观察有新胶原沉积、局部血管增生及真皮增厚等表现，提示修复后的瘢痕出现了向正常皮肤转归的趋势。

随着上述应用的进展，作为一种来源广泛、生物相容性好的自体填充物，自体脂肪颗粒移植在瘢痕的改善中已经取得诸多显著的临床效果，逐渐被越来越多地应用于修复烧伤、外伤导致的瘢痕的临床治疗中，并取得了显著疗效。2010年，Caviggioli等采用自体脂肪修复烧伤后乳头、乳晕部位瘢痕。2013年，Klinger等利用脂肪颗粒有效松解了因烧伤导致的胸部乳腺周围挛缩性瘢痕的牵拉、口周瘢痕挛缩所致的小口畸形及下肢关节瘢痕挛缩所致的功能受限，有效降低了胸部假体置入及皮瓣覆盖等重建修复术后相关并发症，大大提高乳房修复重建的成功率，并为四肢关节、口周的功能恢复提供了可能。Bruno等研究证实，对脂肪移植颗粒脂肪可促进瘢痕皮下的弹力纤维再生，使原先杂乱无章的胶原纤维恢复排列整齐、规则且紧凑的方式。Pallua等发现脂肪颗粒可促进瘢痕皮下毛细血管的生成，对于改善瘢痕局部微循环和恢复皮下组织结构具有重要意义。

2. 自体纳米脂肪移植治疗瘢痕 自体脂肪颗粒治疗瘢痕的注射部位均在瘢痕真皮－真皮下交界部位及（或）皮下组织区域，通过在瘢痕下方移植自体脂肪颗粒达到改善瘢痕的目的。随着脂肪移植适应证的稳步增多，移植脂肪的处理技术手段日益更新，获取的脂肪以更为优化的形式应用于瘢痕治疗中。

2013年，Patrick等提出"纳米脂肪"学说，认为通过对移植脂肪中的成熟脂肪细胞进行最大化破坏后，获得的乳糜化移植物有近似于细胞疗法的功效。其对67例患者进行纳米脂肪移植，矫治表浅皱纹、瘢痕和下睑暗沉，分别利用标准3mm吸脂针管含2mm×7mm大侧孔或含多个1mm直径的锐切缘孔（锐切缘增加取脂量）取脂；在研究部分对3份脂肪样本进行分析，第1份样本是典型脂肪抽吸物，即大脂肪（macrofat），第2份样本是微小脂肪（microfat），第3份样本是微小脂肪经乳化和过滤处理后获得的纳米脂肪，发现纳米脂肪样本中未见活性脂肪细胞，而ADSC含量却很丰富。临床结果显示，术后6个月皮肤质量得到显著改善，认为纳米脂肪注射可能会成为脂肪填充领域的一个新概念。

2014年，Dong等利用纳米脂肪注射治疗下眼睑色素沉着，将脂肪在2个注射器之间进行互相推注直至其成为乳糜状，之后经无菌的尼龙纱布过滤后钝针注射于真皮下层，所有患者下眼睑色素沉着得到明显改善。

2016年，Kemaloğlu对1例35岁女性患者使用自体断层皮片联合纳米脂肪移植修复外伤后左侧小腿胫前皮肤软组织缺损，缺损面积12cm×7cm，随访6个月，术区不仅恢复良好且移植皮片保持良好的柔韧性和厚度，推测是其中潜在的ADSC发挥了主要作用。

2010年，Zuk提出ADSC疗法，基质血管成分和ADSC因具有多向分化和自分泌－旁分泌等调节能力，被广泛用于诸如面部年轻化、创面愈合、瘢痕修复等治疗及各类组织工程之中。近年来，国内外关于ADSC治疗瘢痕的临床及实验机制的研究很多。例如，2017年，Yao Y等开展了在瘢痕表浅真皮内注射和（或）联合真皮下层注射ADSC，从而达到改善瘢痕目的的动物实验研究；2018年，Deng J等开展了ADSC同增生性瘢痕成纤维细胞共培养，观察了干细胞对病理性瘢痕成纤维细胞的抑制作用。

纳米脂肪中ADSC含量丰富，制备后独特的超微小颗粒结构使其具备良好顺应性、质地均匀，注射阻力小而易于推注，使纳米脂肪成为瘢痕治疗中的一个新概念，可用于瘢痕内直接注射而发挥对瘢痕组织的代谢调节作用，改变瘢痕的外观和质地。目前，此方面的研究还较少，但确是瘢痕治疗的一个新方法和研究方向。

3. 作用机制 早在20世纪90年代，Coleman在临床工作中发现自体脂肪移植后，受区皮肤皱纹减少、毛孔缩小、色素沉着减轻、皮肤柔软度增加、瘢痕质地也得以改善，但未对脂肪移植治疗瘢痕的具体机制进行研究。

皮下脂肪组织来源于中胚层，广泛的分布于全身各处体表，其组成成分包括脂肪细胞及细胞外基质，如各型胶原蛋白、纤维粘连蛋白及生长因子类。

脂肪细胞由一层薄薄的细胞膜包绕，核偏向一侧，由大部分体积以居中的甘油三酯为主的液泡组成，通过负压抽吸获得，是软组织填充的天然材料。2001年，Zuk等通过处理抽吸人脂肪组织获得一个显微镜下呈成纤维细胞形态的梭形细胞群，体外培养发现，该细胞群具有稳定的增殖效应和低衰老性，与骨髓来源干细胞相似，被称为脂肪干细胞。

研究表明，ADSC存在于脂肪组织脉管系统周围，具备多向分化潜能特性、低免疫原性、低致瘤性等多种优势，使其在组织再生领域应用中越来越受关注。随后的大量研究验证了脂肪移植治疗瘢痕与ADSC密切相关。

2007年，Kim等将ADSC-CM同人真皮成纤维细胞（human dermal fibroblast，HDF）共培养，证实ADSC通过分泌VEGF、bFGF、TGF、HGF、KGF、PDGF等多种生长因子及其他ECM蛋白质，调控HDF分泌Ⅰ型、Ⅲ型胶原蛋白，助力HDF增殖及移行，抑制并改善真皮瘢痕组织的形成。

2012年Yun IS等、2013年Lam MT等研究证实，ADSC通过削弱胶原合成来抑制各类瘢痕纤维增生反应，ADSC治疗后的瘢痕ECM组成成分（如Ⅰ型、Ⅲ型胶原蛋白）及弹性蛋白的水平均下降明显，胶原纤维排列得到明显改善，推测ADSC作用后的瘢痕内纤维化基质的重塑是控制瘢痕减少的原因之一。Yun等在2只约克郡猪背部制造全层皮肤软组织缺损创面实验动物模型，利用Image J图像分析、瘢痕颜色评分、硬度计测量每组瘢痕弹性、反转录酶聚合酶链反应等多项技术测量瘢痕组织内TGF-β_1、MMP及TIMP-1表达水平，检测α-SMA，并进行成纤维细胞计数，发现局部注射ADSC可以减少瘢痕面积、改善瘢痕色泽、弹性和质地。原理在于注射ADSC后通过抑制促纤维化因子TGF-β_1表达，降低TGF-β_1对成纤维细胞的刺激，下调α-SMA及TIMP-1水平对抗瘢痕形成。通过上调TGF-β_3（TGF-β_1拮抗药）、MMP-1表达，从而对瘢痕局部胶原组织结构进行重塑。

2013年，Bourin P等报道脂肪经过消化等处理后可分离出含ADSC等的SVF，SVF内除含30%~40%的ADSC外，还有内皮细胞、平滑肌细胞及各种血细胞等成分。ADSC针对纤维化瘢痕主要通过2种途径：①ADSC合成分泌各种细胞因子（旁分泌作用）促进伤口愈合及抑制瘢痕增生；②ADSC自身分化成多种细胞（定向分化作用）参与再生性愈合。根据实验结果，ADSC对HS中成纤维细胞增殖、胶原合成、迁移均有抑制作用，考虑可能主要与ADSC分泌的细胞因子密切相关。

2015年，Zhang Q等探究了ADSC在兔耳增生性瘢痕形成过程的抗纤维化作用，认为ADSC及ADSC-CM均可抑制瘢痕增生，ADSC-CM内含多种ADSC分泌细胞因子，如IL-10、HGF等，能够降低TGF-β_1及胶原表达水平，提高MMP表达来抑制纤维化进程，并且ADSC的抑制瘢痕作用明显强于ADSC-CM，除其旁分泌作用外，还发现ADSC其他纤维化抑制机制。

2016年，Yan L等利用ADSC条件基质探索其在增生性瘢痕中的作用，发现p38/MAPK信号通路是增生性瘢痕纤维化主要的分子机制，该通路可以通过线粒体凋亡路径、细胞分化或者活化血管紧张素Ⅱ来影响增生性瘢痕的形成，主要是通过抑制p38/MAPK信号传导通路来影响增生性瘢痕形成。2014年，Liu YL等研究表明，ADSC在p53基因的调控下可抑制成纤维细胞向肌成纤维细胞转化，避免进一步纤维化瘢痕发生。ADSC源于脂肪组织，可以合成分泌多种细胞生长因子，并能作用于真皮成纤维细胞影响其胶原等细胞外基质的代谢，据此推测ADSC对修复瘢痕改善皮肤性质起重要作用。

瘢痕形成是以成纤维细胞过度分泌胶原为主的纤维化增殖过程。Smad 3是促瘢痕纤维化通路TGF-β/Smad信号转导通路中的关键蛋白，在瘢痕增生中发挥重要作用。2001年，Sultan SM等将脂肪注射治疗小鼠全层烧伤瘢痕模型，发现瘢痕组织中的Smad 3蛋白水平降低。其相关研究还发现注射脂肪后VEGF和SDF-1表达增加，促纤维化因子TGF-β_1的表达降低，从而改善瘢痕。

2004年，Redd MJ等报道ADSC抑制增生性瘢痕形成不仅仅通过分泌抗纤维化因子，创伤发生后，创面部位炎性反应能够触发ADSC，活化ADSC启动免疫调节功能，增加PGE$_2$及COX-2的表达，并降低T细胞和巨噬细胞促纤维化作用的发生，有效抑制瘢痕形成。Aoki等研究证实间充质干细胞在体外培养体系中能够诱导角质细胞高表达IL-1α，并能促进角质细胞增殖、分化及抑制其凋亡，更重要的是，能够诱导角质细胞形成复层上皮结构，提示如果ADSC同体外培养的间充质干细胞相似，可促进角质细胞增殖，那么其抑制瘢痕增生的机制可能源于建立完整表皮屏障。

另有研究发现，伤口愈合过程中长时间接触活性氧（reactive oxygen species，ROS）会诱导TGF-β_1合成增多，促进纤维化发展，而ADSC可上调一氧化氮，与炎性T细胞相互作用改变ROS/活性氮（reactive nitrogen species，RNS）平衡，阻止纤维化的形成。

目前认为，脂肪不仅是能量储存组织，参与新陈代谢，也是重要的内分泌器官，在免疫调节、血管生成等方面具有重要作用。脂肪组织富含脂肪细胞、脂肪源性间充质干细胞、前脂肪细胞、巨噬细胞、内皮细胞等，不仅能在注射部位发挥物理性支撑的作用，还能分泌大量与再生和代谢密切相关的细胞因子，如VEGF、EGF、TGF、PDGF、FGF等。这些细胞因子不仅能促进成纤维细胞的增殖与分泌，刺激受区胶原蛋白纤维合成，使真皮层增厚，还能促进血管内皮细胞增殖，加快局部血液循环建立，为瘢痕的修复提供充足的氧气与营养，有效改善瘢痕质地。

4. 治疗方式、适应证和禁忌证 脂肪移植治疗瘢痕可以分为三种方式：一是自体脂肪颗粒注射治疗瘢痕，主要适应于血管瘤等病变放射治疗、瘢痕内药物注射治疗、外伤等因素导致的凹陷性瘢痕，注射部位均在瘢痕真皮-真皮下交界部位及（或）皮下组织区域，主要是利用注射的自体脂肪颗粒存活在注射部位发挥物理性支撑的作用。二是自体纳米脂肪注射治疗瘢痕，适合于创面愈合后早期、成熟的表浅瘢痕和轻度高起的增生性瘢痕和瘢痕疙瘩，注射部位主要在瘢痕内，依靠存活的 ADSC 分泌大量与再生和代谢密切相关的细胞因子，如 VEGF、EGF、TGF、PDGF、FGF 等，调节瘢痕代谢微环境，发挥改善瘢痕的色泽与质地，使表浅瘢痕向接近正常皮肤状态转化的作用。三是根据瘢痕的情况将自体脂肪颗粒注射和自体纳米脂肪注射联合使用。

脂肪移植治疗瘢痕禁忌证是患者有明显的心、肝、肺、肾等重要器官疾病不能够耐受手术者，有明显的精神心理异常不能够配合手术者，有过高的疗效需求难以达到患者的需求者，瘢痕有急性感染时。显著高起的增生性瘢痕和瘢痕疙瘩，疗效往往不佳，可以列为相对禁忌证。

5. 手术方法 手术方法主要包括自体脂肪颗粒移植物的抽取、处理和注射，自体纳米脂肪的制备和注射。

（1）术前准备：除进行病历书写、常规体格检查、常规检验和与患者沟通签署知情同意书外，要重点做好以下术前准备工作。

标记瘢痕病变拟进行脂肪填充的部位及估计需要填充的脂肪量，根据瘢痕凹陷的情况和笔者的经验，要根据每填充 1cm² 面积的凹陷瘢痕，需要抽取 0.5～1.0ml 脂肪量；凹陷轻者为每填充 1cm² 面积的凹陷瘢痕，需要抽取约 0.5ml 脂肪量；凹陷重者为每填充 1cm² 面积的凹陷瘢痕，需要抽取约 1.0ml 脂肪量，来预先确定脂肪抽吸的量。

标记供脂区脂肪抽吸的范围，预估能够满足填充所需脂肪量的采集。腹部、腰部、股部、臀部等均可作为供脂区。一般小范围吸脂多选择在腹部，以脐孔皱襞处进针，吸取下腹部和脐两侧的脂肪，这样吸脂后腹部比较平坦，对称度较好。如吸脂量较大，选择腰部、股部、臀部为供脂区，应注意两侧抽吸脂肪，并且两侧抽吸的位置、吸脂深度和吸脂量应当基本一致，避免吸脂后两侧不对称情况发生。

挑选吸脂针和注脂针：吸脂针为 2mm 或 2.5mm 直径的细针钝头吸头，注脂针为 1.2mm 或 1.5mm 直径的钝头细针。

其他方面：患者应避开经期，避开感冒时，没有严重疾病，心理精神状态正常，一般情况好，能够耐受和配合手术。

（2）麻醉要点：脂肪抽吸手术在肿胀局部麻醉或镇静全麻下实施。一般小范围吸脂多选择在腹部，在肿胀局部麻醉下即可完成，较大范围的吸脂或患者畏惧疼痛时，可以选择在镇静全麻下进行脂肪抽吸术，但应注意即使在镇静全麻下，吸脂区仍需要进行局部肿胀麻醉。

局部肿胀麻醉，是将含有低浓度肾上腺素的低浓度利多卡因溶液（肿胀液），用注水泵或 20ml 注射器较大剂量、均匀的注射到吸脂区的皮下组织内，直至吸脂区皮肤发白发硬，出现橘皮样的外观为止。肿胀液配制方法：以 1000ml 0.9% 氯化钠溶液中加入 2% 利多卡因 20ml、肾上腺素 1mg、5% 碳酸氢钠 10ml 为 1 个肿胀液配制单位。根据吸脂范围可以配制多个单位使用，一般以利多卡因用量在患者每千克体重 38mg 内为安全用量。

（3）脂肪抽吸要点：细针头、低压抽吸、无菌操作、吸脂均匀、皮肤平滑为脂肪抽吸要点。脂肪抽吸时于供脂区隐蔽处做 2mm 长的切口或用 20ml 锐性针头刺破皮肤，用 2mm 或 2.5mm 直径的钝头吸脂针连接 20ml 注射器或真空负压吸脂管均匀抽取皮下脂肪，使皮肤平整，过渡自然，抽出的脂肪颗粒收集在无菌容器内（图 18-7）。20ml 注射器吸脂时负压在 10ml 左右，真空负压吸脂的负压在 500mmHg 左右。

供区切口根据吸脂部位而异，以隐蔽、方便操作为原则，常选以下几种：①臀股沟切口，适合于大腿内、外及后方部位的吸脂；②脐周切口，适合于上下腹部范围的脂肪吸取；③髂前上棘切口，适合于上下腹部及侧腰部范围的脂肪吸取。

（4）自体脂肪颗粒处理方法：用 20ml 注射器或真空负压吸脂管抽取的皮下脂肪，吸出物含有破碎的脂肪颗粒、游离的脂肪细胞、脂肪细胞间的纤维结缔组织及注射的肿胀液，需要进行适当的处理以后才可以进行自体脂肪颗粒注射或制备纳米脂肪。

目前自体脂肪颗粒处理有三种方法，主要目的是去除抽吸物中的水分、破碎的油脂和纤维结缔组织。

静置法：采用静置的方法去除抽吸物中的水分，一般将抽吸物分装到多个 20ml 空针或其他容器中，静置 30～60min，去除下层水分，使用上层脂肪颗粒（图 18-8）。这是比较方便和常用的方法，对脂肪细胞

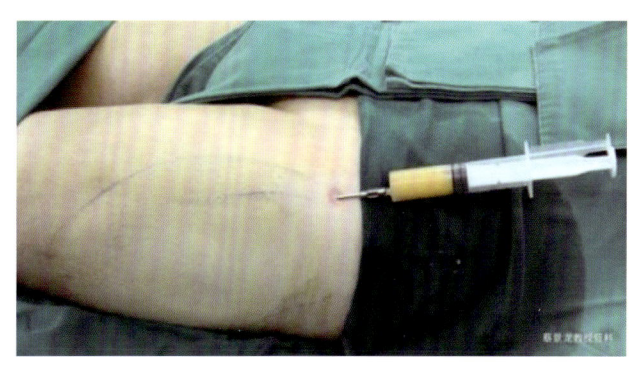

▲ 图 18-7　20ml 注射器（10ml 负压）均匀抽取左股外侧皮下脂肪

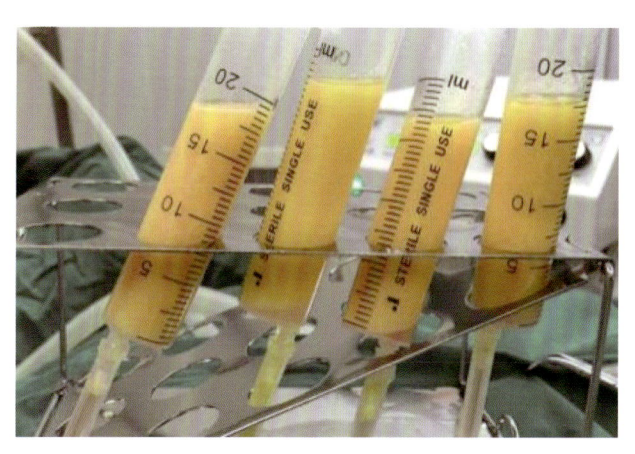

▲ 图 18-8　静置法提取脂肪颗粒

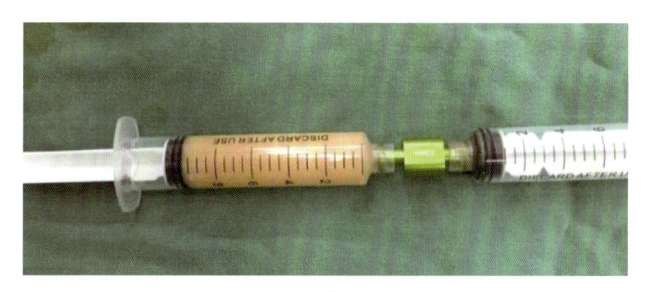

▲ 图 18-9　纳米脂肪制备过程

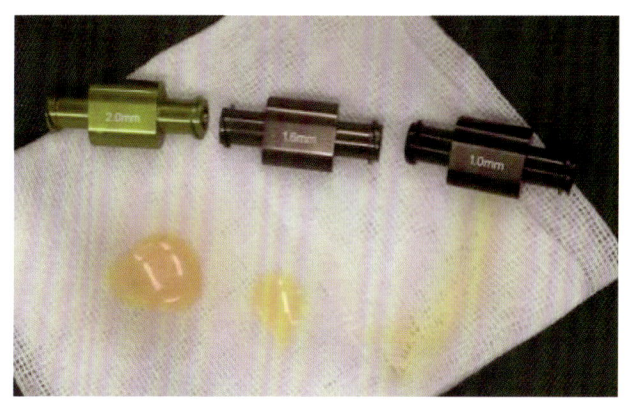

▲ 图 18-10　转换器的网眼口径不同，制备的纳米脂肪颗粒不同

损伤较小，但水分去除不彻底，如果将静置后的脂肪再离心，其中水分仍然占有约 20% 的量。

离心法：将吸出物初步去除水分后，分装于 20ml 或 50ml 空针针管内，下端针头进行封堵后，配备等量平衡后放到离心机中进行离心，离心速度一般 3000r/min，离心时间为 3min。离心后可见抽吸物分为三层，由上至下分别为油脂层、脂肪层和水层，使用时去除水层，应用纱布吸去油脂层，仅应用中间的脂肪层。

纱布过滤法或棉垫吸水法：应用比较方便，但会损失部分脂肪，对吸脂量大的患者采用此方法比较适合。

(5) 自体纳米脂肪制备：将上述制备的脂肪颗粒，通过 2 个空针间的转换器反复推吸约 50 个来回（图 18-9），即可以将移植脂肪中的成熟脂肪细胞进行最大化破坏，获得的乳糜化移植物纳米脂肪。转换器的网眼口径不同，制备的纳米脂肪颗粒不同（图 18-10），一般从 2.0mm 大网眼转换器逐渐过渡到 1.0mm 的小网眼转换器。图 18-11 显示了脂肪颗粒与纳米脂肪的差别。

(6) 自体脂肪颗粒移植物的注射过程：一般是将提纯的脂肪颗粒分装于 5ml 螺旋形注射器内（图 18-12），先用 20ml 空针的锐性针头，在脂肪填充区（凹陷区）边缘（小范围填充时）或凹陷区域内（大范围填充时）刺透皮肤，然后在皮下组织层及真皮深层植入 1.2mm 或 1.5mm 的钝头注射针管，多层次、多隧道、多平面、边退针边注射，将脂肪颗粒直接注射于标记的填充区域内。一般每 1 毫升脂肪后退式注射的频率为 10～50 次，即每点量为 0.02～0.10ml。

注意事项：①注射前要注意回抽，如有回血，不宜继续注射脂肪颗粒，以免将脂肪颗粒注入血管内，引起血管栓塞的并发症；②要避开重要的血管神经区域，避免造成重要的血管神经损伤；③注射的脂肪量一般每平方厘米面积 0.5～1ml 为宜，凹陷轻者每平方厘米面积约 0.5ml，凹陷重者每平方厘米面积约 1ml，因注射的脂肪颗粒不是全部存活，因此要适度过量填充；④注射前注射区内不宜先注射局部麻醉药物，避免造成注射的脂肪量判断不准确；⑤避免在一个针道内注射大量的脂肪颗粒，一定要多层次、多隧道、分散少量、边退针边注射，以减少注射的脂肪坏死和增加注射的安全性；⑥提纯的脂肪应尽快注射，不应超过 30min；⑦注射完轻柔按摩抚平，禁用力按压；⑧术后定期随访，与患者沟通可能需要多次治疗，以 12 周左右为注射间隔为好。

(7) 自体纳米脂肪移植物的注射过程：自体纳米脂

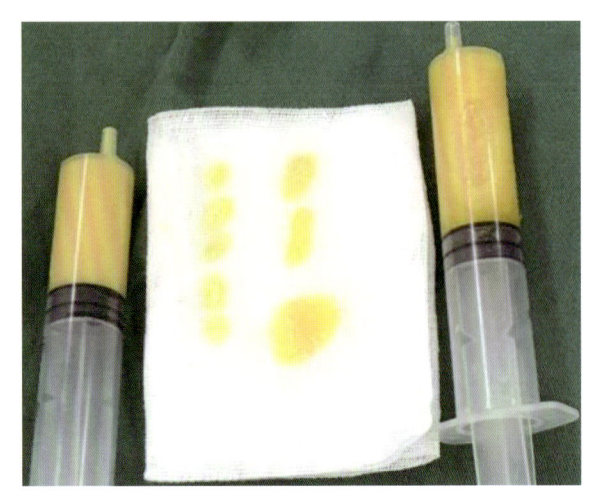

▲ 图 18-11　纳米脂肪与脂肪颗粒比较

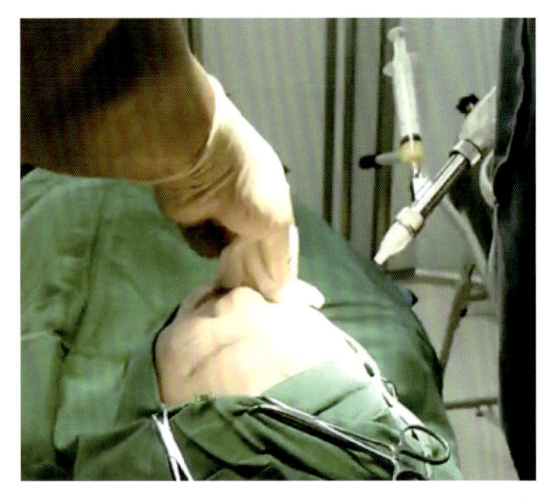

▲ 图 18-13　低压无针注射纳米脂肪治疗浅表瘢痕

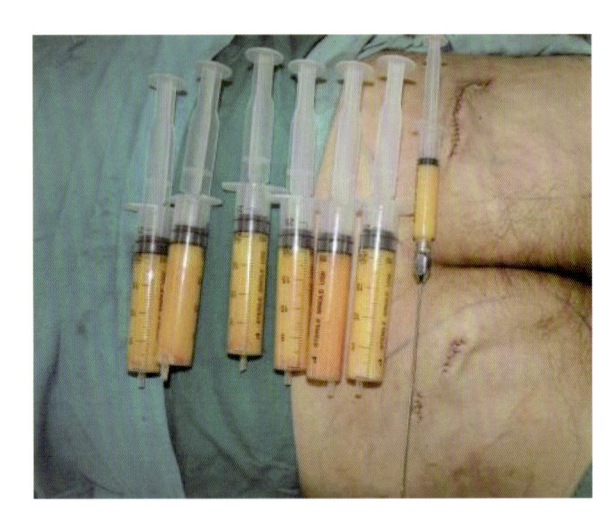

▲ 图 18-12　提纯的脂肪颗粒分装于 5ml 螺旋形注射器内

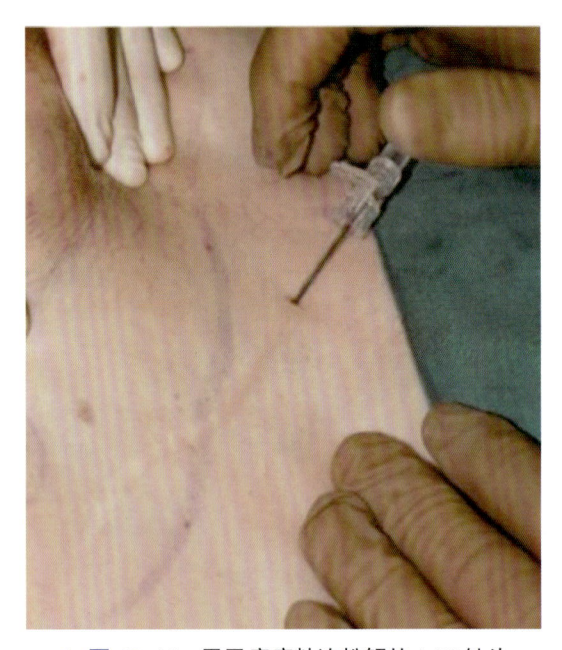

▲ 图 18-14　用于瘢痕粘连松解的 14G 针头

肪，因颗粒较细，是脂肪的乳糜液体，可以将制备的纳米脂肪分装于 5ml 或 1ml 螺旋形注射器内，用 5ml 空针的锐性针头刺入瘢痕内进行注射，要求是多层次、多方向、边退针边注射，注射均匀。作者采用低压无针注射的方法将纳米脂肪注射到瘢痕内，认为低压无针注射方法完全可以将纳米脂肪注射到瘢痕组织内，省力省时，比较安全（图 18-13）。

(8) 自体脂肪移植治疗瘢痕病例：自体脂肪移植治疗瘢痕分两步进行：第一步，瘢痕皮下分离；第二步，将脂肪注射在真皮下。

步骤 1：用 14G 粗针头（或类似器械）插入瘢痕皮下进行分离，通过多个小孔进行操作，将瘢痕充分松解。动物实验表明，单纯这样对瘢痕的机械性刺激对瘢痕的好转并无益处（图 18-14）。

步骤 2：随后的脂肪注射在皮下层进行。这是使用 1.2mm（Coleman）或 0.8mm（Magalon）针头和 1ml 注射器完成的（图 18-15）。脂肪可以采用不同的技术获取及处理，但还是推荐 Coleman 的操作方法。另外，仅就力度而言，纳米脂肪是首选。在注射过程中，可通过箱形入口或多个小切口进行。当抽出针头时，以串珠样的形式进行注射。手术后，局部使用绷带。

(9) 术后护理：单纯的自体脂肪移植治疗瘢痕，术后护理比较简单。供脂区吸脂后多不需要防置引流条，针孔或切口处外涂抗生素油膏，油纱纱布敷料覆盖，加压包扎，2～3 天换药 1 次，保持伤口清洁干燥，如有缝合线，按时拆除，配合穿戴弹力衣加压塑形半年以上。瘢痕区注射脂肪后，外涂抗生素油膏，油纱纱布敷料覆盖，加压包扎，2～3 天换药 1 次，保持伤口清洁干燥，如有缝合线，按时拆除。均需要适当制动，并口服或静脉注射预防性应用抗生素。

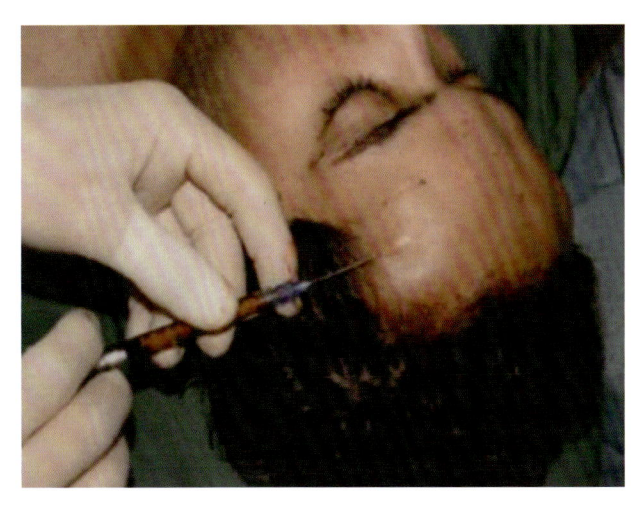

▲ 图 18-15 瘢痕内注射脂肪

局部麻醉患者正常饮食，不食用辛辣食物，镇静全麻手术按照全麻后护理常规进行，待肠功能恢复后恢复正常饮食。

复杂的瘢痕采用脂肪注射移植联合手术、离子束和二氧化碳点阵激光等多种方法进行动态综合治疗，术后处理根据治疗方法决定。

6. 自体脂肪颗粒加 PRP 或 CGF 注射　自体脂肪颗粒移植后存在存活率不稳定，吸收率 10%～90%，导致患者满意度不高，限制了其临床广泛的应用。为提高移植脂肪的存活率，临床上可以将富血小板血浆或浓缩细胞生长因子混合在自体脂肪颗粒或纳米脂肪中注射，以提高脂肪细胞的存活率。

自体脂肪颗粒移植后 48h 内，受区的脂肪移植物出现再血管化，在此之前，它由血浆中的游离物质提供营养。移植物的存活质量高度依赖于愈合进程、再血管化和成脂分化。脂肪细胞存活率在文献报道上有很大差异，归因于不同脂肪细胞收集、加工和再注射技术的差异。失活组织则被巨噬细胞清除，纤维化和囊性变。

学者们尝试各种方法来提高移植脂肪的存活率，如加入胰岛素、肝素、钙离子、甲状腺素、人血白蛋白、生长因子、基质血管成分及 PRP 等，目前还没确凿的证据确定上述任一方法优于其他方法并得到学界广泛认可。

PRP 或 CGF 不仅含有高浓度血小板和凝血因子，可有效止血，还在移植部位以生物学确定的比例释放天然生长因子，如 PDGF、TGF-β、EGF、VEGF 及 FGF 等。释放的生长因子刺激成纤维细胞和血管内皮细胞等多种组织细胞的增殖与分化，促进血管生成，促进胶原纤维和粘连蛋白等胞外基质的表达，抑制其降解，使脂肪细胞重新排列成正常的三维组织。

此外，PRP 或 CGF 含有大量白细胞，有利于增加炎症反应，促进坏死组织吸收和肉芽组织增殖，预防感染。这种方法完全是自体的，不需要任何形式的体外预适应或培养基补充就能独立使用。因此，不少学者开展将自体脂肪颗粒加 PRP 或 CGF 注射移植的研究。在一系列体外研究中，已证实 PRP 可以提高脂肪细胞存活率和干细胞分化，临床病例报道也证实了脂肪移植与 PRP 联合应用可促进创面愈合。纳米脂肪含有大量的 SVF 和 ADSC，不仅可以作为一种浅表的真皮内填充材料，还可以促进组织再生。研究表明，PRP 可促进纳米脂肪和脂肪移植物的存活率和再血管化。

临床上通常通过三通连接器将离心纯化的脂肪与 PRP 或 CGF 混合在一起注射应用，其混合比例等应用细节需要进一步探讨。相信这是脂肪移植和瘢痕的脂肪移植治疗的良好研究方向，值得广大学者积极开展这方面的基础与临床研究。

7. 临床应用　自体脂肪移植治疗浅表瘢痕，通过温哥华瘢痕量表的评价，发现皮肤弹性、瘢痕厚度、硬度、柔韧性及患者自我评价均得到显著改善，可显著改善瘢痕的质地和厚度，并可促进自体脂肪注射治疗后的瘢痕局部发生胶原沉积、血管新生和皮肤增生等一系列组织学改变。

自体脂肪移植治疗深部瘢痕，可改善瘢痕质地，使得有严重瘢痕挛缩、导致假体无法正常置入的乳腺癌根治术后患者的乳房再造成为可能。

自体脂肪移植治疗瘢痕神经性疼痛，不仅改善瘢痕的质地，同时也显著降低患者的可视性量表及神经性疼痛症状量表评分，显著减少患者服用量，提高患者术后满意度和整体生活质量。

2012—2019 年，我们为 100 例患者进行了自体脂肪注射治疗瘢痕，其中自体脂肪颗粒注射 90 例，自体纳米脂肪注射 10 例；女性 78 例，男性 22 例，年龄 22—58 岁，平均 36 岁；血管瘤治疗后凹陷瘢痕 26 例，药物注射后凹陷瘢痕 24 例，外伤后和动物咬伤后凹陷瘢痕 23 例，手术后凹陷瘢痕 19 例，水痘和痤疮后凹陷瘢痕 8 例；面颈部脂肪填充 39 例，四肢脂肪填充 32 例，胸部脂肪填充 18 例，臀部脂肪填充 11 例；腹部脂肪抽吸 81 例，腰部脂肪抽吸 10 例（2 次手术），臀部脂肪抽吸 7 例，对侧乳房脂肪抽吸 2 例。随访 6 个月至 4 年，结果显示，大部分患者多经过 1 次自体脂肪颗粒填充术，瘢痕区域局部凹陷明显改善，瘢痕局部的颜色和质地明显好转（图 18-16 至图 18-21），无明显硬结、肿块发生，有效率是 100%，1 次手术满意度约 80%；部分患者需要多次手术，尤其是严重凹陷畸形的患者。

瘢痕的形成情况多样，外观表现差别较大，在此笔者强调，对于复杂的凹陷性瘢痕，要根据瘢痕的具体情况选择相应的治疗方法，如脂肪注射移植需要联合手术、离子束和二氧化碳点阵激光等多种方法进行动态综合治疗，才可以获得较好的临床效果（图 18-22 和图 18-23）。

大多数重度烧伤创面可通过网状皮移植得到可靠的覆盖和治疗。皮下脂肪组织、肌肉筋膜或肌腱及血管、神经组织可能显露伤口基底。在过去的几年中，皮肤的多层次重建已得到比较满意的效果，特别是在深度烧伤的情况下，可通过临时使用异种脱细胞生物材料覆盖而达到促进伤口愈合的目的。

在早期的伤口愈合完成之后，即使获得了良好的治疗效果，移植区域的特征性网状图案也很显眼。患者会觉得太难看或治疗效果不好。术后阶段只能通过压迫疗法进行有限度的治疗。皮肤的外观根据周围皮肤的皮下脂肪组织的多寡呈现不同的外观，如凹陷性瘢痕。在理想情况下，愈合后的皮肤或瘢痕不与周围的皮肤产生水平差异或功能损坏。然而，烧伤瘢痕或以前的皮肤裂开区域变得明显，因为以前的伤口底部有瘢痕生长。这些表面皮肤粘连会导致运动过程出现疼痛或感觉障碍。如果发生病理改变的瘢痕形成，那么甚至可能出现瘢痕束或关节挛缩。在过去的几年中，自体脂肪组织移植已经应用于烧伤后瘢痕，仅在个别病例取得了良好的效果（图 18-24）。

技术步骤

患者准备：在术前准备期间，必须和患者进行详细的讨论关于疼痛和预期治疗效果的问题。Z 改形手术、瘢痕切除术或局部皮瓣手术均应常规作为一种正式的标准操作方法采用。在增生性瘢痕的情况下，剥脱性激光、针刺剥离等都应纳入治疗计划当中。

断层皮片移植后增生性瘢痕增生可导致典型的网状融合结构。在这种情况下，我们建议即使在症状出现的早期阶段也要阻止瘢痕增生。除了其他治疗措施外，还可以采用皮损周围注射可的松的方式。由于消炎作用，瘢痕愈合得更快，从而缓解了典型的疼痛、瘙痒或紧张不适感。

皮片移植术后，等待 6 个月，直到进行自体脂肪组织移植。在此期间，建议在多方式保守治疗措施的帮助下严格治疗增生性瘢痕（使用硅胶垫加压、按摩、理疗等）。

技术方法：烧伤后植皮区的处理，至少分两个步

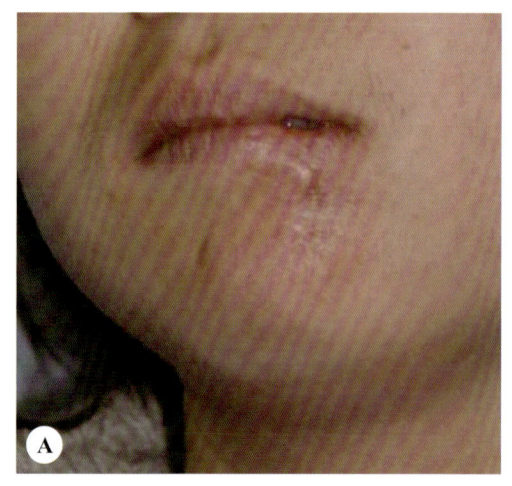

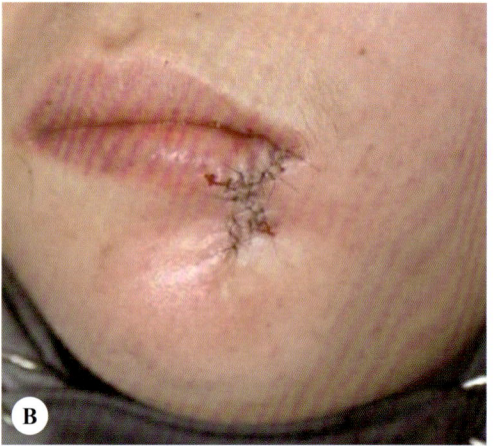

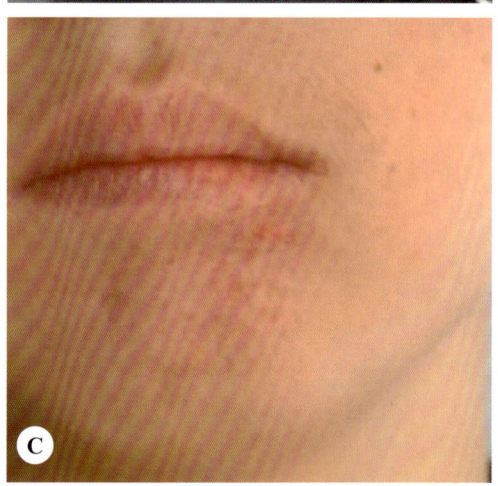

▲ 图 18-16 隋某，女性，23 岁，下唇血管瘤治疗后瘢痕行瘢痕切除改形 + 自体脂肪颗粒注射术

A. 术前；B. 术中；C. 术后 3 年

骤进行，这是因为植皮后皮肤结构的改变是逐步进行的，这可以从组织学上证明。可先做约 3 处小孔，深达真皮下，于皮下使用多口径针头（16～22G）行多节段、多平面分离，以此形成皮下受区。过度的粘连松解会增加出血的危险，降低生长速度或导致皮肤坏死。

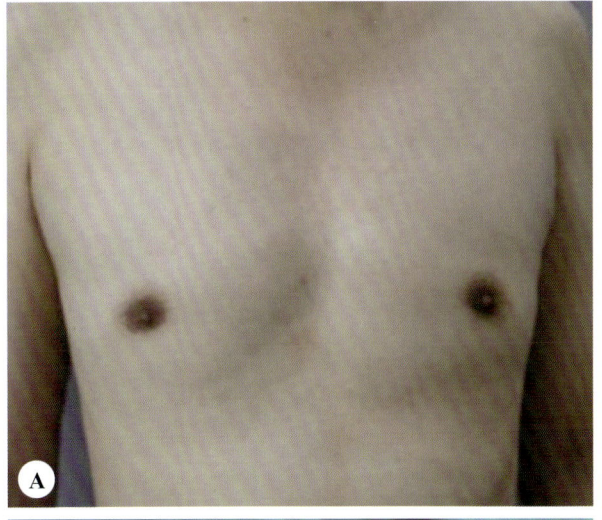

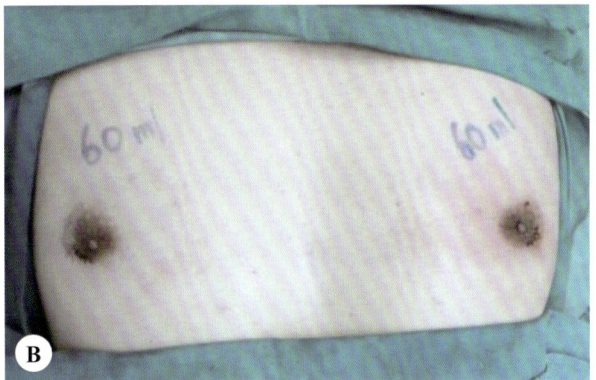

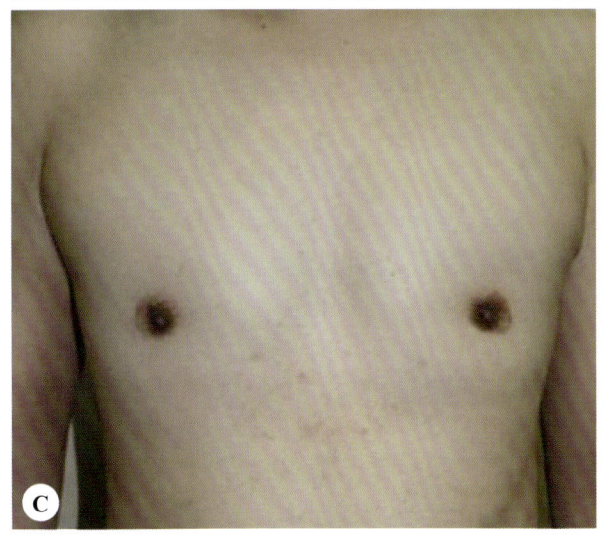

▲ 图 18-17 许某，男性，31 岁，男性乳房发育症术后瘢痕粘连凹陷自体脂肪颗粒注射填充术

A. 术前；B. 术中；C. 术后 3 年

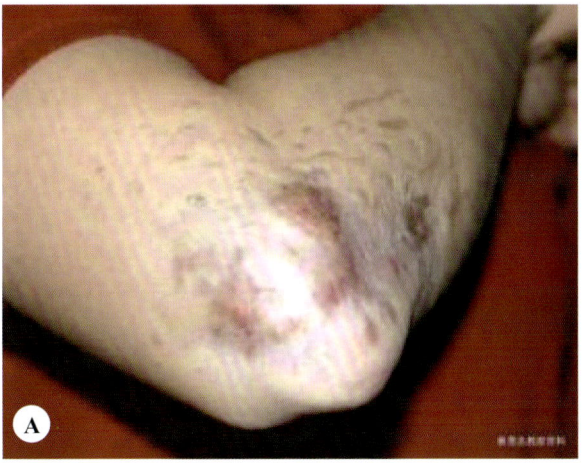

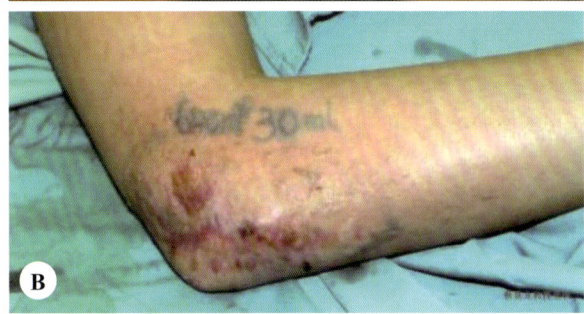

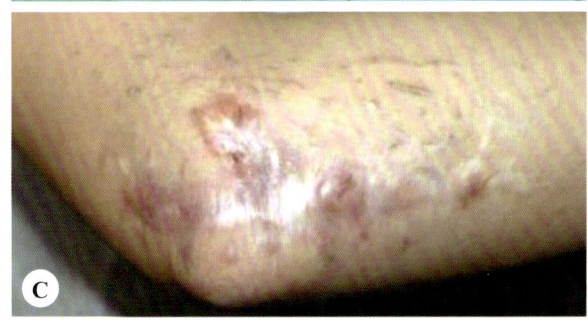

▲ 图 18-18 陈某，女性，22 岁，右肘部外伤后凹陷瘢痕行自体脂肪颗粒移植术

A. 术前；B. 术中；C. 术后半年

"内支架"是一种由细小的纤维束组成的三维皮下框架，通过针头的多角度、多平面的分离松解，形成结构类似海绵一样的纤维海绵层，由通过松动和扩大脂肪移植区域的表面积来实现瘢痕的重建与愈合，移植的脂肪细胞可以包埋在这个纤维网络中。注射时使用单孔的注射针以前述方式进行多平面注射，后缝合伤口或予创可贴覆盖（图 18-25）。

术后手术移植部位应绝对固定 5 天，可使用石膏夹板。绷带在移植部位至少 2 周内不得使用绑带行移植区加压。术后第 4 周开始才可以以弹力衣、按摩等方式进行外部治疗。根据移植脂肪的量，脂肪供区压迫 3~6 周。术后 1、4 周和 3 个月进行检查，以记录脂肪移植在瘢痕治疗过程中的效果，并与患者进一步计划其他手术。一般需要行 2~5 次脂肪移植。瘢痕贴等的使用在术后第 6 周开始。

8. 并发症 自体脂肪移植术治疗瘢痕，从理论上讲，在脂肪移植过程中，注射时引起的机械损伤和血供中断引起的缺血损伤，脂肪的用量过多或注射过于集中，大量的脂肪堆积会因血供不足而导致脂肪细胞坏死、溶解、吸收，并发感染，出现纤维化、钙化等

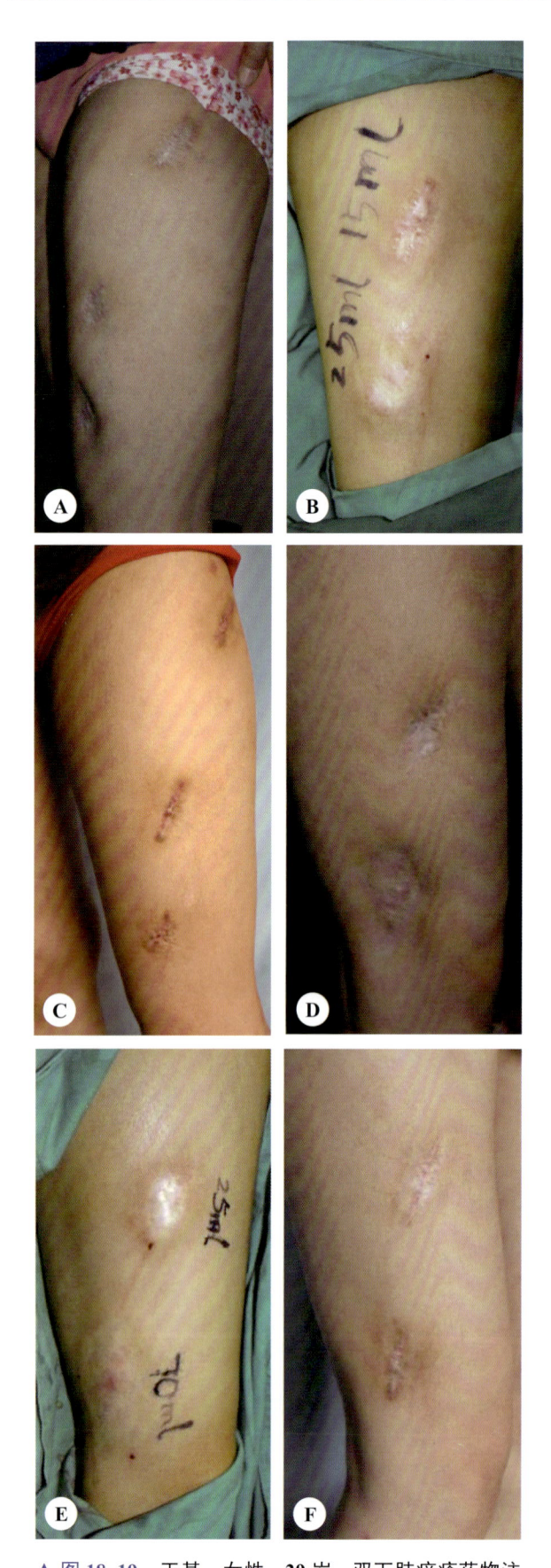

▲ 图 18-19 王某，女性，29 岁，双下肢痒疹药物注射后凹陷性瘢痕，行自体脂肪颗粒注射移植治疗

A. 术前；B. 术中；C. 术后 1 年；D. 术前；E. 术中；F. 术后 1 年

并发症，但从临床实践中该并发症的发生率很少见到，一般没有明显的并发症。

9. 相关临床研究　使用自体脂肪组织移植改善瘢痕的队列研究很少。

关于术后瘢痕治疗的最早描述，de Benito 的研究是其中之一。研究共 30 例患者，均采用先前描述的瘢痕松解加脂肪注射。27 例患者取得非常好的结果，但该研究并没有提供进一步的测量数据。对健康皮肤注射脂肪后的变化进行组织学研究，观察到真皮厚度的增加，但表皮的厚度保持不变。此外，还观察到皮肤血管也增加了。类似的结果在 Klinger 等的组织学研究中也有发现，皮肤瘢痕在进行自体脂肪移植后，在治疗后 3 个月，观察到局部出现了正常的皮肤结构与毛囊形成。当然，脂肪注射对于瘢痕来说也是有填充的效果的。在对脂肪注射治疗瘢痕的研究显示，患者和医生评价瘢痕的色素沉着、质地、弹性均有明显改善，但瘢痕瘙痒情况、厚度及血管分布无明显变化。Sardesai 和 Moore 发表了一项对比研究，结果显示，瘢痕厚度、质地和弹性均得到明显改善，而血管改变、色素沉着、瘙痒症状无明显差异。

10. 相关实验基础研究

(1) 表皮与脂肪：只有为数不多的研究探讨了脂肪对皮肤再生的影响。一些研究将角质形成细胞与前脂肪细胞、脂肪基质细胞进行共培养，结果显示，脂肪细胞和角质形成细胞是可以共培养的。Sugihara 等和 Campbell 等研究了脂肪细胞对角质形成细胞有丝分裂的影响。在两者的研究中，均发现在共培养状态下，角质形成细胞的有丝分裂能力与在普通培养基状态下相同或更好。皮肤培养模型发现，尽管间充质来源的细胞，如成纤维细胞、前脂肪细胞和骨髓间充质干细胞（间充质干细胞），对角质形成细胞的增殖作用是相当的，但也观察到了形态学上的差异。例如，仅在含有间充质干细胞的皮肤结构的情况下才形成网状结构。

(2) 色素沉着与脂肪：再上皮化的伤口、皮片移植术后或瘢痕的色素过度沉着和色素减退是经常观察到的现象，其病因及防治方面的研究较少。Dressler 等报道，色素脱失的瘢痕中黑色素细胞的数量很高，随着时间的推移，才逐渐达到正常比例。与这些发现相反，其他作者报道说，与正常皮肤相比，色素脱失的瘢痕中黑色素细胞的数量和黑色素的含量都没有改变，因此也无法解释为何皮肤会变白。甚至不同的 Fitzpatrick 皮肤分型的人群的皮肤中黑素细胞的含量也几乎相同。

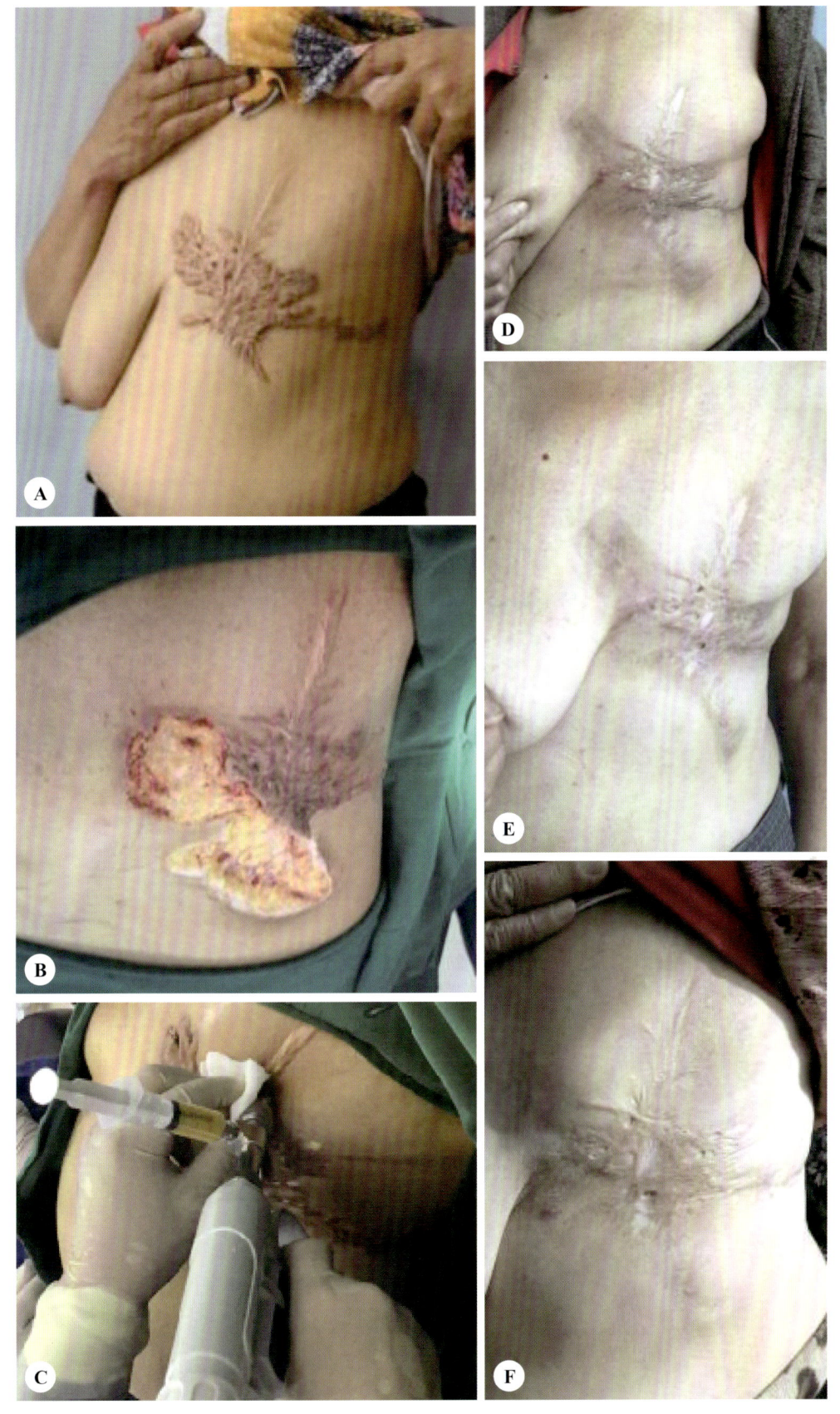

▲ 图 18-20 王某，女性，67 岁，左乳房乳腺癌术后瘢痕疙瘩溃疡，部分行手术切除缝合 + 皮肤浅层放射治疗（SRT-100），部分行纳米脂肪无针注射治疗

A. 治疗前；B. 部分手术切除缝合 + 放射治疗；C. 部分纳米脂肪无针注射；D. 治疗后半年；E. 治疗后 1 年；F. 治疗后 4 年

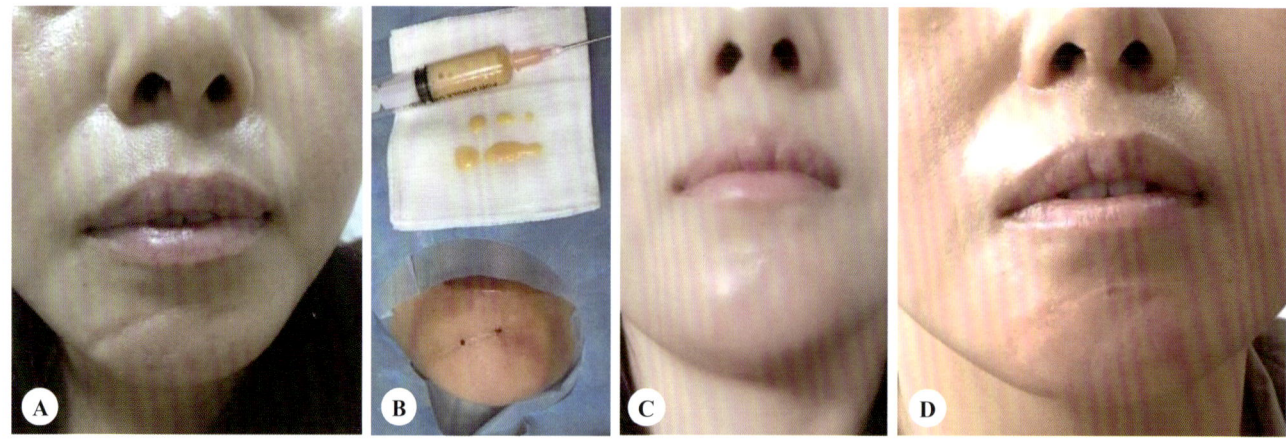

▲ 图 18-21 杨某，下颌外伤后凹陷瘢痕自体纳米脂肪注射 3ml 半年复查

A. 术前；B. 术中；C. 术后 1 周；D. 术后半年

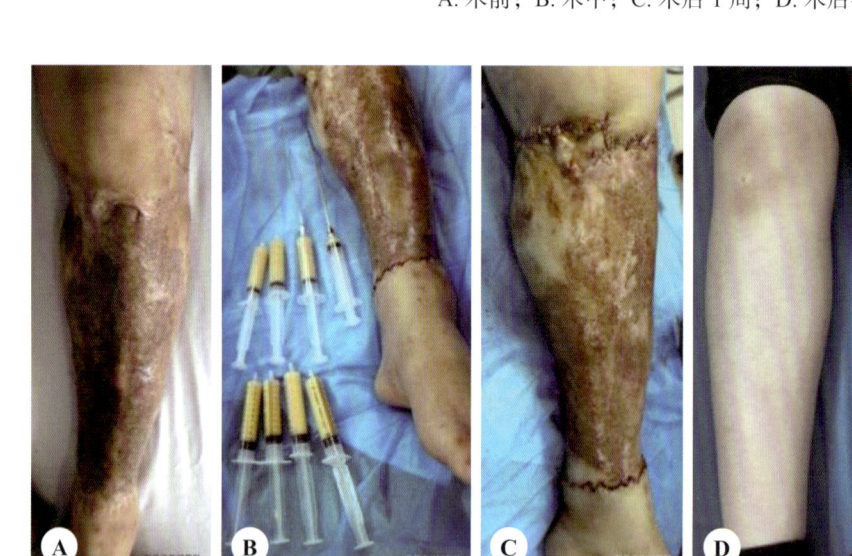

◀ 图 18-22 欧某，女性，17 岁，下肢外伤后凹陷瘢痕畸形，行手术切除改形 + 二氧化碳点阵激光 + 自体脂肪颗粒注射治疗

A. 术前；B. 术中脂肪注射；C. 术中手术改形 + 二氧化碳点阵激光治疗；D. 术后 2 年

这项研究工作清楚地表明，不仅黑素细胞的绝对数量，而且黑素生成的活性、黑色素的运输和转移对最终观察到的色素沉着也起着重要的作用。黑素细胞通过相应的受体被激活，这有可能受到旁分泌的影响。对色素沉着的旁分泌作用不仅可能通过皮下脂肪与具有黑素细胞（前体细胞）的邻近毛囊来实现，也可能通过皮内脂肪细胞来实现。激素（MSH-α）、生长因子（bFGF、干细胞因子、HGF、转基因细胞生长因子）和其他蛋白质（"agouti"）可导致黑素细胞增殖、形态或黑色素合成的改变。皮肤上的炎症反应可通过促炎细胞因子，如 IL-1、IL-6、TNF-α、PG 和白三烯，导致色素沉着的显著变化。但并非所有促炎细胞因子都会导致色素过度沉着。IL-1、IL-6 和 TNF-α 可通过抑制黑色素细胞增殖和黑色素合成来抑制色素沉着。

许多上述因素是通过脂肪细胞和（或）ASC 引发的，脂肪移植对色素沉着的治疗影响变得可行。

(3) 真皮和脂肪：真皮并不是均匀一致的结构。就基质和细胞部分而言，真皮可分为两部分，即真皮乳头层和网状层。从发育的观点来看，皮下组织（皮下脂肪组织）可归类于网状真皮。网状真皮的损伤，尤其是深达脂肪层的，将形成可见的瘢痕。研究表明，来自皮下组织的间充质干细胞通过增加胶原沉积和皮内脂肪细胞分化为肌成纤维细胞促进瘢痕形成。除了这些关于对瘢痕形成的负面影响研究外，其他实验研究指出，骨髓间充质干细胞对瘢痕有抗纤维化作用。关于脂肪细胞对成纤维细胞功能影响的研究表明，富含脂质的脂肪细胞不仅抑制成纤维细胞的增殖，而且抑制胶原蛋白 -1 的合成。这些影响归因于释放的脂肪酸、棕榈酸和油酸。对脂肪细胞中的一种因子脂联素的研究表明，脂肪细胞可能对瘢痕形成产生有利影响。脂联素抑制成纤维细胞中胶原蛋白 -1 的表达，并有降低 $TGF-\beta_1$ 的作用。脂联素可引起纤维化组织重塑，如通过减少肝窦周围肝细胞（Ito 细胞）的增殖和活性，

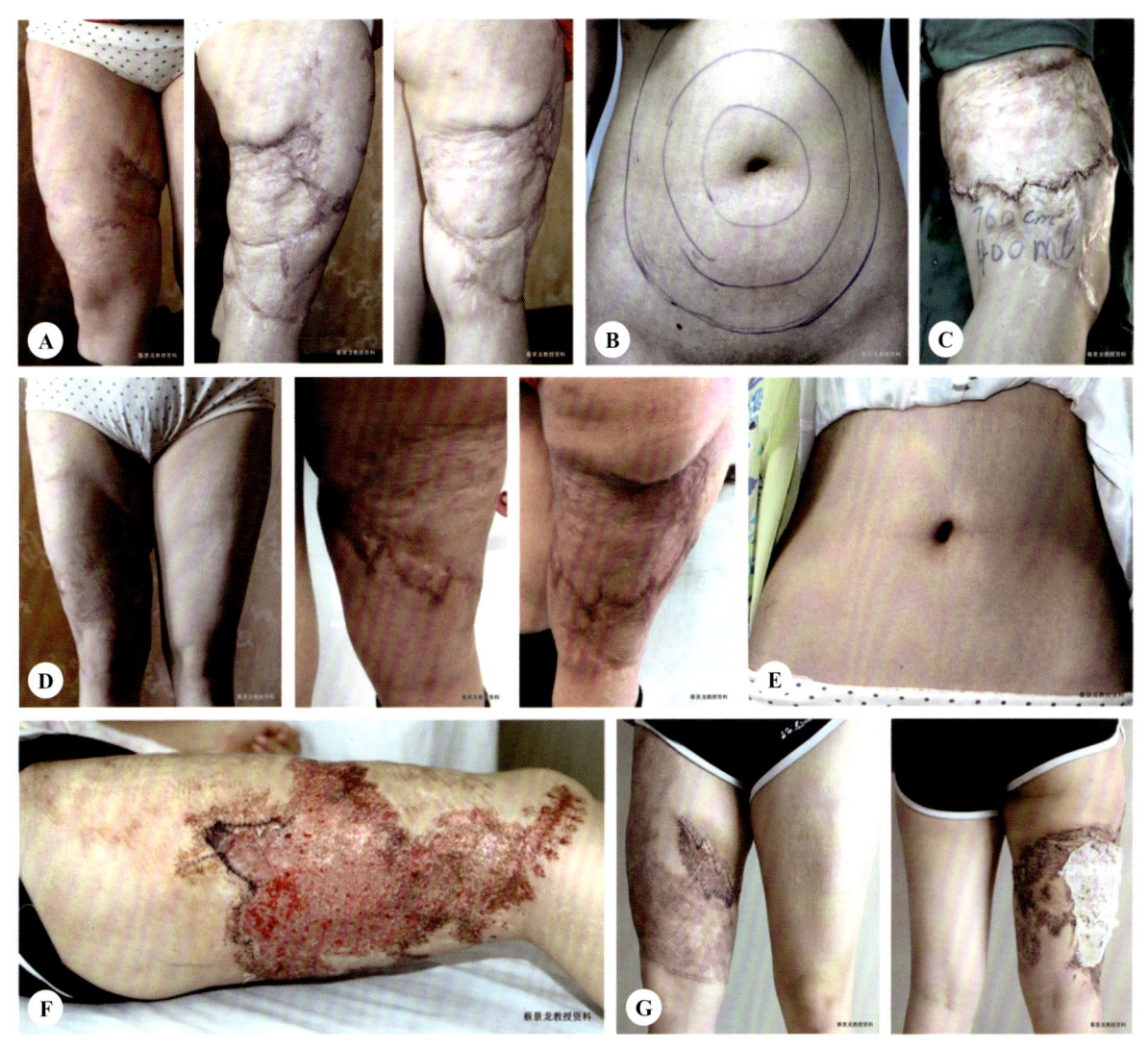

▲ 图 18-23 李某，女性，20 岁，右股部外伤后凹陷瘢痕挛缩畸形，行分次松解切除改形术、腹部吸脂术 + 自体脂肪注射填充术

A. 第 1 次手术术前；B. 腹部吸脂术术前标记；C. 部分挛缩瘢痕松解改形 + 脂肪注射；D. 第 1 次手术后半年；E. 腹部吸脂第 1 次手术后半年复查；F. 第 2 次行上部瘢痕挛缩松解改形、自体脂肪注射 + 二氧化碳点阵激光治疗；G. 第 2 次治疗后 10 天

减少肝硬化或心脏纤维化。在系统性硬皮病中，脂联素水平与疾病的严重程度呈负相关。

（三）评价与展望

自体脂肪颗粒注射移植术或称脂肪细胞注射移植术是整形美容专业开展的一项常规技术，是安全有效的技术。自体脂肪颗粒是理想的自体组织填充材料，适应于血管瘤等病变放射治疗、瘢痕内药物注射治疗、外伤等因素常导致的凹陷性瘢痕，并且可以展望自体脂肪颗粒移植在瘢痕防治中将发挥重要作用。

自体脂肪移植术治疗瘢痕，方法成熟，简便安全，创伤小，术后恢复较快，并发症少。自体脂肪颗粒移植治疗凹陷性瘢痕，作为自身的组织，其生物学特性远远优于任何假体材料，无毒无害，不会产生免疫排异反应；对机体本身不会产生伤害和不良影响，并且微创技术取材比较容易，不开刀，无瘢痕，无异物，痛苦小，还可起到减肥瘦身、塑造完美体型的作用；术后护理简单方便，能够改善瘢痕区域局部凹陷，改善瘢痕局部的颜色和质地，效果确切，是凹陷性瘢痕的重要治疗方法，值得在临床上推广应用。

自体脂肪移植术治疗瘢痕的不足是脂肪填充后有一定程度的被吸收，临床上难以准确掌控其存活率，常需要多次注射治疗，才可以达到最佳效果；填充后的脂肪分布不均匀，需要按摩使脂肪细胞分布均匀；大量的脂肪堆积会因血供不足而导致脂肪细胞坏死、溶解、吸收，并发感染，出现纤维化、钙化等并发症的风险。

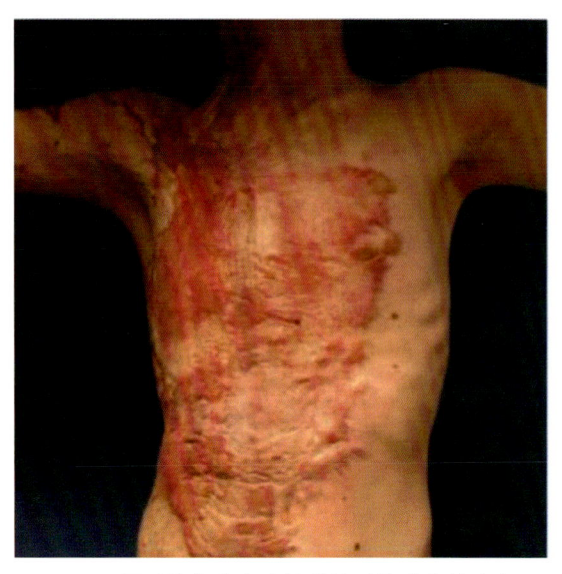

图 18-24 严重烧伤患者皮片移植后的增生性瘢痕，可见典型表面网络

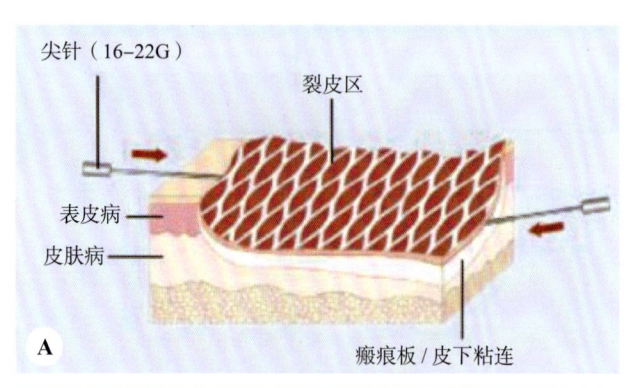

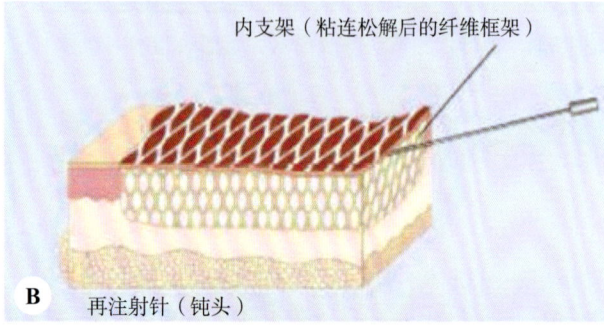

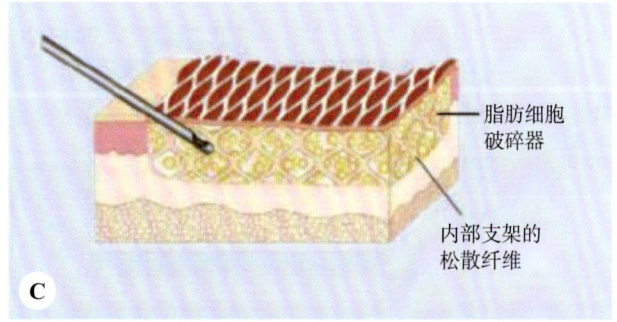

图 18-25 "内支架"的概念
A. 在多平面和多方向上使用尖针在瘢痕内进行松解；B. 获得三维纤维框架；C. 将脂肪小滴注入，脂肪细胞进入纤维框架并定植

近年来随着研究的逐渐深入，相信自体脂肪颗粒及纳米脂肪在创面愈合及瘢痕治疗中的基础研究及临床应用将会进一步的开展。

四、皮肤老化的再生修复

微创美容手术继续在美容领域占据主导地位。有大量年轻患者要求进行美容手术，以保持年轻、自然的容貌。没有什么比使用自体组织进行美容来得更自然了。在各个年龄段的求美者中，自体疗法越来越多地被用于皮肤再生。利用自体脂肪可产生纳米脂肪、脂肪来源干细胞和基质血管成分，以及人体血液中的血小板和纤维蛋白，可以延缓或"逆转"衰老，具有相对的安全性和有效性。很多关于自体组织疗法的研究还处于起步阶段，但是这项革命性的技术有着巨大的希望。总的来说，微创美容手术继续占主导地位。肉毒毒素、填充物和线雕技术的新发展为患者提供了多种选择。将所有可用治疗的方法组合可用于临床实践，为患者提供最佳、量身定制的皮肤年轻化方案。本部分介绍自体脂肪积极相关产物在皮肤年轻化方面的应用。

（一）作用机制和临床应用

SVF 和 ASC 的再生潜力被认为是由多种机制引起的。皮肤的再生能力由毛囊、毛囊间表皮和皮脂腺中存在的干细胞维持。皮内脂肪细胞系细胞已被发现在驱动毛囊干细胞活化中可能是必需的，并且可能在其他上皮干细胞功能中起作用。ASC 还被认为可以刺激内源性干细胞的募集，并促进其分化为所需的细胞，如在组织损伤的部位。此外，干细胞通常具有抗氧化功能，可能减轻炎症和促进伤口愈合。一些研究人员认为，SVF 中的前脂肪细胞和巨噬细胞可通过增强免疫反应或去除垂死的细胞，从而引起组织的重塑。SVF 和 ASC 都被认为具有增加血管形成、分泌生长因子（VEGF、HGF 和 IGF）的特性，这些特性也可能是移植物存活率提高的原因。培养的自体干细胞已被证明能改善全层皮肤缺损的瘢痕结果。培养的自体干细胞还被发现能通过增加胶原蛋白和弹性纤维减少皱纹，并通过抑制糖基化、抗氧化和营养作用在皮肤中产生其他抗衰老作用。含有自体干细胞的 SVF，也已被用于治疗面部填充物注射引起的坏死。

（二）科学证据和监管问题

重要的是要记住，干细胞技术仍处于初级阶段，美国 FDA 也只是批准了早期试验。干细胞的潜在不良反应，有排斥反应、高免疫反应、肿瘤、与其他干细胞系的交叉污染和分化不受控制等，体外长时间培养的人类干细胞已被发现在免疫缺陷小鼠中有致瘤作用。还有一个问题是,供体的年龄是否影响干细胞的再生潜能。干细胞的应用,其安全性及潜在的不良反应方面,相关的数据是有限的,进一步的随机临床试验是必要的。此外,没有单一的标准方案来获得ASC,可能会导致监管和质量问题。一些临床医生呼吁加强对提供干细胞治疗的公司和诊所的监管。在一些环境恶劣的条件下操作,存在污染和感染的风险。一些专业团体要求干细胞产品像药物一样受到监管,并且此类手术的实施范围也应受到监管。

(三)脂肪移植

成功的脂肪移植取决于几个因素,包括正确的手术技术、需要多种治疗的可能性及受区部位支持移植物能力的优化。传统脂肪移植使用大的钝套管,缺点包括不规则脂肪堆积,可见肿块、脂肪坏死和脂肪移植物存活率低等。

脂肪通过机械分离和酶解脂肪可以提高脂肪细胞的活力和移植物的存活率。微滴脂肪是通过使用直径小到0.7mm多端口小套管产生的,然后在皮内注射以治疗细皱纹。表面强化液体脂肪注射(superficial enhanced fluid fat injection,SEFFI)技术是为了克服人工离心对脂肪细胞活力的影响而开发的。使用微小侧端口套管进行操作,用来采集富含干细胞和活脂肪细胞的微脂,然后用自体富血小板血浆增强,并用注射器针头浅层注射。这种治疗已被证明能使皮肤年轻化和体积增加,并且无肿块形成。micro-SEFFI(M-SEFFI)是SEFFI技术的一个改进版本,该方法用带有非常小的端口(0.3mm)的多孔套管采集,由此获得更平滑的脂肪。纳米脂肪通过机械乳化进一步加工生成的。Tonnard等描述了他们制备纳米脂肪的过程,其中使用标准的高负压吸脂术,使用直径为1mm的锐边孔的多端口3mm套管来获取脂肪。在生理盐水冲洗和过滤之后,将脂肪在两个10ml注射器之间移动30次而乳化,该注射器由转换器连接,将产生的乳状液在无菌纱布上过滤,得到的没有结缔组织的产物称为纳米脂肪。使用27G针头将纳米脂肪呈扇形在皮内注射,可用于浅层皱纹和眼睑等部位,效果通常在4周至3个月内出现。纳米脂肪基本不含活脂肪细胞,限制了其组织的容量,但保留了高水平的ASC,可用于皮肤年轻化的目的。一般认为,由于ASC的作用,胶原和弹性蛋白的形成增加,引起皮肤重塑。

纳米脂肪注射可能是一种成本较低、耗时较少的能将干细胞引入周围组织的方法,因为SVF需要进一步将纳米脂肪的死亡脂肪细胞部分分离出来,而脂肪细胞碎片甚至可能是有益的,因为它可以诱导细胞因子、生长因子释放,从而帮助组织再生。

以下介绍一种使用纳米脂肪进行面部皮肤年轻化治疗的操作。

按常规方法制备纳米脂肪,将8ml纳米脂肪置于微针装置的容器中备用。

局部麻醉后,手持微针装置进行快速敲击动作,通过装置针刺产生的微通道和装置中膜泵结构,将纳米脂肪输送到皮肤中。膜泵结构由装置帽中央的小杠杆驱动,而该杠杆随外科医生的每次轻敲动作而启动。敲击频率为每秒4~5次。导入容器中所有内容物(8ml)的平均时间为15~20min。考虑到每次动作可在皮肤中产生20个微通道,到该过程结束时,72 000~96 000个微通道将向纳米脂肪开放。重复该过程,直到待处理的整个区域都被充分覆盖。手术的终点是弥漫性暂时性点状出血。将纳米脂肪在皮肤表面放置10min,使其通过微通道渗透,之后用生理盐水清洗处理过的区域,随后患者在3天内定期涂抹纳米脂肪霜(9ml纳米纤维霜+1ml甲基纤维素粉末+10ml生理盐水)。20%的患者在治疗区域出现有限的瘀点。使用遮瑕膏后,大多数患者可以在术后1~2天内恢复正常活动。与其他纳米脂肪疗法一样,在治疗后至少前3个月不能预期临床结果(图18-26至图18-28)。

五、毛发的再生修复

引起脱发的原因很多,如生理因素、遗传因素、内分泌功能障碍、全身及局部疾病、代谢及营养不良及神经精神因素等。脱发的病因和发病机制复杂不一,临床表现多样,目前尚无明确统一的分类方法。临床上来美容整形外科就诊的患者以瘢痕性脱发和雄激素源性脱发居多。

男性型和女性型雄激素性脱发(MPHL和FPHL)的特点是渐进性头发稀疏。MPHL影响一半或以上的50岁以前的男性。而在女性,FPHL是一种常表现为弥漫性变稀为特征的情况,以额部、中部头发稀疏及发际线退缩为主。FPHL的患病率随年龄增长而增加,约50%的女性有此经历。目前治疗雄激素性脱发的方法很多,包括药物治疗、毛发移植手术、低强度激光治疗及文身等,这些选项各有优缺点,但人们仍然对寻找新的治疗方法很感兴趣,自体脂肪移植术就是其中的一种。

在过去的10~15年里,这项手术的临床经验有了显著的增加。大量的研究证实,脂肪是一种有生物活

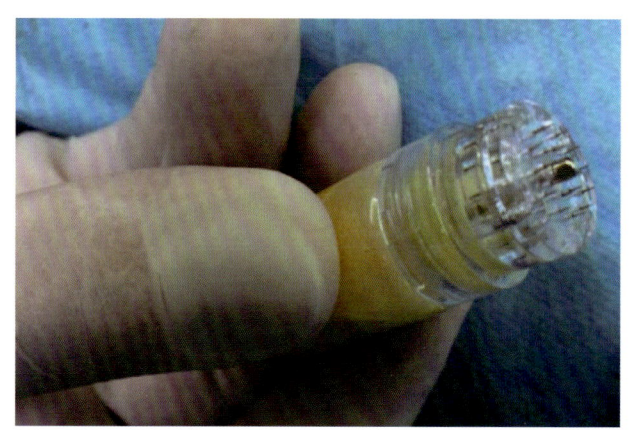

▲ 图 18-26 用于纳米针刺的装置由一个 8ml 玻璃容器、盖子上的抽吸装置和 20 个 1.5mm 长的金钛针组成

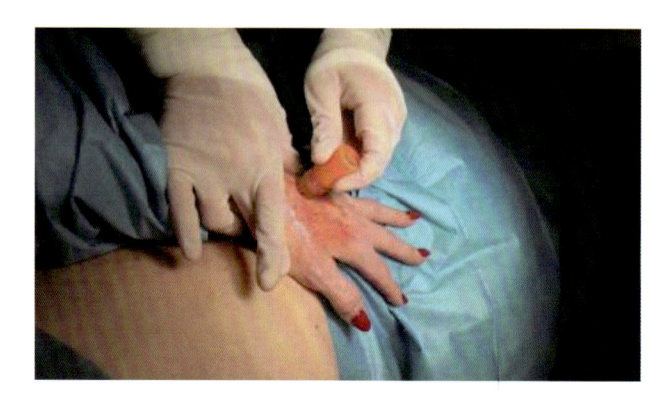

▲ 图 18-27 手部年轻化操作

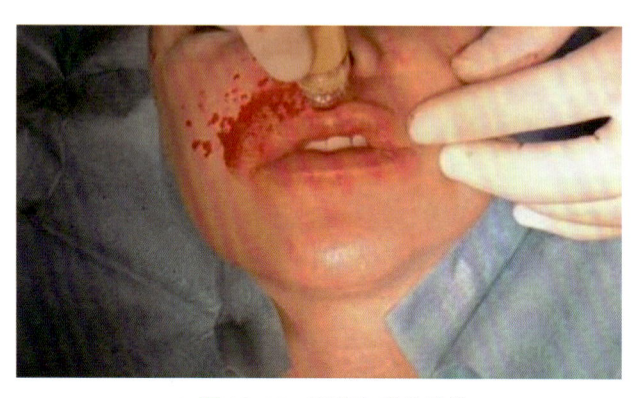

▲ 图 18-28 面部年轻化操作

性的、重要的复合组织。在头皮应用方面，Festa 等报道了脂肪细胞系细胞对促进推动毛发进入生长周期有作用，而 Shin 等发现 ADSC 条件培养基在促进女性秃发患者头发生长方面的作用。Hyoseung Shin 等认为，ADSC 条件培养基可提高人毛囊细胞的增殖率。ADSC 来源的蛋白质促进毛发生长，保护人毛乳头细胞免受雄激素和活性氧引起的细胞毒性损伤。此外，在离体人发器官培养中，ADSC-CM 诱导小鼠毛发进入生长期，促进毛发生长。

近年来，ADSC 已成为头发修复的一种新的细胞治疗来源。然而，注射 ADSC 诱导毛囊形成的机制和效果尚不清楚。ADSC 是 MSC 最易获得的来源之一，基于先前对 MSC 的研究，其治疗脱发的潜在机制可能是：①应用的 ADSC 有可能分化为毛囊祖细胞或诱导真皮细胞；②注射的 ADSC 能有效地输送到邻近的毛囊，有机会与驻留的毛囊细胞融合，以提高细胞的潜能；③骨髓间充质干细胞产生旁分泌信号，激活毛囊祖细胞或促进毛囊分化和再生；④脂肪干细胞及其分泌因子具有抗炎、抗雄激素、促进血管生成及增加头皮厚度等作用。MSC 分泌大量旁分泌因子，以促进组织再生，调节局部环境，刺激常驻细胞的增殖、迁移、分化、存活和功能恢复，调节免疫应答。MSC 产生的旁分泌因子包括细胞因子、趋化因子和生长因子。例如，MSC 可以分泌和释放 EGF、FGF、PDGF、TGF-β、VEGF、HGF 和 IGF-1，这些生长因子在调节毛囊形态发生、分化和再生中也起着重要作用。

目前关于自体脂肪或脂肪干细胞及其产物在治疗毛发脱失的方法主要有如下两种。

脂肪干细胞条件培养基疗法：脂肪组织在培养温度下用 0.075%Ⅱ型胶原酶消化 30min，在 400g 离心 10min，并在磷酸盐缓冲盐水（phosphate buffer saline，PBS）中洗涤和再悬浮。基质细胞部分通过细胞过滤器过滤，从滤液中分离出 ADSC，在含 10% 胎牛血清的 DMEM 培养基中，置于 37℃、5% 的二氧化碳的培养箱中。以培养的第 4 代细胞进行实验，并将部分细胞冻存以备将来之用。经过反复传代培养达到 5×10^8 个细胞的密度后，将扩增的 ADSC 导入 Cell Factory™CF10，并在 DMEM/F12 无血清培养基中培养。培养环境为加湿的含 2% 氧气的氮气的多通道培养箱，持续 2 周。收集条件培养基，微滤并定量总蛋白产量，制成 AAPE™ 的单批样品。治疗过程为每周 1 次的 ADSC-CM，连续 12 周。在使用 AAPE™ 之前，用微型滚针轻轻处理头皮区（图 18-29 和图 18-30）。

SVF 注射疗法：在全身麻醉或局部麻醉下，用肿胀液（500ml 乳酸林格液、20ml 1% 利多卡因、20ml 0.5% 布比卡因和 1mg 肾上腺素）进行局部浸润，用 2.4mm 套管收集脂肪组织。吸脂液分为两小份，一份用于获得纯化的自体脂肪移植物，另一份用于制备 SVF 细胞悬液。SVF 不仅包含脂肪组织内的细胞，如脂肪干细胞、血管内皮细胞、周细胞、脂肪内的巨噬细胞和淋巴细胞，以及血细胞。因此，SVF 的细胞组成在很大程度上取决于出血污染的程度，因为 SVF 中不仅收集了部分脂肪衍生的细胞，也收集

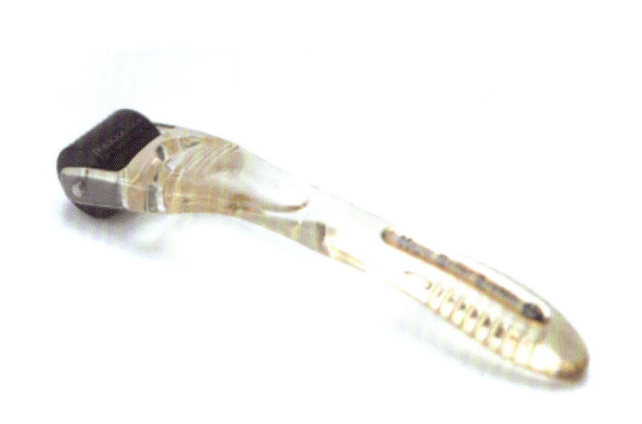

▲ 图 18-29 微型滚针在脂肪干细胞条件培养基治疗脱发中的应用。滚筒有 192 个不锈钢针，长度为 0.5mm，直径为 0.25mm

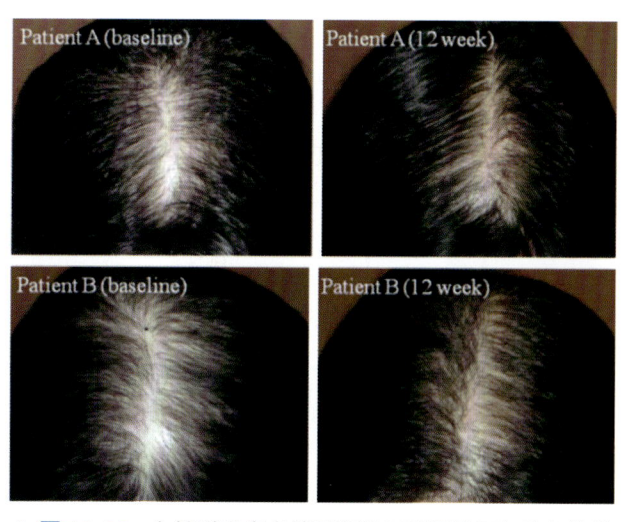

▲ 图 18-30 女性脱发患者接受脂肪组织源性干细胞条件培养基治疗前和治疗后 12 周的照片

了所有污染的外周血细胞。大多数被污染的红细胞可以通过溶血过程（使用低渗水或缓冲液）去除，但不幸的是，几乎所有的白细胞都包含在 SVF 的最终产品中。

胶原酶是从脂肪抽吸物中分离出 SVF 最常用的酶。酶促 SVF 分离可在 2h 内完成，但迄今为止分离效率通常低于 50%。虽然 1g 脂肪组织或脂肪抽吸物最初包含数百万个 SVF 细胞，但是分离的 SVF 细胞的数量少于 200 万（通常为 0.3～0.8 百万）。图 18-31 显示了通过胶原酶消化从脂肪抽吸物中分离 SVF 的标准方法。消化 30min 后，收集提取的细胞沉淀，洗涤并漂洗。用细胞计数器或血细胞计数器对获得的 SVF 细胞进行计数。

给患者头皮受影响的区域使用含 1% 利多卡因（1∶200 000 肾上腺素）溶液的麻醉环阻滞，以实现充分的局部麻醉。标记头皮的受影响区域。注射到头皮中的体积量被确定为 1.0ml/cm²。这种 1.0ml 的组合物是来自纯移植物的纯化脂肪和乳酸林格液的混合物。富含脂肪的混合填充物制备在手术室的无菌环境中。组织准备完成后，在待治疗区域附近进行针刺。用一个 1.0ml 注射器将脂肪以扇形模式注射到皮下组织中，该注射器连接到一个 1.2mm 的套管上，目标是在每平方厘米的头皮上注射 1.0ml 脂肪（图 18-32 和图 18-33）。

六、痤疮的再生修复

痤疮是一种发生于毛囊皮脂腺单位的慢性炎症的反应，表现为粉刺（黑头和白头）、丘疹、脓疱和结节，是由雄激素诱导的皮脂生成过多、毛囊皮脂腺导管过度角化和毛囊皮脂腺单位内的痤疮丙酸杆菌所致。痤疮是世界上最普遍的十大疾病之一，大约有 85% 的青少年和 12% 的成年女性患病。较高的发病率、局部的疼痛和不适、永久性瘢痕对容貌的影响，会导致患者出现失眠、抑郁、焦虑、注意力缺陷障碍和注意缺陷多动障碍的风险。

目前，国际对痤疮治疗指南有如下建议：①局部使用维 A 酸类药物是治疗痤疮的基本疗法之一，建议作为单药治疗粉刺类痤疮，或结合局部使用及口服抗生素来治疗混合型或炎性痤疮；②过氧化苯甲酰是一种有效的治疗局部痤疮的方法；③局部抗生素治疗（即克林霉素或红霉素）只推荐与过氧化苯甲酰结合使用；④推荐使用全身抗生素来治疗中、重度炎性痤疮和对局部治疗有抵抗力的痤疮；⑤全身抗生素的使用应限于 3 个月内，并且应结合局部用过氧化苯甲酰或局部用维 A 酸来治疗；⑥联合口服避孕药对治疗女性的炎症性痤疮有效；⑦推荐口服异维 A 酸来治疗严重结节性痤疮、中度顽固性痤疮或产生瘢痕及影响心理健康的痤疮。

然而，上述治疗方法也带来一些不良反应。例如，所有局部治疗方法都可能导致皮肤受刺激和干燥。维 A 酸可引起皮肤干燥、红斑、刺激和脱皮；过氧化苯甲酰可引起浓度依赖性的刺激和接触性皮炎；局部抗生素治疗可引起瘙痒、红斑和脱皮；此外，多西环素可引起光过敏和胃肠道紊乱；而米诺环素可引起耳鸣、头晕及皮肤、黏膜和牙齿的色素沉着。含雌激素的避孕药与血液高凝状态的小幅增加有关，并可能增加乳腺癌和卵巢癌的风险。使用异维 A 酸可出现皮肤黏膜和眼干燥及肌肉骨骼疼痛。其他治疗方法还有化

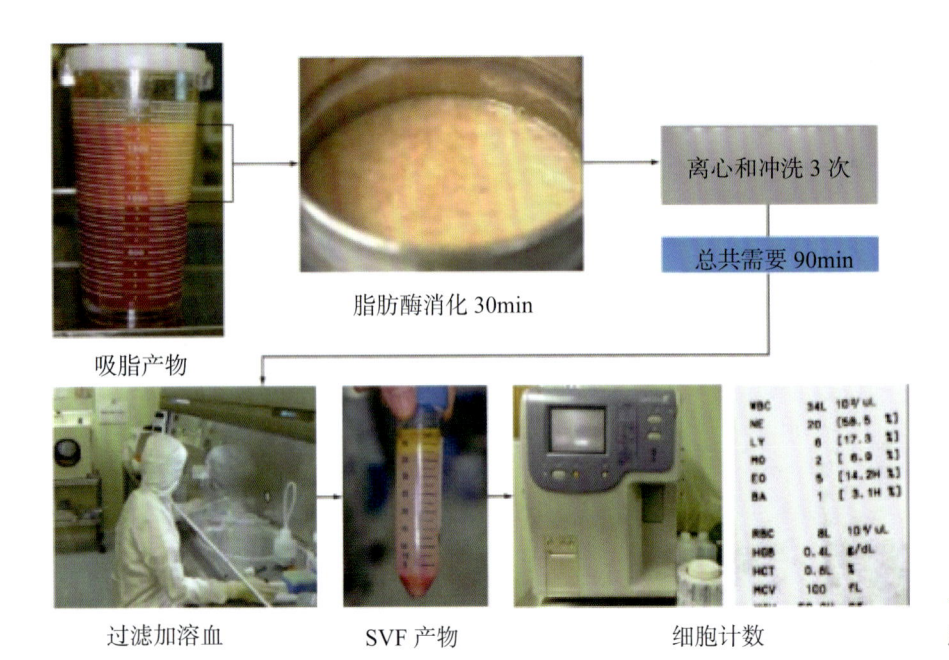

图18-31 通过胶原酶消化从脂肪抽吸物中分离SVF的标准方法

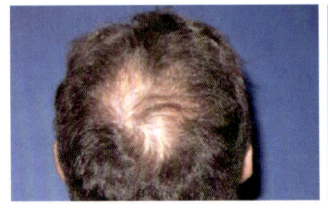

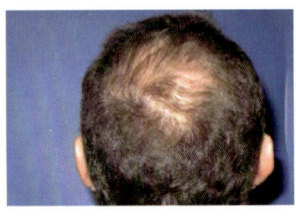

图18-32 术前与术后24周头顶部毛发对比

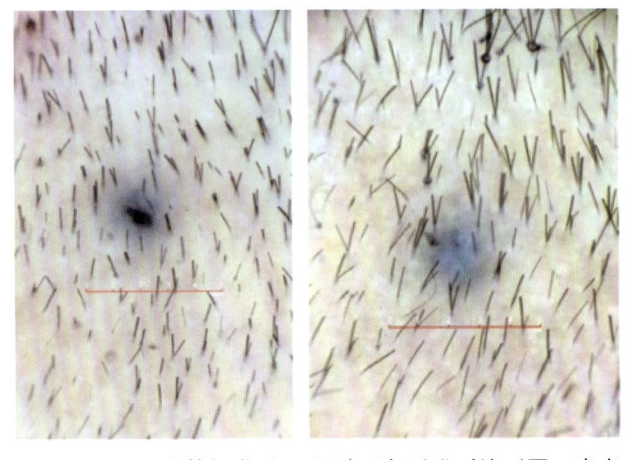

图18-33 术前与术后24周头顶部毛发对比（同一患者镜下观）

学剥脱（又称为果酸换肤），但对于亚洲人种来说，使用后发生炎症或剥脱后，发生色素沉着并发症的风险更高。

皮脂腺的主要功能是产生和分泌皮脂，以覆盖毛发并有助于形成皮肤的脂质屏障。然而，最近的研究提出，皮脂细胞能够根据不同的炎症刺激来改变皮脂的产生和组成。长期以来，人们已经发现在痤疮患者的皮脂中，游离脂肪酸水平与健康人相比显著降低，特别是亚油酸。另外有文献提出，在健康皮肤皮脂腺周围的巨噬细胞为 M_2 型，而在痤疮皮损中检测到的多是 M_1 型巨噬细胞。M_2 型巨噬细胞与组织维持和重塑过程有关，并且在病理条件下大量增加，如伤口愈合；而 M_1 型巨噬细胞通常对IFN和（或）TNF产生反应并参与炎症反应。皮脂腺细胞可以通过其产生的脂质而使巨噬细胞向 M_2 型极化，其中亚油酸和油酸是必不可少的。这提示在痤疮患者皮脂中亚油酸降低，使巨噬细胞 M_2 型极化减少，而 M_1 型极化增多是导致皮脂腺炎症反应进展和加重的原因。

Mattii等研究发现，在皮脂腺油脂分泌旺盛时，痤疮丙酸杆菌会在此环境下大量增殖，使皮脂腺细胞分泌趋化因子CXCL-8，促进外周血单核细胞（peripheral blood mononuclear cell，PBMC）增多，并释放大量细胞因子，如IL-6、TGF-β等。尤其是IL-1β，可以促进初始T细胞向Th17细胞分化。Th17细胞具有募集中性粒细胞的作用，虽有助于其提高抗菌活性，但同时也会导致组织损伤，促进炎症反应，从而加重痤疮。

除了皮脂腺细胞外，Agak等通过研究发现，健康人皮肤相关的痤疮丙酸杆菌的亚群与痤疮患者皮肤相关的痤疮丙酸杆菌的亚群诱导出的Th17细胞，在免疫表型和抗菌功能上有着明显差异。PH亚群诱导IL-17/IL-10 Th17细胞具有强大的杀菌活性，被定义为保护性Th17细胞（protective Th17 cells，prTh17），其可抑制痤疮的产生。而PA亚群诱导IL-17/IFN-γ。Th17细胞几乎不具有杀菌活性，被称为病理性Th17细胞（pathogenic Th17 cells，paTh17），其对痤疮的产生无抑制作用，反而会加重痤疮的炎症反应，使组织损伤明显。

近年的研究发现，ADSC 通过外泌体诱导巨噬细胞向 M_2 型极化，从而降低了巨噬细胞诱发炎症反应的能力。实验证明，ADSC 可以通过抑制 Th17 细胞反应和促进调节性 T 细胞的功能来调节 Th17/Treg 细胞平衡。另外，ADSC 还可以通过与 CD4$^+$T 细胞直接接触和分泌 TGF-$β_1$、PGE$_2$ 等可溶性因子诱导 Treg 细胞活化。Treg 细胞与 Th17 细胞的功能相拮抗，可以抑制促炎细胞因子产生，调节 T 细胞的增殖分化，保护组织，抵抗炎症带来的组织损伤。在促炎性因子（如 IFN-γ）的刺激下，ADSC 可以抑制 T 细胞增殖活化和 IFN-γ 的释放，同时增加抗炎因子 IL-10 的释放。因此，ADSC 具有调节炎症反应的作用，可以抑制痤疮的炎症反应，有效治疗痤疮。

此外，ADSC 还具有分化潜能，在促进伤口愈合中也是一种较好的方法。ADSC 可以表达血管生成素、抗凋亡蛋白和抗氧化因子，在组织再生中起着关键作用。在缺血条件下，ADSC 可通过释放血管生成因子或分化为血管相关细胞来刺激血管生成。因此，ADSC 对于痤疮引起的组织损伤的修复也起着重要作用。

近年来，鲁峰团队开发的 SVF-gel 是高浓度的 ADSC、血管内皮细胞和细胞外基质的混合物，真皮内注射 SVF-Gel 可能作为 ADSC 治疗痤疮的新方法，但该方法目前尚缺乏严格的临床研究支持。研究较多的 SVF 注射对痤疮，尤其是痤疮凹陷性瘢痕的作用，目前对其有效性进行评价还为时尚早。因为在治疗过程中除了疗程较长，还往往伴有疾病反复发作的过程。因此，自体脂肪在痤疮及痤疮凹陷性瘢痕的治疗方面，尚需进一步的研究和实践（图 18-34 和图 18-35）。

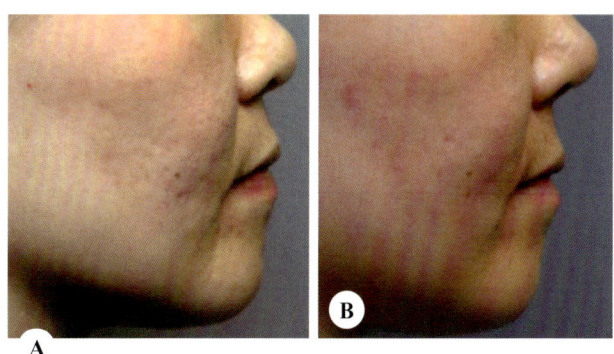

▲ 图 18-34 痤疮

A. 治疗前；B. 同一患者皮内注射 SVF 组分 4 周后（图片由 W.G.Chernoff，BSc，Los Angeles，CA 提供）

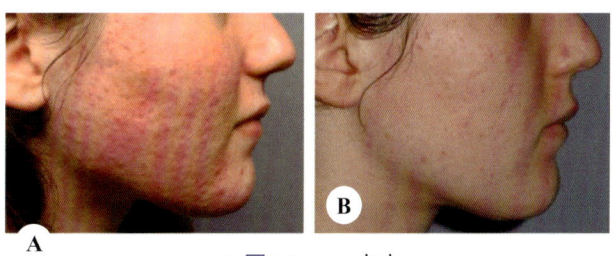

▲ 图 18-35 痤疮

A. 治疗前；B. 同一患者皮内注射 SVF 组分 4 周后组分（图片由 W.G.Chernoff，BSc，Los Angeles，CA 提供）

（黎　冻　蔡景龙　宗宪磊　朱凌冬）

第 19 章 小儿脂肪整形

一、小儿脂肪移植的优势及研究进展

儿童组织缺陷在临床上多见，主要累及皮肤、皮下脂肪、肌肉层、软骨、骨组织，主要的致病因素包括有先天性畸形、创伤、手术并发症等。部分组织缺陷仅影响患儿容貌，涉及较大范围组织缺损或特殊部位组织缺损直接导致功能障碍，组织缺损不仅对患儿的身心健康，同时还对患儿生长发育产生严重影响。

针对病因、部位、缺损组织、缺损量，可以设计不同方式的手术进行修复。在软组织容量缺损病例中，最常见的修复方式为吻合血管的游离复合组织移植。需要吻合血管的肌瓣、肌皮瓣等复合组织瓣的手术的施行，尤其是在儿童病例中，存在多种限制，包括施术者技术、家长对手术本身和并发症的担忧、术后效果及供区美观、功能的影响。自体脂肪移植相比吻合血管的游离复合组织移植，其获取相对容易，不造成供区的明显畸形，手术并发症少，家长依从性好，为患者提供了一种微创的治疗方法。

脂肪组织不仅仅具有填充作用，其中蕴含的脂肪干细胞多分化潜能及分泌功能，使其可能参与了多种生理和病理过程包括有新生血管形成，抑制炎症，调节局部免疫反应，改善受区皮肤的颜色和质地，尤其是在治疗瘢痕性皮肤，放射性皮肤病损时具有显著效果。有报道显示，每毫升来自吸脂术的脂肪组织可以提取和扩增出大约 400 000 个间充质干细胞，值得注意的是，在低龄者脂肪组织中富集更多的基质血管成分。干细胞作为细胞治疗的核心，其具有自我更新能力，长期生长活力及多向分化潜能的优势，年龄可能导致干细胞各种生物学能力的改变。骨髓来源间充质干细胞 BM-MSC 的增殖能力、成骨分化能力及抗凋亡能力与年龄成反比，BM-MSC 的氧化损伤，活性氧水平平均随年龄而增加，p53 信号通路亦可能参与了 BM-MSC 的这些生物学能力的变化。与 BM-MSC 相似，源于年轻者的脂肪干细胞较成人相比，其端粒酶长度更长，成骨成脂分化潜能更强，VEGF 和 FGF-2 及趋化因子受体（如 CXCR4 和 CXCR7 受体）表达量高于成人及老年人，因此其成血管和迁徙能力亦较明显。基于脂肪干细胞年龄相关的生物学特性，其在脂肪移植中起到的促进血管再生、脂肪细胞留存、组织再生的作用值得肯定。

尽管脂肪移植越来越流行，但大多数关于其疗效和安全性的研究都集中在成年人身上。儿童脂肪移植带来了独特的挑战，而目前成人研究往往忽略了这一点。特别是，儿童和青春期青少年的快速发育和体重增加可能影响脂肪移植物的整合和增殖，从而危及容积矫正的成功。评估这些潜在变化的纵向队列研究尚未完成。此外，许多先天性面部体积畸形需要大量移植物来恢复体积，并保持精确的面部轮廓细节。由于细胞肥大或移植物坏死引起的过度矫正和瘢痕可以显著影响重建的美观。此外，基于脂肪干细胞肿瘤促进特性的移植性脂肪细胞肿瘤增殖的理论风险在成人和儿童人群中仍然是争议的话题。儿童人群呈现了许多可通过自体脂肪移植进行纠正的情况。曾经复杂的组织移植重建先天性颅面畸形，如 Parry-Romberg 综合征、线状硬皮病和半侧颜面萎缩，现在大部分已经被自体脂肪移植所取代。随着自体脂肪移植重建儿童面部的数量不断增加，可收集有关该人群移植脂肪性质的其他信息。目前对儿童脂肪移植的研究还没有充分评估青春期和青春期前生长变化的移植脂肪细胞增殖和肥大的风险。

二、小儿脂肪颗粒移植技术

因患儿可用于移植的脂肪组织较少，术前应严格判断当次手术所需脂肪量，以免抽吸过少或过多脂肪组织，造成不必要的创伤和脂肪组织的废弃。儿童脂肪移植手术通常在全身麻醉下实施，术前应评估患儿全身健康程度，尤其是在婴幼儿患者中，往往存在房间隔未闭等情况，先天性心脏问题应得到充分评估。麻醉医生对患儿的术中生命体征进行严密监护。肿胀液按照成人脂肪移植时所需肿胀液配制，同时因考虑婴幼儿对利多卡因的耐受程度，在全身麻醉状态下可以减少利多卡因的使用量。脂肪供区以患儿大腿前侧、内侧、臀部为主，但小儿特别是幼儿的脂肪少，早期让家长加强营养，给瘦小幼儿"增肥"，以保证可以吸取足够的脂肪注射用。脂肪抽吸及体外纯化过程可以参照成人脂肪移植方法，但注意要低压抽吸，并且以静置法以保留更多脂肪及干细胞。脂肪注射则按照不同的病灶进行个性化的移植，为保证脂肪移植的存活率，应当遵循少量、多点、多层次的原则。

三、小儿脂肪颗粒移植临床应用

（一）唇腭裂畸形

唇腭裂是最常见的颅面异常，发生率为1∶1700年活产婴儿。重建的患者通常经历多个阶段手术，在童年和青春期，很多工作都集中在实现令人满意的美学和功能结果的程序。脂肪移植可以补充唇腭裂患儿的唇部容量不足，改善手术瘢痕，纠正中面部软组织容量不足，以及改善腭咽闭合功能不全。

1. 唇裂脂肪移植 唇裂一期修复手术即可行脂肪移植术，多项研究提出婴幼儿脂肪组织中含有更强分化与再生能力的脂肪来源干细胞，并且这些干细胞可以模拟胎儿期无瘢痕愈合机制，通过分泌抗炎细胞因子及生长因子调节瘢痕的形成。一期修复手术时进行脂肪移植可以明显改善患儿中面部、鼻部、上唇的形态。一期手术时，移植脂肪量约2ml，对于患儿脂肪供区创伤极小。移植部位包括唇红黏膜交界处、人中脊皮下及肌肉内、梨状孔边缘。唇裂修复术后患者常伴有鼻唇区域组织的容量不足，鼻翼基地部塌陷，唇红黏膜交界区域存在凹陷性瘢痕，上唇偏薄，人中脊缺失。目前的皮瓣转移修复手术主要是基于将周围组织转移到唇裂凹陷处，而这类手术往往造成额外的面部瘢痕。结构脂肪移植在改善唇裂术后组织容量不足方面有着相当优势。婴幼儿因上唇吸吮运动频繁，影响移植脂肪的存活。为获得良好的填充效果，需确保术前精细的设计、术中精细操作、使用更精细的移植针多维度少量注射脂肪，第1次移植脂肪容量可超过预期移植量20%～30%。在一些成年男性中，毛发移植可以纠正上唇瘢痕处胡须缺失。移植的脂肪组织中的干细胞可以改善瘢痕移植床的质地，增加瘢痕的血供，为毛发移植提供一个良好的移植受区，增加移植毛发的存活率。

2. 腭裂脂肪移植 20%～30%的腭裂患者接受了腭裂整复术后仍存在腭咽闭合功能不全。腭咽闭合功能不全常在以下几种患者中，包括神经肌肉控制水平下降，黏膜下腭裂未修复，或腭咽闭合频繁接受压力（如演奏乐器的音乐家）。传统的手术专注于延长上腭的策略或重新排列咽部组织以帮助关闭残余缺损（括约肌咽成形术或咽部皮瓣）。然而，这些技术特别是咽部皮瓣往往会伴发低鼻音和阻塞性睡眠呼吸暂停。作为一种选择，包括石油、石蜡、Gore-Tex、Teflon、钙羟基磷灰石、胶原和自体软骨曾经都被用作植入物植入后咽部。这些异物都面临着植入物迁移、肉芽肿形成、感染、吸收或挤压。2001年，Dejonckere等首次报道成功利用脂肪移植治疗了17例腭咽闭合功能不全，自体脂肪移植已成为治疗轻度腭咽闭合功能不全的公认策略。在过去10年里，已有多篇关于利用脂肪移植增强软腭、咽侧壁和后咽壁的论文发表，所有已发表的研究显示脂肪移植对语言效果、语音改善程度变化很大。

3. 咽后壁脂肪移植 咽后壁脂肪移植可以局限于咽后壁或者联合咽后壁、侧咽壁、腭咽弓、软腭及插入的咽骨膜瓣。术中鼻咽镜下可以指导脂肪移植注射点的解剖学定位，可以将脂肪移植到咽喉壁枢椎齿突结节处。通过在咽后壁正中或旁正中部位做进针点，利用带有弧度的钝针即可完成脂肪移植，脂肪颗粒移植层次为黏膜下或者肌肉层内。应避免在椎前筋膜前的疏松间隙内进行脂肪移植，以免移植脂肪沿该间隙向尾端或者其他方向移动。脂肪颗粒进入血管亦是咽后壁脂肪移植的严重并发症，部分患者颈内动脉走行与咽后壁靠内侧的区域，或者正常走行于咽侧壁区域，均是咽后壁脂肪移植发生栓塞的主要血管。值得重视的是在22q11染色体缺失患者中，有49%～55%的患者颈内动脉发生解剖学位置变异，其血管走行更偏向于内侧。术前MRI或血管造影，术中利用超声定位确定颈内血管的解剖学走行对咽后壁脂肪移植的安全性有所帮助。

4. 软腭脂肪移植 软腭脂肪移植可以改善瘢痕的质地及柔软度，增加软腭的活动度。Boneti等在46例腭裂患儿的软腭平均移植2.4ml脂肪后，腭咽闭合功能不全得以明显改善。部分患者软腭处少量脂肪填充后仍需要二次填充，而超量的填充亦可能影响软腭的运动。Filip等发现，后鼻音发音和鼻腔发音的改善程度与软腭和腭咽弓脂肪移植的量明确相关。

（二）第一、二鳃弓综合征

第一、二鳃弓综合征为继唇腭裂以外面部排列第二位的常见颌面部先天畸形，发病率为新生儿中1/3600～1/5000。第一、二鳃弓综合征的临床表现多样，绝大多数为单侧，双侧发病的发生率占5%～16%。临床上以颌面部发育畸形为主要表现，颌骨主要表现为下颌骨升支短、下颌平面角陡、颏部偏向患侧、髁突发育不良、从颞下颌关节轻度发育不良到颅底假关节形成等，还常伴有上颌骨垂直向缩短、上颌咬合平面倾斜、上颌磨牙迟萌、颧骨缩小，软组织缺陷、外眦与耳屏前间距缩短等。如果累及颞骨，岩部很少累及，但乳突可发育不良，茎突缩短或缺如，偶伴有小眼畸形。全身可伴有颈椎发育不全，表现为半椎骨、椎骨融合，甚至颅底压迫综合征。咀嚼肌发育不全的临床表现不一定与骨骼缺陷成比例，主要影响翼外肌；外耳多受累，其临床表现不一，形态大小程度不等；伴有神经受损症状的患者中，约25%人群面神经下颌缘支缺如。软组织发育不全主要表现有面横裂、耳前赘、腮腺发育不良甚至缺如等。除了颌面部以外的表现之外还有一些其他系统的表现，大约55%诊断为该病的患儿并发有颅脑以外的其他发育不全，包括有中枢神经系统、骨骼、心脏、肺、肠胃系统、肾脏等发育不全。而颌面部以外其他系统的发育不全往往预示着颌面部的发育畸形更加严重。因此，部分学者更愿意将小耳畸形、面部不对称、眼球发育异常及颈椎发育不全称为Goldenhar综合征。

针对第一、二鳃弓综合征存在的复杂畸形情况，手术修复需分多期进行。婴幼儿期，进行巨口畸形矫正、耳前皮赘切除、部分病例伴有唇腭裂修复、下颌骨牵引成骨，牙科正畸治疗；儿童时期，进行下颌骨牵引成骨、分期耳再造、牙科正畸治疗；青少年时期，进行正颌手术（Le Fort I型截骨术、双侧矢状纵劈截骨术）、颏成形术、眼眶截骨术。上述手术主要针对以骨性畸形，以下颌骨为主要受累的骨性畸形矫正被认为可以重新恢复面部骨性框架，使下颌骨邻近组织再生获得空间，并减少下颌骨畸形引起的其他畸形，如呼吸、咬颌、颞下颌关节功能等。然而，在轻中度患者中，骨性畸形轻微，如能恢复面部软组织对称性即可获得良好的治疗效果。而针对患儿面部软组织发育不全畸形，可以通过皮瓣/肌皮瓣移植矫正，广泛使用的皮瓣/肌皮瓣包括腹股沟皮瓣、腹直肌皮瓣、腹壁下浅动脉皮瓣、背阔肌皮瓣等。然而，皮瓣/肌皮瓣并不适用于所有软组织缺陷的患儿。例如，部分患者经历过耳再造手术，颞部已行解剖，其受区的颞浅血管束已无法用于显微外科缝合。其次，显微外科手术对实施者的经验要求更高，一旦术后移植物坏死，患者往往面临更加严重的面部畸形。在低龄患者中，尤其是婴幼儿，显微外科手术似乎尚无应用和推广。而脂肪移植在纠正低龄患者软组织容量不足方面，比显微外科有着明显的优势。在发育畸形一侧的皮下组织、肌肉组织、脂肪室及骨膜表面进行脂肪移植，可以纠正容量不足，调整面部轮廓，同时脂肪组织中富集的脂肪干细胞在受区特定微环境的诱导下分化为特定细胞，如肌纤维细胞。干细胞的旁分泌作用可以为发育不良的组织提供生长因子，促进细胞功能的恢复。Tenna等在比较利用乳房下扩张肩甲旁皮瓣与脂肪移植治疗第一、二腮弓综合征面部软组织不对称，术后1年随访发现在面部对称性改善上，脂肪移植组显然更优于皮瓣组，移植脂肪的体积留存率高达83%。Rajan等同样使用脂肪移植来治疗第一、二鳃弓综合征面部不对称，获得良好效果的同时，避免了严重并发症的发生。作者临床应用也获得良好效果（图19-1和图19-2）。

（三）血管瘤与血管畸形

血管瘤和血管畸形是临床上公认的新生儿、婴幼儿时期的常见病和疑难病，此类疾病的总体发病率超过了2%，并呈逐渐上升的趋势。随着医疗技术的发展和人们意识的进步，近些年在病因及发病机制、分类方法、诊断及鉴别诊断、临床表现及病程发展、治疗方法、并发症及不良反应、转归及预后等多方面都进行了深入的研究，但临床治疗情况仍不容乐观。其分类与分期、治疗效果、适应证都因为发生部位遍及全身、缺乏相应的专科而呈现混乱和混淆的状态。血管瘤和血管畸形病例分布在临床多个学科，包括整形外科、小儿外科、血管外科、放射科、口腔颌面外科和皮肤科等。由于病例的分散，在多数学科都无法规范地了解它的分类和性质，但很多种类的血管畸形并不适合常规的手术切除，不仅因为常规手术可能导致大出血、复发和外观损毁，而且可能导致病情快速加重、丧失血管内治疗机会等灾难性的后果。局部组织的凹陷、萎缩是血管瘤或血管畸形病程自然发展或接收不恰当治疗后常见的并发症和不良反应，并且往往是不可逆的，如发生于颜面等暴露部位，对患儿的容颜及心理都有着巨大的影响。

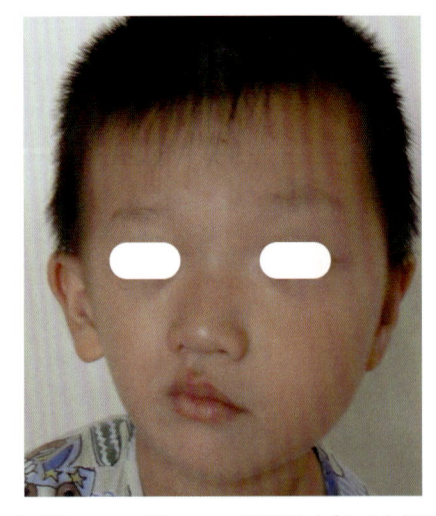

▲ 图19-1 第一、二鳃弓综合征（右侧）

临床过程经历过破溃坏死的血管瘤或血管畸形患者中凹陷发生的可能性是未破溃者的 5.87 倍。冷冻治疗及放射性核素治疗曾被广泛应用与血管瘤的治疗，治疗后有色素脱失、色素沉着、遗留萎缩性瘢痕、组织凹陷等情况发生率高。尤其是放射性核素治疗，核素放射线可在体内长期存留并积累，如 ^{90}Sr 的半衰期长达 20～25 年，其远期并发症的发生亦较为常见，如色素减退、瘢痕形成、骨生长中心抑制、局部软组织发育抑制，甚至局部肿瘤发生率明显增高等，可经过多次，改善局部血供，逐渐矫正局部凹陷，是目前治疗此类畸形较理想的治疗方法（图 19-3）。硬化剂或抗肿瘤药物的局部注射在少数病例中亦会导致瘤体的纤维化，缺血伴发溃疡或组织萎缩凹陷。值得注意的是，在快速消退型先天性血管瘤病例中，瘤体在出生后短期内即发生自行消退，6～14 个月基本消退。快速消退常常导致真皮和皮下组织的萎缩，遗留局部凹陷畸形。快速消退型先天性血管瘤可通过病程特征和体格检查轻易诊断，但在影像学上，大部分快速消退型先天性血管瘤与普通婴幼儿血管瘤的 CT 和 MRI 表现相似，难以鉴别。由于对瘤体诊断及病程的判断错误并进行积极的治疗，加速了瘤体局部组织的萎缩，使得远期凹陷畸形更加明显。上述情况导致的萎缩、凹陷，均是脂肪移植治疗的适应证。临床工作已经证明脂肪移植矫正各种血管瘤与血管畸形导致的软组织凹陷的有效性。利用自体脂肪颗粒移植修复血管瘤治疗后继发上唇畸形，在对上唇进行容量扩充的同时为局部组织的改善提供了良好的契机。对于轻度上唇畸形患者，采用单纯自体脂肪颗粒移植，即可恢复上唇精细的组织结构，取得满意疗效；中重度上唇畸形或者存在明显黏膜瘢痕粘连的患者，采用自体脂肪颗粒移植后无法完全矫正畸形，可先行脂肪移植增加组织量，在此基础上进行组织瓣的转移修复可获得较好的临床效果。

（四）进行性半侧颜面萎缩

进行性半侧颜面萎缩是一种罕见疾病，Parryd 于 1825 年首次报道该病。1846 年，Romberg 对该病进行了详细描述。1871 年，Enlenburg 定义为目前的命名。该病好发于 10 岁以下的儿童，可缓慢进展 2～20 年，女性多见，存在罕见的家族性病例。主要是一侧面部皮肤和软组织进行性萎缩，也可累及肌肉、软骨及相关骨结构，同时也有累及手臂、躯干、下肢，进行性半侧颜面萎缩早期软组织非特异性表现通常发生于萎缩开始的数月或数年，伴感觉异常、偏侧颅骨肥大、偏侧痛和面部肌肉痉挛等临床症状。萎缩常从头面部某一点开始，先出现脂肪萎缩，随后皮肤开始萎缩；发生于三叉神经第 1 支分布区域较多，受影响的区域可出现皮肤硬结、皮肤色素沉着或色素脱失、瘢痕性脱发等，还可能发生口内组织的舌偏侧萎缩。这一过程使皮肤变薄、干燥、萎缩，萎缩侧与健侧界限分明，称为"军刀痕"，常被认为是一种与线性硬皮病类军刀

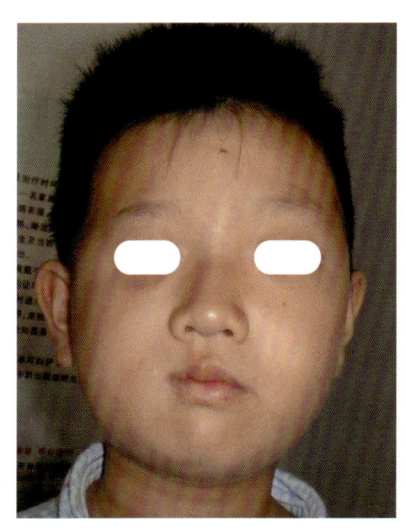

▲ 图 19-2 第一、二鳃弓综合征右侧脂肪颗粒移植 3 次后

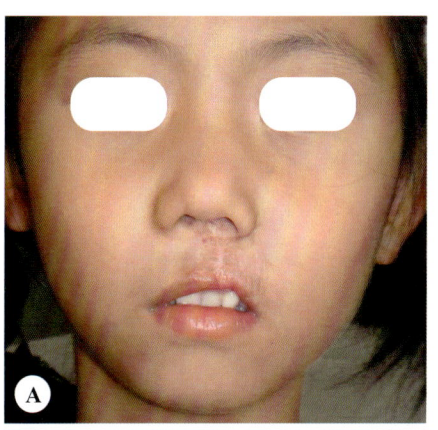

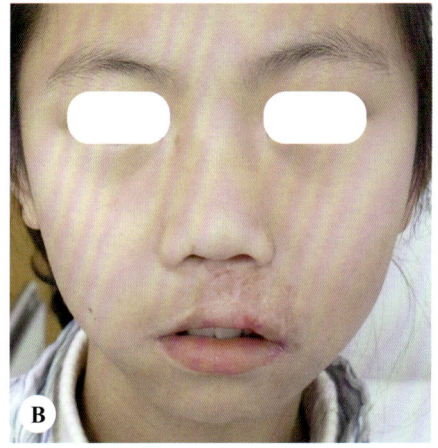

▲ 图 19-3 A. 左侧上唇婴幼儿血管瘤放射后遗留凹陷畸形；B. 左侧上唇婴幼儿血管瘤放射后遗留凹陷畸形脂肪颗粒注射填充 3 次后

伤重叠的症状。该病可在早期停止进展，仅有轻度萎缩，局限于前额或颧骨，也可持续进展影响更多面部组织。一侧面部的进行性萎缩和变形还可导致同侧眼球内陷，口鼻偏向患侧。最终畸形程度取决于疾病的持续时间，病变会影响面部外观和功能。

随着修复重建技术的发展，该病治疗方法也多样化，包括单纯修复或体积再生，以及综合治疗。目前，多数学者认为治疗方法应根据颜面萎缩程度选择，制订个性化治疗方案。Guerrerosantos等也提出根据面部萎缩程度对该病进行分类，以确定手术方法。临床分型Ⅰ～Ⅱ型患者，表现为皮下软组织轻微或轻度萎缩，主要治疗原则为软组织的重塑。Guerrerosantos临床为Ⅲ～Ⅳ型患者，除了可见明显的皮下软组织萎缩，还伴有骨软骨系统萎缩、咬功能、鼻腔通气功能障碍。自体脂肪移植几乎适用于所有临床分型的半侧颜面萎缩患者，不仅可对Ⅰ～Ⅱ型较轻度病变达到直接矫正的效果，在Ⅲ～Ⅳ型病例中也起到较好的辅助作用。但由于脂肪移植的存活率及不确定性，患者往往需要经历多次脂肪移植加以调整。现有的SVF、PRP的应用对提高脂肪存活率有一定作用，并且通过镜像图像分析、3DMD立体摄像测量扫描仪等技术对患者进行手术前后软组织量的比较，可更精确化评估轮廓变化，间接评估脂肪存活率。对于该病进行脂肪注射移植可以在发病早期即施行，不受患者年龄因素影响。这种疗法不仅可填充萎缩区，改善外形和对称性、皮肤色泽和弹性，而且可以一定程度上减缓疾病进展。其机制可能是局部注射的脂肪存活后，受区血供改善，以及整体微环境的变化阻断了疾病的进展。基于进行性半侧颜面萎缩的病理，包括可能存在的自身免疫功能异常及局部血供异常，在病变部位移植脂肪后脂肪细胞存活相对不稳定，Slack等研究报道，在进行性半侧颜面萎缩病例中脂肪存活明显低于正常组织（41%vs.80%）。因此，部分学者提出对这种进行性萎缩性疾病的脂肪移植治疗应被推迟到萎缩稳定后再进行，以免避免重复组织移植。在Hunstad等临床研究中发现，移植后的脂肪在患儿青春期肥胖过程中明显增生，导致移植区过度臃肿。传统的脂肪存活理论并不能明确阐述脂肪组织过度增生的机制，但目前多数学者仍提倡在患儿确诊早期进行干预。

（五）Poland综合征

Poland综合征又称胸大肌缺如短指并指综合征，是一种非遗传性疾病。目前认为其发病原因是在妊娠的第6周时，当毗邻胸腔的上肢还处于生长阶段，由于胚胎供血的干扰导致了同侧的锁骨下动脉或其一个分支发育不良，锁骨下动脉发育不良，影响血液流速，血液流速降低程度决定了这种疾病的异常程度和严重性。胸部动脉发育不良会引发胸部主要肌肉组织缺如，而肱动脉发育不良会引发手部的畸形。

Poland综合征患者临床特征为胸肋的前端部分肌肉缺如。在大部分病例中，胸肋部分的肌肉组织也会出现缺如。胸部的病症情况会因其具体情况而有所不同，从轻微的发育不良，到肌肉组织完全缺如，而且在部分女性患者身上都有出现乳头和乳晕部分发育不良且位置会更靠上，甚至乳头和乳晕完全缺失。第2～4肋、第3～5肋肋骨、肋软骨受累患者的胸廓出现凹陷，发育不良的肋骨末端也许会连接在一起，并且胸骨会向病变的一侧旋转，这种胸部病变的过程大多发生于其生长阶段，并逐渐发生肺疝。严重者甚至涉及前锯肌、肋间肌、背阔肌、腹外斜肌，同时伴发手部畸形，如并指、短指、缺指等。

对于症状轻微的Poland症患者，仅存在一侧胸大肌、胸小肌部分或全部缺如，胸廓轻度凹陷且不伴发呼吸功能障碍的患儿，手术应积极地修复胸部凹陷及腋前缘轮廓，再造出自然流畅的胸廓曲线。屈悦等利用水动力自体脂肪移植矫正轻度胸壁塌陷和单纯乳房发育不良患者，术中创伤小，出血量少，恢复快，手感佳，移植脂肪存活率高，可达70%～80%，并发症发生率小。对于缺损组织量较大的患者，尤其是女性患者涉及乳房、乳头乳晕重建者，往往需在发育期完成后再行手术，手术以胸部软组织扩张、乳房假体置入、吻合血管的肌皮瓣移植为主，脂肪移植可以作为辅助方法来对上述手术进行局部轮廓形态的调整。

（六）掌腱膜挛缩

掌腱膜挛缩症是以手部掌腱膜增殖性纤维变性为典型病理特征的一类疾病，病变处的掌腱膜呈索条状或结节样改变，并累及表层皮肤，导致掌指关节和指间关节屈曲挛缩。此病好发于中老年男性。掌腱膜挛缩症亦有家族发病现象，因此，小儿掌腱膜挛缩症在临床工作中并不罕见。对于掌腱膜挛缩症的治疗经过150年的探索，开放式筋膜切除术是公认的治疗掌腱膜挛缩症的标准方法，但其并发症较高，术后5年复发率为26%～80%，患者也不愿意接受筋膜切除术引起的种种不便。小儿掌腱膜挛缩症在大龄时手术治疗难以取得令人满意的疗效，并且术后并发症发生率较高的根本原因在于儿童骨骼生长发育较快，而由于屈指畸形会造成患指软组织（包括皮肤、肌腱、神经、血管）生长滞后。因此，对于小儿掌腱膜挛缩症，应在可能的情况下早期手术，早期功能锻炼。就手术而言，由于患儿皮下组织较薄，加之掌腱膜粘连范围广泛，在切除后常出现屈指肌腱和神经血管束外露、绷起，造成植皮困难，因此术中勉强缝合皮肤，加之术后在张力位支具或石膏固定，容易导致皮肤愈合不良，以及局部皮肤坏死，应提高警惕。经皮针刀筋膜切断术是利用穿刺针刀经皮松解螺旋束的方法治疗掌腱膜挛缩，被认为是损伤小、预后好的治疗方法。然而，报道显示，该方法在采用标准治疗过程32个月后有65%的复发率，其中包括一些用针刀切断全层束带的患者。Hovius等首先将脂肪移植与一个新的可以脂肪移植的微创经皮释放技术结合治疗掌腱膜挛缩症，经过广泛经皮针刀筋膜切断术后，在释放松解的纤维结构组织中注射脂肪颗粒来治疗该症。经过术后44周随访发现，近端指间关节由61°改善至27°，掌指关节由37°改善至-5°，屈曲挛缩得到显著改善。对于屈曲挛缩45°或以上的近端指间关节和掌指关节，近端指间关节矫正度可由70°改善至29°，掌指联合可由54°改善至4°。94%患者在2~4周内手部恢复正常功能，无新的瘢痕生成，大部分患者恢复了柔软的手掌脂肪垫。掌腱膜挛缩症存在皮下脂肪的缺乏，取而代之的是病理性的纤维变性组织附着于真皮上，脂肪移植可以恢复皮下应有的脂肪层。同时，脂肪组织的在变性纤维去除后的空隙中留存，可以有效预防掌腱膜挛缩症的复发。值得关注的是，脂肪组织内含有丰富的具有再生潜能的干细胞，干细胞的再生能力、分泌功能对于改善局部皮肤质地，抑制肌纤维细胞的增殖，防止瘢痕挛缩均有明确的效果。广泛经皮针刀筋膜切断术联合脂肪移植具有术后快速恢复的优势，以及并发症较少。然而，通过5年的随访，作者发现该方法复发率为74%，远高于局限性筋膜切除术5年复发率（39%）。该研究结果使得广泛经皮针刀筋膜切断术联合脂肪移植治疗掌腱膜挛缩症又一次陷入尴尬的局面。在儿童患者中，微创手术带来的益处不能完全被忽视，联合治疗相对于单纯的针刀浅筋膜切断术相比，仍具有更有效的治疗效果。脂肪来源的干细胞在局部的再生、分化、分泌功能对于患儿病变区域组织的修复仍具有其他方法无法取代的优势。

（欧阳天祥　马晓荣）

第六篇
未来展望

本篇概述了脂肪抽吸术的理论依据和脂肪抽吸手术的基本原则，并详述了脂肪移植的概念及发展历史、适应证与禁忌证，以及脂肪移植的应用原则，涵盖了脂肪组织的获取、处理、移植、并发症预防、影响脂肪组织存活的因素、提高脂肪移植物保留率等方面。为脂肪美容整形外科基本原则提供了指导。

此外，概述脂肪移植在美容整形、难治性瘢痕、颅颌面重建、乳房重建、创伤性和外科继发性畸形等领域的应用进展。在提高移植脂肪存活率和降低并发症的发生上，展望自体脂肪移植应用的未来进展；在认知变化、技术进步、脂肪干细胞的研究与应用等三个方面，展望了脂肪研究的未来进展，为脂肪美容整形外科的未来进行了很好的预判和展望。

第 20 章 自体脂肪移植技术的应用和展望

一、自体脂肪移植的应用进展

自从首次被应用于治疗结核诱发的容貌改变，自体脂肪移植已经在临床实践超过了 100 年。尽管起初脂肪移植在重建领域的发展非常缓慢，但随着时间的推移，获得了新的应用。20 世纪 50 年代制订的使用脂肪移植治疗额窦闭塞的方法至今仍是金标准；在 20 世纪 80—90 年代初，多位外科医生报道了脂肪移植在美容填充中的应用；随后脂肪移植被广泛应用于矫正一些先天性颅面畸形，包括半面部巨大症和 Parry-Romberg 综合征等，以及改善痤疮和烧伤后的瘢痕质地。与假体和填充物相比，自体脂肪缺乏免疫原性，在大多数患者中很容易获得，并且血肿、瘀斑和吸收等并发症也相对较低。脂肪移植技术为衰老、日光损伤、组织缺失、形体轮廓、先天性和后天性颅面畸形提供最佳和持久的效果，在整形美容科、皮肤科、颅面外科等发挥着日益重要的作用。

（一）美容整形领域

脂肪移植与其他手术相结合将发挥更大的作用，能很大程度上改善眼睑、脸颊、泪槽、鼻唇皱褶和口周区域的老化问题，而这些面部问题很难用目前的外科技术来纠正。传统的上眼睑成形术依靠皮肤、肌肉和脂肪切除来恢复理想的睑前间隙与上眼睑折叠率，可能会导致上睑凹陷的并发症，使美观度受到影响，自体脂肪移植是解决该问题的方法之一。脂肪移植也将越来越多地用于改善皮肤质地。确切的机制尚不清楚，但有研究人员发现多年来皮肤的质地和颜色都有了显著的改善。

（二）难治性瘢痕领域

脂肪移植已被证明对收缩的瘢痕有有益的影响，最初被用于治疗体积损失。脂肪移植可以恢复体积丢失，改善瘢痕组织。针对瘢痕进行自体脂肪移植所带来的并发症较为常见的是炎症反应。有研究团队对脂肪移植带来炎症反应的患者进行了 808nm 半导体激光治疗，首次对面部填充物引起的并发症进行了研究，同时认为先进行病灶内激光治疗，然后再进行脂肪填充会减少并发症的出现。脂肪移植很可能通过间充质细胞和脂吸物中已经包含的许多生长因子促进改善，这有助于皮肤和瘢痕重塑。在一些研究中，瘢痕组织的弹性和可塑性增加了，这在显微镜下在治疗后的瘢痕样本中也有发现。另外，近些年开展的纳米脂肪的应用对于瘢痕治疗也表明有比较好的效果，除了脂肪组织本身对局部的影响外，注射纳米脂肪的微针也对瘢痕有积极作用，因为微针对真皮层的刺激会促进胶原蛋白的形成，并且微针研究治疗瘢痕和皮肤年轻化的疗效得到了临床证实。

（三）颅颌面重建领域

脂肪移植越来越多地单独或与局部和远处皮瓣联合使用。如唇腭裂，它是最常见的先天性颅面畸形，畸形的严重程度差异很大，根据缺损是单侧还是双侧、完整还是不完全，可以采用不同的技术。患者通常在整个童年和青春期经历多个步骤的重建，因此，面中部鼻唇区的继发性畸形可能随之而来。整形医生从考虑治疗瘢痕方面的经验获得灵感，不仅通过局部皮瓣/瘢痕修复来纠正唇裂手术后遗症，并且增加自体脂肪移植的使用，术后观察到瘢痕组织的质量、模拟特征的功能、鼻唇部的对称性和美观性都有了全面的改善，患者满意度良好。效果是长期持续的，在随访 1 年后基本保持不变。自体脂肪移植和局部皮瓣松解瘢痕是治疗唇裂后遗症的良好工具，但结合这些手术技术可以获得更好的效果。颅面外科医生越来越多地使用它来治疗先天性畸形，如 Parry-Romberg 综合征或半面部巨大症，取代了使用复杂的皮瓣进行重建。头颈部肿瘤重建术中，脂肪移植在改善头颈部重建术外形、改善放疗后各区域皮肤软组织质量、防止硬体挤压等方面的应用日益增多。辐射导致的软组织损伤是一个新的应用方向。辐射导致的软组织损伤是一个重要的健康负担，可能导致严重的功能和美学后遗症。目前关于脂肪移植治疗放射性皮肤和软组织损伤的有效性的临床证据表明，脂肪移植增加了皮肤的柔软度和柔韧性，促进了体积恢复，促进了脱发区域的毛发生长，减轻了疼痛，改善了美容和功能结果。然而，这一领域的文献远远不够有力，而且受制于这些研究的回溯性，缺乏足够的对照病例，大多数为小病例系列和队列研究的固有局限性。许多团队已经开展了一系列研究来加强这方面的临床数据，包括需要使用经过验证的量表进行量化指标，进行三维成像，皮肤生物力学和微循环测试，以及组织学分析。虽然仍处于初步研究阶段，但有的临床证据表明，脂肪移植对治疗放射治疗后的慢性病变有好处。未来的临床研究将需要更大的队列、足够的对照和统一规范的客观测量。

（四）乳房重建领域

脂肪移植在乳房重建领域除了正常的乳房外形美观，更多的还有应用在腺癌术后的乳房外形重建。Razzouk K对基于脂肪移植和假体放置的乳房重建的皮肤营养、厚度和流动性进行了评估，认为乳腺癌放疗后一期充脂联合假体置入是一种美容效果满意、并发症少的重建方法，这种微创乳房重建方法可以替代基于皮瓣的乳房重建。

（五）创伤性和外科继发性畸形

创伤性和外科继发性畸形越来越多地采用脂肪移植治疗，以恢复形态和功能，获得最佳的美容效果和脂肪存活率。有病例报道显示，使用脂肪移植用于严重颅脑外伤后患有明显额叶缺损的跨学科治疗。使用聚甲基丙烯酸甲酯植入物的颅骨成形术，肌皮瓣转移以覆盖软组织，以及将自体脂肪移植到肌肉皮瓣中进行轮廓的改善，达到功能与外观的统一。在涉及整形外科疾病的情况下，面对复合材料缺少，多学科联合治疗日益复杂的疾病显得尤为重要。

自体脂肪移植正被广泛应用于各个方面，表现出了许多难以被替代的优势，随着应用的广泛，它表现出的一些问题正亟待被解决，主要体现在移植后脂肪组织容量的减少，以及一些相关的并发症。

二、自体脂肪移植应用的展望

把握自体脂肪的最新进展，在对自体脂肪移植的未来进行预想时，我们将目光聚焦在提高移植脂肪存活率和降低并发症的发生上。

（一）脂肪移植存活率

患者往往显示出移植后高度的吸收率，但文献报道中相对较少地关注到这一点。一项利用MRI随访面部脂肪移植患者5年的研究发现，49%的原始移植物在前3个月吸收，前6个月的吸收率可达55%。20世纪90年代报道的维持率在20%~90%，而最近的研究报道中，移植后的吸收率依然在20%~60%。难以维持脂肪的长期存活且保障其维持率仍是限制自体脂肪移植进一步发展的主要挑战。

其中一个基本的限制是，转移的组织数量受到患者体内可获得的脂肪组织数量的严格限制。确保脂肪细胞的活性是至关重要的，在采集和注射过程中缺乏标准化，再加上吸收率的不可预测性，对移植物的存活造成了很大的限制。此外，关于转移脂肪的长期生存能力的信息较少，使得长期效果不可预测，其中脂肪移植后存在脂肪纤维化是影响存活率的一大因素。有研究认为，巨噬细胞诱导的炎症与脂肪组织纤维化的发生发展有关。坏死性凋亡是最近发现的一种程序性细胞坏死途径，可导致严重的炎症和随后的组织纤维化。凋亡的脂肪细胞可诱导成纤维细胞的坏死性凋亡，这些细胞的坏死性凋亡通过旁分泌机制激活成纤维细胞的胶原合成，抑制巨噬细胞的坏死凋亡，是预防脂肪移植物纤维化的一种潜在方法。另一个重要的问题包括脂肪存活率不高的补救措施。在脂肪出现吸收后有其他的干预措施，也存在未来再次进行脂肪移植的可能性。关于评估脂肪存活率的方法不统一，不同方法之间往往根据测量指标的不同导致结果有很大的不同，从而限制了确定最有效的脂肪移植方法，这仍然是阻碍脂肪移植的临床应用的另一个障碍。

在过去的30年里，为了提高面部脂肪移植的存活率并降低脂肪的吸收率，临床医生尝试了许多的方法，包括培养的BMSC、ASC、SVF凝胶、PRP和纳米脂肪移植及其在制备过程对细胞活性的研究。

BMSC具有自我更新能力和多潜能，可被诱导分化为脂肪细胞、骨细胞和软骨细胞等多种细胞系。据报道，BMSC通过形成毛细血管网络和提供新的ADSC参与脂肪移植后的组织再生及重建。应用更多的新鲜BMSC和扩增的BMSC可以改善脂肪移植的效果，提高移植物的存活率、质量和新生血管化都证明了这一点。MSC通过促进组织重建和对移植组织的包裹来促进脂肪移植，继而增加血管生成和脂肪细胞存活，减少纤维化，其中刺激CCL2信号和动员巨噬细胞起着关键作用。进一步的临床试验评估了BMSC辅助脂肪移植在Romberg病患者中的适用性，发现它在保留脂肪移植物体积方面比传统的面部脂肪转移更有效。然而，BMSC临床应用的指南，特别是关于其分离、制备、注射和最佳数量的指南和标准化程序尚未建立，BMSC的长期安全性和详细的机制仍有待证实。

ASC是从脂肪组织中分离出来的一种重要的干细胞类型，具有多向分化、易获得、高增殖潜能和自我更新等特点。它最初是从人类脂肪组织中分离出来的，具有与BMSC相似的特性，包括增殖自我更新能力和多向分化潜能。鉴于丰富的干细胞来源，以及简单和微创的操作，ADSC似乎比其他间充质干细胞更适合组织修复和再生。体外扩增ADSC的有效性已被证明在实验和临床环境下都能极大地提高脂肪移植的效果，主要是通过其直接分化（如脂肪细胞和内皮样细胞）和旁分泌特性（免疫调节和诱导血管生成）。然而，这项技术临床应用的障碍不仅包括原代干细胞体外扩增的时间和资源富集的过程，还包括调控障碍。目前，基于人类细胞的疗法只有在 FDA 批准的情况下才能上市，除非它们符合某些严格的参数，包括最小限度的操作等，这是所有体外扩增移植物都需具备的。因此，在这项技术能够有效应用之前，需要来自随机对照试验的大量严格证据。ASC 密切相关的 ASC-exos 是 ASC 旁分泌释放的重要成分，具有多种生物活性。胞外体是细胞间通讯的新前沿，调节细胞的生物学行为，如血管生成、免疫调节、增殖和迁移。组织再生需要由多种生长因子、蛋白酶、祖细胞和产生炎性细胞因子的免疫细胞组成的协调的"重要网络"。近年来，作为细胞间的信使，ASC-exos 受到了广泛的关注，因为它们是重要的旁分泌调节因子，有助于组织再生。ASC-exos 通过包裹不同类型的生物活性物质具有独特的性质，在组织再生、修复细胞的迁移和增殖、促进不同组织中的新生血管等方面具有巨大的应用潜力。ASC-exos 的生物学特性将为探索整形和整容手术中组织再生的新治疗策略提供新的方向。

SVF 凝胶是胶原酶降解后吸脂物的产物，它被用于 ADSC 的补充，并且无须额外培养。考虑到 ASC 和基质干细胞的数量，理论上认为，脂肪组织移植物中 SVF 的富集可能会降低移植物的吸收率。许多动物研究比较了脂肪和 SVF 移植物与单独脂肪移植物的保持率，绝大多数报道了脂肪和 SVF 队列中有更高的移植物保持率。随后的临床试验显示，与采用传统脂肪移植技术相比，SVF-Gel 组具有更好的充盈和年轻化效果，并且有更高的保持率及更低的吸收率。然而，随机对照研究的证据仍缺失。

PRP 是由血小板的 α 颗粒释放出来的，含有多种生长因子，包括 PDGF、TGF-β 和 VEGF。Liao 等回顾了脂肪移植中富含血小板血浆的领域，确定了迄今为止发表的 5 项动物研究，都表明移植物体积的维持得到了改善。随后的大多数临床研究表明，PRP 通过改善脂肪移植物的保持率和缩短术后恢复时间来改善面部脂肪移植效果。然而，不同研究之间采用不同的评估方法因素（不同的离心条件和激活方法），这些因素可能影响了 PRP 的疗效并产生了不同的结果。因此，高度不一致的方法的应用，外源性添加剂的额外使用，生长因子的释放速度，以及 PRP 和脂肪移植物的最佳比例，都必须通过进一步的研究来确定。

纳米脂肪的概念最早由 Tonnard 等在 2013 年提出。他们的研究创造了一种流动性更好的移植物材料，通过两个锁扣注射器连接的 10ml 注射器之间传递脂肪，然后用尼龙布过滤获得，所收集的流出物被认为是纳米脂肪样本。组织学染色证实在传统移植物样品中存在存活的脂肪细胞，而在纳米脂肪样品中不存在这些细胞。随后一系列的临床试验评估了纳米脂肪移植的效果，它可以通过减少皱纹和增强皮肤质地，改善面部年轻化。同时，对于瘢痕及面部色素改变的治疗，纳米脂肪移植也展现出了显著的优势。纳米脂肪移植以其微小的外科操作，获得了极大的应用，但是，长期的随访数据及随机对照试验方面证据仍不足。制备过程细胞活性的研究。有人研究在纳米脂肪的制备过程中不同转化器内径对纳米脂肪生物功能的影响，发现转化器孔径越小，机械乳化时对脂肪组织的机械力越大，表现出不同的乳化脂肪宏观和微观结构。内皮祖细胞的存活率、比例与其他细胞无明显差异。间质血管部分的血管生成和成脂分化能力在 3.76mm、2.00mm、1.20mm、1.00mm、0.80mm 五个不同的转化子中显示出明显的变化，认为不同转化器孔径的机械乳化对脂肪组织结构、细胞含量和多向分化有不同的影响，但对其活性无明显影响。可根据临床需要选择不同孔径的转换器。还有团队对机械剪切力作用于人体脂肪的基质血管成分/细胞外基质凝胶的表型和细胞特性进行了临床试验，将吸脂术患者的脂肪抽吸物制成标准 Coleman 脂肪移植物，或利用机械剪切力进一步分离，制备基质血管分数/细胞外基质凝胶。在裸鼠背部移植后 3 天、14 天、28 天和 60 天，SVF/ECM 凝胶的保留率明显高于 Coleman 脂肪。脂肪的黏度与剪切力成正比。机械隔离虽然不影响细胞总数，但明显减少了活细胞数。流式细胞术显示 SVF/ECM 凝胶中间充质干细胞、外膜上脂肪基质细胞和脂肪来源干细胞数量多于 Coleman 脂肪，但内皮祖细胞数量较少。因此，机械分离脂肪可以提高脂肪细胞的多能性，从而改善细胞治疗中的移植物保留率。脂肪组织的超低温保存样本可以储存并用于各种基础实验，特别是脂肪移植动物实验，这可能为临床应用提供理论基础。传统上，添加胎牛血清作为冷冻保护剂（CPA），以保持不同组织在冷冻和解冻后的最大活性。小牛血清（CS）与胎牛血清来自同一物种，但比含 FBS 的培养基更经济。有团队对 CS 在 CPA 中用于储存脂肪组织的最佳浓度进行了研究，通过对不同浓度条件下保存 6 个月的脂肪组织的超微结构评价，包括细胞存活率、细胞活力、组织结构完整性、脂肪干细胞和血管数量及移植到裸鼠体内后的存活情况，结果表明，在CPA的基础上加用CS能充分保存脂肪组织，尤其是在CPA中使用较高浓度的CS（60%）时更是如此。

以上多种策略的主要目的就是提高脂肪移植存活率，但目前的证据主要来自动物研究，而不是临床研究，而且整个人类研究在研究方法上存在明显的不一致，这阻碍了我们直接比较和做出明确的结论。其中提到的ASC的血管生成和免疫调节作用在改善面部脂肪移植效果方面具有很大潜力。然而，目前FDA的规定和额外的费用阻碍了ASC和SVF在非研究环境中的使用。一旦成本、加工技术和监管障碍被克服，这些基于人体细胞的疗法将变得越来越受欢迎，并将为提高脂肪移植物存活率、伤口愈合等开辟道路。多年来，各种基于细胞外基质的SCAF折叠已经商业化，包括脱细胞脂肪组织支架，这意味着开发一种现成的脂肪移植产品，为脂肪移植提供一种简单而安全的替代品，并非不切实际。

虽然上述方法被许多临床医生倡导，并且应用广泛，但是仍存在几个共同的问题：①基于动物的证据比临床的证据更多；②基于人类的研究中的研究设计存在显著的不一致，往往未设立对照组而排除了比较；③基于人体的研究中的样本量小，从而限制了说服力；④缺乏随机对照试验。因此，为了确定这些技术的安全性和有效性，以及每种技术的临床适应证，为了在临床实践中得到强有力的验证和广泛采用这些技术，我们仍需要进一步基于人体的随机对照试验。脂肪组织和基于细胞的治疗的创新为再生医学和美容重建外科打开了新的大门，相信随着这些问题的解答，它的应用也会越来越广泛。

（二）安全性和并发症

自体脂肪移植的临床应用包括在面部填充、乳房填充、臀部填充、会阴填充、萎缩性瘢痕填充等，应用得比较广泛，那么它的安全性就变得尤为重要和被关注。首先，脂肪移植相关的并发症发生率总体上并不算太高，并发症一般出现在供体部位和受体部位，很少累及全身，但是一旦发生脉管相关的并发症就非常危险。其次，供体部位的并发症一般很小，并且与抽脂技术有关。有文献报道，因大腿、小腿和脚踝抽脂后出现严重并发症：抽脂过度矫正，外形不规则、不对称、凹陷、凹槽较多，极度不美观。针对供体出现的一些外形相关的并发症，目前主流的解决方案是对该区域再度行自体脂肪填充。然而，更多的并发症报道在受体部位上。根据严重程度，以及累及的范围大小，受体并发症可分为常见并发症和严重并发症。

常见并发症有分布不均匀、吸收或硬结、感染、钙化和纤维化、异物肉芽肿、慢性眼睑水肿、干眼症，严重并发症则包括迟发性超敏反应、器官缺损、失明、脑梗死、肺栓塞、休克死亡。严重并发症和死亡的病例似乎极其罕见，但在所有报道的栓塞文献中，只有极少数的患者能够抢救回来。因此，并发症及时准确的处理和有效的预防是非常重要且值得研究的。

1. 面部自体脂肪移植的并发症及其解剖基础 面部是美容项目的一个重要部位，同时也是自体脂肪移植的常见部位。有调查表明，在面部的自体脂肪移植主要用于眼睑及眼眶周围的年轻化和缺损矫正，此类手术具有较高的满意率，并且不会导致严重的并发症。然而，面部的解剖是非常复杂的，有许多重要的结构位于浅表，面部是血供最丰富的区域，血管分布密集且互相交通，也因此存在面部注射危险区，包括：①眉间区域为眶上动脉和滑车上动脉；②鼻眶窝侧为鼻背动脉；③泪沟、颧颊沟为内眦动脉；④颞区为泪腺动脉；⑤鼻唇沟区为角动脉。正是基于这些解剖基础，临床医生在操作时也会非常小心谨慎，这可能也是面部严重并发症发生率比较低的原因之一。虽然严重的并发症罕见但仍有报道，眉间和太阳穴是文献中描述的最常见的严重血管并发症的部位。眉间注射时，注射移植物时局部压力的增加会导致脂肪回流到眼动脉，导致不可逆转的脑缺血、失明和偏瘫。

2019年，Beleznay K等通过文献回顾在美容外科学杂志总结发表了2015年1月至2018年9月之间的48例填充致部分或完全视力丧失的病例报道。其中风险最高的部位是鼻部（56.3%）、眉间（27.1%）、前额（18.8%）和鼻唇沟（14.6%）。视力丧失、疼痛、眼肌麻痹等并发症是最常见的报道症状。43.8%的患者出现皮肤改变，18.8%的患者出现中枢神经系统并发症。10例（20.8%）视力完全恢复，8例（16.7%）仅部分恢复。面部自体脂肪注射后脑脂肪栓塞是一种罕见而严重的并发症。有时发生损伤性并发症但症状不明显或没有症状，有研究团队报道了一位22岁的女性患者，在面部自体脂肪注射后，右半球大面积梗死，在5年的随访中，患者的认知功能、独立生活能力和社会功能都是正常的，但CT显示她的整个右脑已经萎缩，病变软化。随着时间的推移，每年报道的病例数量都在增加，自2010年以来的增幅甚至更大。此外，仅有1例眼动脉栓塞和1例脑动脉栓塞治疗成功。如何根据面部解剖利用计算机技术来精准地避开重要组织，从而减少并发症，或许是临床医生和研究人员需要共同探索的问题。

2. 并发症的预防和处理 我们可以采取多个步骤将这种破坏性并发症的风险降至最低。

熟悉面部血管解剖、位置和深度，以及常见的变异、了解不同部位注射的最佳深度和平面。最安全的注射平面可能直接深入骨骼或真皮内部，虽然常进行皮下注射以达到美容效果，但同时伴随高风险，因为脉管系统丰富。

每次小剂量以最小的压力缓慢注射，避免因压力过大而导致脂肪组织反流至血管造成阻塞。

考虑使用套管。一些专家建议使用套管降低刺穿血管的风险。最新的由英国、中国、美国三国专家共识建议，最好选择大小为 25G 或更大的套管，因为 27G 或更小的套管穿透动脉壁的风险更高。

在注射时移动针尖，以避免在一个部位堆积大量填充物。

注射前抽吸（这个建议目前存在争议）。

对于注射区域有手术史的患者，因有过手术史，它局部的解剖结构可能已经发生改变，所以要格外谨慎。

填充物与肾上腺素混合以促进小血管收缩，血管收缩则降低刺穿血管风险。

使用精准的指压法阻塞主要眶周血管，防止填充物不慎逆行移动。

另外，一项在尸体上进行的研究表明，在美容填充物注射过程中，用手指压迫上鼻角可以降低填充物进入眼眶的风险。

当面对严重的脂肪栓塞并发症时，有以下处理措施，包括吸氧、使用激素、镇静、扩血管药物、抗血小板凝聚、前房穿刺降低眼压、降颅压系列治疗、高压氧等，以最大程度挽救患者的生命。

3. 自体脂肪移植带来的其他问题 当脂肪移植乳房时，潜在的并发症包括脂肪坏死、油囊形成和钙化。在 Agha 等进行的一项系统回顾中，2832 个脂肪移植乳房的并发症发生率被发现为 7.3%。脂肪坏死占所有并发症的 62%。如果大量注射自体脂肪，但是操作过程中没有充分分布，或者脂肪注射到血管分布不佳的区域，出现并发症的发生率会更高。此外，脂肪坏死会导致在扫描检查中无法与乳腺癌患者的局部复发区分开来的肿块，在这种情况下，对于乳腺癌检测会有一定的干扰和诱发乳房肿瘤的风险，从而需要进一步的影像学检查和活体组织检查来区别，无形中增加了患者的经济和心理负担。这也是许多医生在应用自体脂肪进行乳房填充时的担忧。

尽管脂肪组织在各种应用中显示出了好处和治疗潜力，并且许多研究表明风险没有增加，但它的局限性仍然是外科医生和患者最关心的问题。

随着整形外科的不断创新，新的手术方法也在不断推出。自体脂肪移植手术总体上是安全的，但有可能出现罕见但严重的并发症。由于血管栓塞的发病机制尚不清楚，并且缺乏防治指南，其有效治愈率并不令人满意。我们建议，预防血管栓塞是脂肪移植的首要任务，当发生严重的血管并发症时，应及时进行多学科治疗。出于安全考虑，许多整形医生放弃了这类手术。有研究团队对整形医生对手术的风险认知进行评估，结果显示，49% 的医生拒绝了进行臀部脂肪移植术，说明当自身察觉的并发症发生率与文献中公布的数据进行比较时，特别是在观察严重或危及生命的并发症发生率时，整形外科医生面对可能发生的并发症及难以把握的手术风险会选择放弃手术。这种对风险的认知，加上在培训中缺乏接触新技术，可能是部分整形医生避免这些手术的原因。

脂肪移植在过去的 1 个世纪里有了很大的发展，已经被证明不仅有解剖学上的作用，而且还有功能上的作用。在脂肪移植的生物学、存活机制和再生特性、降低并发症的发生等方面仍有许多悬而未决的问题，为了促进脂肪移植的发展，有必要在今后的研究中探索血管栓塞的机制和有效的治疗策略。组织工程学的进步给予了新的希望，它推动了基于脂肪干细胞的工程化脂肪组织结构的使用。这使得大量可用的工程化脂肪组织的重建成为可能。工程化脂肪组织的主要临床目标是外观和成分上与天然脂肪组织相似，这个新技术的发展是一个令人兴奋的前景；然而，此技术需要更深入研究于临床应用的细胞来源和培养方法。我们期待着越来越多的研究能提供这些答案。脂肪组织和基于细胞的治疗的创新为再生医学和美容重建外科打开了新的大门，相信脂肪移植这一技术在整形外科应用会有美好的未来。

（齐向东　周婕　韩超）

第21章 脂肪研究的未来展望

为了更好地利用人体脂肪进行美容整形外科手术，需要对脂肪的研究进展有深刻的认识。对未来发展方向进行预测时，我们将目光聚焦在三个方面：认知变化、技术进步、脂肪干细胞的研究与应用。

一、认知变化

长期以来人们普遍把脂肪单纯看作储存能量和保护人体器官的组织。随着研究的深入，科学家陆续发现脂肪能够分泌多种激素，对人体多种生理功能进行调控；对生命系统的正常运行，对人体的再生能力，都有着重要作用。脂肪其实是一个交互式的内分泌器官。生理学上这一重要的概念更新将对生命科学及临床医学产生重大且深远的影响。

最早被发现的脂肪分泌的激素是瘦素。Douglas Coleman 博士通过"连体鼠"实验预言脂肪分泌一种能够抑制食欲的因子，小鼠体内存在分别负责合成这种因子和感知这种因子的两个基因。1994年，Jeffrey Friedman 找到了表达这种因子的 ob 基因，后来又在实验室中合成出 ob 基因所表达的蛋白质，并把它命名为瘦素。

瘦素的作用是调节身体的进食和新陈代谢，将体重维持在一定的范围。瘦素的分泌量跟体脂量有关，身体内脂肪越多，分泌的瘦素就越多。进入血液循环中的瘦素经过脉络丛的受体，转移到脑脊液，在下丘脑与瘦素受体结合，引起 NPY 的生成下降，从而抑制进食，加速新陈代谢，减少身体的脂肪量。人体通过这种方式避免无限制地肥胖。身体变瘦时，瘦素的分泌水平也下降，对食欲的抑制力下降，使人产生饥饿感，开始大量进食来积累脂肪。这是一种对身体胖瘦的负反馈调节机制。后来的研究陆续发现，瘦素不仅调节食欲，还对身体的其他生理功能有着调节作用，如生殖系统、造血系统、神经内分泌系统，甚至会影响到女性的生育。瘦素可对抗 TNF 的毒性作用，抑制胰腺 B 细胞分泌胰岛素，可能参与到生育力和血压调控。

科学家们曾试图开发瘦素减肥药，却最终由于"瘦素抵抗"的原因而宣告失败。正常人的体内不缺少瘦素，但是当瘦素过量时，瘦素受体的功能会下降，机体下调了对瘦素的反应强度，瘦素无法抑制食欲和减肥的作用。在瘦素药物临床试验的初期，确实观察到了受试者体重降低的现象，但是不久就会发生体重反弹。如果未来能解决瘦素抵抗的问题，瘦素药物有望成为一种广受欢迎的减肥药。

瘦素的发现是开启脂肪内分泌功能研究的一个起点，对脂肪的研究进入到一个新时代，人们开始意识到脂肪是一个具有调控功能的内分泌器官。此后，科学家陆续发现脂肪分泌的其他特有的激素，包括脂联素、抗胰岛素蛋白、降脂蛋白、RBP-4、脂肪营养蛋白、内脏脂肪素等。

脂联蛋白：脂联蛋白是一种由脂肪细胞分泌的蛋白质激素，含有 244 个氨基酸，是体内唯一一个与体脂含量呈负相关的脂肪因子，体脂量越高，脂联蛋白含量越少。脂联蛋白增强游离脂肪酸的氧化，增加葡萄糖的吸收，抑制糖原分解，能激活、提高人体对胰岛素的敏感性，减轻炎症，具有抗动脉粥样硬化作用，够抑制肿瘤细胞增生。肥胖导致内脏脂肪沉积时，脂联蛋白的分泌量就会下降。

内脂蛋白：内脂蛋白是另一种由脂肪细胞分泌的因子，因在内脏脂肪组织中含量较高，又被称为内脏脂肪素。内脂蛋白广泛分布在人体组织和细胞内，包括脂肪细胞、白细胞、巨噬细胞、肝脏、骨骼肌、结肠上皮细胞等。内脂蛋白维持正常胰腺 B 细胞的功能，增加胰岛素的敏感性，调节糖代谢。内脂蛋白在不同的炎症反应中也有不同的表达，是一种促炎症反应因子；血清内脂蛋白在炎症性疾病（如关节炎中）的含量升高。也可以在脂肪干细胞中聚集，参与脂肪干细胞的分化和脂肪细胞成熟并积聚脂滴的过程，与肥胖程度呈现正相关。

网膜蛋白：网膜蛋白是由网膜脂肪组织分泌的蛋白质，含 313 个氨基酸。网膜蛋白在网膜脂肪中表达最多，在小肠、肺、心脏中有少量表达，在肌肉和肾脏中微量表达，在其他组织中不表达。网膜蛋白在内脏脂肪组织中的含量是在皮下脂肪组织的 150 倍。网膜蛋白增强胰岛素的敏感性，促进胰岛素诱导的葡萄糖摄取增加；通过腺苷酸活化蛋白酶的途径来抑制炎症反应；促进内皮依赖性血管的舒张，有可能是联系炎症、血管形成、动脉粥样硬化间的重要分子。

脂肪与免疫调节：脂肪细胞和脂肪干细胞可以分泌重要炎症因子，如TNF-α、IL-1β、IL-6。脂肪组织通过内分泌和旁分泌作用，分泌大量的细胞因子，包括瘦素、脂联蛋白、内脂蛋白、抵抗蛋白等，来承担起免疫防御、信号转导和调控免疫平衡等作用。脂肪组织中包含的巨噬细胞，也在机体免疫反应中发挥着作用。因此，脂肪组织是人体重要的免疫功能的参与者。

脂肪与肿瘤：脂肪细胞分泌的瘦素能促进血管生成和迁移，促进癌细胞增殖和抗凋亡，增加癌细胞侵袭能力。瘦素与直肠结肠癌、乳腺癌、前列腺癌和褐色素瘤具有正相关关系。血清瘦素是肺癌的独立危险因素，可促进肺癌的发生和发展。内脂蛋白也与人体各器官肿瘤的发生发展具有密切关系，在乳腺癌、胰腺癌、前列腺癌和卵巢癌中含量明显增高。脂联蛋白能抑制血管增生，诱导癌细胞凋亡，对肿瘤的发生有重要的抑制作用。脂联蛋白与体脂量负相关，人越瘦脂联蛋白含量越高，对肿瘤的抑制作用越强。从瘦素和脂联蛋白的关联表现中可以看出，肥胖者含有较高的瘦素（瘦素促进肿瘤）、较低的脂联蛋白（脂联蛋白抑制肿瘤），所以更容易罹患癌症。

认识到脂肪是一个人体器官，联想到皮肤也是人体器官，并且是最大的人体器官，有趣的是，几乎每一寸皮肤下面都有着脂肪组织，这就形成一个非常值得思考的问题：皮肤是覆盖全身的人体第一道屏障，在它下面又增加一层脂肪提供进一步的物理保护和免疫保护，以此形成隔离外来入侵的双重保险。再加上无处不在的免疫系统，可以说"皮肤+脂肪+免疫"对人体构成了多重立体保护系统。

相信随着研究的深入，人们对脂肪的认知会进一步加深，对脂肪美容整形将起到更深入、更精准的指导作用，进一步拓展脂肪的临床应用范围，包括美容整形和疾病治疗。

二、技术进步

脂肪移植在形体雕塑和面部雕塑中得到广泛的应用，当前研究重点集中在提高移植脂肪存活率和降低并发症的发生上。为了提高移植存活率，科学家和临床医生尝试了多种方法，其中最重要的目的是提高移植后的血管化。采用的方法包括脂肪移植物中添加有利于提高存活率的有效成分，包括富血小板血浆或类似物（如富血小板纤维蛋白）、基质血管成分、脂肪来源干细胞、多种生长因子（如VEGF、FGF、IGF、PDGF、EGF）等。其中PRP和SVF已经是美容医生常用的技术手段，在已发表的文献中，大部分研究者观察到运用PRP和SVF带来的脂肪移植存活率的提升。添加脂肪干细胞是正在审慎进行的临床研究。生长因子的运用大多数停留在临床前阶段，在发表的文献中鲜有临床研究的报道。

Sadati等针对580名患者进行的研究中，运用PRP辅助的脂肪移植相对于对照组有了更大的存活率和更持久的效果。Gentile等在乳房重建术1年期的随访中，发现运用PRP辅助的脂肪移植比对照组在乳房的轮廓和体积保留率方面都有了显著提升。然而，Salgarello等的回顾性研究却指出，相对于医生和患者、脂肪坏死率、进一步移植的必要性等方面，临床结果没有给予PRP有效支持。引起这种不同结果的原因有可能是手术操作造成的差异，也有可能是检测方法的不同。Spear和Pittman在一项研究中往左侧乳房平均注射250ml脂肪，右侧乳房平均注射236ml脂肪，分别用3D成像和MRI方法对乳房的体积变化进行检测。3D成像显示左侧乳房平均体积增大98.1ml，右侧乳房平均体积增大85.1ml；MRI则显示左侧乳房平均体积增大29.3ml，右侧乳房平均体积增大30.0ml。相同的实验采用不同的检测方法却带来显著的差异。

细胞辅助脂肪移植由日本自治医科大学的Yoshimura于2008年提出。抽取获得的脂肪组织被分成两部分，一部分用于提取基质血管成分，与另一部分处理后的脂肪颗粒混匀后进行回注（SVF-CAL）。相比于对照组，SVF-CAL显著提升了移植脂肪存活率，引起美容整形医生纷纷效仿和跟进研究。SVF中富含脂肪干细胞，Yoshimura把移植脂肪存活率的提升归结为脂肪干细胞的四种功能：①脂肪干细胞分化为脂肪细胞，有助于脂肪组织的再生；②脂肪干细胞分化为内皮细胞，也可能分化为血管壁细胞，促进血管化和脂肪存活；③在缺氧和其他状态下脂肪干细胞释放血管生长因子；④脂肪干细胞作为原始的未分化的脂肪干细胞而存活。关于最后一个功能，Yoshimura解释道，在脂肪组织中，脂肪干细胞位于脂肪细胞之间或细胞外基质中，尤其是周围血管，并有助于脂肪组织的周转。周转是脂肪组织的代谢更新，过程非常缓慢（2年或更长时间）。然而，脂肪移植物由于经历了暂时性缺血并伴有再灌注损伤，它们可能在移植后2～3个月内完成周转。这种周转是由组织特异性祖细胞来完成的，也就是由脂肪干细胞来完成。经过抽吸的脂肪内脂肪干细胞数量减少，影响到脂肪移植物的更新过程，导致术后萎缩。这个术后萎缩的过程通常发生在移植后的前6个月。添加了未分化状态存在的脂肪干细胞有助于延缓移植后脂肪的周转进程。Yoshimura认为，最后一个功能也许对于提高移植存活率是最重要的因素。

SVF-CAL技术一经面世，迅速引起整形界的普遍关注，目前已经有众多研究表明细胞辅助脂肪移植在提高移植脂肪存活率方面是安全有效的。Gentile等对46名乳房发育不全患者进行SVF-CAL脂肪移植（实验组）和传统脂肪移植（对照组）对比研究。3年后实验组患者的平均脂肪存留率是58%，对照组的平均脂肪存留率是29%。67.4%的实验组患者出现了乳房轮廓恢复，而对照组仅为20%。尽管绝大多数研究证明了SVF-CAL的有效性，然而在Ming Li等对SVF-CAL技术和传统脂肪移植用于丰胸手术进行的一项系统综述和综合分析中，虽然陈述了前者相对于后者的优越性，但是分析结果并没有显示出两者在提高移植脂肪存活率方面的显著差异。作者认为有必要确定哪些（手术等）方案对患者最有利，建立SVF分离或脂肪干细胞培养的标准化方法，以及确定移植物中注射细胞的恒定百分比。CAL的长期疗效和安全性也应在进一步的研究中进行评估，需要更多样本量更大、可比性更好的随机对照试验。

其他的新技术研究还包括低氧预适应、高压氧、组织工程、基因治疗，甚至包括加入传统的东方医学成分，如丹参。这些研究基本上处于临床前阶段，在真正走向临床应用之前还需要大量和长期的验证，有的甚至不具备临床应用的可能性。

三、脂肪干细胞的研究和应用

脂肪干细胞的应用无疑是脂肪美容整形界最应该关注的发展方向。2001年，加利福尼亚大学洛杉矶分校的Patricia Zuk报道了脂肪组织中含有多向分化潜能的干细胞，从此脂肪干细胞成为一个重要的再生医学研究热门。脂肪干细胞可以分化为多种细胞类型，包括脂肪细胞、成骨细胞、软骨细胞、内皮细胞、外皮细胞、肌细胞、心肌细胞、平滑肌细胞、表皮细胞、真皮细胞、神经前体细胞、肝细胞、胰岛细胞等。脂肪干细胞还能分泌一定数量的细胞因子，如促进血管生成因子、凋亡因子、炎症调节因子，可发挥抗炎、抗氧化、抗衰老、损伤修复等作用。与其他各种干细胞相比，脂肪干细胞具有许多优势：①自体来源，不存在伦理限制；②来源丰富，是成人体内干细胞储藏最丰富的区域，是骨髓干细胞含量的500～1000倍，在体内分布较广，全身多处部位的皮下脂肪都可以获得脂肪干细胞，已经证实不同部位来源的脂肪干细胞其活性没有明显差异；③获取方便，可通过吸脂手术获得，技术成熟，操作简单，创伤小，更容易被患者接受；④分裂增殖能力旺盛，原代培养只需12h左右即可贴壁完成，然后进入对数生长期，生长非常迅速；⑤同源性良好，培养后细胞形态单一，有助于防止移植后出现不可预测的不良反应。脂肪干细胞的这些特性引起了整形界的极大关注。

（一）培养扩增的脂肪干细胞联合脂肪移植

Yoshimura通过胶原酶消化得到的SVF是从脂肪组织提取出来的多种细胞的混合体，包含脂肪干细胞、成纤维细胞、内皮细胞、周细胞、血液细胞和组织型巨噬细胞、造血祖细胞等。尽管没有针对SVF进行进一步的细胞分离和培养扩增，普遍认为其中起到关键作用的是脂肪干细胞。后来的研究表明，经过培养扩增的脂肪干细胞与脂肪组织的混合注射（ASC-CAL）也取得了很好的效果。

Kølle等进行了一项三盲安慰剂对照实验以验证ASC-CAL的效果。实验进行了2次抽脂，第1次抽脂用来提取和培养脂肪干细胞，14天后进行第2次抽脂用来填充。脂肪干细胞的添加浓度是20×10^6/ml，注射当天及121天后分别用MRI来计算体积。结果表明，ASC-CAL与传统脂肪移植存活率分别是80.9%和16.3%，未发生严重不良事件。该实验表明ASC-CAL具有良好的可行性和安全性，大大增加了干细胞在临床环境中的应用前景，并表明ASC-CAL可以使脂肪填充成为大体量组织增大的可靠替代方案。

Bashir等招募了80名面部轮廓畸形并伴有色素沉着患者，分别施以传统的脂肪移植作为对照组，以及ASC-CAL作为治疗组，进行了12个月的跟踪随访。治疗组比对照组色素明显淡化，并且患者的满意度明显提升。

较少有ASC-CAL用于丰胸的文献报道。Vester-Glowinski等对比了这种方法与传统脂肪移植在丰胸手术中的效果差异。10名受试者参与，首先进行抽脂以培养扩增脂肪干细胞，以10×10^6/ml的浓度添加到二次抽取且处理后的脂肪移植物中。单侧注射体积是300～350ml，受试者一侧乳房注射添加有干细胞的脂肪移植物（实验组），另一侧注射添加有安慰剂的脂肪移植物（对照组），1年随访期，用MRI计算体积变化。结果表明，1年后实验组的体积存留率是54.0%，对照组的体积存留率是55.9%。该实验没有提供ASC-CAL

比传统脂肪移植更加优越的有力支持。然而，另一项类似的研究却得出了截然不同的结果。Kølle 等采用的脂肪干细胞浓度≥20×10^6/ml，用 MRI 检测体积存留。ASC-CAL 组的脂肪移植平均存留率是 80.2%，传统脂肪移植的平均存留率是 45.1%。两者显示出巨大的差异，ASC-CAL 相较于传统脂肪移植显示更加优越。造成这种研究结果巨大差异的原因除了手术操作带来的系统偏差之外，检测方法也有可能产生影响。因此，有必要在统一手术操作规范、统一检测方法的基础上进行更多、更大样本的临床研究。

SVF-CAL 与 ASC-CAL 的优劣势分析

自从 Yoshimura 发表 SVF-CAL 的研究成果之后，细胞辅助脂肪移植技术获得整形医生的青睐，随后又有整形医生研究了经过培养扩增的脂肪干细胞联合脂肪移植的 ASC-CAL 技术，两者均展示了良好的应用前景。虽然均有过报道宣称这两项技术效果有限或者没有明显支持证据，但是脂肪移植正朝着添加干细胞、细胞因子、外泌体等方向发展，以此来提高移植后脂肪存活率，降低脂肪坏死等并发症的发生。

相比于 ASC-CAL，SVF-CAL 的优势在于：①操作相对简单，经过一次抽脂即可完成手术；② SVF 是细胞混合物，多种细胞的协同效应有可能在血管生成、提高存活率等方面带来更好的效果；③由于未进行细胞的扩增培养，作为一项医疗技术，临床监管环境宽松，大多数医生都可以完成。然而，SVF-CAL 面临着一定的尴尬局面：丰胸患者一般都是身材偏瘦，身体脂肪量偏少，而 SVF-CAL 需要取用一部分（约 50%）脂肪提取细胞，这就进一步降低了可用于填充的脂肪量。ASC-CAL 解决了这个难题：首先少量抽取脂肪组织用于细胞培养扩增，二次抽取获得的脂肪组织经过处理后可全部用来进行填充，可显著提高用于填充的脂肪量。ASC-CAL 的劣势在于患者对二次抽脂的接受程度，以及临床监管政策，实际临床效果需要进一步验证。

（二）脂肪干细胞在面部年轻化中的应用

随着年龄的增长，皮肤会失去胶原蛋白，弹性纤维变得紊乱，导致皮肤老化。老化的皮肤显示氧化活性和 MMP 的增加，这通常会引起皮肤细胞外基质的降解。暴露在紫外线下会促进皮肤提前老化，即光老化。预防和逆转衰老皮肤的需求日益增加。

脂肪干细胞具有很强的增殖能力，促进真皮内血管生成。它们还分泌许多生长因子，包括成纤维细胞、内皮细胞及抗炎细胞因子。脂肪干细胞通过促进细胞外蛋白质的分泌来刺激组织再生，如胶原蛋白和弹性蛋白，还有金属蛋白酶。在旁分泌机制中，它们还分泌含有蛋白质、核酸、脂质和酶的外泌体和微泡。总之，脂肪干细胞能够通过促进皮肤组织再生的方式使衰老的皮肤得到一定程度的救治或逆转。

Charles-de-Sá 等比较了分别注射 SVF-CAL 和脂肪干细胞对皮肤年轻化的影响，在患者的耳前区分别注射了 SVF-CAL 和培养扩增的脂肪干细胞，在治疗前和治疗后 3 个月取出皮肤碎片，通过光学和电子显微镜分析组织学和超微结构变化。SVF-CAL 组中注射部位皮肤的弹性纤维网减少（弹性增强），真皮乳头层出现新的 Oxytalan 弹性纤维。超微结构检查显示网状真皮的三维结构发生改变，出现了更丰富的微血管床。用扩增的间充质干细胞处理后观察到类似的结果。该研究表明，用 SVF-CAL 或扩增的脂肪干细胞治疗可以达到皮肤年轻化的效果。

上述团队又利用脂肪干细胞对光老化皮肤进行治疗。体外扩增的脂肪干细胞被注射入接受面部提拉手术 3~4 个月后的患者的面部皮肤中，用免疫细胞化学分析法对取出的皮肤组织量化分析了弹性基质成分、组织蛋白酶 K、MMP-12、巨噬细胞 M_2 标记物 CD68、CD206 和血红素氧合酶 –1。在表皮下区域观察到 Oxytalan 和 Elaunin 纤维的完全从头形成，真皮 – 表皮交界处的乳头状结构重建。真皮深处的弹性沉积物被正常的弹性蛋白纤维网络所取代。病理沉积物被清除并被正常沉积物取代，伴随着组织蛋白酶 K 和 MMP12 的激活，以及 M_2 巨噬细胞浸润的扩大。该实验表明，通过注射体外扩增的自体脂肪干细胞可以实现日光性弹力组织变性的完全再生，证明脂肪干细胞有能力对光老化皮肤进行组织再生实现逆转衰老。

（三）脂肪干细胞在创面愈合中的应用

被烧伤后皮肤的创面愈合是一个复杂的生物学过程，涉及身体内多种细胞、炎症因子、胶原蛋白、促血管生成因子等生物学变化。脂肪干细胞可参与烧伤局部的炎症调节、血管新生、组织修复、结构重塑等各个阶段，从不同方面调控创面局部微环境，促进创面愈合，改善机体状况。

烧伤皮肤的创面愈合分为三个阶段。第一阶段是炎症细胞浸润期。当皮肤受伤后，人体的创伤修复系统被快速调动起来，免疫系统被激活，引起血液中的中性粒细胞和单核细胞在创面部位迅速聚集并转化为巨噬细胞，起到免疫保护作用。脂肪干细胞能够分泌大量的细胞因子抑制创面部位的炎症反应，促进巨噬细胞极化为具有减轻炎症和免疫抑制作用的 M_2 表型，促进皮肤成纤维细胞增殖和迁移，促进胶原蛋白的合成，有利于建立更好的损伤修复微环境，促进创面的早期修复。

第二阶段是创面愈合的增殖期，也是肉芽组织形成期。由巨噬细胞、血管内皮细胞、成纤维细胞组成的肉芽组织开始填补创面，肉芽组织形成上皮组织而完成创面的早期修复。此阶段脂肪干细胞分泌多种生长因子，如 VEGF、HGF、IGF、PDGF、TGF-β 等，促进成纤维细胞的增殖和迁移，促进血管再生，辅助分泌胶原蛋白和纤连蛋白等皮肤组织的细胞外基质成分，加快伤口愈合；同时分泌多种调节蛋白和生长因子来严密调控鳞状上皮细胞、毛细血管内皮细胞、免疫细胞、基底细胞等细胞的增生，加快烧伤部位皮肤的修复重建，促进烧伤愈合。

第三阶段是创面修复重建期。创面的上皮组织完成重建，细胞增殖和血管新生停止，瘢痕组织开始形成，创面修复进入重塑期。此阶段脂肪干细胞利用自身的分化潜能，可以分化为内皮细胞、成纤维细胞、表皮细胞，直接参与创面修复，抑制瘢痕组织的过度生成，完成皮肤组织再生。干细胞还能再生毛囊、汗腺等皮肤附属物，提高创面愈合后的皮肤质地，帮助重建完整皮肤结构。

皮肤伤口愈合的另一个重要方面是恢复神经功能。皮肤伤口愈合旨在恢复皮肤的保护能力，并通过神经再生恢复神经元的兴奋功能。脂肪干细胞能够通过分泌 bFGF、NGF 和 BDNF 等来促进神经元再生。

周玲聪等对 346 名皮肤创面患者采用脂肪干细胞进行治疗。最终 158 人进入治疗组（脂肪干细胞涂敷于 10cm^2 创面），146 人参与结果评价；158 人进入对照组（0.9% 生理盐水涂敷于 10cm^2 创面），150 人参与结果评价。文章中作者没有说明采用的是自体还是异体来源的脂肪干细胞，也没有给出脂肪干细胞的浓度。研究结果表明，没有发生严重不良事件。脂肪干细胞能够促进创面愈合，提高愈合速度，增加肉芽组织的覆盖率和厚度。

Konstantinow 等对 16 名患有慢性下肢静脉溃疡和动静脉性溃疡采用 SVF 进行治疗。所有静脉溃疡患者和 9 名动静脉溃疡患者中的 4 名在 71~174 天之内获得了完全上皮化恢复。在 3 名双腿都有大面积溃疡的患者中，未经治疗的对侧腿也有溃疡上皮化。患者报告称，在治疗后的前 2 周内，在 1~5 的视觉评分中，疼痛强度平均迅速下降了 2.5 分。未观察到严重的不良反应。

（四）脂肪干细胞在再生医学中的应用

脂肪干细胞因其来源于自体、储藏量大、取材方便、增殖分化能力旺盛等优势成为干细胞领域研究和应用的热门之选，将在很大程度上为那些传统治疗手段无能为力的疾病带来解决方案。

截止到 2023 年 3 月，在 www.clinicaltrials.gov 内输入 "adipose stem cells"（脂肪干细胞）来检索脂肪干细胞在疾病治疗方面的临床研究工作，共查到 521 个备案项目；输入 "adipose-derived stem cells"（脂肪来源干细胞），共查到 344 个备案项目。对这些项目经过分析和归纳，将世界范围内正在进行或者已经结束的脂肪干细胞临床研究项目汇总成表格 21-1。总体来说，脂肪干细胞在人体八大系统的疾病治疗和五官整形美容与修复中都开展了广泛的研究，展现出极其广阔的应用前景（表 21-1）。

四、脂肪干细胞的产业化趋势

随着研究的深入和技术的发展与成熟，脂肪干细胞会得到更多的临床应用，未来有望成为整形美容和医疗领域的常规治疗手段。然而，对于临床医生尤其是整形医生而言，其主要任务是治疗与研究，难以将工作重心放在脂肪干细胞的大规模应用与推广上。产学研结合将成为未来的发展趋势之一，将有专业从事脂肪干细胞服务的科技公司出现。这些公司与整形医生进行深度合作，对脂肪干细胞的美容整形应用开展更多、更深层次的研究，包括临床效果的提升、操作方案的优化与标准化、治疗效果和细胞发挥作用的机制研究、干细胞作为细胞治疗产品的申报等。

当脂肪干细胞成为美容整形的常规治疗手段时，人们倾向于将培养获得的脂肪干细胞进行建库储存，经过扩增后可以多次使用，避免反复抽脂带来的痛苦和风险。因此，未来有可能诞生专业的脂肪干细胞库，为整形医生提供更加专业和高效的技术服务。

表21-1 脂肪干细胞临床研究项目汇总

皮肤、毛发、面容、五官	面部年轻化、除皱纹、脂肪填充、丰胸、乳腺癌术后乳房再造、面部萎缩、进行性半面萎缩、烧伤、创面愈合、瘢痕、压疮、皮肤溃疡、静脉溃疡、糖尿病足、植发、雄激素脱发、瘢痕性脱发、斑秃、角膜病变、遗传性角膜营养不良、圆锥角膜、缺水性干眼症、干性黄斑变性、牙周炎
循环系统（心血管疾病）	心力衰竭、心肌梗死、心肌缺血、外周动脉疾病、脑卒中、周围血管疾病、败血症、重型再生障碍性贫血、严重肢体缺血、围产期疾病、伯格病
消化系统	肝硬化、急性肝衰竭、溃疡性结肠炎、炎症性肠病、肛周瘘
运动系统	骨再生、胫骨骨折、股骨头缺血性坏死、肩袖撕裂、关节软骨缺损、肱骨外上髁炎、肌腱病、面肩肱型肌营养不良症
神经系统	帕金森、阿尔茨海默病、脑瘫、外伤性脑损伤、脑损伤后遗症、自闭症、脊髓损伤、椎间盘退变、小儿脊髓性肌萎缩症、大便失禁、尿失禁、肌萎缩侧索硬化症、反射性交感神经营养不良、面肌痉挛、前庭痛、复杂局部疼痛综合征、脆弱症候群
风湿免疫性疾病（免疫系统）	膝骨关节炎、类风湿关节炎、盂肱骨关节炎、髋关节骨性关节炎、系统性红斑狼疮、移植物抗宿主病、系统性硬化、继发进行性多发性硬化、夏普综合征、AIDS患者、纤维肌痛、银屑病
代谢性疾病（内分泌系统）	糖尿病（Ⅰ型和Ⅱ型）、性激素缺乏、脂肪营养不良
呼吸系统	慢性阻塞性肺病、慢性肺病、肺动脉高压、急性呼吸窘迫综合征、细菌性肺炎、特发性肺纤维化、声带麻痹
泌尿系统	慢性肾病、终末期肾病、肾间质纤维化、良性前列腺肥大
生殖系统	卵巢早衰、盆腔器官脱垂、雄性不孕、无精子症、少精子症、勃起功能障碍
肿瘤	淋巴瘤、卵巢癌、胰腺癌

（王　影）

参考文献

[1] Flynn TC, Coleman WP 2nd, Field LM, et al. History of liposuction [J]. Dermatol Surg, 2000, 26(6): 515–20.

[2] Fischer G. The evolution of liposculpture [J]. Am J Cosmetic Surg, 1997, 14(3)231–239.

[3] Kesselring UK, Meyer R. A Suction curette for removal of excessive local deposits of subcutaneous fat [J]. Plast Reconstr Surg, 1978, 62: 305–306.

[4] Illouz YG. Surgical remodeling of the silhouette by aspiration lipolysis or selective lipectomy [J]. Aesthetic Plast Surg, 1985, 9: 7–21.

[5] Mazzola RF, Mazzola IC. Fat grafting in the management of war injuries [J]. J Craniofac Surg, 2019, 30(3): 678–681.

[6] Fawcett DW. A comparison of the histological organization and cytochemical reactions of brown and white adipose tissues [J]. Journal of Morphology, 1952, 90: 363–405.

[7] Napolitano L. The differentiation of white adipose cells. An electron microscope study [J]. Journal of Cell Biology, 1963, 18: 663–679.

[8] Napolitano L, Fawcett D. The fine structure of brown adipose tissue in the newborn mouse and rat [J]. Journal of Biophysical and Biochemical Cytology, 1958, 4: 685–690.

[9] Costa A, Naranjo JD, Londono R, et al. Biologic scaffolds [J]. Cold Spring Harb Perspect Med, 2017; 7: a025676.

[10] Lancerotto L, Stecco C, Macchi V, et al. Layers of the abdominal wall: anatomical investigation of subcutaneous tissue and superficial fascia [J]. Surg Radiol Anat, 2011, 33(10): 835–842.

[11] Stecco C, Macchi V, Porzionato A, et al. The fascia: the forgotten structure [J]. J Anat Embr, 2011, 116(3): 127–138.

[12] Illouz YG. Study of Subcutaneous Fat [J]. Aesth Plast Surg, 1990, 14: 165–177.

[13] Avelar J. Regional distribution and behavior of the subcutaneous tissue concerning selection and indication for liposuction [J]. Aesth Plast Surg, 1989, 13: 155–160.

[14] Ghassemi A, Prescher A, Riediger D, et al. Anatomy of the SMAS revisited [J]. Aesthetic Plast Surg, 2003, 27(4): 258–264.

[15] Mendelson BC, Muzaffar AR, Adams WP Jr. Surgicalanatomyofthe midcheek and malar mounds [J]. Plast Reconstr Surg, 2002, 110(3): 885–896.

[16] O'Brien JX, Ashton MW, Rozen WM, et al. New perspectives on the surgical anatomy and nomenclature of the temporal region: literature review and dissection study [J]. Plast Reconstr Surg, 2013, 131(3): 510–522.

[17] Kim HJ, Hu Ks, Kang MK, et al. Decussation patterns of the platysma in Koreans [J]. Br J PlastSurg, 2001, 54: 400–402.

[18] Rohrich RJ, Pessa JE. The subplatysmal supramylohyoid fat [J]. Plast Reconstr Surg, 2010, 126: 589–595.

[19] Klein JA. Subcutaneous fat: anatomy and histology. In: Klein JA. Tumescent technique: tumescentanesthesia & microcannular liposuction [J]. St. Louis, Mosby Inc, 2000; 213–221.

[20] Zuk PA, Zhu M, Mizuno H, et al. Multilineage cells from human adipose tissue: implications for cell-based therapies [J]. Tissue Eng, 2001, 7(2): 211–228.

[21] Zuk PA, Zhu M, Ashjian P, et al. Human adipose tissue is a source of multipotent stem cells [J]. Mol Biol Cell, 2002, 13(12): 4279–95.

[22] Gimble JM, Katz AJ, Bunnell BA. Adipose-derived stem cells for regenerative medicine [J]. Circ Res, 2007, 100(9): 1249–60.

[23] Traktuev DO, Merfeld-Clauss S, Li J, et al. A population of multipotent CD34 –positive adipose stromal cells share pericyte and mesenchymal surface markers, reside in a periendothelial location, and stabilize endothelial networks [J]. Circ Res, 2008, 102(1): 77–85.

[24] Peroni D, Scambi I, Pasini A, et al. Stem molecular signature of adipose-derived stromal cells [J]. Exp Cell Res, 2008, 314(3): 6032615.

[25] Yoshimura K, Sato K, Aoi N, et al. Cell-assisted lipotransfer for cosmetic breast augmentation: supportive use of adipose-derived stem/stromal cells [J]. Aesthetic Plast Surg, 2008, 32(1): 48–55.

[26] Rehman J, Traktuev D, Li J, et al. Secretion of angiogenic

and antiapoptotic factors by human adipose stromal cells [J]. Circulation, 2004, 109(10): 1292–1298.

[27] Yoshimura K, Suga H, Eto H. Adipose-derived stem/progenitor cells: roles in adipose tissue remodeling and potential use for soft tissue augmentation [J]. Regen Med, 2009, 4(2): 265–273.

[28] Kingham PJ, Kalbermatten DF, Mahay D, et al. Adipose-derived stem cells differentiate into a Schwann cell phenotype and promote neurite outgrowth in vitro [J]. Exp Neurol, 2007, 207: 267–274.

[29] Kim JH, Jung M, Kim HS, et al. Adipose-derived stem cells as a new therapeutic modality for ageing skin [J]. Experimental dermatology, 2011, 20(5): 383–387.

[30] Ebrahimian TG, Pouzoulet F, Squiban C, et al. Cell therapy based on adipose tissue-derived stromal cells promotes physiological and pathological wound healing [J]. Arterioscler Thromb Vasc Biol, 2009, 29: 503–10.

[31] Kim WS, Park BS, Sung JH. Protective role of adipose-derived stem cells and their soluble factors in photoaging [J]. Archives of dermatological research, 2009, 301(5): 329–36.

[32] Yun IS, Jeon YR, Lee WJ, et al. Effect of human adipose derived stem cells on scar formation and remodeling in a pig model: a pilot study. Dermatol Surg, 2012, 38: 1678-88.

[33] Shen JF, Sugawara A, Yamashita J, et al. Dedifferentiated fat cells: an alternative source of adult multipotent cells from the adipose tissues [J]. Int J Oral Sci, 2011, 3: 117–124.

[34] Poloni A, Maurizi G, Leoni P, et al. Human dedifferentiated adipocytes show similar properties to bone marrow-derived mesenchymal stem cells [J]. Stem Cells, 2012, 30: 965–974.

[35] Eto H, Kato H, Suga H, et al. The fate of adipocytes after non-vascularized fat grafting: evidence of early death and replacement of adipocytes [J]. Plast Reconstr Surg, 2012, 129: 1081–1092.

[36] Kato H, Mineda K, Eto H, et al. Degeneration, regeneration and cicatrization after fat grafting: dynamic total tissue remodeling during the first 3 months [J]. Plast Reconstr Surg, 2014; 133: 303e-313e.

[37] Coleman SR. Structural fat grafting: more than a permanent filler [J]. Plast Reconstr Surg, 2006, 118: 108S-120S.

[38] Yin S, Luan J, Fu S, et al. Does water-jet force make a difference in fat grafting: in vitro and in vivo evidence of improved lipoaspirates viability and fat grafts survival [J]. Plast Reconstr Surg, 2015, 135(1): 127–138.

[39] Rose JG Jr, Lucarelli MJ, Lemke BN, et al. Histologic comparisonof autologous fat processingmethods [J]. Ophthal Plast Reconstr Surg, 2006, 22(3): 195–200.

[40] Xue EY, Narvaez L, Chu CK, et al. Fat processing techniques [J]. Semin Plast Surg, 2020, 34(1): 11–16.

[41] Botti G, Pascali M, Botti C, et al. A clinical trial in facial fat grafting: Filtered and washed versus centrifuged fat [J]. Plast Reconstr Surg, 2011, 127: 2464–2473.

[42] Pu LL. Fat grafting for facial rejuvenation and contouring: a rationalized approach [J]. Ann Plast Surg, 2018, 81(1): s102-s108.

[43] Khouri RK, Rigotti G, Cardoso E, et al. Megavolume autologous fat transfer [J]. Plast Reconstr Surg, 2014, 133: 1369–1377.

[44] Ansorge H, Garza JR, McCormack MC, et al. Autologous fat processing via the revolve system: quality and quantity of fat retention evaluated in an animal model [J]. Aesthetic Surg J, 2014, 34: 438–447.

[45] Butterwick KJ. Fat autograft muscle injection (FAMI): new technique for facial volume restoration [J]. Dermatol Surg, 2005, 31(11 Pt 2): 1487–1495.

[46] Amar RE, Fox DM. The facial autologous muscular injection (FAMI) procedure: an anatomically targeted deep multiplane autologous fat-grafting technique using principles of facial fat injection [J]. Aesthet Plast Surg, 2011, 35(4): 502–510.

[47] Zeltzer AA, Tonnard PL, Verpaele AM. Sharp-needle intradermal fat grafting (SNIF) [J]. Aesthet Surg J, 2012, 32(5): 554–561.

[48] Chou CK, Lee SS, Lin TY, et al. Microautologousfattransplantation (MAFT) for forehead volumizing and contouring [J]. Aesthetic Plast Surg, 2017, 41(4): 845–855.

[49] Roerich RJ, Pessa JE. The fat compartments of the face: anatomy and clinical implications for cosmetic surgery [J]. Plast Reconstr Surg, 2007, 119(7): 2219–2227.

[50] Rohrich RJ, Pessa JE, Ristow B. The youthful cheek and the deep medial fat compartment [J]. Plast Reconstr Surg, 2008, 121(6): 2107–2112.

[51] Yoshimura K. Cell-assisted lipotransfer for cosmetic breast augmentation: Supportive use of adipose-derived stem/stromal cells [J]. Aesthetic Plast Surg, 2008, 32(1): 48–57.

[52] Pietrzak WS, Eppley BL. Platelet rich plasma: biology and new technology [J]. J Craniofac Surg, 2005, 16(6): 1043–1054.

[53] Choukroun J, Adda F, Schoeffler C, et al.

Uneopportunitéenparo-implantologie: Le PRF [J]. Implantodontie, 2001, 42: 55–62.

[54] Rodella LF, Favero G, Boninsegna R, et al. Growth factors, CD34 positive cells, and fibrin network analysis in concentrated growth factors fraction [J]. Microsc Res Tech, 2011, 74(8): 772–777.

[55] Khouri RK, Rigotti G, Cardoso E, et al. Megavolume autologous fat transfer: part II. Practice and techniques [J]. Plast Reconstr Surg, 2014, 133(6): 1369–1377.

[56] Tonnard P, Verpaele A, Peeters G, et al. Nanofat grafting: basic research and clinical applications [J]. Plast Reconstr Surg, 2013, 132(4): 1017–26.

[57] Yao Y, Dong Z, Liao Y, et al. Adipose extracellular matrix/stromal vascular fraction gel: A novel adipose tissue-derived injectable for stem cell therapy [J]. Plast Reconstr Surg, 2017, 139(4): 867–879.

[58] Apfelberg DB, Rosenthal S, Hunstad JP. Progress report on multicenter study of laser-assisted liposuction [J]. Aesthetic Plastic Surgery, 1994, 18: 259–264.

[59] Coleman SR. Structural fat grafting [J]. Aesthet Surg J, 1998, 18(5): 386–8.

[60] Illouz YG. Complications of liposuction [J]. Clin Plast Surg, 2006, 33: 129–163.

[61] Klein JA. Tumescent technique for regional anesthesia permits lidocaine doses of 35mg/kg for liposuction [J]. J Dermatol Surg Oncol, 1990, 16: 248–263.

[62] Klein JA. Tumescent Technique for Local Anesthesia Improves Safety in Large-Volume Liposuction [J]. Plast Reconstr Surg, 1993, 92(6): 1085–1098.

[63] Rohrich RJ, Muzaffar AR. Fatal outcomes from liposuction: census survey of cosmetic surgeons [J]. Plast Reconstr Surg, 2000, 105: 447–448.

[64] Yoshimura K, Shigeura T, Matsumoto D, et al. Characterization of freshly isolated and cultured cells derived from the fatty and fluid portions of liposuction aspirates [J]. J Cell Physiol, 2006, 208(1): 64–76.

[65] Zocchi M. Ultrasonic liposculpturing [J]. Aesthetic Plastic Surgery, 1992, 16: 287–298.

[66] Aly AS, Cram AE, Heddens C. Truncal body contouring surgery in the massive weight loss patient [J]. Clin Plast Surg, 2004, 31: 611–624.

[67] Garcia Botero A, Garcia Wenninger M, Fernandez Loaiza D. Complications After Body Contouring Surgery in Postbariatric Patients [J]. Ann Plast Surg, 2017, 79: 293–297.

[68] Schlarb D. Liposuction [J]. Hautarzt, 2018, 69(2): 165–176.

[69] Conroy PH, O'Rourke J. Tumescent anaesthesia [J]. Surgeon, 2013, 11: 210–221.

[70] Hudson AJ, Whittaker DR, Szpisjak DF, et al. Tumescent technique without epinephrine for endovenous laser therapy and serum lidocaine concentration [J]. J Vasc Surg Venous Lymphat Disord, 2015, 3: 48–53.

[71] Kouba DJ, LoPiccolo MC, Alam M, et al. Guidelines for the use of local anesthesia in office-based dermatologic surgery [J]. J Am Acad Dermatol, 2016, 74: 1201–1219.

[72] Lawrence N, Coleman WP. Ultrasonic-assisted liposuction. Internal and external [J]. Dermatol Clin, 1999, 17(4): 761–71.

[73] Antonino A, Gianpiero G, Francesco A. Comparison of Power Water-Assisted and Traditional Liposuction: a Prospective Randomized Trial of Postoperative Pain [J]. Aesthet Plast Surg, 2007, 31(3): 259–265.

[74] Man D, Meyer H. Water jet-assisted lipoplasty [J]. Aesthet Surg J, 2007, 27(3): 342–346.

[75] Goldman A. Submental Nd: Yag laser-assisted liposuction [J]. Lasers Surg Med, 2006, 38(3): 181–4.

[76] Ion L, Raveendran SS, Fu B. Body-contouring with radiofrequency-assisted liposuction [J]. Plast Surg Hand Surg, 2011, 45(6): 286–293.

[77] Hantash BM, Ubeid AA, Chang H, et al. Bipolar fractional radiofrequency treatment induces neoelastogenesis and neocollagenesis [J]. Lasers Surg Med, 2009, 41(1): 1–9.

[78] Keramidas E, Rodopoulou S. Radiofrequency-assisted Liposuction for Neck and Lower Face Adipodermal Remodeling and Contouring [J]. Plast Reconstr Surg Glob Open, 2016, 24; 4(8): e850.

[79] Monreal J. Fat Grafting to the Nose: Personal Experience with 36 Patients [J]. Aesthetic Plastic Surgery, 2011, 35(5): 916–922.

[80] Lin S, Hsiao YC, Huang JJ, et al. Minimal Invasive Rhinoplasty: Fat Injection for Nasal Dorsum Contouring [J]. Annals of Plastic Surgery, 2017, 78: 1.

[81] Aoyama I, Oikawa T, Nakaoka K, et al. Lip morphology in patients with facial asymmetry can be corrected by 2-jaw surgery [J]. J Oral Maxillofac Surg, 2018, 76: 2404–2410.

[82] Koonce SL, Grant DG, Cook J, et al. Autologous fat grafting in the treatment of cleft lip volume asymmetry [J]. Ann Plast Surg, 2018, 80: S352–S355.

[83] Jones CM, Morrow BT, Albright WB, et al. Structural fat grafting to improve reconstructive outcomes in secondary cleft lip deformity [J]. Cleft Palate Craniofac J, 2017, 54:

[84] Baum SH, Rieger G, Pförtner R, et al. Correction of whistle deformity using autologous free fat grafting: first results of a pilot study and review of the literature [J]. Oral Maxillofac Surg, 2017, 21: 409-418.

[85] Bae YC, Park TS, Kang GB, et al. Usefulness of microfat grafting in patients with repaired cleft lip [J]. J Craniofac Surg, 2016, 27: 1722-1726.

[86] Mojallal A, Shipkov C, Braye F, et al. Influence of the recipient site on the outcomes of fat grafting in facial reconstructive surgery [J]. Plast Reconstr Surg, 2009, 124: 471-483.

[87] Yamaguchi K, Lonic D, Ko EW, et al. An integrated surgical protocol for adult patients with hemifacial microsomia: methods and outcome [J]. PLoS One, 2017, 12: e0177223.

[88] Zide BM, Pfeifer TM, Longaker MT. Chin surgery: I. Augmentation—the allures and the alerts [J]. Plast Reconstr Surg, 1999, 104: 1843-1853.

[89] Ascher B, Fellmann J, Monheit G. ATX-101 (deoxycholic acid injection) for reduction of submental fat [J]. Expert Rev Clin Pharmacol, 2016, 9(9): 1131-1143.

[90] Chen L, Sun J, Mu D, et al. What Makes a Difference?Three-Dimensional Morphological Study of Parameters that Determine Breast Aesthetics [J]. Aesthetic Plast Surg, 2020, 44(2): 315-322.

[91] Mallucci P, Branford OA. Concepts in aesthetic breast dimensions: analysis of the ideal breast [J]. J Plast Reconstr Aesthet Surg, 2012, 65(1): 8-16.

[92] Hcia HC, Thomson JG. Differences in breast shape preferences between plastic surgeons and patients seeking breast augmentation [J]. Plast Reconstr Surg, 2003, 1121: 312-20.

[93] Lewin R, Amoroso M, Plate N, et al. The Aesthetically Ideal Position of the Nipple-Areola Complex on the Breast [J]. Aesthetic Plast Sure, 2020, 44(4): 1130-1138.

[94] MeioJimene 2N. Potron Gomez As Breast Aesthetic Preterences: Analysisot 1294 surveys [J]. Aesthetic Plast surg, 2021, 45: S2088-2093.

[95] Coleman SR, Saboeiro AP. Primary Breast Augmentation with Fat Grafting [J]. Clin Plast Surg, 2015, 42(3): 301-306.

[96] Groen JW, Negenborn VL, Twisk JW, et al. Autologous Fat Grafting in Cosmetic Breast Augmentation: A Systematic Review on Radiological Safety, Complications, Volume Retention, and Patient/Surgeon Satisfaction [J]. Aesthet Surg J, 2016, 36(9): 993-1007.

[97] Herold C, Ueberreiter K, Vogt PM. Brava and autologous fat transfer is a safe and effective breast augmentation alternative: results of a 6-year, 81-patient, prospective multicenter study [J]. Plast Reconstr Surg, 2012, 130(3): 479e-480e.

[98] Kosowski TR, Rigotti G, Khouri RK. Tissue-Engineered Autologous Breast Regeneration with Brava(R)-Assisted Fat Grafting [J]. Clin Plast Surg, 2015, 42(3): 325-337.

[99] Khouri RK, Eisenmann-Klein M, Cardoso E, et al. Brava and Autologous Fat Transfer Is a Safe and Effective Breast Augmentation Alternative: Results of a 6-Year, 81-Patient, Prospective Multicenter Study [J]. Plastic & Reconstructive Surgery, 2012, 129: 1179-1181.

[100] Khouri RK, Schlenz I, Murphy BJ, et al. Nonsurgical breast enlargement using an external soft-tissue expansion system [J]. Plast Reconstr Surg, 2000, 105(7): 2500-12.

[101] Del Vecchio DA, Bucky LP. Breast augmentation and autologous fat transplantation: a clinical radiographic study [J]. Plast Reconstr Surg, 2011, 127(6): 2441-2450.

[102] Boccara D, Haddad J, Chaouat M, et al. Treating Breast Conservation Therapy Defects with Brava and Fat Grafting: Technique, Outcomes, and Safety Profile [J]. Plast Reconstr Surg, 2018, 141(5): 781e-783e.

[103] Baran CN, Celebioglu S, Sensoz O, et al. The behavior of fat grafts in recipient areas with enhanced vascularity [J]. Plast Reconstr Surg, 2002, 109(5): 1646-1651, 1652.

[104] Khouri RK, Rigotti G, Cardoso E, et al. Megavolume Autologous Fat Transfer: Part I. Theory and Principles [J]. Plast Reconstr Surg, 2014, 133: 550-557.

[105] Heit YI, Lancerotto L, Mesteri I. External Volume Expansion Increases Subcutaneous Thickness, Cell Proliferation, and Vascular Remodeling in a Murine Model [J]. Plast Reconstr Surg, 2012, 130: 545-546.

[106] Li Y, Wu M, Zhang Z, et al. Application of External Force Regulates the Migration and Differentiation of Adipose-Derived Stem/Pro genitor Cells by Altering Tissue Stiffness [J]. Tissue engineering Part A, 2019, 25(23-24): 1614-1622.

[107] Lujan-Hernandez J, Lancerotto L, Nabzdyk C. Induction of Adipogenesis by External Volume Expansion. Plast [J]. Reconstr Surg, 2016, 137: 122.

[108] Wei S, Liu W, Gundogan B, et al. Delayed Postconditioning with External Volume Expansion Improves Survival of Adipose Tissue Grafts in a Murine Model [J]. Plast Reconstr Surg, 2019, 143(1): 99e-110e.

[109] Li S, Luan J. Treating Breast Conservation Therapy Defects with Brava and Fat Grafting: Technique, Outcomes, and Safety Profile [J]. Plast Reconstr Surg, 2018, 141(6): 965e

[110] Lysy I, Maisel Lotan A, Bineboim R, et al. Breast reconstruction with the brava device and autologous fat [J]. Harefuah, 2020, 159(8): 583–588.

[111] Khouri RK, Rigotti G, Khouri RK, et al. Tissue-engineered breast reconstruction with Brava-assisted fat grafting: a 7-year, 488-patient, mult icenter experience [J]. Plast Reconstr Surg, 2015, 135(3): 643–658.

[112] Erdim M, Tezel E, Numanoglu A, et al. The effects of the size of liposuction cannula on adipocyte survival and the optimum temperature for fat graft storage: an experimental study [J]. J Plast Reconstr Aesthet Surg, 2009, 62(9): 1210–1214.

[113] Carpaneda CA, Ribeiro MT. Percentage of graft viability versus injected volume in adipose autotransplants [J]. Aesthetic Plast Surg, 1994, 18(1): 17–19.

[114] Ayhan M, Senen D, Adanali G, et al. Use of Beta Blockers for Increasing Survival of Free Fat Grafts [J]. Aesth Plast Surg, 2001, 25(5): 338–342

[115] Hsu VM, Stransky CA, Bucky LP, et al. Fat grafting's past, present, and future: why adipose tissue is emerging as a critical link to the advancement of regenerative medicine [J]. Aesthet Surg J, 2012, 32(7): 892–899.

[116] Konczalik W, Siemionow M. Experimental and clinical methods used for fat volume maintenance after autologous fat grafting [J]. Ann Plast Surg, 2014, 72(4): 475–483.

[117] Tykkä E, Asko-Seljavaara S, Hietanen H. Patient satisfaction with delayed breast reconstruction: a prospective study [J]. Ann Plast Surg, 2002, 49(3): 258–263.

[118] Dian D, Schwenn K, Mylonas I, et al. Quality of life among breast cancer patients undergoing autologous breast reconstruction versus breast conserving therapy [J]. J Cancer Res Clin Oncol, 2007, 133(4): 247–252.

[119] Yueh JH, Slavin SA, Adesiyun T, et al. Patient satisfaction in postmastectomy breast reconstruction: a comparative evaluation of DIEP, TRAM, latissimus flap, and implant techniques [J]. Plast Reconstr Surg, 2010, 125(6): 1585–1595.

[120] Groen JW, Negenborn VL, Twisk JW, et al. Autologous fat grafting in cosmetic breast augmentation: a systematic review on radiological safety, complications, volume retention, and patient/surgeon satisfaction [J]. Aesthet Surg J, 2016, 36(9): 993–1007.

[121] Kuhbier JW, Bucan V, Reimers K, et al. Observed changes in the morphology and phenotype of breast cancer cells in direct co-culture with adipose-derived stem cells [J]. Plast Reconstr Surg, 2014, 134(3): 414–423.

[122] Charvet HJ, Orbay H, Wong MS, et al. The oncologic safety of breast fat grafting and contradictions between basic science and clinical studies: a systematic review of the recent literature [J]. Ann Plast Surg, 2015, 75(4): 471–479.

[123] Pu LL, Coleman SR, Cui X, et al. Cryopreservation of autologous fat grafts harvested with the Coleman technique [J]. Ann Plast Surg, 2010, 64(3): 333–337.

[124] Pu LL, Coleman SR, Cui X, et al. Autologous fat grafts harvested and refined by the Coleman technique: a comparative study [J]. Plast Reconstr Surg, 2008, 122(3): 932–937.

[125] 韩雪峰, 胡金天, 李发成. 棉垫纯化的脂肪颗粒在额颞部脂肪移植中的应用 [J]. 中国美容整形外科杂志, 2015, 26(1): 32–35.

[126] Mendieta CG. Classification system for gluteal evaluation [J]. Clin Plast Surg, 2006, 33(3): 333–346.

[127] Lázaro CárdenasCamarena, Héctor Durán. Improvement of the Gluteal Contour: Modern Concepts with Systematized Lipoinjection [J]. Clin Plast Surg, 2018, 45(2): 237–247.

[128] Cuenca-Guerra R, Lugo-Beltran I. Beautiful buttocks: characteristics and surgical techniques [J]. Clin Plast Surg, 2006, 33(3): 321–332.

[129] Centeno RF, Young VL. Clinical anatomy in aesthetic gluteal body contouring surgery [J]. Clin Plast Surg, 2006, 33(3): 347–358.

[130] Valero de, Pedroza L. Fat transplantation to the buttocks and legs for aesthetic enhancement or correction of deformities: long-term results of large volumes of fat transplant [J]. Dermatol Surg, 2000, 26(12): 1145–1149.

[131] Villanueva NL, Del Vecchio DA, Afrooz PN, et al. Staying safe during gluteal fat transplantation [J]. Plast Reconstr Surg, 2018, 141(1): 79–86.

[132] Serra F, Aboudib JH, Cedrola JP, et al. Gluteoplasty: anatomic basis and technique [J]. Aesthet Surg J, 2010, 30(4): 579–592.

[133] Mendieta C, Stuzin JM. Gluteal Augmentation and

[134] Shah, Bivik. Complications in Gluteal Augmentation [J]. Clin Plast Surg, 2018, 45(2): 179–186.

[135] Stasch T, Hoehne J, Huynh T, et al. Débridement and Autologous Lipotransfer for Chronic Ulceration of the Diabetic Foot and Lower Limb Improves Wound Healing [J]. Plastic and reconstructive surgery, 2015, 136(6): 1357–1366.

[136] de Benito J, Fernandez I, Nanda V. Treatment of depressed scars with a dissecting cannula and an autologous fat graft [J]. Aesthetic plastic surgery, 1999, 23(5): 367–370.

[137] Klinger M, Marazzi M, Vigo D, et al. Fat injection for cases of severe burn outcomes: a new perspective of scar remodeling and reduction [J]. Aesthetic plastic surgery, 2008, 32(3): 465–469.

[138] Sugihara H, Toda S, Yonemitsu N, et al. Effects of fat cells on keratinocytes and fibroblasts in a reconstructed rat skin model using collagen gel matrix culture [J]. The British journal of dermatology, 2001, 144(2): 244–253.

[139] Campbell CA, Cairns BA, Meyer AA, et al. Adipocytes constitutively release factors that accelerate keratinocyte proliferation in vitro [J]. Annals of plastic surgery, 2010, 64(3): 327–332.

[140] Yamaguchi Y, Hearing VJ. Physiological factors that regulate skin pigmentation [J]. BioFactors, 2009, 35(2): 193–199.

[141] Cousin B, André M, Casteilla L, et al. Altered macrophage-like functions of preadipocytes in inflammation and genetic obesity [J]. Journal of cellular physiology, 2001, 186(3): 380–386.

[142] Festa E, Fretz J, Berry R, et al. Adipocyte lineage cells contribute to the skin stem cell niche to drive hair cycling [J]. Cell, 2011, 146(5): 761–771.

[143] Shin H, Ryu HH, Kwon O, et al. Clinical use of conditioned media of adipose tissue-derived stem cells in female pattern hair loss: a retrospective case series study [J]. International journal of dermatology, 2015, 54(6): 730–735.

[144] Shin H, Won CH, Chung WK, et al. Up-to-date Clinical Trials of Hair Regeneration Using Conditioned Media of Adipose-Derived Stem Cells in Male and Female Pattern Hair Loss [J]. Current stem cell research & therapy, 2017, 12(7): 524–530.

[145] Epstein G, Epstein J. Mesenchymal Stem Cells and Stromal Vascular Fraction for Hair Loss: Current Status [J]. Facial plastic surgery clinics of North America, 2018, 26(4): 503–511.

[146] Perez-Meza D, Ziering C, Sforza M, et al. Hair follicle growth by stromal vascular fraction-enhanced adipose transplantation in baldness [J]. Stem cells and cloning: advances and applications, 2017, 10: 1–10.

[147] Roman CJ, Cifu AS, Stein SL. Management of Acne Vulgaris [J]. JAMA, 2016, 316(13): 1402–1403.

[148] Blazquez R, Sanchez-Margallo F, de laRosa O, et al. Immunomodulatory Potential of Human Adipose Mesenchymal Stem Cells Derived Exosomes on in vitro Stimulated T Cells [J]. Frontiers in immunology, 2014, 5: 556.

[149] Kim S, Choi TH, Liu W, et al. Update on scar management: guidelines for treating Asian patients [J]. Plast Reconstr Surg, 2013, 132(6): 1580–1589.

[150] Negenborn VL, Groen JW, Smit JM, et al. The use of autologous fat grafting for treatment of scar tissue and scar-related conditions: a systematic review [J]. Plast Reconstr Surg, 2016, 137(1): 31e-43e.

[151] Bruno A, Delli Santi G, Fasciani L, et al. Burn scar lipo-filling: immunohistochemical and clinical outcomes [J]. J Craniofac Surg, 2013, 24(5): 1806–1814.

[152] Maione L, Vinci V, Caviggioli F, et al. Autologous fat graft in postmastectomy pain syndrome following breast conservative surgery and radiotherapy [J]. Aesthetic Plast Surg, 2014, 38(3): 528–532.

[153] Guisantes E, Fontdevila J, Rodriguez G. Autologous fat grafting for correction of unaesthetic scars [J]. Ann Plast Surg, 2012, 69(5): 550–554.

[154] Bollero D, Pozza S, Gangemi EN, et al. Contrast-enhanced ultrasonography evaluation after autologous fat grafting in scar revision [J]. G Chir, 2014, 35(11–12): 266–273.

[155] Sardesai MG, Moore CC. Quantitative and qualitative dermal change with microfat grafting of facial scars [J]. Otolaryngol Head Neck Surg, 2007, 137(6): 868–872.

[156] Klinger M, Caviggioli F, Klinger FM, et al. Autologous fat graft in scar treatment [J]. J Craniofac Surg, 2013, 24(5): 1610–1615.

[157] Lam MT, Nauta A, Meyer NP, et al. Effective delivery of stem cells using an extracellular matrix patch results in increased cell survival and proliferation and reduced scarring in skin wound healing [J]. Tissue Eng Part A,

2013, 19(5–6): 738–747.

[158] Yan L, Wei Z, Jianxin G, et al. Adipose tissue-derived stem cells suppress hypertrophic scar fibrosis via the p38/MAPK signaling pathway [J]. Stem Cell Res Ther, 2016, 7(1): 102.

[159] Dejonckere PH, van Wijngaarden HA. Retropharyngeal autologous fat transplantation for congenital short palate: a nasometric assessment of functional results [J]. Ann Otol Rhinol Laryngol, 2001, 110(2): 168–172.

[160] Adams S, Xoagus EA, Lazarus D, et al. Autologous fat grafting for the treatment of mild to moderate velopharyngeal insufficiency [J]. J Craniofac Surg, 2019, 30(8): 2441–2444.

[161] Boneti C, Ray PD, Macklem EB, et al. Effectiveness and safety of autologous fat grafting to the soft palate alone [J]. Ann Plast Surg, 2015, 74(Suppl 4): S190–S192.

[162] Filip C, Matzen M, Aagenæs I, et al. Speech and magnetic resonance imaging results following autologous fat transplantation to the velopharynx in patients with velopharyngeal insufficiency [J]. Cleft Palate Craniofac J, 2011, 48(6): 708–716.

[163] Tanna N, Wan DC, Kawamoto HK, et al. Craniofacial microsomia soft-tissue reconstruction comparison: inframammary extended circumflex scapular flap versus serial fat grafting [J]. Plast Reconstr Surg, 2011, 127(2): 802–811.

[164] Rajan S, Ajayakumai K, Sasidharanpillai S, et al. Autologous fat graft for soft tissue camouflage in craniofacial microsomia [J]. J Cutane Aesthet Surg, 2019, 12(4): 223–226.

[165] Hunstad JP, Shifrin DA, Kortesis BG. Successful treatment of Parry-Romberg syndrome with autologous fat grafting 14-year follow-up and review [J]. Ann Plast Surg, 2011, 67(4): 423–425.

[166] Slack G, Tabit C, Allam K, et al. Parry-Romberg reconstruction beneficial results despite poorer fat take [J]. Ann Plast Surg, 2014; 73(3): 307–331.

[167] Pinsolle V, Chichery A, Grolleau JL, et al. Autologous fat injection in Poland's syndrome [J]. J Plast Reconstr Aesthet Surg, 2008, 61(7): 784–791.

[168] Fekih M, Mansouri-Hattab N, Bergaoui D, et al. Correction of breast Poland's anomalies. About eight cases and literature review [J]. Ann Chir Plast Esthet, 2010, 55(3): 211–218.

[169] Hovius SER, Kan HJ, Smit X, et al. Extensive percutaneous aponeurotomy and lipografting: a new treatment for Dupuytren disease [J]. Plast Reconstr Surg, 2011, 128(1): 221–228.

[170] Selles RW, Zhou C, Kan HJ, et al. Percutaneous aponeurotomy and lipofilling versus limited fasciectomy for Dupuytren's contracture [J]. Plast Reconstr Surg, 2018, 142(6): 1523–1531.

[171] Al-Chalabi N, Al-Quisi AF, Abdul LT. Single session facial lipostructure by using autologous fat mixed with platelet-rich fibrin injected by using facial autologous muscular injection technique [J]. J Craniofac Surg, 2018, 29: e267–271.

[172] Yu P, Zhai Z, Jin X, et al. Clinical application of platelet-rich fibrin in plastic and reconstructive surgery: a systematic review [J]. Aesthet Plast Surg, 2018, 42: 511–519.

[173] Uyulmaz S, Sanchez Macedo N, Rezaeian F, et al. Nanofat grafting for scar treatment and skin quality improvement [J]. Aesthet Surg J, 2018, 38: 421–428.

[174] Hong KY, Yim S, Kim HJ, et al. The fate of the adipose-derived stromal cells during angiogenesis and adipogenesis after cell-assisted lipotransfer [J]. Plast Reconstr Surg, 2018, 141: 365–375.

[175] Lysaght T, Campbell AV. Regulating autologous adult stem cells: the FDA steps up [J]. Cell Stem Cell, 2011, 9: 393–396.

[176] Charles-de-Sá L, Gontijo-de-Amorim NF, Maeda Takiya C, et al. Antiaging treatment of the facial skin by fat graft and adipose-derived stem cells [J]. Plast Reconstr Surg, 2015, 135: 999–1009.

[177] Verpaele A, Tonnard P, Jeganathan C, et al. Nanofat needling: a novel method for uniform delivery of adipose-derived stromal vascular fraction into the skin [J]. Plast Reconstr Surg, 2019, 143: 1062–1065.

[178] Yang Fan, Ji Zhaohua, Peng Liwei, et al. Efficacy, safety and complications of autologous fat grafting to the eyelids and periorbital area: A systematic review and meta-analysis [J]. PLoS One, 2021, 16: e0248505.

[179] Miao Jinfeng, Sun Wenzhe, Zhu Zhou, et al. A Massive Right Hemisphere Infarction After Autologous Fat Grafting for Facial Filling [J]. J Craniofac Surg, 2021, 32: e215–e217.

[180] Wang Kai, Rong Xiangke, Dang Juanli, et al. Severe Vascular Complications Caused by Facial Autologous Fat Grafting: A Critical Review [J]. Ann Plast Surg, 2021, 86: S208–S219.

[181] Klinger Marco, Klinger Francesco, Battistini Andrea, et

al. Secondary Treatment of Cleft Lip Correction Sequelae With Percutaneous Needleotomy, Autologous Fat Grafting, and Local Flaps: An Integrated Approach [J]. J Craniofac Surg, 2021, 32: 642–646.

[182] Razzouk Kais, Fitoussi Alfred, Al Khori Noor, et al. Breast Reconstruction Combining Lipofilling and Prepectoral Prosthesis after Radiotherapy [J]. Plast Reconstr Surg Glob Open, 2020, 8: e2659.

[183] Chen Xihang, Deng Zilong, Feng Jingwei, et al. Necroptosis in Macrophage Foam Cells Promotes Fat Graft Fibrosis in Mice [J]. Front Cell Dev Biol, 2021, 9: 651360.

[184] Ye Yuan, Zou Jingjiang, Tan Meijun, et al. Phenotypic and Cellular Characteristics of a Stromal Vascular Fraction/Extracellular Matrix Gel Prepared Using Mechanical Shear Force on Human Fat [J]. Front Bioeng Biotechnol, 2021, 9: 638415.

[185] Gu Luosha, Sun Yin, Wang Pu, et al. Human Adipose Tissue Cryopreservation: Impact of Different Calf Serum Concentrations on Tissue Viability [J]. Biopreserv Biobank, 2021, 19: 41–47.

[186] Humzah MD. The treatment of hyaluronic acid aesthetic interventional induced visual loss(AIIVL): A consensus on practical guidance [J]. J Cosmet Dermatol, 2019, 18(1): 71–76.

[187] Rodriguez LM. Targeted Digital Pressure to Potentially Minimize Intravascular Retrograde Filler Injections [J]. Dermatol Surg, 2017, 43(2): 309–312.

[188] Kenny Elizabeth M, Egro Francesco M, Ejaz Asim, et al. Fat Grafting in Radiation-Induced Soft-Tissue Injury: A Narrative Review of the Clinical Evidence and Implications for Future Studies [J]. Plast Reconstr Surg, 2021, 147: 819–838.

[189] Mughal M, Sindali K, Man J, et al. Fat chance: a review of adipose tissue engineering and its role in plastic and reconstructive surgery [J]. Ann R Coll Surg Engl, 2021, 103: 245–249.

相 关 图 书 推 荐

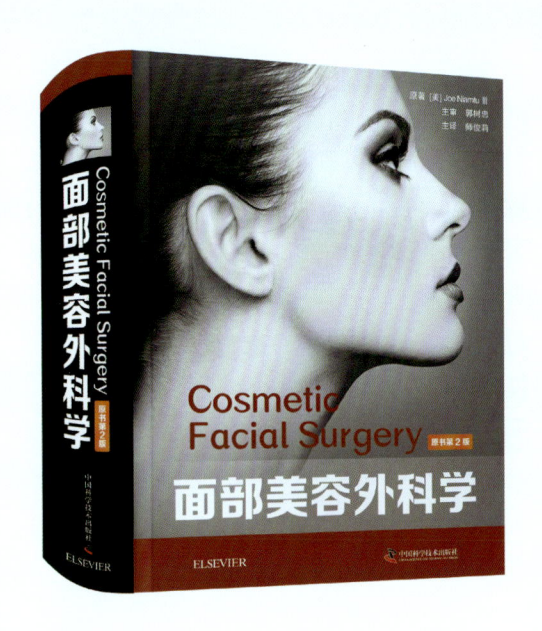

原著　[美] Joe Niamtu Ⅲ
主译　师俊莉
定价　498.00 元

　　本书引进自世界知名的 ELSEVIER 出版集团，是一部全面介绍当代面部美容外科学的经典教科书。本书为全新第 2 版，共 15 章。书中所述均基于真实病例及术者经验，并配有 3000 余张手术前后高清照片及手绘插图，生动描述了面部美容手术过程中的各项操作，同时阐明了重要概念及技巧，使手术步骤阐释浅显易懂。著者在面颈部提升、眶周年轻化、假体移植、脂肪移植、微创美容等方面有独特的观点与技术，在很多手术方面的一些小技巧也非常实用，特别是有关年轻化的内容，是著者在大量实践与创新基础上的理论总结，对国内从事医疗美容工作的医生很有帮助。本书内容翔实、阐释简明、图表丰富，既可作为住院医生和低年资外科医生的指导书，又可作为中、高级外科医生了解新技术的参考书。

相 关 图 书 推 荐

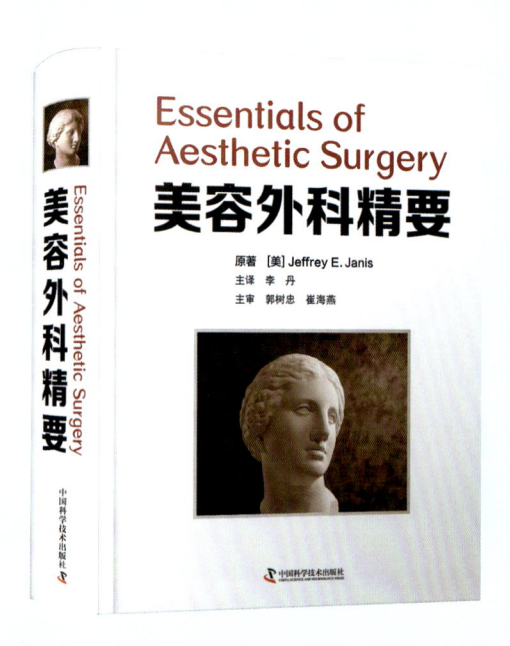

原著　[美] Jeffrey E. Janis

主译　李　丹

定价　398.00 元

　　本书引进自世界知名的 Thieme 出版社，是一部新颖、独特、全面的实用医疗美容指南。全书分九部分，涵盖了美容外科从皮肤护理到无创治疗、外科手术方法的全部内容，采用简洁的文字条目＋清晰的图表形式编写，各章基本均由一位年轻的整形外科医生和一位临床经验丰富的整形医生共同撰写，前者的观点与后者的经验紧密结合，为读者带来宝贵的阅读视角，同时还给出专家提示、小贴士、注意、专家评论等多维信息帮助读者加深理解。本书观点明确，贴近临床，信息全面，既可作为医疗美容相关从业人员的培训教材，又可作为美容外科医师的案头必备参考书。